MANUAL PRÁTICO EM CORES

OTORRINOLARINGOLOGIA

Thieme Revinter

MANUAL PRÁTICO EM CORES

OTORRINOLARINGOLOGIA

Laura H. Swibel Rosenthal
Loyola University Chicago Stritch School of Medicine
Maywood, Illinois

Monica O. Patadia
Loyola University Chicago Stritch School of Medicine
Maywood, Illinois

James A. Stankiewicz
Loyola University Chicago Stritch School of Medicine
Maywood, Illinois

Thieme
Rio de Janeiro • Stuttgart • New York • Delhi

Dados Internacionais de Catalogação na Publicação (CIP)

R815

Rosenthal, Laura H. Swibel
 Otorrinolaringologia: Manual Prático em Cores/Laura H. Swibel Rosenthal, Monica O. Patadia & James A. Stankiewicz; tradução de Renata Scavone, Edianez Chimello & Soraya Imon. – 1. Ed. – Rio de Janeiro – RJ: Thieme Revinter Publicações, 2018.
 488 p.: il; 16 x 23 cm.

 Título Original: *Otolaryngology: A Color Handbook*
 Inclui Índice Remissivo & Leitura Sugerida.
 ISBN 978-85-5465-107-7

 1. Cabeça e Pescoço. 2. Rinologia. 3. Laringologia. 4. Otoneurologia. 5. Plástica Facial. 6. Pediatria. I. Patadia, Monica O. II. Stankiewicz, James A. III. Título.

          CDD: 617.51
          CDU: 616.21

Nota: O conhecimento médico está em constante evolução. À medida que a pesquisa e a experiência clínica ampliam o nosso saber, pode ser necessário alterar os métodos de tratamento e medicação. Os autores e editores deste material consultaram fontes tidas como confiáveis, a fim de fornecer informações completas e de acordo com os padrões aceitos no momento da publicação. No entanto, em vista da possibilidade de erro humano por parte dos autores, dos editores ou da casa editorial que traz à luz este trabalho, ou ainda de alterações no conhecimento médico, nem os autores, nem os editores, nem a casa editorial, nem qualquer outra parte que se tenha envolvido na elaboração deste material garantem que as informações aqui contidas sejam totalmente precisas ou completas; tampouco se responsabilizam por quaisquer erros ou omissões ou pelos resultados obtidos em consequência do uso de tais informações. É aconselhável que os leitores confirmem em outras fontes as informações aqui contidas. Sugere-se, por exemplo, que verifiquem a bula de cada medicamento que pretendam administrar, a fim de certificar-se de que as informações contidas nesta publicação são precisas e de que não houve mudanças na dose recomendada ou nas contraindicações. Esta recomendação é especialmente importante no caso de medicamentos novos ou pouco utilizados. Alguns dos nomes de produtos, patentes e *design* a que nos referimos neste livro são, na verdade, marcas registradas ou nomes protegidos pela legislação referente à propriedade intelectual, ainda que nem sempre o texto faça menção específica a esse fato. Portanto, a ocorrência de um nome sem a designação de sua propriedade não deve ser interpretada como uma indicação, por parte da editora, de que ele se encontra em domínio público.

Tradução:
RENATA SCAVONE (Caps. 1 a 10)
Médica-Veterinária e Tradutora Especializada na Área da Saúde, SP
EDIANEZ CHIMELLO (Caps. 11 a 20)
Tradutora Especializada na Área da Saúde, SP
SORAYA IMON (Caps. 21 a 30)
Tradutora Especializada na Área da Saúde, SP

Revisão Técnica:
RICARDO R. FIGUEIREDO
Médico Otorrinolaringologista
Mestrado em Cirurgia Geral-ORL pela Universidade Federal do Rio de Janeiro (UFRJ)
Professor Adjunto e Chefe do Serviço de ORL da Faculdade de Medicina de Valença, RJ

Título original:
Otolaryngology: A Color Handbook
Copyright © 2017 by Taylor & Francis Group, LLC
ISBN 978-1-4822-5376-4

© 2018 Thieme Revinter Publicações Ltda.
Rua do Matoso, 170, Tijuca
20270-135, Rio de Janeiro – RJ, Brasil
http://www.ThiemeRevinter.com.br

Thieme Medical Publishers
http://www.thieme.com

Impresso no Brasil por Zit Editora e Gráfica Ltda.
5 4 3 2 1
ISBN 978-85-5465-107-7

Todos os direitos reservados. Nenhuma parte desta publicação poderá ser reproduzida ou transmitida por nenhum meio, impresso, eletrônico ou mecânico, incluindo fotocópia, gravação ou qualquer outro tipo de sistema de armazenamento e transmissão de informação, sem prévia autorização por escrito.

Agradecimentos e Dedicatórias

Obrigada a todos os autores que dividiram conhecimentos e fotografias maravilhosas conosco. Obrigada por seu tempo e paciência. Agradeço especialmente ao Dr. Zdanski por compartilhar fotografias para vários capítulos pediátricos e ao Dr. Gardner por repartir tanto de sua incrível biblioteca de fotos laringológicas. Obrigada ao Dr. Rose e ao Dr. Drake por sua orientação.

Também gostaria de agradecer a meus pais, que me ajudaram a editar artigos durante toda a minha educação – do ensino fundamental até a residência, até que escrevi sobre a histopatologia da ablação por radiofrequência – e disseram que achavam que não podiam mais me auxiliar.

Laura Rosenthal, MD

Dedico este livro à minha família, especialmente ao meu incentivador marido Dipul, meu "mestre de *taekwondo*" Rian, e minha princesa Reyna. Obrigada por todo amor e inspiração. Vocês são tudo para mim. Agradeço também a todos os meus mentores, que me deram confiança e continuam a me inspirar a ser melhor.

Mona Patadia, MD

Dedico este livro ao Departamento de Otorrinolaringologia – Cirurgia de Cabeça e Pescoço de Loyola. Foi um privilégio passar minha carreira em Loyola e ser chefe do departamento. Duas de nossas excelentes docentes editaram este livro, a Dra. Rosenthal e a Dra. Patadia. Como vocês verão, elas fizeram um excelente trabalho! Agradeço muito às duas por seu trabalho árduo e seu esforço.

James Stankiewicz, MD

Colaboradores

OLIVER ADUNKA
Department of Otolaryngology—Head and Neck Surgery
The Ohio State University Wexner Medical Center
Columbus, Ohio

MUHAMAD A. AMINE
Department of Otolaryngology—Head and Neck Surgery
Carle Foundation Hospital
Urbana, Illinois
and
College of Medicine
University of Illinois Urbana–Champaign
Champaign, Illinois

PETE S. BATRA
Department of Otorhinolaryngology—Head and Neck Surgery
Rush University Medical Center
Chicago, Illinois

MARK J. BEEN
The Center for Facial Plastic Surgery
Barrington, Illinois

MICHAEL S. BENNINGER
Head and Neck Institute
Lerner College of Medicine
The Cleveland Clinic
Cleveland, Ohio

ADITI BHUSKUTE
Department of Otolarygology—Head and Neck Surgery
The University of North Carolina at Chapel Hill
Sacramento, California

ANTHONY CHIN-QUEE
Henry Ford Health System
Detroit, Michigan

AMELIA F. DRAKE
Department of Otolaryngology—Head and Neck Surgery
The University of North Carolina at Chapel Hill
Chapel Hill, North Carolina

GLENDON M. GARDNER
Department of Otolaryngology—Head and Neck Surgery
Henry Ford Medical Group
Detroit, Michigan

CELESTE GARY
Department of Otolaryngology—Head and Neck Surgery
University of California, Davis Medical Center
Sacramento, California

ANAND V. GERMANWALA
Department of Neurological Surgery
Loyola University Medical Center/Trinity Health Center
Maywood, Illinois
and
Edward Hines, Jr. VA Hospital
Hines, Illinois

BRENT GOLDEN
Division of Pediatric Craniomaxillofacial Surgery
Department of Children's Surgery
Arnold Palmer Hospital for Children
Orlando, Florida

LAURA T. HETZLER
Department of Otolaryngology—Head and Neck Surgery
Louisiana State University Health Sciences Center New Orleans
New Orleans, Louisiana

ALLISON M. HOLZAPFEL
Mangat, Holzapfel & Lied Plastic Surgery
and
Department of Otolaryngology—Head and Neck Surgery
University of Cincinnati
Cincinatti, Ohio
and
Northern Kentucky
and
Vail, Colorado

JEFFREY M. HOTALING
Department of Otolaryngology—Head and Neck Surgery
Thomas Jefferson University
Philadelphia, Pennsylvania

NEAL M. JACKSON
Department of Otorhinolaryngology
Louisiana State University Health Science Center New Orleans
New Orleans, Louisiana

ALICE C. LIN
Kaiser Permanente
Los Angeles Medical Center
Los Angeles, California

DEVINDER S. MANGAT
Department of Otolaryngology—Head and Neck Surgery
University of Cincinnati
Cincinnati, Ohio

BENJAMIN MARCUS
Department of Otolaryngology—Head and Neck Surgery
University of Wisconsin–Madison
Madison, Wisconsin

CAITLIN MCLEAN
Department of Otolaryngology—Head and Neck Surgery
Lewis Katz School of Medicine
Philadelphia, Pennsylvania

DANIEL W. NUSS
Department of Otolaryngology—Head and Neck Surgery
Louisiana State University Health Sciences Center New Orleans
New Orleans, Louisiana
and
Department of Otolaryngology
Children's Mercy
Kansas City, Missouri

FOLUWASAYO E. OLOGE
Department of Otorhinolaryngology
University of Ilorin
and
University of Ilorin Teaching Hospital
Ilorin, Nigeria

MONICA OBEROI PATADIA
Department of Otolaryngology—Head and Neck Surgery
Loyola University Medical Center/Trinity Health Center
Maywood, Illinois

KRISHNA PATEL
Department of Otolaryngology—Head and Neck Surgery
Medical University of South Carolina
Charleston, South Carolina

URJEET A. PATEL
Department of Otolaryngology—Head and Neck Surgery
Northwestern University
Chicago, Illinois

LORIEN M. PAULSON
Pediatric Otolaryngology—Head and Neck Surgery
Children's Mercy Hospital
University of Missouri Kansas City
Kansas City, Missouri

BLAKE RAGGIO
Department of Otolaryngology
Tulane University Medical Center
New Orleans, Louisiana

AUSTIN S. ROSE
Department of Otolaryngology—Head and Neck Surgery
The University of North Carolina at Chapel Hill
Chapel Hill, North Carolina

LAURA H. SWIBEL ROSENTHAL
Department of Otolaryngology—Head and Neck Surgery
Loyola University Medical Center/Trinity Health Center
Maywood, Illinois
and
Department of Otolaryngology—Head and Neck Surgery
Northwestern University
Feinberg School of Medicine
and
Division of Otolaryngology Head and Neck Surgery
Ann & Robert H. Lurie Children's Hospital of Chicago
Chicago, Illinois

KRISTIN SEIBERLING
Department of Otolaryngology—Head and Neck Surgery
Loma Linda University Medical Center
Loma Linda, California

MICHAEL D. SEIDMAN
Otologic/Neurotologic/Skull Base Surgery, Wellness
Florida Hospital Celebration Health
University of Central Florida
Orlando, Florida

LANE D. SQUIRES
Department of Otolarygology—Head and Neck Surgery
University of California, Davis
Sacramento, California

JAMES STANKIEWICZ
Department of Otolaryngology—Head and Neck Surgery
Loyola University Medical Center/Trinity Health Center
Maywood, Illinois

KEVIN SWONG
Department of Neurological Surgery
Loyola University Medical School
Maywood, Illinois

JONATHAN SYKES
Department of Otolaryngology—Head and Neck Surgery
University of California, Davis Medical Center
Sacramento, California

BRADFORD TERRY
Department of Otolaryngology—Head and Neck Surgery
Louisiana State University
New Orleans, Louisiana

CHRISTOPHER TRAN
Department of Otorhinolaryngology
Louisiana State University Health Science Center New Orleans
New Orleans, Louisiana

CHRISTOPHER VANISON
Department of Otolaryngology
University of California, Davis Medical Center
Sacramento, California

SEAN WEISS
Department of Otolaryngology—Head and Neck Surgery
and
Department of General Surgery
Louisiana State University
New Orleans, Louisiana

PETER-JOHN WORMALD
Department of Otolaryngology—Head and Neck Surgery
The University of Adelaide
Adelaide, South Australia, Australia

CARLTON ZDANSKI
Department of Otolaryngology—Head and Neck Surgery
The University of North Carolina at Chapel Hill
Chapel Hill, North Carolina

Sumário

INTRODUÇÃO xiii

SEÇÃO 1
CABEÇA E PESCOÇO

1 DOENÇAS DA CAVIDADE ORAL. 3
Urjeet A. Patel ▪ Alice C. Lin
Christopher Vanison

2 DOENÇAS DAS GLÂNDULAS SALIVARES 13
Urjeet A. Patel ▪ Alice C. Lin
Christopher Vanison

3 MASSAS DA CABEÇA E DO PESCOÇO 21
Urjeet A. Patel ▪ Alice C. Lin
Christopher Vanison

4 CÂNCER DE FARINGE E LARINGE 29
Urjeet A. Patel ▪ Alice C. Lin
Christopher Vanison

5 DOENÇAS DA TIREOIDE E DA PARATIREOIDE . 35
Urjeet A. Patel ▪ Alice C. Lin
Christopher Vanison

6 CIRURGIA DE RECONSTRUÇÃO DOS DEFEITOS EM CABEÇA E PESCOÇO. 41
Urjeet A. Patel ▪ Alice C. Lin
Christopher Vanison

SEÇÃO 2
RINOLOGIA

7 RINOLOGIA GERAL 49
Jeffrey M. Hotaling ▪ Monica Oberoi Patadia

8 SINUSITE. 61
Muhamad A. Amine
Monica Oberoi Patadia

9 MASSAS NASOSSINUSAIS BENIGNAS 69
Kristin Seiberling ▪ Peter-John Wormald

10 TUMORES BENIGNOS DA BASE DO CRÂNIO. . 87
Monica Oberoi Patadia ▪ Kevin Swong
Anand V. Germanwala

11 TUMORES MALIGNOS DA BASE DO CRÂNIO . 95
Caitlin McLean ▪ Pete S. Batra

SEÇÃO 3
LARINGOLOGIA

12 DOENÇAS COMUNS DAS PREGAS VOCAIS VERDADEIRAS 121
Glendon M. Gardner ▪ Michael S. Benninger

13 ESTENOSE DA LARINGE E DA TRAQUEIA . . . 177
Glendon M. Gardner ▪ Michael S. Benninger

14 OUTRAS CAUSAS NEUROMUSCULARES DE DISFONIA E DE TRAUMA 189
Glendon M. Gardner ▪ Michael S. Benninger

SEÇÃO 4
OTOLOGIA E OTONEUROLOGIA

15 EXAME DA ORELHA NORMAL E TRANSTORNOS DA ORELHA EXTERNA. 203
Anthony Chin-Quee ▪ Foluwasayo E. Ologe
Michael D. Seidman

16 TRANSTORNOS DA ORELHA MÉDIA. 215
Anthony Chin-Quee ▪ Foluwasayo E. Ologe
Michael D. Seidman

17 TRANSTORNOS DA ORELHA INTERNA 227
Anthony Chin-Quee ▪ Foluwasayo E. Ologe
Michael D. Seidman

SEÇÃO 5
PLÁSTICA FACIAL

18 ANÁLISE FACIAL NORMAL 245
Celeste Gary ▪ Laura T. Hetzler

19 NARIZ 251
Krishna Patel ▪ Laura T. Hetzler

20 ORELHA 265
Laura T. Hetzler ▪ Allison M. Holzapfel
Celeste Gary

21 ENVELHECIMENTO FACIAL 281
Bradford Terry ▪ Laura T. Hetzler ▪ Blake Raggio
Aditi Bhuskute ▪ Lane D. Squires
Johathan Sykes

22 PELE: REFINAMENTO E RECONSTRUÇÃO... 303
Devinder S. Mangat ▪ Mark J. Been
Benjamin Marcus ▪ Laura T. Hetzler
Celeste Gary

23 RESTAURAÇÃO CLÍNICA E CIRÚRGICA DO
CABELO 327
Lane D. Squires ▪ Jonathan Sykes

24 TRAUMA........................... 333
Sean Weiss ▪ Laura T. Hetzler
Christopher Tran ▪ Celeste Gary
Neal M. Jackson ▪ Daniel W. Nuss

SEÇÃO 6
PEDIATRIA

25 DOENÇAS DA ORELHA 359
Oliver Adunka

26 DOENÇAS NASOSSINUSAIS 389
Austin S. Rose

27 DOENÇA DAS VIAS RESPIRATÓRIAS
PEDIÁTRICAS...................... 401
Carlton Zdanski

28 DOENÇA ORAL E OROFARÍNGEA........ 419
Lorien M. Paulson

29 DOENÇA CERVICAL.................. 427
Lorien M. Paulson

30 DISTÚRBIOS CRANIOFACIAIS 435
Amelia F. Drake ▪ Brent Golden

INDICE REMISSIVO 457

Introdução

Laura H. Swibel Rosenthal

Um manual pode ser usado de muitas formas. Pode ser muito importante como referência para aprender um tópico de interesse. Quando possui muitas imagens, pode ser consultado como um livro de figuras ou lido do começo ao fim, como um tratado. Um manual colorido, especificamente de otorrinolaringologia, pode ser utilizado de todas estas maneiras. Espera-se que os leitores o usem de modo combinado. No entanto, há muitos motivos para que a otorrinolaringologia gere um manual muito especial.

Este manual é, em parte, uma ferramenta de referência para ajudar o leitor no diagnóstico após o exame de um paciente, mas pode ser difícil abarcar toda a amplitude de um campo cirúrgico apenas com fotos da doença. Embora as fotografias do exame clínico e as radiografias possam parcialmente mostrar uma doença, os editores consideraram que, para abranger todo o campo da otorrinolaringologia, a compreensão do tratamento cirúrgico também era importante. Em muitos capítulos, tentamos capturar esta importância, saindo do simples formato fotográfico associado a uma descrição de uma doença. Em vez disso, as técnicas cirúrgicas são demonstradas em muitas seções.

Ademais, ao pensar no campo da cirurgia de cabeça e pescoço, grande parte da patologia está no tecido ósseo, abaixo da pele ou dos ossos da face, em áreas profundas da faringe ou na complexa base do crânio. Dessa maneira, as imagens deste manual colorido incluem não apenas as tradicionais fotografias e imagens de tomografia computadorizada ou ressonância magnética, mas também imagens de endoscopia rígida ou flexível, que passaram a ser uma ferramenta fundamental não somente para a clínica otorrinolaringológica, mas também para a docência. Outros textos ou diagramas são frequentemente utilizados nos capítulos por causa de suas importantes contribuições diagnósticas e terapêuticas.

Embora o estudo da otorrinolaringologia possa parecer muito restrito para o clínico geral ou estudante de medicina, para quem os autores acreditam que este livro seja útil, o campo é muito vasto. Em cada uma das subespecialidades (as principais são: a cirurgia de cabeça e pescoço, a rinologia, a cirurgia da base do crânio, a laringologia, a neurotologia e a cirurgia plástica facial), há um enfoque diferente sobre o diagnóstico por exame físico, o diagnóstico por endoscopia, os exames diagnósticos e complementares, o tratamento clínico, a técnica cirúrgica e a epidemiologia. Alguns capítulos são mais voltados para o diagnóstico e outros para o planejamento cirúrgico. As inconsistências entre a quantidade de fotografias e a técnica cirúrgica nos diferentes capítulos foram propositais e destinadas a aumentar a experiência didática do leitor.

A otorrinolaringologia é estudada por diversos clínicos. Os autores decidiram fazer com que este texto fosse importante não apenas para otorrinolaringologistas experientes, mas também para clínicos gerais e médicos de família, residentes em cirurgia ou outras áreas, estudantes de medicina, enfermeiros, assistentes, técnicos em enfermagem e qualquer pessoa interessada neste campo. Embora os tratados sempre sejam menos atualizados do que as revistas científicas, para os otorrinolaringologistas experientes, a otorrinolaringologia tradicional e contemporânea deste manual é uma importante confirmação do que já sabem, ou uma ferramenta para manter sua certificação em áreas além de sua especialidade. Para o estudante de medicina, o texto traz os aspectos básicos da otorrinolaringologia, e os demais detalhes ajudam a construção do melhor entendimento da fisiopatologia e do tratamento.

Muitas ferramentas usadas em um bom exame de cabeça e pescoço não são rotineiramente empregadas na obtenção de fotografias. O exame da orelha, por exemplo, requer um otoscópio. O exame nasal exige boa luz e um espéculo nasal. O exame oral geralmente precisa de um fotóforo e das duas mãos livres. O exame da laringe requer um espelho frontal. As fotografias, em vez de serem obtidas com qualquer uma destas ferramentas, geralmente são tiradas com endoscópio ou microscópio. O endoscópio tende a ser utilizado no exame completo da cavidade nasal e dos seios da face e também no exame da faringe e da laringe, mas também é empregado em muitos casos para fins didáticos ou captura de imagens. Isto não deve impedir o uso deste manual pelo clínico geral. O objetivo principal deste livro é ajudar o clínico ocupado a desenvolver diagnósticos diferenciais para os problemas encontrados no consultório, seja no hospital, no ambulatório ou no pronto-socorro. Também pode ser importante para o clínico geral que tenta entender melhor o exame endoscópico realizado por seus colegas otorrinolaringologistas.

O escopo deste livro é amplo o suficiente para ser um manual de referência para médicos de diversas especialidades, mas não abarca todo o campo da otorrinolaringologia. Algumas áreas da otorrinolaringologia não se prestam a este tipo de aprendizado, com base em imagens. Pode parecer, por exemplo, que o crescente campo da medicina do sono não é discutido neste texto, mas se sobrepõe a áreas como a hipertrofia das tonsilas.

Embora um manual não possa substituir o treinamento clínico ou cirúrgico, esperamos que este livro seja um suplemento para a consulta clínica e ajude a orientar as importantíssimas etapas da anamnese, do exame físico e do tratamento. Em muitos casos, também pode ser usado como um pequeno atlas cirúrgico. Os objetivos deste livro são um pouco variáveis a cada seção, como explicados nas descrições a seguir. No entanto, de modo geral, incluem alguns aspectos da anatomia normal e as patologias e/ou tratamentos cirúrgicos. Cada tópico normalmente apresenta uma definição e características clínicas, diagnósticos diferenciais, sugestões de exames complementares e tratamento. As seções sobre o tratamento variam das opções medicamentosas mínimas às descrições cirúrgicas extensas. Médicos de muitas áreas podem diagnosticar e/ou tratar as doenças da cabeça e do pescoço, mas o examinador habilidoso, o endoscopista, o pensador e o cirurgião fazem com que o campo da otorrinolaringologia seja o que é. Esperamos que isso se reflita nestas páginas.

Cabeça e Pescoço

A seção de cabeça e pescoço é, sem dúvida, uma das áreas mais importantes no estudo da otorrinolaringologia. De modo geral, os rodízios de residentes em um serviço de otorrinolaringologia são divididos de maneira similar às seções deste livro e, normalmente, é no rodízio em cabeça e pescoço que os estudantes aprendem a anatomia complexa e fascinante desta região e algumas de suas piores patologias, como o câncer. Esta seção explora as patologias comuns da cabeça e do pescoço, o tratamento cirúrgico e o manejo de complicações.

Rinologia

Ao examinar o nariz no consultório, por tomografia computadorizada, ou no centro cirúrgico, por endoscopia, a perspectiva do rinologista é diferente de outros médicos. O rinologista consegue navegar pelo "labirinto" do nariz e dos seios nasais, da mucosa facilmente visível às profundezas do seio esfenoide e tratar pacientes com problemas clínicos e cirúrgicos. Esta seção pode ser discutida com fotografias clássicas, descrições da doença e análise profunda das técnicas cirúrgicas. Os avanços da endoscopia e das técnicas digitais de diagnóstico por imagem facilitaram o ensino da rinologia e fortalecem esta seção.

Laringologia

Em algumas subespecialidades, como a laringologia, uma fotografia pode ajudar, mas não substituir, o exame ativo das pregas vocais móveis (ou imóveis) ou a avaliação acústica da disfonia de um paciente. Ainda assim, um manual colorido é uma ótima forma de ensinar a patologia laríngea. As fotografias da laringoscopia digital são obtidas de forma relativamente simples. A adição da videoestroboscopia ao exame físico é uma ferramenta valiosa para o subespecialista, o estudante e o paciente. Um manual colorido é a maneira ideal de mostrar a patologia e ensinar os achados laríngeos obtidos durante o exame físico. Este livro também traz informações muito importantes sobre a técnica cirúrgica.

Otologia e Neurotologia

Na otorrinolaringologia, o exame físico é um dos aspectos mais interessantes da clínica, já que é visualmente muito detalhado e requer olhos bem treinados e críticos e, muitas vezes, equipamentos especiais. Isto ocorre principalmente no campo da neurotologia, onde um novato e um especialista podem notar achados diferentes durante o exame. O otoscópio é uma das primeiras ferramentas que os estudantes de medicina querem ter e aprender a usar; no entanto, o aluno iniciante examina a orelha de forma muito diferente do neurotologista. Ao aprender como fazer o exame otológico, a avaliação adequada do canal auditivo e da membrana timpânica é o objetivo primário. No entanto, o otologista treinado consegue ver além da membrana timpânica para identificar as nuances da orelha média, das erosões dos ossículos aos tumores malignos. O subespecialista pode ser adepto do exame dos nervos cranianos ou do uso do diapasão para identificação de doenças da orelha interna durante o exame; porém, a avaliação da orelha interna apenas com o exame físico pode ser difícil. O exame pode ser incrivelmente importante ou completamente irrelevante mesmo na presença de uma doença devastadora. No campo da otologia/neurotologia, as imagens de um paciente podem ajudar, mas o audiograma, a tomografia computadorizada e a ressonância magnética podem dar informações valiosas ao médico. As otopatologias tendem a acometer áreas profundas do osso temporal, que são desafiadoras para o estudante de medicina e o otorrinolaringologista geral; além disso, é difícil capturar o tratamento cirúrgico em imagens intraoperatórias, normalmente obtidas após a mastoidectomia ou a abordagem pela base do crânio. Estes atributos tornam esta abordagem particularmente desafiadora e interessante.

Cirurgia Plástica Facial

A cirurgia plástica facial é importante no campo da otorrinolaringologia. É extremamente visual, o que é excelente para um atlas colorido. No entanto, nem sempre é adequada às *seções de diagnóstico diferencial e exames diagnósticos.* Além disso, o tratamento é principalmente cirúrgico. Os subtítulos propositalmente variam nas seções para discutir, da maneira apropriada, as questões inerentes a estas subseções.

Pediatria

Um livro sobre otorrinolaringologia não estaria completo sem uma seção sobre pacientes pediátricos. Muitos atendimentos clínicos gerais em crianças são relacionados com problemas de ouvido, garganta e nariz. Muitos pacientes de otorrinolaringologistas gerais são crianças. Além disso, muitos problemas que são considerados pediátricos também são comuns em adultos, como a otite média e a tonsilite. As subseções pediátricas deste livro refletem aquelas das seções adultas, mas incluem problemas mais comumente diagnosticados na infância, sejam congênitos ou adquiridos. Muitas vezes, o conhecimento em uma determinada área pode ser suplementado com outro capítulo. O Capítulo 26, sobre doença sinonasal, e os Capítulos 8 e 9 da seção de Rinologia, por exemplo, são complementares. No entanto, é importante entender algumas diferenças importantes em crianças. A abordagem e o diagnóstico diferencial variam conforme a idade do paciente. Os diagnósticos diferenciais de uma massa cervical em uma criança, por exemplo, normalmente são diferentes em adultos. O tratamento cirúrgico para obstrução nasal em crianças é geralmente diferente do utilizado em adultos. Às vezes, os exames diagnósticos aventados podem variar conforme a idade do paciente e seu nível de desenvolvimento e cooperação. Em crianças com múltiplos problemas, é obviamente importante considerar causas sistêmicas e sindrômicas da doença. Algumas síndromes comumente observadas na clínica otorrinolaringológica são discutidas. Esta seção não abrange todo o espectro dos problemas congênitos observados na otorrinolaringologia pediátrica, mas compreende os princípios médicos e as habilidades cirúrgicas necessárias para o diagnóstico e o tratamento da maioria dos problemas.

MANUAL PRÁTICO EM CORES

OTORRINOLARINGOLOGIA

Thieme Revinter

SEÇÃO 1

CABEÇA E PESCOÇO

CAPÍTULO 1

Doenças da Cavidade Oral

Urjeet A. Patel ▪ Alice C. Lin ▪ Christopher Vanison

- Angioedema
- Ameloblastoma
- Tumor odontogênico ceratocístico
- Câncer labial
- Melanoma mucoso
- Câncer oral
- Rânula

Angioedema

DEFINIÇÕES E CARACTERÍSTICAS CLÍNICAS

O angioedema é o aumento de volume ou edema de rápida instalação, envolvendo derme, mucosa ou submucosa. De modo geral, é associado à alergia e tende a ser observado como efeito colateral de medicamentos, em especial de anti-hipertensivos inibidores da enzima conversora de angiotensina. A pele da face e dos lábios pode edemaciar rapidamente, em minutos a horas. Mais preocupante, porém, é o edema das mucosas oral e orofaríngea que provoca dramático aumento de volume da língua e da faringe. Nestes casos, pode haver o desenvolvimento de sibilos inspiratórios com obstrução iminente das vias aéreas (Figuras 1.1 e 1.2).

O angioedema pode ser classificado como adquirido ou hereditário. Os pacientes com angioedema adquirido geralmente têm histórico de alergia, e os episódios podem ser associados a outros achados alérgicos, como a urticária. O angioedema hereditário é causado por uma mutação genética herdada de forma autossômica dominante. Esta mutação diminui as concentrações da proteína inibidora de C1, o que leva à ativação anormal da cascata do sistema complemento e desencadeia o aparecimento clínico de angioedema.

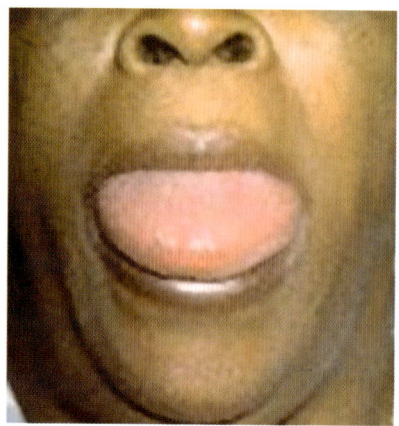

Figura 1.1 Angioedema com acometimento da língua.

boratoriais de rotina e medida das concentrações de componentes do sistema complemento podem ser solicitados.

TRATAMENTO

Uma vez que o episódio agudo possa ser fatal, o tratamento inicial é composto pela rápida administração de corticosteroides e anti-histamínicos. Se o histórico medicamentoso indicar um provável culpado, sua administração é, obviamente, interrompida. Em casos com risco de morte, as vias aéreas devem ser estabilizadas por meio de intubação eletiva ou traqueostomia urgente/emergencial ou cricotireotomia. Nos pacientes menos graves, a observação das vias aéreas pode ser suficiente, com instituição da terapia medicamentosa e resolução do angioedema.

Ameloblastoma

DEFINIÇÕES E CARACTERÍSTICAS CLÍNICAS

O ameloblastoma é um tumor benigno originário do epitélio odontogênico e mais comumente observado na mandíbula do que na maxila (Figura 1.3). Estas lesões tendem a ser associadas a dentes não irrompidos e ocorrem no aspecto posterior da maxila ou da mandíbula. Estes tumores raramente são malignos ou metastáticos; no entanto, são lesões de crescimento progressivo, que podem destruir o osso nativo local e os tecidos moles adjacentes. Desta maneira, os ameloblastomas podem causar deformidades faciais significativas e dificuldades funcionais da mastigação, caso não tratados.

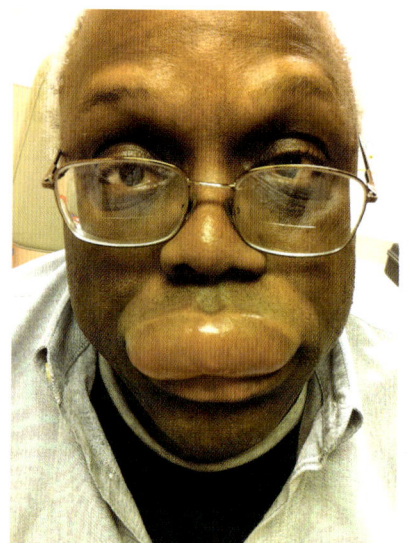

Figura 1.2 Angioedema com acometimento do lábio superior.

DIAGNÓSTICO DIFERENCIAL

Dentre os demais tumores benignos da mandíbula e da maxila, estão o cisto dentígero, o ceratocisto odontogênico, o mixoma odontogênico e o granuloma de células gigantes.

DIAGNÓSTICO DIFERENCIAL

Urticária, reação alérgica e anafilaxia.

EXAMES DIAGNÓSTICOS

O diagnóstico do angioedema é fundamentado, em grande parte, no quadro clínico. Exames la-

EXAMES DIAGNÓSTICOS

Técnicas de imagem são recomendadas para o diagnóstico do ameloblastoma. Os primeiros exames devem ser radiografias simples ou panorâmicas, seguidas por tomografia computadorizada (TC) em caso de possibilidade de amelo-

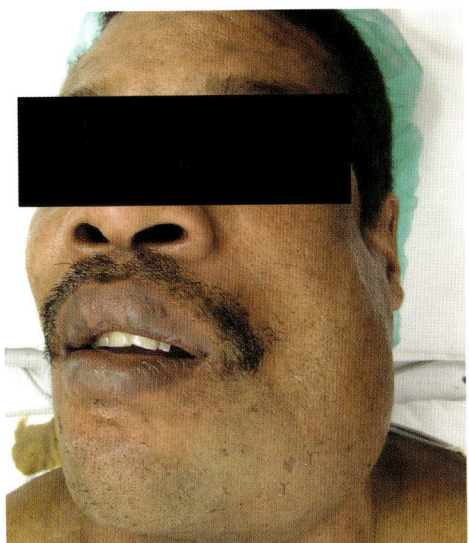

Figura 1.3 Deformidade facial causada por um ameloblastoma na mandíbula esquerda.

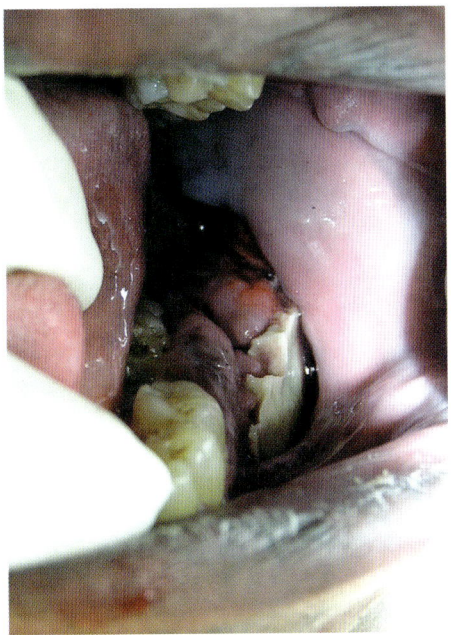

Figura 1.5 Aparência intraoral da extensão do tecido mole para as mucosas gengival e bucal.

blastoma (Figura 1.4). Por causa da natureza de desenvolvimento lento desta lesão, o osso tende a ser expandido e remodelado, com deposição de uma fina camada de novo tecido ósseo, e apresenta uma borda principal de crescimento. De modo geral, o ameloblastoma pode ser observado como uma lesão expansível em técnicas de diagnóstico por imagem. A biópsia, normalmente por via transoral, é recomendada para o estabelecimento do diagnóstico definitivo e a orientação do tratamento (Figura 1.5).

TRATAMENTO

O pilar do tratamento é a excisão cirúrgica. Em razão da natureza localmente agressiva desta doença, a curetagem é considerada insuficiente, e o tratamento adequado requer a ampla excisão cirúrgica. A curetagem tem sido tentada, mas, de modo geral, há recidiva da doença. Desta maneira, margens cirúrgicas amplas são necessárias para o tratamento definitivo, podendo resultar em ressecção segmentar dos ossos da mandíbula para um melhor prognóstico.

Tumor odontogênico ceratocístico

DEFINIÇÕES E CARACTERÍSTICAS CLÍNICAS

O tumor odontogênico ceratocístico (KCOT) é uma lesão cística do desenvolvimento originária de resquícios da lâmina dentária, geralmen-

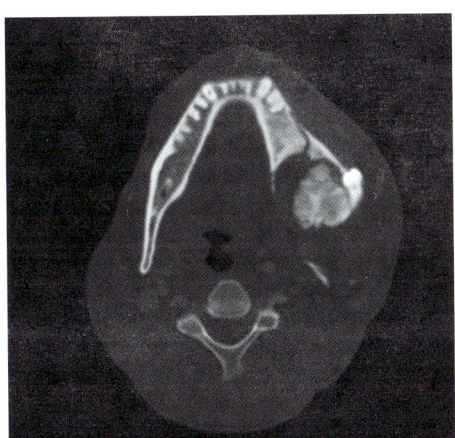

Figura 1.4 Lesão expansiva da mandíbula observada à TC.

te na mandíbula posterior. Antes chamado "ceratocisto odontogênico", esta lesão foi recentemente reclassificada como uma neoplasia devido a sua progressão clínica agressiva e alta propensão a recidivas. Os KCOTs tipicamente são cistos uniloculares revestidos por epitélio e preenchidos por material ceratináceo. Os pacientes com síndrome do nevo basocelular (síndrome de Gorlin) podem apresentar múltiplos KCOTs. Estes tumores podem crescer rapidamente e causar destruição local. Muitos são de difícil erradicação, e recidivas são comuns. Em raros casos, o KCOT evolui para outros tumores odontogênicos benignos, como o ameloblastoma, ou mesmo para tumores malignos, como o carcinoma espinocelular. Os pacientes tendem a apresentar massa ou aumento de volume facial crescente entre a segunda e a quarta década de vida.

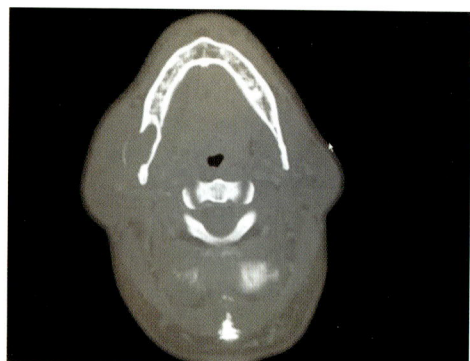

Figura 1.6 Tumor odontogênico ceratocístico na porção posterior da mandíbula direita observado à TC.

DIAGNÓSTICO DIFERENCIAL
Ameloblastoma, cisto dentígero, granuloma de células gigantes, cisto radicular, metástase.

EXAMES DIAGNÓSTICOS
Os KCOTs são normalmente observados pela primeira vez em radiografias simples ou panorâmicas. De modo geral, a TC e a ressonância magnética (RM) não são necessárias. As técnicas de diagnóstico por imagem, isoladamente, são insuficientes para o diagnóstico, já que a aparência radiográfica da lesão tende a mimetizar diversos cistos e tumores odontogênicos. Por causa do comportamento agressivo dos KCOTs, é necessário diferenciá-los destas outras lesões, portanto, o diagnóstico histológico é importante para o aconselhamento do paciente e as escolhas terapêuticas. Se possível, uma biópsia transoral com inclusão do epitélio deve ser realizada (Figura 1.6).

TRATAMENTO
A cirurgia é o pilar do tratamento do KCOT. A remoção do revestimento epitelial é essencial para o sucesso da erradicação. Por isso, a marsupialização simples e a curetagem são consideradas menos eficazes do que métodos mais agressivos. A enucleação é realizada e normalmente acompanhada pela remoção de uma margem periférica de osso ou pela crioterapia. Nos casos de doença extensa ou recidivante, ressecções mais radicais, como a mandibulectomia segmentar ou a maxilectomia parcial, podem ser necessárias.

Câncer labial

DEFINIÇÕES E CARACTERÍSTICAS CLÍNICAS
O câncer labial é considerado a forma mais comum de câncer oral, embora seu sistema de estadiamento seja distinto dos demais tumores da cavidade oral. Pode ocorrer no lábio superior ou inferior, embora o acometimento do lábio inferior seja mais comum e mais lento. A vasta maioria é composta por carcinomas espinocelulares originários das células espinhosas normais da epiderme labial. Embora o carcinoma espinocelular seja mais comum, os carcinomas basocelulares ou das glândulas salivares menores também podem acometer os lábios. Os fatores de risco incluem o tabagismo, fumo de cachimbos, lesões térmicas ou traumáticas e exposição à luz ultravioleta. As lesões podem surgir como pequenas úlceras, geralmente indolores, na borda em vermelhão dos lábios. As lesões continuam a crescer e invadem estruturas mais profundas, como a mandíbula, ou metastatizam para os linfonodos regionais submentonianos e submandibulares (Figuras 1.7 e 1.8).

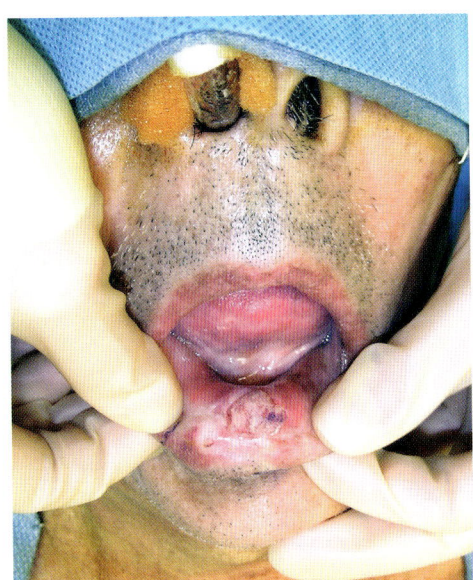

Figura 1.7 Câncer labial na linha média do lábio inferior.

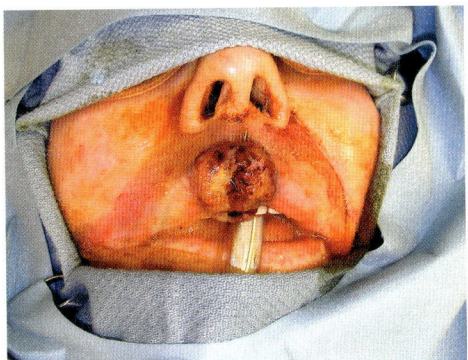

Figura 1.8 Câncer labial na linha média do lábio superior.

DIAGNÓSTICO DIFERENCIAL

Como as demais formas de câncer oral, o carcinoma labial deve ser diferenciado de outras lesões benignas ou infecciosas, como a úlcera aftosa, a infecção por herpes-vírus, a leucoplasia e o líquen plano.

EXAMES DIAGNÓSTICOS

O diagnóstico de uma lesão labial preocupante começa pela biópsia incisional. Se a lesão for muito pequena, pode ser completamente retirada durante a biópsia, com margens adequadas. Nas lesões maiores, a biópsia incisional produz um diagnóstico, e o tratamento definitivo pode, então, ser planejado. Nos pequenos carcinomas labiais, a TC é recomendada para avaliar invasões profundas e os linfonodos regionais. A TC pode não ser necessária em lesões menores.

TRATAMENTO

De modo geral, o câncer labial é tratado por meio da excisão cirúrgica. As lesões labiais com vários centímetros podem ser retiradas com opções reconstrutivas que oferecem bons resultados funcionais e estéticos. As lesões normalmente são removidas com margens de 1 cm, embora margens menores possam ser utilizadas. A cirurgia de Moh também pode ser considerada nos casos de recidiva ou nas variantes agressivas, como o carcinoma basocelular morfeiforme. Após a ressecção, o fechamento primário pode ser tentado; caso contrário, diversos retalhos (*flaps*) locais podem ser usados, com bons resultados. A radioterapia também é eficaz no tratamento do câncer labial. Nas lesões que exigem o sacrifício de grande parte do lábio, a radioterapia oferece bom controle local e cura ao mesmo tempo em que mantém a aparência e a função labial normal. Desta maneira, uma abordagem multidisciplinar é ideal para dar a cada paciente o plano terapêutico mais adequado à lesão apresentada (Figuras 1.9 e 1.10).

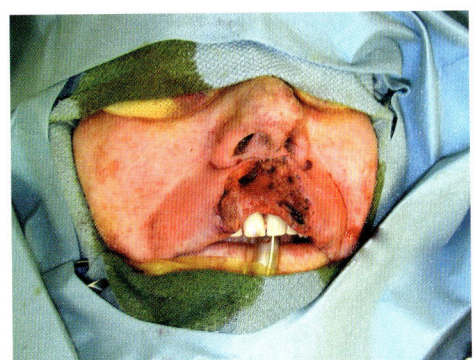

Figura 1.9 Ressecção do tumor na linha média do lábio superior.

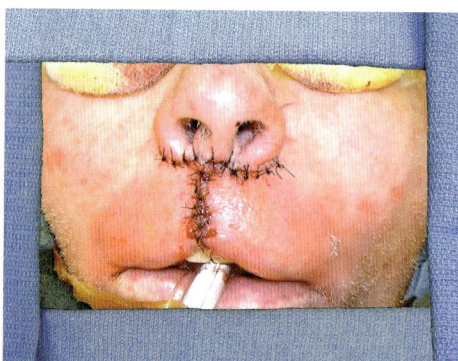

Figura 1.10 Por causa do tamanho relativamente modesto do defeito, o fechamento primário foi possível após avanço mínimo de cada um dos lados em direção à região medial.

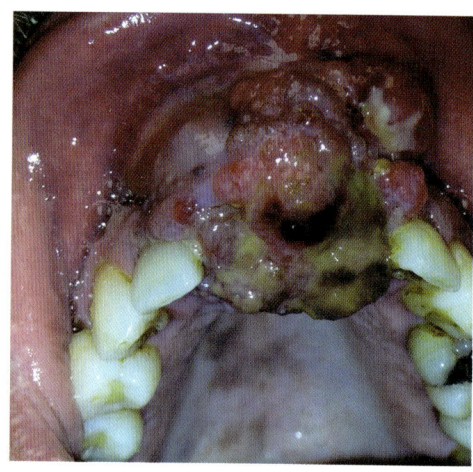

Figura 1.11 Melanoma mucoso com acometimento da linha média da maxila e dos incisivos anteriores.

Melanoma mucoso

DEFINIÇÕES E CARACTERÍSTICAS CLÍNICAS

Um pequeno subgrupo de melanomas surge nas superfícies mucosas, e cerca de 50% ocorrem na cabeça e no pescoço. Destes locais, a cavidade nasal é a mais comum. Na cavidade oral, o melanoma mucoso (MM) é comumente originário do palato duro e da gengiva sobre o alvéolo maxilar. Embora muitíssimo raro, o MM também pode ocorrer na faringe, na laringe e no esôfago. As lesões, em especial aquelas localizadas na região nasossinusal, muitas vezes passam despercebidas no exame e, a princípio, não provocam sintomas. A aparência varia de lesões hiperpigmentadas pequenas e planas a tumores ulcerativos, destrutivos e extensos. Não é incomum que o MM seja amelanótico. Um subgrupo de pacientes apresenta hiperpigmentação das superfícies mucosas (isto é, do palato) antes do diagnóstico; no entanto, não se sabe se isto representa um estado pré-maligno (Figura 1.11).

Embora o MM possa ocorrer em qualquer idade, os pacientes são geralmente diagnosticados entre a sétima e a nona década de vida. Hoje, não há definição clara quanto aos fatores de risco, apesar de o tabagismo ter sido implicado. Recentemente, foi demonstrado que um subgrupo de tumores MM apresenta mutações em c-KIT. O MM é agressivo, e a maioria dos tumores é diagnosticada em estágios tardios, com disseminação linfática regional. A falta de sucesso terapêutico é, infelizmente, comum. De modo geral, o prognóstico é ruim, e poucos pacientes sobrevivem por 5 anos após o diagnóstico.

DIAGNÓSTICO DIFERENCIAL

Metástases do melanoma cutâneo, tumores das glândulas salivares menores, carcinomas espinocelulares de cabeça e pescoço, melanose benigna, cânceres nasossinusais.

EXAMES DIAGNÓSTICOS

As lesões hiperpigmentadas e os tumores óbvios devem ser submetidos à biópsia. Em caso de suspeita de melanoma, a coloração de melan-A e S-100 e o exame genético para b-RAF e c-KIT devem ser considerados mutações. Com a confirmação do diagnóstico de melanoma, é essencial diferenciar o MM primário da disseminação metastática de um sítio cutâneo. Isto inclui a realização de exames cutâneos e oculares abrangentes. Se o diagnóstico de MM for favorecido, o paciente deve ser avaliado para detecção de disseminação metastática, independentemente do seu estágio. Esta avaliação inclui a obtenção de imagens do sítio primário e do pescoço, geralmente com TC contrastada, embora a RM possa ser útil por causa de sua capacidade de distinção dos planos teciduais e detecção da invasão perineural. Os exames mais extensos

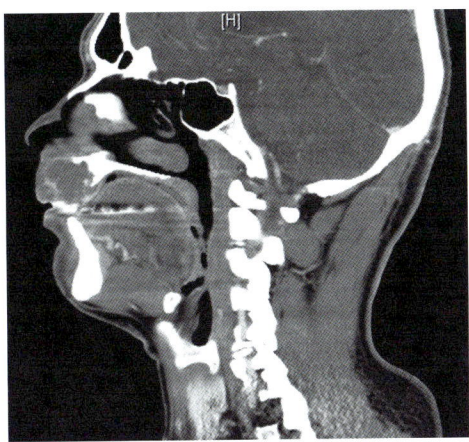

Figura 1.12 A natureza infiltrativa deste tumor, com extensão até o osso maxilar, é demonstrada pela TC.

para diagnóstico de metástases distantes incluem a TC de tórax e abdome e a RM do cérebro (Figura 1.12).

TRATAMENTO

Como nos melanomas cutâneos, o tratamento do MM é primariamente cirúrgico. Em razão da localização destes tumores, o tratamento geralmente requer ressecções na cavidade oral ou maxilectomia, podendo, ainda, envolver procedimentos radicais, como a ressecção craniofacial nos tumores nasossinusais extensos. Ainda assim, a obtenção de margens negativas tende a ser difícil, e a taxa de recidivas é alta apesar da ressecção aparentemente adequada. O esvaziamento cervical é realizado nos casos com linfonodos positivos, mas não é recomendada em pescoços em estágio clínico N0. Diferentemente da doença cutânea, a biópsia do linfonodo sentinela não é realizada de forma rotineira em indivíduos com MM. O benefício da radioterapia é questionável e, hoje, esta modalidade é geralmente usada em casos com margens cirúrgicas positivas ou com fins paliativos. A quimioterapia pode ser associada à cirurgia ou ser empregada com fins paliativos. Nos casos de MM metastático ou não passível de ressecção, os pacientes podem ser incluídos em ensaios clínicos. Em decorrência do recente achado de mutações em c-KIT em alguns MMs, alguns recomendam o uso de imatinibe com base em seu sucesso no tratamento de outras neoplasias c-KIT-positivas, como o tumor do estroma gastrointestinal. Este tratamento, porém, ainda é experimental.

Câncer oral

DEFINIÇÕES E CARACTERÍSTICAS CLÍNICAS

O câncer oral é uma das principais categorias de câncer de cabeça e pescoço e é definido como qualquer tecido neoplásico na cavidade oral. Mais de 90% de tais lesões são carcinomas espinocelulares originários das superfícies mucosas da cavidade oral, incluindo a língua, o assoalho da boca, a superfície bucal, o palato duro e as cristas alveolares da mandíbula e da maxila. O câncer pode ser originário de diferentes tipos celulares, como os tumores das glândulas salivares menores e dos ossos da mandíbula e da maxila, o sarcoma de tecidos mesenquimatosos e também o MM (Figura 1.13).

De modo geral, os cânceres orais começam como pequenas lesões ou úlceras na boca. Estas lesões variam de assintomáticas a causadoras de dor significativa durante a mastigação e a deglutição. Qualquer lesão oral que não se resolva em 2 a 3 semanas deve ser avaliada para descartar a presença de câncer. As lesões podem sangrar e serem associadas à otalgia (otalgia referida), dependendo da profundidade de invasão do tumor.

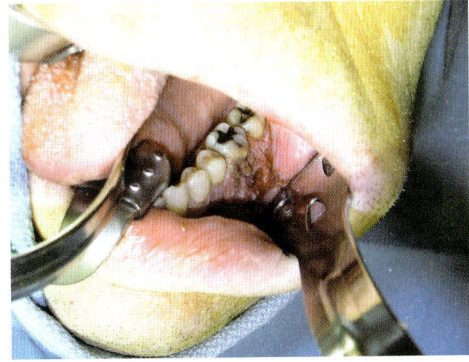

Figura 1.13 Câncer oral com acometimento da gengiva mandibular lateral esquerda e da mucosa bucal adjacente.

Há diversos fatores independentes de risco para o desenvolvimento do câncer oral. Os dois fatores de risco mais importantes são o consumo de tabaco e álcool. O tabaco pode ser usado como fumo, mascado ou inalado. O consumo da noz de areca (betel), comum na Índia e na Ásia, também é um fator de risco significativo e, nestas áreas, o câncer oral é responsável por 40% de todos os novos tumores malignos. O consumo de álcool é um fator independente de risco, embora seja sinérgico quando combinado aos efeitos carcinogênicos do tabaco. Por fim, a infecção pelo papilomavírus humano (HPV), em especial pelos subtipos 16 e 18, é associada aos cânceres oral e orofaríngeo. Os HPVs de tipos 16 e 18 são as doenças sexualmente transmissíveis mais comuns nos Estados Unidos e a principal causa de cânceres cervical e oral. Os cânceres orais associados ao HPV ocorrem em pacientes mais jovens, com 30 a 50 anos de idade, geralmente sem histórico significativo de tabagismo ou consumo de álcool. Nesta coorte de pacientes com câncer oral, o prognóstico é mais favorável do que o observado na população com câncer oral HPV-negativo.

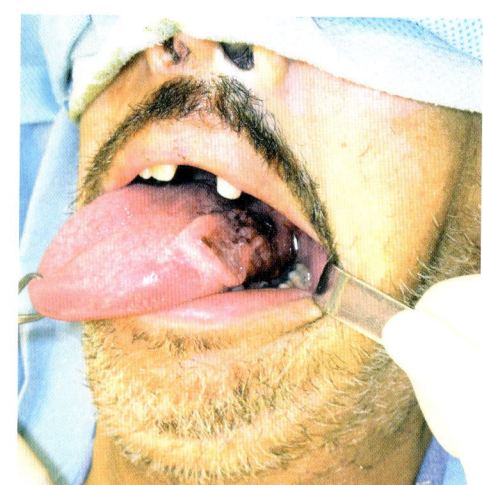

Figura 1.14 Tumor maligno na borda lateral esquerda da língua.

DIAGNÓSTICO DIFERENCIAL

Os cânceres orais devem ser diferenciados de uma ampla gama de anomalias que acometem a boca. Úlceras não neoplásicas, processos infecciosos, como infecções fúngicas, e anomalias benignas das glândulas salivares menores devem ser considerados. O papiloma benigno, assim como o fibroma e o neuroma, também pode ocorrer na língua ou na mucosa bucal, algumas vezes associados a um trauma anterior nas coroas dentárias. Além disso, diversas lesões pré-malignas ocorrem na boca. Os cânceres podem começar como leucoplasias, eritroplasias ou líquen plano (Figura 1.14).

EXAMES DIAGNÓSTICOS

A primeira etapa para o diagnóstico de uma lesão suspeita é a biópsia. Este procedimento geralmente pode ser feito no consultório, com anestesia tópica ou local. A biópsia tecidual é usada para diferenciar o câncer oral de outros processos benignos e infecciosos da lista de diagnósticos diferenciais. Em caso de confirmação do carcinoma pela biópsia, o estadiamento completo do tumor é necessário. Para tanto, uma TC contrastada do pescoço é realizada para avaliar a profundidade da lesão primária e a presença de invasão muscular ou óssea. A TC do pescoço também é utilizada para identificação da presença de linfonodos patológicos. A TC de tórax é igualmente necessária para descartar metástases a distância nos pulmões e detectar uma segunda lesão primária no esôfago ou na árvore brônquica. A tomografia por emissão de pósitrons (PET) pode ser realizada, mas não é necessária para o estabelecimento do diagnóstico do câncer oral (Figuras 1.15 e 1.16).

TRATAMENTO

O pilar do tratamento do câncer oral é a ressecção cirúrgica. Uma excisão local ampla é realizada, tentando obter uma margem de 1 cm de tecido normal ao redor da lesão. Os detalhes sobre o material ressecado dependem da localização anatômica do tumor e da profundidade de invasão. A ressecção pode incluir glossectomia parcial, ressecção do assoalho da boca, ressecção bucal ou ressecção do palato e da mandíbula em caso de invasão óssea. A maioria das regiões da cavidade oral é passível de reconstrução cirúrgica com retalhos locais, regionais ou livres. A reabilitação protética também deve

significativos associados à radiação oral, como mucosite, xerostomia e osteorradionecrose da mandíbula ou da maxila. Por fim, em casos de câncer oral com acometimento de toda a língua e necessidade de glossectomia total, muitos pacientes e cirurgiões consideram a quimioterapia e a radioterapia como as escolhas terapêuticas primárias por causa da morbidade significativa deste procedimento.

Rânula

DEFINIÇÕES E CARACTERÍSTICAS CLÍNICAS

A rânula é um cisto mucoso de retenção do assoalho da boca associado à glândula ou ao ducto sublingual. A etiologia é tipicamente pós-traumática, resultando em lesão ou bloqueio do ducto sublingual. A glândula sublingual secreta muco continuamente que, na presença deste tipo de trauma, extravasa para os tecidos adjacentes. A maioria destas lesões não é revestida por epitélio verdadeiro e, sendo assim, a rânula deve ser classificada como um pseudocisto, embora algumas possam ser parcialmente revestidas. As rânulas podem ser classificadas como simples ou dissecantes. As rânulas simples são limitadas ao espaço sublingual. As lesões consistem em aumentos de volume de consistência macia, passíveis de compressão e localização intraoral que causam elevações na língua; sua coloração pode ser azulada. As rânulas dissecantes, menos comuns, estendem-se do músculo milo-hioide até o espaço submandibular, seja por uma lesão muscular iatrogênica ou deiscência preexistente. As rânulas dissecantes podem ser observadas como massas no assoalho da boca ou no pescoço ou apenas como uma massa cervical. As rânulas geralmente são assintomáticas, mas podem crescer com rapidez e comprometer as vias aéreas, caso sejam infectadas. As rânulas podem ocorrer em crianças e adultos, mas são mais comuns entre a segunda e a terceira década de vida, com discreta predominância do sexo feminino.

DIAGNÓSTICO DIFERENCIAL

Malformações linfáticas, higroma cístico, tumor salivar benigno ou maligno, cisto dermoide, cisto do ducto tireoglosso.

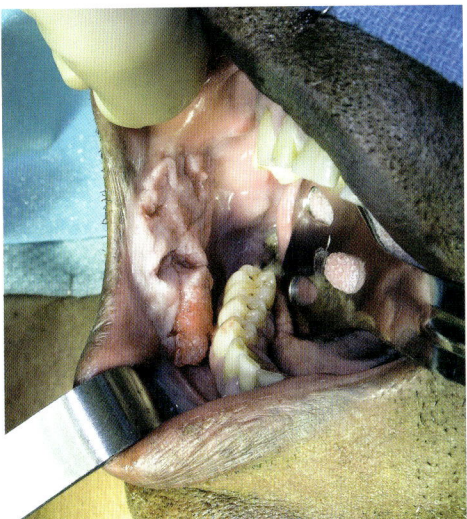

Figura 1.15 Carcinoma extenso sobre a maior parte da mucosa bucal direita.

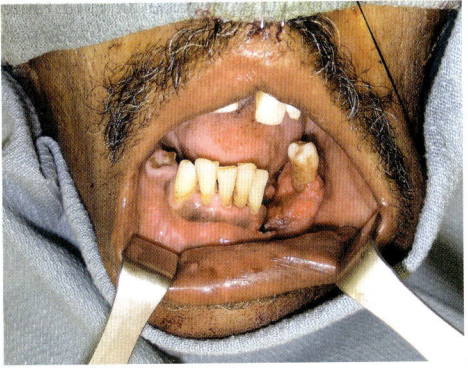

Figura 1.16 Carcinoma com acometimento da crista alveolar, com extensão ao assoalho da boca, imediatamente posterior ao incisivo lateral.

ser considerada após a ressecção óssea, na tentativa de restabelecimento da mastigação. Caso haja evidência clínica de metástase cervical, o esvaziamento unilateral ou bilateral do pescoço é recomendado. Se o pescoço for N0, ainda pode haver risco suficiente de metástase oculta para recomendar o esvaziamento cervical para fins de estadiamento ou profilaxia, dependendo do tamanho e da profundidade da lesão primária. A radioterapia pode ser considerada a primeira modalidade terapêutica, embora existam riscos

EXAMES DIAGNÓSTICOS

De modo geral, o exame físico é suficiente para o diagnóstico das rânulas simples. As rânulas dissecantes, em especial aquelas sem um componente intraoral óbvio, podem ser confundidas com muitas outras lesões císticas cervicais e, assim, o uso de técnicas de diagnóstico por imagem pode ser justificado. A ultrassonografia e a TC podem ser solicitadas. As rânulas são observadas como cistos homogêneos no espaço sublingual e/ou submandibular. A presença de um cisto no espaço submandibular com um prolongamento para o espaço sublingual é altamente sugestiva de rânula dissecante. A biópsia tecidual não é necessária para o diagnóstico (Figuras 1.17 e 1.18).

TRATAMENTO

Se assintomáticas, as rânulas podem ser apenas observadas. O tratamento padrão ouro é a excisão cirúrgica da glândula sublingual afetada. A marsupialização da rânula pode ser associada à recidiva. A excisão da rânula e da glândula associada é realizada por via intraoral nos casos de rânulas simples, podendo ser tentada em rânulas dissecantes. Às vezes, outra incisão cervical deve ser realizada para tratamento de rânulas dissecantes extensas.

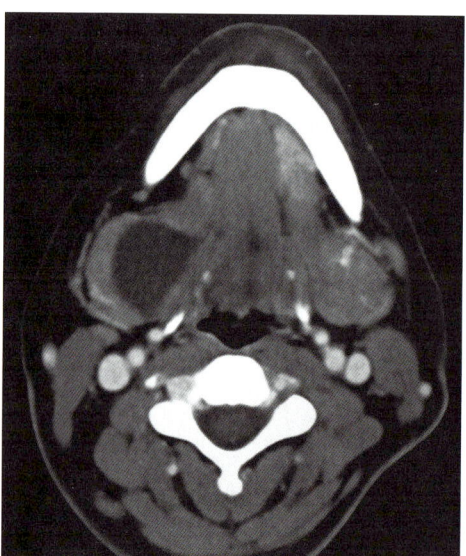

Figura 1.17 Rânula do lado direito do pescoço observada à TC. A lesão provoca o deslocamento lateral da glândula submandibular.

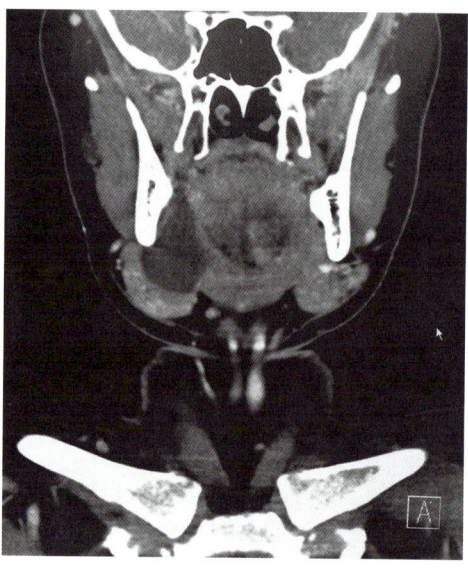

Figura 1.18 A TC em incidência coronal mostra a típica localização da rânula, entre a língua e a glândula submandibular. A lesão se estende até o lado direito do assoalho da boca.

CAPÍTULO 2

Doenças das Glândulas Salivares

Urjeet A. Patel ▪ Alice C. Lin ▪ Christopher Vanison

- Sialolitíase e sialoadenite
- Massas parotídeas benignas
- Câncer da parótida
- Câncer submandibular
- Câncer das glândulas salivares menores

Sialolitíase e sialoadenite

DEFINIÇÕES E CARACTERÍSTICAS CLÍNICAS

A sialolitíase é uma doença em que há formação de cálculos nas glândulas salivares, geralmente nos ductos. É muito mais comum na glândula submandibular do que nas parótidas, nas glândulas sublinguais ou nas glândulas salivares menores. A sialolitíase é comumente acompanhada por sialoadenite ou inflamação da glândula salivar. O bloqueio do sistema de drenagem provoca estase e, assim, há o desenvolvimento de inflamação e infecção da glândula. A sialoadenite também pode ocorrer sem sialolitíase, sendo, nestes casos, relacionada com má higiene oral e outras causas de diminuição do fluxo salivar ou doenças autoimunes (Figura 2.1).

DIAGNÓSTICO DIFERENCIAL

Os tumores benignos e malignos das glândulas salivares, inclusive o adenoma pleomórfico, o carcinoma mucoepidermoide e o carcinoma adenoide cístico, também podem causar endurecimento ou aumento de volume da glândula. O bloqueio do sistema ductal por tumores, como o carcinoma do ducto salivar, o trauma, com escarificação ou interrupção do ducto, e as lesões da cavidade oral também podem mimetizar a sialolitíase e provocar sialoadenite.

EXAMES DIAGNÓSTICOS

O exame físico meticuloso é essencial. A cultura de qualquer exsudação purulenta ajuda na escolha da antibioticoterapia. Técnicas de diagnóstico por imagem são recomendadas para determinar a localização e as características do cálculo e

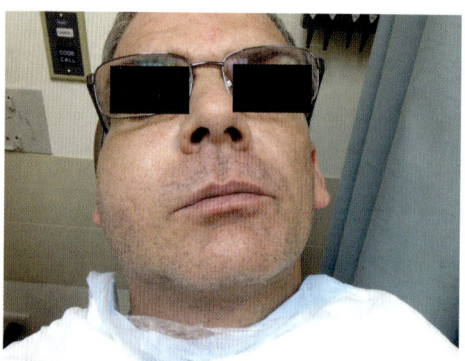

Figura 2.1 Aumento de volume difuso do lado direito da face decorrente da obstrução do ducto de Stensen por um cálculo da glândula salivar.

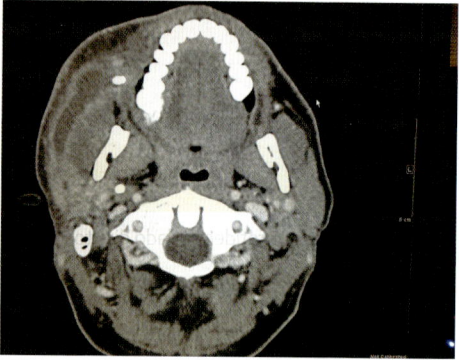

Figura 2.2 A TC mostra um cálculo da glândula salivar, anterior ao masseter, no aspecto distal do ducto de Stensen, onde encontra a mucosa bucal.

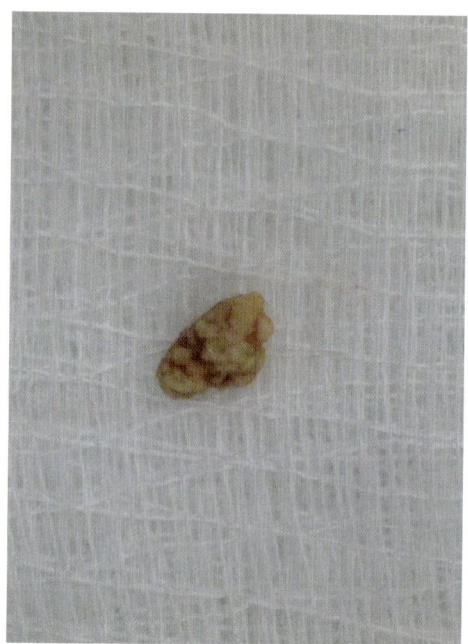

Figura 2.3 Aparência típica de um cálculo da glândula salivar.

descartar outras patologias. As modalidades que podem ser empregadas são a tomografia computadorizada (TC) e a ultrassonografia. A sialoendoscopia pode ser realizada para fins diagnósticos, embora geralmente seja associada à tentativa de ressecção terapêutica endoscópica. Exames laboratoriais, como o hemograma e a medida da concentração de eletrólitos, podem auxiliar o diagnóstico. Estudos autoimunes podem ser solicitados em caso de suspeita de um processo autoimune (Figuras 2.2 e 2.3).

TRATAMENTO

O tratamento imediato é composto por hidratação, massagem delicada, analgésicos e sialogogos. Antibióticos podem ser usados, caso haja evidências de infecção. Às vezes, cálculos pequenos são expulsos com este tratamento e observação. Com o aumento do tamanho dos cálculos, a probabilidade de expulsão espontânea diminui. Os cálculos próximos ao ducto de Wharton podem ser removidos intraoralmente, por meio de canulação distal, dilatação e retirada. Os cálculos adjacentes ao hilo ou múltiplos requerem a excisão transcervical da glândula submandibular. Os cálculos sublinguais podem ser removidos por abordagem transoral. A sialolitíase parotídea pode ser apenas observada ou tratada por sialoendoscopia. A parotidectomia para tratamento da sialolitíase ou sialoadenite recorrente é raramente indicada e associada a altas taxas de complicações e recidivas.

Massas parotídeas benignas

DEFINIÇÕES E CARACTERÍSTICAS CLÍNICAS

Cerca de 80% de todas as neoplasias de parótida são benignas. Dentre estas lesões, os tipos histológicos mais comuns são os adenomas pleomór-

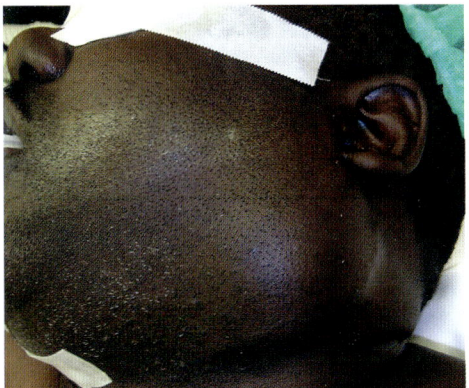

Figura 2.4 Tumor parotídeo benigno com grande distorção da porção inferior esquerda da face e extensão até o pescoço.

ficos, os tumores de Warthin (cistadenoma papilar linfomatoso), os oncocitomas e os adenomas monomórficos. Em crianças, o hemangioma é o tumor benigno parotídeo mais comum. Estas neoplasias são tipicamente unilaterais; no entanto, uma pequena porcentagem dos tumores de Warthin são bilaterais. As lesões linfoepiteliais benignas são comumente observadas nas parótidas de indivíduos infectados pelo vírus da imunodeficiência humana (HIV) ou portadores de síndrome de Sjögren e tendem a ser bilaterais. Os tumores benignos da parótida normalmente são massas indolores, de crescimento lento, na região cervical superior ou pré-auricular. Se localizados no lobo profundo, podem ser observados como massas orofaríngeas. Dentre os fatores de risco, incluem-se a exposição à radiação ionizante e ao pó de sílica. Acredita-se que o tabagismo seja um fator de risco para o desenvolvimento do tumor de Warthin. Embora isto seja incomum, alguns tumores salivares benignos podem metastizar ou sofrer transformação maligna, caso não tratados (Figuras 2.4 e 2.5).

DIAGNÓSTICO DIFERENCIAL

Tumor parotídeo maligno, linfadenopatia intraparotídea, tumor metastático, sialolitíase, sialoadenite, infecção odontogênica, neoplasia odontogênica, cisto cervical congênito, doenças autoimunes (síndrome de Sjögren, esclerodermia, sarcoidose).

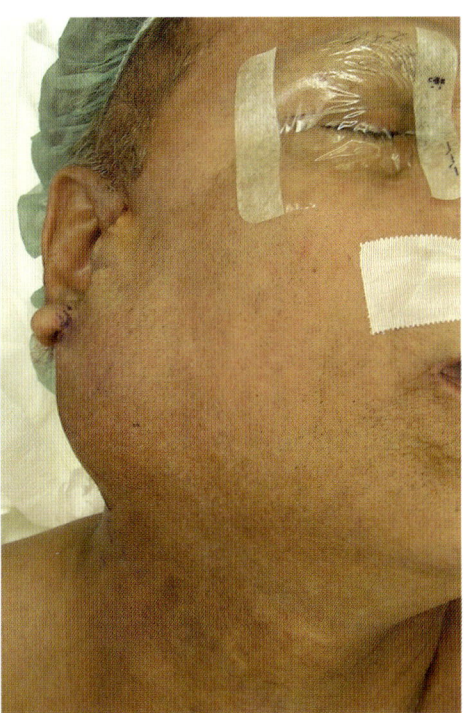

Figura 2.5 Tumor parotídeo do lado direito, com aumento de volume facial difuso ipsolateral.

EXAMES DIAGNÓSTICOS

De modo geral, os pacientes que apresentam massas parotídeas são primariamente submetidos a uma TC contrastada do pescoço. Este exame pode trazer informações importantes sobre a localização (lobo superficial ou profundo; intra ou extraparotídeo), o tamanho, a presença de linfadenopatia e as características do tumor (lesão sólida ou cística). A ressonância magnética (RM) é recomendada para a obtenção de imagens de tumores no lobo profundo, já que delineia melhor a neoplasia da glândula salivar, do tecido adiposo e das diversas estruturas neurovasculares do espaço parafaríngeo. A punção/aspiração com agulha fina (PAAF) pode ser um método preciso, sensível e específico para o diagnóstico das neoplasias salivares, embora ainda seja considerada controversa por alguns. Esta técnica é altamente dependente da experiência do patologista. De modo geral, a PAAF não é adequada para tumores no lobo profundo.

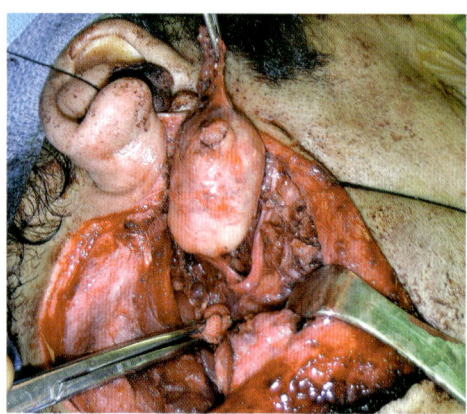

Figura 2.6 Dissecção de tumor parotídeo benigno do nervo facial direito e seus ramos distais.

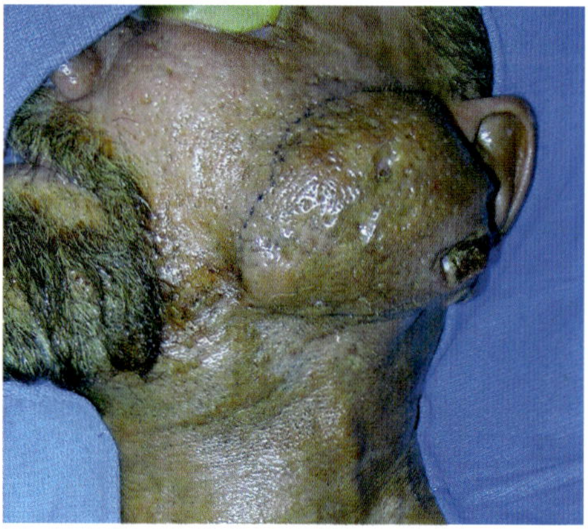

Figura 2.7 Tumor parotídeo maligno com acometimento da glândula esquerda e extensão cutânea.

TRATAMENTO

A ressecção cirúrgica é normalmente recomendada para prevenção das complicações associadas ao crescimento contínuo do tumor e malignização. As lesões linfoepiteliais benignas são geralmente observadas, a não ser que sejam sintomáticas. Uma vez que a enucleação simples esteja associada a taxas inaceitáveis de recidiva, a parotidectomia do lobo superficial ou profundo é realizada. Isto assegura a remoção de uma parte da parótida normal. Na doença benigna, o nervo facial deve ser preservado. Às vezes, abordagens mais extensas, como o *swing* mandibular, podem ser necessárias para acesso às lesões do lobo profundo. Ocasionalmente, em maus candidatos cirúrgicos ou pacientes com doença recorrente, a radioterapia pode ser usada (Figura 2.6).

Câncer da parótida

DEFINIÇÕES E CARACTERÍSTICAS CLÍNICAS

Embora a maioria dos tumores de parótida seja benigna, cerca de 20% destas lesões são malignas. Estes tumores formam um grupo diverso; o mais comum é o carcinoma mucoepidermoide, seguido pelo carcinoma adenoide cístico, adenocarcinoma e carcinoma de células acinares. A parótida contém muitos linfonodos, que podem abrigar linfomas, metástases regionais de cânceres cutâneos da cabeça e do pescoço ou mesmo metástases a distância. O comportamento destas lesões varia de indolente e altamente tratável (carcinoma mucoepidermoide de baixo grau, carcinoma de células acinares) a muito agressivo (carcinoma mucoepidermoide de alto grau, carcinoma do ducto salivar, adenocarcinoma). Uma característica especial de alguns cânceres salivares (principalmente do carcinoma adenoide cístico) é a propensão à recidiva local e à distância após longos intervalos sem a doença. A massa parotídea de crescimento rápido, que causa dor, é fixa à pele ou a irrompe ou é associada à paresia/paralisia facial deve ser considerada como suspeita de malignidade (Figura 2.7). Acredita-se que a exposição à radiação seja um fator de risco para o desenvolvimento de tumores benignos e malignos da parótida. O tabagismo e o consumo de álcool não são considerados fatores de risco.

DIAGNÓSTICO DIFERENCIAL

Tumor parotídeo benigno, linfadenopatia intraparotídea, tumor metastático, sialolitíase, sialoadenite, infecção odontogênica, neoplasia odontogênica, cisto cervical congênito.

EXAMES DIAGNÓSTICOS

Como nos tumores benignos da parótida, a TC contrastada é geralmente realizada e é importante para a avaliação da possível metástase em linfonodos cervicais. A RM pode ajudar na identificação de invasão perineural macroscópica

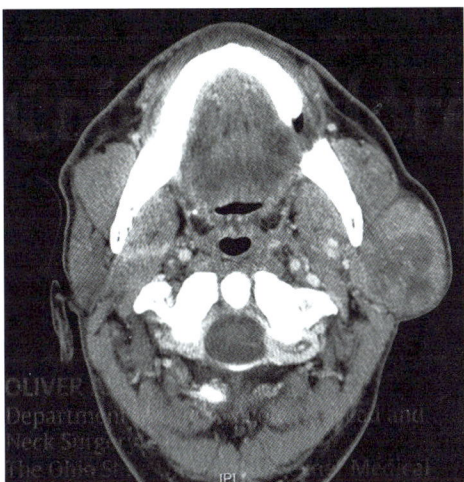

Figura 2.8 TC de um tumor maligno na parótida esquerda.

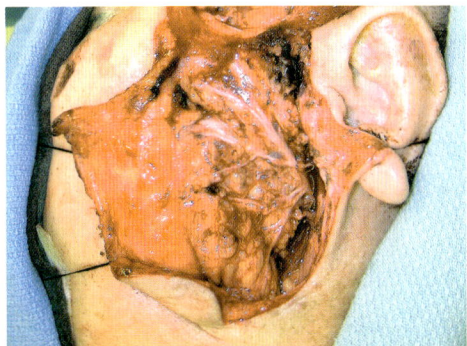

Figura 2.9 Campo cirúrgico após a ressecção, com preservação dos ramos do nervo facial.

ou invasão extraglandular. Embora determinadas características possam ser sugestivas, a caracterização de um tumor como benigno ou maligno não deve ser com base somente no exame radiográfico. De modo geral, a PAAF é diagnóstica, mas há uma sobreposição de características entre determinados tumores malignos e até mesmo benignos; assim, o diagnóstico é muito dependente da experiência do patologista (Figura 2.8).

TRATAMENTO

A parotidectomia (superficial ou total, dependendo da extensão e da localização da doença) é o tratamento de escolha. Deve-se tentar preservar o nervo facial; no entanto, por causa do acometimento pela doença, pode ser necessário sacrificar alguns ou todos os seus ramos. Um esvaziamento cervical deve ser realizado, caso haja evidências de linfadenopatia metastática. Isto é mais controverso se não houver acometimento clínico dos linfonodos cervicais. Na ausência de linfadenopatia macroscópica, o esvaziamento do pescoço deve ser realizado, se o subtipo histológico for mais agressivo (p. ex., adenocarcinoma, carcinoma do ducto salivar) ou quando o tumor primário apresenta características de alto risco (alto grau, alto estágio T, extensão extraparotídea). As indicações para a radioterapia adjuvante incluem o estágio avançado, o subtipo histológico agressivo, as margens positivas da ressecção e a invasão perineural. A quimioterapia é usada somente com fins paliativos (Figura 2.9).

Câncer submandibular

DEFINIÇÕES E CARACTERÍSTICAS CLÍNICAS

Os tumores submandibulares, tanto benignos quanto malignos, são relativamente raros. Diferentemente da glândula parótida, onde a maioria das neoplasias é benigna, cerca de 40% dos tumores submandibulares são malignos. O carcinoma adenoide cístico é o mais comumente diagnosticado, seguido pelo adenocarcinoma e pelo carcinoma mucoepidermoide. A glândula submandibular não contém linfonodos e, assim, os linfomas são muito raros. Como em outros tumores da glândula salivar, as características associadas ao comportamento maligno incluem o crescimento rápido, a dor, o acometimento cutâneo e as paralisias de nervos cranianos (p. ex., paresia/paralisia do lábio inferior, parestesia ipsolateral da língua, paresia/paralisia ipsolateral da língua). Por motivos não esclarecidos, o prognóstico parece ser pior nos tumores salivares originários da glândula submandibular em comparação à parótida.

DIAGNÓSTICO DIFERENCIAL

Tumor submandibular benigno, linfadenopatia do triângulo submandibular, sialolitíase, sialoadenite, infecção de espaços cervicais profundos, rânula dissecante.

EXAMES DIAGNÓSTICOS

O diagnóstico de uma massa submandibular persistente ou de tamanho progressivamente crescente geralmente começa com a realização de uma TC contrastada, embora a ultrassonografia possa ser usada para descartar determinadas doenças benignas, como a sialolitíase. Como nas demais lesões salivares, a RM pode ser empregada, caso haja suspeita de invasão perineural. Além de fornecer informações sobre o tumor, as técnicas de diagnóstico por imagem devem também ser empregadas para detecção de qualquer adenopatia suspeita. De modo geral, uma TC de tórax é realizada em caso de suspeita ou confirmação do diagnóstico de câncer para detecção de metástases a distância. A PAAF pode ser realizada para identificação do câncer ou de um tipo tumoral específico, embora haja risco de ocorrência de resultados falso-negativos.

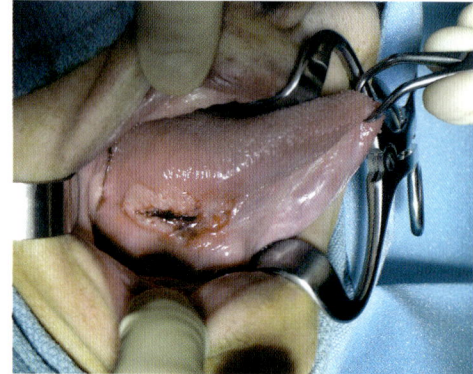

Figura 2.10 Tumor maligno da glândula salivar menor, com acometimento da porção lateral direita da língua.

TRATAMENTO

Exceto pelos linfomas, que são tratados clinicamente, a modalidade terapêutica de escolha para os tumores malignos da glândula submandibular é a cirurgia. O procedimento inclui a remoção da glândula submandibular e de outras estruturas com acometimento local. Um esvaziamento cervical deve ser considerado em neoplasias de alto risco, como aquelas com alto grau histológico, alto estágio T e extensão extraglandular. A radioterapia adjuvante é normalmente empregada em lesões de alto risco. Hoje, a quimioterapia é, em grande parte, paliativa. Em razão do risco de recidiva tardia associada a determinados tumores malignos salivares, os pacientes devem ser acompanhados por períodos longos.

Câncer das glândulas salivares menores

DEFINIÇÕES E CARACTERÍSTICAS CLÍNICAS

Os seres humanos possuem até 1.000 glândulas salivares menores no tecido submucoso de toda a cavidade oral e também nos seios paranasais, na faringe e nas vias aéreas superiores. Dentre estas localizações anatômicas, a maior distribuição é observada nos tecidos moles que recobrem o palato duro. Cada glândula é pequena, com apenas 1 a 2 mm de diâmetro. Os tumores destas glândulas são relativamente raros; des-

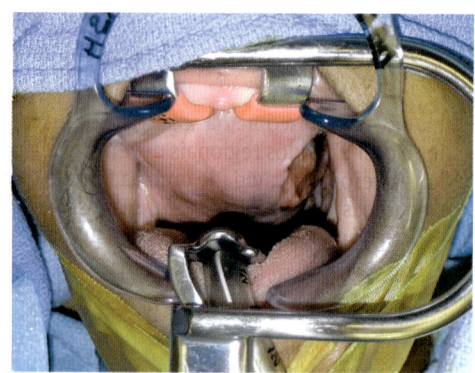

Figura 2.11 Glândula salivar menor do palato duro com extenso aumento de volume, ocupando toda a porção superior da boca.

tes, cerca de metade a dois terços são malignos. Embora estas neoplasias possam surgir em qualquer local que apresente glândulas salivares menores, seu sítio mais comum é o palato duro. O tipo tumoral mais comum é o carcinoma adenoide cístico, seguido pelo carcinoma mucoepidermoide e pelo adenocarcinoma (Figuras 2.10 e 2.11).

Os tumores localizados na cavidade oral são massas fixas, crescentes e, muitas vezes, ulceradas. A dor e as neuropatias cranianas são os sintomas mais preocupantes. Os tumores nasossinusais geralmente são diagnosticados em estágios tardios por causa da ausência de sintomas iniciais. Os primeiros sinais e sintomas são inespecíficos e podem incluir obstrução nasal, epistaxe, dor nasal, epífora (lacrimejamento) e cefaleias (geralmente unilaterais). Os sinais e sintomas tardios incluem alterações da aparência facial, proptose orbital ou telecanto, hiposmia/anosmia, paralisias extraoculares, rinoliquorreia e alteração da consciência.

DIAGNÓSTICO DIFERENCIAL

Tumor benigno de glândula salivar menor, doença autoimune (síndrome de Sjögren), carcinoma espinocelular da cabeça e do pescoço, tumor odontogênico, lesão nasossinusal benigna (p. ex., pólipo antrocoanal, papilomas invertidos), outros tumores nasossinusais malignos (carcinoma nasossinusal não diferenciado [SNUC], neuroblastoma olfatório), encefalocele.

EXAMES DIAGNÓSTICOS

O exame físico direcionado deve ser realizado de acordo com o sítio tumoral. Um dos exames úteis para o diagnóstico dos tumores nasossinusais é a endoscopia nasal. Os nervos cranianos e os linfonodos regionais devem ser avaliados. As lesões na cavidade oral, na faringe e nas vias aéreas superiores devem, se possível, ser submetidas à biópsia. A biópsia de tumores nasossinusais deve ser realizada apenas após o descarte da presença de encefalocele ou lesões vasculares por meio de técnicas de diagnóstico por imagem. De modo geral, a TC contrastada é a primeira modalidade de imagem empregada. Uma vez que os exames realizados em pacientes com obstrução nasal sejam mais direcionados a doenças benignas comuns, como a sinusite crônica, as TCs nasossinusais tendem a ser feitas sem contraste. A TC auxilia na avaliação do tamanho e da localização dos tumores e das cadeias de linfonodos regionais e descarta a presença de invasão óssea. A RM é empregada para a avaliação da invasão perineural. Nos tumores nasossinusais, a realização da RM pode ser justificada na investigação da magnitude da extensão orbitária ou intracraniana. Além disso, imagens do tórax devem ser obtidas para avaliação da possível disseminação metastática. Diferentemente dos tumores das glândulas salivares maiores, que têm seu próprio sistema de estadiamento, os cânceres das glândulas salivares menores são classificados de acordo com sua localização (p. ex., cavidade oral, seio paranasal) (Figura 2.12).

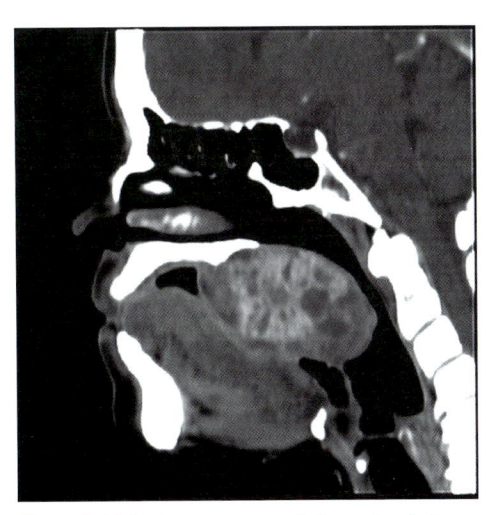

Figura 2.12 A TC mostra o grande tamanho desta lesão e sua localização na língua dorsal em repouso.

TRATAMENTO

Como em outros tumores salivares malignos, a modalidade terapêutica primária dos cânceres das glândulas salivares menores é a cirurgia. A ressecção em bloco pode exigir abordagens cirúrgicas radicais, como a maxilectomia com exenteração orbital ou a ressecção craniofacial na presença de tumores nasossinusais exten-

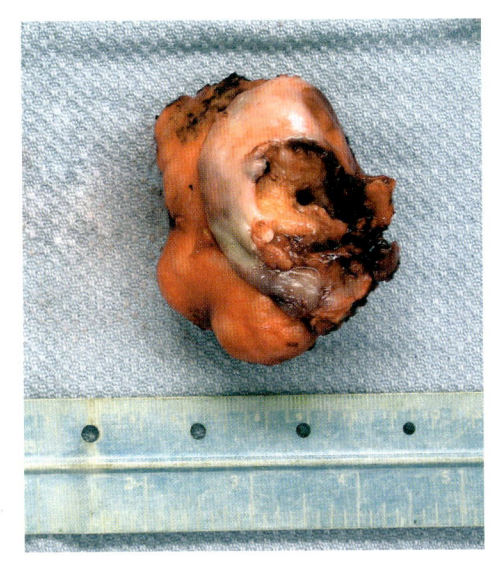

Figura 2.13 Espécime cirúrgico após a ressecção.

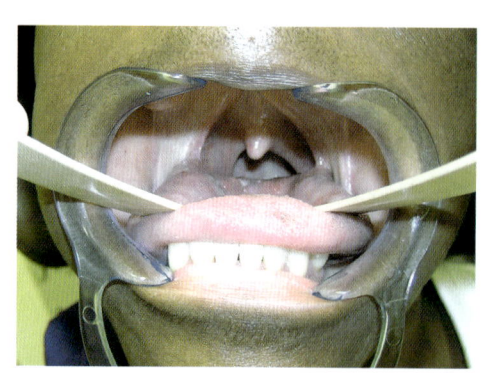

Figura 2.14 Aparência pós-operatória do paciente em 6 meses. Note a preservação do palato mole e da úvula.

sos. Estas cirurgias ocasionalmente exigem a assistência de neurocirurgiões ou oftalmologistas. A reconstrução, com frequente necessidade de transferência de tecido livre, é realizada por razões estéticas e funcionais. O esvaziamento cervical é realizado nos casos de tumores de alto grau ou que apresentam características histológicas agressivas. Da mesma maneira, a radioterapia com feixe externo é empregada na doença mais agressiva. Alguns cânceres salivares respondem bem à radioterapia com feixe rápido de nêutrons; no entanto, as toxicidades deste tratamento geralmente são graves e, assim, esta é uma escolha impopular (Figuras 2.13 e 2.14).

CAPÍTULO 3

Massas da Cabeça e do Pescoço

Urjeet A. Patel ▪ Alice C. Lin ▪ Christopher Vanison

- Tumor do corpo carotídeo
- Abscessos cervicais profundos
- *Glomus* vagal
- Linfangioma
- Fascite necrosante
- Schwannoma

Tumor do corpo carotídeo

DEFINIÇÕES E CARACTERÍSTICAS CLÍNICAS

O tumor do corpo carotídeo é a lesão paraganglionar benigna mais comum e, de modo geral, se apresenta como uma massa cervical indolor e de crescimento lento. A neoplasia é derivada de células glômicas do corpo carotídeo e é classificada como tumor neuroendócrino. Em sua maioria, as lesões são esporádicas, embora 25% possam seguir um padrão hereditário de herança: 1 a 3% podem ser metabolicamente ativas e secretar catecolaminas. Por causa da natureza altamente vascularizada, esta lesão pode ser pulsátil ao exame físico.

DIAGNÓSTICO DIFERENCIAL

O diagnóstico diferencial inclui outras causas de massa cervical, como adenopatia cervical, schwannoma, *glomus* vagal e *glomus* jugular.

EXAMES DIAGNÓSTICOS

Por ser uma lesão vascular, após a confirmação da natureza pulsátil durante o exame físico, a biópsia com agulha não é uma boa opção. Assim, técnicas de diagnóstico por imagem são recomendadas, começando com uma tomografia computadorizada (TC) contrastada ou ressonância magnética (RM) do pescoço. A TC mostra uma lesão que se estende pelas artérias carótidas interna e externa e tem aparência em "sal e

geral, o tumor pode ser facilmente removido do sistema da artéria carótida durante a dissecção pela adventícia arterial. A embolização pré-operatória é recomendada em lesões maiores para reduzir a perda sanguínea peroperatória. A radioterapia pode ser considerada, embora seja normalmente reservada a pacientes que recusam a cirurgia ou que não são candidatos cirúrgicos ideais. Estudos recentes apoiam a opção da observação em razão da natureza de crescimento lento deste tumor e o risco relativamente limitado de malignidade (Figuras 3.3 e 3.4).

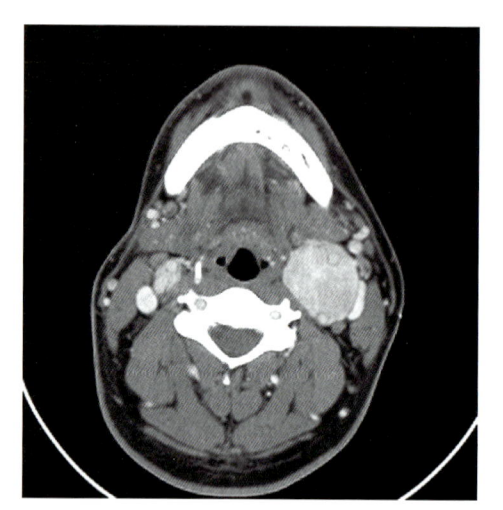

Figura 3.1 TC mostrando um grande tumor do corpo carotídeo do lado esquerdo do pescoço, que encapsula a artéria carótida externa e toca a artéria carótida interna. Um pequeno tumor do corpo carotídeo é observado na região contralateral.

pimenta" (Figura 3.1). Depois da suspeita do diagnóstico, um exame vascular, como a angiorressonância magnética (ARM) ou a angiografia formal, é recomendado para sua confirmação. A neovascularidade característica é observada à angiografia e não há necessidade de biópsia tecidual para instituição do tratamento (Figura 3.2).

TRATAMENTO

O tratamento definitivo de um tumor do corpo carotídeo requer excisão cirúrgica. De modo

Abscessos cervicais profundos

DEFINIÇÕES E CARACTERÍSTICAS CLÍNICAS

Os abscessos cervicais profundos ocorrem em camadas profundas do pescoço. Os sintomas apresentados são febre, dor de garganta, rigidez cervical e aumento de volume do pescoço. A maioria dos casos é provocada por faringites, mas outras etiologias, como infecções odontogênicas, ingestão de corpo estranho, infecções pós-operatórias e trauma, devem ser consideradas. Há uma alta taxa de mortalidade associada às infecções cervicais profundas decorrentes das possíveis complicações relacionadas com a proximidade a outras estruturas importantes e com a demora do diagnóstico. Dentre estas complicações, incluem-se obstrução das vias aéreas, mediastinite, abscesso epidural, trombose da veia jugular, sepse e fascite necrosante.

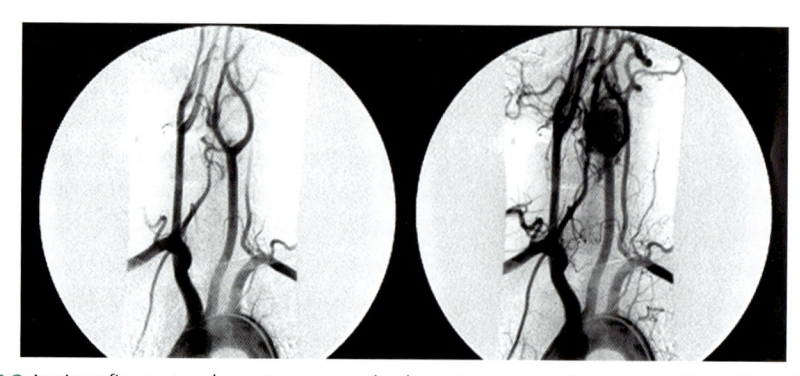

Figura 3.2 Angiografia mostrando a natureza vascular destes tumores, ambos sobre a bifurcação carótida.

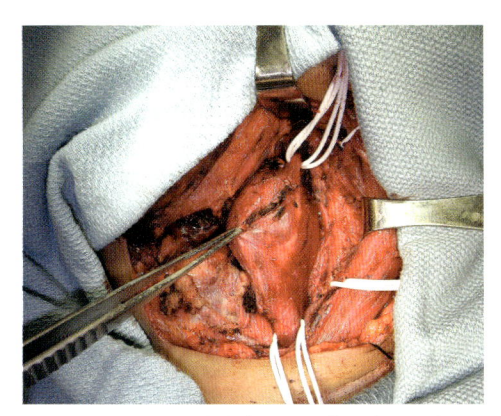

Figura 3.3 O tumor do lado esquerdo é dissecado das estruturas adjacentes após o controle vascular da árvore arterial.

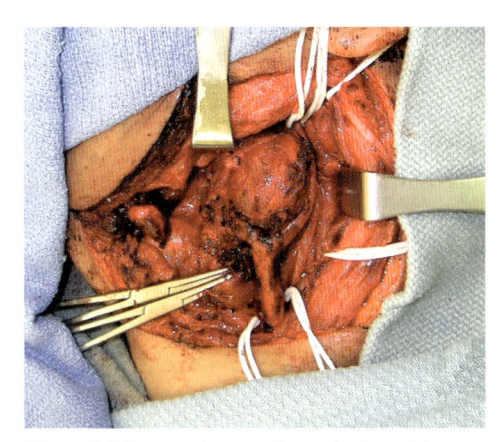

Figura 3.4 O tumor é agora dissecado da artéria carótida comum e, a seguir, da artéria carótida interna e da artéria carótida externa.

DIAGNÓSTICO DIFERENCIAL

O diagnóstico diferencial dos abscessos cervicais profundos inclui fleimão, faringite, abscesso peritonsilar, corpo estranho faríngeo, epiglotite, abscesso epidural e esofagite.

EXAMES DIAGNÓSTICOS

O diagnóstico começa com o exame físico meticuloso. A condição das vias aéreas deve ser parte da avaliação inicial. Outros sinais são edema, eritema ou rigidez cervical. No entanto, o exame pode não revelar nada digno de nota, já que a infecção e o abscesso têm localização profunda, distante da superfície do pescoço. Exames laboratoriais, como hemograma, bioquímica sérica, coagulograma e hemoculturas, são importantes. O espessamento pré-vertebral observado em radiografias do perfil do pescoço pode sugerir a presença de um abscesso retrofaríngeo. A TC é importante para determinar a extensão do abscesso e sua localização próxima a estruturas neurovasculares importantes. A RM pode mostrar muitos detalhes dos tecidos moles, mas isto geralmente não justifica o custo do exame e sua dificuldade de realização.

TRATAMENTO

A antibioticoterapia empírica deve ser instituída logo, com cobertura para microrganismos Gram-positivos, Gram-negativos e anaeróbicos. Nos abscessos cervicais profundos, a avaliação precoce das vias aéreas é importantíssima. Em pacientes com comprometimento das vias aéreas, a traqueostomia sem sedação pode ser a maneira mais segura de estabelecimento de ventilação. A presença do abscesso pode dificultar e complicar a intubação. Nos pacientes com abscessos pequenos e sem comprometimento das vias aéreas, um período de observação com antibioticoterapia pode ser suficiente. Em caso de ausência de melhora após 48 horas de tratamento com antibióticos, a intervenção cirúrgica com drenagem deve ser fortemente considerada. Na maioria dos pacientes, a abordagem transcervical é mais segura para proteger as estruturas neurovasculares. Em alguns pacientes com abscessos retrofaríngeos, a abordagem transoral pode ser suficiente. As culturas do fluido são importantes para determinar a antibioticoterapia. Nos pacientes que não podem ser submetidos à anestesia geral, a aspiração com agulha pode ser realizada, e o aspirado é cultivado para orientar a antibioticoterapia.

Glomus vagal

DEFINIÇÕES E CARACTERÍSTICAS CLÍNICAS

O *glomus* vagal é outra lesão benigna originária dos paragânglios e também se apresenta como uma massa cervical indolor e de crescimento lento. Como o tumor do corpo carotídeo, também é derivado de células glômicas, embora de células associadas ao nervo vago. A lesão pode ocorrer em qualquer ponto do trajeto do nervo vago. Desta maneira, pode ser observado inicialmente na porção média do pescoço, embora possa se estender até a base do crânio. Dependendo de sua localização em relação ao nervo laríngeo superior, o paciente pode apresentar dificuldades associadas à função motora da laringe ou a ambas as funções sensoriais e motoras, no caso de lesões mais altas. Isto pode-se manifestar como rouquidão, dispneia ou sintomas de aspiração.

DIAGNÓSTICO DIFERENCIAL

O diagnóstico diferencial inclui outras causas de massa cervical, como adenopatia cervical, schwannoma, tumor do corpo carotídeo e *glomus* jugular.

EXAMES DIAGNÓSTICOS

A realização de técnicas de diagnóstico por imagem é recomendada, começando por uma TC contrastada ou RM do pescoço. A TC mostra uma massa cervical com provável brilho ao contraste por causa de sua natureza vascular. A lesão pode separar a veia jugular da artéria carótida comum ou interna, mas, de modo geral, não separa as artérias internas e externas, como observado nos tumores do corpo carotídeo. Com a suspeita do diagnóstico, uma RM pode ser solicitada para melhor diferenciação do schwannoma, que pode ter localização anatômica similar (Figura 3.5).

TRATAMENTO

O tratamento definitivo do *glomus* vagal requer a excisão cirúrgica. De modo geral, o tumor pode ser facilmente dissecado de outras estruturas da bainha carotídea. Diferentemente do schwannoma, porém, as próprias fibras nervosas estão envolvidas na lesão e raramente podem ser dissecadas da massa. Desta forma, a ressecção geralmente requer o sacrifício do nervo vago, o que, dependendo da localização da lesão, é acompanhado por disfunção da laringe. A embolização pré-operatória pode ser recomendada em lesões maiores. A radioterapia e a observação também podem ser alternativas terapêuticas razoáveis, dependendo da idade e das comorbidades do paciente e de sua capacidade de tolerar a cirurgia (Figura 3.6).

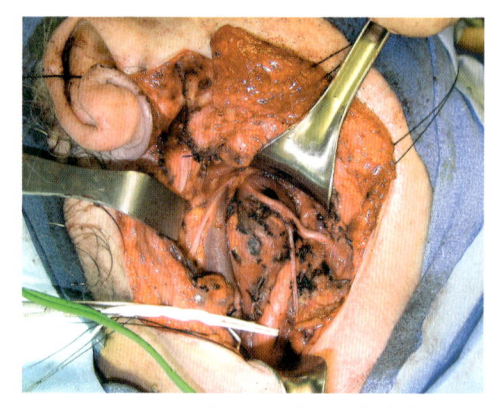

Figura 3.5 O tumor glômico é observado do lado direito do pescoço, entre a veia jugular e a artéria carótida, abaixo do nervo hipoglosso, que segue obliquamente sobre o tumor.

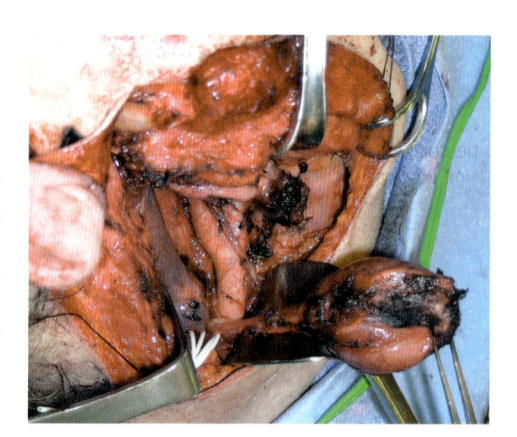

Figura 3.6 O tumor foi mobilizado e agora permanece ligado apenas pelo nervo vago, inferiormente. O nervo será seccionado para terminar a ressecção.

Linfangioma

DEFINIÇÕES E CARACTERÍSTICAS CLÍNICAS

Os linfangiomas são malformações do sistema linfático, uma rede de vasos que carreiam linfa ou fluido tecidual até o sistema venoso. Estes

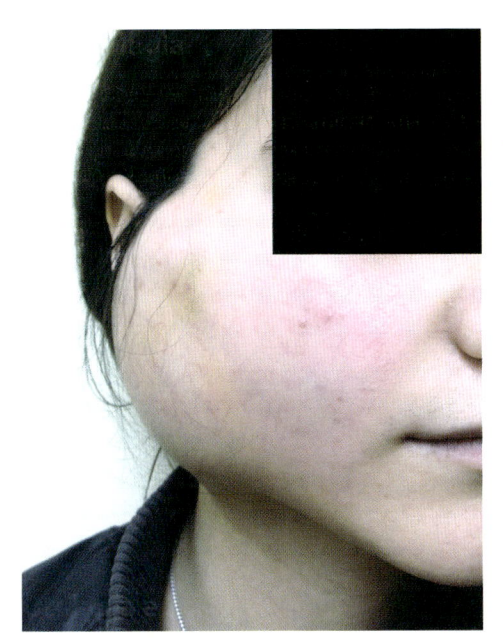

Figura 3.7 Linfangioma extenso do lado direito do pescoço e da face, com deformidade cosmética significativa.

tumores podem ocorrer em qualquer parte do corpo, mas são mais comuns na cabeça e no pescoço. A maioria é observada até os 2 anos de idade, embora possam acontecer mais tarde. Estas lesões são benignas e geralmente se apresentam como massas pastosas e de crescimento lento no pescoço, embora possam aumentar rapidamente. Também conhecidas como higromas císticos, as lesões podem ser coleções de áreas extensas e císticas que tendem a ser macias e móveis à palpação (Figura 3.7).

DIAGNÓSTICO DIFERENCIAL
Outras massas cervicais císticas, cisto da fenda braquial, cisto do ducto tireoglosso, malformação arteriovenosa.

EXAMES DIAGNÓSTICOS
Técnicas de diagnóstico por imagem, como a ultrassonografia ou a TC, geralmente são os primeiros estudos para o diagnóstico do linfangioma. Com a demonstração de estruturas císticas preenchidas por fluido, a RM pode ajudar a diferenciação de outras lesões vasculares e congênitas.

TRATAMENTO
Uma vez que os linfangiomas sejam coleções benignas de vasos malformados, não há potencial maligno. Consequentemente, o tratamento enfoca os resultados estéticos ou possíveis disfunções, se houver sintomas decorrentes do tamanho da lesão. A excisão cirúrgica é o método preferido de tratamento definitivo se puder ser realizada com baixa morbidade e melhorar, e não piorar, a aparência estética. Em muitos casos, a lesão pode ser localmente infiltrativa, e a excisão cirúrgica completa pode não ser possível. Em outros casos, a revisão cirúrgica é necessária para retirada de partes da lesão que não foram excisadas no primeiro procedimento. Nas lesões com grandes áreas císticas, a injeção de agentes esclerosantes, como OK-432, etanol ou tetraciclina, pode ser eficaz no controle da lesão sem cirurgia. Nesta abordagem, os agentes esclerosantes destroem as células endoteliais que produzem fluido linfático para a malformação.

Fascite necrosante

DEFINIÇÕES E CARACTERÍSTICAS CLÍNICAS
A fascite necrosante é uma grave infecção, com risco de morte, das camadas profundas da pele e dos tecidos subcutâneos, que se dissemina facilmente pelos planos fasciais. A progressão pode ser rápida e envolver uma grande área superficial em um curto período. Como começa em camadas profundas, a infecção pode não ser clinicamente óbvia até sua disseminação substancial. A fascite necrosante pode ser pós-operatória, pós-traumática ou completamente idiopática.

DIAGNÓSTICO DIFERENCIAL
O diagnóstico diferencial da fascite necrosante inclui celulite ou infecção/inflamação de outras estruturas profundas, como parotidite, miosite, tireoidite etc.

EXAMES DIAGNÓSTICOS

O diagnóstico da fascite necrosante deve ser com base no alto grau de suspeita clínica, seguido pela exploração cirúrgica imediata. Os exames laboratoriais, como medida da concentração de proteína C reativa, hemograma e bioquímica sérica, podem ajudar a aumentar a suspeita clínica. As técnicas de diagnóstico por imagem úteis podem ser a TC ou a RM. A radiografia pode confirmar a presença de infecção, mostrar a presença de ar no subcutâneo em infecções com formação de gás e indicar a extensão da disseminação subcutânea da infecção. As culturas do tecido e do fluido infeccioso revelam a presença de flora aeróbia, anaeróbia ou mista, mas as culturas superficiais geralmente não indicam os patógenos; as culturas devem ser obtidas durante a cirurgia ou por aspiração com agulha. Os germes isolados mais comuns são *Clostridium*, *Streptococcus* do grupo A ou polimicrobianos. Embora os exames possam aumentar ou diminuir a suspeita clínica, não devem retardar a ida de um paciente em estado grave para o centro cirúrgico.

TRATAMENTO

A instituição precoce da antibioticoterapia empírica de amplo espectro por via intravenosa é essencial. Estes fármacos podem ser trocados por outros determinados pelo antibiograma após a liberação dos resultados das culturas obtidas no centro cirúrgico. A exploração cirúrgica deve ser realizada o quanto antes com base no índice de suspeita. Durante o procedimento, o diagnóstico é estabelecido pela aparência dos tecidos, o padrão de disseminação da infecção e a avaliação patológica. O pilar do tratamento é o desbridamento cirúrgico agressivo do tecido necrótico para remover e interromper a disseminação da infecção. As feridas devem permanecer abertas, já que pode haver necessidade de repetição dos exames e desbridamentos no centro cirúrgico até a resolução da parte necrótica da infecção. O monitoramento em unidade de terapia intensiva também é necessário, já que os pacientes muitas vezes apresentam instabilidade cardiovascular mediada pela resposta inflamatória sistêmica às toxinas ou à sepse. De modo geral, após a resolução da infecção, a reconstrução com enxertos cutâneos ou retalhos (*flaps*) livres para cobertura das estruturas principais e prevenção de contraturas é necessária.

Schwannoma

DEFINIÇÕES E CARACTERÍSTICAS CLÍNICAS

O schwannoma, também chamado neurinoma ou tumor de células de Schwann, é uma neoplasia benigna originária da bainha nervosa composta por células de Schwann que normalmente produz a mielina responsável pelo isolamento dos nervos periféricos. São tumores de crescimento lento que tendem a deslocar lateralmente as fibras nervosas durante seu desenvolvimento e podem não causar disfunção nervosa até serem muito extensos. De modo geral, são neoplasias solitárias, embora possam se apresentar como lesões múltiplas. Os schwannomas podem surgir em qualquer nervo periférico que contenha células de Schwann, inclusive os nervos cranianos. Estes tumores são comumente observados no nervo vestibular (schwannoma vestibular ou acústico) e também no nervo vago ou na cadeia simpática do pescoço (Figura 3.8).

Estas lesões normalmente são massas indolores de crescimento lento ou são assintomáticas e descobertas de forma incidental em exames de imagem realizados por outros problemas médicos. Ao crescerem, podem causar disfunção neural, que pode ser sensorial ou motora dependendo do nervo de origem.

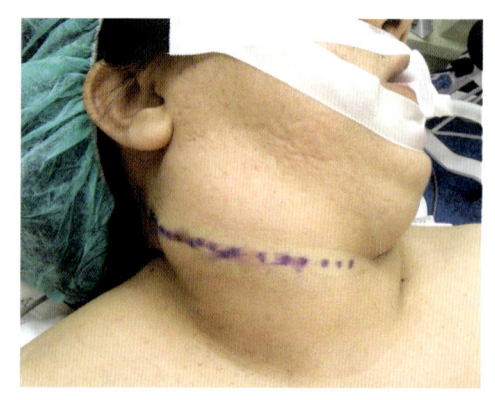

Figura 3.8 Aumento de volume difuso do lado direito do pescoço devido a um schwannoma vagal ipsolateral.

DIAGNÓSTICO DIFERENCIAL

O diagnóstico diferencial inclui outras causas de massa cervical, como adenopatia cervical, paraganglioma e cisto da fenda braquial.

EXAMES DIAGNÓSTICOS

Quando estas lesões são detectadas no pescoço, os exames começam por uma TC contrastada. As características da imagem aumentam a suspeita de schwannoma, embora os paragangliomas possam apresentar características similares de contraste à TC. A RM pode, então, ser solicitada para maior distinção entre o schwannoma e outras neoplasias de tecidos moles comumente observadas no pescoço.

TRATAMENTO

O tratamento definitivo do schwannoma requer a excisão cirúrgica. Uma vez que o tumor seja originário da bainha nervosa, geralmente é possível dissecar o schwannoma das fibras nervosas e, assim, preservar a função. Isto é comumente tentado no schwannoma do nervo vago para impedir a disfunção das pregas vocais que ocorreria caso o nervo fosse sacrificado durante a remoção do tumor. A radioterapia também pode ser uma opção no schwannoma cervical, se a cirurgia não for exequível. No schwannoma vestibular, a radioterapia estereotática normalmente é a primeira linha terapêutica recomendada, dependendo dos detalhes anatômicos da lesão e a abordagem que seria necessária, caso a cirurgia fosse realizada (Figuras 3.9 e 3.10).

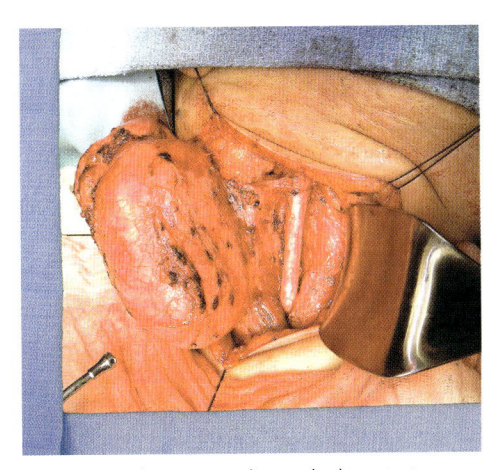

Figura 3.9 Schwannoma dissecado das estruturas cervicais adjacentes com preservação medial da artéria carótida comum.

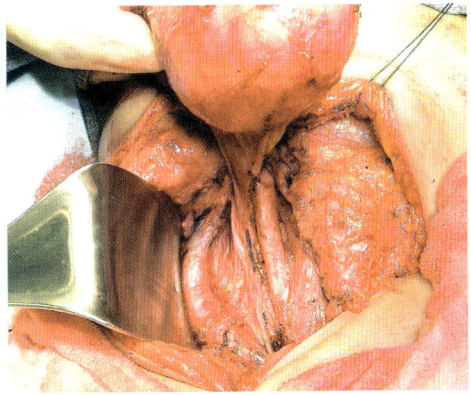

Figura 3.10 O espécime é mobilizado superiormente e a veia jugular interna lateral à massa é preservada.

CAPÍTULO 4

Câncer de Faringe e Laringe

Urjeet A. Patel ▪ Alice C. Lin ▪ Christopher Vanison

- Câncer hipofaríngeo
- Câncer laríngeo
- Câncer nasofaríngeo
- Câncer orofaríngeo

Câncer hipofaríngeo

DEFINIÇÕES E CARACTERÍSTICAS CLÍNICAS

A hipofaringe se estende da altura do osso hioide, em sua porção superior, até a junção faringoesofágica, em sua porção inferior. A laringe é anterior e medial em relação à hipofaringe. A hipofaringe pode ser dividida em subsítios, como o seio piriforme, a parede faríngea posterior e a região pós-cricoide. A grande maioria dos cânceres hipofaríngeos é composta por carcinomas espinocelulares (SCCs) e originária do seio piriforme. Homens em sua sexta e sétima décadas de vida, com histórico de tabagismo intenso e consumo de álcool, são mais comumente afetados. Em um pequeno subgrupo de pacientes mais jovens, do sexo feminino, o carcinoma pós-cricoide pode ser associado à síndrome de Plummer-Vinson.

Muitos cânceres hipofaríngeos não são detectados em seus estágios iniciais, e os tumores devem atingir tamanhos extensos para causar sintomas. Em cerca de metade dos pacientes, uma massa cervical secundária à metástase em linfonodos é o primeiro sinal. Os primeiros sintomas não são específicos e incluem dor de garganta e disfagia. A otalgia é um sintoma preocupante. Os tumores maiores podem invadir a laringe ou o nervo laríngeo recorrente, causando paralisia das pregas vocais e, consequentemente, rouquidão e estridor. Neoplasias extensas podem obstruir as vias aéreas. Quase dois terços dos casos apresentam metástases em linfonodos no momento do diagnóstico, e cerca de 10% já apresentam metástases a distância. Em comparação a outros locais na cabeça e no pescoço, os cânceres hipofaríngeos têm prognóstico ruim, e apenas um quarto a um terço dos pacientes estará vivo 5 anos após o diagnóstico.

DIAGNÓSTICO DIFERENCIAL

Linfoma, faringite, abscesso cervical, refluxo faringolaríngeo, câncer de laringe.

EXAMES DIAGNÓSTICOS

Os pacientes com uma massa cervical ou os sintomas já mencionados devem ser submetidos a exames meticulosos da cabeça e do pescoço, incluindo uma laringoscopia flexível. Se possível, a massa deve ser biopsiada na clínica; caso contrário, a biópsia pode ser feita no centro cirúrgico. Uma tomografia computadorizada (TC) contrastada do pescoço deve ser realizada para avaliação do local e da extensão da doença e também para detecção de metástases em linfonodos. Uma TC de tórax deve ser realizada para avaliação da disseminação metastática ou detecção de um segundo tumor (Figura 4.1). Da mesma maneira, exames de função hepática e a esofagoscopia ou esofagografia devem ser realizados para avaliação da disseminação metastática e detecção de segundos tumores primários, respectivamente. Em caso de radioterapia, os pacientes devem ser submetidos a exames da função tireoidiana.

TRATAMENTO

Para prevenir a obstrução das vias aéreas e manter a nutrição, pode ser necessário submeter os pacientes à traqueostomia e/ou colocação de um tubo de gastrotomia antes do tratamento. O tratamento pode ser clínico ou cirúrgico. Tradicionalmente, o tratamento cirúrgico de tumores extensos é a faringolaringectomia total. Nas lesões menores, uma faringolaringectomia parcial pode ser realizada. Um esvaziamento cervical também é habitualmente realizado. Algumas lesões pequenas podem ser tratadas por meio da cirurgia robótica transoral (TORS). Em casos extensos, uma esofagectomia parcial ou total pode também ser necessária. Com base no estadiamento e nas características patológicas do tumor, pode haver necessidade de instituição de radioterapia e quimioterapia após a cirurgia. Os pacientes também podem escolher a quimioterapia como tratamento primário, em especial aqueles que desejam preservar a voz, quando uma opção é a laringectomia. As lesões em estágio inicial podem ser tratadas apenas com a radioterapia, enquanto a doença em estágio avançado requer a adição da quimioterapia. Por causa do risco de osteonecrose mandibular induzida pela radiação, extrações dentárias podem ser necessárias antes do tratamento.

Câncer laríngeo

DEFINIÇÕES E CARACTERÍSTICAS CLÍNICAS

A laringe pode ser dividida em três partes: supraglote (epiglote, pregas ariepiglóticas, falsas pregas vocais, ventrículo, aritenoide), glote (pregas vocais verdadeiras) e subglote (abaixo das pregas vocais). O câncer mais comum da laringe é o SCC e, na maioria dos casos, o histórico de abuso de tabaco e/ou álcool é implicado como principal fator causal. A distribuição dos sítios primários é a seguinte: glote, 50-60%; supraglote, 30-40%; e subglote, 1-2%. Nos demais casos, a determinação da origem é difícil. Os primeiros sintomas de câncer laríngeo são rouqui-

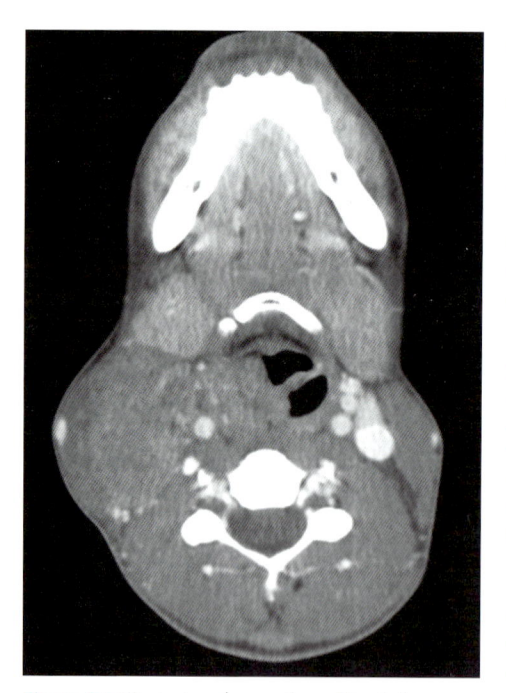

Figura 4.1 TC mostrando um câncer hipofaríngeo direito medial à artéria carótida direita. A extensa adenopatia cervical também é observada do mesmo lado do pescoço, lateral à artéria carótida.

dão, dor de garganta, hemoptise e disfagia/odinofagia. Com a progressão da doença, as pregas vocais podem ficar fixas, o que pode levar à aspiração ou ao desenvolvimento de estridor e comprometimento das vias aéreas, às vezes com necessidade de realização emergencial de traqueostomia.

Com base nas diferenças de origem embriológica e padrões de drenagem linfática, os cânceres de origem supraglótica apresentam propensão muito maior de disseminação aos linfonodos regionais do que os tumores de origem glótica. As metástases em linfonodos geralmente são bilaterais. O prognóstico tende a ser melhor em tumores de origem glótica em comparação àqueles de origem supraglótica ou subglótica. O câncer laríngeo é cerca de quatro vezes mais comum em homens do que em mulheres. A idade média ao diagnóstico é de cerca de 65 anos.

DIAGNÓSTICO DIFERENCIAL

Laringite, doença do refluxo faringolaríngeo, nódulos/pólipos das pregas vocais, papiloma respiratório, edema de Reinke.

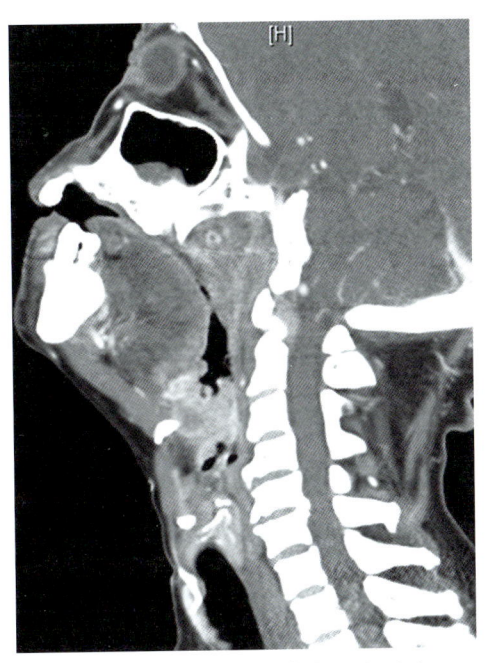

Figura 4.2 Câncer supraglótico laríngeo à TC. A massa contrastada se estende até a altura da base da língua.

EXAMES DIAGNÓSTICOS

Os pacientes com rouquidão ou massa cervical devem ser submetidos a um exame completo da cabeça e do pescoço, incluindo uma laringoscopia em consultório. Isto quase sempre revela a presença da neoplasia, exceto pelos pequenos tumores subglóticos, que podem ser de difícil visualização à endoscopia. A biópsia deve ser realizada, mas é difícil e perigosa em pacientes não sedados, que devem ser levados ao centro cirúrgico para laringoscopia direta e biópsia sob anestesia geral. Isto permite a melhor caracterização da origem e da extensão do tumor. TCs do pescoço e do tórax com contraste devem ser realizadas, assim como os exames de função hepática. Uma esofagoscopia ou um esofagograma devem ser realizados para detecção de uma neoplasia maligna esofágica secundária (Figura 4.2).

TRATAMENTO

As opções terapêuticas variam conforme o estágio da doença. Nas lesões em estágios T iniciais, os pacientes são normalmente submetidos a uma única modalidade terapêutica. Os pacientes com lesões glóticas em estágios iniciais podem escolher entre a radioterapia e a cirurgia, com resultados comparáveis. De modo geral, o tratamento cirúrgico destas lesões é a ressecção com *laser* transoral (Figura 4.3). As lesões supraglóticas em estágios iniciais requerem cirurgias mais radicais, como a laringectomia parcial, que podem ser abertas ou transorais, com uso de robô cirúrgico. Ainda assim, muitos pacientes optam pela radioterapia, que pode ser menos mórbida nestes casos. Esvaziamentos cervicais não são necessários nos cânceres glóticos em estágio inicial, mas devem ser realizados bilateralmente em lesões supraglóticas iniciais, por causa da propensão à disseminação para os linfonodos. Nas doenças em estágios tardios, o tratamento cirúrgico é mais radical, consistindo, de modo geral, em uma laringectomia total. Em um determinado subgrupo de cânceres supraglóticos em está-

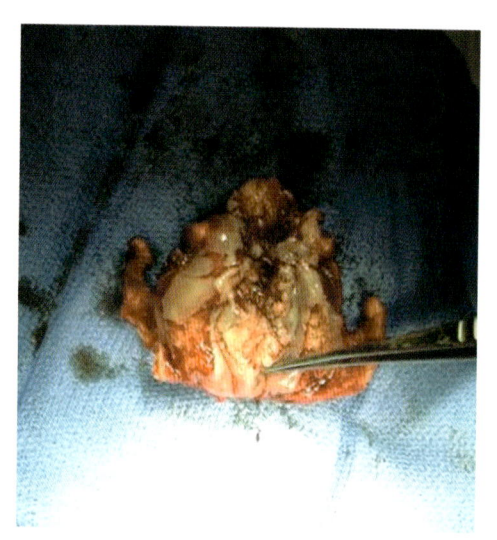

Figura 4.3 Amostra cirúrgica da laringe ressecada, demonstrando o extenso acometimento do órgão.

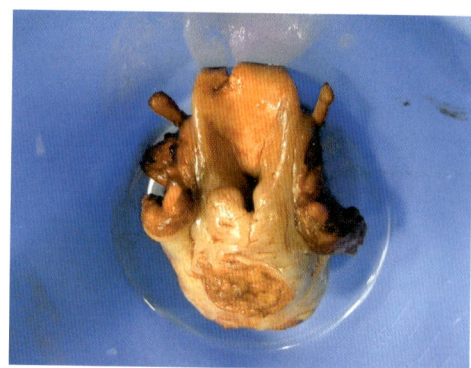

Figura 4.4 Amostra cirúrgica da laringe ressecada, em que a doença está localizada mais inferiormente, à altura da cartilagem cricoide.

gios tardios sem acometimento significativo da base da língua ou extensão transglótica, uma laringectomia parcial pode ser exequível. Primeiramente, estes pacientes devem ser submetidos a exames de função pulmonar, já que há probabilidade de ocorrência de algum grau de aspiração, e a expectoração deve ser adequada. Na doença em estágio tardio, esvaziamentos cervicais bilaterais são realizados em tumores de origem glótica e supraglótica. Os pacientes submetidos à laringectomia perdem a capacidade de falar, mas normalmente apresentam boa deglutição funcional, embora existam opções para a fala pós-laringectomia (eletrolaringe, punção traqueoesofágica). Alguns pacientes com doença em estágio avançado optam pela quimiorradioterapia primária, uma vez que esta poupe a fala. No entanto, muitos destes pacientes apresentam disfagia induzida pela radiação. Os pacientes com doença recorrente sem bons resultados após a radioterapia ou as cirurgias conservadoras são frequentemente submetidos à laringectomia total de resgate. Os pacientes que já fizerem radioterapia também são geralmente submetidos à reconstrução com retalho (*flap*) do músculo peitoral ou retalho livre para redução do risco de formação de fístula pós-operatória (Figura 4.4).

Câncer nasofaríngeo

DEFINIÇÕES E CARACTERÍSTICAS CLÍNICAS

A nasofaringe é a região mais superior da faringe, limitada superiormente pela base do crânio, inferiormente pela superfície superior do palato mole e anteriormente pelas coanas, as aberturas posteriores das fossas nasais. Os orifícios da tuba auditiva e as adenoides são encontrados nesta região. Em sua maioria, os cânceres nasofaríngeos (NPC) são SCCs. Outros tumores menos comuns são o carcinoma nasofaríngeo não diferenciado e os linfomas. Fatores significativos de risco incluem o abuso de tabaco e álcool. O NPC também é associado ao vírus de Epstein-Barr. Suas incidências são relativamente altas no sul da China e na Groenlândia. A incidência é bimodal, com um pequeno pico na segunda e na terceira décadas de vida e um pico maior na sexta e na sétima décadas. O NPC tende a ser três vezes mais comum em homens do que em mulheres.

O NPC em estágio inicial pode causar poucos sintomas, ou mesmo nenhum, e o diagnóstico geralmente é estabelecido em estágios avançados. Na verdade, o principal sinal do NPC é a presença de uma massa cervical crescente, indicativa de disseminação metastática para os linfonodos. Os primeiros sinais e sintomas não são específicos e podem incluir epistaxe, obstrução nasal e plenitude auricular unilateral, perda auditiva condutiva e otite média secretora. Com a progressão da doença, a extensão intracraniana ou ao seio cavernoso pode causar neuropatias cranianas. A extensão para a órbita pode provocar alterações visuais, diplopia ou proptose.

DIAGNÓSTICO DIFERENCIAL

Linfoma, tumor de glândulas salivares menores, tumor nasossinusal, sarcoma, angiofibroma, encefalocele.

EXAMES DIAGNÓSTICOS

Uma vez que a maioria dos pacientes apresente massas cervicais, a TC contrastada do pescoço geralmente é a primeira etapa do diagnóstico. A detecção de um tumor nasofaríngeo em técnicas de diagnóstico por imagem deve levar à realização imediata do exame endoscópico. A biópsia pode ser realizada, desde que o diagnóstico de encefalocele seja descartado. Uma TC do tórax e exames de função hepática devem ser solicitados para avaliação da disseminação metastática. Embora a TC traga informações importantes, a ressonância magnética (RM) pode mostrar mais detalhes sobre a extensão intracraniana, a invasão do seio cavernoso, a invasão perineural e a magnitude da infiltração tumoral no espaço parafaríngeo ou pterigopalatino e na fossa infratemporal (Figura 4.5).

TRATAMENTO

O acesso cirúrgico à nasofaringe sem morbidade significativa é difícil. Assim, o pilar do tratamento do NPC é a quimiorradioterapia. Na doença em estágios T iniciais, uma única modalidade terapêutica pode ser utilizada, geralmente a radioterapia com feixe externo. Na doença em estágio avançado, a quimioterapia é adicionada. Com base em protocolos individuais, um esvaziamento cervical seletivo pode ser realizado antes ou após a cirurgia; da mesma maneira, o pescoço pode ser irradiado. A disfunção da tuba auditiva induzida pela radiação pode levar à necessidade de colocação de um tubo de ventilação após miringotomia. A doença recorrente é um desafio terapêutico – a

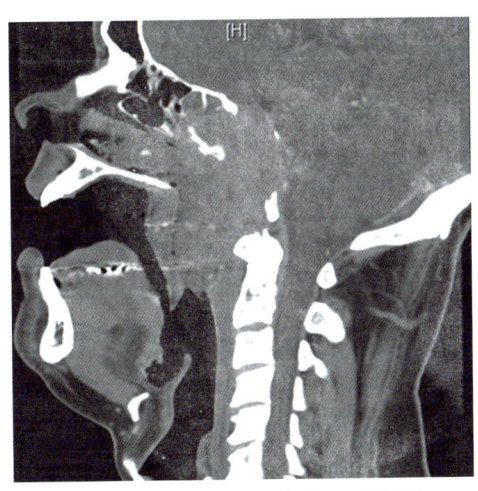

Figura 4.5 Extenso câncer nasofaríngeo à TC. O tumor erode o seio esfenoide e se estende intracranialmente até a hipófise. A lesão também se estende inferiormente até a borda livre do palato mole.

repetição da irradiação ou a cirurgia de resgate pode ser realizada, dependendo de cada caso. A radioterapia e a quimioterapia podem ser utilizadas para alívio de sintomas, como sangramento, dor e disfagia.

Câncer orofaríngeo

DEFINIÇÕES E CARACTERÍSTICAS CLÍNICAS

A orofaringe (OF) é limitada superiormente pela superfície inferior do palato mole e inferiormente, à altura do osso hioide. A OF contém as tonsilas palatinas, a base da língua e as tonsilas linguais. Por larga margem, o câncer mais comum originário da OF é o SCC, seguido distantemente pelos linfomas e tumores das glândulas salivares menores. Tradicionalmente, os principais fatores de risco para o desenvolvimento do SCC orofaríngeo são o abuso de tabaco e álcool. Isto é observado em grande parte do mundo. Nos países mais desenvolvidos, porém, o papilomavírus humano (HPV), em especial de tipo 16, vem despontando como a causa predominante de SCC orofaríngeo. Altos números de parceiros sexuais, inclusive de sexo oral, durante a vida são fatores de risco para o SCC orofaríngeo relacionado com o HPV. Em comparação àqueles com a doença relacionada com o tabaco e o álcool, os pacientes com doença relacionada com o HPV normalmente são mais jovens e apresentam menor prevalência de abuso destas substâncias. Os cânceres relacionados com o HPV tendem a ser observados em estágios mais avançados, mas a sobrevida dos pacientes acometidos é melhor do que a de indivíduos com tumores não relacionados com o vírus.

Os primeiros sinais e sintomas podem incluir dor de garganta, otalgia, disfagia, alterações vocais e massa cervical. Tumores tonsilares e palatinos são mais facilmente visualizados durante o exame físico do que as neoplasias na base da língua e, de modo geral, apresentam-se como massas friáveis e ulceradas. Até dois terços dos pacientes podem apresentar metástases cervicais ao diagnóstico, geralmente bilaterais, com as lesões primárias mais mediais. Os tumores maiores podem causar obstrução das vias aéreas ou dificuldades alimentares significativas. Embora o SCC orofaríngeo seja historicamente associado às menores taxas de sobrevida entre os SCC de cabeça e pescoço, a sobrevida vem aumentando, talvez, em parte, pelo aumento da incidência da doença relacionada com o HPV.

DIAGNÓSTICO DIFERENCIAL

Linfoma, tumor de glândulas salivares menores, tumor metastático, faringite, abscesso cervical profundo.

EXAMES DIAGNÓSTICOS

Os pacientes com histórico e sintomas sugestivos devem ser submetidos a um exame meticuloso da cabeça e do pescoço, incluindo uma laringoscopia com fibra óptica. Os tumores devem ser biopsiados, o que é facilmente realizado na clínica. Uma TC contrastada do pescoço e do tórax é realizada para avaliação da extensão locorregional da doença e detecção de metástases pulmonares e segundas lesões primárias. Exames de função hepática devem ser solicitados. Os pacientes devem ser submetidos à esofagoscopia ou esofagografia para detecção de outras lesões primárias. Os exames de função tireoidiana são realizados, caso a radioterapia seja planejada. Uma RM pode auxiliar na avaliação de invasão perineural ou do espaço parafaríngeo e extensão intracraniana.

TRATAMENTO

Tradicionalmente, o acesso cirúrgico à OF exigia procedimentos com alta morbidade, como a mandibulotomia. Em determinadas lesões tonsilares em estágio inicial, a abordagem transoral e a tonsilectomia radical podem ser suficientes. Recentemente, o advento da TORS permitiu o tratamento cirúrgico de um maior número de SCCs orofaríngeos, com grande redução da morbidade. Em razão da alta probabilidade de disseminação metastática para os linfonodos regionais, um esvaziamento cervical é geralmente realizado. Nas pequenas lesões tonsilares, o esvaziamento ipsolateral tende a ser suficiente. Nas lesões tonsilares maiores, na base da língua e em outras lesões da linha média, um esvaziamento cervical bilateral é realizado. A quimiorradioterapia é comumente utilizada como método terapêutico primário, e seus resultados são comparáveis aos do tratamento cirúrgico. Na doença em estágio inicial, a radioterapia como modalidade única pode ser utilizada. A quimiorradioterapia é o tratamento indicado na doença não passível de ressecção cirúrgica. Como observado em outras lesões aerodigestivas superiores, os pacientes com cânceres orofaríngeos podem requerer uma traqueostomia temporária e/ou colocação de um tubo de gastrotomia. Diferentemente do SCC, o tratamento do linfoma não é cirúrgico; a quimioterapia e/ou a radioterapia são normalmente empregadas (Figura 4.6).

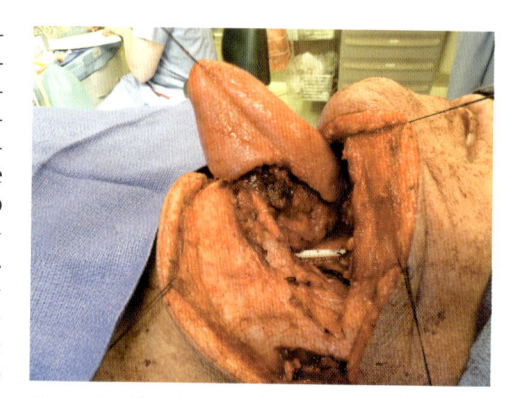

Figura 4.6 Abordagem cirúrgica em que a língua foi tracionada na direção do pescoço, com ressecção de um grande tumor orofaríngeo na base esquerda da língua.

CAPÍTULO 5

Doenças da Tireoide e da Paratireoide

Urjeet A. Patel ▪ Alice C. Lin ▪ Christopher Vanison

- Bócio multinodular
- Carcinoma papilar da tireoide
- Adenoma da paratireoide

Bócio multinodular

DEFINIÇÕES E CARACTERÍSTICAS CLÍNICAS

O bócio multinodular é uma doença clínica de crescimento excessivo difuso ou nodular da tireoide. O bócio multinodular pode ainda ser dividido em duas entidades clínicas: o bócio tóxico e não tóxico. Os bócios não tóxicos não secretam quantidades anormais de hormônio tireoidiano. Os bócios tóxicos podem ser inflamatórios ou neoplásicos e secretam quantidades elevadas de hormônio tireoidiano. Na maioria dos casos nos Estados Unidos, os bócios multinodulares são hereditários ou esporádicos. Desde a iodinização do sal, os bócios endêmicos por deficiência de iodo são raros. Em outros países, porém, a incidência de bócio nas regiões com deficiência de iodo é alta, proporcionalmente relacionada com esta carência nutricional.

DIAGNÓSTICO DIFERENCIAL

Nódulo tireoidiano, câncer de tireoide, linfoma, linfadenopatia reativa, doença metastática da tireoide, tireoidite de Hashimoto, tireoidite de Reidel, tireoidite subaguda.

EXAMES DIAGNÓSTICOS

O exame físico pode revelar o aumento de volume da tireoide e a presença de múltiplos nódulos ou cistos palpáveis. Todos os pacientes devem ser submetidos a exames de função tireoidiana. A ultrassonografia da tireoide revela o aumento de volume do órgão e a presença de múltiplos nódulos e/ou cistos e deve ser utilizada para a detecção de características tumorais suspeitas. A aspiração com agulha fina dos nódulos tireoidianos suspeitos pode ser utilizada na investigação de uma possível neoplasia maligna da tireoide. A tomografia computadorizada (TC) e a ressonância magnética (RM) ajudam a determinar a relação entre o bócio e outras estruturas, como a extensão subesternal, a compressão da traqueia ou a proximidade ao esôfago. Os exames de função pulmonar também podem revelar a presença de obstrução das vias aéreas causada pelo bócio. A cintilografia nuclear com iodo 123 ou tecnécio 99 m radioativo é importante nos bócios multinodulares tóxicos, uma vez que revele a causa do hipertireoidismo.

TRATAMENTO

O tratamento dos bócios multinodulares tóxicos é controverso. O tratamento dos bócios multinodulares não tóxicos é indicado apenas para alívio sintomático. Nos bócios que não causam sintomas, a observação, isoladamente, é suficiente. Todos os nódulos precisam ser acompanhados, já que o bócio multinodular tem o mesmo risco de malignidade do que o nódulo tireoidiano solitário. A cirurgia é o tratamento definitivo para o bócio multinodular associado a sintomas compressivos ou tireotoxicose. Na maioria dos casos, uma tireoidectomia total deve ser realizada para impedir o novo crescimento da tireoide remanescente. Estudos mostram que não há aumento do risco, mas sim do benefício, da tireoidectomia total em comparação à tireoidectomia parcial. Os riscos do procedimento são sangramento, lesão do nervo laríngeo recorrente, hipoparatireoidismo persistente e, raramente, extravasamento de quilo. A remoção da maioria dos bócios com extensão subesternal não requer esternotomia mediana. Em pacientes com contraindicação à cirurgia ou idosos, o iodo radioativo pode ser usado. A maioria dos pacientes apresenta redução do tamanho do bócio com uso do iodo radioativo, e o efeito é dose-dependente. As complicações incluem hipertireoidismo transiente e tireoidite. A administração de hormônio tireoidiano (tetraiodotironina, T4) para redução do tamanho dos bócios em pacientes eutireóideos é controversa. A eficácia é discutida, e os riscos de indução de hipertireoidismo crônico são comparáveis aos benefícios com a redução do tamanho do bócio. Nos pacientes com bócios tóxicos, as tioamidas e os antagonistas de receptores beta-adrenérgicos podem ser empregados no tratamento em curto prazo, principalmente para tornar o paciente eutireóideo antes da administração de iodo radioativo ou da realização da cirurgia (Figuras 5.1 e 5.2).

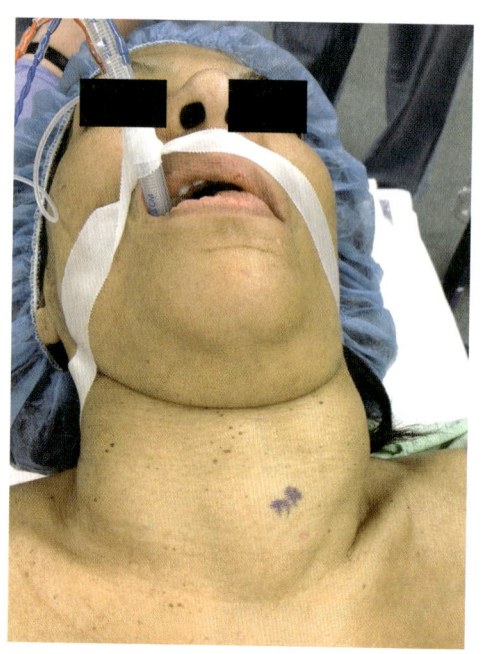

Figura 5.1 Aparência externa do pescoço com um extenso bócio multinodular antes da ressecção planejada.

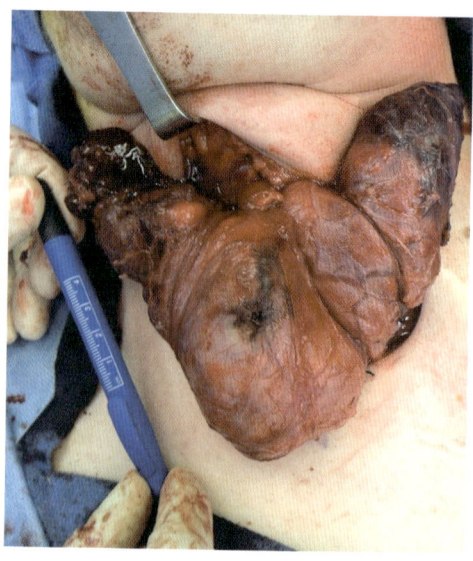

Figura 5.2 A maior parte da dissecção foi realizada; a imagem mostra a glândula bilateral sendo retirada do leito cirúrgico.

Carcinoma papilar da tireoide

DEFINIÇÕES E CARACTERÍSTICAS CLÍNICAS

O carcinoma papilar da tireoide (PTC) é a neoplasia maligna mais comum deste órgão. De modo geral, os pacientes são diagnosticados na terceira a sexta décadas de vida, e mulheres são três vezes mais propensas ao desenvolvimento do PTC do que homens. O quadro clínico mais comum é o nódulo tireoidiano palpável. Às vezes, estes tumores podem ser detectados de maneira incidental durante exames radiológicos realizados por outros motivos. Raramente, o PTC é descoberto durante a avaliação do paciente com aumento de volume dos linfonodos cervicais. Os fatores de risco para o desenvolvimento de PTC incluem histórico de exposição à radiação, tireoidite de Hashimoto, dieta pobre em iodo, histórico familiar de câncer de tireoide e determinadas doenças genéticas, como a polipose adenomatosa familiar (FAP). De modo geral, a sobrevida é excelente. As características associadas a mau prognóstico são sexo masculino, idade superior a 45 anos, tamanho extenso do tumor, disseminação extratireoidiana, invasão vascular e subtipo histológico agressivo (ver a seguir).

Em sua maioria, os PTCs são bem diferenciados. Os tumores mal diferenciados são raros, mas têm comportamento mais agressivo. Existem diversos subtipos histológicos de PTC, alguns mais agressivos do que o tumor comum. Estes subtipos são as variantes de células de Hurthle, de células altas e de células colunares.

DIAGNÓSTICO DIFERENCIAL

Nódulo tireoidiano benigno, bócio multinodular, linfoma tireoidiano, carcinoma da medula da tireoide, linfadenopatia reativa, carcinoma espinocelular da cabeça e do pescoço.

EXAMES DIAGNÓSTICOS

Em caso de detecção de um nódulo tireoidiano, a ultrassonografia traz excelentes informações e pode ser utilizada para orientar a biópsia por punção/aspiração com agulha fina (PAAF). Os achados ultrassonográficos relacionados com a malignidade incluem hipoecogenicidade e microcalcificações. A RM e a TC possuem utilidade limitada na avaliação da tireoide. A TC pode auxiliar na determinação da extensão da metástase para linfonodos cervicais ou mediastinais ou presença de doença metastática a distância. A PAAF é segura, facilmente executada por médicos experientes e possui alto grau de precisão diagnóstica. Após o tratamento, a vigilância de recidivas pode incluir o monitoramento dos níveis séricos de tireoglobulinas, exames ultrassonográficos seriados ou escaneamento com radionucleotídeos. Os tumores mal diferenciados podem não produzir tireoglobulinas e apresentar baixa avidez ao iodo radioativo. Nestes casos, a tomografia por emissão de pósitrons (PET-TC) pode ajudar na detecção de doença residual ou recorrente.

TRATAMENTO

A cirurgia é o pilar do tratamento do PTC. Na maioria dos casos, uma tireoidectomia total deve ser realizada. Em alguns casos, uma hemitireoidectomia ou tireoidectomia parcial é suficiente na presença de doença apenas microscópica. Um esvaziamento cervical central eletivo é normalmente realizado quando os tumores primários possuem menos do que 1 cm. Na presença de adenopatia cervical lateral, um esvaziamento cervical radical seletivo ou modificado deve ser realizado, com base na extensão do acometimento metastático dos linfonodos. Em raros pacientes, uma esternotomia parcial deve ser realizada para ressecção adequada de tumores volumosos com extensão para o mediastino. Os principais riscos da tireoidectomia são a lesão do nervo laríngeo recorrente, o hipoparatireoidismo e a hipocalcemia. Após a cirurgia, os pacientes podem ser submetidos ao tratamento com iodo radioativo, se houver doença de alto risco ou residual. Antes, estes pacientes precisam ficar hipotireóideos. Às vezes, a doença residual é muito extensa, e a administração de iodo radioativo é insuficiente. Nestes casos, a radioterapia com feixe externo pode ser oferecida (Figuras 5.3 a 5.5).

Adenoma da paratireoide

DEFINIÇÕES E CARACTERÍSTICAS CLÍNICAS

O adenoma da paratireoide é uma neoplasia hipercelular benigna que secreta grandes quantidades de paratormônio (PTH). O aumento da concentração sérica de PTH pode elevar a concentração sérica de cálcio. Na maioria dos casos

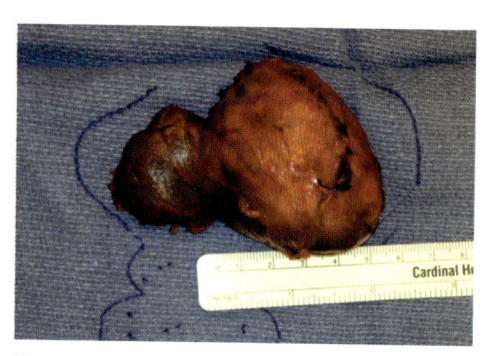

Figura 5.3 Amostra cirúrgica da tireoidectomia total, mostrando o carcinoma tireoidiano em todo o lobo esquerdo do órgão.

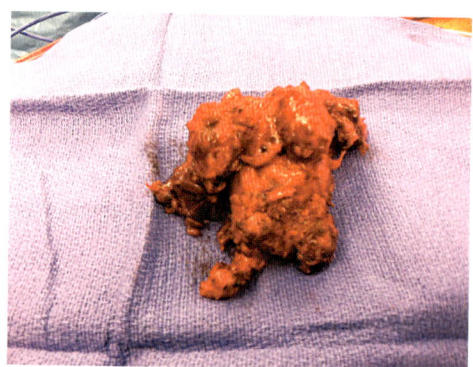

Figura 5.5 Amostra cirúrgica da tireoidectomia total realizada em um caso de carcinoma papilar da tireoide.

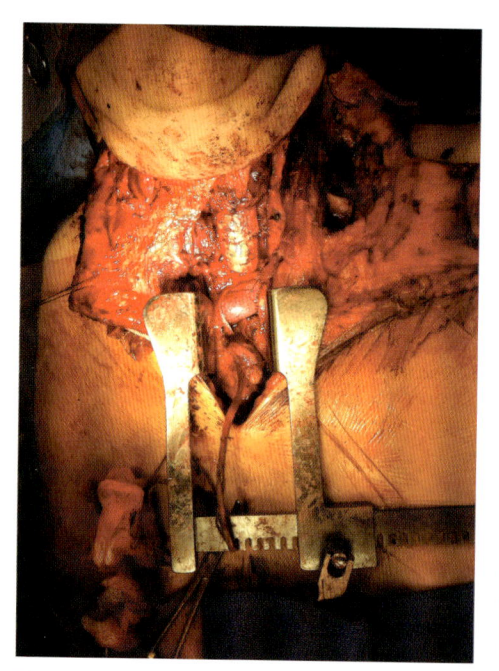

Figura 5.4 Extenso câncer de tireoide, que requer a realização de uma esternotomia para ressecção do componente intratorácico.

de hiperparatireoidismo primário, um único adenoma é a fonte. No entanto, adenomas duplos podem ser observados em cerca de 10% dos casos. Muitos pacientes são assintomáticos, e a doença é descoberta de forma incidental, com observação da maior concentração sérica de cálcio em exames de rotina. Quando sintomáticos, os pacientes podem apresentar dores articulares ou musculares, cálculos renais, depressão do humor ou perda de memória. A maioria dos adenomas da paratireoide tem natureza esporádica. A hiperplasia da paratireoide é uma causa mais rara de hiperparatireoidismo primário. Nestes casos, múltiplas paratireoides apresentam aumento de volume. Isto é observado na neoplasia endócrina múltipla (MEN) de tipos 1 e 2a. Estas doenças geralmente são hereditárias, com transmissão autossômica dominante. Os adenomas paratireoidianos raramente são palpáveis ou visíveis. As paratireoides normais possuem cerca de 3 a 5 mm de diâmetro. A massa de um adenoma é, em média, 10 vezes maior do que a glândula normal, embora exista grande variação. Os adenomas são cerca de 2,5 vezes mais comuns em mulheres. Estas neoplasias ocorrem em todas as faixas etárias, embora a idade média dos pacientes acometidos seja de 60 anos.

DIAGNÓSTICO DIFERENCIAL

Hiperplasia paratireoidiana, nódulo tireoidiano, hipercalcemia paraneoplásica, linfadenopatia, carcinoma de paratireoide (extremamente raro).

EXAMES DIAGNÓSTICOS

Em casos de hipercalcemia, deve-se solicitar imediatamente uma medida da concentração sérica de PTH. Os níveis de fosfato e vitamina D também devem ser analisados. Nos casos com suspeita de câncer, a quantificação de proteína relacionada com o PTH (PTHrP) pode ser considerada. No hiperparatireoidismo primário, a realização pré-operatória de técnicas de diagnóstico por imagem é necessária para localização da lesão. Embora uma ampla gama de métodos de imagem possa ser empregada, os exames mais comuns são a ultrassonografia e a cintilografia nuclear (principalmente com ^{99m}Tc-sestamibi). O escaneamento nuclear é bastante sensível na localização da paratireoide acometida, auxiliando o planejamento da intervenção cirúrgica. O exame com sestamibi pode não ser tão preciso na doença multiglandular, e resultados falso-positivos são ocasionalmente observados em casos de doença tireoidiana. A tomografia computadorizada por emissão de fóton único (SPECT) pode ser mais sensível, mas é menos utilizada. O uso de ultrassonografia e imagem nuclear antes do tratamento é comum.

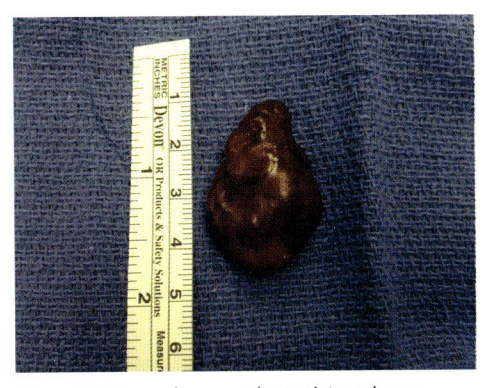

Figura 5.6 Tamanho e aparência típicos de um adenoma da paratireoide após ressecção em um paciente com hipoparatireoidismo primário.

TRATAMENTO

A modalidade terapêutica primária no adenoma da paratireoide é a cirurgia. As indicações incluem doença sintomática, hipercalcemia grave, insuficiência renal, redução da densidade mineral óssea ou idade mais jovem (abaixo de 50 anos). A cirurgia é geralmente realizada sob anestesia geral, embora possa ser feita apenas com anestesia local em alguns casos. Antes, a exploração bilateral do pescoço era realizada com uma incisão horizontal, similar à empregada na tireoidectomia. As abordagens minimamente invasivas, com incisões menores e ressecção endoscópica, são agora utilizadas. Estas abordagens são bastante fundamentadas na localização pré-operatória. Em determinados casos, o marcador radioativo pode ser injetado antes da cirurgia, e o cirurgião utiliza uma sonda gama manual para melhorar a localização intraoperatória da lesão. Em raros casos, se a glândula afetada não puder ser determinada, o cirurgião deve estender a abordagem para incluir as áreas conhecidas por albergar tecido paratireoidiano ectópico, como o mediastino superior, a bainha carotídea, a tireoide e o tecido mole retroesofágico. A quantificação intraoperatória de PTH é comum e pode ser feita com técnicas rápidas. De modo geral, o nível basal de PTH é determinado antes da manipulação das glândulas. Dez a 20 minutos depois da remoção da paratireoide acometida, o exame é repetido. Se houver queda do nível de PTH pelo menos à metade, geralmente se considera que o tecido anormal foi ressecado. A cirurgia é comumente realizada em ambulatório, embora, às vezes, a colocação de um dreno cirúrgico e a observação sob internação sejam necessárias por um breve período (Figura 5.6).

CAPÍTULO 6

Cirurgia de Reconstrução dos Defeitos em Cabeça e Pescoço

Urjeet A. Patel ▪ Alice C. Lin ▪ Christopher Vanison

- **Retalho anterolateral da coxa**
- **Retalho livre da fíbula**
- **Retalho do músculo grande dorsal**
- **Retalho livre radial do antebraço**

Retalho anterolateral da coxa

DEFINIÇÕES E CARACTERÍSTICAS CLÍNICAS

O retalho (*flap*) anterolateral da coxa (ALT) é comumente usado na reconstrução de defeitos extensos na cabeça e no pescoço. Este é um retalho livre que requer o restabelecimento de seu suprimento sanguíneo por meio de anastomose microvascular aos vasos da cabeça e do pescoço do receptor. O ALT pode ser composto por pele, gordura e fáscia lata ou ser utilizado apenas como retalho fascial. Em alguns casos, o músculo vasto lateral pode ser incluído neste retalho. Seu suprimento sanguíneo é com base no ramo descendente da artéria circunflexa femoral lateral. Às vezes, o retalho pode ganhar sensibilidade por meio da inclusão do nervo cutâneo femoral lateral (Figuras 6.1 a 6.3). Uma grande área de pele pode ser coletada, geralmente com até 8 cm por 25 cm, ou mais, em alguns casos; sendo assim, trata-se de um bom retalho para reconstrução de feridas extensas. O ALT tem uma ampla gama de aplicações na cabeça e no pescoço, incluindo a reconstrução do couro cabeludo, da porção medial da face, dos seios paranasais, da base do crânio e da cavidade oral, além de defeitos decorrentes de faringolaringectomia (Figura 6.4). As contraindicações para uso deste retalho incluem a lesão prévia dos vasos sanguíneos doadores e a obesidade mórbida. Em muitos casos, o sítio doador pode ser fechado de maneira primária. No entanto, às vezes, um enxerto cutâneo é necessário. Como outros retalhos livres, os pacientes submetidos à reconstrução com retalho ALT precisam ser frequentemente monitorados em unidade de terapia intensiva no

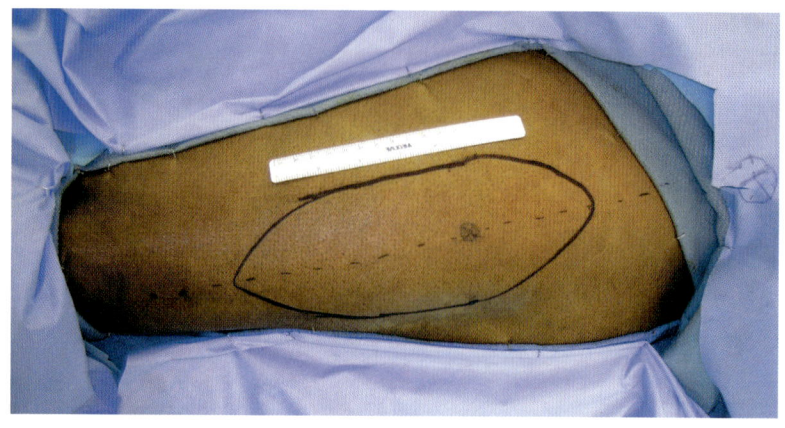

Figura 6.1 Marcação do retalho na porção superior da coxa.

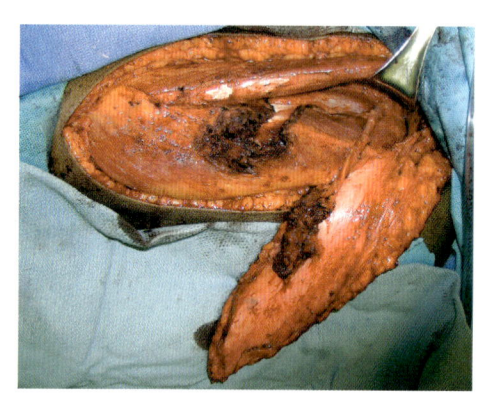

Figura 6.2 O retalho é coletado com dissecção cuidadosa do pedículo vascular entre o reto e o vasto lateral.

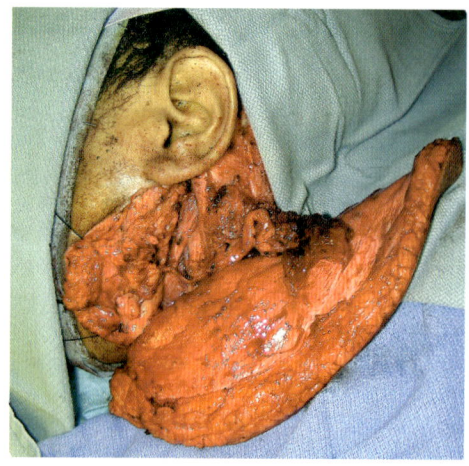

Figura 6.3 O retalho é trazido para o leito receptor, onde a anastomose microvascular é realizada.

período pós-operatório imediato. Os pacientes normalmente conseguem caminhar com a perna doadora após a cirurgia, e a fisioterapia raramente é necessária. De modo geral, há pouquíssima morbidade no sítio doador após a reconstrução com retalho ALT (Figura 6.5).

Retalho livre da fíbula

DEFINIÇÕES E CARACTERÍSTICAS CLÍNICAS

O retalho livre da fíbula (FFF) é mais comumente utilizado na reconstrução de defeitos mandibulares. É também empregado na reconstrução de defeitos esqueléticos na porção média da face após traumas extensos ou maxilectomia. O retalho contém osso (até cerca de 25 cm), uma parte do músculo sóleo e uma área cutânea, embora a pele nem sempre seja necessária. Na maioria dos casos, a fíbula é adequada para suporte de implantes dentários (Figuras 6.6 e 6.7). O suprimento sanguíneo para o FFF é feito pela artéria fibular. Durante ou após a obtenção do retalho, osteotomias podem ser realizadas na fíbula doada para criar os contornos ósseos

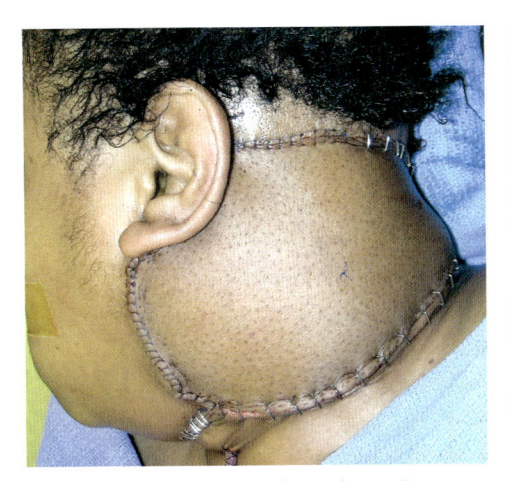

Figura 6.4 O retalho é ajustado nas dimensões adequadas e colocado sobre o defeito.

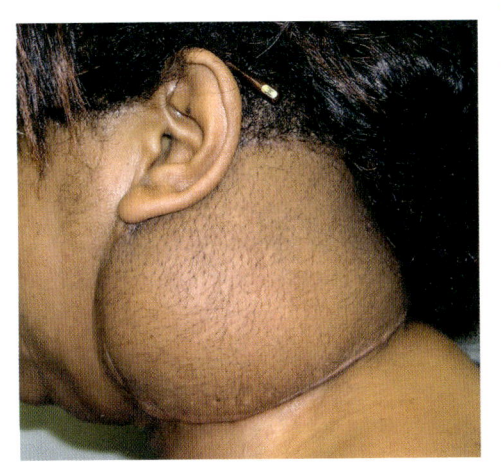

Figura 6.5 Aparência 1 mês após a cirurgia.

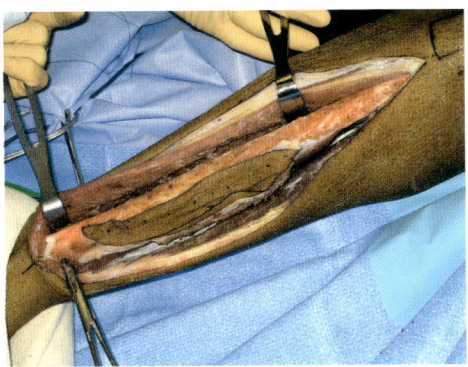

Figura 6.6 Perna esquerda, em posição cirúrgica, com a fíbula e a pele dissecados dos tecidos adjacentes.

apropriados para o sítio receptor (Figura 6.8). Como em outros retalhos livres, os vasos doadores devem ser submetidos à anastomose microvascular aos vasos receptores (Figura 6.9). Durante a coleta, parte do osso é mantida proximalmente, para evitar lesão do nervo fibular comum e distalmente, para preservar a estabilidade da mortise do tornozelo. Uma contraindicação à obtenção da fíbula é o histórico de doença vascular periférica significativa. Neste caso de PVD, o sacrifício da artéria fibular pode prejudicar o suprimento sanguíneo para o pé. Esta é uma preocupação importante em pacientes com lesões na cabeça e no pescoço, já que muitos são fumantes e apresentam comorbidades como diabetes e coronariopatia. Antes da cirurgia, os pacientes devem ser submetidos a uma angiotomografia dos membros inferiores para avaliação da adequação dos vasos sanguíneos infrapoplíteos. Embora a fíbula contribua com cerca de 10% da capacidade de sustentação de peso do membro inferior, os pacientes normalmente recobram a mobilidade normal após um breve período de fisioterapia. Se houver coleta de pele junto com o retalho, um enxerto cutâneo é geralmente necessário para o fechamento do sítio doador.

Retalho do músculo grande dorsal

DEFINIÇÕES E CARACTERÍSTICAS CLÍNICAS

O retalho do músculo grande dorsal (LDF) é ocasionalmente utilizado na reconstrução de defeitos extensos de tecidos moles na cabeça e no pescoço. Pode ser usado como retalho livre, com necessidade de anastomose microvascular, ou retalho pediculado, com manutenção do suprimento sanguíneo nativo. Este é um retalho de músculo e fáscia que, se necessário, pode ser coletado com pele (Figura 6.10). Em aplicações avançadas, partes do serrátil anterior e da costela subjacente podem ser incluídas. Seu suprimento sanguíneo é feito pela artéria toracodorsal, um ramo da artéria subescapular. Na cabeça

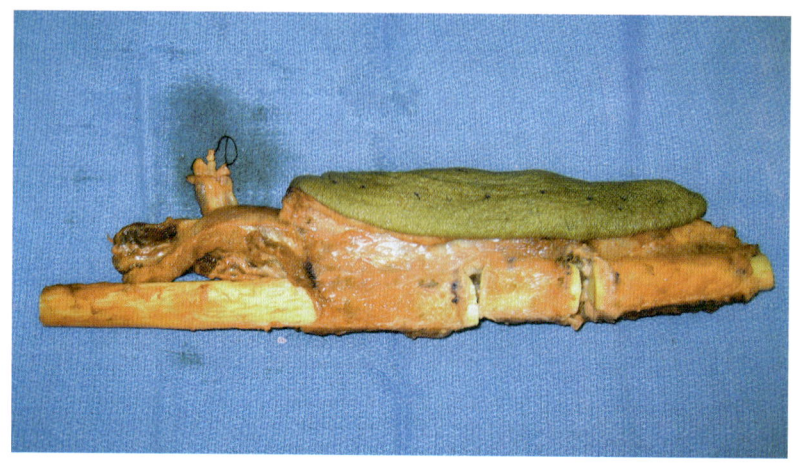

Figura 6.7 O pedículo vascular submetido à ligadura e o retalho coletado para a reconstrução planejada.

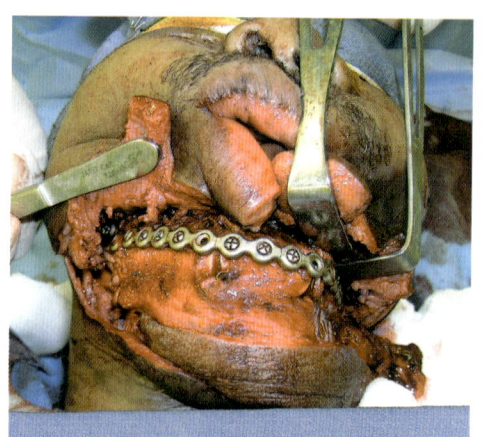

Figura 6.9 O retalho e a placa são posicionados e fixados à mandíbula nativa para restaurar sua continuidade. A anastomose microvascular é, então, realizada para restaurar o fluxo sanguíneo.

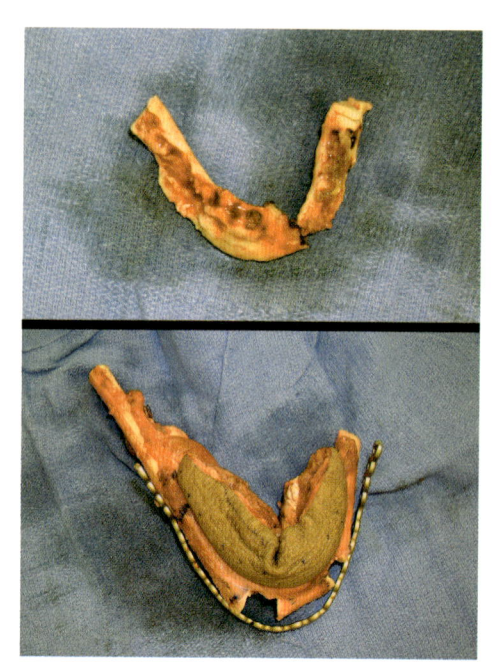

Figura 6.8 As osteotomias são realizadas para seccionar a fíbula e deixá-la no formato adequado à reconstrução para que seja compatível com a mandíbula ressecada e a placa metálica reconstrutora.

e no pescoço, o LDF é geralmente empregado na reconstrução de defeitos extensos no couro cabeludo, embora tenha uma ampla gama de aplicações, como a reconstrução da cavidade oral e da orofaringe (Figura 6.11). Retalhos de até 20 cm por 40 cm podem ser utilizados, fazendo com que o LDF seja ideal para a reconstrução de defeitos extensos de tecidos moles. O fechamento primário do sítio doador é possível em áreas cutâneas de até 10 cm. Apesar do tamanho do músculo vasto dorsal, o déficit funcional associado à obtenção deste retalho é pequeno ou nulo. A única contraindicação ao uso deste retalho é o dano prévio da vasculatura toracodorsal doadora (Figura 6.12).

Retalho livre radial do antebraço

DEFINIÇÕES E CARACTERÍSTICAS CLÍNICAS

O retalho livre radial do antebraço (RFFF) é um retalho extremamente versátil e bastante utilizado na reconstrução de defeitos na cabeça e no pescoço. O retalho é composto por pele e fáscia, embora, em alguns casos, o tendão palmar longo e uma borda do osso radial possam ser incluídos. O RFFF é coletado do aspecto distal da superfície volar do antebraço (Figura 6.13). Seu suprimento arterial é dado pela artéria radial. Como outros retalhos livres, seus vasos devem ser anastomosados aos vasos receptores na cabeça e no pescoço por meio de técnicas microvasculares. A apli-

Figura 6.10 O retalho é coletado do tronco posterolateral direito, com o paciente em decúbito lateral.

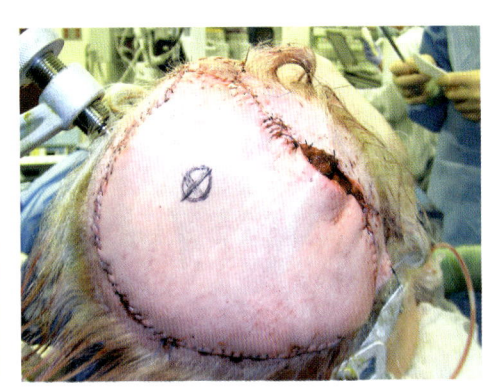

Figura 6.12 O retalho é, então, ajustado ao tamanho adequado e inserido no defeito.

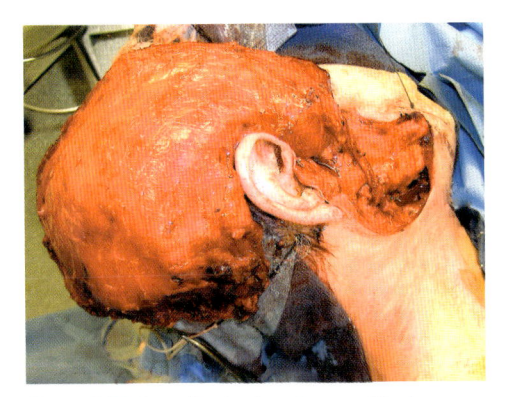

Figura 6.11 O retalho é colocado na região da cabeça/pescoço, onde a anastomose microvascular é realizada nos vasos da lateral direita do pescoço.

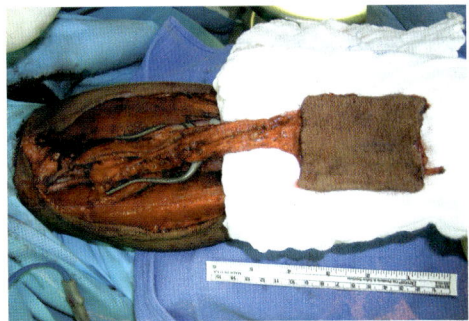

Figura 6.13 Coleta do retalho radial do antebraço do lado esquerdo. A dissecção do pedículo vascular é feita em direção à fossa anteulnar.

cação mais comum do RFFF na cabeça e no pescoço é a reconstrução de defeitos na cavidade oral, inclusive na língua, no assoalho da boca e nas superfícies mucosas bucais. No entanto, também é utilizado na reconstrução de muitos outros defeitos, inclusive no palato, na faringe, na porção cervical do esôfago, na base do crânio e na pele. É um retalho delgado e, assim, não é uma boa escolha para a reconstrução de áreas com quantidade significativa de tecidos moles. Por causa da sua flexibilidade, o RFFF pode ser empregado na reconstrução de defeitos tridimensionais complexos. O uso deste retalho pode ser contraindicado em caso de trauma prévio à artéria radial ou insuficiência do fluxo sanguíneo colateral para a mão pelo sistema arterial ulnar. Esta última contraindicação pode ser avaliada antes da cirurgia com um teste de Allen. É possível que, durante a coleta, os ramos superficiais do nervo radial sofram lesão, o que causa parestesias na lateral dos dedos. Por este motivo, a mão não dominante é normalmente escolhida. Em caso de coleta de osso, há risco de fratura patológica do rádio doador. De modo geral, o fechamento do sítio doador requer um enxerto de pele (Figura 6.14). A morbidade do sítio doador tende a ser baixa ou nula, e a fisioterapia raramente é necessária (Figuras 6.15 e 6.16).

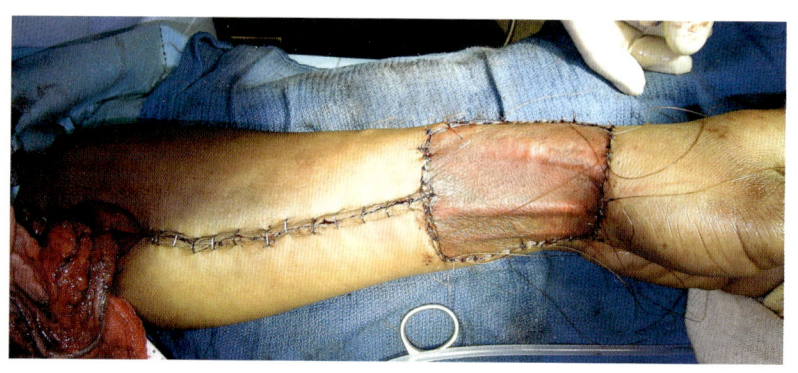

Figura 6.14 O sítio doador é fechado com um enxerto cutâneo de espessura parcial.

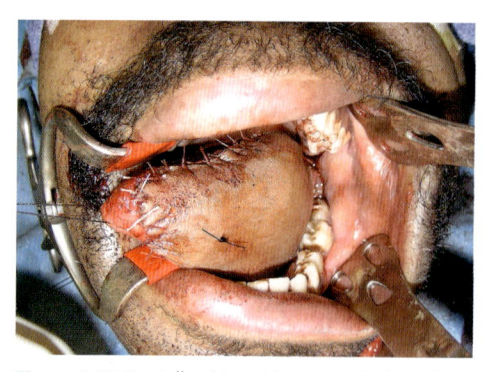

Figura 6.15 O retalho é inserido na porção lateral esquerda da língua e na região do assoalho da boca após a ressecção cirúrgica de um câncer na língua.

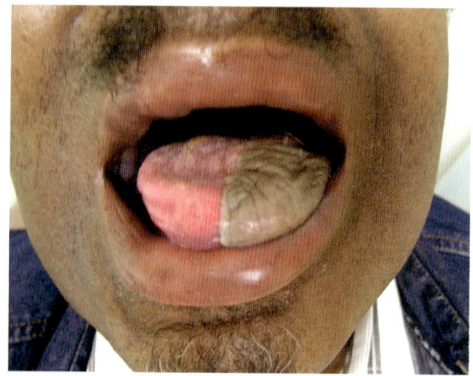

Figura 6.16 Aparência do retalho 6 meses após a cirurgia.

SEÇÃO 2

RINOLOGIA

CAPÍTULO 7

Rinologia Geral

Jeffrey M. Hotaling ▪ Monica Oberoi Patadia

- Anatomia nasal normal: Conchas nasais, septo e seios paranasais
- Rinite alérgica
- Hipertrofia das conchas nasais
- Desvio de septo
- Perfuração de septo
- Epistaxe
- Referências

Anatomia nasal normal: Conchas nasais, septo e seios paranasais

A cavidade nasal pode ser compreendida como um triângulo dividido sagitalmente ao meio pelo septo nasal, que é composto por cartilagem em sua porção anterior e por osso em sua porção posterior. Cada fossa nasal é delimitada superiormente pela placa cribriforme da fossa craniana anterior, inferiormente pelo palato mole e pelo palato duro e lateralmente pela órbita e pelo seio maxilar.[1] O limite anterior das fossas nasais é a abertura do osso piriforme; as fossas nasais continuam posteriormente até a nasofaringe, através da abertura nasal posterior, ou coana. A parede lateral de cada fossa nasal normalmente apresenta três conchas ósseas (as conchas nasais) que se projetam inferomedialmente até a fossa nasal: a concha nasal inferior, a concha nasal média e a concha nasal superior. Os espaços confinados abaixo de cada uma destas conchas são chamados meatos inferior, médio e superior, correspondendo às estruturas que definem cada área. Estas conchas nasais aumentam a área superficial do nariz, umidificando e filtrando o ar inalado.[2] A concha nasal inferior é a maior destas projeções e pode ser facilmente visualizada à rinoscopia anterior.

Os seios paranasais são estruturas pareadas e revestidas por mucosa, contíguas às fossas nasais e formadas por espaços pneumáticos nos ossos maxilar, etmoide, frontal e esfenoide. O seio frontal é composto por duas células aéreas pareadas no osso frontal separadas por um septo intersinusal, que drenam inferiormente para o meato médio. O seio frontal é o último a se desenvolver e normalmente não é observado ao nascimento; o desenvolvimento total continua até o início da vida adulta, embora 10 a 12% dos seios frontais permaneçam subdesenvolvidos e hipoplásicos.[3] Os seios etmoidais são, na verdade, um complexo de dois grandes grupos de células separados pela lamela basal da concha nasal medial: as células aéreas anteriores, que drenam para o meato médio, e as células aéreas posteriores, que drenam para o meato superior. Estas células aéreas são as mais maduras dos seios paranasais ao nascimento, chegando às dimensões adultas por volta dos 12 anos de idade. É importante notar que as células aéreas etmoidais podem se expandir para além das fronteiras do osso etmoide, com pneumatização superolateral do osso esfenoide (células esfenoetmoidais ou de Onodi) ou lateral do osso maxilar (células etmoidais infraorbitárias ou de Haller).[2]

Os seios maxilares são extensos pares de células aéreas que repousam entre a órbita e o palato duro e drenam medialmente para o meato médio. Os seios maxilares são hipoplásicos ao nascimento e, de modo geral, atingem as dimensões adultas por volta dos 12 anos de idade. Os seios maxilares drenam para o meato médio e contribuem para a formação do complexo ostiomeatal, um canal comum que une as vias de drenagem dos seios maxilar, frontal e etmoidal anterior. O complexo ostiomeatal é uma área anatomicamente limitada e propensa a obstruções.[4] A concha bolhosa, uma célula aérea que pode estar presente no interior da concha nasal média, pode participar da estenose deste complexo ostiomeatal. O seio esfenoidal é o mais posterior e medial dentre os seios paranasais e está localizado entre os seios cavernosos da porção central da base do crânio. Os seios esfenoides são intimamente relacionados com os nervos óticos e com a artéria carótida e são divididos em direito e esquerdo por um septo intersinusal irregular. O seio esfenoide geralmente começa a se desenvolver no primeiro ano de vida, chegando ao tamanho adulto aos 12 anos de idade. Os seios esfenoides drenam anteriormente para o recesso esfenoetmoidal, localizado acima da concha nasal superior (Figuras 7.1 a 7.3).[1,2]

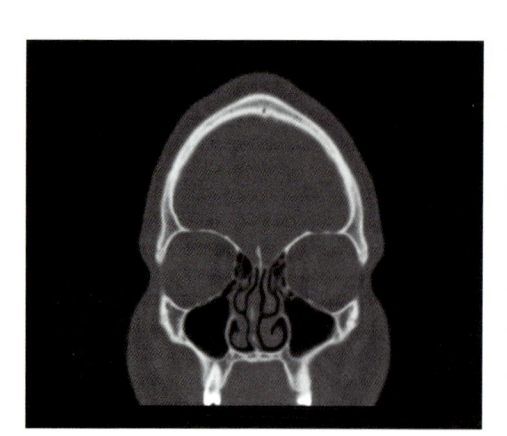

Figura 7.1 TC dos seios paranasais em incidência coronal de um paciente sem alterações sinusais. Note o discreto desvio de septo para a direita e a curvatura paradoxal de ambas as conchas nasais médias.

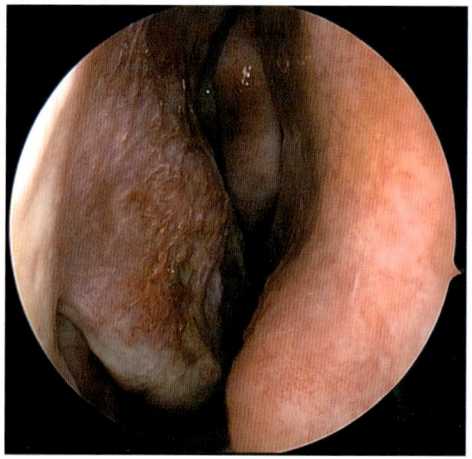

Figura 7.2 Visualização endoscópica da fossa nasal direita, mostrando a concha nasal inferior (à direita anatômica), a concha nasal média (central) e o septo nasal (à esquerda anatômica).

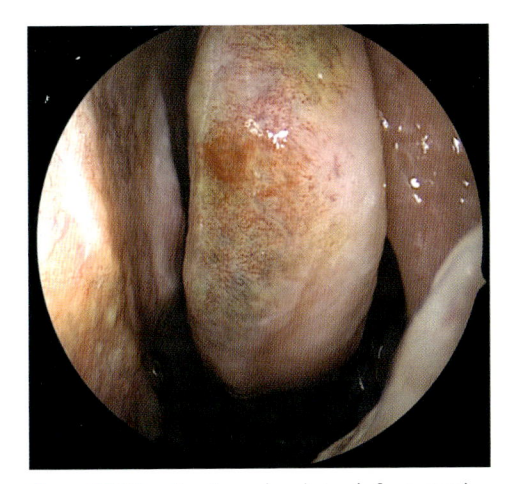

Figura 7.3 Visualização endoscópica da fossa nasal esquerda, mostrando a concha nasal média (centro), o processo uncinado (à esquerda anatômica) e o septo nasal (à direita anatômica). A concha nasal parece pálida porque esta fotografia foi tirada durante a cirurgia, após a injeção de lidocaína a 1% com adrenalina a 1:100.000.

rinorreia pode ser anterior, o que leva o paciente a fungar e assoar o nariz, ou posterior, gerando gotejamento pós-nasal e sintomas de refluxo faringolaríngeo. A congestão nasal associada à rinite alérgica normalmente é episódica e pode ser unilateral, bilateral ou mesmo alternada, de forma cíclica. Os sintomas oculares, como prurido, lacrimejamento e hiperemia conjuntival, são comuns.

Ao exame, os pacientes podem apresentar hiperemia conjuntival, edema palpebral generalizado e, especialmente em crianças, cianose periorbitária. A rinoscopia anterior classicamente mostra palidez, acúmulo de fluido e/ou hiperemia das conchas nasais inferiores, com edema difuso da mucosa nasal e secreções aquosas e transparentes (Figuras 7.4 e 7.5). Na rinite alérgica grave, a endoscopia nasal pode também revelar uma degeneração polipoide das conchas nasais médias e inferiores.

A rinite alérgica pode ser sazonal e/ou perene. Como seu nome sugere, a rinite alérgica sazonal varia conforme a estação do ano, e os sintomas são observados ou exacerbados pela polinização sazonal das plantas às quais o indivíduo é alérgico. Embora os alérgenos variem

Rinite alérgica

DEFINIÇÕES E CARACTERÍSTICAS CLÍNICAS

A rinite alérgica é uma hipersensibilidade clínica mediada por imunoglobulina (Ig) E da mucosa nasal a substâncias inaladas, e sua prevalência nos Estados Unidos é de 10 a 20%. Embora indivíduos de qualquer idade possam ser afetados, a rinite alérgica tende a surgir na adolescência, e sua incidência diminui com o passar dos anos.[5] Os pacientes classicamente apresentam episódios recorrentes de esternutações, rinorreia, congestão nasal, prurido e lacrimejamento. O prurido é o sintoma mais sugestivo de etiologia alérgica e pode ser nasal, orbitário, faríngeo ou até mesmo palatino. Os pacientes com alergias perenes podem não apresentar os sintomas clássicos de prurido e espirros e é mais provável que tenham apenas congestão nasal. Diferentemente da rinorreia purulenta observada na rinossinusite bacteriana, a rinorreia na rinite alérgica normalmente é transparente. A

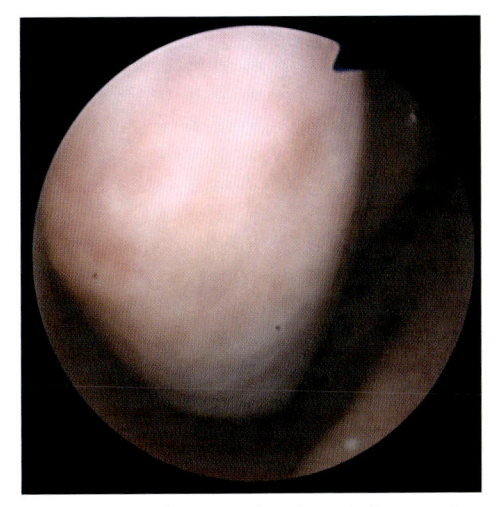

Figura 7.4 Visualização endoscópica da fossa nasal direita, mostrando a concha nasal inferior pálida, hipertrofiada e com acúmulo de fluido, condizente com a rinite alérgica.

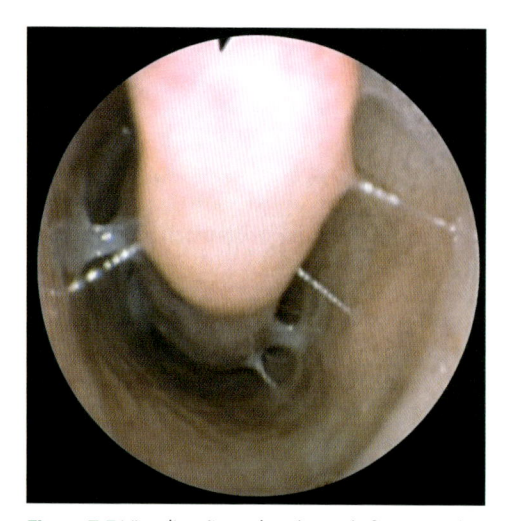

Figura 7.5 Visualização endoscópica da fossa nasal direita, mostrando a concha nasal inferior com secreções mucoides transparentes, um achado geralmente condizente com a rinite alérgica.

conforme a localização geográfica, a polinização das árvores geralmente ocorre na primavera, a das gramíneas ocorre no verão e das ervas daninhas, no outono. Por outro lado, a rinite alérgica perene tende a provocar apenas sintomas nasais e frequentemente se deve a alérgenos domésticos, como ácaros de poeira, bolores e pelos de animais, que estão presentes o ano todo.

DIAGNÓSTICO DIFERENCIAL

Rinite infecciosa (bacteriana ou viral), rinite não alérgica (rinite vasomotora), obstrução nasal mecânica (desvio de septo nasal), rinite medicamentosa, rinite granulomatosa (granulomatose de Wegener, sarcoidose) e rinite neoplásica (polipose nasal, tumores malignos nasais).

EXAMES DIAGNÓSTICOS

Embora a anamnese e o exame clínico geralmente permitam o diagnóstico de rinite alérgica, os exames para detecção de alergias ainda são importantes na diferenciação entre a forma alérgica e não alérgica da doença. Os dois testes mais comuns para confirmar o diagnóstico de rinite alérgica são o teste cutâneo (*skin-prick*) e os imunoensaios *in vitro*, mais adequadamente conhecidos como detecção sérica de IgE específica. O teste cutâneo é realizado com a injeção de extratos antigênicos na derme; a subsequente reação eritematosa indica a hipersensibilidade àquele antígeno. Embora rápido e barato, o teste cutâneo tem contraindicações relativas, incluindo asma não controlada, dermatografismo e histórico de anafilaxia. O teste cutâneo é seguro, mas sempre há risco de desenvolvimento de reações locais ou sistêmicas, principalmente em pacientes *sensíveis* submetidos ao exame durante o pico da estação alérgica. Para que o teste cutâneo seja preciso, o paciente não deve tomar anti-histamínicos por pelo menos 5 dias, e o controle positivo com histamina e o controle negativo devem ser realizados. Há maior risco de resultados falso-positivos em comparação aos exames de sangue, e a sensibilidade é menor em pacientes com mais de 50 anos de idade.

Por outro lado, embora a determinação *in vitro* dos níveis séricos de IgE contra alérgenos específicos elimine o risco de anafilaxia e a necessidade de múltiplas injeções cutâneas, este exame é mais caro e, de maneira geral, menos sensível do que o teste cutâneo.[5-7] Este método continua a ser uma boa opção para os pacientes com as contraindicações já mencionadas e é altamente específico.

TRATAMENTO

A tríade terapêutica para a rinite alérgica é o controle ambiental, para se evitar o contato com os alérgenos, a farmacoterapia e a imunoterapia. Os simples atos de evitar o alérgeno e reduzir a exposição devem sempre ser enfatizados, mas, de maneira geral, não são suficientes para controlar os sintomas e podem ser quase impossíveis quando o paciente possui animais de estimação aos quais é alérgico, por exemplo.

O pilar da farmacoterapia é o uso intranasal de corticosteroides. Múltiplos estudos demonstraram a eficácia destes agentes na redução dos sintomas nasais em pacientes com rinite alérgica em 7 a 8 horas após a administração, embora a eficácia máxima exija dias de tratamento.[8] Efeitos sinérgicos foram observados com a adição de sprays intranasais com anti-histamínicos. Os anti-histamínicos de segunda geração também são comumente empregados e são rápidos no controle dos sintomas induzidos pela histamina, como rinorreia, prurido e espirros. Os modificadores de leucotrienos podem ser usados para modular a via alérgica fora do controle da histamina. As terapias adjuntas, com sprays nasais anticolinérgicos, são empregadas principalmente em pacientes com rinite vasomotora ou não alérgica. Os primeiros comprimidos sublinguais aprovados pela Food and Drug Administration (FDA) dos Estados Unidos para imunoterapia contra a alergia a gramíneas e plantas do gênero *Ambrosia* chegaram ao mercado no primeiro semestre de 2014. A primeira administração destes medicamentos precisa ser realizada no consultório, e o tratamento tem contraindicações similares em relação aos exames para diagnóstico da alergia e à imunoterapia subcutânea.

A imunoterapia alérgeno-específica é uma opção e é feita com a administração subcutânea repetida de doses progressivamente maiores de extratos antigênicos com o objetivo de alteração das respostas imunológicas do paciente à substância. A imunoterapia é indicada para pacientes que não respondem ao controle medicamentoso, não desejam usar estas medicações, apresentam sintomas por mais de 6 meses do ano e que querem a cura das alergias.

Manobras cirúrgicas adjuntas, como a septoplastia e a redução do tamanho das conchas nasais, continuam a ser opções para os pacientes com obstrução anatômica subjacente e congestão permanente após insucesso terapêutico.

Hipertrofia das conchas nasais

DEFINIÇÕES E CARACTERÍSTICAS CLÍNICAS

As conchas nasais são projeções que se estendem inferomedialmente a partir das paredes laterais das fossas nasais. Há três conchas nasais de cada lado, nomeadas conforme sua posição na parede nasal lateral: concha nasal superior, concha nasal média e concha nasal inferior, respectivamente. Alguns indivíduos apresentam uma quarta concha nasal acima da concha nasal superior, a concha nasal suprema. Cada concha nasal é composta por uma camada central delgada de osso revestida por mucoperiósteo aderente. Estas conchas nasais, principalmente a média e a inferior, aumentam a superfície mucosa total do nariz, o que aumenta a capacidade das fossas nasais de umidificar e aquecer o ar inspirado.[9]

A hipertrofia destas conchas nasais pode ser classificada como óssea ou mucosa, sendo uma importante causa de obstrução nasal sintomática. A hipertrofia óssea corresponde ao aumento congênito do tamanho da concha nasal e é geralmente acompanhada por uma ampla curva óssea inferolateral. A hipertrofia mucosa é muito mais comum e tende a ser secundária a doenças, como a rinite alérgica, provocando inflamação mucosa crônica.[10] Esta hipertrofia normalmente acomete a concha nasal inferior e é bilateral. Uma vez que estudos fisiológicos demonstraram que 50% do ar inspirado pelo nariz passa pelo assoalho nasal, a hipertrofia da concha nasal inferior, em especial, pode ter efeito dramático sobre a respiração nasal. Clinicamente, os pacientes com hipertrofia da concha nasal apresentam obstrução nasal, geralmente bilateral, embora possa haver alguma variação assimétrica, conforme o ciclo nasal (ver Figura 7.4).

Embora a hipertrofia da concha nasal óssea possa causar obstrução unilateral, a obstrução nasal unilateral persistente é comumente causada por um desvio do septo nasal. A rinoscopia anterior mostra o aumento de tamanho da concha nasal inferior ou média, que pode obstruir por completo a fossa nasal e impedir o exame endoscópico. Estes pacientes também podem apresentar sinais e sintomas de rinite alérgica e não alérgica, incluindo rinorreia e prurido, e histórico de variação sazonal da sintomatologia.

DIAGNÓSTICO DIFERENCIAL

Desvio de septo nasal, rinite alérgica, rinite não alérgica (vasomotora), colapso da valva nasal interna ou externa, polipose nasal, massa nasal, inclusive papiloma invertido ou tumor maligno.

EXAMES DIAGNÓSTICOS

O exame físico com rinoscopia anterior e endoscopia continuam a ser o pilar do diagnóstico da hipertrofia da concha nasal. A tomografia computadorizada (TC) evidencia quaisquer componentes ósseos da hipertrofia da concha nasal, mas não é necessária para o estabelecimento do diagnóstico. A identificação de qualquer estreitamento ou colapso dinâmico das estruturas nasais durante a respiração nasal também é importante, já que sugere o colapso da valva nasal em vez da obstrução puramente pelo aumento de volume da concha nasal. Uma anamnese meticulosa também é importante para a detecção de qualquer variação sazonal ou sintomas alérgicos concomitantes, que indicariam o diagnóstico de rinite alérgica. O alívio da congestão e da obstrução nasal com descongestionantes tópicos também indica a hipertrofia da mucosa da concha nasal, podendo facilmente ser verificado em consultório. A obstrução nasal também pode ser objetivamente analisada por meio da rinometria acústica ou da rinomanometria, embora isso raramente seja necessário e, de modo geral, esta técnica não seja realizada na clínica.

TRATAMENTO

O aspecto mais importante no tratamento da hipertrofia da concha nasal é a elucidação de sua causa subjacente. O tratamento primário é composto pela administração intranasal tópica de corticosteroide, talvez com a adição de um *spray* nasal de anti-histamínico nos pacientes com componente alérgico. A cirurgia é reservada aos pacientes que não respondem ao tratamento medicamentoso; além disso, a intervenção cirúrgica é normalmente limitada à concha nasal inferior. A redução do tecido mole submucoso ou a ressecção das conchas nasais ainda é o pilar do tratamento cirúrgico e pode ser realizada por eletrocauterização, técnicas de radiofrequência ou microdesbridamento. A lateralização simples da concha nasal inferior é geralmente associada à redução da concha nasal para alterar sua posição no interior da fossa nasal e, assim, melhorar o fluxo de ar.[11] Embora a ressecção submucosa da concha nasal óssea possa ser indicada se este componente ósseo contribuir bastante para a hipertrofia total da estrutura, a ressecção da concha nasal em espessura completa é limitada aos pacientes com doença recalcitrante e, se extensa, pode causar obstrução nasal paradoxal, na chamada síndrome do nariz vazio.[12]

Desvio de septo

DEFINIÇÕES E CARACTERÍSTICAS CLÍNICAS

O septo nasal é uma estrutura de orientação sagital composta por osso e cartilagem que divide o nariz em fossas, cavidades nasais distintas, e é o principal suporte do nariz externo. Mais especificamente, o septo nasal é composto pela cartilagem septal (a cartilagem quadrangular) em sua porção anterior, pela placa perpendicular do osso etmoide em sua porção posterossuperior e pelo vômer em sua porção posteroinferior.[1,13] O desvio do septo nasal é uma causa muito comum de obstrução nasal unilateral, e os pacientes podem relatar histórico de trauma no nariz. Em muitos casos, porém, não há histórico óbvio de trauma facial, e o desvio pode ser secundário a um trauma ao nascimento ou microfraturas na infância que levam ao crescimento assimétrico da cartilagem.[14] É interessante notar que muitos estudos demonstraram que apenas 7,5 a 23% das pessoas não apresentam desvio de septo e, assim, esta deformidade é extremamente comum.[10]

Paradoxalmente, pacientes com desvio de septo nasal frequentemente se queixam de obstrução nasal subjetiva no lado contralateral ao desvio, que é secundária à hipertrofia compensatória da concha nasal inferior do lado não obstruído. Os desvios de septo podem ocorrer no septo nasal ósseo ou cartilaginoso e ter forma de um único esporão, em C ou até mesmo em S de toda a estrutura. Estas irregularidades septais podem causar deformidade estética, inclusive irregularidades columelares, alteração do dorso nasal e subprojeção da ponta do nariz.[15] No entanto, é importante notar que o desvio de septo nem sempre é sintomático, e estudos indicam que o grau de desvio tem pouca correlação com a intensidade dos sintomas de um paciente.[14]

DIAGNÓSTICO DIFERENCIAL

Rinite alérgica, rinite não alérgica, polipose nasal, colapso das válvulas nasais externa e interna, hipertrofia da concha nasal.

EXAMES DIAGNÓSTICOS

A rinoscopia anterior e a endoscopia nasal permitem a visualização do septo nasal. No entanto, embora os desvios do septo anterior sejam facilmente visualizados durante a rinoscopia anterior, os desvios e esporões mais posteriores somente são visualizados à avaliação endoscópica. Este exame deve ser realizado antes e após descongestão da mucosa, para avaliação da contribuição do edema da mucosa das conchas nasais e do septo na obstrução. Também é importante descartar a presença de qualquer estreitamento dinâmico das narinas, do vestíbulo nasal e do lúmen nasal à inalação, o que sugere alterações da válvula nasal como participante da obstrução. Técnicas de diagnóstico por imagem raramente são necessárias, a não ser em casos de suspeita de doença concomitante nos seios paranasais. A rinometria acústica e a rinomanometria podem ser utilizadas para obtenção de medidas objetivas da obstrução nasal.

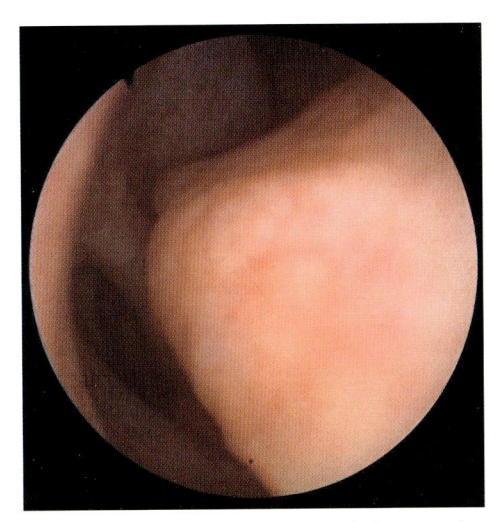

Figura 7.6 Visualização endoscópica da fossa nasal direita, mostrando um desvio significativo do septo para a direita e seu contato com a concha nasal inferior. Note a aparência achatada da concha nasal inferior, causada pelo esporão septal.

TRATAMENTO

Antes da intervenção cirúrgica, os pacientes com desvios sintomáticos do septo nasal são tratados com *sprays* tópicos nasais de corticosteroides, anti-histamínicos e até mesmo descongestionantes. Os pacientes com obstrução nasal persistente apesar do tratamento medicamentoso podem ser submetidos à septoplastia, um procedimento de remoção ou realinhamento da cartilagem e do osso do septo nasal desviado para retificação da estrutura. Nos pacientes com desvios muito anteriores ou caudais do septo nasal, porém, uma rinoplastia aberta pode ser necessária para correção do defeito.[15] Além disso, como os pacientes com desvio de septo normalmente apresentam hipertrofia da concha nasal inferior do lado oposto ao desvio, a redução/ressecção da concha nasal tende a ser concomitantemente realizada (Figuras 7.6 e 7.7).

Perfuração de septo

DEFINIÇÕES E CARACTERÍSTICAS CLÍNICAS

As perfurações de septo são definidas por uma comunicação direta (ou fístula) entre as duas fossas nasais pelo septo nasal, sendo relativamente comuns, acometendo quase 1% da população em geral.[16] Embora estas perfurações possam ser decorrentes de processos inflamatórios, neoplásicos ou autoimunes, a grande maioria é secundária a traumas ou iatrogênica. As causas iatrogênicas incluem cirurgia, cauterização septal e curativos intranasais. Embora drogas ilegais, como a cocaína, possam causar perfurações septais, medicamentos prescritos e de venda livre, como os corticosteroides intranasais e os vasoconstritores tópicos, também podem provocá-las, se utilizados em doses altas. Uma vez que o mucopericôndrio do septo nasal é o responsável pelo suprimento sanguíneo

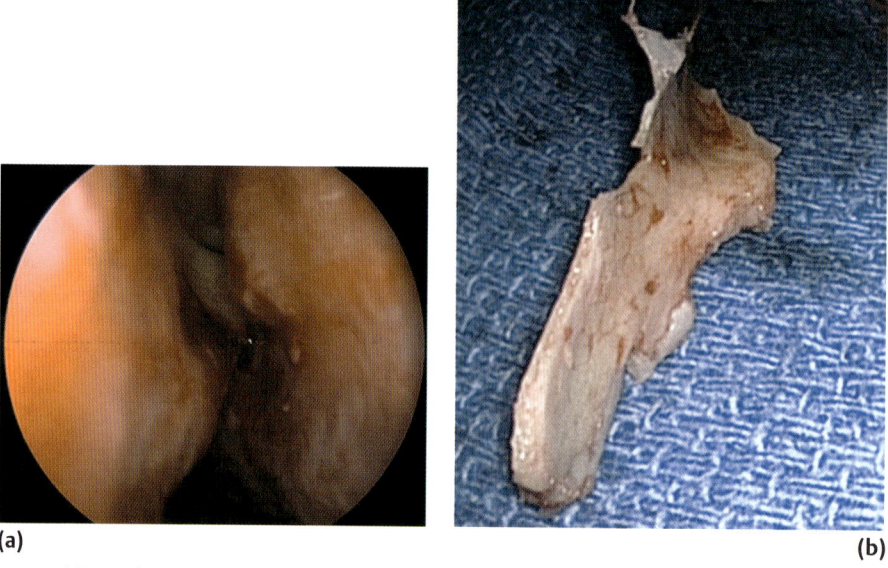

Figura 7.7 (a) Visualização endoscópica da fossa nasal esquerda, mostrando um desvio septal para a esquerda. (b) Observação intraoperatória da cartilagem quadrangular desviada após a septoplastia.

para a cartilagem septal relativamente avascular, alterações desta cobertura mucosa em locais opostos, por traumas mecânicos ou químicos, podem causar necrose isquêmica da cartilagem, o que produz uma úlcera e, em sequência, uma perfuração. O fluxo aéreo turbulento sobre as bordas da perfuração provoca a formação de crostas e sangramento, o que pode aumentar o tamanho da lesão.[17]

Os pacientes com perfurações maiores e mais anteriores geralmente se queixam de epistaxe, formação de crostas, obstrução nasal e rinorreia. Perfurações menores podem causar sibilos durante a respiração nasal por causa do fluxo turbulento através da lesão.[17] Perfurações muito extensas podem alterar o aspecto do nariz externo, inclusive por perda do suporte septal ("nariz em sela") e colapso da ponta nasal. Já que até 92% das perfurações do septo nasal têm localização anterior, estas lesões são reconhecidas com maior facilidade durante a rinoscopia anterior.[18] A visualização das perfurações mais posteriores ou superiores pode exigir a realização de endoscopia nasal (Figuras 7.8 a 7.10).

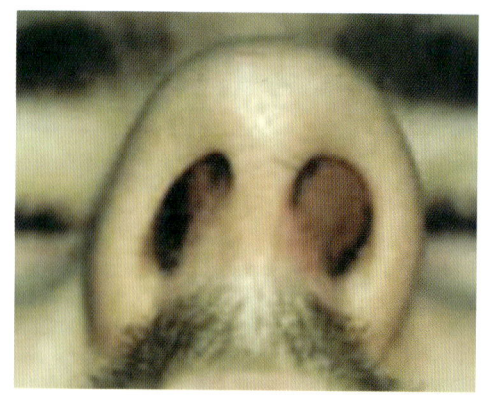

Figura 7.8 A rinoscopia anterior revela o aumento de volume e a consistência macia do septo nasal, indicativo de um hematoma septal. Este paciente sofreu um trauma nasal. Se não tratado, o hematoma septal pode levar ao desenvolvimento de perfuração septal e/ou deformidade de nariz em sela.

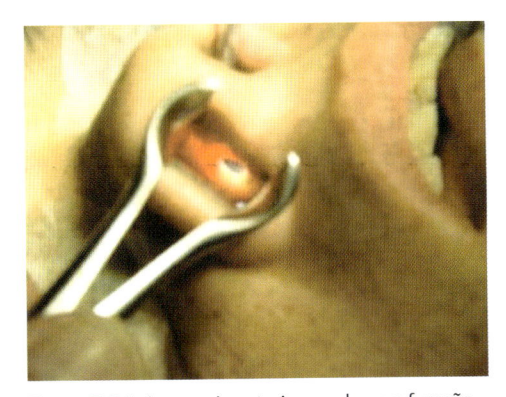

Figura 7.9 A rinoscopia anterior revela a perfuração do septo caudal. Isto pode causar sibilos ou sensação de ressecamento nasal, que são incômodos; a perfuração deve ser reparada ou monitorada para que não aumente.

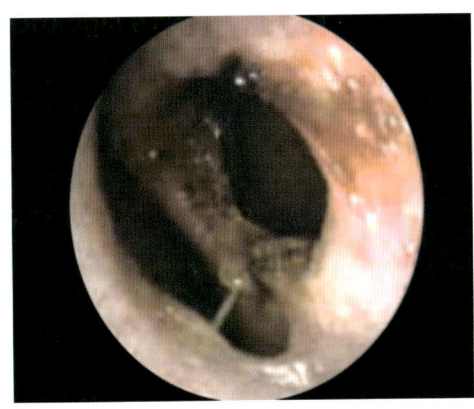

Figura 7.10 Extensa perfuração septal com bordas friáveis e formação de crostas.

DIAGNÓSTICO DIFERENCIAL

Ulceração do septo nasal, histórico de fratura do septo nasal, histórico de cirurgia ou trauma nasal, histórico de uso prolongado de *spray* nasal, doença autoimune, abuso de drogas, câncer e infecção.

EXAMES DIAGNÓSTICOS

A anamnese cuidadosa é o componente mais importante dos exames diagnósticos em pacientes com perfurações septais, já que é prudente determinar a causa da lesão antes da realização de qualquer forma de reparo. As questões pertinentes a procedimentos nasais anteriores (inclusive cauterização e curativos nasais), traumas nasais, uso de cocaína ou excessivo de vasoconstritores revelam a etiologia na maioria dos pacientes. As infecções crônicas e as doenças autoimunes também podem provocar perfuração de septo e devem ser investigadas por meio de exames laboratoriais, radiografias, biópsias e culturas. O exame endoscópico do septo é a melhor forma de avaliação, já que permite a visualização de toda a perfuração e de seus detalhes anatômicos, como localização, tamanho e condições das bordas. Os pacientes com lesões inflamadas ou úlceras ativas no septo devem ser submetidos à biópsia da borda posterior da perfuração, com análise patológica e cultura do tecido.[19] Técnicas de diagnóstico por imagem raramente são necessárias, exceto nos casos de suspeita de um processo mais sistêmico ou doença sinusal coexistente.

TRATAMENTO

As perfurações assintomáticas do septo nasal, ou que causam sintomas apenas intermitentes, podem ser tratadas de maneira conservadora, com *sprays* de soro fisiológico, umidificação regular e pomadas lubrificantes, para evitar a formação de crostas. Os pacientes com perfurações extensas ou sintomas mais regulares podem ser submetidos à colocação de um botão septal, um disco de silicone que se estende sobre a lesão, ocluindo-a. Os botões septais são facilmente colocados em consultório sob anestesia local e podem ser mantidos por mais de um ano. Estes botões melhoram as taxas de epistaxe, obstrução das vias aéreas nasais e sibilos em pacientes com perfurações septais.[17] O reparo cirúrgico é geralmente reservado a pacientes sintomáticos sem infecções crônicas ou doenças autoimunes subjacentes. O procedimento também deve ser considerado em pacientes com perfurações anteriores e risco de desenvolvimento de colapso ou nariz em sela. Dependendo do tamanho e da localização da perfuração, o fechamento cirúrgico pode ser tentado por via endonasal ou rinoplastia externa, geralmente com utilização de algum tipo de enxerto de interposição (aloenxertos de cartilagem, fáscia e derme) colocado entre retalhos da mucosa intranasal.[20] O fechamento de defeitos maiores (>2 cm) pode requerer o uso de retalhos microvasculares regionais ou livres.

Epistaxe

DEFINIÇÕES E CARACTERÍSTICAS CLÍNICAS

A epistaxe é extremamente comum, com incidência vitalícia estimada de 60%.[21] Apesar desta alta incidência, há uma grande variação na gravidade dos episódios, e apenas 6% exigem atenção médica.[22] Esta disparidade entre a incidência e a gravidade se deve, em grande parte, à anatomia vascular da cavidade nasal, que possui muitas anastomoses e recebe contribuições dos sistemas carotídeos interno e externo. Embora a epistaxe geralmente tenha natureza idiopática, inúmeras causas locais e sistêmicas podem existir. As causas locais comuns incluem trauma nasal, neoplasias nasais, desvios de septo e irritação química; as causas sistêmicas incluem coagulopatias, insuficiência renal/hepática e anomalias vasculares, sendo menos frequentes, mas de tratamento é mais difícil.[23] É importante notar que anticoagulantes, como varfarina, enoxaparina, clopidogrel e anti-inflamatórios não esteroides, também foram associados à epistaxe.[22]

Clinicamente, a epistaxe é dividida em sangramentos anteriores e posteriores, com base na localização anatômica da hemorragia e sua gravidade. O sangramento anterior é definido como facilmente visível e controlado por meio da rinoscopia anterior. A epistaxe anterior é mais comumente originária do plexo vascular do septo anterior, chamado área de Little ou de Kesselbach, um sítio de anastomose entre os sistemas carotídeos interno e externo. A epistaxe posterior, de visualização mais difícil e, de maneira geral, mais profusa, normalmente emana dos ramos das artérias esfenopalatinas e etmoidais posteriores.[23] Embora alguns pacientes possam apresentar sangramento unilateral de pequena monta, epistaxes mais graves podem causar hemorragia arterial bilateral, com hemoptise e possibilidade de comprometimento das vias aéreas ou exsanguinação.

DIAGNÓSTICO DIFERENCIAL

Neoplasia, malformação vascular, angiofibroma nasofaríngeo juvenil, rinite alérgica, coagulopatia, telangiectasia hemorrágica hereditária.

EXAMES DIAGNÓSTICOS

Em pacientes com sangramentos menores e estabilidade hemodinâmica, a anamnese permite a diferenciação entre hemorragias recorrentes e episódios isolados, sangramento unilateral ou bilateral e qualquer histórico de trauma ou cirurgia nasal recente. Também é importante para esclarecer a presença de quaisquer tratamentos ou doenças que possam predispor o paciente à hemorragia e estabelecer o histórico familiar de epistaxe e morte. O exame físico geralmente é complicado e deve incluir a avaliação meticulosa da cabeça e do pescoço para detecção de lesões vasculares e também da orofaringe quanto a quaisquer sangramentos ou coágulos. A princípio, o exame nasal deve ser feito por rinoscopia anterior; a endoscopia nasal é necessária para avaliação de fontes mais posteriores. A avaliação laboratorial normalmente é necessária apenas em pacientes com epistaxe recorrente ou submetidos à terapia anticoagulante. Da mesma maneira, a análise radiográfica raramente é necessária, exceto nos casos de trauma facial ou suspeita de neoplasias nasais.

TRATAMENTO

O aspecto mais importante para o tratamento da epistaxe é o estabelecimento do local e da causa do sangramento. Em todos os casos, a aplicação de vasoconstritores tópicos, como fenilefrina a 1% ou oximetazolina a 0,05%, é a primeira linha de tratamento e tem como objetivo interromper o sangramento e melhorar a visualização. Nos pacientes com hemorragias anteriores, uma compressão nasal externa por 10 a 30 minutos pode controlar o sangramento. Após a identificação da origem do sangramento, o local pode ser cauterizado com nitrato de prata. Deve-se ter cuidado para que a cauterização seja apenas unilateral, evitando o desenvolvimento de perfuração septal. A eletrocauterização também pode ser empregada, mas normalmente requer a aplicação de um anestésico. Em caso de insucesso da terapia local ou de localização da fonte do sangramento, a colocação de tampões intranasais é necessária. É importante notar que os pacientes devem ser submetidos à profilaxia antiestafilocóccica durante o uso dos tampões, geralmente por 3 a 5 dias. Se recalcitrante ou recorrente, a epistaxe pode requerer a ligadura cirúrgica da distribuição arterial acometida, ou seja, das artérias esfenopalatinas ou etmoidais. Este procedimento pode ser feito por via endoscópica ou por abordagens abertas; a taxa relatada de sucesso da ligadura endoscópica da artéria esfenopalatina é alta, entre 75 e 100%.[24] A embolização arterial seletiva é outra opção viável para o controle da epistaxe, em especial nos casos de insucesso da cirurgia ou intolerância do paciente à anestesia geral. As taxas de sucesso da embolização são similares às da ligadura cirúrgica, mas a embolização é associada a maiores riscos de necrose tecidual, cegueira e acidentes vasculares encefálicos.[21]

Referências

1. Wiggins RH, III. 2006. Sinonasal overview. In: Harnsberger, HR and Macdonald, AJ (eds.), Diagnostic and Surgical Imaging Anatomy: Brain, Head & Neck, Spine. Salt Lake City, UT: Amirsys, pp. 104–113.
2. Wise SK, Richard RO, John MD. 2012. Sinonasal development and anatomy. In: David, WK and Peter, HH (eds.), Rhinology: Diseases of the Nose, Sinuses, and Skull Base. New York: Thieme, pp. 1–19.
3. McLaughlin RB, Jr., Rehl RM, Lanza DC. 2001. Clinically relevant frontal sinus anatomy and physiology. Otolaryngologic Clinics of North America 34:1–22.
4. Wiggins RH, III. 2006. Ostiomeatal unit (OMU). In: Harnsberger, HR and Macdonald, AJ (eds.), Diagnostic and Surgical Imaging Anatomy: Brain, Head & Neck, Spine. Salt Lake City, UT: Amirsys, pp. 114–117.
5. Baroody FM, Robert MN. 2010. Immunology of the upper airway and pathophysiology and treatment of allergic rhinitis. In: Flint, PW (ed.), Cummings Otolaryngology: Head & Neck Surgery. Philadelphia, PA: Mosby Elsevier, pp. 597–623.
6. Corriveau MN, Bachert C. 2012. Allergic and nonallergic rhinitis. In: Kennedy, DW and Hwang, PH (eds.), Rhinology: Diseases of the Nose, Sinuses, and Skull Base. New York: Thieme, pp. 82–91.
7. Hamilos DL. 2012. Principles of allergy skin testing and immunotherapy. In: Kennedy, DW and Hwang, PH (eds.), Rhinology: Diseases of the Nose, Sinuses, and Skull Base. New York: Thieme, pp. 92–103.
8. Meltzer EO. 2011. The role of nasal corticosteroids in the treatment of rhinitis. Immunology and Allergy Clinics of North America 31:545–560.
9. Nurse LA, Duncavage JA. 2009. Surgery of the inferior and middle turbinates. Otolaryngologic Clinics of North America 42:295–309.
10. Neskey D, Eloy JA, Casiano RR. 2009. Nasal, septal, and turbinate anatomy and embryology. Otolaryngologic Clinics of North America 42:193–205.
11. Larrabee YC, Kacker A. 2014. Which inferior turbinate reduction technique best decreases nasal obstruction? Laryngoscope 124:814–815.
12. Goyal P, Hwang PH. 2012. Surgery of the septum and turbinates. In: Kennedy, DW and Hwang, PH (eds.), Rhinology: Diseases of the Nose, Sinuses, and Skull Base. New York: Thieme, pp. 444–456.
13. Stamm AC, Cassol A, Pignatari SSN. 2010. Transnasal endoscopicassisted surgery of the anterior skull base. In: Flint, PW (ed.), Cummings Otolaryngology: Head & Neck Surgery. Philadelphia, PA: Mosby Elsevier, pp. 2471–2485
14. Fettman N, Sanford T, Sindwani R. 2009. Surgical management of the deviated septum: Techniques in septoplasty. Otolaryngologic Clinics of North America 42:241–252.
15. Haak J, Papel ID. 2009. Caudal septal deviation. Otolaryngologic Clinics of North America 42:427–436.
16. Oberg D, Akerlund A, Johansson L et al. 2003. Prevalence of nasal septal perforation: The Skovde population-based study. Rhinology 41:72–75.
17. Lanier B, Kai G, Marple B, Wall GM. 2007. Pathophysiology and progression of nasal septal perforation. Annals of Allergy, Asthma and Immunology 99:473–479.
18. Diamantopoulos JNS, II. 2001. The investigation of nasal septal perforations

and ulcers. Journal of Laryngology and Otology 115:541–544.
19. Watson D, Barkdull G. 2009. Surgical management of the septal perforation. Otolaryngologic Clinics of North America 42:483–493.
20. Kim SW, Rhee CS. 2012. Nasal septal perforation repair: Predictive factors and systematic review of the literature. Current Opinion in Otolaryngology & Head and Neck Surgery 20:58–65.
21. Vaughan W, Khanna K, Fong K. 2012. Epistaxis. In: Kennedy, DW and Hwang, PH (eds.), Rhinology: Diseases of the Nose, Sinuses, and Skull Base. New York: Thieme, pp. 491–502.
22. Simmen DB, Jones NS. 2010. Epistaxis. In: Flint, PW (ed.), Cummings Otolaryngology: Head & Neck Surgery. Philadelphia, PA: Mosby Elsevier, pp. 682–693.
23. Gifford TO, Orlandi RR. 2008. Epistaxis. Otolaryngologic Clinics of North America 41:525–536.
24. Barnes ML, Spielmann PM, White PS. 2012. Epistaxis: A contemporary evidence based approach. Otolaryngologic Clinics of North America 45:1005–1017.

CAPÍTULO 8

Sinusite

Muhamad A. Amine ▪ Monica Oberoi Patadia

- Rinossinusite aguda
- Rinossinusite crônica
- Polipose nasal
- Sinusite fúngica alérgica
- Abscesso subperiósteo
- Leitura sugerida

Rinossinusite aguda

DEFINIÇÕES E CARACTERÍSTICAS CLÍNICAS

A rinossinusite aguda (ARS) é definida por sintomas causados por inflamação das cavidades nasossinusais por pelo menos 4 semanas. O critério diagnóstico é a presença de três sintomas cardeais com até 4 semanas de duração – rinorreia purulenta (Figura 8.1), obstrução nasal e/ou dor e sensação de plenitude facial. Além disso, a ARS pode ser caracterizada por febre, tosse, fadiga, hiposmia, dor odontológica e plenitude ou sensação de pressão auricular; no entanto, estes sintomas têm menor sensibilidade e especificidade. A ARS pode ser dividida em viral e bacteriana. A ARS viral é mais comum e geralmente precedida por uma infecção nas vias aéreas superiores com passagem do conteúdo nasal para os seios da face. Os rinovírus, seguidos pelos vírus da influenza e da parainfluenza, são os vírus mais comumente aspirados em estudos de punção nasal de pacientes com rinossinusite transmissível aguda. Os isolados bacterianos mais comuns são *Streptococcus pneumoniae*, *Haemophilus influenzae* e *Moraxella catarrhalis*. A ARS viral é complicada pela ARS bacteriana secundária em 0,5 a 2% dos casos. A verdadeira distinção entre a ARS viral e bacteriana depende da realização de cultura; no entanto, por causa da incidência na população em geral, isto não é prático. Assim, a diferenciação entre as duas formas de ARS é fundamentada no padrão e na duração da doença. A ARS bacteriana deve ser suspeita, se os sintomas forem observados por mais de 10 dias, com piora após uma breve melhora, ou em caso de sintomatologia grave, com febre superior a 39° C, dor facial e secreção purulenta por, pelo menos, 3 dias consecutivos.

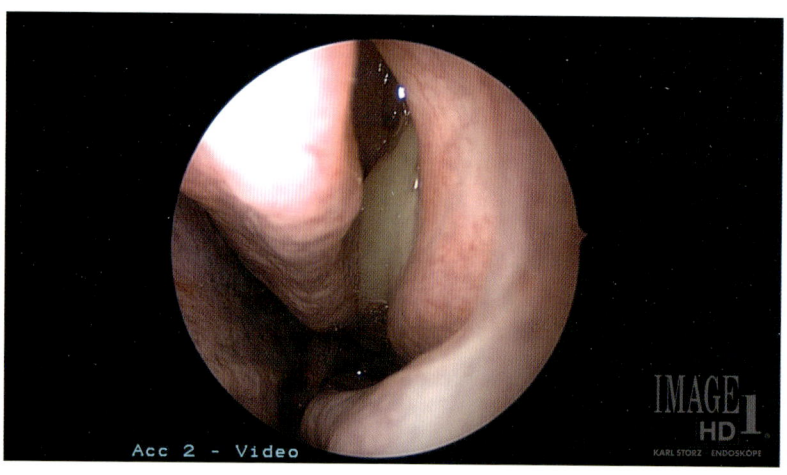

Figura 8.1 Secreção purulenta espessa e amarela que emana do complexo ostiomeatal esquerdo.

DIAGNÓSTICO DIFERENCIAL

Infecção do trato respiratório superior, ARS viral, ARS bacteriana, rinossinusite crônica (CRS), rinite alérgica, corpo estranho nasal, enxaqueca, infecção dentária.

EXAMES DIAGNÓSTICOS

O diagnóstico é com base na anamnese e no exame físico. A realização rotineira de técnicas de diagnóstico por imagem não é recomendada a não ser nos casos de suspeita de complicação, como acometimento orbitário, intracraniano ou de tecidos moles. Se houver suspeita de complicação, a tomografia computadorizada (TC) dos seios paranasais com contraste é a técnica preferida. A ressonância magnética (RM) também pode ser realizada, se mais informações forem necessárias para avaliação da extensão da doença, principalmente em caso de suspeita de massa ou acometimento intracraniano. A realização de culturas pode ser considerada na presença de complicações ou insucesso terapêutico, para orientação da antibioticoterapia.

TRATAMENTO

Na ARS viral, o tratamento consiste em alívio sintomático. Estes sintomas se resolvem em 7 a 10 dias, e o tratamento não encurta a duração da infecção viral. Analgésicos ou antipiréticos são prescritos para alívio da dor e febre. Descongestionantes tópicos ou sistêmicos podem ser utilizados para redução da congestão nasal e da rinorreia. No entanto, os pacientes devem ser aconselhados quanto à duração limitada do uso destes medicamentos (não mais do que 3 dias consecutivos em caso de descongestionantes tópicos, como a fenilefrina), para prevenção de taquifilaxia e congestão de rebote. Os corticosteroides nasais são geralmente recomendados. Dados mostram que estes fármacos levam à melhora sintomática das ARSs viral e bacteriana; no entanto, estudos indicam que os corticosteroides nasais são mais eficazes em pacientes com um componente alérgico subjacente. A irrigação mecânica do revestimento mucoso nasal e das vias sinusais com solução salina pode melhorar a qualidade de vida, diminuir a congestão nasal e reduzir o uso de medicamentos por pacientes com ARS bacteriana, embora os dados sejam limitados. Apenas água destilada, estéril ou mineral deve ser utilizada, já que há relatos raros, mas graves, de desenvolvimento de encefalite amebiana por uso de água de torneira. Os antibióticos não estão indicados para o tratamento da ARS viral; no entanto, sua administração é discutida em casos de ARS bacteriana não complicada. Os antibióticos têm benefício comprovadamente modesto e efeitos colaterais, portanto, seus benefícios devem ser comparados aos possíveis riscos. As orientações práticas clínicas recomendavam a administração de amoxicilina como primeira linha terapêutica em caso de utilização de antibióticos. No entanto, a resistência de microrganismos, em especial *H. influenzae* e pneumococos, a este medicamento é cada vez maior. Assim, as orientações de 2012 da Infectious Disease Society of America (IDSA) recomenda a administração de amoxicilina/clavulanato como primeira linha de tratamento. O ideal é que a terapia seja orientada pelos resultados da cultura, embora a obtenção da amostra exija o uso de endoscópios ou a realização de punção antral. Diversas durações e doses terapêuticas não têm benefício comprovado.

Rinossinusite crônica

DEFINIÇÕES E CARACTERÍSTICAS CLÍNICAS

A CRS é definida como a inflamação das cavidades nasossinusais com pelo menos 12 semanas de duração e uma combinação de sintomas e achados físicos. As definições requerem a presença de pelo menos dois dos seguintes sintomas:

- Secreção mucopurulenta (anterior e/ou posterior).
- Obstrução (congestão) nasal.
- Dor, pressão ou plenitude facial.
- Diminuição do olfato.

Além disso, a documentação da inflamação por um ou mais dos seguintes achados é necessária:

- Muco purulento (não transparente) ou edema no meato médio ou na região etmoidal.
- Pólipos nas fossas nasais ou no meato médio.
- Imagens radiográficas de processo inflamatório dos seios paranasais.

Diferentemente da ARS, a etiologia é discutida. Dentre as teorias, a presença de superantígenos, biofilmes, osteíte, deficiências imunológicas e disfunção da interação entre o hospedeiro e o ambiente tem sido relatada. Há uma associação entre as doenças atópicas, como a asma e a rinite alérgica, e a CRS. Os sintomas do paciente tendem a ser de baixo grau e crônicos em comparação aos observados na ARS; sendo assim, pacientes e médicos podem não dar a devida importância aos sintomas antes de finalmente procurarem o tratamento.

A CRS se divide em duas categorias principais: a rinossinusite crônica sem polipose nasal (CRSsNP) e a rinossinusite crônica com polipose nasal (CRSwNP). Outra categoria é a sinusite fúngica alérgica (AFS). A CRSsNP é o tipo mais comum.

DIAGNÓSTICO DIFERENCIAL

ARS, rinite alérgica, enxaqueca, neoplasias nasossinusais, rinite medicamentosa, pólipo antrocoanal, abuso de drogas intranasais.

EXAMES DIAGNÓSTICOS

O diagnóstico começa com a anamnese e o exame físico. Deve-se questionar a existência de queixas nasossinusais que possam confirmar ou levar a um diagnóstico alternativo. As comorbidades também devem ser questionadas, já que seu tratamento pode ser adjunto, principalmente no caso da rinite alérgica. O histórico de asma ou alergias a anti-inflamatórios não esteroides e ácido acetilsalicílico e o achado de pólipos nasais podem indicar o diagnóstico de doença respiratória exacerbada por ácido acetilsalicílico/tríade de Samter. O histórico de infecções sinusais, respiratórias e otológicas frequentes pode levar à realização de exames para detecção de imunodeficiências. A exposição a substâncias químicas, principalmente à fumaça, não pode ser ignorada, já que aumenta a incidência de CRS. O exame completo da cabeça e do pescoço é necessário, incluindo a endoscopia nasal, que permite a documentação objetiva da inflamação. A TC pode auxiliar na confirmação do diagnóstico de CRS, já que a endoscopia muitas vezes é negativa (Figura 8.2)

TRATAMENTO

O tratamento começa pela terapia medicamentosa, que é direcionada ao fator subjacente ou exacerbante. Os medicamentos utilizados são antibióticos, corticosteroides, imunomoduladores e soluções para irrigação nasal. Os antibióticos são comumente utilizados; no entanto, não há orientações consensuais sobre seu uso. A principal evidência se refere ao uso de macrolídeos, especificamente em pacientes com baixos

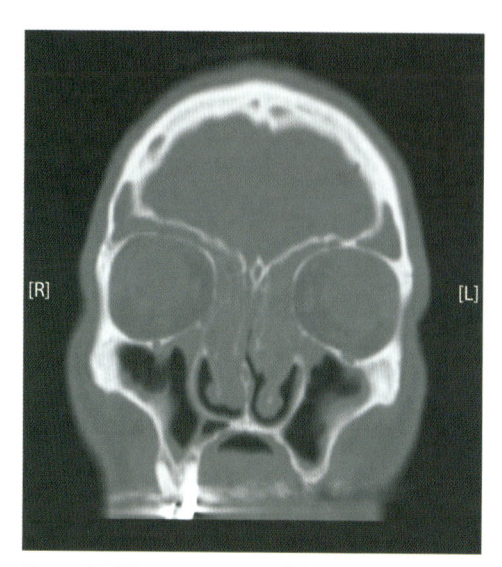

Figura 8.2 TC em corte coronal dos seios paranasais de um paciente com CRSsNP. A opacificação quase total dos seios frontais e dos seios etmoidais é observada. O revestimento do seio maxilar está espessado, e a fossa nasal encontra-se preenchida por tecidos moles que, neste caso, são pólipos nasais.

níveis séricos de imunoglobulina (Ig) E; porém, até mesmo estas revisões consideram que o tratamento é opcional. Os corticosteroides são o pilar do tratamento e podem ser empregados em formas tópicas ou sistêmicas. Estes são os fármacos mais bem estudados, com benefícios comprovados em ensaios clínicos randomizados. O uso de corticosteroides tem muitos benefícios, como o alívio dos sintomas, a melhora objetiva, a redução intraoperatória do sangramento e, em alguns casos, melhores resultados em longo prazo. A administração tópica intranasal de corticosteroides é associada à maior quantidade de evidências que mostram a redução do tamanho dos pólipos e a melhora sintomática. Estes medicamentos também diminuem a recidiva dos pólipos após a cirurgia. Os antileucotrienos podem ser úteis nos pacientes com doença inflamatória mediada por leucotrienos, como a rinite alérgica, a asma e a polipose nasal, e nos indivíduos sensíveis a ácido acetilsalicílico. A irrigação com solução salina reduz os sintomas, tem baixo custo e baixo risco, desde que feita com água estéril ou mineral. O tratamento cirúrgico é reservado aos pacientes que não respondem ao tratamento medicamentoso, mas é muito eficaz. Os objetivos da cirurgia são a remoção da doença macroscópica, a preservação da mucosa, o restauro das vias sinusais de drenagem e o acesso para a futura administração tópica de fármacos. Os pacientes com CRS condizente com um processo eosinofílico ou sistêmico devem continuar o tratamento medicamentoso após a cirurgia para prevenir a recidiva dos sintomas.

Polipose nasal

DEFINIÇÕES E CARACTERÍSTICAS CLÍNICAS

A polipose nasal é uma manifestação inflamatória observada na CRS. Os pólipos são massas pedunculadas benignas, regulares e edematosas, isoladas ou agrupadas. Os pólipos podem-se formar em qualquer local do nariz e dos seios paranasais, mas são comumente encontrados no meato médio e no recesso esfenoetmoidal. Histologicamente, estas lesões apresentam membrana basal espessa, dano epitelial e edema tecidual extenso. Os pólipos nasais podem ser observados em pacientes assintomáticos. Os pacientes com CRS e pólipos normalmente se queixam mais de congestão nasal e hiposmia do que os indivíduos com CRS sem pólipos (Figura 8.3).

DIAGNÓSTICO DIFERENCIAL

Papiloma invertido, neoplasia nasossinusal, doença respiratória exacerbada pelo ácido acetilsalicílico, rinossinusite fúngica alérgica (AFRS), CRS, rinite alérgica, encefalocele.

EXAMES DIAGNÓSTICOS

Os pólipos ocasionalmente podem ser visualizados à rinoscopia anterior; no entanto, a endoscopia permite uma melhor visualização das cavidades nasossinusais, em especial no período pós-operatório. É importante notar que os pólipos devem ser bilaterais. Em caso de achado de um pólipo unilateral, técnicas de diagnóstico por imagem devem ser realizadas, e o diagnóstico diferencial deve ser reconsidera-

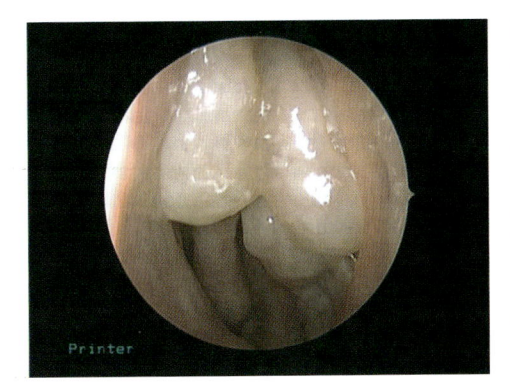

Figura 8.3 Endoscopia nasal do lado esquerdo do nariz. Pólipos são observados no meato médio esquerdo. Estes pólipos obstruem o complexo ostiomeatal. Atrás dos pólipos, a estrutura anatômica normal conhecida como cabeça da concha nasal medial pode ser observada.

do. À endoscopia, os pólipos podem ser classificados por meio do sistema de Lund-Kennedy, da seguinte maneira:

- 0 = ausência de pólipos.
- 1 = pólipos confinados ao meato médio.
- 2 = pólipos com extensão para além do meato médio.
- 3 = obstrução da fossa nasal pelos pólipos.

Há outros sistemas similares de classificação. A TC não é necessária para documentar o processo inflamatório no diagnóstico da CRS em caso de visualização dos pólipos durante o exame. No entanto, as imagens são importantes quando os pólipos não são visualizados e há processo inflamatório nos seios paranasais. À TC, os pólipos não podem ser diferenciados da mucosa hipertrofiada ou espessada. A TC permite a avaliação da extensão da doença e auxilia no planejamento pré-operatório. A RM é desencorajada para o diagnóstico de rotina da CRS com polipose nasal. No entanto, a RM é importante nos casos de suspeita de processo neoplásico e quando se deseja um maior detalhamento do tecido mole. Os exames para diagnóstico de alergias são utilizados para descartar comorbidades alérgicas. Em crianças, a presença de pólipos nasais pode sugerir o diagnóstico de fibrose cística, determinando a realização dos exames adequados.

TRATAMENTO

Como os pólipos nasais são observados em pacientes com CRS, o tratamento é essencialmente o mesmo. A princípio, o tratamento é medicamentoso e, em caso de insucesso, é cirúrgico. A terapia medicamentosa principal é composta pelos corticosteroides tópicos ou sistêmicos com maiores benefícios comprovados. O uso de antibióticos é debatido, já que, em sua maioria, os pólipos nasais são de natureza eosinofílica. Os corticosteroides injetáveis reduzem temporariamente o tamanho dos pólipos. A cirurgia é realizada para erradicar a maior parte da doença enquanto preserva a mucosa, formar vias naturais de drenagem e ventilação e permitir a administração de medicamentos nas cavidades nasossinusais. Deve-se enfatizar que, após a cirurgia, o tratamento medicamentoso continua, já que os pacientes precisam do controle da doença crônica por toda a vida.

Sinusite fúngica alérgica

DEFINIÇÕES E CARACTERÍSTICAS CLÍNICAS

A AFRS se enquadra no grupo das doenças eosinofílicas e é caracterizada por mucina alérgica espessa com células inflamatórias necróticas, eosinófilos e cristais de Charcot-Leyden. A doença ocorre em indivíduos imunocompetentes e atópicos e é responsável por aproximadamente 5% dos casos de CRS nos Estados Unidos, com maiores incidências no sul do país. A AFRS tende a acometer a população mais jovem. Classicamente, a AFRS é diagnosticada pelos critérios de Bent-Kuhn: polipose nasal, presença de fungos à coloração histológica, mucina eosinofílica sem invasão fúngica do tecido sinusal, hipersensibilidade do tipo I a fungos e achados radiológicos característicos, com diferentes densidades de tecidos moles à TC. Acredita-se que a fisiopatologia esteja relacionada com a reação de hipersensibilidade aos antígenos fúngicos, que provoca a obstrução dos seios paranasais e impede a eliminação dos antígenos fúngicos responsáveis, gerando um ciclo perpétuo. A princípio, o quadro clínico é gradual, e os pacientes podem queixar-se de rinorreia espessa e descorada, hiposmia, obstrução nasal e outras queixas nasossinu-

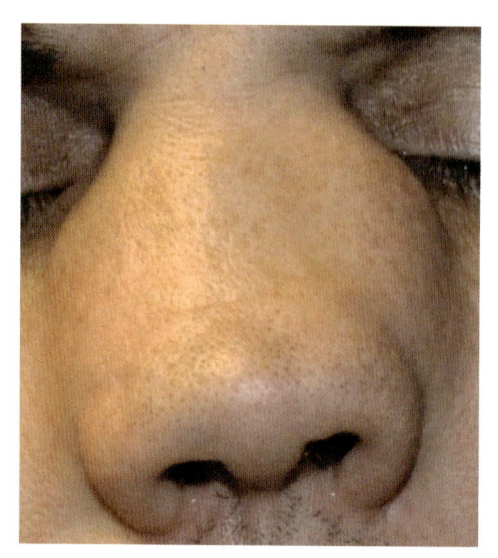

Figura 8.4 Note o aumento de volume do dorso do nariz deste paciente, decorrente da grande expansão óssea. (Foto cortesia de Jay Dutton, MD.)

interior dos seios paranasais em razão da grande quantidade de proteína e do baixo teor de água da mucina alérgica. Os achados laboratoriais incluem elevação do nível de IgE e eosinofilia periférica. A realização de exames cutâneos ou *in vitro* para diagnóstico de alergias é indicada e deve demonstrar a presença de hipersensibilidade específica a fungos, comumente com ampla sensibilidade a antígenos fúngicos e não fúngicos. O diagnóstico histopatológico é normalmente obtido em um espécime cirúrgico e revela hifas fúngicas sem evidências de invasão e um infiltrado eosinofílico proeminente, com necrose e degranulação de eosinófilos.

TRATAMENTO

O tratamento é cirúrgico, para erradicação da maior parte da doença e criação de cavidades desobstruídas para facilitar a drenagem e a administração de fármacos (Figura 8.5). O tratamento medicamentoso contínuo após a cirurgia é necessário para evitar recidivas. Este tratamento medicamentoso é composto principalmente por irrigações com soro fisiológico e corticosteroides tópicos. A imunoterapia pode prevenir recidivas, melhorar os escores de qualida-

sais. Ao exame, os pacientes podem apresentar sinais externos de expansão óssea e dismorfia facial (Figura 8.4).

DIAGNÓSTICO DIFERENCIAL

Rinossinusite fúngica invasiva aguda, bola fúngica, neoplasia nasossinusal, doença respiratória exacerbada por ácido acetilsalicílico, rinossinusite fúngica invasiva crônica.

EXAMES DIAGNÓSTICOS

O diagnóstico é realizado de maneira similar às outras formas de CRS e começa com a anamnese detalhada e o exame físico. As técnicas de diagnóstico por imagem fazem parte dos critérios diagnósticos e mostram a opacificação completa assimétrica ou unilateral dos seios paranasais contíguos. À TC, os achados clássicos da AFRS são a expansão ou erosão óssea dramática e a heterogeneidade do sinal por causa do acúmulo de metais pesados. À RM, as imagens ponderadas em T1 têm aparência variável. Nas imagens ponderadas em T2, há hiperintensidade mucosa periférica e sinal hipointenso no

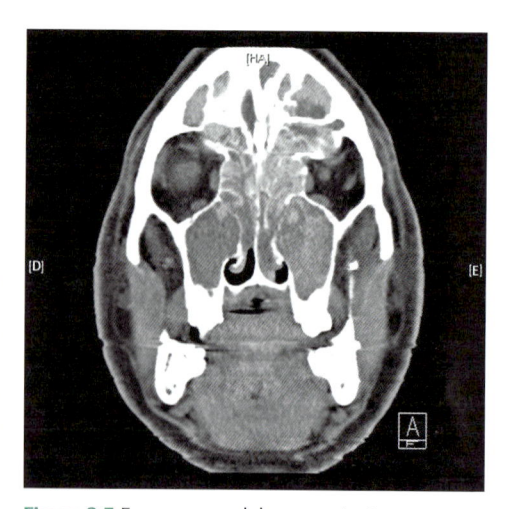

Figura 8.5 Exame coronal de um paciente com pansinusite extensa. Mais uma vez, há expansão óssea, adelgaçamento dos seios etmoidais e hiperintensidades em vários seios. (Foto cortesia de Jay Dutton, MD.)

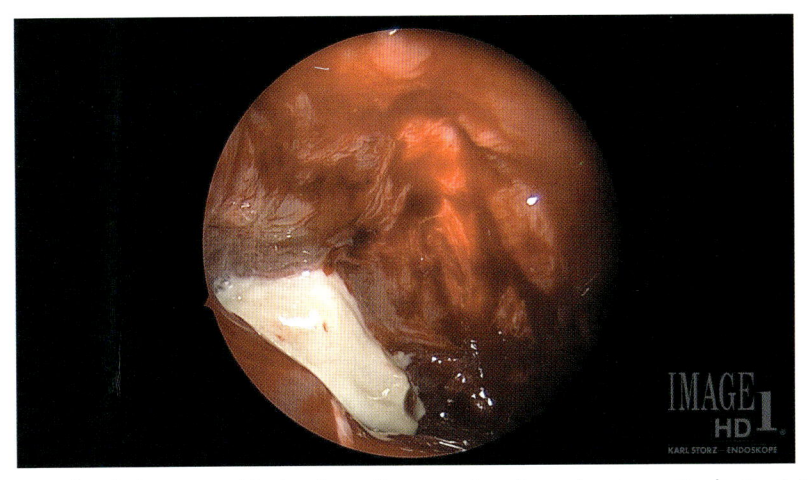

Figura 8.6 Visualização intraoperatória do seio maxilar esquerdo após ser cirurgicamente aberto e irrigado. Note as espessas secreções mucoides remanescentes. O revestimento do seio maxilar está inflamado e irritado.

de de vida e reduzir o uso de corticosteroides tópicos e sistêmicos; estes dados, porém, são limitados. Antifúngicos foram avaliados como possíveis tratamentos na AFRS. A terapia antifúngica sistêmica perdeu adeptos por causa de sua toxicidade e ausência de dados que comprovem sua eficácia. A terapia antifúngica tópica pode levar altas doses de medicamentos diretamente para os locais acometidos pela doença; no entanto, os dados são limitados e, hoje, este tratamento não é comumente utilizado ou recomendado (Figura 8.6).

Abscesso subperiósteo

DEFINIÇÕES E CARACTERÍSTICAS CLÍNICAS

O abscesso subperiósteo orbitário é uma coleção de pus entre o periósteo da órbita e a parede óssea da órbita, mais comumente entre a lâmina papirácea e a periórbita medial. Isto ocorre principalmente como uma complicação da sinusite aguda, por meio de extensão direta. O abscesso subperiósteo orbitário é conhecido como classe III na classificação de Chandler das complicações orbitárias. Com o avanço progressivo da infecção, pode haver penetração do periósteo e acesso à órbita, com desenvolvimento de abscesso orbitário. A movimentação extraocular e a acuidade visual são afetadas pelo avanço da doença. Quemose e dor à movimentação ocular também podem ser observadas. Sem o reconhecimento imediato e o tratamento adequado, a progressão rápida pode ter consequências devastadoras, como cegueira, meningite e até mesmo morte.

DIAGNÓSTICO DIFERENCIAL

Celulite periorbitária e orbitária, abscesso orbitário, trombose do seio cavernoso, dacriocistite.

EXAMES DIAGNÓSTICOS

Após a anamnese, o exame clínico deve analisar a acuidade visual, a reatividade da pupila e a movimentação extraocular. O defeito pupilar aferente é indicativo de perda visual e é um sinal de mau prognóstico. A TC contrastada é o melhor exame para avaliação da extensão da doença e pode diferenciar entre a celulite, o abscesso subperiósteo e o abscesso orbitário (Figura 8.7). Culturas intraoperatórias devem ser solicitadas para determinar a antibioticoterapia.

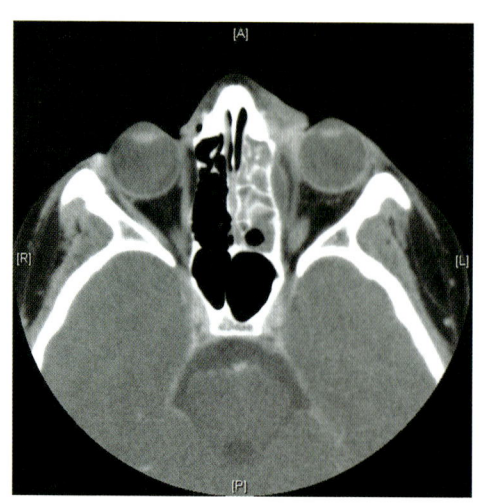

Figura 8.7 TC em corte axial dos seios paranasais revelando sinusite etmoidal esquerda com uma coleção fluida entre a lâmina papirácea e a periórbita medial. Ao aumentar, a coleção continua a deslocar lateralmente o reto medial.

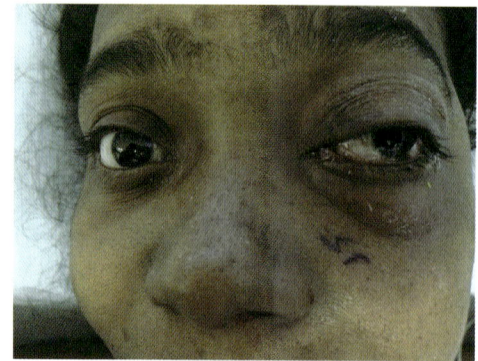

Figura 8.8 Note a proptose e a celulite associada neste paciente com um extenso abscesso subperiósteo medial.

TRATAMENTO

Uma abordagem multidisciplinar deve ser considerada, incluindo otorrinolaringologistas, oftalmologistas, equipe de doenças infecciosas e radiologistas. A instituição imediata da antibioticoterapia intravenosa é essencial. Discute-se se a drenagem cirúrgica deve ser imediata ou realizada após um período de observação com administração de antibióticos. Isto depende de muitos fatores, como a idade do paciente (criança ou adulto), o tamanho e a localização do abscesso. Os déficits de acuidade visual são uma indicação absoluta para a exploração cirúrgica imediata. A drenagem cirúrgica pode ser feita por incisão externa de Lynch e/ou endoscopia nasal. O tratamento da sinusite concomitante também deve ser instituído (Figura 8.8).

Leitura sugerida

Benninger MS, Ferguson BJ, Hadley JA et al. September 2003. Adult chronic rhinosinusitis: Definitions, diagnosis, epidemiology, and pathophysiology. Otolaryngology: Head & Neck Surgery 129(3 Suppl.):S1–S32.

Fokkens WJ, Lund VJ, Mullol J et al. March 2012. European position paper on rhinosinusitis and nasal polyps 2012. Rhinology Supplement.

Kennedy DW, Hwang PH. 2012. Rhinology: Diseases of the Nose, Sinuses, and Skull Base. New York: Thieme.

Rosenfeld RM, Andes D, Bhattacharyya N et al. September 2007. Clinical practice guideline: Adult sinusitis. Otolaryngology: Head & Neck Surgery. 137(3 Suppl.):S1–S31.

CAPÍTULO 9

Massas Nasossinusais Benignas

Kristin Seiberling ▪ Peter-John Wormald

- Mucocele
- Pólipo antrocoanal
- Angiofibroma nasal juvenil
- Doenças sistêmicas
- Referências

Mucocele

DEFINIÇÕES E CARACTERÍSTICAS CLÍNICAS

As mucoceles dos seios paranasais são lesões císticas expansíveis, revestidas por epitélio respiratório. Acredita-se que as mucoceles se desenvolvam a partir da obstrução do óstio sinusal e do resultante acúmulo de muco que, com o passar do tempo, expande os seios. O bloqueio do óstio sinusal pode ter diversas causas, como trauma local, cirurgia prévia, infecções repetidas, pólipos e tumores. Embora raras, são as lesões expansíveis mais comuns nos seios paranasais. Além disso, embora a mucocele seja benigna, local, a expansão pode adelgaçar e destruir o osso adjacente, o que leva à extensão a estruturas próximas, como a órbita e o lobo frontal. A maioria das mucoceles é estéril; no entanto, em caso de infecção, pode haver o desenvolvimento de uma mucopiocele, que pode causar meningite ou abscesso cerebral.

As mucoceles são mais frequentemente observadas no seio frontal (77%), nos frontais/etmoidais anteriores (14%), nos seios etmoidais anteriores (5%), no seio maxilar (3%) e nos seios etmoidais posteriores (1%).[1] É provável que a anatomia estreita da via de drenagem do seio frontal seja responsável por sua maior propensão ao desenvolvimento de mucocele.

O quadro clínico varia conforme a localização da mucocele. As mucoceles anteriores que tracionam o globo ocular podem causar proptose, dor periorbitária e redução da mobilidade ocular. A perda da lâmina anterior do seio frontal pode provocar aumento de volume da fronte e cefaleia (Figura 9.1). A osteíte localizada da lâmina anterior pode causar o tumor de Pott

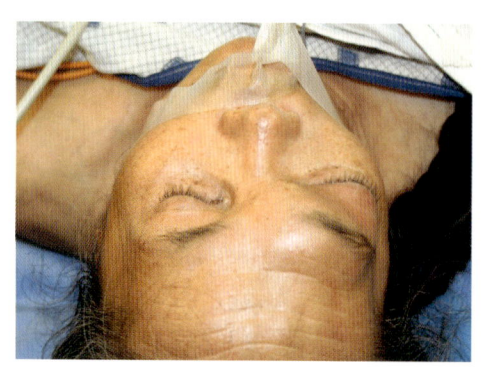

Figura 9.1 Mucocele no seio frontal direito com expansão visível da fronte e proptose.

(abscesso) que, por sua vez, pode formar uma fístula crônica que conecta a mucocele do seio frontal à pele. As mucoceles do seio maxilar podem ser associadas a desconforto localizado nas bochechas, proptose e dor dentária. As mucoceles do etmoide posterior podem expandir-se contra o ápice orbitário, causando perda da acuidade visual e redução da mobilidade do globo ocular.

Histologicamente, as mucoceles são revestidas por células epiteliais colunares pseudoestratificadas com poucas células ciliadas e células caliciformes hipertróficas. A formação reativa de osso pode ser observada adjacente à mucocele e à infiltração inflamatória. No interior da mucocele, há muco estéril e cristais de colesterol.

DIAGNÓSTICO DIFERENCIAL

O diagnóstico diferencial inclui tumores benignos e malignos dos seios paranasais, cistos mucosos de retenção, pólipo antrocoanal (ACP) e bola fúngica. Os tumores são facilmente diferenciados pelo brilho em técnicas de diagnóstico por imagem com contraste e, de modo geral, os cistos mucosos de retenção e o ACP não ocupam todo o seio paranasal. A bola fúngica no seio maxilar pode curvar a parede sinusal; no entanto, pode ser diferenciada pela presença de calcificações, que são visualizadas à tomografia computadorizada (TC).

EXAMES DIAGNÓSTICOS

A TC é a modalidade de imagem de escolha para o diagnóstico das mucoceles. Os achados característicos à TC são a opacificação completa dos seios, a presença de material mucoide de baixa densidade, o adelgaçamento do osso adjacente com curvatura da parede sinusal e a expansão sinusal (Figura 9.2). Com o passar do tempo, perda do osso adjacente pode ser observada, assim como a extensão da lesão para os tecidos próximos. Em caso de administração de contraste, o brilho periférico pode ou não ser visualizado. A ressonância magnética (RM) não é a modalidade de escolha para diagnóstico da mucocele. A intensidade do sinal na RM é variável e depende da concentração de água, proteína e muco no fluido. No entanto, a RM pode auxiliar na diferenciação entre a mucocele e tumores sólidos.

TRATAMENTO

As mucoceles são tratadas por meio da drenagem cirúrgica e marsupialização do seio afetado (Figura 9.3). A terapia medicamentosa não tem utilidade, a não ser que a mucocele esteja infectada (mucopiocele). Neste caso, o tratamento adequado consiste na cirurgia combinada à

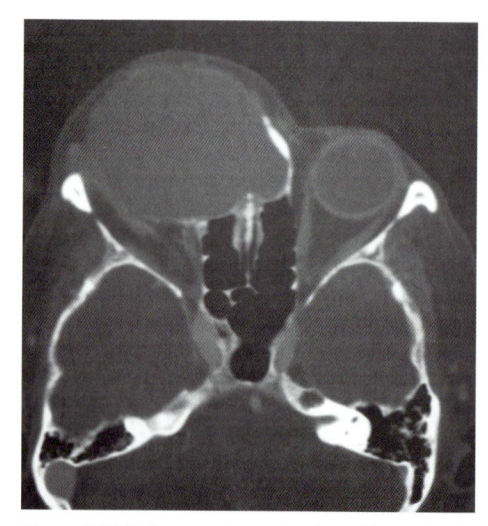

Figura 9.2 TC do paciente mostrado na Figura 9.1. O exame mostra a mucocele no seio frontal direito com compressão da órbita. A mucocele é observada como uma massa regular expansível.

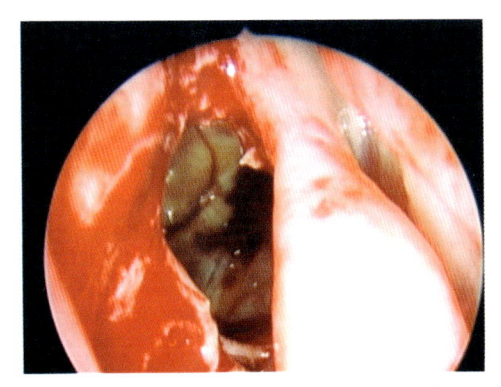

Figura 9.3 Cavidade intraoperatória da mucocele no seio frontal direito mostrada nas Figuras 9.1 e 9.2.

administração de antibióticos. A cirurgia pode ser realizada por via endoscópica (preferida), externa ou em abordagem combinada, dependendo do tamanho e da localização da lesão. A abordagem endoscópica permite a drenagem e a marsupialização da mucocele sem remoção da mucosa sinusal, enquanto a abordagem externa envolve a extirpação completa da lesão, inclusive da mucosa sinusal. O tratamento de escolha das mucoceles é a drenagem endoscópica com monitoramento cuidadoso para detecção de recidivas.

Pólipo antrocoanal

DEFINIÇÕES E CARACTERÍSTICAS CLÍNICAS

O ACP é um pólipo solitário originário do seio maxilar que se estende até a coana. De modo geral, os ACPs são responsáveis por 4 a 6% de todos os pólipos intranasais.[2,3] Embora a etiologia do ACP ainda não tenha sido elucidada, a sinusite crônica e a rinite alérgica foram implicadas.[4,5] Os fatores etiológicos podem incluir a rinite alérgica e a sinusite crônica. Os ACPs são mais comuns em crianças e adultos jovens. As lesões tendem a ser unilaterais e geralmente são associadas à obstrução nasal e rinorreia. Outros sintomas são ronco, respiração oral, epistaxe e anosmia. Patologicamente, os ACPs são revestidos por epitélio respiratório, e há infiltrados inflamatórios no estro-

ma, como nos pólipos nasais inflamatórios, mas com quantidades significativamente menores de eosinófilos.[6] Diferentemente dos pólipos nasais, os ACPs tendem a ser solitários e unilaterais, embora casos bilaterais tenham sido relatados.[7,8] Os ACPs são lesões piriformes e apresentam dois componentes: um componente cístico extenso no antro maxilar e uma parte sólida menor na cavidade nasal. O componente maxilar é originário da parede posterior em 85 a 100% dos casos.[9-11] Como relatado em diversos estudos, a maioria dos ACPs deixa o seio maxilar através de um óstio acessório.[11]

DIAGNÓSTICO DIFERENCIAL

Pólipo inflamatório, papiloma invertido (IP), cisto mucoso de retenção, mucocele, tumores malignos da cavidade nasossinusal e da nasofaringe.

EXAMES DIAGNÓSTICOS

Os ACPs são diagnosticados principalmente por endoscopia nasal e TC. A endoscopia nasal geralmente revela a presença de um grande pólipo macio com extensão até a nasofaringe (Figura 9.4). Os pólipos maiores podem ser visualizados pela boca, já que se projetam da nasofarin-

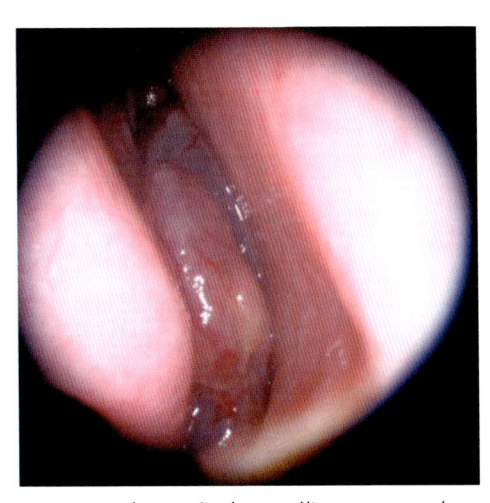

Figura 9.4 Observação de um pólipo antrocoanal direito com obstrução da fossa nasal à endoscopia nasal.

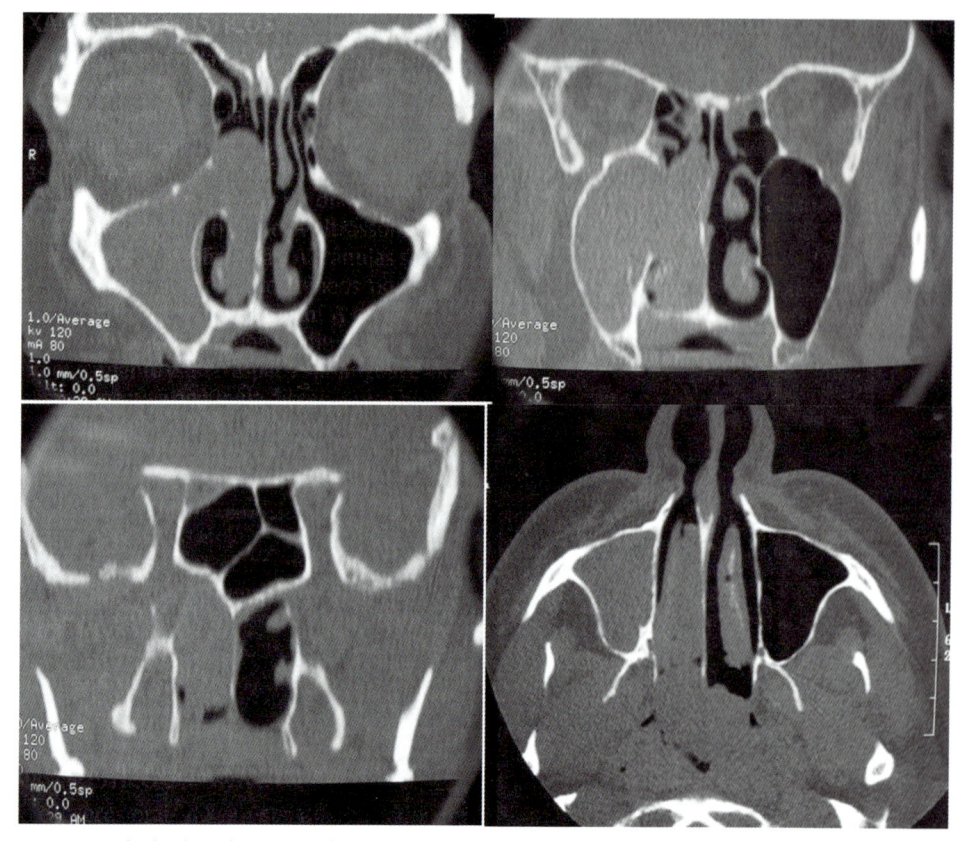

Figura 9.5 Achados à TC de um ACP do lado direito, mostrando uma massa regular no seio maxilar com extensão até a coana e a nasofaringe.

ge. À TC, os ACPs possuem aspecto de massas de tecido mole que ocupam o antro maxilar e se estendem até a nasofaringe (Figura 9.5). O seio paranasal pode estar aumentado, sem destruição óssea.

TRATAMENTO

A remoção cirúrgica completa é o único tratamento do ACP. A cirurgia nasal endoscópica funcional (FESS) com remoção do componente antral é a técnica cirúrgica preferida. As taxas de recidiva são altas após polipectomia simples sem remoção da porção antral. O procedimento de Caldwell-Luc pode ser associado à FESS em caso de possibilidade de persistência de parte do componente antral.

Angiofibroma nasal juvenil

DEFINIÇÕES E CARACTERÍSTICAS CLÍNICAS

O angiofibroma nasal juvenil (JNA) é um tumor vascular benigno e altamente vascularizado, observado apenas em homens, em geral durante a adolescência. Apesar de responsável por apenas 0,5% de todos os tumores de cabeça e pescoço, o ANJ é a neoplasia nasofaríngea benigna mais comum.[12] Os JNAs são originários da borda superior do forame esfenopalatino, na junção entre o processo pterigoide do osso esfenoide e o processo esfenoide do osso palatino. Embora benignos e de crescimento lento, os JNAs são localmente agressivos e podem invadir importantes estruturas adjacentes, caso não

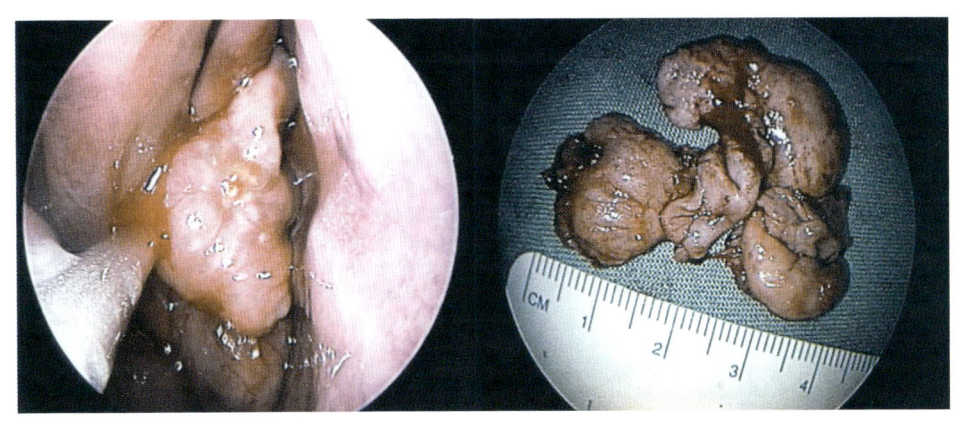

Figura 9.6 Endoscopia nasal e amostra intraoperatória de um extenso tumor JNA.

tratados. A princípio, os JNAs se expandem intranasalmente até a nasofaringe e a fossa nasal e, então, para o espaço pterigomaxilar. Com o passar do tempo, os JNAs erodem o osso e invadem a fossa infratemporal, a órbita e a fossa craniana medial.

Os pacientes geralmente apresentam epistaxe recorrente e obstrução nasal. Outros sintomas podem incluir perda auditiva por causa da otite média crônica, rinorreia e deformidade do palato mole. Tumores extensos podem causar aumento de volume facial, neuropatia craniana, proptose e distúrbios visuais. À endoscopia, uma massa lobulada macia é frequentemente observada na nasofaringe e/ou na parede nasal lateral (Figura 9.6). O tumor pode se apresentar como uma massa pálida, arroxeada, cinza-avermelhada ou vermelha. O paciente com estes sinais e sintomas não deve ser submetido à biópsia em razão do risco de sangramento.

DIAGNÓSTICO DIFERENCIAL

Tumor maligno da nasofaringe ou da cavidade nasossinusal, IP, ACP e pólipos nasais.

EXAMES DIAGNÓSTICOS

As técnicas de diagnóstico por imagem são as principais modalidades em caso de suspeita de JNA. De modo geral, a realização de biópsias é desencorajada por causa do risco de hemorragia sem controle. A TC é muito eficaz no delineamento de alterações ósseas, enquanto a RM auxilia a avaliação da extensão tumoral até os compartimentos orbitários e intracranianos. A RM também ajuda a diferenciar o tumor da inflamação mucosa e do fluido sinusal. A destruição óssea extensa não é uma característica comum; no entanto, há remodelamento e reabsorção óssea na presença de tumores maiores. Em técnicas de diagnóstico por imagem, uma massa de tecido mole está localizada no centro do forame esfenopalatino e, de modo geral, o alarga (Figura 9.7). Há curvatura da parede posterior da porção anterior do antro maxilar (sinal de Holman-Miller) decorrente da extensão da massa para a fossa pterigopalatina. Classicamente, há aumento do canal pterigoide no assoalho do esfenoide e expansão do tumor em sentido posterior. A angiografia auxilia a definição do fluxo sanguíneo para o tumor e pode ser utilizada para embolização da lesão antes da cirurgia (Figura 9.8). O suprimento do tumor é feito principalmente por ramos da artéria carótida externa, inclusive a artéria maxilar interna, a artéria faríngea ascendente e a artéria palatina.

TRATAMENTO

A ressecção cirúrgica é o tratamento de escolha e geralmente é realizada com embolização pré-operatória para auxiliar a hemostasia. Foi demonstrado que a embolização pré-operatória diminui a perda de sangue durante a cirurgia em até 50% em comparação a indivíduos não

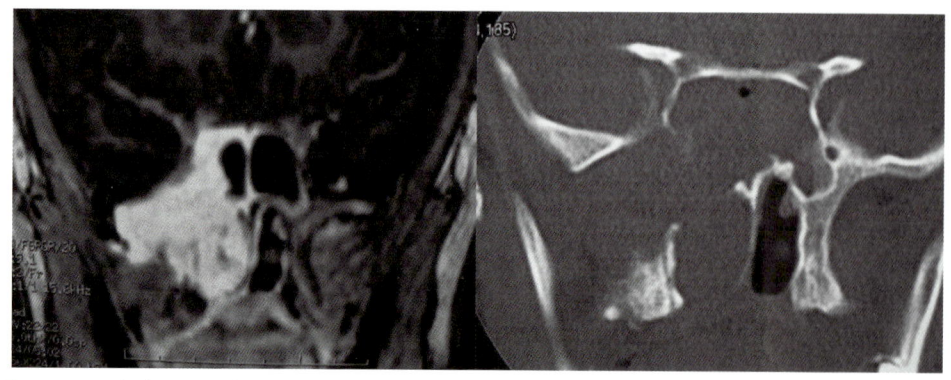

Figura 9.7 Achados à TC e à RM de um JNA centralizado no forame esfenopalatino com destruição do osso esfenoide e da placa pterigoide.

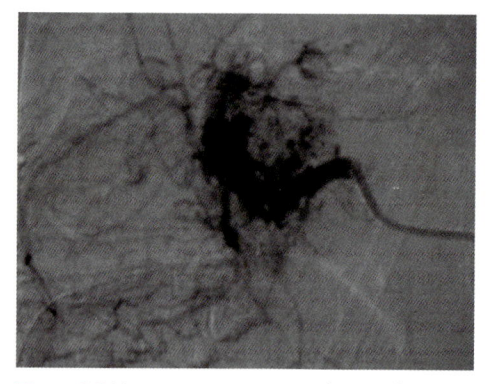

Figura 9.8 Um extenso tumor vascular, condizente com um JNA, observado à angiografia.

submetidos à embolização antes do procedimento.[13] No entanto, a embolização tem seus detratores, e alguns estudos notaram que pode ajudar a obscurecer a extensão do tumor e aumentar o risco de sua remoção incompleta.[14,15] Além disso, o possível benefício da embolização deve ser ponderado quanto aos riscos conhecidos de entrada do material embólico na circulação carotídea interna.[16,17] Hoje, a embolização é rotineiramente realizada antes da excisão endoscópica. A abordagem cirúrgica escolhida depende do tamanho, da localização e da extensão da disseminação tumoral. A ressecção endoscópica transnasal é o tratamento estabelecido para os tumores em estágio inicial e associada à menor morbidade (Figura 9.9).[18] Tumores maiores podem ser ressecados por uma abordagem externa (ressecção transfacial, craniofacial) em mãos menos experientes; no entanto, a ressecção com auxílio endoscópico de JNAs avançados foi relatada, com bom sucesso e morbidade mínima.[19] O tratamento cirúrgico dos tumores com extensão intracraniana é muito difícil e, de modo geral, requer a abordagem multidisciplinar.

As opções terapêuticas não cirúrgicas incluem quimioterapia, radioterapia e terapia hormonal. Os antiandrógenos orais podem atuar como tratamento neoadjuvante em tumores extensos. Embora os dados clínicos sejam limitados, os antiandrógenos diminuem a carga tumoral e podem permitir uma ressecção cirúrgica mais conservadora.[20] A radioterapia é normalmente reservada para o tratamento dos JNAs mais avançados. A radioterapia melhora as taxas de controle local, mas seu uso deve ser ponderado pelas complicações conhecidas, como catarata, hipopituitarismo e degeneração maligna.[21] Caso a remoção completa do tumor não seja possível, a radioterapia é uma opção pós-operatória viável para redução do risco de recidiva.

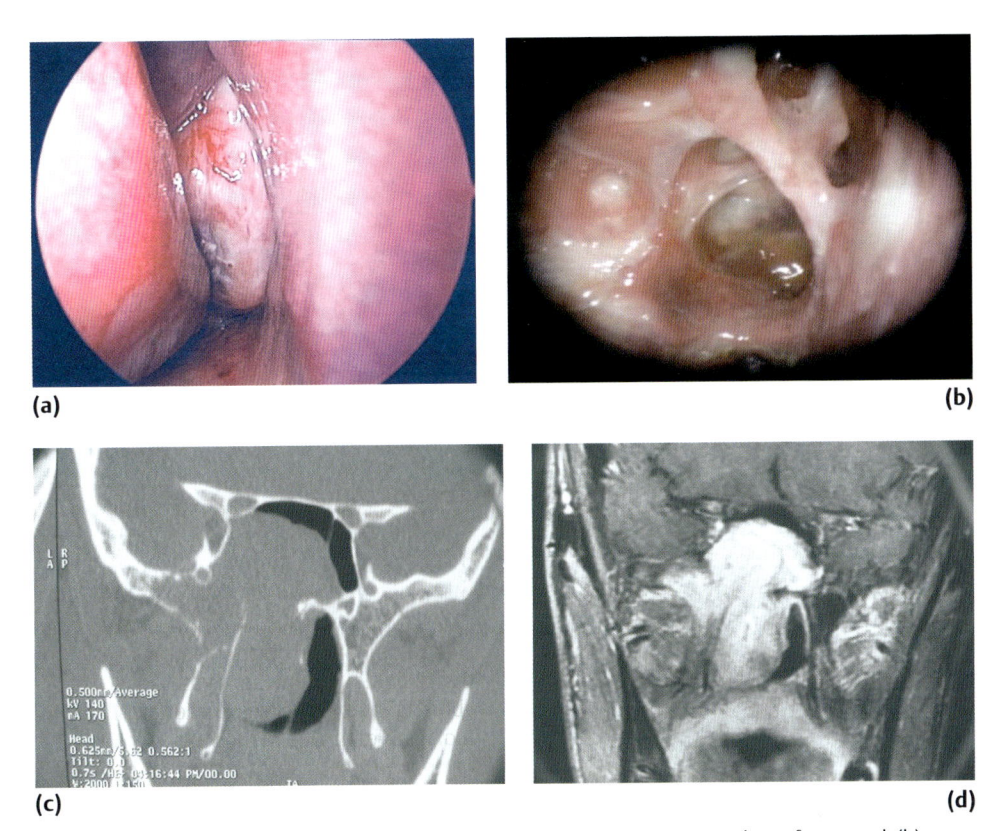

Figura 9.9 (a) A endoscopia nasal pré-operatória mostra uma extensa massa vascular na fossa nasal. (b) Endoscopia nasal pós-operatória realizada após a remoção endoscópica transnasal. (c e d) Achados à TC e à RM da massa vascular antes da ressecção cirúrgica.

Doenças sistêmicas

SARCOIDOSE

Definições e características clínicas

O sarcoide é uma doença inflamatória multissistêmica de etiologia desconhecida. Em mais de 90% dos casos, acomete os pulmões e os linfonodos intratorácicos, mas pode atingir praticamente qualquer órgão do corpo.[22] A sarcoidose nasossinusal é relatada em cerca de 1% dos casos, e sua incidência é maior em afrodescendentes e mulheres. Os locais mais comuns de acometimento são o septo e a concha nasal inferior. A rinossinusite sarcoide geralmente provoca obstrução nasal, epistaxe, anosmia e formação de crostas.[23,24] A ausência de diagnóstico da rinossinusite sarcoide pode provocar escoriações e disfunção do epitélio nasal, além de sintomas intratáveis, similares aos da rinossinusite atrófica.

Diagnóstico diferencial

O diagnóstico diferencial inclui outras doenças associadas à inflamação granulomatosa, como a tuberculose, a granulomatose de Wegener (WG) e infecções fúngicas.

Exames diagnósticos

O diagnóstico é com base na anamnese, nos achados radiográficos, na biópsia e nos achados laboratoriais aplicáveis. deShazo et al. propuseram três critérios diagnósticos para a rinossinusite sarcoide: (1) espessamento ou opacificação

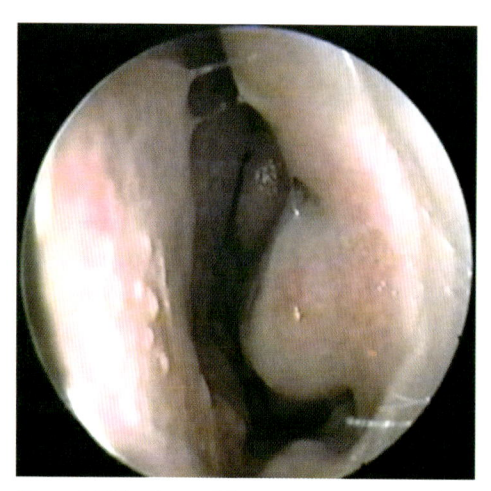

Figura 9.10 Lesões nodulares no septo e na concha nasal inferior de um paciente com sarcoidose.

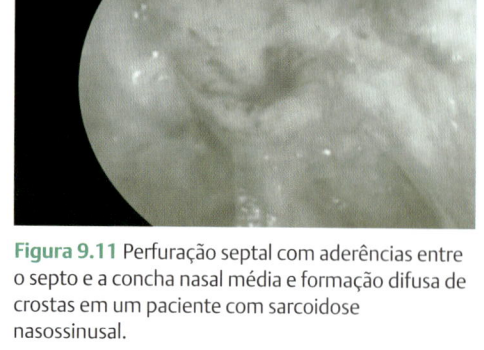

Figura 9.11 Perfuração septal com aderências entre o septo e a concha nasal média e formação difusa de crostas em um paciente com sarcoidose nasossinusal.

do mucoperiósteo sinusal em técnicas de diagnóstico por imagem, (2) biópsia de tecido do trato respiratório superior com achados condizentes com granuloma não caseoso e (3) presença de dados que descartem outras doenças com inflamação granulomatosa, como a WG, a tuberculose e infecções fúngicas.[25] O nível de enzima conversora de angiotensina (ECA) é comumente alto na sarcoidose; no entanto, este achado não é específico ou sensível.[26] A hipercalcemia é observada em 10% dos pacientes, e a hipercalciúria, em 35% dos casos.[27] À endoscopia nasal, nódulos podem ser observados no septo nasal e/ou nas conchas nasais (Figura 9.10). A mucosa nasal pode apresentar-se eritematosa e granular, com aparência polipoide. Muitas vezes, pontos elevados, de coloração amarela pálida, são observados na mucosa. Além disso, crostas das secreções nasais podem revestir as fossas nasais (Figura 9.11). A TC pode revelar nodularidade das conchas nasais ou do septo, osteogênese e erosão óssea.

Tratamento

O tratamento da sarcoidose nasossinusal é medicamentoso, com irrigações com soro fisiológico e administração de corticosteroides tópicos e/ou sistêmicos. Outros agentes imunomoduladores, como o metotrexato, são utilizados como alternativas ao uso prolongado de corticosteroides orais. A cirurgia é reservada para os casos refratários.

GRANULOMATOSE DE WEGENER
Definições e características clínicas

A WG é uma vasculite rara, caracterizada por inflamação granulomatosa e vasculite de pequenos vasos, geralmente afetando os rins e os tratos respiratórios superior e inferior. Em sua maioria, os pacientes são caucasianos (97%), com idade média entre 40 e 50 anos.[28] Até 72 a 99% dos pacientes diagnosticados com WG apresentam manifestações na cabeça e no pescoço, principalmente com acometimento nasossinusal.[29,30] As queixas nasossinusais são, muitas vezes, os primeiros sintomas de WG. Em um estudo de 120 casos de WG, 89% dos pacientes apresentavam sintomas nasossinusais, principalmente formação de crostas nasais (69%) (Figura 9.12), rinossinusite crônica (61%), obstrução nasal (58%) e epistaxe (52%).[31] Outros achados de WG nasossinusal são perda do olfato, rinorreia purulenta, formação de mucocele, perfuração de septo e deformidade de nariz em sela (Figura 9.13). À endoscopia, a formação difusa de crostas é geralmente observada e acompanhada ou não por perfuração septal e perda das estruturas normalmente visualizadas

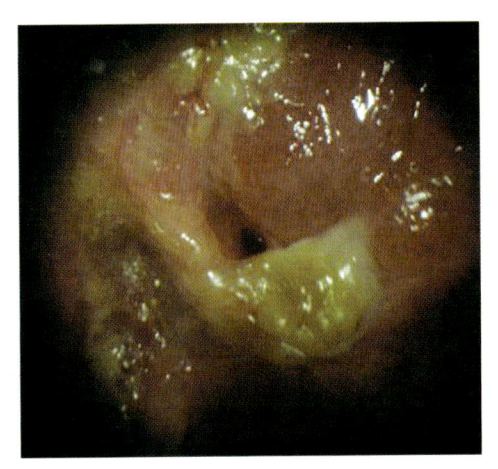

Figura 9.12 A endoscopia nasal mostra granulomas mucosos recobertos por crostas extensas na fossa nasal.

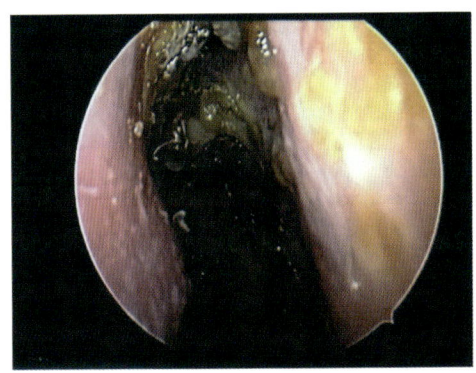

Figura 9.14 Perda completa das estruturas normalmente visualizadas na fossa nasal em um paciente com granulomatose de Wegener. Há extensa formação de crostas na superfície da fossa nasal.

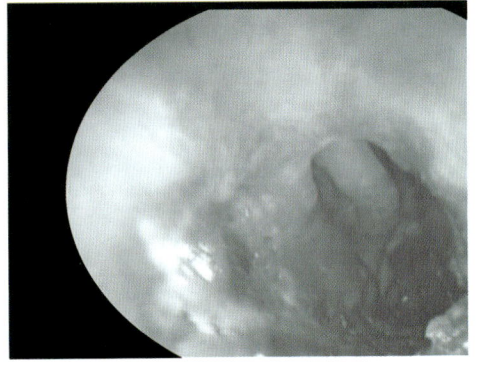

Figura 9.15 Aderência densa entre o septo e a parede nasal, com visualização posterior da concha nasal média. Anteriormente, há formação difusa de crostas com tecido cicatricial e perda da aparência normal da concha nasal inferior em um paciente com granulomatose de Wegener.

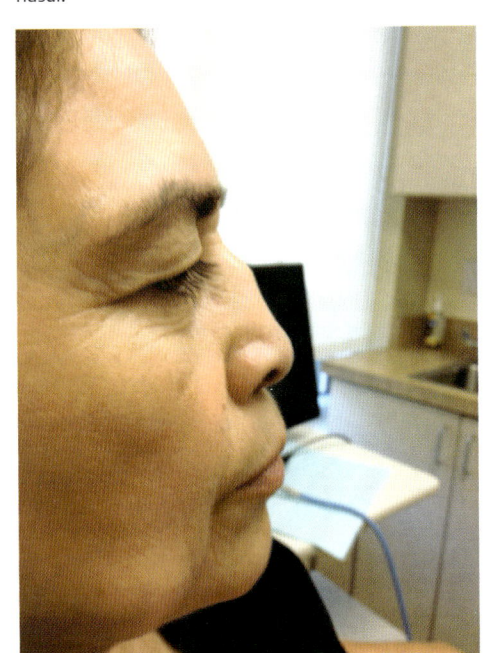

Figura 9.13 Deformidade de nariz em sela decorrente da granulomatose de Wegener ativa.

(Figuras 9.14 e 9.15). Com o avanço da doença, pode haver escarificação significativa, com perda das estruturas normalmente observadas. Os sintomas oftalmológicos incluem epífora, da-criocistite, massa orbitária e pseudotumor. As manifestações oculares geralmente são associadas à doença nasossinusal; no entanto, podem representar uma manifestação isolada da WG (Figura 9.16).[32] Os pacientes com WG são suscetíveis à formação de mucocele, por causa da escarificação do óstio sinusal. As Figuras 9.17 e 9.18 mostram uma paciente com proptose e aumento de volume orbitário decorrente de

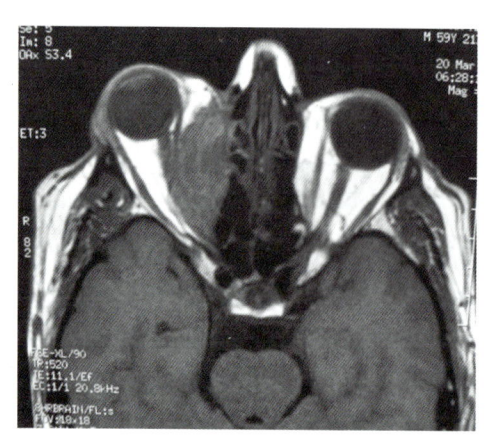

Figura 9.16 TC e RM de paciente com granulomatose de Wegener que se manifesta como uma massa orbitária.

das ferramentas diagnósticas primárias na WG. O resultado positivo de c-ANCA pode ser observado em 96% dos pacientes com a doença grave e 83% daqueles com a forma limitada.[33] A doença localizada pode ser c-ANCA-negativa. Com a progressão da doença, o c-ANCA pode converter-se em um achado positivo. A doença localizada pode ser c-ANCA-negativa, e a realização de outros exames, com biópsia, pode ser indicada. As biópsias teciduais geralmente demonstram a presença de inflamação granulomatosa, vasculite e necrose.

uma mucocele sinusal frontal, com erosão até a órbita. A paciente foi submetida à marsupialização endoscópica da mucocele e respondeu bem ao tratamento (Figura 9.19).

Diagnóstico diferencial

O diagnóstico diferencial inclui as outras doenças granulomatosas já mencionadas.

Exames diagnósticos

O exame laboratorial para detecção de anticorpos antinucleares (c-ANCA) passou a ser uma

Tratamento

O tratamento conservador é recomendado antes da intervenção cirúrgica nesses pacientes. Na rinossinusite por WG, a administração prolongada de antibióticos com corticosteroides nasais tópicos e irrigações agressivas com soro fisiológico são recomendadas. A cirurgia sinusal por endoscopia em pacientes com WG é complicada por causa do processo inflamatório contínuo, escarificação, formação de crostas e distorção da anatomia. Além disso, a cura cirúrgica completa é incomum, e o procedimento pode piorar a escarificação, prolongando os sintomas nasossinusais. A combinação de corticosteroides em altas doses e imunossupressores é utilizada no tratamento das manifestações sistêmicas.

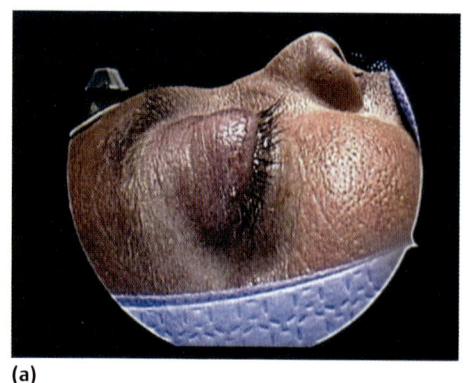

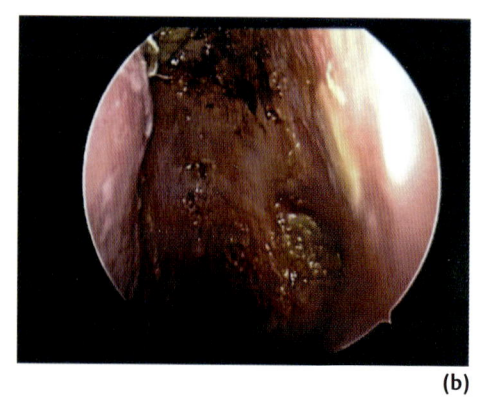

Figura 9.17 (a) Paciente com granulomatose de Wegener que apresentava proptose orbitária secundária a uma mucocele no seio frontal, com erosão até a órbita. (b) Antes da drenagem endoscópica, a endoscopia nasal mostrava a escarificação da fossa nasal, com crostas e ausência de trato de saída identificável do seio frontal.

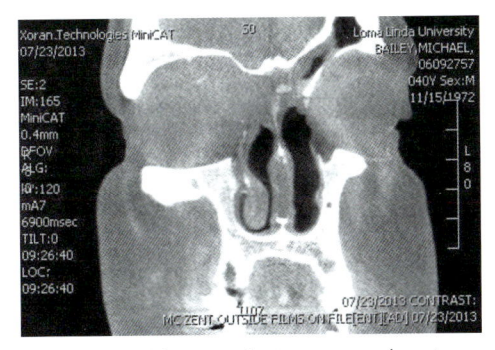

Figura 9.18 TC de um paciente com granulomatose de Wegener que apresentava proptose orbitária secundária à mucocele no seio frontal, com erosão até a órbita.

PAPILOMA INVERTIDO

Definições e características clínicas

O IP ou papiloma de Schneider é uma neoplasia benigna que responde por 0,4 a 4,77% de todos os tumores nasossinusais.[34] Há uma predileção significativa por homens, e a doença é mais frequentemente observada em pacientes com 40 a 60 anos de idade. Os IPs são originários de sítios localizados anexos, em especial o seio maxilar (42%), seio etmoidal (18%), fossa nasal (15%), concha nasal média superior (12%), seio frontal (10%), seio esfenoidal (1,5%) e placa cribriforme (1,5%).[35] A apresentação é similar à de outras massas nasossinusais, e os sintomas mais comuns são obstrução nasal, desconforto/dor sinusal e epistaxe. Os IPs são localmente agressivos, tendem a recidivar se não removidos por completo e são associados ao carcinoma em 11% dos casos.[34] Em uma extensa análise da literatura, os IPs foram associados ao carcinoma *in situ* em 3,4% das vezes, a casos sincrônicos em 7,1% e ao carcinoma metacrônico em 3,6%.[12]

Diagnóstico diferencial

Pólipos nasais, carcinoma nasossinusal, ACP, JNA, neuroblastoma olfatório e mucocele dos seios paranasais.

Exames diagnósticos

Os achados à TC geralmente não são específicos, mostrando uma massa de tecidos moles com certo contraste. A localização da massa pode auxiliar o diagnóstico. Os IPs são normalmente encontrados na parede nasal lateral relacionada com a concha nasal média e o óstio do seio maxilar (Figuras 9.19 e 9.20). Calcificações podem ser observadas, assim como uma hiperostose focal, que tende a ocorrer no sítio de origem/inserção do tumor

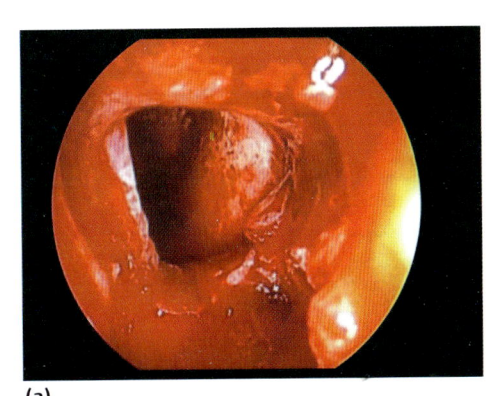

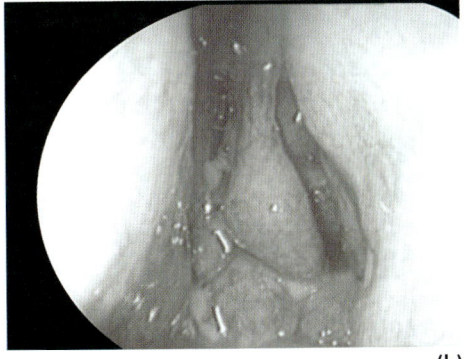

Figura 9.19 (a) Observação endoscópica da cavidade da mucocele após a drenagem endoscópica.
(b) Papiloma invertido com extensão desde o óstio do seio maxilar até a fossa nasal.

endoscopia, o IP pode ser visto como uma massa polipoide irregular, com tendência a sangramento durante a manipulação. À histologia, os IPs apresentam epitélio respiratório, que cresce no estroma adjacente em padrão invertido, com característicos cistos micromucosos.

Tratamento

Por causa da grande associação aos tumores malignos e à possibilidade de recidiva, a ressecção completa é aconselhada. A abordagem cirúrgica depende da origem do tumor e da extensão da disseminação. Antigamente, os tumores localizados na parede nasal lateral eram removidos por meio de abordagens abertas, em especial a incisão de rinotomia lateral com maxilectomia medial. Com os avanços da técnica cirúrgica endoscópica, a maioria dos tumores pode ser removida por endoscopia. A maxilectomia medial endoscópica com ou sem punção da fossa canina é hoje considerada o tratamento padrão ouro do IP no seio maxilar (Figura 9.22). Em comparação às técnicas abertas, a ressecção endoscópica parece ter resultados similares e morbidade menor.[38-40] Seja pela abordagem aberta ou endoscópica, a ressecção cirúrgica completa é aconselhada. Em algumas lesões, as taxas de recidiva são similares nas abordagens abertas e endoscópicas, variando entre 12 e 20%.[41] A presença de osteoneogênese focal pode sugerir a origem do tumor e o sítio de inserção, auxiliando

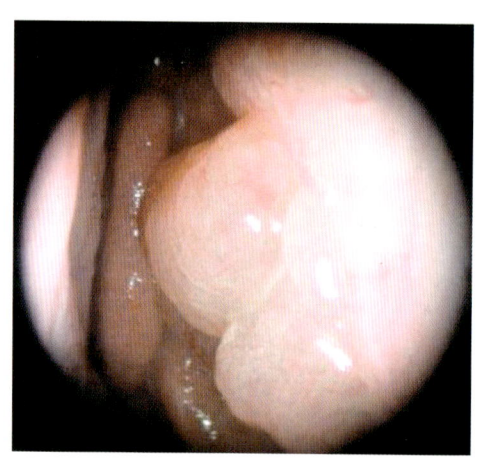

Figura 9.20 A endoscopia nasal mostra um papiloma invertido recorrente que se estende pelo defeito na parede maxilar.

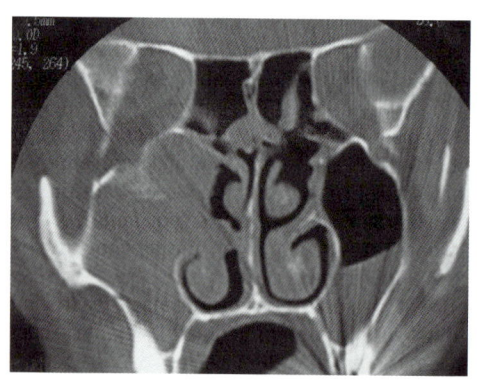

Figura 9.21 Achados à TC de um papiloma invertido direito. A hiperostose na parede maxilar superior pode sugerir a origem da lesão.

(Figura 9.21). Com o aumento de volume do IP, pode haver reabsorção óssea e destruição, como observadas em tumores malignos. Em imagens ponderadas em T2 e contrastadas e ponderadas em T1, uma aparência distinta, chamada padrão cerebriforme convoluto, pode ser visualizada. Este achado à RM é observado em 50 a 100% dos casos e é incomum em outros tumores nasossinusais.[36,37] À

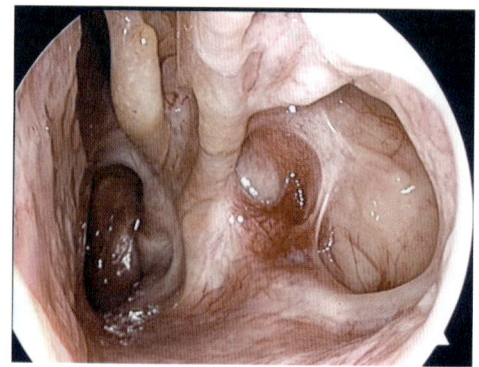

Figura 9.22 Visualização do seio maxilar após maxilectomia medial endoscópica com remoção do papiloma invertido.

o planejamento pré-cirúrgico (Figura 9.21). O sítio de inserção deve ser ressecado para erradicar quaisquer fragmentos do tumor que possam levar a recidivas, caso não removidos.

HEMANGIOMA
Definições e características clínicas
O hemangioma capilar lobular ou granuloma piogênico é um raro tumor vascular benigno da cavidade nasal geralmente encontrado no septo anterior e nas conchas nasais. Os pacientes normalmente apresentam epistaxe e obstrução nasal. Ao exame, os hemangiomas se apresentam como massas pedunculadas hipervascularizadas, de coloração vermelha a arroxeada, com predileção pela fossa nasal anterior (Figura 9.23). Em um estudo recente de 38 casos, 66,7% estavam localizados no septo, 18,2% no vestíbulo, 12,1% na concha nasal e 3% no seio etmoide.[42]

Diagnóstico diferencial
JNA, hemangiopericitoma, pólipo angiomatoso, angiossarcoma e metástases hipervasculares.

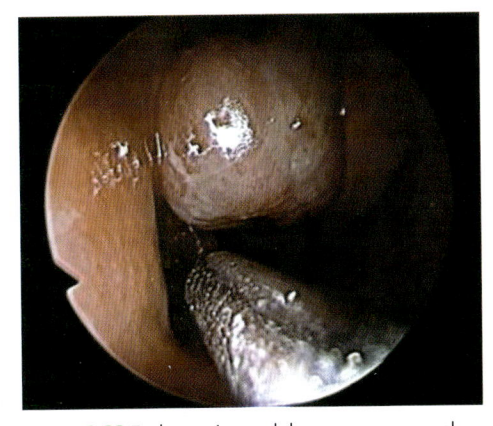

Figura 9.23 Endoscopia nasal de uma massa nasal vascular pedunculada, condizente com um hemangioma.

Exames diagnósticos
O diagnóstico é com base na endoscopia nasal e em técnicas de imagem. A endoscopia nasal normalmente revela a presença de uma massa hipervascular na fossa nasal anterior. A TC é a técnica de diagnóstico por imagem recomendada. Os achados típicos incluem uma massa intensamente contrastada, geralmente sem destruição ou invasão óssea dos seios paranasais.

Tratamento
A excisão cirúrgica total é recomendada. As taxas de recidiva são altas em caso de remoção incompleta da lesão.

MENINGOCELE E MENINGOENCEFALOCELE
Definições e características clínicas
A meningoencefalocele intranasal é caracterizada pela protrusão do tecido cerebral e das meninges até a fossa nasal por um defeito na base do crânio. A meningocele é caracterizada pela protrusão das meninges, sem presença de tecido cerebral. Em sua maioria, estas lesões se formam por causa de uma anomalia congênita em que, durante o desenvolvimento, há perda de continuidade do crânio; no entanto, outras lesões podem ocorrer após traumas ou em decorrência da elevação crônica da pressão intracraniana. A maioria dos pacientes é diagnosticada na infância, e a suspeita é maior em indivíduos com anomalias craniofaciais coexistentes e infecções recorrentes do sistema nervoso central.[43] A meningoencefalocele pode ser associada às malformações de Chiari, holoprosencefalia, síndrome de Dandy-Walker e agenesia do corpo caloso.[44,45] Os casos diagnosticados em adultos são raros.[46,47] As características clínicas podem incluir respiração oral e ronco decorrente da obstrução nasal, pulsação do tumor sincronizada ao pulso ou à respiração e deformidades faciais associadas. Raramente, a lesão pode ser descoberta pela presença de rinoliquorreia ou meningites recorrentes.[46,48,49]

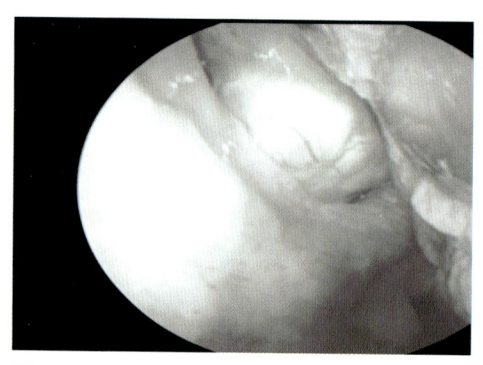

Figura 9.24 Meningoencefalocele à endoscopia nasal.

Diagnóstico diferencial
Outras massas da linha média, como glioma, dermoide, pólipo nasal, hemangioma e lesão neoplásica.

Exames diagnósticos
Imagens da suspeita de meningoencefalocele devem ser obtidas antes da realização da biópsia. A biópsia não é recomendada por causa da possibilidade de extravasamento de liquor. À endoscopia, a meningoencefalocele pode ser observada como uma massa lobulada regular "pendurada" na fossa nasal (Figura 9.24). A TC e a RM são encorajadas para avaliação radiológica completa das suspeitas de meningoencefalocele. As imagens podem identificar as conexões intracranianas e a presença de tecido cerebral herniado. A avaliação por TC é recomendada para delinear o defeito ósseo e auxiliar a ressecção cirúrgica. Raramente, a lesão não é visualizada à TC e é diagnosticada apenas à RM. A RM também permite a detecção das anomalias cranianas associadas já mencionadas.

Tratamento
O tratamento das meningoenceface é apenas cirúrgico. A abordagem cirúrgica depende da localização da lesão e do tamanho do defeito. As lesões podem ser removidas por craniotomia ou abordagem endoscópica. A abordagem endoscópica transnasal é cada vez mais comum. Hoje, é recomendada em lesões com defeitos pequenos na base do crânio; no entanto, nas mãos de um cirurgião endoscopista experiente, lesões maiores podem ser tratadas. Os principais pontos da ressecção cirúrgica são a identificação da base do crânio, a ressecção bipolar do colo da meningoencefalocele e o fechamento em múltiplas camadas. Antes do enxerto, a base do crânio deve ser preparada por meio da ressecção delicada da mucosa ao redor do defeito. Diversos materiais de enxerto foram recomendados, como cartilagem, osso, gordura, fáscia e aloderme.[50-52]

Referências
1. Natvig K, Larsen TE. 1978. Mucocele of the paranasal sinuses. A retrospective clinical and histological study. Journal of Laryngology 92:1075–1082.
2. Yuca K, Bayram I, Kiroglu AF et al. 2006. Evaluation and treatment of antrochoanal polyps. Journal of Otolaryngology 35:420–423.
3. Ozdek A, Samim E, Bayiz U, Meral I, Safak MA, Oguz H. 2002. Antrochoanal polyps in children. International Journal of Pediatric Otorhinolaryngology 65:213–218.
4. Jang YJ, Rhee CK, Oh CH, Ryoo HG, Kim HG, Ha M. 2000. Arachidonic acid metabolites in antrochoanal polyp and nasal polyp associated with chronic paranasal sinusitis. Acta Oto-Laryngologica 120:531–534.
5. Yaman H, Yilmaz S, Karali E, Guclu E, Ozturk O. 2010. Evaluation and management of antrochoanal polyps. Clinical and Experimental Otorhinolaryngology 3:110–114.

6. Ozcan C, Zeren H, Talas DU, Kucukoglu M, Gorur K. 2005. Antrochoanal polyp: A transmission electron and light microscopic study. European Archives of Oto-Rhino-Laryngology 262:55–60.
7. Myatt HM, Cabrera M. 1996. Bilateral antrochonanal polyps in a child: A case report. Journal of Laryngology 110:272–274.
8. Basu SK, Bandyopadhyay SN, Bora H. 2001. Bilateral antrochoanal polyps. Journal of Laryngology 115:561–562.
9. Frosini P, Picarella G, De Campora E. 2009. Antrochoanal polyp: Analysis of 200 cases. Acta otorhinolaryngologica Italica: Organo ufficiale della Societa italiana di otorinolaringologia e chirurgia cervico-facciale 29:21–26.
10. Lee TJ, Huang SF. 2006. Endoscopic sinus surgery for antrochoanal polyps in children. Otolaryngology—Head and Neck Surgery 135:688–692.
11. Balikci HH, Ozkul MH, Uvacin O, Yasar H, Karakas M, Gurdal M. 2013. Antrochoanal polyposis: Analysis of 34 cases. European Archives of Oto-Rhino- Laryngology 270:1651–1654.
12. Lund VJ, Stammberger H, Nicolai P et al. 2010. European position paper on endoscopic management of tumours of the nose, paranasal sinuses and skull base. Rhinology Supplement 1–143.
13. Li JR, Qian J, Shan XZ, Wang L. 1998. Evaluation of the effectiveness of preoperative embolization in surgery for nasopharyngeal angiofibroma. European Archives of Oto-Rhino-Laryngology 255:430–432.
14. Mann WJ, Jecker P, Amedee RG. 2004. Juvenile angiofibromas: Changing surgical concept over the last 20 years. Laryngoscope 114:291–293.
15. McCombe A, Lund VJ, Howard DJ. 1990. Recurrence in juvenile angiofibroma. Rhinology 28:97–102.
16. Onerci M, Gumus K, Cil B, Eldem B. 2005. A rare complication of embolization in juvenile nasopharyngeal angiofibroma. International Journal of Pediatric Otorhinolaryngology 69:423–428.
17. 17. Ramezani A, Haghighatkhah H, Moghadasi H, Taheri MS, Parsafar H. 2010. A case of central retinal artery occlusion following embolization procedure for juvenile nasopharyngeal angiofibroma. Indian Journal of Ophthalmology 58:419–421.
18. Douglas R, Wormald PJ. 2006. Endoscopic surgery for juvenile nasopharyngeal angiofibroma: Where are the limits? Current Opinion in Otolaryngology and Head and Neck Surgery 14:1–5.
19. Hackman T, Snyderman CH, Carrau R, Vescan A, Kassam A. 2009. Juvenile nasopharyngeal angiofibroma: The expanded endonasal approach. American Journal of Rhinology and Allergy 23:95–99.
20. Thakar A, Gupta G, Bhalla AS et al. 2011. Adjuvant therapy with flutamide for presurgical volume reduction in juvenile nasopharyngeal angiofibroma. Head and Neck 33:1747–1753.
21. Chakraborty S, Ghoshal S, Patil VM, Oinam AS, Sharma SC. 2010. Conformal radiotherapy in the treatment of advanced juvenile nasopharyngeal angiofibroma with intracranial extension: An institutional experience. International Journal of Radiation Oncology, Biology, Physics 80:1398–1404.
22. Baughman RP, Teirstein AS, Judson MA et al. 2001. Clinical characteristics of patients in a case control study of sarcoidosis. American Journal of Respiratory and Critical Care Medicine 164:1885–1889.
23. Reed J, deShazo RD, Houle TT, Stringer S, Wright L, Moak JS, 3rd. 2010. Clinical features of sarcoid rhinosinusitis. American Journal of Medicine 123:856–862.
24. Aloulah M, Manes RP, Ng YH et al. 2013. Sinonasal manifestations of sarcoidosis: A single institution experience with 38 cases. International Forum of Allergy and Rhinology 3:567–572.

25. deShazo RD, O'Brien MM, Justice WK, Pitcock J. 1999. Diagnostic criteria for sarcoidosis of the sinuses. Journal of Allergy and Clinical Immunology 103:789–795.
26. Baudin B. 2005. Angiotensin I-converting enzyme (ACE) for sarcoidosis diagnosis. Pathologie Biologie 53:183–188.
27. Nunes H, Bouvry D, Soler P, Valeyre D. 2007. Sarcoidosis. Orphanet Journal of Rare Diseases 2:46.
28. Fauci AS, Haynes BF, Katz P, Wolff SM. 1983. Wegener's granulomatosis: Prospective clinical and therapeutic experience with 85 patients for 21 years. Annals of Internal Medicine 98:76–85.
29. Rasmussen N. 2001. Management of the ear, nose, and throat manifestations of Wegener granulomatosis: An otorhinolaryngologist's perspective. Current Opinion in Rheumatology 13:3–11.
30. Gubbels SP, Barkhuizen A, Hwang PH. 2003. Head and neck manifestations of Wegener's granulomatosis. Otolaryngologic Clinics of North America 36:685–705.
31. Cannady SB, Batra PS, Koening C et al. 2009. Sinonasal Wegener granulomatosis: A single-institution experience with 120 cases. Laryngoscope 119:757–761.
32. Bullen CL, Liesegang TJ, McDonald TJ, DeRemee RA. 1983. Ocular complications of Wegener's granulomatosis. Ophthalmology 90:279–290.
33. Sproson EL, Jones NS, Al-Deiri M, Lanyon P. 2007. Lessons learnt in the management of Wegener's Granulomatosis: Long-term follow-up of 60 patients. Rhinology 45:63–67.
34. Barnes L. 2009. Surgical pathology of the head and neck. In: Barnes, L. (ed.), Diseases of the Nasal Cavity, Paranasal Sinuses and Nasopharynx. New York: Informa Healthcare, pp. 343–422.
35. Schneyer MS, Milam BM, Payne SC. 2011. Sites of attachment of Schneiderian papilloma: A retrospective analysis. International Forum of Allergy and Rhinology 1:324–328.
36. Jeon TY, Kim HJ, Chung SK et al. 2008. Sinonasal inverted papilloma: Value of convoluted cerebriform pattern on MR imaging. American Journal of Neuroradiology 29:1556–1560.
37. Ojiri H, Ujita M, Tada S, Fukuda K. 2000. Potentially distinctive features of sinonasal inverted papilloma on MR imaging. American Journal of Roentgenology 175:465–468.
38. Karkos PD, Fyrmpas G, Carrie SC, Swift AC. 2006. Endoscopic versus open surgical interventions for inverted nasal papilloma: A systematic review. Clinical Otolaryngology 31:499–503.
39. Busquets JM, Hwang PH. 2006. Endoscopic resection of sinonasal inverted papilloma: A meta-analysis. Otolaryngology—Head and Neck Surgery 134:476–482.
40. Sautter NB, Cannady SB, Citardi MJ, Roh HJ, Batra PS. 2007. Comparison of open versus endoscopic resection of inverted papilloma. American Journal of Rhinology 21:320–323.
41. Lawson W, Kaufman MR, Biller HF. 2003. Treatment outcomes in the management of inverted papilloma: An analysis of 160 cases. Laryngoscope 113:1548–1556.
42. Smith SC, Patel RM, Lucas DR, McHugh JB. 2013. Sinonasal lobular capillary hemangioma: A clinicopathologic study of 34 cases characterizing potential for local recurrence. Head and Neck Pathology 7:129–134.
43. Suwanwela C, Suwanwela N. 1972. A morphological classification of sincipital encephalomeningoceles. Journal of Neurosurgery 36:201–211.
44. Sakoda K, Ishikawa S, Uozumi T, Hirakawa K, Okazaki H, Harada Y. 1979. Sphenoethmoidal meningoencephalocele associated with agenesis of corpus callosum and median cleft lip and palate. Case report. Journal of Neurosurgery 51:397–401.
45. Cohen MM, Jr., Lemire RJ. 1982. Syndromes with cephaloceles. Teratology 25:161–172.
46. Dempsey PK, Harbaugh RE. 1988. Encephalomeningocele presenting with

spontaneous cerebrospinal fluid rhinorrhea in an elderly man: Case report. Neurosurgery 23:637–640.
47. Copty M, Verret S, Langelier R, Contreras C. 1979. Intranasal meningoencephalocele with recurrent meningitis. Surgical Neurology 12:49–52.
48. Brunon J, Duthel R, Motuo-Fotso MJ, Huppert J. 1990. Spontaneous rhinorrhea disclosing intranasal meningoencephalocele and ependymoma of the 4th ventricle. Neuro-Chirurgie 36:383–387.
49. Hasegawa T, Sugeno N, Shiga Y et al. 2005. Transethmoidal intranasal meningoencephalocele in an adult with recurrent meningitis. Journal of Clinical Neuroscience: Official Journal of the Neurosurgical Society of Australasia 12:702–704.
50. Schlosser RJ, Bolger WE. 2004. Nasal cerebrospinal fluid leaks: Critical review and surgical considerations. Laryngoscope 114:255–265.
51. Lanza DC, O'Brien DA, Kennedy DW. 1996. Endoscopic repair of cerebrospinal fluid fistulae and encephaloceles. Laryngoscope 106:1119–1125.
52. Lorenz RR, Dean RL, Hurley DB, Chuang J, Citardi MJ. 2003. Endoscopic reconstruction of anterior and middle cranial fossa defects using acellular dermal allograft. Laryngoscope 113:496–501.

CAPÍTULO 10

Tumores Benignos da Base do Crânio

Monica Oberoi Patadia ▪ Kevin Swong ▪ Anand V. Germanwala

- Adenomas hipofisários
- Lesões fibro-ósseas benignas
- Leitura sugerida

Adenomas hipofisários

Monica Oberoi Patadia ▪ Kevin Swong Anand V. Germanwala

DEFINIÇÕES E CARACTERÍSTICAS CLÍNICAS

Os adenomas hipofisários representam aproximadamente 15% de todos os tumores intracranianos. Estes tumores geralmente causam sintomas por compressão do quiasma óptico ou provocam alterações funcionais em razão da produção excessiva de hormônios; adenomas não funcionais ou não secretores de tamanho menor podem ser encontrados de maneira incidental. Os tumores com menos de 10 mm de diâmetro são descritos como microadenomas, enquanto aqueles com 10 mm ou mais são chamados macroadenomas.

Os tumores não funcionais são mais comuns e normalmente causam déficit bitemporal clássico do campo visual por compressão do quiasma óptico (Figura 10.1). A compressão de outras estruturas adjacentes pode, às vezes, provocar outros sintomas: cefaleia por compressão da dura-máter, diplopia, paralisias oculomotoras e, raramente, parestesias faciais por compressão dos seios cavernosos e hipopituitarismo por compressão da hipófise remanescente. Os sintomas dos adenomas funcionais ou secretores são relacionados com a liberação de hormônios. Os tumores secretores de prolactina (PRL) são as neoplasias hipofisárias mais comuns e causam oligo/amenorreia e galactorreia; os tumores secretores de adrenocorticotropina (ACTH) provocam doença de Cushing/hipercortisolismo; os tumores secretores de hormônio do crescimento (GH) causam acromegalia/gigantismo e os tumores secretores de hormônio tireoestimulante (TSH) provocam hipertireoidismo. Apoplexia hipofisária é a rara ocorrência de infarto ou hemorragia da hipófise associada a um adenoma existente e pode ser uma emergência clínica. A apoplexia hipofisária ocorre em 2 a 7% dos tumores e pode ser a primeira manifestação em um paciente

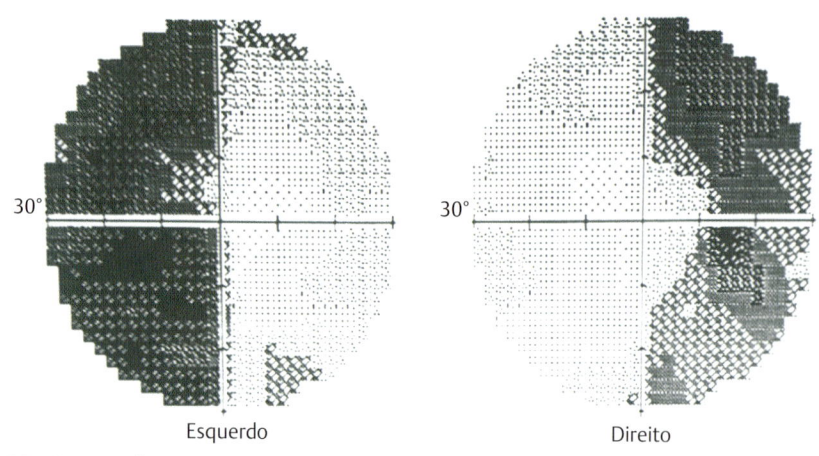

Figura 10.1 O exame de campo visual de Humphrey revela a presença de hemianopsia homônima bitemporal. Este achado é altamente sugestivo de compressão do quiasma óptico.

com adenoma desconhecido. Os primeiros sintomas comumente são cefaleia aguda, rápida deterioração visual e, em raros casos, alteração do nível de consciência. Os pacientes podem necessitar de reposição imediata de hormônios esteroides e tireoidianos e ressecção cirúrgica urgente do adenoma, com descompressão das vias visuais.

DIAGNÓSTICO DIFERENCIAL

Outras massas intracranianas nesta localização podem causar sintomas similares. Dentre elas, estão cistos da fenda de Rathke, craniofaringiomas, meningiomas, tumores de células granulares infundibulares, cordomas, epidermoides, hiperplasia hipofisária, cistos aracnoides, germinomas ectópicos e, raramente, tumores metastáticos. As lesões dos seios esfenoidais extracranianas com achados similares são a mucocele e a bola fúngica. As doenças infecciosas/granulomatosas incluem a sarcoidose e os tuberculomas.

EXAMES DIAGNÓSTICOS

A ressonância magnética (RM) com ou sem gadolínio é o exame de escolha para ajudar na identificação de um adenoma e a definição de seus limites. É importante determinar se a massa se estendeu em direção superior até o nervo ou o quiasma óptico suprasselar, lateral até o seio cavernoso com invasão da artéria carótida interna e/ou do sexto par craniano, inferior até o seio esfenoidal e posterior até o tronco encefálico. Os adenomas incorporam contraste com avidez (Figura 10.2). O exame também permite a visualização da compressão do aparelho visual e a identificação da glândula e do infundíbulo normais. A tomografia computadorizada (TC) também pode fornecer informações sobre a presença de hemorragia aguda e a anatomia óssea da base do crânio e dos seios paranasais.

O ideal é que o diagnóstico seja feito por uma equipe multidisciplinar, com avaliação por neurocirurgiões, endocrinologistas, neuro-oftalmologistas e otorrinolaringologistas. Os níveis séricos dos seis hormônios da hipófise anterior devem ser verificados: ACTH, TSH, GH, PRL, hormônio foliculoestimulante (FSH), além de hormônio luteinizante (LH) em mulheres e testosterona em homens. Outras informações acerca do eixo hipotalâmico-hipofisário-adrenal podem ser obtidas por meio da análise dos níveis séricos de sódio

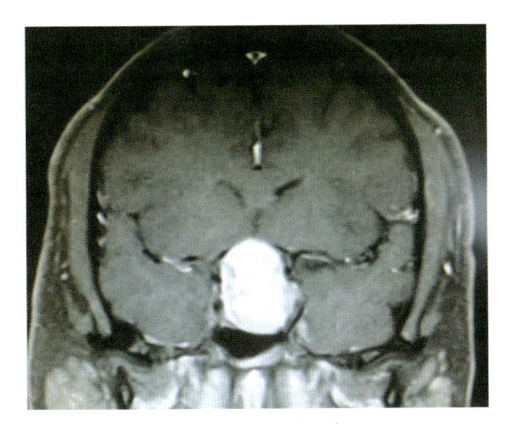

Figura 10.2 A RM coronal ponderada em T1 com gadolínio realizada antes da cirurgia mostra uma extensa massa contrastada na sela túrcica, com extensão supraselar e compressão do quiasma óptico.

(para detecção de hiponatremia e deficiência de vasopressina), tiroxina livre, fator de crescimento insulina-símile 1 e cortisol. Um exame formal da acuidade e do campo visual também deve ser realizado.

TRATAMENTO

As recomendações terapêuticas dependem de diversos fatores, inclusive do tamanho da lesão, da presença de sintomas visuais e neurológicos e do estado funcional do tumor. Tumores pequenos, incidentais e não funcionais são comumente observados em imagens seriadas realizadas anualmente. Nestes casos, a intervenção é geralmente proposta, se houver crescimento significativo ou desenvolvimento de sintomas.

O tratamento dos tumores secretores de PRL normalmente é medicamentoso, com agonistas de receptores de dopamina, como bromocriptina ou cabergolina. A princípio, os adenomas secretores de GH podem ser tratados com análogos da somatostatina, enquanto os tumores produtores de ACTH podem ser tratados com medicamentos que diminuem a produção de cortisol pela adrenal; no entanto, a terapia farmacológica não é tão eficaz nestes casos, e muitos pacientes são submetidos ao tratamento multidisciplinar, com cirurgia e/ou radioterapia/radiocirurgia.

De modo geral, os adenomas extensos e sintomáticos ou os tumores funcionais não secretores de PRL são tratados com cirurgia. As intervenções cirúrgicas em adenomas são comumente realizadas por abordagens transesfenoidais (sublabial microscópica ou endonasal endoscópica). A craniotomia é reservada para a ressecção de tumores muito extensos, com necessidade de exposição significativamente maior. A abordagem transesfenoidal endonasal endoscópica a quatro mãos para ressecção dos adenomas pode ser realizada por um otorrinolaringologista e um neurocirurgião e é cada vez mais popular (Figuras 10.3 a 10.9). Esta abordagem em equipe combina a experiência em otorrinolaringologia no acesso e no fechamento e a experiência neurocirúrgica para ressecção do adenoma. A cirurgia também é proposta para pacientes com adenomas refratários a medicamentos ou incapazes de tolerar os efeitos colaterais do tratamento farmacológico.

Em tumores não passíveis de ressecção cirúrgica e em pacientes que não são candidatos ao procedimento ou portadores de doença

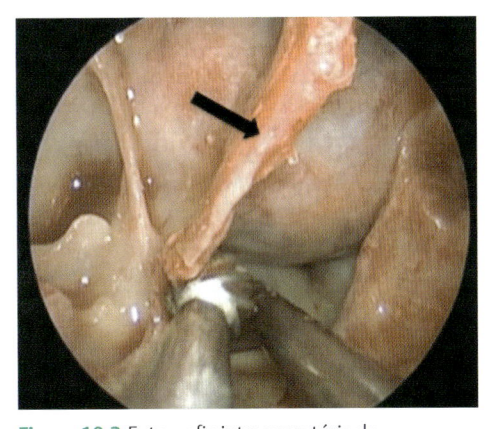

Figura 10.3 Fotografia intraoperatória da endoscopia endonasal, mostrando a perfuração de um septo interesfenoidal (seta preta).

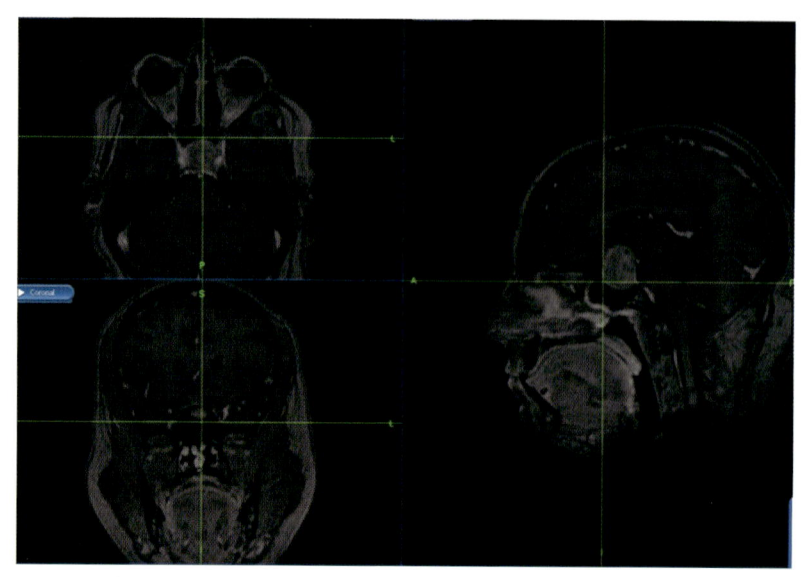

Figura 10.4 Sistema de navegação estereotática intraoperatória utilizado durante a abordagem e a ressecção para verificação de pontos de referência. A localização medial no assoalho da sela túrcica é checada antes da abertura da dura-máter.

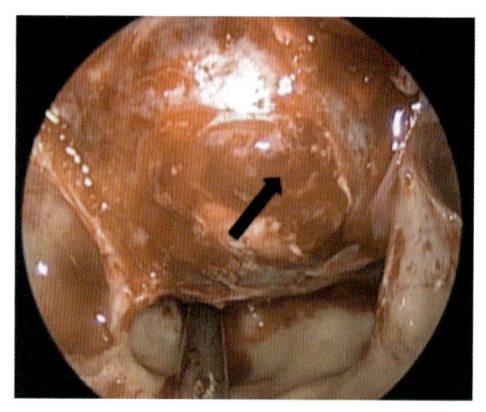

Figura 10.5 Fotografia intraoperatória da endoscopia endonasal, mostrando a expressão do adenoma após a abertura da dura-máter (seta preta).

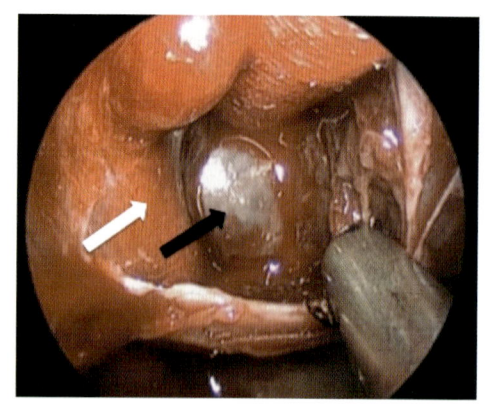

Figura 10.6 Fotografia intraoperatória da endoscopia endonasal, mostrando a parede cavernosa direita medial (seta branca), a identificação do diafragma durante a ressecção do adenoma (seta preta) e a sucção para remoção do adenoma residual do lado esquerdo.

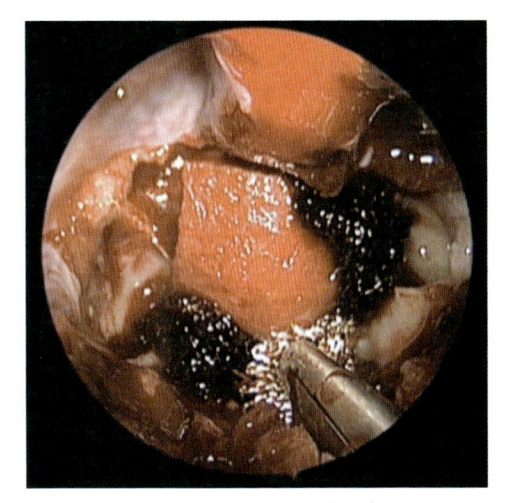

Figura 10.7 Fotografia intraoperatória da endoscopia endonasal, mostrando a reconstrução da dura-máter com aloenxerto *onlay* de tecido colágeno.

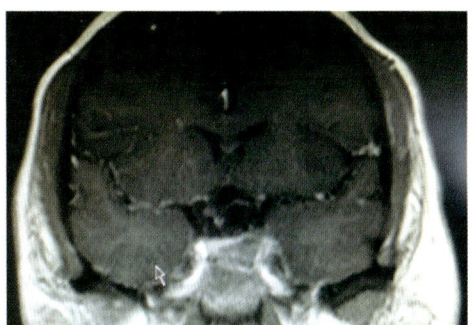

Figura 10.9 A RM coronal ponderada em T1 com gadolínio realizada após a cirurgia da paciente da Figura 10.2 mostra a ressecção macroscópica total de um adenoma extenso, a descompressão do aparelho visual e a visualização do infundíbulo. A paciente apresentou resolução imediata e completa do déficit do campo visual bitemporal observado antes do procedimento.

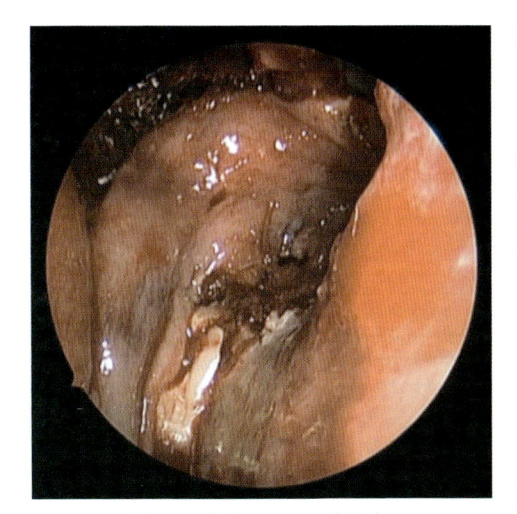

Figura 10.8 Fotografia intraoperatória da endoscopia endonasal, mostrando a colocação de um retalho nasosseptal de Hadad do lado direito, sobre o defeito na dura-máter.

recorrente ou residual que não desejam outra cirurgia, a radioterapia/radiocirurgia pode ser considerada.

Lesões fibro-ósseas benignas

Monica Oberoi Patadia

DEFINIÇÕES E CARACTERÍSTICAS CLÍNICAS

Há uma ampla gama de lesões benignas do tecido ósseo nos seios paranasais, na cabeça e no pescoço. Todas estas lesões apresentam um denominador comum, a substituição de osso normal por fibroblastos, com grau variável de matriz de colágeno mineralizado. A displasia fibrosa tem a menor quantidade de osso, e os osteomas são as lesões com maior presença de tecido ósseo.

Por causa dos padrões histomorfológicos variados de estroma e osso, há controvérsia e confusão quanto à classificação destas lesões. Há muitas entidades, e algumas compartilham características microscópicas e clínicas. As doenças mais comuns que acometem os seios paranasais são descritas a seguir.

Displasia fibrosa

A displasia fibrosa é decorrente da produção excessiva de osso imaturo. A proliferação óssea

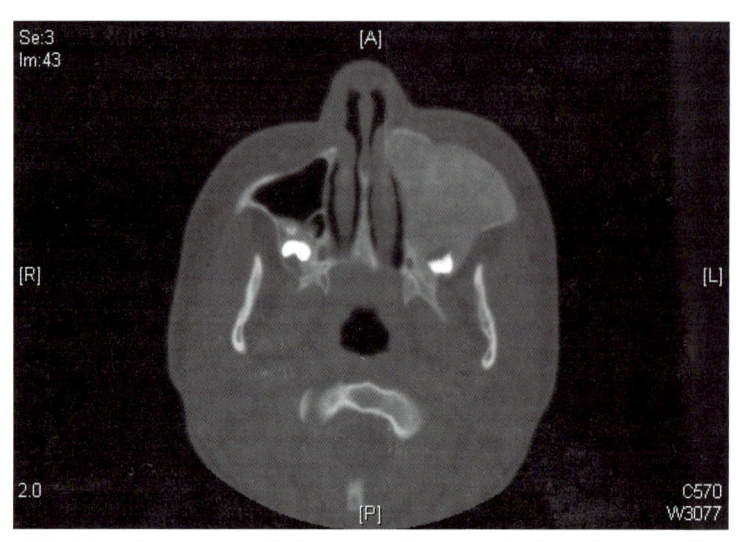

Figura 10.10 A TC axial revela uma extensa lesão com aparência em vidro fosco do seio maxilar esquerdo. Este achado é altamente sugestivo de displasia fibrosa. A displasia causou assimetria facial, com aumento de volume da bochecha esquerda e deslocamento superior e anterior da órbita.

da maxila é mais comum, seguida pela mandíbula. Esta doença geralmente afeta adolescentes, no final da primeira e início da segunda década de vida. A expansão óssea assimétrica e indolor é observada com frequência (Figura 10.10). Esta lesão também pode causar dor intensa ou perda de visão, se o crescimento ósseo obstruir os forames neurais. A expansão tende a parar com o final do crescimento ósseo, mas pode voltar durante a gestação.

A doença pode acometer apenas um osso (monostótica) ou múltiplos ossos (poliostótica). A variante monostótica é mais comum e observada em aproximadamente 70% dos casos. Em menos de 5% dos casos, os pacientes com doença poliostótica podem apresentar puberdade precoce ou outra disfunção endócrina e manchas café com leite. Nestes indivíduos, a síndrome de McCune-Albright deve ser considerada. Acredita-se que esta síndrome seja causada por uma mutação no gene que codifica a subunidade alfa da proteína G (Gs-alfa) que acopla o monofosfato cíclico de adenosina (cAMP) aos receptores de hormônios. A síndrome de Mazabraud é uma combinação extremamente rara de displasia fibrosa e mixomas de tecido mole. O querubismo, também conhecido como displasia fibrosa familiar, é outra doença óssea displásica benigna limitada à maxila e à mandíbula. Esta enfermidade era considerada uma variante da displasia fibrosa; no entanto, não é mais incluída na classificação das lesões fibro-ósseas.

Fibroma ossificante

Estas lesões são observadas em uma população um pouco mais velha do que a acometida pela displasia fibrosa. O fibroma ossificante pode ocorrer na mandíbula e na maxila (mais comum), mas também na órbita, nos seios paranasais e na porção anterior da base do crânio. A terminologia mais antiga, como fibroma cementificante e fibroma cemento-ossificante, pode ser utilizada nas lesões mandibulares. Os achados podem ser incidentais ou decorrentes do aumento de volume sintomático.

Osteomas

Os osteomas são lesões densas, de crescimento lento, bem delineadas e radiopacas (Figura 10.11). De modo geral, estas lesões são observadas no seio frontal (80%) ou nos seios etmoidais (15%). Os osteomas normalmente são

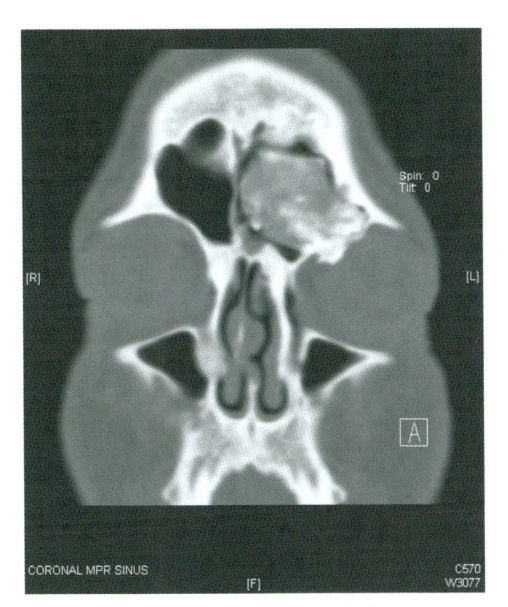

Figura 10.11 A TC coronal dos seios da face mostra uma extensa lesão fibro-óssea, condizente com um osteoma. Este osteoma acomete o seio frontal e erode o aspecto superior do teto da órbita do lado esquerdo. O paciente apresentava cefaleias e diplopia.

McCune-Albright, osteorradionecrose, osteossarcoma, doença de Paget, osteomielite, displasia fibrosa familiar (querubismo), hiperparatireoidismo.

EXAMES DIAGNÓSTICOS

O diagnóstico definitivo de qualquer lesão osteofibrosa requer uma anamnese completa e correlação com achados radiográficos e histopatológicos. À anamnese, a idade, o sexo e a raça do paciente, a localização da lesão e a progressão do crescimento devem ser considerados.

Displasia fibrosa

A displasia fibrosa geralmente apresenta aparência de vidro fosco à TC, como mostra a Figura 10.10. Não há margens definidas à imagem. O osso afetado se mescla sutilmente ao tecido ósseo de aparência normal, o que é essencial para seu diagnóstico. Histologicamente, há expansão do espaço intramedular, que contém fibroblastos fusiformes imaturos. A degeneração maligna para osteossarcoma agressivo é bastante rara. TCs seriadas e monitoramento de qualquer perda visual devem ser realizados.

diagnosticados em razão da obstrução nasossinusal, levando a sinusites, ou, em raros casos, formação de mucocele. Um efeito direto de massa sobre as estruturas adjacentes pode ser observado. Estas lesões são achados incidentais em cerca de 3% dos exames de imagem dos seios paranasais ou causam dor facial e deformidades craniofaciais. Três possíveis mecanismos para a dor são sugeridos: efeito local, dor referida via nervo trigêmeo e mediação por prostaglandina E2.

Os osteomas nasossinusais são solitários; no entanto, o achado de múltiplas lesões deve levar à suspeita de polipose adenomatosa familiar (síndrome de Gardner).

Fibroma ossificante

Os achados radiográficos do fibroma ossificante podem variar de radiotransparentes a radiopacos, dependendo da maturidade da lesão. À histologia, há uma borda externa de tecido fibroso celular. Em seu interior, há um tecido fibroso avascular, que pode variar de acelular a altamente colagenoso.

Achados dos osteomas

Os achados à TC incluem uma massa muito bem circunscrita com densidades variáveis, desde osso cortical denso até uma aparência menos densa, em vidro fosco. Os osteomas são geralmente encontrados nos seios paranasais, mas podem apresentar crescimento em padrão exofítico. Histologicamente, os osteomas podem ser divididos em tipo marfim, maduro ou misto. A diferenciação entre osteomas e osteoblastomas pode ser difícil.

DIAGNÓSTICO DIFERENCIAL

Displasia fibrosa, osteomas, osteoblastoma, fibroma ossificante, síndrome de Gardner, fibroma ossificante juvenil (agressivo), síndrome de

TRATAMENTO

Displasia fibrosa

A cirurgia deve ser considerada em qualquer displasia fibrosa com desfiguração ou déficits neurológicos por compressão de forames (ou seja, perda visual). Os bifosfonatos podem ser considerados em pacientes com dor provocada pela displasia fibrosa. Procedimentos de escultura podem ser considerados para indicações estéticas.

Fibroma ossificante

Diferentemente da displasia fibrosa, os fibromas ossificantes devem ser completamente removidos, já que sua taxa de crescimento é imprevisível. De modo geral, estas lesões são bem demarcadas e, assim, uma margem estreita pode ser utilizada. O comportamento agressivo ou a recidiva pode requerer margens maiores.

Osteomas

A intervenção cirúrgica somente é necessária se as lesões forem sintomáticas por causa da dor ou da obstrução dos tratos de saída sinusais ou acometimento de estruturas adjacentes. Dependendo da localização e do tamanho da lesão, a abordagem pode ser endoscópica, aberta ou combinada.

Leitura sugerida

Eversole R, Su L, ElMofty S. 2008. Benign fibro-osseous lesions of the craniofacial complex: A review. Head and Neck Pathology 2(3): 177–202.

Kennedy DW, Hwang PH. 2012. Pathology of the sinonasal region and anterio and central skull base. Rhinology: Diseases of the Nose, Sinuses, and Skull Base. New York: Thieme.

CAPÍTULO 11

Tumores Malignos da Base do Crânio

Caitlin McLean ▪ Pete S. Batra

- Introdução
- Carcinoma de células escamosas
- Carcinoma cístico adenoide
- Adenocarcinoma
- Melanoma mucoso
- Estesioneuroblastoma
- Carcinoma nasossinusal não diferenciado
- Condrossarcoma
- Carcinoma nasofaríngeo
- Cordoma
- Hemangiopericitoma
- Osteossarcoma
- Divulgações financeiras
- Referências

Introdução

As neoplasias malignas do trato nasossinusal são tumores incomuns da região da cabeça e do pescoço, responsáveis por aproximadamente 5% das malignidades do trato respiratório superior. Os sintomas na apresentação são, com frequência, similares àqueles associados a doenças inflamatórias dos seios paranasais e, por isso, o diagnóstico precoce exige um alto índice de suspeita clínica. As principais características de distinção, incluindo a idade relativa do paciente (menos de 50 anos para doença inflamatória vs. mais de 50 anos para malignidade nasossinusal), o início insidioso de sintomas unilaterais e falta de história anterior de doença sinusal, deverão levantar suspeitas quanto a uma malignidade subjacente. Acrescente-se a isso um estágio avançado à apresentação, dada a natureza não específica da sintomatologia apresentada.[1]

Em geral, as malignidades nasossinusais são divididas em dois grupos principais: de origem epitelial (SCC, adenocarcinoma [AC] e carcinoma cístico adenoide [ACC]) e de origem não epitelial (melanoma mucoso, estesioneuroblastoma e condrossarcoma). A confirmação histopatológica precisa e o estadiamento do tumor são dados críticos para o melhor planejamento possível de tratamento. As investigações por imagens da tomografia computadorizada (TC) e da ressonância magnética (RM) são necessárias para a avaliação de malignidades nasossinusais e desempenham papéis complementares no delineamento da extensão da doença local e identificação da extensão do tumor em relação à órbita e base do crânio. A avaliação por tomografia de emissão de pósitrons (PET)/CT é obrigatória para um estadiamento preciso, sendo geralmente utilizada para identificar doenças regional e distante. A combinação de TC de corpo inteiro e a ingestão focalizada de glicose radioativa pelas células também podem fornecer informações padronizadas de valor de ingestão para vigilância pós-tratamento.

Não há protocolos padronizados disponíveis para o tratamento de malignidades nasossinusais. Em geral, a estratégia generalizada de tratamento consiste em terapia multimodal. A ressecção cirúrgica, com controle de corte congelado intraoperatório, forma o esteio principal para o tratamento das malignidades nasossinusais. A ressecção craniofacial aberta tem servido como o "cavalo de batalha" para a extirpação do tumor por mais de 60 anos; técnicas mais recentes confiam na utilidade de técnicas endoscópicas minimamente invasivas para remoção de tumores. A ressecção endoscópica minimamente invasiva (MIER) tem sido empregada com sucesso e com resultados oncológicos aceitáveis e baixo índice de complicações. A radioterapia pós-operatória é também um suporte principal para o tratamento, e a quimioterapia tem sido reservada para malignidades agressivas de alto grau.[2]

Embora a apresentação geral, o exame minucioso para diagnóstico e o tratamento de malignidades nasossinusais sejam semelhantes para cada histologia específica, as subseções a seguir aperfeiçoam-nos nos vários subtipos malignos, definindo aspectos essenciais para cada um deles.

Carcinoma de células escamosas

DEFINIÇÕES E CARACTERÍSTICAS CLÍNICAS

O carcinoma de células escamosas (SCC) é a neoplasia maligna mais comum do trato nasossinusal, respondendo por aproximadamente 80% dos carcinomas nasossinusais. Mais frequentemente, ele surge no seio maxilar (60-70%), seguido pelo seio etmoidal (20-30%) e pelos seios frontal e esfenoidal (cerca de 1%). A maioria desses carcinomas representa lesões ceratinizantes e não ceratinizantes, com o tipo não diferenciado ocorrendo menos frequentemente e tendo um padrão de crescimento mais rápido. A variante basaloide também tem um comportamento biológico mais agressivo.

A incidência é maior no sexo masculino, e os dados de incidência SEER (*Surveillance, Epidemiology and End-Results* – Vigilância, Epidemiologia e Resultado Final) sugerem que, embora a maioria dos casos ocorra entre os caucasianos, o SCC dos seios paranasais tem maior probabilidade de afetar os afro-americanos e outras populações não brancas. O pico de incidência ocorre durante a sétima década de vida.

O SCC foi associado à exposição ambiental e ocupacional ao pó de madeira, produtos da indústria de metal (níquel e cromato), vapores industriais e pó têxtil. Os fatores de risco adicionais incluem: altos níveis de asbestos, formaldeído e tabagismo (cigarros).[3] Mais recentemente, o vírus do papiloma humano (HPV) foi associado à degeneração maligna de papilomas invertidos para SCC. Semelhante ao SCC relacionado com o HPV da orofaringe, tumores nasossinusais HPV-positivos apresentam resultados melhores do tratamento, embora o papel do HPV como carcinógeno primário no trato nasossinusal ainda não esteja esclarecido.[4] A incidência de SCC nasossinusal vem demonstrando um declínio estatisticamente significativo nas últimas três décadas, talvez por causa da redução nas exposições e do aumento da conscientização.[3]

DIAGNÓSTICO DIFERENCIAL

Outras lesões epiteliais, incluindo AC e ACC, deverão ser incluídas.

EXAMES DIAGNÓSTICOS/INVESTIGAÇÕES

A investigação por imagens de TC e RM é mandatória para determinar a extensão da doença (Figura 11.1a-c). A investigação por PET é indicada para descartar doença nodular ou distante.

TRATAMENTO

A remoção completa do tumor com margens negativas, seguida pela quimiorradioterapia adjuvante é o pilar de tratamento. Se a ressecção completa não for tecnicamente viável, a quimioterapia de indução seguida por quimiorradioterapia ou quimiorradioterapia definitiva poderá ser aplicada com índice razoável de sucesso (Figura 11.2). Uma cirurgia de salvamento pode ser exigida para doença residual após a quimiorradioterapia concorrente. A metástase para linfonodos cervicais à época do diagnóstico ocorre em 3 a 33% dos pacientes. O tratamento eletivo do pescoço deverá ser considerado, pois a falha de doença N0 varia de 9 a 33%.[5] A taxa de sobrevida SEER de cinco anos para doença local é de 85,71%. Essa taxa de sobrevida de cinco anos com metástases regionais e a distância diminui para 47,80 e 39,98%, respectivamente. A sobrevida geral média de 20 anos permanece em 29,37%, apesar da incidência reduzida do SCC.[6,7]

Carcinoma cístico adenoide

DEFINIÇÕES E CARACTERÍSTICAS CLÍNICAS

O ACC é um tumor epitelial maligno que surge das glândulas salivares menores do trato respiratório superior. Este é o tipo histológico maligno mais comum das glândulas salivares menores, representando 10% de todos os tumores de glândulas salivares. O trato nasossinusal é um sítio comum para esse tumor, respondendo por 10 a 25% de todos os ACCs de cabeça e pescoço e tornando-o a segunda malignidade mais comum do nariz e dos seios paranasais. O seio maxilar é o sítio mais frequentemente envolvido (47 a 80%), seguido pelas fossas nasais (22 a 30%), seio etmoidal (11%) e seio esfenoidal (5%) (Figura 11.3).[8]

Histologicamente, o ACC é dividido em três padrões de crescimento principais: cribriforme (bem diferenciado e descrito como tendo a aparência de "queijo suíço"), tubular e sólido (menos diferenciado), embora a maioria dos tumores apresente padrões mistos de citoarquitetura. A histopatologia confere significância prognóstica, pois os tipos, tubular e cribriforme, tendem a apresentar prognóstico mais favorável, enquanto a forma sólida tem o prognóstico pior.[9] A exposição a Thorotrast, uma substância radioativa (dióxido de tório) foi anteriormente informada como etiologicamente relacionada com o ACC.[10]

Historicamente, os ACCs apresentam predominância pelo sexo feminino, com a maioria informada em caucasianas. O tumor surge entre 40 e 60 anos de idade, com a maioria se apresentando em pacientes de 55 anos ou mais. Esses tumores são conhecidos por sua história prolongada, progressão lenta e diagnóstico tardio, com alta propensão à recidiva. A invasão local coincide com a apresentação tardia, mais geralmente com disseminação do tumor para a órbita e menos frequentemente para a base do crânio. O ACC tende a recorrer, a se disseminar para a submucosa e ao neurotropismo, com

(a)

(b)

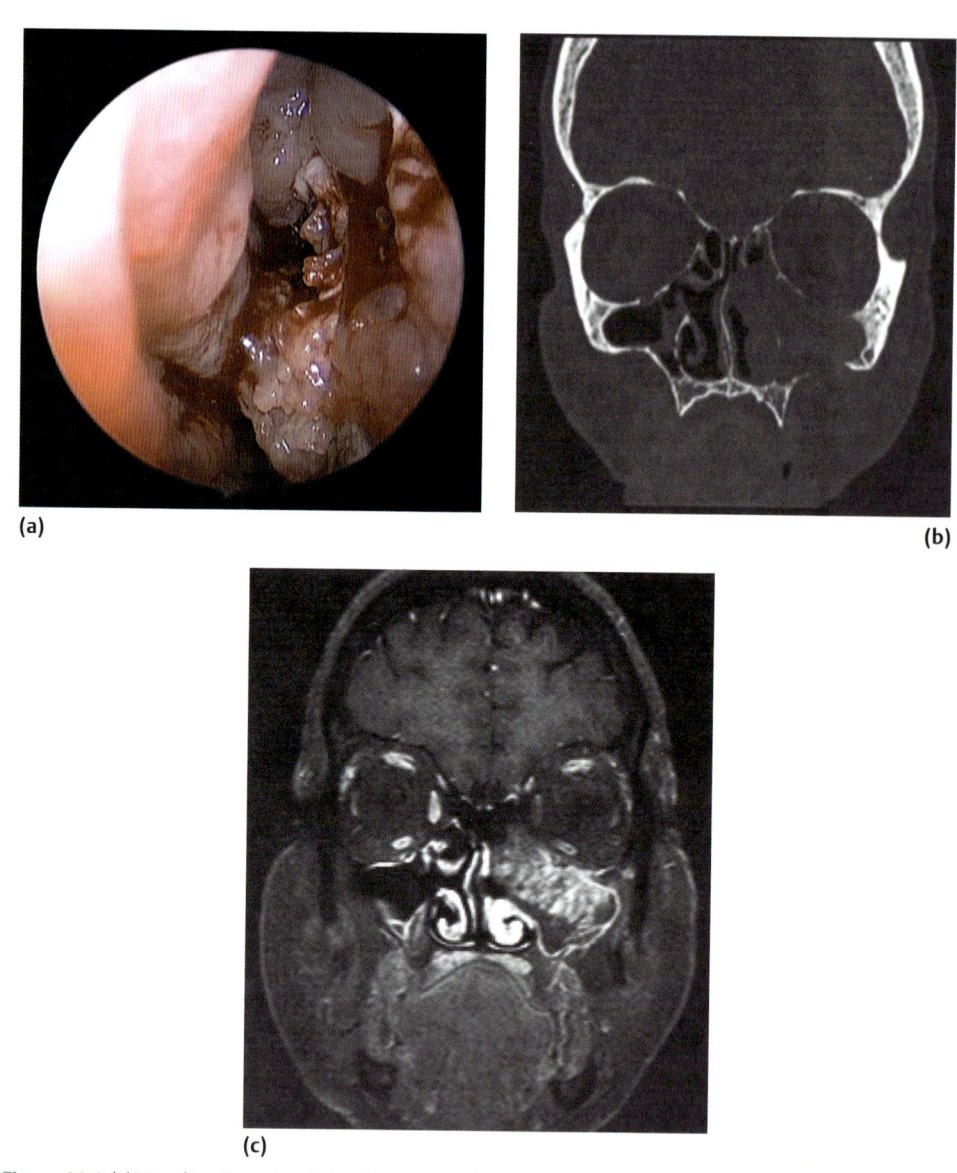

(c)

Figura 11.1 (a) Visualização endoscópica demonstrando massa friável exofítica preenchendo o meato médio esquerdo. (b) Corte coronal de TC em janela óssea demonstrando massa no seio maxilar esquerdo com erosão da maxila e do assoalho orbitário. (c) Corte coronal de RM ponderada em T1 com gadolínio demonstrando massa no seio maxilar com realce heterogêneo e extensão para o meato médio esquerdo.

metástases para todos os nervos maiores e menores. Essa propensão elevada para invasão perineural pode resultar em incidência aumentada de dor e neuropatias.[8,11]

DIAGNÓSTICO DIFERENCIAL

O ACC é considerado no diagnóstico diferencial da maioria das malignidades nasossinusais, particularmente do carcinoma mal diferencia-

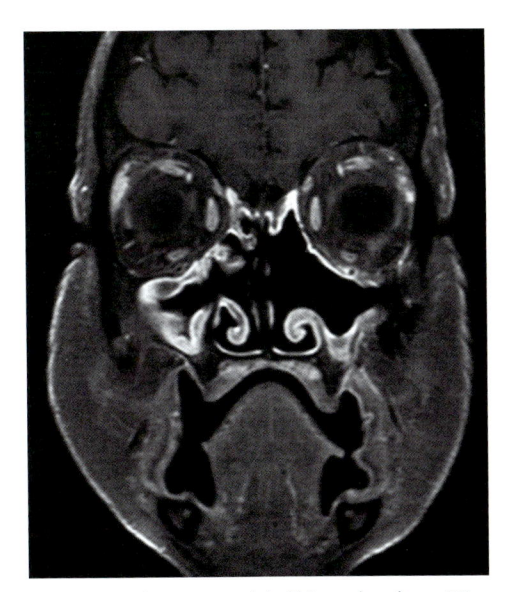

Figura 11.2 Corte coronal de RM ponderada em T1 com gadolínio, três anos após quimiorradioterapia definitiva, demonstrando resolução completa da massa. Ambos os seios maxilares mostram leve realce mucoso periférico.

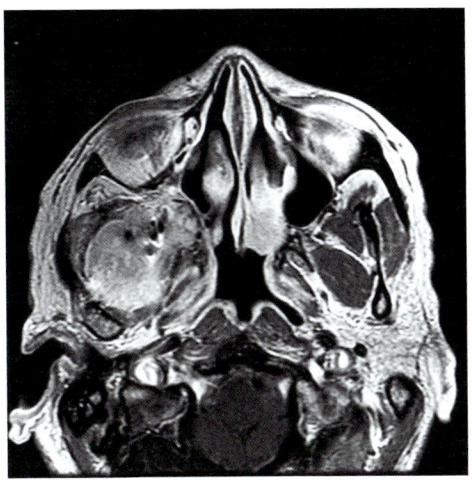

Figura 11.4 Corte axial de RM ponderada em T1 com gadolínio e correspondente ao paciente anterior demonstrando a massa de partes moles envolvendo a fossa nasal posterior esquerda. Uma segunda massa ainda maior de partes moles é notada na região da maxilectomia anterior com envolvimento da fossa pterigomaxilar e fossa infratemporal.

do, do neuroblastoma olfatório e do adenoma pleomórfico.

EXAMES DIAGNÓSTICOS/INVESTIGAÇÕES

O exame minucioso e atento deverá incluir investigação por imagens de TC e RM de alta resolução para definir a extensão da doença local, e por imagens de PET para descartar metástase regional e a distância (Figura 11.4). A propensão para a disseminação perineural exige uma cuidadosa avaliação dos ramos do nervo trigêmeo pela RM.

TRATAMENTO

A modalidade de tratamento mais comum é a cirurgia seguida por de radioterapia pós-operatória (Figura 11.5). A modalidade simples de radioterapia é indicada para tratar tumores T4 não ressecáveis, para reduzir a carga tumoral antes da ressecção cirúrgica, para melhorar a probabilidade de se conseguir o controle local e para fornecer terapia paliativa.[12] Além disso, o uso da radiocirurgia Gamma Knife® tem demonstrado eficácia para ACC não ressecável e

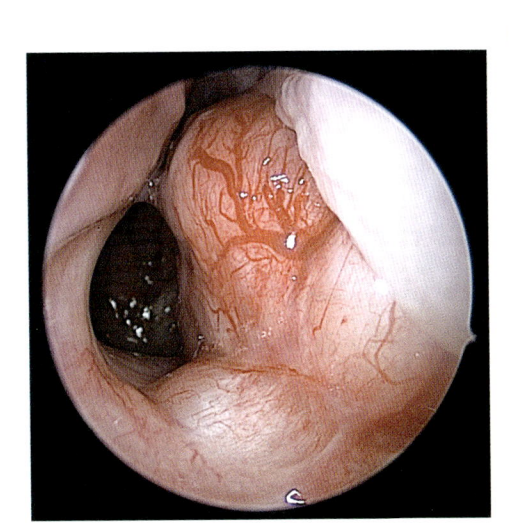

Figura 11.3 Exame endoscópico demonstrando massa lobulada com múltiplos vasos dilatados envolvendo a fossa nasal posterior esquerda com extensão para a região esfenopalatina.

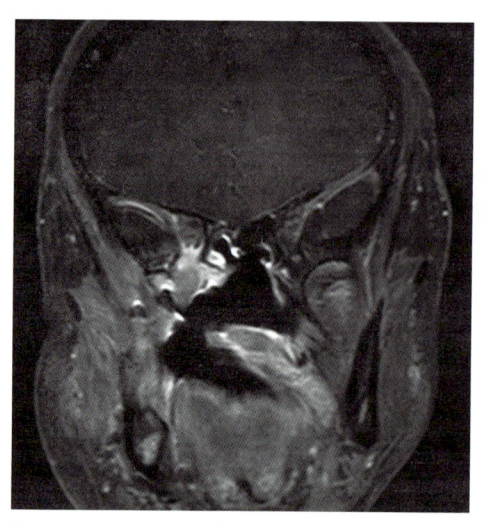

Figura 11.5 Paciente submetido à ressecção aberta e endoscópica combinada de ambas as massas, seguida por radioterapia com feixe de nêutrons. O corte coronal de RM ponderada em T1 com gadolínio ilustra a resolução da massa da fossa nasal esquerda. Pequena massa residual em realce é observada na fossa pterigomaxilar direita, que permaneceu estável nas investigações por imagem durante dois anos.

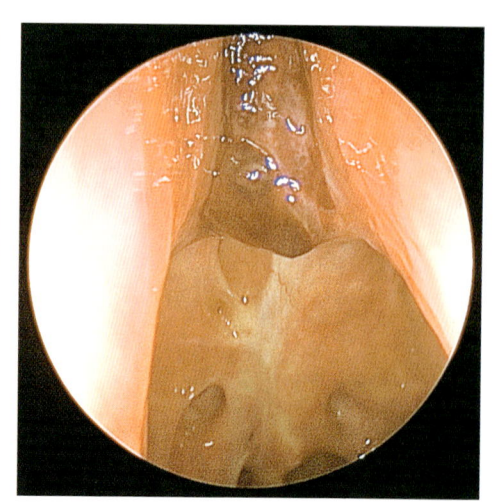

Figura 11.6 Exame endoscópico demonstrando massa exofítica e friável envolvendo a fossa nasal superior direita. A biópsia confirmou o diagnóstico de adenocarcinoma não intestinal recorrente.

pode fornecer controle local.[13] Às vezes, a quimioterapia é utilizada antes ou após a cirurgia para reduzir a carga tumoral. A sobrevida de cinco anos específica dessa doença tem sido relatada como entre 50 e 86% e em até 100% em pacientes sem doença à distância. Apesar do curso implacável do ACC, quase sempre os pacientes sobrevivem por longos períodos com doença recorrente e/ou metastática. A recorrência local de cinco anos e os índices de metástases a distância são de 30 e 25%, respectivamente.[8,11]

Adenocarcinoma

DEFINIÇÕES E CARACTERÍSTICAS CLÍNICAS

O AC representa o terceiro tipo histológico maligno nasossinusal mais comum. O sítio mais comum para o AC são os seios etmoidais (5-30%), seguido pelas fossas nasais (27%) e pelo seio maxilar (20%) (Figura 11.6). O tumor é geralmente considerado como uma doença ocupacional, e a mais notável exposição é ao pó de madeira, que foi identificado como fator de risco importante na literatura europeia. O pó contendo partículas grandes de madeiras de lei, como ébano, carvalho e faia, fornece um risco 900 vezes maior para desenvolvimento de AC.[14] Os fatores etiológicos adicionais incluem exposição a formaldeído, níquel ou cromo e a taninos de couro.

O AC do trato nasossinusal é classificado em subtipos intestinal e não intestinal. O tipo intestinal (ITAC) pode ainda ser subclassificado (papilar, colônico, sólido, mucinoso ou misto) e geralmente é mais agressivo, com índice de recorrência local de 50%, disseminação linfática em 10% e metástase a distância em 20% dos pacientes. A exposição ao pó de madeiras de lei costuma dar origem ao ITAC, e em madeireiros o ITAC é encontrado mais frequentemente na fenda olfatória, aparecendo como massa tipo pólipo.[15] O tipo não intestinal (não ITAC) é classificado como de baixo ou alto grau e ocorre, mais frequentemente, nos seios etmoidais e maxilares, respectivamente. As evidências atuais apontam para os subtipos histológicos e para os aspectos anatômicos importantes prognósticos de sobrevivência.[16]

A idade média para o diagnóstico é de 60-65 anos, embora o tumor possa estar presente na quinta e sexta décadas em casos de exposições relacionadas com pó de madeira. A predominância é masculina, o que provavelmente reflete fatores ocupacionais. O tempo prolongado de exposição (média de 28 anos) aumenta o risco, com latência tardia da apresentação por volta de 40 anos. A exposição parece ser mais comum na Europa, onde esse trabalho é mais predominante.[17]

DIAGNÓSTICO DIFERENCIAL

O AC deverá ser considerado no diagnóstico diferencial da maioria das malignidades nasossinusais. O ITAC nasossinusal primário deverá ser diagnosticado após descarte de metástase do trato GI e primária do pulmão.[18] Além disso, doenças benignas, como o hamartoma, devem ser consideradas.

EXAMES DIAGNÓSTICOS/INVESTIGAÇÕES

Esta lesão exige varredura por TC e RM para determinar sua extensão precisa (Figuras 11.7a e b). A imuno-histoquímica (IHC) do não ITAC de baixo grau mostra positividade para citoceratina 7 sem células mioepiteliais ou basais. Além disso, uma colonoscopia pode ser indicada se a aparência microscópica do carcinoma nasossinusal se assemelhar àquela do carcinoma colorretal.[18,19]

TRATAMENTO

Embora não haja tratamento padronizado para AC, a excisão cirúrgica seguida de radioterapia é a abordagem principal de tratamento (Figura 11.8). Geralmente, a excisão do tumor pode ser obtida por abordagem endoscópica, embora uma ressecção craniofacial aberta possa ser justificada para doenças mais avançadas, especialmente naquelas que se estendem lateralmente sobre a órbita. De modo geral, o AC está associado a um prognóstico relativamente favorável, apesar do índice local de falha atingindo 30%. A sobrevida geral é de 60% aos cinco anos. Dos ITACs, o subtipo papilar tem o prognóstico mais favorável (80% de sobrevida livre da doença aos cinco anos), em comparação aos subtipos mucinoso e sólido. Um tumor não ITAC de baixo grau é, em geral, mais localizado na apresentação e possui prognóstico favorável (80% de sobrevida livre da doença aos cinco anos), enquanto os tu-

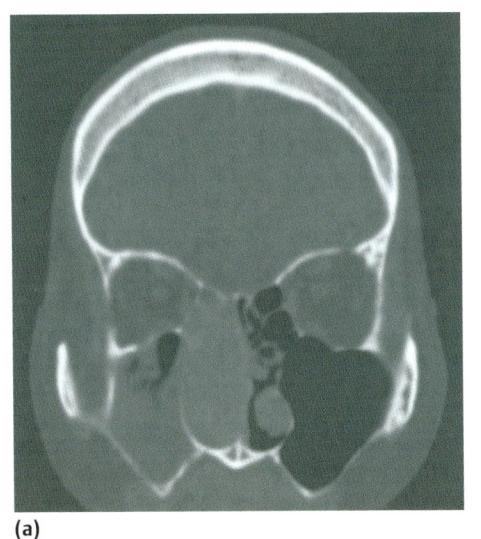

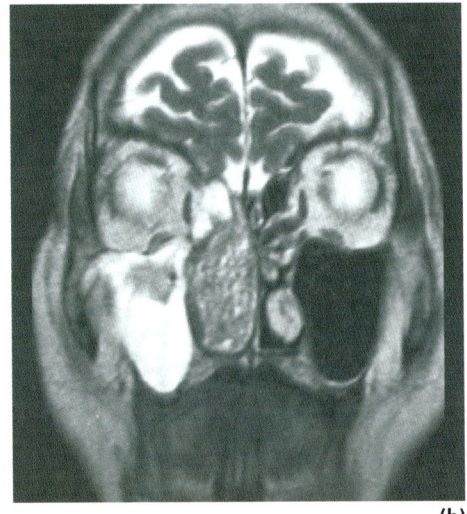

Figura 11.7 (a) Corte coronal de TC em janela óssea demonstrando massa de partes moles na fossa nasal direita com opacificação dos seios maxilar e etmoidal adjacentes. O septo está curvado para o lado contralateral. Não se observa erosão na base do crânio. (b) Corte coronal de RM ponderada em T2 demonstrando a massa hipointensa com realce leve após administração de contraste. Observa-se sinal alto nos seios paranasais adjacentes, proveniente de secreções pós-obstrutivas.

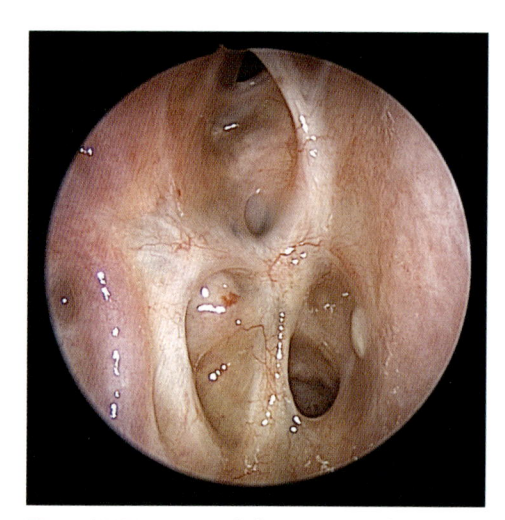

Figura 11.8 O paciente da figura anterior foi submetido à ressecção endoscópica da massa, seguida por radioterapia. O exame endoscópico realizado três anos e meio depois mostra uma cavidade cirúrgica cicatrizada, sem evidência de recorrência.

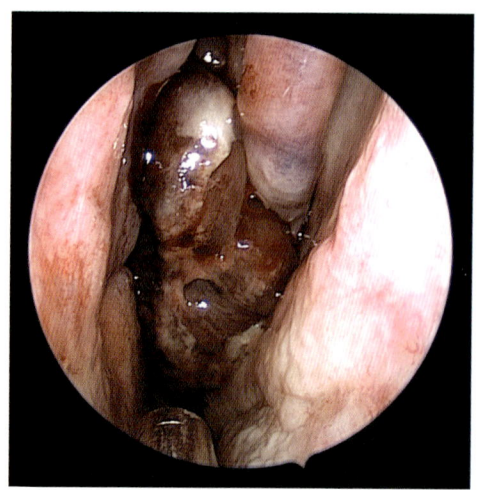

Figura 11.9 Exame endoscópico demonstrando massa friável e pigmentada envolvendo o recesso esfenoetmoidal esquerdo com extensão para a fossa nasal posterior.

mores de alto grau têm prognóstico muito ruim, com menos de 20% de sobrevida aos 3 anos. Tumores em estágio avançado, com extensão para o seio esfenoidal, invasão da base do crânio e histologia de alto grau possuem prognóstico pior.[16]

Melanoma mucoso

DEFINIÇÕES E CARACTERÍSTICAS CLÍNICAS

O melanoma mucoso primário da região nasossinusal é raro, respondendo por 0,3 a 2% de todos os melanomas, e por somente cerca de 4% dos melanomas de cabeça e pescoço. O trato nasossinusal representa o sítio mais comum de melanoma mucoso, com a maioria dos tumores localizados nas fossas nasais (65,5%), seguidas pelo septo, ou combinação de fossas nasais e seios paranasais. Os caucasianos representam a maioria dos pacientes (90,8%), com a maioria dos casos ocorrendo entre a quinta e a oitava década de vida, com idade média no diagnóstico de 71,2 anos. Não há predileção por gênero. Além disso, não há fatores de risco conhecidos para esta doença. A apresentação clínica varia com a localização do tumor e inclui epistaxe, lesão por massa e/ou sintomas de obstrução nasal. A visualização endoscópica de um melanoma mucoso maligno pode demonstrar massa pigmentada e polipoide nas regiões das fossas nasais e dos seios paranasais (Figura 11.9).[20]

DIAGNÓSTICO DIFERENCIAL

Deverão ser considerados: carcinoma nasossinusal não diferenciado (SNUC), carcinoma muito mal diferenciado, AC, linfoma, rabdomiossarcoma, angiossarcoma, carcinoma neuroendócrino, neuroblastoma olfatório e plasmacitoma.

EXAMES DIAGNÓSTICOS/INVESTIGAÇÕES

Histologicamente, a maioria dos melanomas mucosos nasossinusais é composta por grandes células epitelioides com citoplasma eosinofílico abundante e núcleos redondos, mostrando nucléolos eosinofílicos, ou células fusiformes. Cerca de um terço dos tumores apresenta células azuis arredondadas, pequenas e não diferenciadas que podem ser confundidas com linfoma. O perfil de IHC do melanoma mucoso maligno nasossinusal é idêntico àquele das lesões cutâneas. Os marcadores incluem proteína S-100,

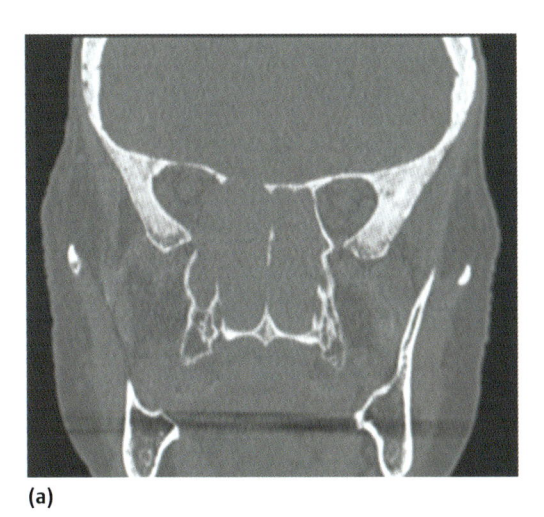

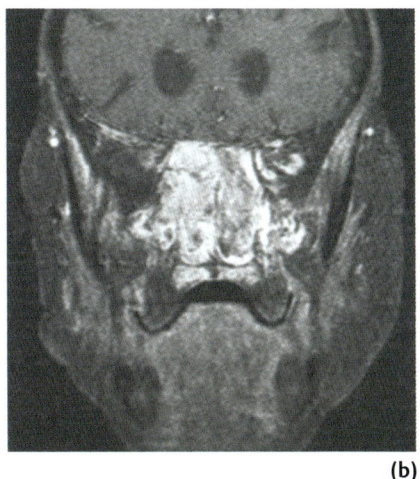

Figura 11.10 (a) Corte coronal de TC em janela óssea demonstrando massa de partes moles envolvendo os seios etmoidais posteriores bilaterais com extensão para a fossa nasal. Pode-se observar a erosão do ápice orbitário direito e do teto etmoidal. (b) Corte coronal de RM ponderada em T1 com gadolínio mostrando massa com realce moderado envolvendo os seios etmoidais bilateralmente. Não se observa extensão orbitária ou intracraniana.

tirosinase, HMB-45, melan A e o fator de transcrição de microftalmia (MITF). A positividade para uma série de marcadores é necessária para a elaboração do diagnóstico preciso. Além da avaliação de rotina por TC e RM (Figura 11.10a e b), a investigação por PET é obrigatória para estabelecer a presença de metástases regionais e a distância.[21]

TRATAMENTO

O melhor tratamento para o melanoma mucoso continua a ser um dilema significativo. A modalidade primária de tratamento é a ressecção cirúrgica completa, embora possa ser difícil atingir margens amplas por causa das restrições relacionadas com as relações dos seios paranasais com estruturas críticas adjacentes (Figura 11.11). O esvaziamento primário do pescoço não é recomendado rotineiramente, pois as metástases para linfonodos regionais geralmente são poucas, e não se demonstrou que o procedimento impacte a sobrevida. Com frequência, realiza-se a cirurgia endoscópica ou aberta acompanhada por radioterapia e/ou quimioterapia. A radioterapia hipofracionada é o regime preferido, enquanto a quimioterapia só é utilizada para doença disseminada e falhas cirúrgicas. As recorrências são comuns, com muitos pacientes sucumbindo à doença disseminada. Existe risco alto de recorrência local (37-54%), com tempo médio entre a cirurgia e a

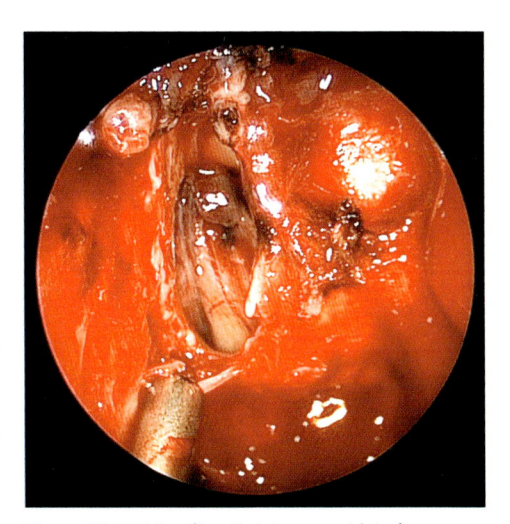

Figura 11.11 Visualização intraoperatória de melanoma mucoso nasossinusal durante ressecção endoscópica da base do crânio anterior demonstrando extensão do tumor para o bulbo olfatório esquerdo.

recidiva em torno de 5 a 20 meses. Metástases a distância ocorrem em 51,5% dos pacientes. A falha local é prognóstica de metástase a distância em 73,1% dos pacientes, com média de 12 meses para o desenvolvimento de doença à distância. Metástases nodulares e a distância podem ocorrer mais tarde. A sobrevida geral é pior que a dos melanomas cutâneos, com somente 20% de índice de sobrevida de cinco anos.[22]

Estesioneuroblastoma

DEFINIÇÕES E CARACTERÍSTICAS CLÍNICAS

O estesioneuroblastoma (ENB) ou neuroblastoma olfatório é uma malignidade neuroectodérmica nasossinusal rara que responde por 2 a 3% das neoplasias intranasais. Acredita-se que o tumor tenha origem no epitélio olfatório, na região da placa cribriforme. Ele pode atingir crianças e adultos, de 3 a 90 anos de idade, com pico bimodal na segunda e na sexta década de vida. Não há predileção por gênero.

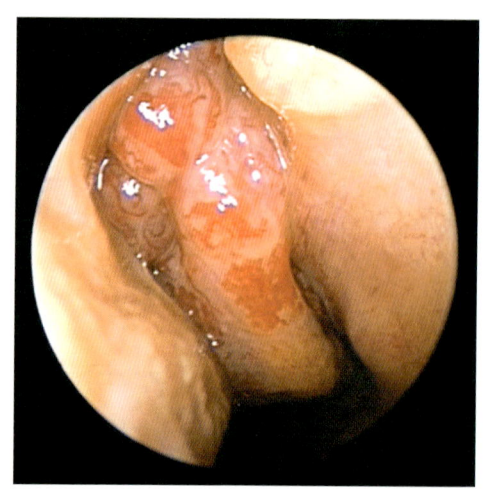

Figura 11.12 Visualização endoscópica da fossa nasal direita demonstrando uma grande massa exofítica com múltiplos vasos dilatados na superfície. A biópsia confirmou o diagnóstico de estesioneuroblastoma de alto grau.

Histologicamente, o ENB se apresenta geralmente como um tumor lobulado cercado por células de suporte com rosetas, pseudorrosetas, calcificações e estroma fibrilar em algumas áreas. Um sistema de graduação histológica com base em crescimento, arquitetura, atividade mitótica, necrose, polimorfismo nuclear, formação de rosetas e matriz fibrilar foi descrito por Hyams e classifica quatro graus diferentes: de [tumor] bem diferenciado (Grau I) a não diferenciado (Grau IV). Os corantes de hematoxilina e eosina demonstram um tumor pequeno, arredondado e de células azuis, que se mostra clinicamente como massa nasossinusal discreta. Ele pode variar em tamanho desde um pequeno nódulo até uma grande massa friável que pode causar destruição local e se estender para além dos limites do trato nasossinusal e para a órbita ou o cérebro. O tumor pode ter aparência avermelhada e ingurgitada por causa da sua matriz ricamente vascularizada, ou pode exibir ulceração de superfície e tecido de granulação, particularmente nos tumores com grau mais alto de classificação (Figura 11.12).[23]

Vários esquemas de classificação já foram propostos para estadiar o ENB. O estadiamento de Kadish, o sistema mais comum, foi descrito pela primeira vez, em 1976. Os tumores do Grupo A são confinados à fossa nasal, os do Grupo B envolvem os seios paranasais, e os do Grupo C se estendem para além da cavidade nasossinusal. Esse sistema foi modificado para se acrescentar o estádio D, que inclui metástases cervicais ou a distância.[24] Dulguerov e Calcaterra descreveram um terceiro sistema, em 1992, com base no sistema de classificação TNM, para considerar envolvimento de linfonodos e de metástases a distância.[25]

DIAGNÓSTICO DIFERENCIAL

Carcinoma nasossinusal não diferenciado (SNUC), carcinoma nasofaríngeo (NPC), carcinomas nasossinusais neuroendócrinos, sarcoma de Ewing, rabdomiossarcoma (tipo alveolar), linfoma, melanoma mucoso, adenoma ectópico da hipofisária e paraganglioma deverão ser considerados.[23]

EXAMES DIAGNÓSTICOS/INVESTIGAÇÕES

O ENB possui um perfil imunológico distinto que inclui negatividade para queratina, positividade para marcador neuroendócrino (enolase e sinaptofisina específicas para neurônio) e células de suporte S100-positivas, que cercam e suportam ninhos de tumor. A TC de alta resolu-

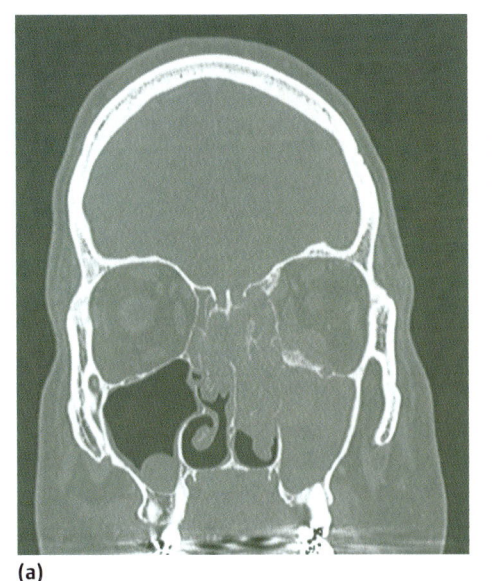

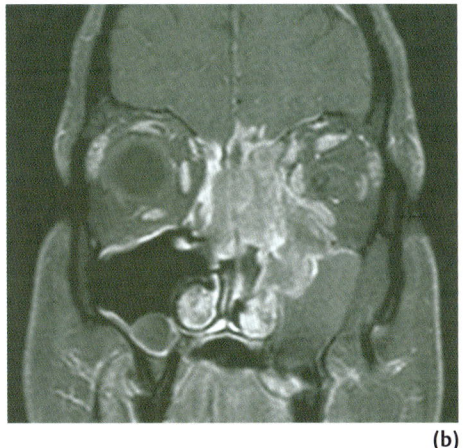

Figura 11.13 (a) Corte coronal de TC em janela óssea ilustrando destruição de células aéreas etmoidais e septo superior por uma massa nasossinusal à esquerda. A lesão se estende até a região etmoidal contralateral. Observa-se erosão sutil da placa cribriforme esquerda. (b) Corte coronal de RM ponderada em T1 com gadolínio demonstrando massa em realce envolvendo os seios etmoidais bilateralmente e o maxilar esquerdo. A massa se estende pela base do crânio com envolvimento do bulbo olfatório esquerdo. Nota-se realce dural extenso.

ção deverá ser revisada quanto à erosão da lâmina papirácea, placa cribriforme e teto etmoidal. As imagens de RM ponderadas em T1 mostrarão intensidade reduzida de sinal de tumor, comparada à do parênquima cerebral. Nas imagens em T2 o tumor pode ser iso ou hiperintenso em relação ao cérebro. Calcificações intratumorais e cistos ao longo da margem intracraniana são altamente sugestivos de ENB (Figura 11.13a e b).

TRATAMENTO

Não há consenso quanto ao melhor tratamento. O regime mais utilizado é uma abordagem combinada, com radioterapia administrada antes ou depois da ressecção cirúrgica. As lesões em estádio inicial (Kadish A ou T1) podem não necessitar de radioterapia adjuvante, se margens cirúrgicas claras puderem ser obtidas. A ressecção craniofacial clássica está sendo gradativamente substituída por abordagens endoscópicas expandidas em casos selecionados, sem impacto adverso no índice de controle de cinco anos (Figura 11.14). O impacto da quimioterapia permanece desconhecido, mas pode ser adicionado como um radiossensibilizador para reduzir o crescimento do tumor e tratar micrometástases em potencial para lesões Kadish B ou C. A quimiorradioterapia concorrente pode ser utilizada antes da cirurgia para evitar demora na terapia e reduzir o tamanho do tumor antes da cirurgia. Ao contrário de outras malignidades nasossinusais, o tratamento de pescoço N0 deverá ser considerado, dado o risco de 15% de recorrência regional. Existe benefício em potencial do esvaziamento cervical ou radioterapia, visando a reduzir o risco dessa recorrência. Os índices de sobrevida podem ser superiores a 80% para tumores em estágio precoce. O índice de sobrevida de 5 anos específico da doença é de 52 a 90%.[26] Os índices de recorrência local variam muito, entre 16 e 40%, e o de metástases a distância de 0 a 60%, o que poderia refletir a

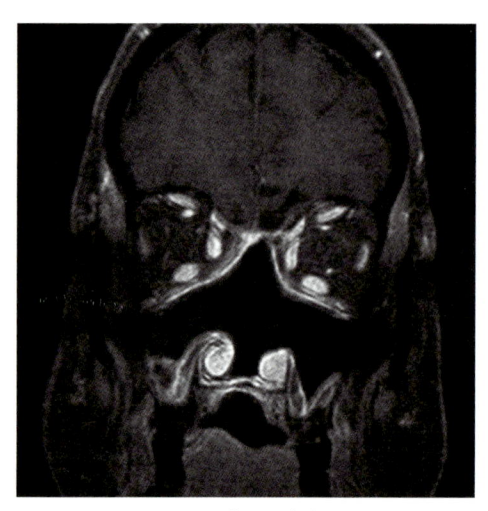

Figura 11.14 Paciente submetido à ressecção endoscópica da base anterior do crânio, seguida por quimiorradioterapia concorrente. A RM ponderada em T1 com gadolínio aos 2 anos mostra resolução da massa com realce mínimo de sinal, coerente com inflamação leve em evolução no leito cirúrgico.

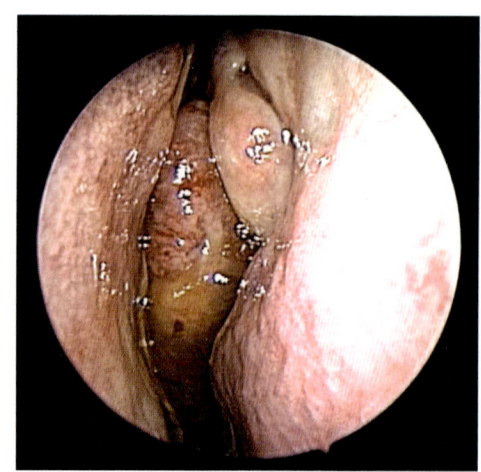

Figura 11.15 Visualização endoscópica da fossa nasal esquerda demonstrando uma massa exofítica preenchendo a região olfatória com deslocamento lateral da concha nasal média. A biópsia confirmou diagnóstico de SNUC.

inclusão de graus histológicos diferentes de ENB e/ou de tumores com diagnóstico equivocado, como o SNUC.[27]

Carcinoma nasossinusal não diferenciado

DEFINIÇÕES E CARACTERÍSTICAS CLÍNICAS

O SNUC é um carcinoma raro, altamente agressivo e de histogênese incerta, considerado como sendo parte do espectro de malignidades neuroendócrinas que inclui ENB, carcinoma neuroendócrino e carcinoma de células pequenas. A faixa de idade afetada é ampla, dos 30 aos 90 anos, sendo a sexta década a idade média na apresentação. Existe predominância pelo sexo masculino (2-3:1). Os pacientes costumam se apresentar com queixas múltiplas, incluindo sintomas nasais e orbitários (diplopia, alterações visuais), dor facial e envolvimento de nervos cranianos, o que se desenvolve, caracteristicamente, durante um período relativamente curto de duração. Em geral, o SNUC se apresenta como massa de crescimento rápido envolvendo múltiplos sítios nasossinusais e, com frequência, com extensão para fora do seio (Figura 11.15). Nódulos regionais clinicamente positivos estão presentes no diagnóstico em 10 a 30% dos pacientes. As metástases a distância geralmente envolvem os pulmões e os ossos, podendo ser observadas na apresentação inicial. Esse tumor pode, raramente, semear o líquido cefalorraquidiano e resultar em metástase espinal, também conhecida como "metástase gota".

DIAGNÓSTICO DIFERENCIAL

ENB, carcinoma de células pequenas e carcinoma neuroendócrino clássico deverão ser considerados.

EXAMES DIAGNÓSTICOS/INVESTIGAÇÕES

O diagnóstico histológico exige correlação clínica entre os achados à microscopia óptica e estudos de IHC. Os SNUCs são coerentemente imunorreativos a marcadores epiteliais, incluindo panceratinas (colorações difusa e intensa) e ceratinas simples (ou seja, CK 7, CK 8, CK 9). As imagens radiográficas mostram uma grande massa nasossinusal, geralmente com padrão de crescimento invasivo, estendendo-se para além dos limites ósseos, com envolvimento orbitário e/ou da base do crânio (Figura 11.16a e b).

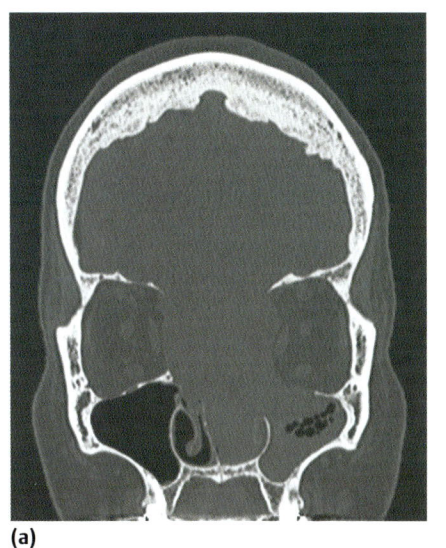

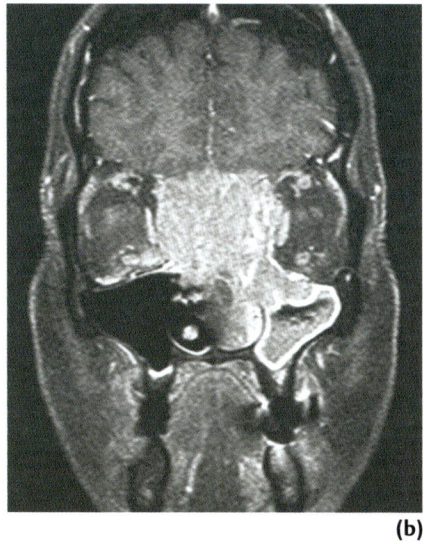

Figura 11.16 (a) Corte coronal de TC mostrando uma massa extensa e destrutiva envolvendo os seios etmoidais bilateralmente. A erosão completa das lâminas papiráceas bilaterais e da base do crânio é evidente. (b) Corte coronal de RM ponderada em T1 com contraste mostrando uma massa etmoidal em realce confinando os lobos frontais e as órbitas bilateralmente.

TRATAMENTO

É geralmente aceito que a terapia multimodal, incluindo cirurgia, radioterapia e quimioterapia, fornece os melhores resultados oncológicos (Figura 11.17). Uma revisão de metanálise de 30 estudos envolvendo 167 casos demonstrou que a cirurgia representou o melhor tratamento de modalidade única, mas os pacientes submetidos à ressecção cirúrgica com a adição de rádio e/ou quimioterapia apresentaram chance aumentada de 260% de sobrevida, comparada ao tratamento cirúrgico isoladamente.[28] Adicionalmente, a terapia trimodal agressiva, incluindo cirurgia e quimiorradioterapia pós-operatórias, propiciou uma melhora significativa dos controles local e regional e da sobrevida geral, em comparação ao tratamento isolado, cirúrgico ou não cirúrgico.[29] Além disso, o uso de quimioterapia e/ou radioterapia adjuvantes antes da cirurgia definitiva tem sido proposto por alguns investigadores para melhorar a proporção terapêutica. Uma revisão de tratamentos de SNUC e suas consequências sugerem que a radioterapia pré-operatória pode permitir volumes reduzidos de tratamento e radioterapia com

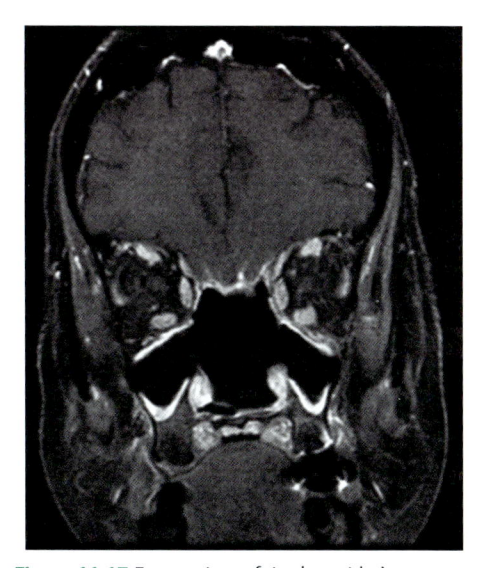

Figura 11.17 Este paciente foi submetido à quimioterapia de indução seguida por ressecção endoscópica total bruta da massa. Corte coronal de RM ponderada em T1 com gadolínio 1 ano após conclusão da quimiorradioterapia concorrente mostrando ressecção de intervalo da massa com sinal inflamatório mínimo na cavidade cirúrgica.

alvos mais precisos e redução da toxicidade aos tecidos normais.[30] Entretanto, apesar dos regimes de tratamento agressivos, o prognóstico para pacientes com SNUC continua ruim. Recentemente, a morfoproteômica foi descrita como um auxiliar na definição da biologia dos tumores SNUC e fornecedora de metas para os agentes empregados.[31]

Condrossarcoma

DEFINIÇÕES E CARACTERÍSTICAS CLÍNICAS

Condrossarcomas são tumores malignos de crescimento lento que surgem, geralmente, da cartilagem hialina. Os condrossarcomas nasossinusais são relativamente raros e constituem 10 a 20% dos tumores ósseos primários malignos, dos quais cerca de 5 a 10% se originam na cabeça e no pescoço. Dada a tendência para diferenciação de cartilagem hialina, existe uma maior ocorrência na maxila e na base do crânio, teoricamente por causa da sua composição inicial cartilaginosa e ossificação subsequente.

Os condrossarcomas representam um grupo heterogêneo de lesões, com apresentação clínica e aspectos morfológicos variáveis. Um aspecto peculiar desse tumor é a sua capacidade de surgir em qualquer osso ou tecido mole, com predileção de 2:1 para o esqueleto.[32] Uma revisão recente mostra leve predominância no sexo feminino de 1,27:1, com idade de pico de surgimento entre 30 e 60 anos.[33] A obstrução nasal é o sintoma mais frequentemente informado na apresentação (50,3%). Esses tumores causam destruição local e, em razão do seu crescimento indolente e apresentação tardia, vários sítios podem estar afetados à época do diagnóstico.

DIAGNÓSTICO DIFERENCIAL

Condrossarcoma, osteoblastoma agressivo e osteocondroma deverão ser considerados.

EXAMES DIAGNÓSTICOS/INVESTIGAÇÕES

A caracterização histológica precisa é essencial; existem três graus histológicos de condrossarcoma que variam por celularidade, tamanho do núcleo e índice mitótico. O condrossarcoma de Grau I tem núcleos pequenos, de coloração densa. Os condrossarcomas Graus II e III são diferenciados pelo índice mitótico, com mitoses baixas (menos de duas mitoses por 10 campos de alto poder [HPF]) e mitoses altas (≥ 2 mitoses por 10 HPF), respectivamente. Historicamente, radiografias planas do crânio eram utilizadas, com calcificação demonstrada em menos de 60% dos casos. As características da TC incluem massa hiperdensa com aglomerados de calcificação, focos de destruição óssea e realce moderado pelo contraste. Os aspectos da RM incluem iso-/hipointensidade em imagens ponderadas em T1 com realce pronunciado pelo contraste e intensidade alta de sinal em sequências T2, possivelmente isointensas ao LCR (Figura 11.18a e b).[34,35]

TRATAMENTO

A ressecção cirúrgica agressiva é o esteio de tratamento para condrossarcomas (Figura 11.19). Em pacientes selecionados a ressecção completa pode ser obtida por uma abordagem endoscópica transnasal.[36] Alguns estudos demonstraram benefícios da radioterapia adjuvante quanto à sobrevida, podendo reduzir a recorrência local.[33] Vários fatores influenciam a adição de radioterapia, incluindo tamanho do tumor (limiar de 5 cm indicado em alguns estudos), situação das margens, tipo agressivo de tumor (mesenquimal) e envolvimento da base do crânio ou neurovascular.[37,38] Para tumores pequenos, houve relatos de algum sucesso da radioterapia com feixe de prótons como modalidade única de tratamento.[39,40] Embora a recorrência local seja comum, metástases regionais e a distância são raras, e o prognóstico em longo prazo é bom, com excisão cirúrgica completa. O índice de sobrevida tem sido relatado como entre 44 e 87%.

Carcinoma nasofaríngeo

DEFINIÇÕES E CARACTERÍSTICAS CLÍNICAS

O NPC é uma malignidade das vias aéreas superiores que se origina de interações entre as células epiteliais e as células-B na nasofaringe. Esse tumor responde por cerca de 1% de todas as malignidades da infância. Quase todos os cânceres nasofaríngeos adultos são carcinomas,

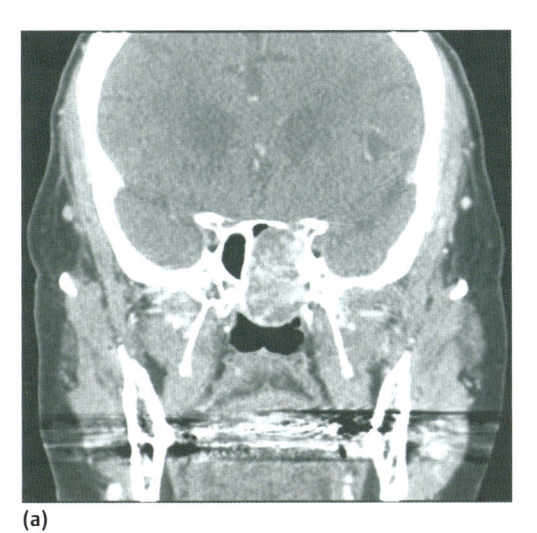

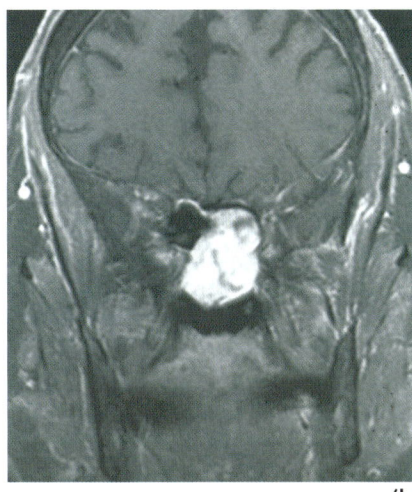

Figura 11.18 (a) Corte coronal de TC com janela para partes moles com contraste demonstrando massa com realce moderado envolvendo a região esfenoidal esquerda. A lesão confina o nervo óptico esquerdo e causa erosão no assoalho do seio esfenoidal. A biópsia confirmou diagnóstico de condrossarcoma de baixo grau. (b) Corte coronal de RM ponderada em T1 com contraste mostrando a massa hiperintensa. Não se observa extensão orbitária ou intracraniana.

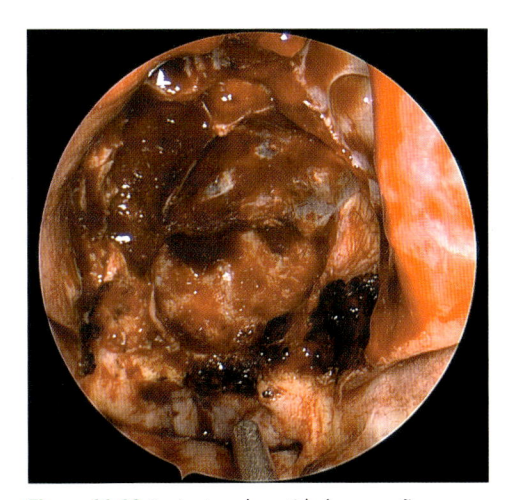

Figura 11.19 Paciente submetido à ressecção endoscópica sem intercorrências da massa após abordagem esfenoidal estendida com septectomia posterior. A endoscopia demonstra a visualização intraoperatória imediata da região esfenoclival.

enquanto somente 35 a 50% das malignidades são carcinomas em crianças. O NPC possui distribuição bimodal por idade, com um pequeno pico no final da infância e um segundo pico ocorrendo aos 50-60 anos. A predominância é masculina, na proporção de 2:1.

A classificação da Organização Mundial da Saúde (OMS) reconhece três subtipos de NPC: (1) carcinoma de células escamosas, (2) carcinoma não ceratinizante e (3) carcinoma não diferenciado. As áreas endêmicas incluem: Sul da China, Sudeste da Ásia, Oriente Médio, Norte da África, Alasca e Groenlândia. Nessas áreas, existe forte correlação entre a latência do vírus de Epstein-Barr (EBV) e o NPC. A maioria dos pacientes apresenta carcinoma mal ou não diferenciado (tipos 2 ou 3 da OMS) e doença em estágio localmente avançado. O NPC é raro nos Estados Unidos e na Europa Ocidental, e a frequência do SCC (OMS tipo I) é de aproximadamente 25%, o que é significativamente mais alto que em áreas endêmicas. O envolvimento nodular e a doença nodular bilateral são obser-

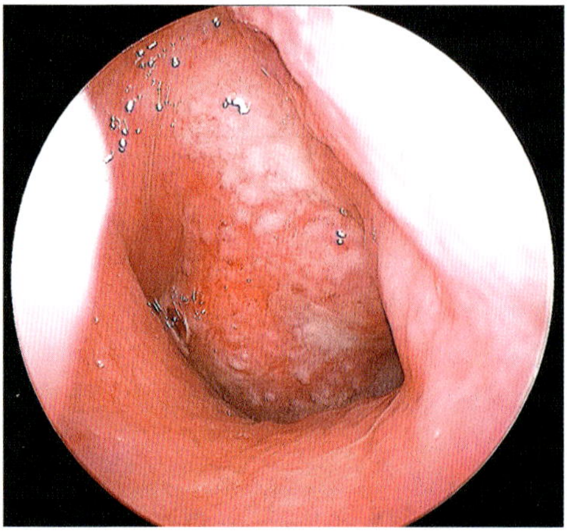

Figura 11.20 Visualização endoscópica da nasofaringe direita mostrando massa submucosa preenchendo o recesso faríngeo direito (fosseta de Rosenmuller direita).

vados com mais frequência no NPC do que em outros cânceres de cabeça e pescoço. Além disso, ele difere do SCC não nasofaríngeo de cabeça e pescoço por sua sensibilidade maior à radio e quimioterapia e por sua maior propensão para metástases a distância.

O tumor pode-se apresentar como uma protuberância submucosa na nasofaringe lateral ou pode formar grande massa tumoral exofítica (Figura 11.20). A dilatação e a extensão do tumor na nasofaringe podem resultar em sintomas de obstrução nasal, alterações na audição secundárias à extensão direta ou à disfunção da tuba auditiva, e paralisias dos nervos cranianos decorrentes da extensão do tumor para a base do crânio. O NPC com disseminação para linfonodos regionais também pode inicialmente chamar a atenção do médico como uma massa primária do pescoço, antes do estabelecimento diagnóstico do sítio nasofaríngeo de origem.

DIAGNÓSTICO DIFERENCIAL

Pólipos nasais, linfoma não de Hodgkin e rabdomiossarcoma deverão ser considerados.

EXAMES DIAGNÓSTICOS/INVESTIGAÇÕES

Exames laboratoriais, incluindo sorologia para EBV, dosagens de imunoglobulina A e anticorpos de imunoglobulina G para o antígeno de cápside viral, antígeno precoce e antígeno nuclear, deverão ser solicitados. Os títulos podem-se correlacionar com a carga tumoral e diminuir com o tratamento. Além disso, os níveis de EBV-DNA do plasma antes do tratamento e após a radioterapia podem ser marcadores auxiliares para a avaliação de risco, resposta do tratamento inicial e tempo de recorrência, resultados e sobrevida.[41,42] A biópsia da lesão mostra células que geralmente coram com p63 e ceratinas de alto peso molecular; entretanto, a extensão da coloração pode ser variável. O EBV pode ser demonstrado por hibridização *in situ* em quase 100% dos casos, embora essa proporção seja menor em populações não asiáticas. Recomenda-se TC ou RM para definição da doença na nasofaringe e para detectar metástases para linfonodos (Figura 11.21a e b).

TRATAMENTO

A radioterapia é a modalidade principal de tratamento. Técnicas de radioterapia modulada por intensidade (IMRT) são recomendadas, com índices de controle local e regional superiores a 90%. A irradiação profilática do pescoço é recomendada, cobrindo geralmente toda a região de drenagem de linfonodos do pescoço. A radioterapia isolada é adequada para tratar NPCs em estádio I; entretanto, o tratamento para o estádio II e NPCs localmente avançados (estádios III-IVb) é a quimiorradioterapia concorrente, à base de cisplatina. Foi demonstrado que a administração concorrente de cisplatina, 5-fluorouracil e radioterapia melhoram a sobrevida.[43,44] Foi demonstrado, também, que a quimiorradioterapia sequencial com gencitabina e cisplatina melhoram a sobrevida em NPCs local e regionalmente avançado.[45] A quimioterapia de indução parece ser mais bem tolerada, e sequências concorrentes de indução mostram aderência substancialmente melhorada ao tratamento, mas podem não melhorar significativamente o prognóstico na sobrevida geral e livre da recorrência.[46] O IMRT e os agentes quimioterapêuticos apropriados resultaram em melhora acentuada nos resultados do NPC. Apesar disso, cerca de 10% dos pacientes ainda desenvolvem doença recorrente no pescoço ou no sítio primário. O melhor tratamento de salva-

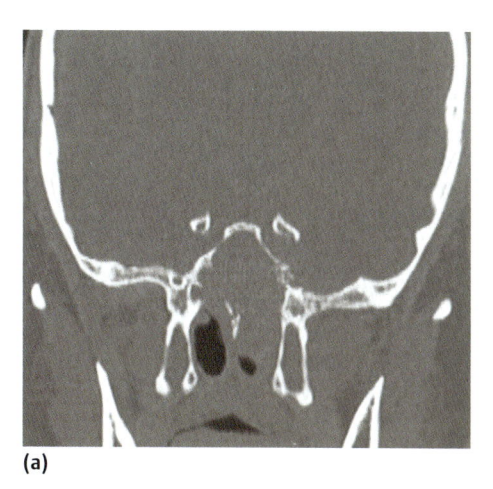

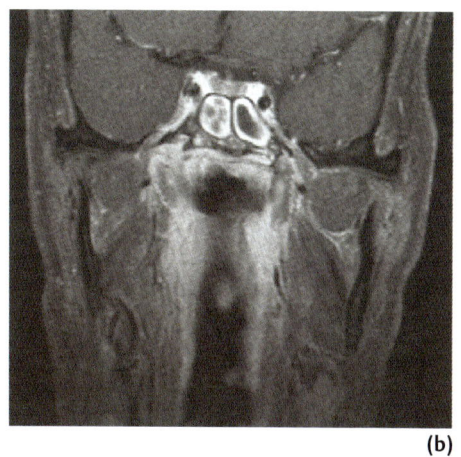

Figura 11.21 (a) Corte coronal de TC em janela óssea ilustrando massa de partes moles na nasofaringe à esquerda, com erosão do assoalho esfenoidal e extensão para os seios esfenoidais bilateralmente. (b) Corte coronal de RM ponderada em T1 com contraste demonstrando massa em realce em nasofaringe bilateralmente, mais proeminente à direita. Observa-se realce anormal no seio cavernoso direito.

mento para NPC de recorrência local ainda não foi determinado, e as opções incluem braquiterapia, RT externa, radiocirurgia estereotática, nasofaringectomia e terapia de coagulação em micro-ondas, ou isolada ou em combinações diferentes. O papel da quimioterapia isolada é reservado primariamente para tratamento paliativo em pacientes sem indicação para radioterapia radical ou nasofaringectomia de salvamento. O papel da terapia em alvo e da imunoterapia específica para EBV está atualmente em investigação. O controle local de cinco anos e os índices de sobrevida geral chegam a 91 e 90%, respectivamente, para NPCs em estádio I utilizando RT convencional ou IMRT. Entretanto, os resultados do tratamento para NPCs local ou regionalmente avançados continuam sendo insatisfatórios e os índices de sobrevida geral de cinco anos variam entre 53-80% e 28-61% para NPCs em estádios III e IV, respectivamente.[47]

Cordoma

DEFINIÇÕES E CARACTERÍSTICAS CLÍNICAS

Os cordomas representam uma entidade clínica rara com incidência de 0,08 por 100.000.[48] Acredita-se que esses tumores surjam de remanescentes do notocórdio embrionário. Eles se localizam mais geralmente na região sacrococcígea ou clivo, embora o tumor possa ocorrer em qualquer sítio ao longo da coluna vertebral. Raramente, eles surgem na coluna cervical e podem-se apresentar como massa paravertebral ou parafaríngea. Pouco mais de um terço dos cordomas se origina no clivo, onde se apresentam como massas na linha média, geralmente extradurais, no interior do osso (Figura 11.22a-c). Existem três padrões histológicos: clássico ou convencional, condroide e desdiferenciado. Os cordomas clássicos são encontrados com mais frequência. A necrose parece ser um aspecto importante, com prognóstico de um curso mais agressivo. Os condromas condroides tendem a ser menos agressivos que os convencionais, enquanto os desdiferenciados são mais agressivos, de crescimento mais rápido, com maior probabilidade de gerar metástases, sendo geralmente fatais dentro de um ano a partir do diagnóstico.

Os condromas podem surgir em qualquer idade, embora sejam mais frequentes entre 30 e 50 anos, com ligeira predominância no sexo masculino. Eles apresentam crescimento lento com propensão para comportamento localmen-

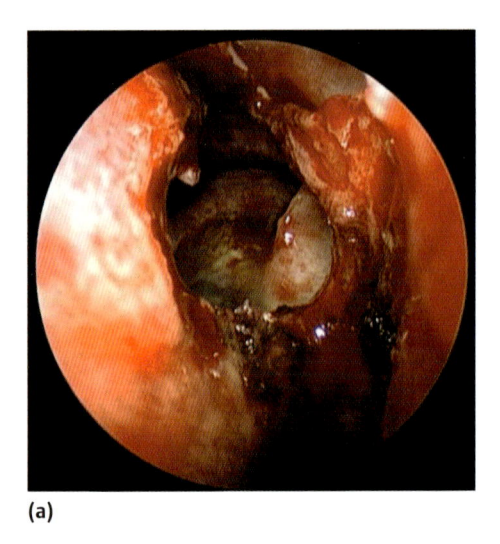

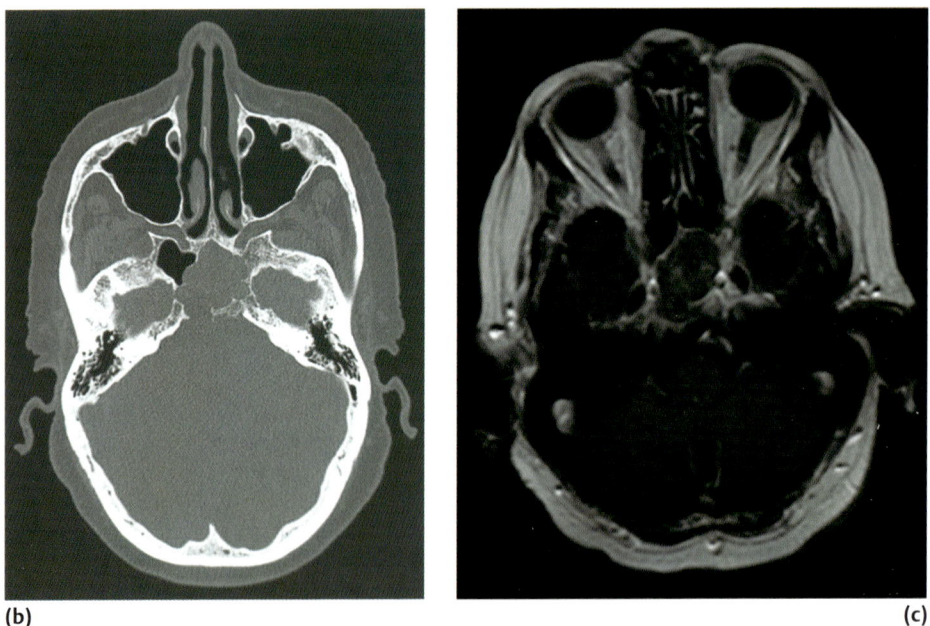

Figura 11.22 (a) Visualização endoscópica mostrando massa submucosa de coloração cinza a verde preenchendo parcialmente o seio esfenoidal esquerdo. A biópsia confirmou o diagnóstico de cordoma. (b) Corte axial de TC em janela óssea demonstrando massa envolvendo a região esfenoclival esquerda. Observa-se erosão do osso sobre ambas as artérias paraclival e carotídea. (c) Corte axial de RM ponderada em T1 com gadolínio demonstrando massa hipointensa envolvendo a região esfenoclival. As lesões confinam ambas as carótidas paraclivais e se estendem para a fossa posterior.

te agressivo e raras metástases, geralmente após a recorrência. O envolvimento de nervos cranianos, especialmente do 6º nervo craniano, é observado com frequência à apresentação.[49]

DIAGNÓSTICO DIFERENCIAL

Condrossarcoma, meningiomas condroides, adenocarcinomas mucinosos metastáticos e lesões de desenvolvimento, como a ecordose fisalífora (*ecchordosis physaliphora*) fazem parte do diferencial.[50]

EXAMES DIAGNÓSTICOS/INVESTIGAÇÕES

O exame microscópico mostra células vacuoladas, que foram denominadas como "células fisalíforas", derivado do grego "portador de bolhas."[49] Na IHC, os cordomas são positivos para citoceratina, antígeno de membrana epitelial, proteína S-100 e vimentina. Alguns também são positivos para antígeno carcinoembriônico (CEA).

TRATAMENTO

O melhor tratamento é a ressecção total bruta por abordagem endonasal endoscópica quando possível (Figura 11.23a e b). Se a localização ou a extensão do tumor for muito lateral ou inferior para uma ressecção endoscópica efetiva, a abordagem aberta ou endoscópica/aberta combinada deverá ser usada. A radioterapia pós-operatória geralmente é indicada por causa da alta probabilidade de recorrência, mesmo com ressecção cirúrgica completa. As recorrências tendem a ser locais, e as recidivas tardias são relativamente comuns.[50]

Hemangiopericitoma

O hemangiopericitoma do tipo nasossinusal é um tumor incomum do trato aerodigestivo superior de diferenciação celular incerta. Ele abrange menos de 1% de todos os tumores vasculares, e 15 a 25% desses tumores são encontrados na cabeça e no pescoço.

Os hemangiopericitomas nasossinusais não possuem predileção por gênero e surgem, quase sempre, entre a terceira e quinta décadas de vida. Clinicamente, esses tumores se apresentam, mais frequentemente, com epistaxe e/ou obstrução nasal. Geralmente, o exame endoscópico revela uma massa cartilaginosa vascular

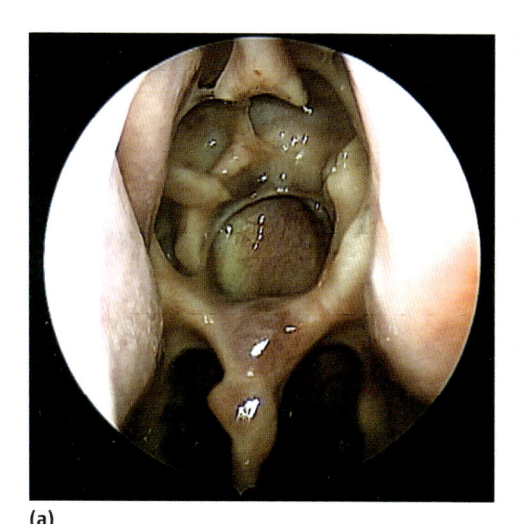

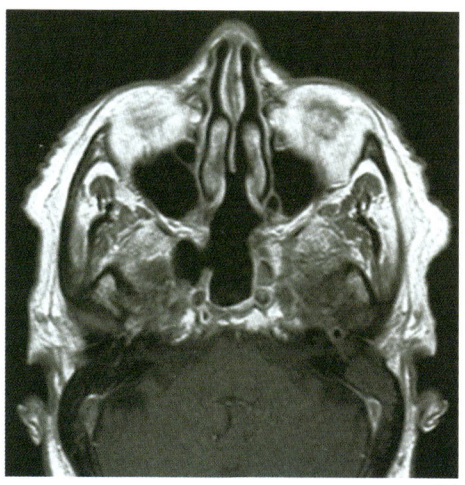

Figura 11.23 (a) Exame endoscópico um ano após ressecção pós-endoscópica e radioterapia pós-operatória demonstrando a região esfenoclival completamente cicatrizada. (b) Corte axial de RM ponderada em T1 com contraste ilustrando ausência de evidências de recidiva após dois anos.

e de coloração variável. Formas benignas e malignas foram relatadas, com prognóstico variável. Os hemangiopericitomas nasossinusais malignos são menos comuns e podem formar metástases mais frequentemente para o pulmão e também para cérebro, ossos e fígado. Esse tumor também foi considerado como causa da síndrome paraneoplásica denominada osteomalacia osteogênica. Ele se mostra relativamente resistente à radioterapia, e a cirurgia é o esteio principal do tratamento. A maioria das lesões pode ser completamente removida por via endoscópica. A radioterapia adjuvante comprovou ser benéfica, se a ressecção cirúrgica completa não for viável. Entretanto, a recidiva permanece um desafio no tratamento desse tumor, com índices variando de 9 a 51%.[51]

Osteossarcoma

Trata-se de um tumor ósseo raro que aparece nos ossos longos, com 6 a 13% dos casos ocorrendo na região da cabeça e pescoço. Os osteossarcomas respondem por 0,5 a 1,0% de todas as neoplasias nasossinusais. A maioria dos casos é metastática ou osteossarcomas primários de alto grau. Os osteossarcomas bem diferenciados são tumores malignos de baixo grau que podem se desdiferenciar para osteossarcomas de alto grau e exibir comportamento biológico mais agressivo. Relatórios de séries de osteossarcomas de ossos longos indicam idade média de apresentação na adolescência, enquanto a idade média de início desses tumores na cabeça e pescoço fica entre 26 e 40 anos de idade. Osteossarcomas craniofaciais podem surgir *de novo* ou após radioterapia e exibir aspectos variáveis na investigação por imagens, dependendo da extensão da destruição óssea, da extensão de partes moles e da composição da matriz. A cirurgia com margens adequadas permanece como esteio principal de tratamento, embora os benefícios da terapia pré-operatória ou adjuvante sejam disputados. Os fatores que afetam o prognóstico incluem adequação da ressecção cirúrgica e o grau do tumor. Metástases hematogênicas são menos frequentes em osteossarcoma nasossinusal de alto grau do que em osteossarcomas de ossos longos, embora já tenham sido relatadas metástases para os pulmões, linfonodos e outros ossos. A doença local progressiva é a causa mais comum de óbito em pacientes com osteossarcomas de cabeça e pescoço. O índice de sobrevida geral de cinco anos é de 55%, apesar da preponderância de tumores de alto grau.[52]

Divulgações financeiras

Batra: Fundos de Investigação (ARS, Medtronic), Consultor (Medtronic), SAB (Merck).

McLean: Nenhuma.

Referências

1. Haerle SK, Gullane PJ, Witterick IJ, Zweifel C, Gentili F. 2013. Sinonasal carcinomas: Epidemiology, pathology, and management. *Neurosurg Clin N Am* 24:39-49.
2. Harvey RJ, Dalgorf DM. 2013. Chapter 10: Sinonasal malignancies. *Am J Rhin Aller* 27(Suppl. 1):S35-S38.
3. Ansa B, Goodman M, Ward K *et al.* 2013. Paranasal sinus squamous cell carcinoma incidence and survival based on Surveillance, Epidemiology, and End Results data, 1973 to 2009. Cancer 119:2602-2610.
4. Syrjanen K, Syrjanen S. 2013. Detection of human papillomavirus in sinonasal carcinoma: Systematic review and meta-analysis. *Human Pathol* 44: 983-991.
5. Guan X, Wang X, Liu Y, Hu C, Zhu G. 2013. Lymph node metastasis in sinonasal squamous cell carcinoma treated with IMRT/3D-CRT. *Oral Oncology* 49:60-65.
6. Hanna EY, Cardenas AD, DeMonte F *et al.* 2011. Induction chemotherapy for advanced squamous cell carcinoma of the paranasal sinuses. Archives of Otolaryngology – Head and Neck Surgery 137:78-81.
7. Sanghvi S, Khan MN, Patel NR, Yeldandi S, Baredes S, Eloy JA. 2014. Epidemiology of

sinonasal squamous cell carcinoma: A comprehensive analysis of 4,994 patients. *Laryngoscope* 124:76-83.
8. Husain Q, Kanumuri VV, Svider PF et al. 2013. Sinonasal adenoid cystic carcinoma: Systematic review of survival and treatment strategies. Otolaryngology: Head and Neck Surgery 148:29-39.
9. Moskaluk CA. 2013. Adenoid cystic carcinoma: Clinical and molecular features. *Head and Neck Pathology* 7:17-22.
10. Adelglass JM, Samara M, Cantor JO, Rankow RM, Blitzer A, Luken MG. 1980. Thorotrast-induced multiple carcinomatosis of the frontal sinus. *Bull NY Acad Medic* 56:453-457.
11. Sanghvi S, Patel NR, Patel CR, Kalyoussef E, Baredes S, Eloy JA. 2013. Sinonasal adenoid cystic carcinoma: Comprehensive analysis of incidence and survival from 1973 to 2009. *Laryngoscope* 123:1592-1597.
12. Vikram B, Strong EW, Shah JP, Spiro RH. 1984. Radiation therapy in adenoidcystic carcinoma. International Journal of Radiation Oncology, Biology, Physics 10:221-223.
13. Mori Y, Kobayashi T, Kida Y, Oda K, Shibamoto Y, Yoshida J. 2005. Stereotactic radiosurgery as a salvage treatment for recurrent skull base adenoid cystic carcinoma. *Stereot Funct Neurosurg* 83:202-207.
14. Nylander LA, Dement JM. 1993. Carcinogenic effects of wood dust: Review and discussion. *Amer J Ind Med* 24:619-647.
15. Jankowski R, Georgel T, Vignaud JM et al. 2007. Endoscopic surgery reveals that woodworkers' adenocarcinomas originate in the olfactory cleft. *Rhinology* 45:308-314.
16. Lund VJ, Chisholm EJ, Takes RP et al. 2012. Evidence for treatment strategies in sinonasal adenocarcinoma. *Head and Neck* 34:1168-1178.
17. Choussy O, Ferron C, Vedrine PO et al. 2008. Adenocarcinoma of Ethmoid: A GETTEC retrospective multicenter study of 418 cases. Laryngoscope 118:437-443.
18. Leivo I. 2007. Update on sinonasal adenocarcinoma: Classification and advances in immunophenotype and molecular genetic make-up. *Head and Neck Pathology* 1:38-43.
19. Franchi A, Massi D, Palomba A, Biancalani M, Santucci M. 2004. CDX-2, cytokeratin 7 and cytokeratin 20 immunohistochemical expression in the differential diagnosis of primary adenocarcinomas of the sinonasal tract. Virchows Archiv 445:63-67.
20. Gal TJ, Silver N, Huang B. 2011. Demographics and treatment trends in sinonasal mucosal melanoma. Laryngoscope 121:2026-2033.
21. Clifton N, Harrison L, Bradley PJ, Jones NS. 2011. Malignant melanoma of nasal cavity and paranasal sinuses: Report of 24 patients and literature review. Journal of Laryngology and Otology 125:479-485.
22. Dauer EH, Lewis JE, Rohlinger AL, Weaver AL, Olsen KD. 2008. Sinonasal melanoma: A clinicopathologic review of 61 cases. Otolaryngology: Head and Neck Surgery 138:347-352.
23. Faragalla H, Weinreb I. 2009. Olfactory neuroblastoma: A review and update. Advances in Anatomic Pathology 16:322-331.
24. Foote RL, Morita A, Ebersold MJ et al. 1993. Esthesioneuroblastoma: The role of adjuvant radiation therapy. International Journal of Radiation Oncology, Biology, Physics 27:835–842.
25. Dulguerov P, Calcaterra T. 1992. Esthesioneuroblastoma: The UCLA experience 1970–1990. *Laryngoscope* 102:843-849.
26. Devaiah AK, Andreoli MT. 2009. Treatment of esthesioneuroblastoma: A 16-year meta-analysis of 361 patients. *Laryngoscope* 119:1412-1416.
27. Malouf GG, Casiraghi O, Deutsch E, Guigay J, Temam S, Bourhis J. 2013. Lowand high-grade esthesioneuroblastomas display a distinct natural history and outcome. *Europ J Can* 49:1324-1334.

28. Reiersen DA, Pahilan ME, Devaiah AK. 2012. Meta-analysis of treatment outcomes for sinonasal undifferentiated carcinoma. Otolaryngology: Head and Neck Surgery 147:7-14.
29. Yoshida E, Aouad R, Fragoso R et al. 2013. Improved clinical outcomes with multi-modality therapy for sinonasal undifferentiated carcinoma of the head and neck. *Am J Otolaryngolog* 34:658-663.
30. Mendenhall WM, Mendenhall CM, Riggs CE, Jr., Villaret DB, Mendenhall NP. 2006. Sinonasal undifferentiated carcinoma. *Am J Clin Oncol* 29:27-31.
31. Ansari M, Guo S, Fakhri S et al. 2013. Sinonasal undifferentiated carcinoma (SNUC): Morphoproteomic-guided treatment paradigm with clinical efficacy. *Ann Clin Lab Science* 43:45-53.
32. Lightenstein L, Bernstein D. 1959. Unusual benign and malignant chondroid tumors of bone. A survey of some mesenchymal cartilage tumors and malignant chondroblastic tumors, including a few multicentric ones, as well as many atypical benign chondroblastomas and chondromyxoid fibromas. *Cancer* 12:1142-1157.
33. Khan MN, Husain Q, Kanumuri VV et al. 2013. Management of sinonasal chondrosarcoma: A systematic review of 161 patients. International Forum of Allergy and Rhinology 3:670-677.
34. Connor SE, Umaria N, Chavda SV. 2001. Imaging of giant tumours involving the anterior skull base. *Brit J Radiol* 74:662-667.
35. Korten AG, ter Berg HJ, Spincemaille GH, van der Laan RT, Van de Wel AM. 1998. Intracranial chondrosarcoma: Review of the literature and report of 15 cases. *J Neurol, Neurosurg and Psych* 65:88-92.
36. Kharrat S, Sahtout S, Tababi S et al. 2010. Chondrosarcoma of sinonasal cavity: A case report and brief literature review. *La Tunisie medicale* 88:122-124.
37. Knott PD, Gannon FH, Thompson LD. 2003. Mesenchymal chondrosarcoma of the sinonasal tract: A clinicopathological study of 13 cases with a review of the literature. *Laryngoscope* 113:783-790.
38. Mark RJ, Tran LM, Sercarz J, Fu YS, Calcaterra TC, Parker RG. 1993. Chondrosarcoma of the head and neck. The UCLA experience, 1955-1988. *Am J Clin Oncol* 16:232-237.
39. Mokhtari S, Mirafsharieh A. 2012. Clear cell chondrosarcoma of the head and neck. *Head and Neck Oncology* 4:13.
40. Weber DC, Rutz HP, Pedroni ES et al. 2005. Results of spot-scanning proton radiation therapy for chordoma and chondrosarcoma of the skull base: The Paul Scherrer Institut experience. International Journal of Radiation Oncology, Biology, Physics 63:401-409.
41. Gastpar H, Wilmes E, Wolf H. 1981. Epidemiologic, etiologic and immunologic aspects of nasopharyngeal carcinoma [NPC]. *J Med* 12: 257-284.
42. Henle G, Henle W. 1976. Epstein-Barr virus-specific IgA serum antibodies as an outstanding feature of nasopharyngeal carcinoma. *Internat J Cancer* 17:1-7.
43. Al-Sarraf M, LeBlanc M, Giri PG et al. 1998. Chemoradiotherapy versus radiotherapy in patients with advanced nasopharyngeal cancer: Phase III randomized Intergroup study 0099. *J Clin Oncol* 16:1310-1317.
44. Chan AT, Teo PM, Leung TW, Johnson PJ. 1998. The role of chemotherapy in the management of nasopharyngeal carcinoma. *Cancer* 82:1003-1012.
45. Gu MF, Liu LZ, He LJ et al. 2013. Sequential chemoradiotherapy with gemcitabine and cisplatin for locoregionally advanced nasopharyngeal carcinoma. *Internat J Cancer* 132:215-223.
46. Liang ZG, Zhu XD, Tan AH et al. 2013. Induction chemotherapy followed by concurrent chemoradiotherapy versus concurrent chemoradiotherapy with or without adjuvant chemotherapy for locoregionally advanced nasopharyngeal carcinoma: Meta-analysis of 1,096 patients from 11 randomized controlled trials. *Asian Pacific J Cancer Prevent* 14:515-521.

47. Zhang L, Chen QY, Liu H, Tang LQ, Mai HQ. 2013. Emerging treatment options for nasopharyngeal carcinoma. Drug, Design, Development and Therapy 7:37-52.
48. Safwat A, Nielsen OS, Jurik AG et al. 1997. A retrospective clinicopathological study of 37 patients with chordoma: A danish national series. *Sarcoma* 1: 161-165.
49. Barnes L, Kapadia SB. 1994. The biology and pathology of selected skull base tumors. Journal of *Neuro-Oncology* 20:213-240.
50. Fernandez-Miranda JC, Gardner PA, Snyderman CH et al. 2014. Clival chordomas: A pathological, surgical, and radiotherapeutic review. *Head and Neck* 36:892-906.
51. Dahodwala MQ, Husain Q, Kanumuri VV, Choudhry OJ, Liu JK, Eloy JA. 2013. Management of sinonasal hemangiopericytomas: A systematic review. International Forum of Allergy and Rhinology 3:581-587.
52. Ha PK, Eisele DW, Frassica FJ et al. 1999. Osteosarcoma of the head and neck: A review of the Johns Hopkins experience. *Laryngoscope* 109:964-969.

SEÇÃO 3
LARINGOLOGIA

CAPÍTULO 12

Doenças Comuns das Pregas Vocais Verdadeiras

Glendon M. Gardner ▪ Michael S. Benninger

- Exame normal
- Nódulo
- Cisto
- Pólipo
- Granuloma: Úlcera de contato
- Tecido de granulação
- Papiloma respiratório recorrente
- Cordite polipoide, degeneração polipoide, edema de Reinke
- Sulco vocal
- Doença do refluxo faringolaríngeo
- Laringocele
- Paralisia de pregas vocais
- Carcinoma de células escamosas
- Leucoplasia
- Laringite infecciosa
- Hemorragia de pregas vocais e ectasias vasculares

Exame normal

O exame da laringe começa ouvindo-se a voz do paciente enquanto ele narra sua história. A voz não é algo que se possa quantificar, como a audição. Ainda precisamos criar um "*voicegram*" facilmente mensurável, como o audiograma. Entretanto, a maioria de nós conhece uma voz "normal", assim como uma voz anormal ao ouvi-la. A voz normal não direciona a atenção para si mesma, a menos que seja destacadamente bonita ou poderosa, enquanto algumas vozes "normais" são simplesmente desagradáveis de ouvir. Para a maioria das vozes normais, o ouvinte não pensa quanto à qualidade da voz; em vez disso, ele ouve o que está sendo dito.

A laringe pode ser visualizada de várias maneiras. A laringoscopia indireta com espelho é o método mais simples e bem-sucedido em cerca de 2/3 dos pacientes, sendo, com frequência, adequado para descartar muitas doenças. O exame com espelho também fornece uma melhor apreciação da coloração da laringe, já que não há envolvimento de vídeo ou de lentes que poderiam distorcer a coloração. Para aqueles pacientes em que a laringoscopia indireta não seja possível, por causa de um reflexo faríngeo exageradamente sensível, anatomia difícil, incapacidade do paciente em fazer a tarefa ou em que não se observa adequadamente a anatomia (posição da comissura anterior) são utilizados laringoscópios flexíveis de fibra óptica. Isto permite a visualização clara de todas as regiões da laringe, com possível exceção da subglote. Além disso, o movimento das pregas vocais pode ser mais bem avaliado com o instrumento flexível, pois ele permite ao paciente bufar para estimular ao máximo os músculos cricoaritenóideos posteriores, algo impossível, ou pelo menos muito difícil, com o exame transoral com espelho ou laringoscópio rígido. A via transoral, que envolve apreender a língua em extensão, pode gerar uma tensão excessiva, que pode ser induzida pelo exame e não pela fonação regular, levando ao diagnóstico incorreto de disfonia de tensão muscular.

A laringe é composta por três cartilagens grandes e singulares: tireoide, cricoide e epiglote; um par de cartilagens aritenoides e pares de cartilagens menores, corniculadas e cuneiformes. As três cartilagens principais são conectadas por ligamentos, assim como músculos, nomeados por seus anexos e posições: músculos cricotireóideos, músculos cricoaritenóideos laterais, músculos cricoaritenóideos posteriores e músculos tireoaritenóideos (também conhecidos como músculos vocais). A laringe é revestida por uma mucosa que recobre os músculos e ligamentos. A inervação motora e sensorial é fornecida pelo nervo laríngeo recorrente e pelos ramos interno e externo do nervo laríngeo superior, ambos do nervo vago.

O laringoscopista observa várias estruturas, incluindo a epiglote, as pregas ariepiglóticas, as falsas pregas vocais, a entrada dos ventrículos, a mucosa que recobre as cartilagens corniculada e aritenoide e as pregas vocais verdadeiras (Figuras 12.1 e 12.2). Os 2/3 anteriores das pregas vocais verdadeiras se estendem da comissura anterior, anexa à cartilagem tireoide, até os processos vocais das cartilagens aritenoides móveis. Esta porção das pregas vocais verdadeiras é conhecida como porção musculomembranosa. Essa é a porção que vibra e é responsável pelo som da voz. O terço posterior se localiza posteriormente aos processos vocais e se estende até a superfície interna da cartilagem cricoide. Embora essa porção da glote seja geralmente conhecida como comissura poste-

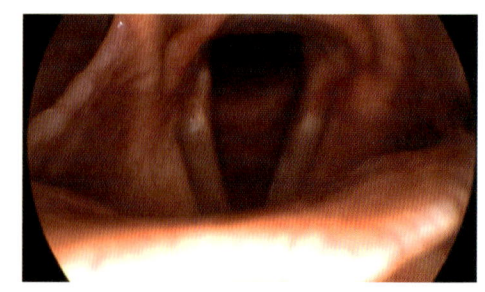

Figura 12.1 Epiglote na parte inferior da figura, prega ariepiglótica direita na parte superior esquerda.

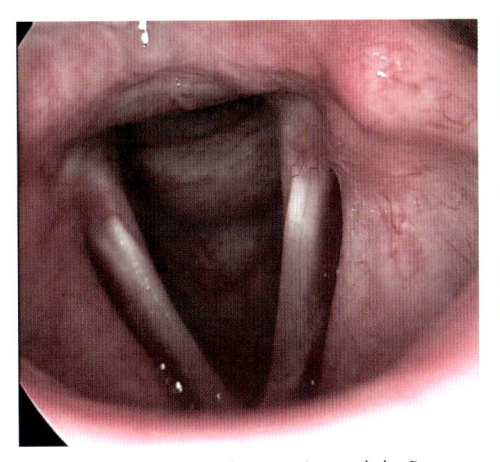

Figura 12.2 Pregas vocais normais em abdução completa.

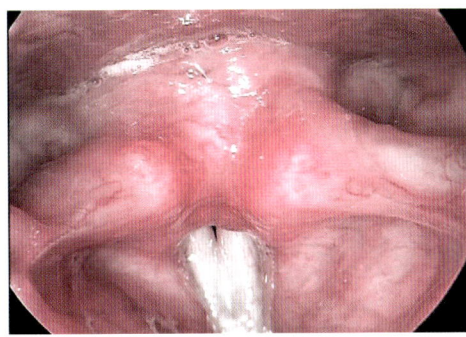

Figura 12.3 Fechamento normal durante a fonação. Seios piriformes normais sem acúmulo.

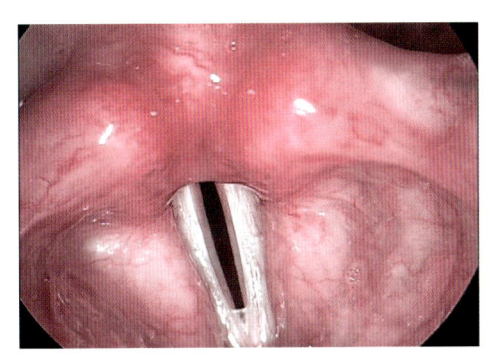

Figura 12.4 Ondas mucosas normais, fase aberta de ciclo glótico de vibração, como visualizado pela videoestroboscopia. Pequeno volume de muco na comissura anterior.

rior, não se trata de uma comissura verdadeira, devendo ser chamada laringe posterior. A glote é o tecido ao nível das pregas vocais verdadeiras. A supraglote se localiza superiormente aos ventrículos, incluindo as falsas pregas vocais, a epiglote e todo o tecido de conexão entre essas estruturas. A subglote começa 1 cm inferior à borda superior das pregas vocais verdadeiras.

Os parâmetros básicos a se observar no exame da laringe incluem a simetria relativa das duas laterais, a presença de lesões, a cor do tecido, os contornos das pregas vocais (reto ou côncavo), o movimento das pregas vocais, o fechamento da glote durante a fonação, o tamanho da via aérea e o acúmulo de secreções nos seios piriformes. As anormalidades óbvias em qualquer uma dessas categorias serão visíveis com a laringoscopia indireta ou com a laringoscopia flexível (Figura 12.3).

A videoestroboscopia e a videografia de alta velocidade são técnicas utilizadas para observar a vibração das pregas vocais em câmera lenta. Quando as pregas vocais vibram a 100 Hz ou mais, elas parecem borradas aos olhos. A possibilidade de se baixar mais ainda esse movimento nos permite ver a qualidade dessa vibração. A mucosa de uma prega vocal verdadeira normal desliza sobre o ligamento vocal quando vibra, criando uma onda conhecida como "onda mucosa" (Figura 12.4). A perda da onda indica uma anormalidade da mucosa ou da camada superficial da lâmina própria. Às vezes, pregas vocais de aparência normal não vibram normalmente, o que explica a anormalidade da voz. Essas técnicas também revelam, com frequência, lesões sutis das pregas vocais, não observadas a olho nu. Elas também são capazes de demonstrar melhor (Figura 12.3) o fechamento. Qualquer uma das técnicas pode e deve ser aplicada com telescópio rígido ou com endoscópio flexível com *chip* distal (ponta do *chip*), dependendo da tolerância e da anatomia do paciente. Telescópios com câmera de três *chips* ou endoscópios flexíveis de *chip* distal fornecem os melhores detalhes.

A gravação do exame permite ao médico revisar o exame em câmera lenta e dispor de mais de um observador, aumentando a sensibilidade do exame. O paciente também pode visualizar a sua doença (ou sua ausência), o que o ajuda a compreender o problema e apreciar o que é necessário para o tratamento. As imagens são extremamente valiosas em exames de acompanhamento, para determinar se lesões, movimento vocal, fechamento, tensão muscular excessiva ou uma variedade de outros parâmetros sofreram alterações.

Se a doença for subglótica ou traqueal, a endoscopia flexível com anestesia tópica é realizada em consultório. Após anestesia tópica do nariz, a laringe poderá ser anestesiada de várias formas. A técnica mais simples é utilizar um espelho laríngeo para guiar a cânula curvada ou o pulverizador transoral para pingar ou aspergir um anestésico, como a tetracaína, na glote. Um endoscópio com porta lateral também pode ser utilizado para aspergir substâncias nas pregas vocais diretamente, se o paciente não tolerar a abordagem transoral. Por último, bloqueios bilaterais do nervo laríngeo superior podem ser realizados com injeção de lidocaína no aspecto lateral da membrana tireóidea bilateralmente. Essa última técnica raramente é necessária. Uma vez obtida uma anestesia adequada, esse endoscópio pode ser deslocado para além da glote, fornecendo uma visualização excelente da subglote e da traqueia. O exame deverá ser gravado, pois, apesar da anestesia, os pacientes geralmente tossem e só toleram o exame por pouco tempo, e a possibilidade de se rever posteriormente o exame quadro por quadro pode ser crítica.

Médicos experientes geralmente sabem, antes de examinar a laringe, o que eles verão. Um cantor cuja voz se tornou ligeiramente rude durante sua apresentação e apresenta uma anormalidade quase imperceptível quando comparece ao consultório e provavelmente apresentará uma hemorragia submucosa. Um homem que tenha acordado após uma tireoidectomia com a voz fraca e sussurrante apresentará com uma paralisia de prega vocal. A mãe barulhenta de um jogador de futebol com a voz moderadamente rouca é uma típica portadora de nódulos vocais. Uma senhora fumante de 60 anos de idade cuja voz se assemelha à de um homem apresenta uma degeneração polipoide (edema de Reinke) das pregas vocais. Essas doenças serão apresentadas na seção a seguir.

As imagens obtidas no consultório ou na clínica terão orientação anterior descendente, enquanto as imagens operatórias terão orientação anterior ascendente, refletindo a posição como o médico observa a laringe nesses ambientes diferentes.

Esta seção apresentará doenças que podem ser apreciadas em imagens estáticas. Alguns quadros, como a disfonia espasmódica de adução e o tremor vocal, só podem ser diagnosticados ao se observar a laringe em movimento e não serão abordados detalhadamente nesta seção.

O leitor deve estar alerta para o fato de que as definições de várias lesões benignas das pregas vocais não possuem um consenso entre a comunidade de laringologistas nos EUA. Além disso, muitos otorrinolaringologistas utilizam várias denominações de maneira intercambiável, principalmente "nódulo" e "pólipo", mas podem, de fato, estar descrevendo um cisto ou pseudocisto. As definições a seguir são aquelas utilizadas com maior frequência entre os laringologistas. Além disso, os patologistas geralmente utilizam os termos "nódulo" e "pólipo" para lesões com diferenças macroscópicas bem grosseiras, mas que podem parecer semelhantes ao microscópio.

Nódulo

DEFINIÇÃO
Nódulos são lesões bilaterais relativamente simétricas localizadas na porção média da porção musculomembranosa das pregas vocais, que é a área de maior vibração.

ASPECTOS CLÍNICOS
Tipicamente, os pacientes apresentam uma longa história de fonotrauma (uso excessivo ou abuso da voz). Crianças que gritam, professores, "mães de jogadores de futebol", treinadores de esportes e cantores não treinados estão predispostos à formação de nódulos. No início de seu

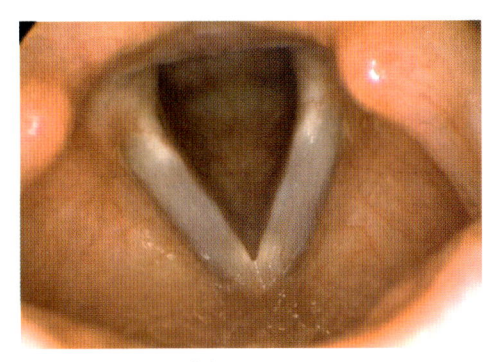

Figura 12.5 Pré-nódulos sutis e suaves em cantora contralto.

desenvolvimento, eles consistem em áreas suaves e elevadas de edema localizados no epitélio e/ou subepitélio ou na camada superficial da lâmina própria. Neste estágio, eles são geralmente conhecidos como *pré-nódulos* para evitar a ansiedade dos cantores associada ao diagnóstico de nódulos (Figuras 12.5 e 12.6).

DIAGNÓSTICO DIFERENCIAL

Nódulos moles podem ser diferenciados de cistos ou de pseudocistos pela videoestroboscopia ou vídeo digital de alta velocidade, pois eles "cavalgam" a onda mucosa em vez de rompê-la ou eliminá-la. Um cisto não possui onda mucosa. Nódulos fibróticos maduros são o resultado final de um fonotrauma crônico. As lesões são mais espessas e endurecidas, como visualizado na videoestroboscopia e quando apalpados na sala cirúrgica durante a microlaringoscopia direta (Figuras 12.7 a 12.11). A fibrose está localizada no epitélio e/ou imediatamente profunda ao epitélio, na camada superficial da lâmina própria.

Com frequência, um cisto ou pseudocisto unilateral levará a um edema da prega vocal contralateral, e isto pode ter um aspecto muito semelhante ao dos nódulos clássicos e simétricos de pregas vocais. A lesão contralateral é geralmente conhecida como nódulo reativo, ou "em espelho". Pode ser difícil determinar qual é a lesão primária e qual é a reativa. O comportamento da onda mucosa pode auxiliar o diagnóstico. Consulte o texto a seguir para as considerações de tratamento.

Os nódulos clássicos estarão alinhados um ao outro. A presença de nódulos do tipo "brotos de bambu" desalinhados, que apresentam uma linha branca transversa, leva à suspeita de nódulos lupoides ou reumáticos, por causa da doença autoimune (Figuras 12.12 e 12.13). A onda mucosa é prejudicada no sítio da lesão, e a

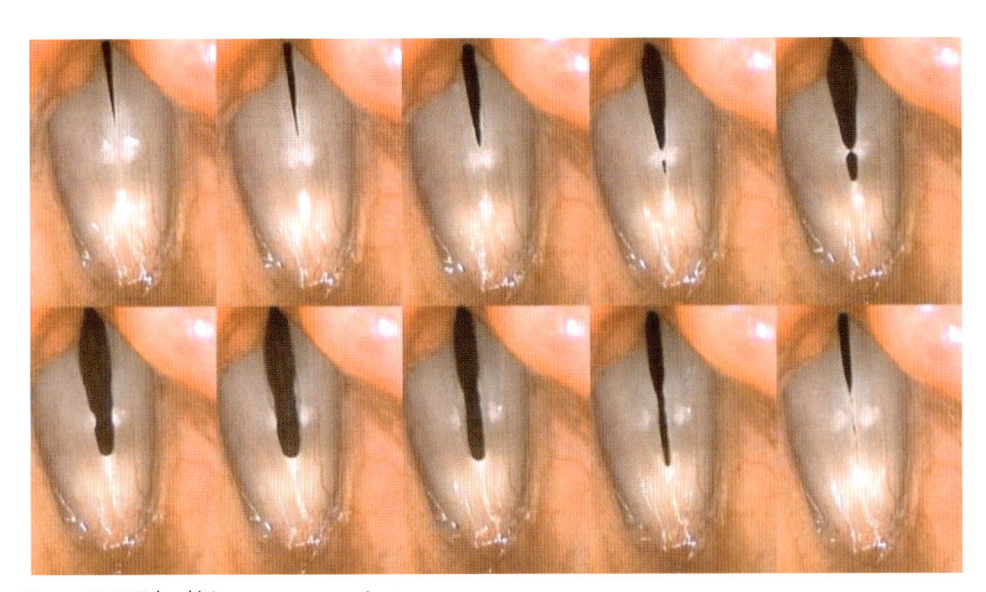

Figura 12.6 Ciclo glótico na mesma paciente.

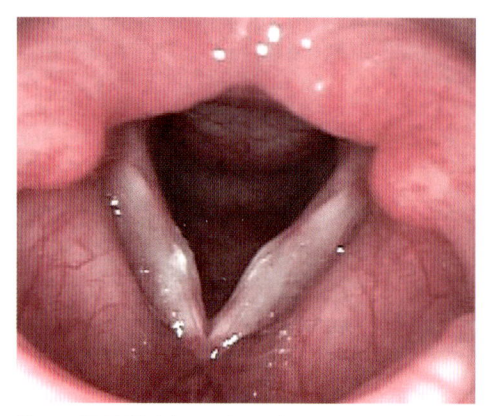

Figura 12.7 Nódulos mais maduros.

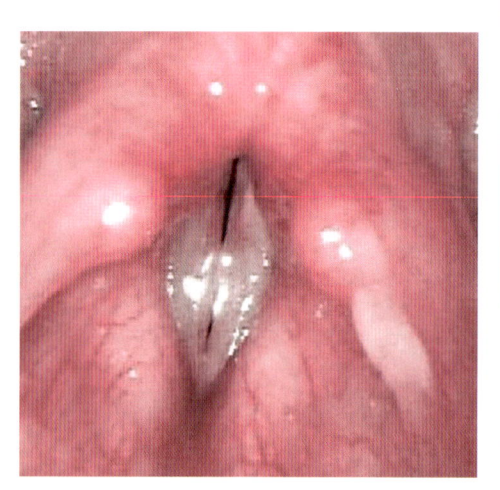

Figura 12.8 Mesma paciente, nódulos causando fechamento incompleto (fenda glótica).

Figura 12.9 Nódulos de pregas vocais proeminentes e maduros em um cantor e atleta.

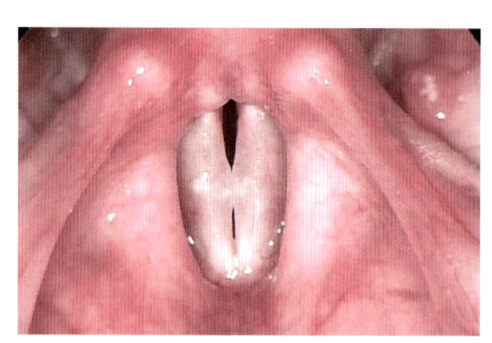

Figura 12.10 Fechamento incompleto (fenda glótica).

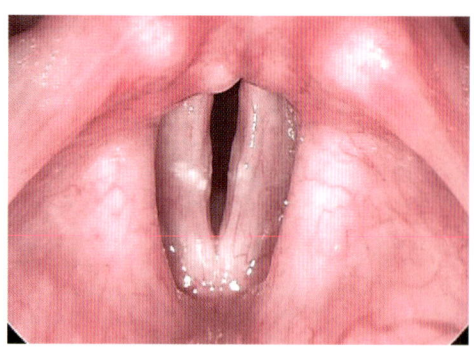

Figura 12.11 Ondas mucosas.

aparência pode ser confundida com a de um cisto submucoso. Um exame minucioso autoimune apropriado deverá ser realizado. A excisão de uma porção do tecido fibroso submucoso pode melhorar a voz. Esse tecido, porém, não é diagnóstico de uma doença em especial.

TRATAMENTO

Pré-nódulos suaves geralmente se resolvem com higiene vocal e fonoterapia.

Embora a voz possa melhorar com a fonoterapia, os nódulos mais maduros geralmente não se resolvem com esse tratamento. Se uma melhora considerável for desejada, os nódulos poderão ser excisados de maneira conservadora com técnica microcirúrgica, com cuidado para não lesionar o ligamento vocal subjacente ou o tecido normal ao redor (Figuras 12.14 a 12.18).

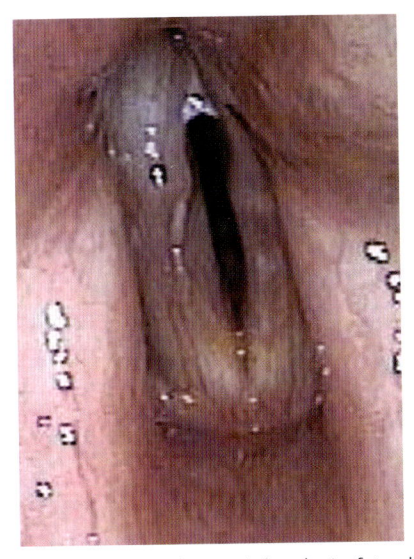

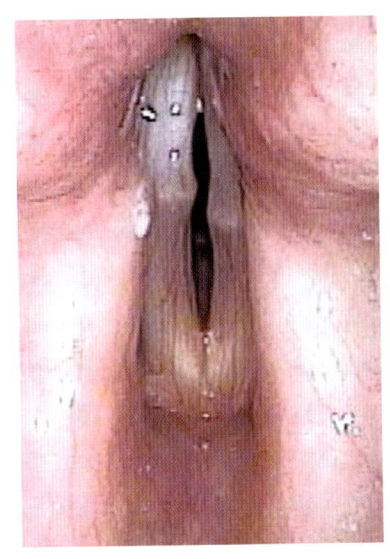

CAPÍTULO 12 Doenças Comuns das Pregas Vocais Verdadeiras

Figura 12.12 Nódulos tipo "brotos de bambu", afetando a onda mucosa.

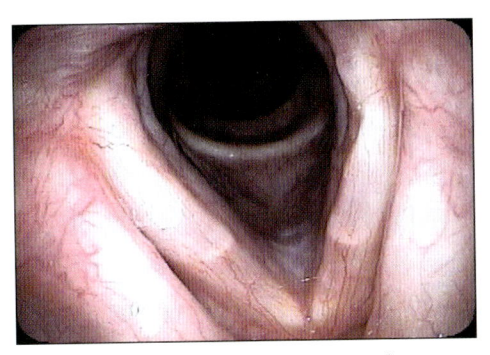

Figura 12.13 Nódulos tipo "brotos de bambu", linhas brancas transversas, não alinhadas de um lado para o outro.

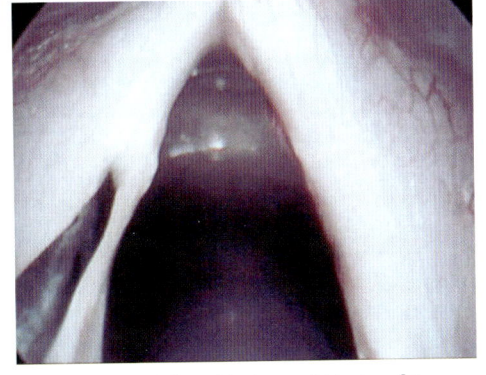

Figura 12.14 Incisão realizada com bisturi em foice (*micro sickle*) na junção superior do nódulo e mucosa normal. Incisão na camada superficial da lâmina própria. Nódulo de prega vocal verdadeira à direita já removido.

Cisto

DEFINIÇÃO

O cisto possui uma membrana bem definida e contém líquido. Cistos antigos "rompidos" podem ter aparência semelhante, mas são de massa fibrótica, sem fluido.

ASPECTOS CLÍNICOS

Os pacientes podem apresentar histórico de fonotrauma, de forma similar aos pacientes com nódulos, ou não apresentarem aspectos em comum com essa população. Os cistos podem ser congênitos ou adquiridos e repletos de muco. Acredita-se que os cistos adquiridos ocorram quando a inflamação leva ao fechamento do ducto de uma glândula mucinosa. Essa inflamação pode ter como causa o tabagismo, fonotrauma ou refluxo. O muco se desloca para cima lentamente, dilatando a glândula/ducto e formando um cisto preenchido por muco. O cisto consiste em uma estrutura ovoide localizada na camada superficial da lâmina pró-

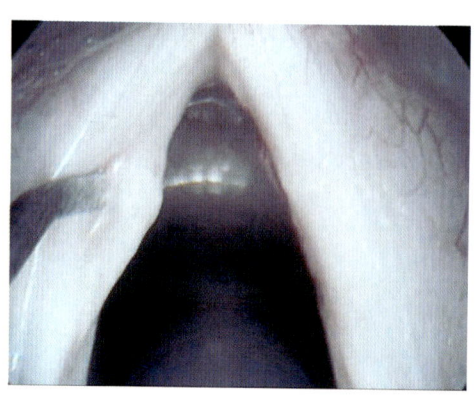

Figura 12.15 Descolamento da lesão com elevador de ponta cega de 30°.

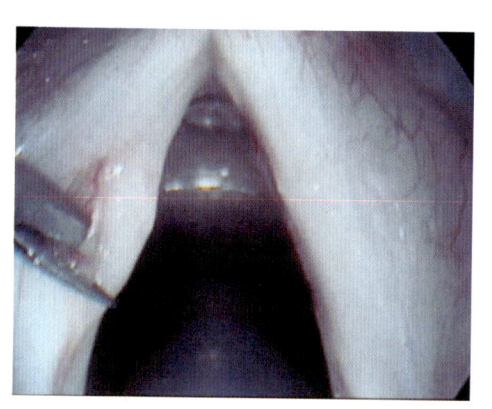

Figura 12.16 Corte posterior realizado com microtesouras anguladas para cima.

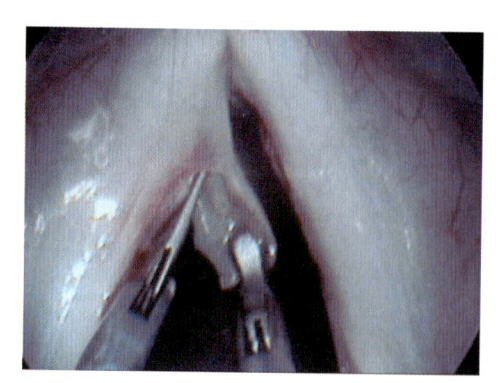

Figura 12.17 Lesão retraída medialmente enquanto se efetuam incisões inferior e anterior.

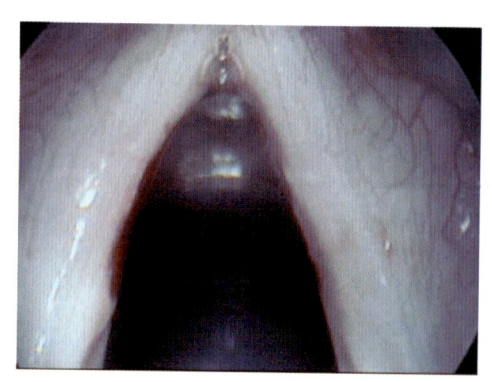

Figura 12.18 Defeito final.

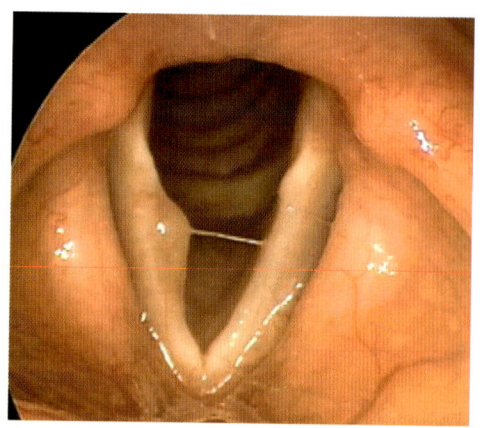

Figura 12.19 Cisto de prega vocal verdadeira direita em senhora de 66 anos com 5 anos de rouquidão.

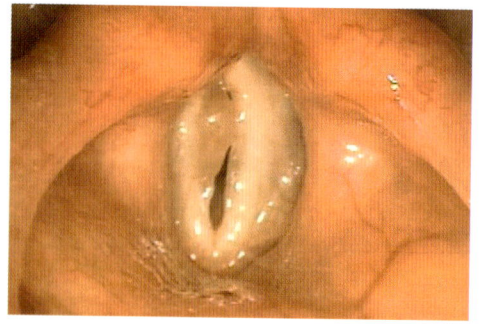

Figura 12.20 Fechamento glótico.

pria e afeta a mucosa de cobertura, de modo que ela é incapaz de deslizar sobre o ligamento vocal ou o cisto, interferindo com a propagação da onda mucosa (Figuras 12.19 a 12.22). O pseu-

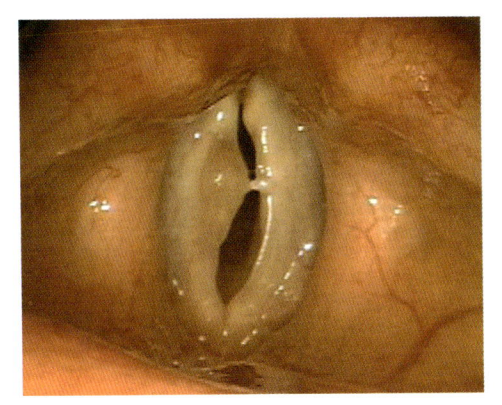

CAPÍTULO 12 Doenças Comuns das Pregas Vocais Verdadeiras **129**

Figura 12.21 Onda mucosa abolida à direita.

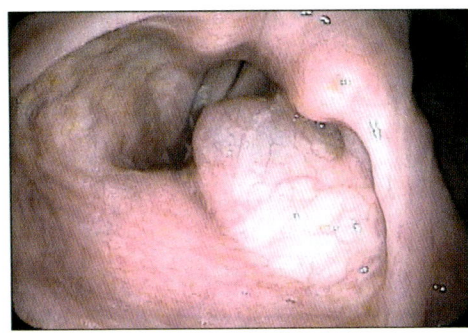

Figura 12.23 Cisto de falsa prega vocal esquerda.

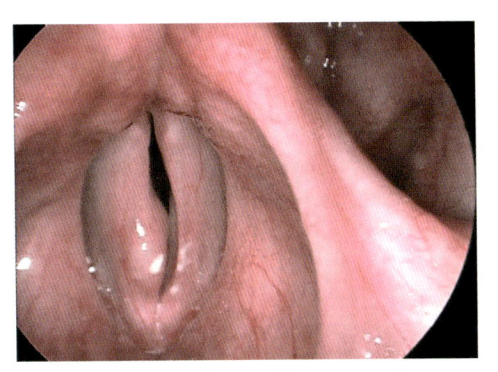

Figura 12.22 Cisto volumoso de prega vocal verdadeira direita.

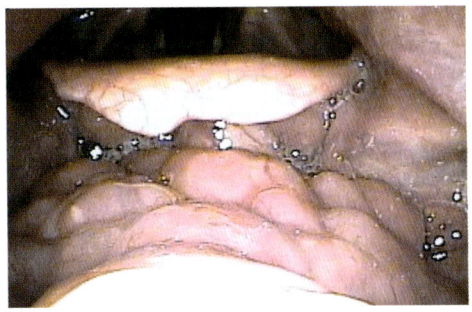

Figura 12.24 Cisto epiglótico, superfície lingual, visão em *close-up*.

docisto tem aparência similar, mas não possui uma cápsula verdadeira. Cistos também podem ocorrer em muitos outros sítios na laringe e na faringe, raramente causando sintomas e sendo, geralmente, um achado incidental (Figuras 12.23 a 12.28).

DIAGNÓSTICO DIFERENCIAL

Mais de perto, os cistos lembram nódulos vocais ou pólipos sésseis. Eles são facilmente confundidos com nódulos clássicos quando existe um "nódulo reativo" contralateral. A falta de onda mucosa diferencia entre cistos e nódulos. A fonoterapia geralmente levará à resolução do nódulo reativo, enquanto o cisto permanece.

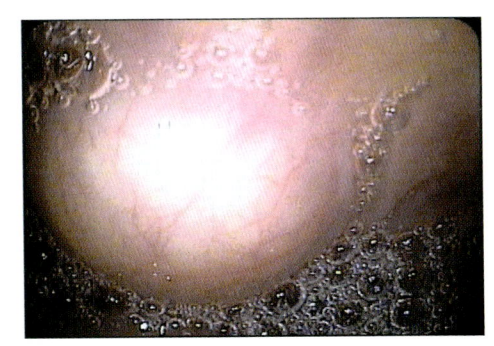

Figura 12.25 *Close-up* do cisto.

TRATAMENTO

Embora a fonoterapia possa resultar em melhora da voz, ela não leva à resolução do cisto.

Cistos são conhecidos por sua ruptura externa, que pode resultar em um sulco vocal, ou interna, mas ambas são ocorrências raras (Figuras 12.29 a 12.31). Se o cisto persistir e a voz do

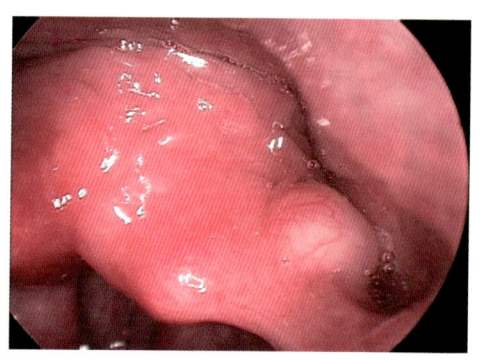

Figura 12.26 Cisto no seio piriforme esquerdo.

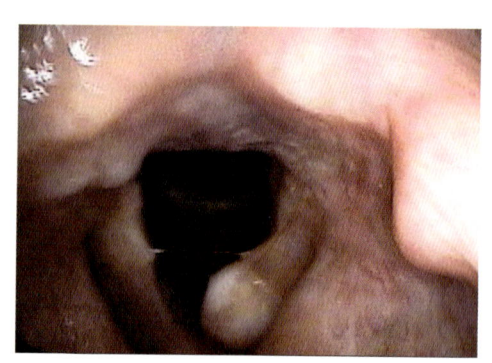

Figura 12.29 Cisto de prega vocal esquerda.

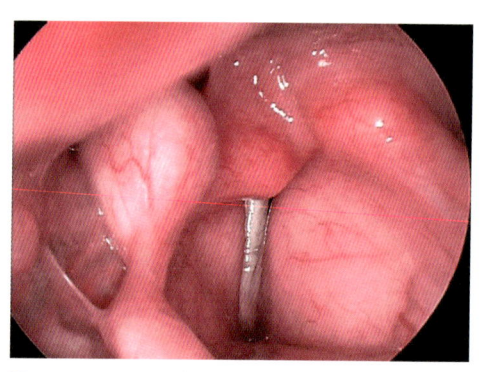

Figura 12.27 Cisto de prega ariepiglótica direita.

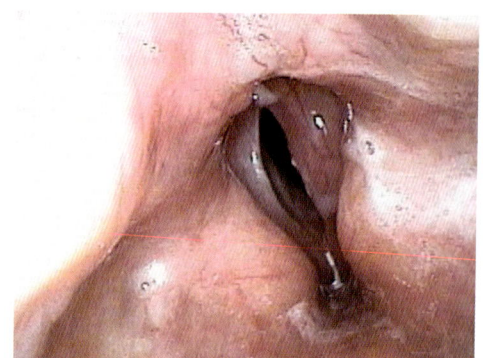

Figura 12.30 Mesmo paciente, algumas semanas após ruptura interna espontânea do cisto.

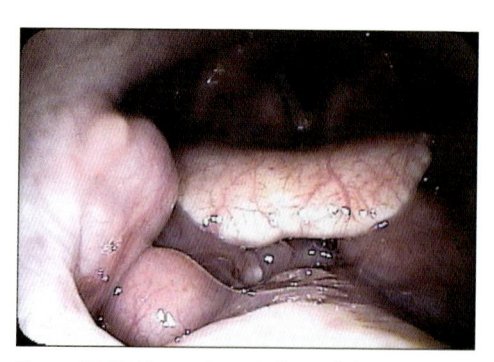

Figura 12.28 Cisto na base da língua à direita.

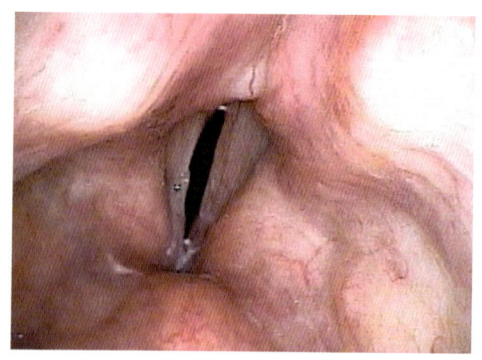

Figura 12.31 Mesmo paciente, vários meses depois, com ondas mucosas normais. Sem recorrência de cisto.

paciente permanecer ruim, então a excisão do cisto estará recomendada. Essa é uma das cirurgias de execução técnica mais difíceis nas pregas vocais, exigindo ampliação, instrumentos microlaríngeos finos apropriados, mãos muito firmes e técnica delicada. O objetivo é dissecar o cisto, preservando toda a mucosa normal de cobertura, sem lesionar o ligamento vocal subjacente e sem romper a cápsula do cisto. Se ele for removido por inteiro, sem ruptura, então não haverá dúvida de que a remoção foi completa. Se houver ruptura, então uma porção da parede poderá permanecer, e o cisto poderá se formar novamente no futuro. Já que o cisto surge de, e está, portanto, anexo ao epitélio, sua dissecção livre da mucosa é muito difícil, e esse é o sítio em que a ruptura tem mais probabilidade de ocorrer. Se a mucosa de cobertura for completamente preservada, a recuperação será muito suave e rápida, com melhora na voz, na maioria dos casos. Entretanto, a onda mucosa poderá ou não ser restaurada (Figuras 12.22, 12.31 a 12.39).

Como mencionado na seção sobre "Nódulos", pode haver um nódulo reativo oposto ao cisto. Se for mole, poderá se resolver assim que o cisto for excisado. Se for firme, deverá ser removido simultaneamente ao cisto.

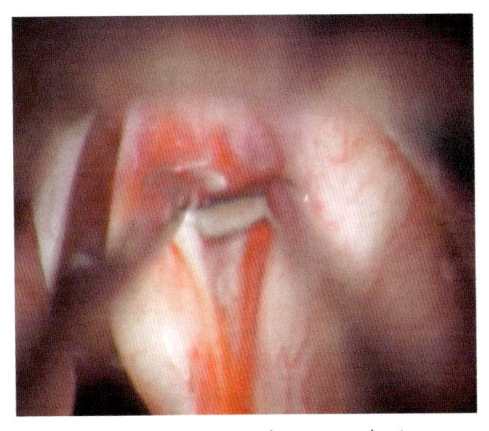

Figura 12.33 Após incisão sobre o topo do cisto, um microrretalho mucoso é descolado sobre o aspecto medial do cisto.

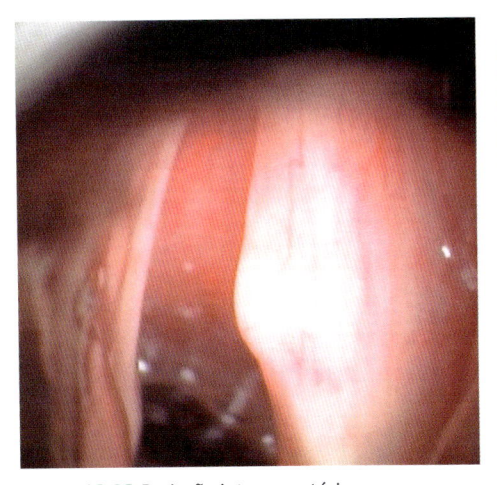

Figura 12.32 Projeção intraoperatória.

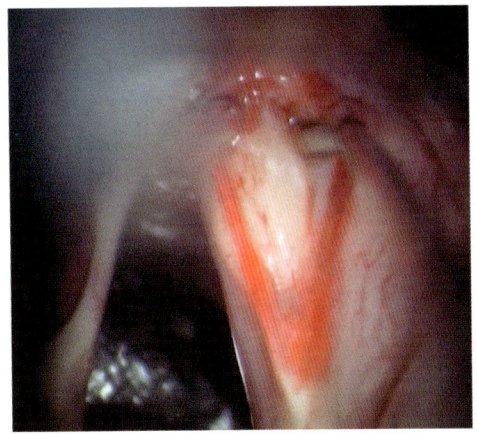

Figura 12.34 O cisto é descolado para fora do ligamento vocal.

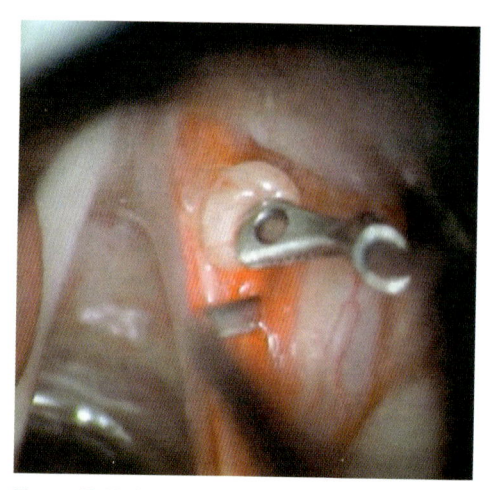

Figura 12.35 O cisto sendo removido intacto.

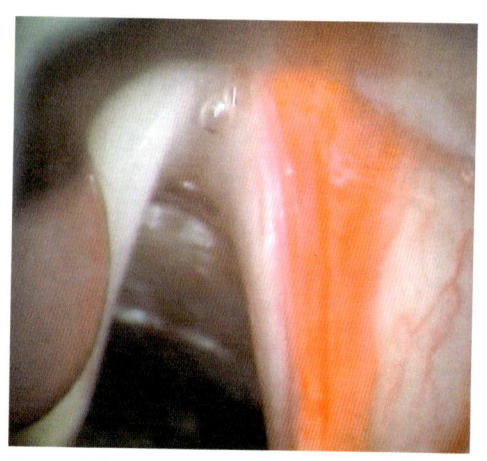

Figura 12.36 Microrretalho intacto reposicionado no final do procedimento.

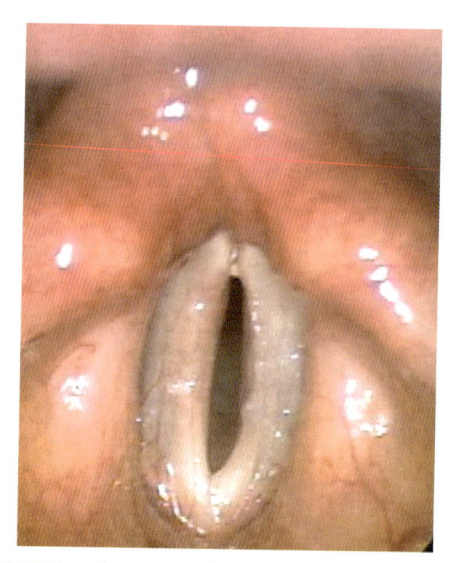

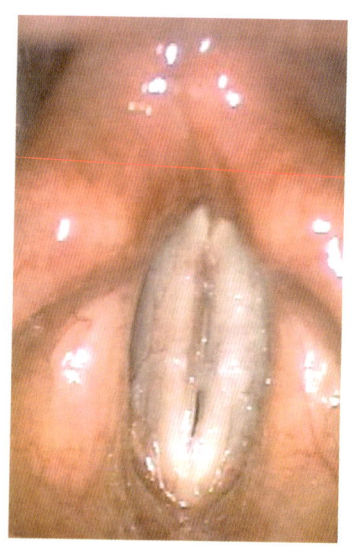

Figura 12.37 Dezoito meses após a excisão. Onda mucosa ainda ligeiramente reduzida à direita. Pequena fenda anterior.

Pólipo

DEFINIÇÃO

Pólipos laríngeos não são considerados neoplasias (embora algumas neoplasias possam apresentar aparência polipoide). Geralmente, um pólipo possui epitélio delgado recobrindo uma matriz edematosa ou gelatinosa.

ASPECTOS CLÍNICOS

Eles podem ser longos e pedunculados, sésseis e de base ampla, isolados ou múltiplos. A causa do edema dentro da camada superficial da lâmina própria pode ser um episódio de sangramento, tabagismo, hipotireoidismo, fonotrauma crônico e, talvez, refluxo faringolaríngeo. Os pólipos aparecem em muitos formatos e tamanhos

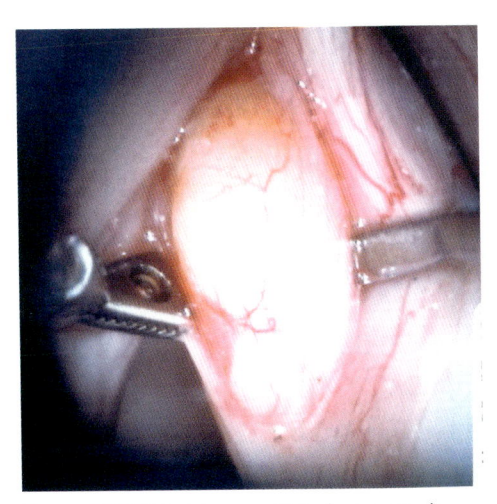

Figura 12.38 Foto intraoperatória de cisto sendo dissecado.

DIAGNÓSTICO DIFERENCIAL

Às vezes, um pólipo originário do ventrículo ou de uma falsa prega vocal pode ser confundido com uma laringocele interna. Se a preocupação for determinar se a massa se trata de um pólipo ou uma neoplasia, uma biópsia deverá ser feita (Figuras 12.47 e 12.48).

TRATAMENTO

Se a etiologia provável for o tabagismo, o abandono do vício poderá levar à certa redução do tamanho do(s) pólipo(s). A fonoterapia também pode ser útil, se não para reduzir o tamanho do(s) pólipo(s), para melhorar a cicatrização pós-operatória. Com o tempo, alguns pólipos regridem ou caem. A maioria dos pólipos exige excisão para restaurar a voz normal, mas a urgência e o momento dependem do tamanho e da localização deles e das necessidades do paciente. A excisão cirúrgica é relativamente fácil, mas todo cuidado ainda deve ser tomado para evitar trauma ao tecido normal ao redor e ao ligamento vocal. Os pólipos podem ser removidos com instrumentos frios ou *lasers*. A coagulação de um pólipo com *laser* de fibra óptica no consultório também pode fornecer resultados excelentes (Figuras 12.49 e 12.50). A forma e a localização do pólipo e a técnica cirúrgica, assim

diferentes e podem ocorrer em vários sítios diferentes na laringe. A localização mais comum é a prega vocal verdadeira musculomembranosa. Eles também têm sido visualizados estendendo-se a partir do ventrículo. A história pode variar consideravelmente de paciente para paciente, dependendo da etiologia (Figuras 12.40 a 12.46).

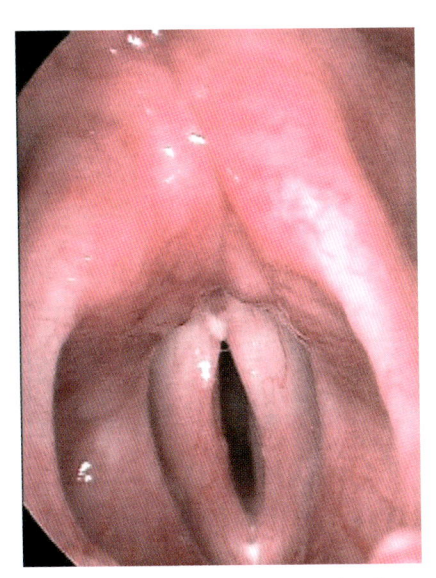

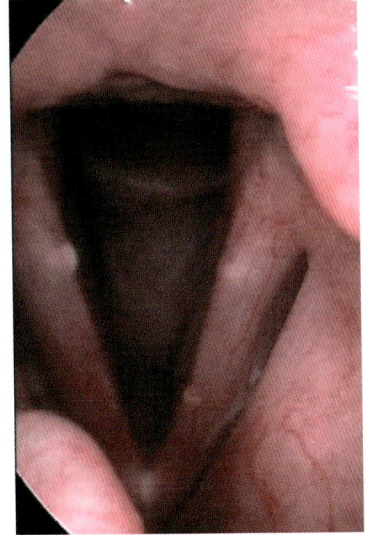

Figura 12.39 Mesmo paciente, quatro meses depois.

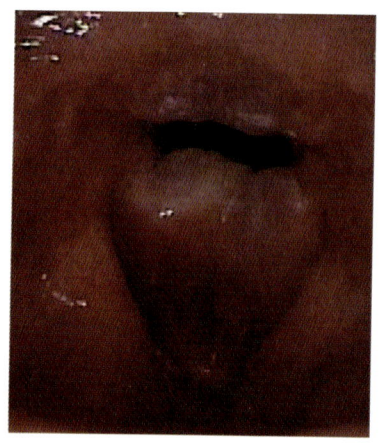

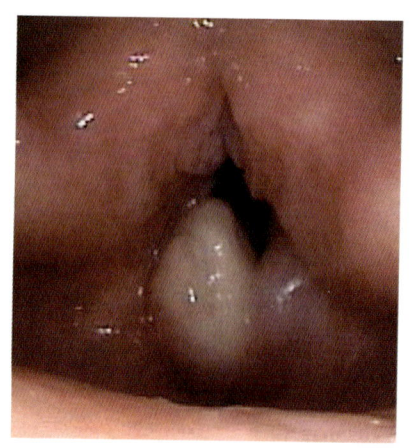

Figura 12.40 Degeneração polipoide severa em um fumante.

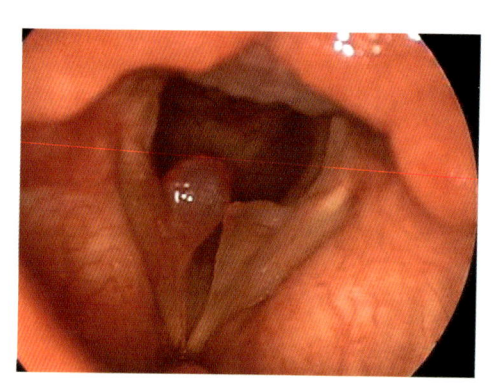

Figura 12.41 Pólipos bilaterais.

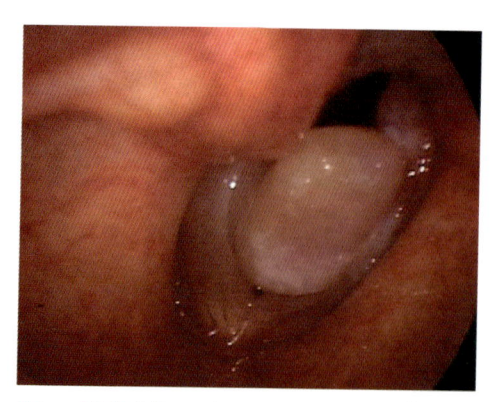

Figura 12.42 Pólipo volumoso em prega vocal esquerda.

como o nível de conformidade do paciente com a reabilitação pós-operatória, determinarão a qualidade da cicatrização e da voz após o procedimento.

Granuloma: Úlcera de Contato

DEFINIÇÃO

O granuloma clássico de pregas vocais é uma massa lisa, geralmente bilobulada, que surge do processo vocal da cartilagem aritenoide. Geralmente, não há epitélio. Trata-se essencialmente de uma úlcera, composta por uma massa de células inflamatórias. Ele não é um "granuloma" verdadeiro, pois raramente existem células gigantes multinucleadas.

ASPECTOS CLÍNICOS

A úlcera ou granuloma do processo vocal surge de um trauma à delgada mucosa que recobre o processo vocal da cartilagem aritenoide. A intubação endotraqueal, o pigarro crônico, o refluxo faringolaríngeo, *onset* glótico intenso, compressão firme dos processos vocais por uma glote musculomembranosa incompetente, tudo tem sido mencionado como fonte desse tipo de trauma (Figuras 12.51 a 12.55). Para granulomas ou úlceras pós-intubação, os sintomas típicos de sensação de *globus* faríngeo, pigarro, dor (possivelmente com referência à otalgia unilateral) e

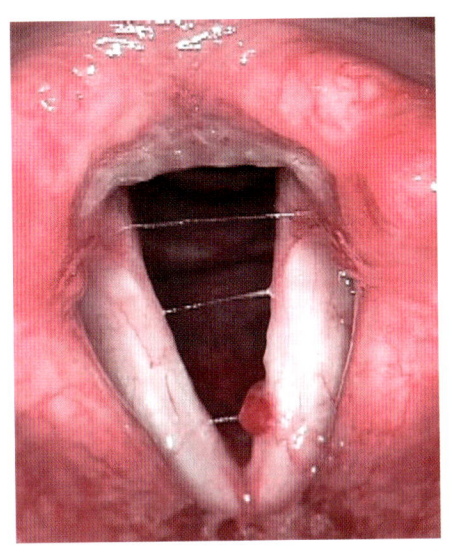

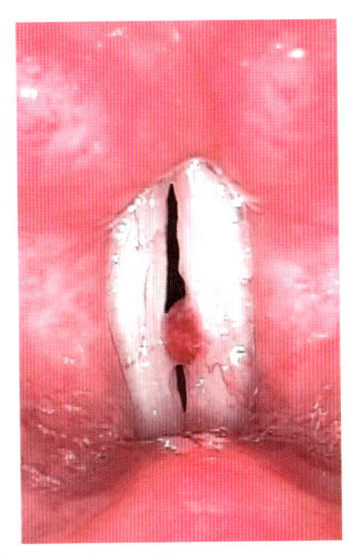

Figura 12.43 Pólipo vascular ou hemorrágico à esquerda, fechamento incompleto.

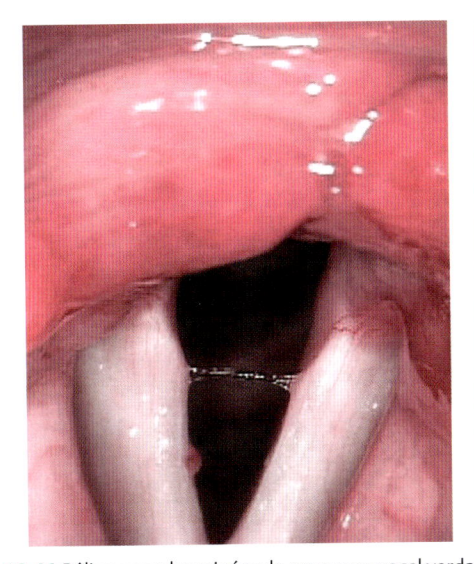

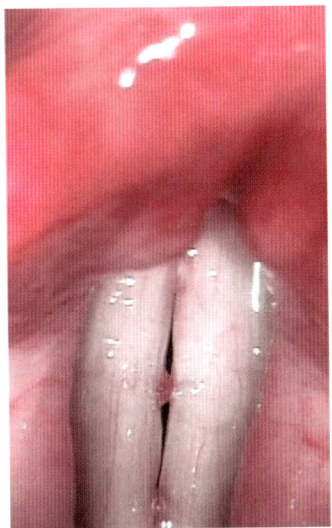

Figura 12.44 Pólipo vascular minúsculo em prega vocal verdadeira direita.

graus variáveis de disfonia podem não se manifestar por várias semanas ou meses após a intubação. Granulomas muito volumosos podem causar comprometimento da via aérea.

DIAGNÓSTICO DIFERENCIAL

As lesões que já foram confundidas com granulomas incluem tumores de células granulares, cistos e pólipos (Figuras 12.56 a 12.58). É mais

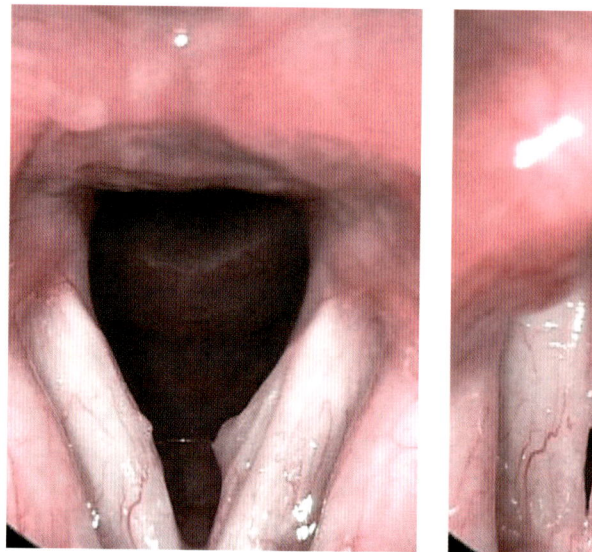

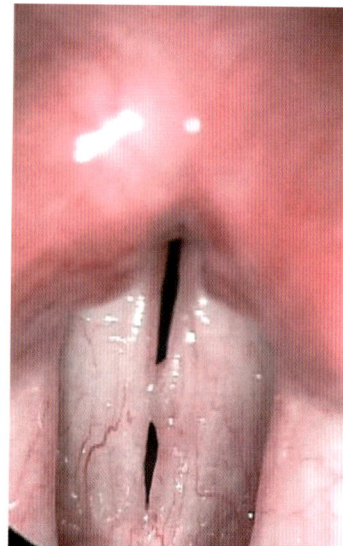

Figura 12.45 Pólipo séssil em prega vocal esquerda, fechamento incompleto.

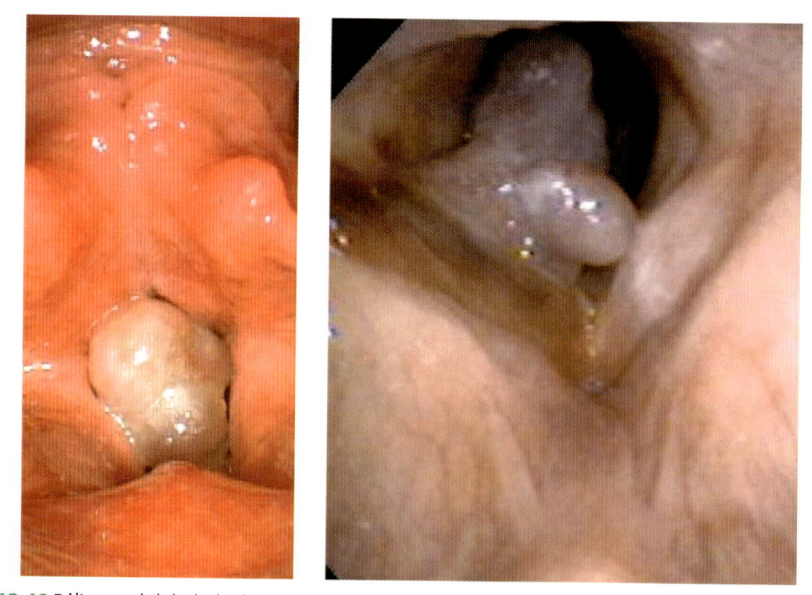

Figura 12.46 Pólipo multilobulado, bem como hemorragia provavelmente recente em prega vocal verdadeira direita.

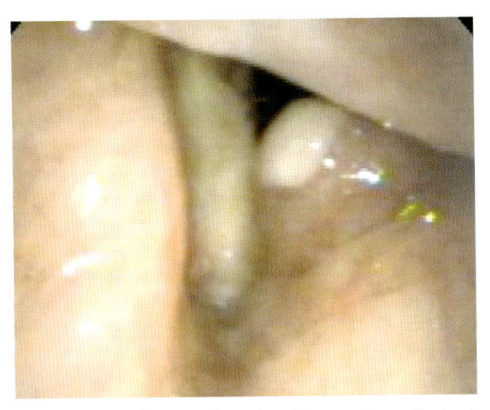

Figura 12.47 Rabdomioma em prega vocal esquerda. A área branca é resultado de uma tentativa na coagulação com laser corante pulsado no que se acreditou ser um pólipo surgindo do ventrículo esquerdo. Quando ele não respondeu de maneira típica, foi feita a biópsia revelando a doença, que foi, então, excisada em centro cirúrgico com *laser* de CO_2. Ele surgiu da face no aspecto superior da prega vocal verdadeira. A área branca *não* é típica dessa lesão, enquanto o aspecto mais lateral é.

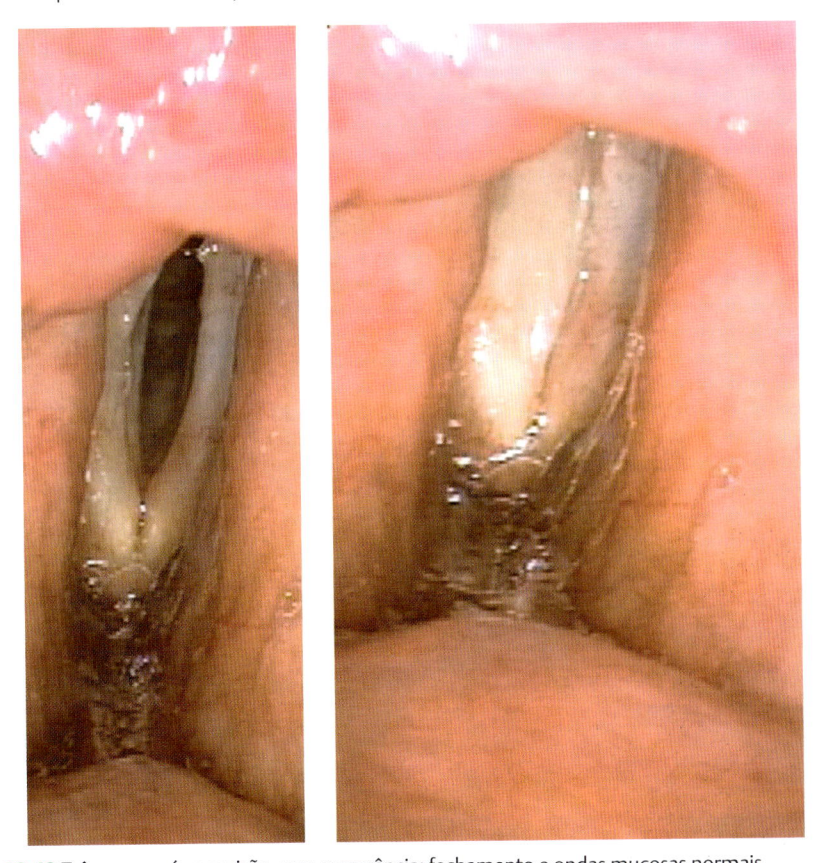

Figura 12.48 Três anos após a excisão, sem recorrência; fechamento e ondas mucosas normais.

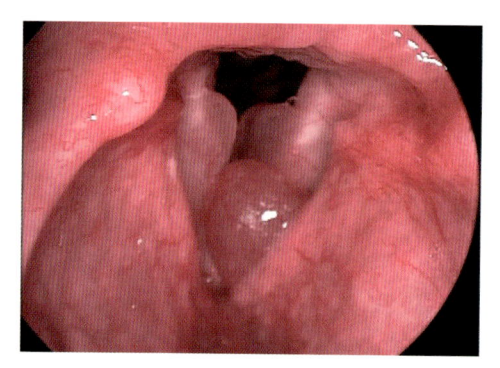

Figura 12.49 Vários pólipos volumosos e cordite polipoide em senhora de 60 anos, ex-fumante recente.

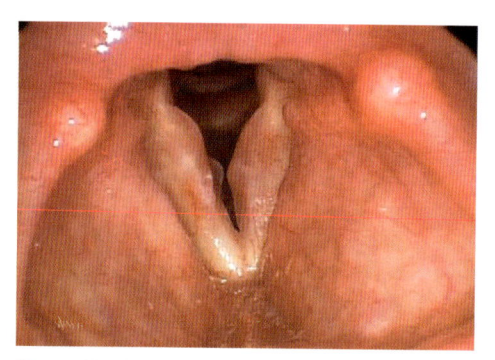

Figura 12.50 Mesma paciente um ano após coagulação com *laser* corante pulsado dos pólipos (sem excisão realizada).

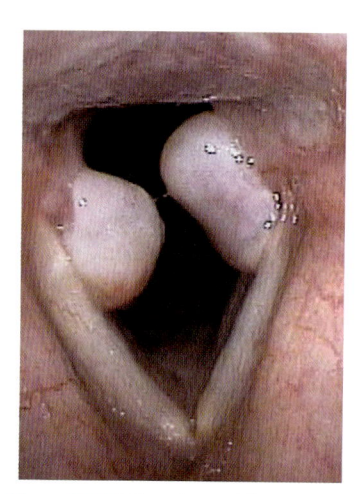

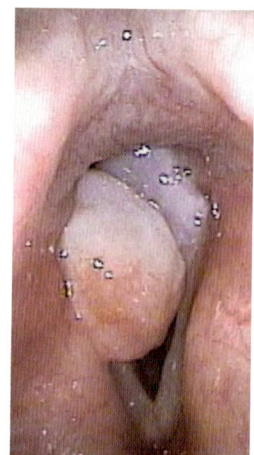

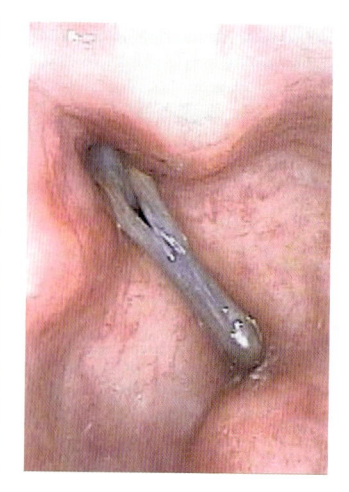

Figura 12.51 Granulomas bilaterais pós-intubação.

provável que um câncer se assemelhe a uma úlcera do que a um granuloma exofítico. Um granuloma de Teflon é um granuloma verdadeiro (reação de corpo estranho) com aparência variável e resulta da injeção de Teflon na prega vocal para tratamento de uma paralisia unilateral de prega vocal. Essa substância não é mais utilizada para essa finalidade (Figura 12.59).

EXAMES DIAGNÓSTICOS

Caso a lesão apresente aparência diferente do granuloma clássico, caso cresça ou não responda às terapias antirrefluxo e fonoterapia, ou caso o médico tenha qualquer dúvida sobre o diagnóstico ou caso o paciente apresentar ansiedade significativa, então ela deverá ser excisada ou, pelo menos, submetida a uma biópsia para confirmar o diagnóstico, tendo-se em mente que existe alto índice de recorrência após a excisão. Úlceras e granulomas podem-se desenvolver em pacientes com glote incompetente, de modo que o fechamento glótico deve ser avaliado. Embora cartilagens aritenoides calcificadas tenham sido associadas a granulomas ou úlceras, a investigação por imagens não é rotineira (Figura 12.54).

TRATAMENTO

Nos granulomas pós-intubação, a causa subjacente já foi eliminada. Com o tempo e evitando-se o pigarro, o granuloma pode-se resolver por ele mesmo, seja por retração ou queda. A

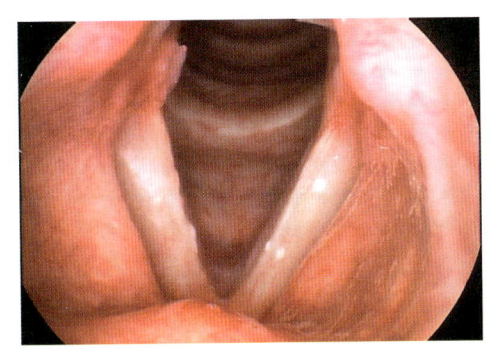

Figura 12.52 Úlcera de prega vocal direita em cantor profissional.

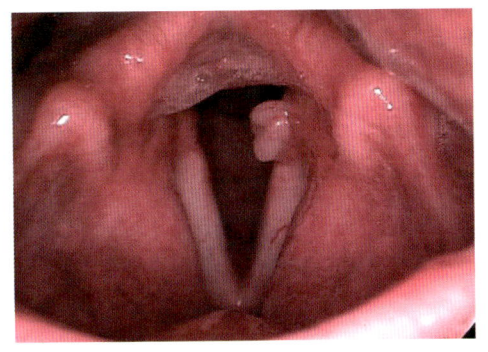

Figura 12.55 Paciente com refluxo ácido e pigarro crônico.

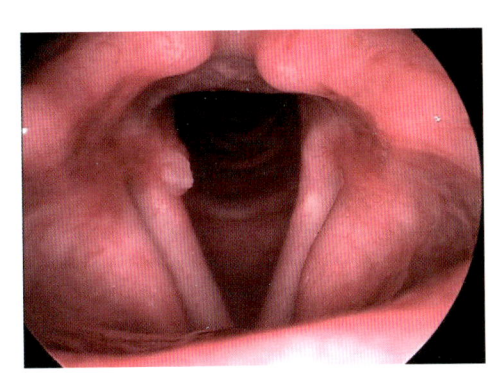

Figura 12.53 Pigarro crônico.

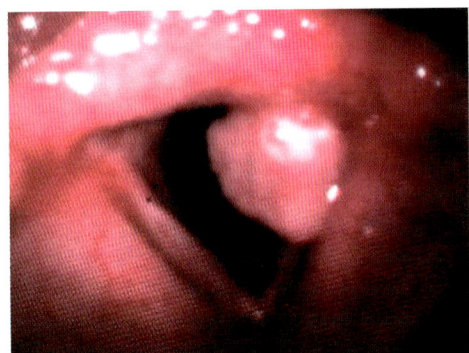

Figura 12.56 Tumor de células granulares. Observar consistência diferente de tecido e falta da aparência bilobulada.

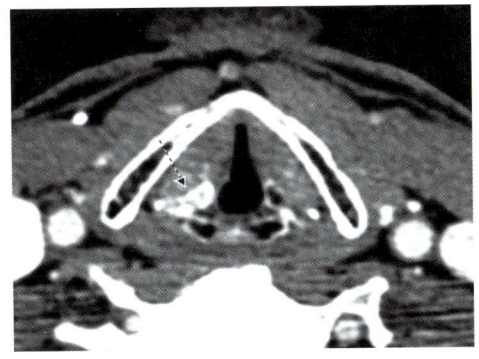

Figura 12.54 Cartilagem aritenoide calcificada do mesmo lado que granuloma.

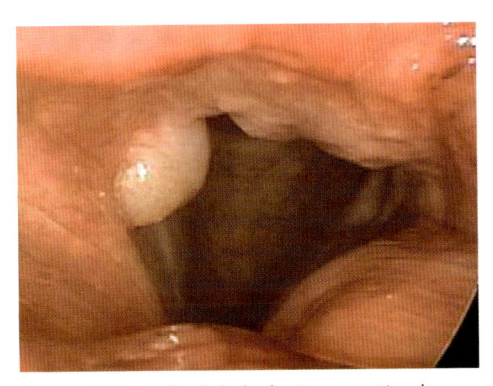

Figura 12.57 Lesão do lado direito, sugestiva de granuloma, mas sendo verdadeiramente um cisto.

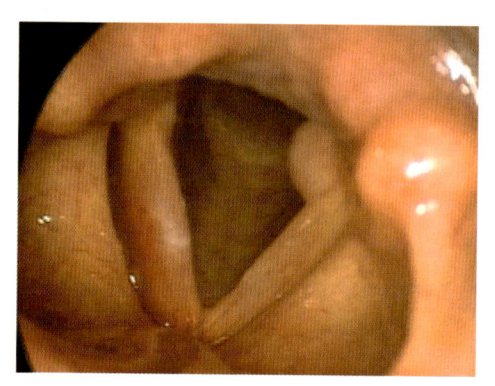

Figura 12.58 Tumor de células granulares.

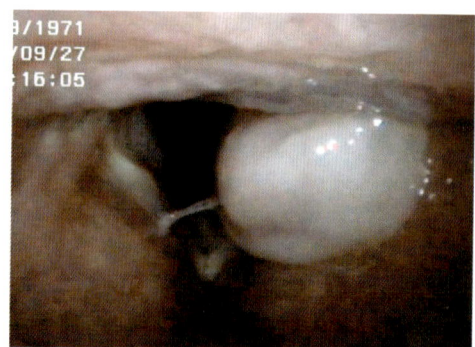

Figura 12.60 Granuloma de processo vocal esquerdo cinco meses após duas intubações.

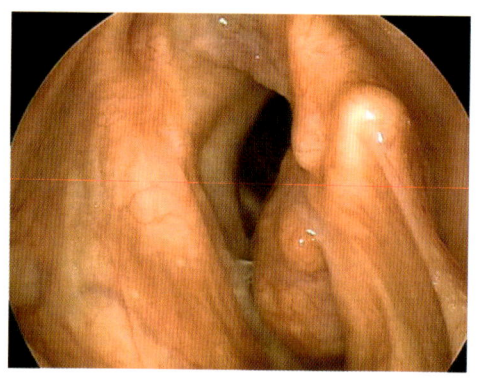

Figura 12.59 Granuloma por teflon 29 anos após a injeção.

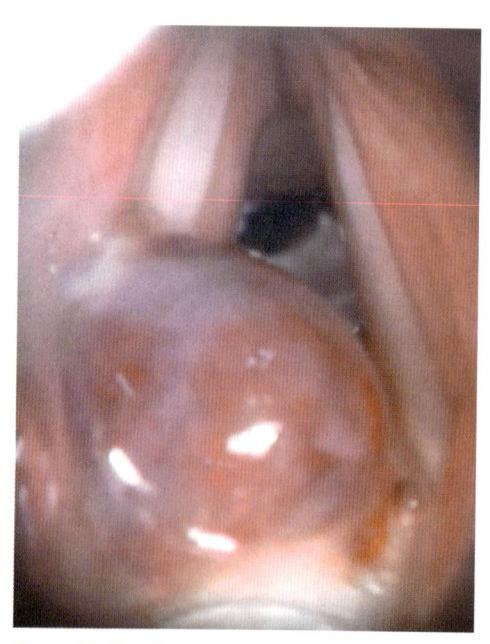

Figura 12.61 Volumoso granuloma de processo vocal esquerdo, projeção endoscópica após intubação com tubo endotraqueal à prova de *laser*.

maioria (mas nem todos) dos laringologistas trata pacientes portadores de granuloma com medicamentos antiácidos. A fonoterapia pode ser necessária para reduzir os ataques de pigarro e/ou o ataque glótico forte, reduzindo o trauma sobre os processos vocais. A simples excisão do granuloma geralmente falha, com um índice de pelo menos 50% de recorrência. Se o granuloma for excisado, esteroides poderão ser injetados na base (Figuras 12.60 a 12.64). As injeções de botox nos músculos tireoaritenoides ajudam a prevenir o contato forçado entre os processos vocais após a cirurgia, para evitar a recorrência, e também têm sido empregadas como terapia única, com grande sucesso. O uso do botox causará um enfraquecimento da voz por dias a semanas, dependendo da dosagem e da resposta do paciente. Por outro lado, se a impossibilidade de se chegar a um fechamento satisfatório das pregas vocais musculomembranosas levou alguém a contrair a musculatura de forma tão

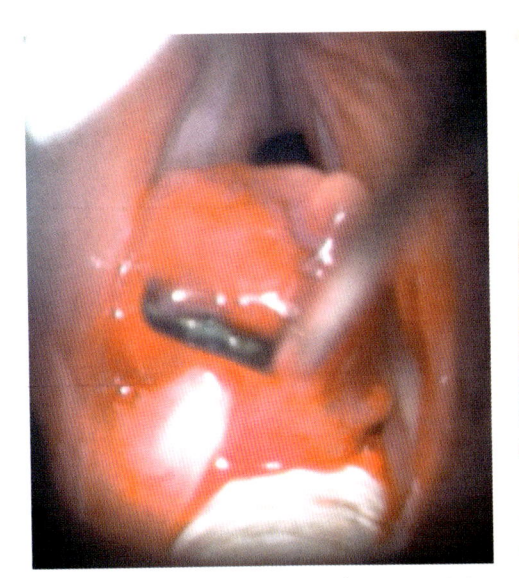

Figura 12.62 Instrumento em ângulo reto retraindo o granuloma anteriormente e demonstrando a conexão da massa ao processo vocal por um pedículo.

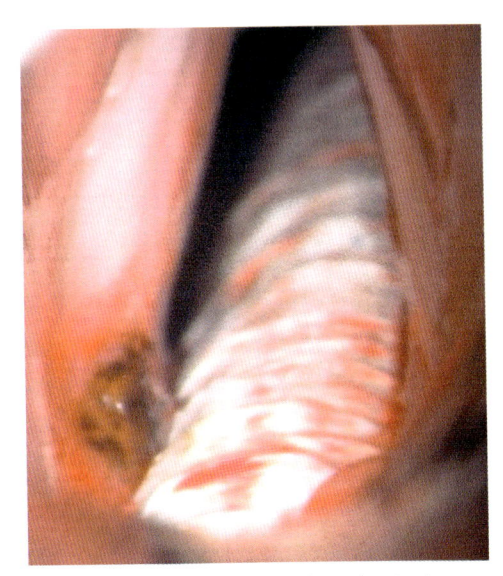

Figura 12.63 Após excisão com *laser* de CO_2. A seguir, injetou-se triancinolona na base da ferida. Paciente tratado com antiácidos após o procedimento.

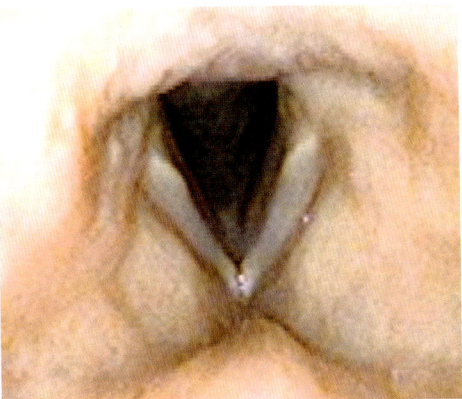

Figura 12.64 Um ano após a excisão.

forte que os processos vocais ficaram lesionados, corrigir a incompetência da glote, tornando as pregas vocais mais centralizadas, é a chave para a resolução do granuloma, ou recorrência após excisão.

Às vezes, o granuloma será tão grande que obstruirá a via aérea, e a excisão será obrigatória. Se a lesão recorrer após a remoção, o médico e o paciente ficarão pelo menos confortáveis ao saberem que se trata somente de um granuloma e não de algo mais grave. O autor tratou vários granulomas e úlceras durante muitos anos que recorreram e, por causa de sintomas mínimos, foram finalmente deixados sem tratamento, acabando por se resolverem espontaneamente. Alguns desses mesmos pacientes apresentaram recorrências anos mais tarde no lado contralateral.

Tecido de granulação

DEFINIÇÃO

Tecido de granulação consiste em uma massa de células inflamatórias que pode surgir em qualquer parte da laringe onde haja um ferimento.

ASPECTOS CLÍNICOS

O tecido de granulação pode ocorrer na porção média da prega vocal musculomembranosa após lesão por intubação ou após excisão de um carcinoma T1. Com frequência, esse tecido surge por causa de um fenômeno irritativo causado por corpos estranhos, tais como *stents* laríngeos, Tubos-T traqueais, *stents* traqueais, materiais de sutura e tubos de traqueotomia. O tecido de granulação da traqueia acima do tubo de traqueotomia é uma razão comum para a falha dos pacientes nos testes de oclusão (Figuras 12.65 a 12.72).

DIAGNÓSTICO DIFERENCIAL

Se o paciente tiver histórico de carcinoma, deve-se considerar que o tecido anormal pode ser uma recorrência. Com a presença de corpos estranhos, especialmente em pacientes sem histórico de carcinoma, a probabilidade de uma

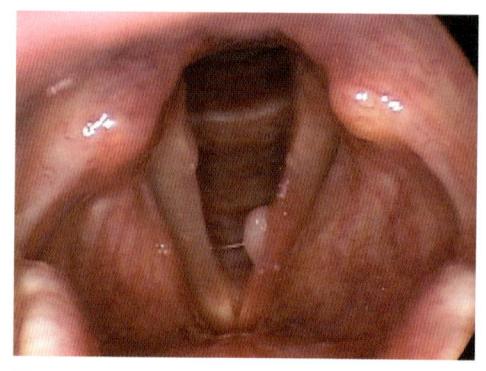

Figura 12.67 Granuloma na porção média da prega vocal esquerda. Sem etiologia detectável. Excisado duas vezes.

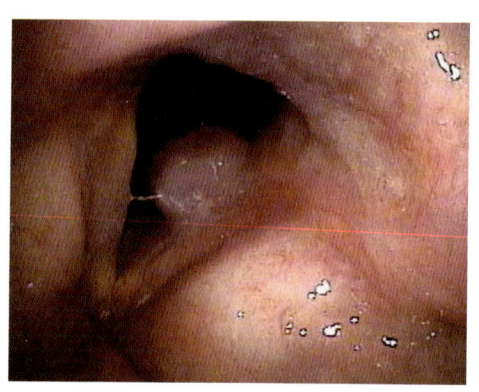

Figura 12.65 Granuloma que se formou dentro de quatro semanas após cordectomia parcial esquerda para SCC T1. Excisado por causa da deterioração significativa da voz e para descartar recorrência rápida.

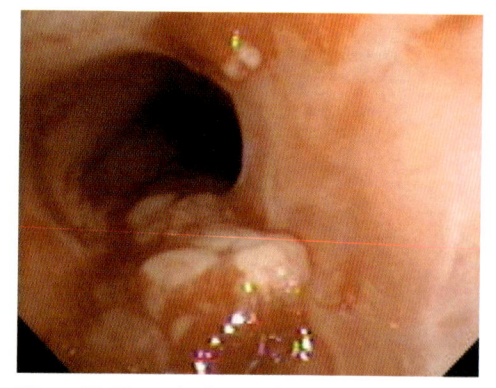

Figura 12.68 Tecido de granulação no sítio de enxertia de costela anterior na subglote, dois meses após o procedimento.

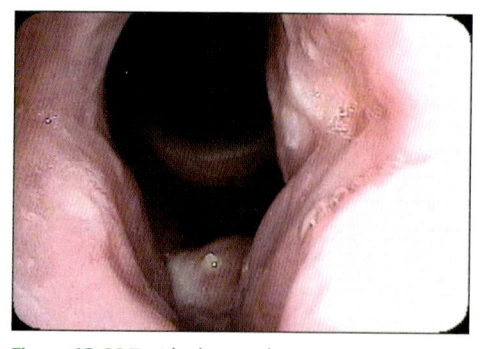

Figura 12.66 Tecido de granulação no aspecto inferior anterior do sítio de cordectomia parcial direita para SCC T1. A biópsia confirmou o diagnóstico.

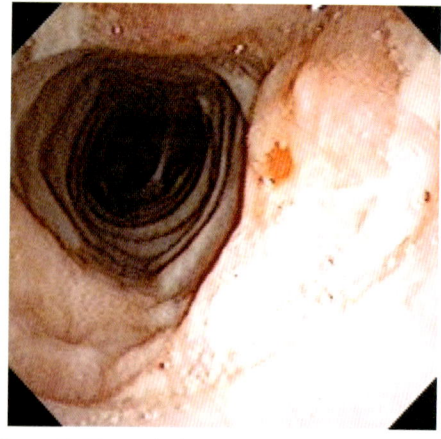

Figura 12.69 Tecido de granulação na extremidade distal esquerda de *stent* traqueal.

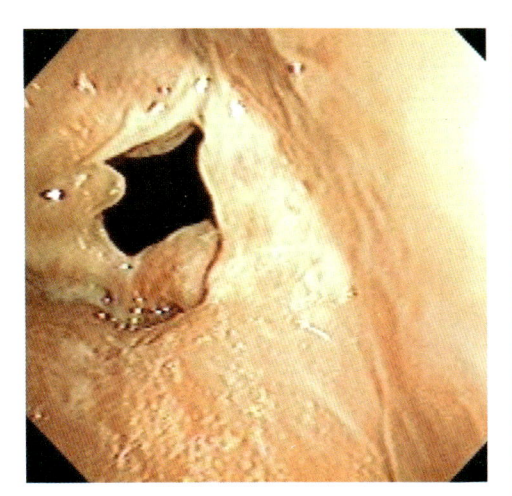

Figura 12.70 Tecido de granulação em anastomose traqueal após ressecção da traqueia.

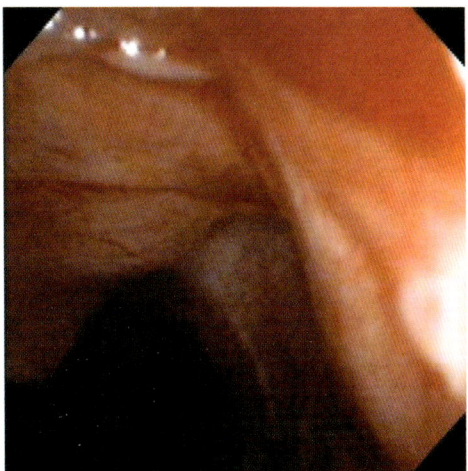

Figura 12.72 Retalho de tecido de granulação visualizado por estoma da traqueotomia com o tubo removido no mesmo paciente.

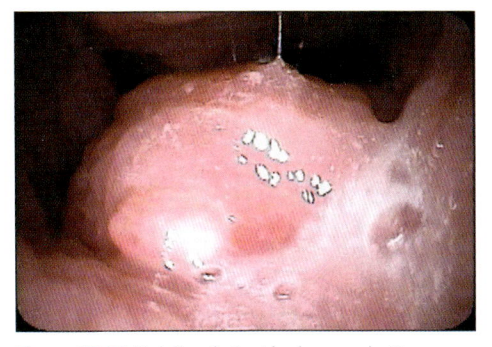

Figura 12.71 Retalho de tecido de granulação imediatamente superior ao tubo de traqueotomia, obstruindo a via aérea. Parede traqueal anterior localizada inferiormente na figura.

neoplasia é extremamente baixa. O autor já presenciou pelo menos um caso de angiossarcoma que se apresentava como tecido de granulação típico ao redor de um tubo de traqueotomia. A biópsia revelou o diagnóstico verdadeiro.

TRATAMENTO

Muitos laringologistas tratam os pacientes com medidas e medicamentos antirrefluxo para ajudar a prevenir a formação de tecido de granulação, especialmente após reconstruções laríngeas e da traqueia. Esse tecido geralmente se resolverá com o tempo e a remoção do corpo estranho. A injeção com esteroides pode ser útil. A excisão pode ser necessária para manter a voz ou a via aérea e é sempre executada para facilitar a decanulação de pacientes com traqueotomia. A excisão pode ser realizada com instrumentos frios, microdesbridadores, coblação, eletrocautério ou *lasers*, dependendo da localização do tecido, dos instrumentos disponíveis e da experiência do cirurgião.

Papiloma respiratório recorrente

DEFINIÇÃO

Na laringe, os papilomas são neoplasias benignas causadas pelo vírus do papiloma humano (HPV), tipicamente os tipos de menor risco 6 e 11. Eles podem crescer em qualquer sítio no trato respiratório, mas, no trato respiratório superior, ocorrem principalmente nas pregas vocais verdadeiras.

ASPECTOS CLÍNICOS

O vírus é contraído no parto ou mais tarde na vida, provavelmente pelo contato sexual, embora o modo de transmissão ainda não tenha sido perfeitamente delineado. O vírus pode per-

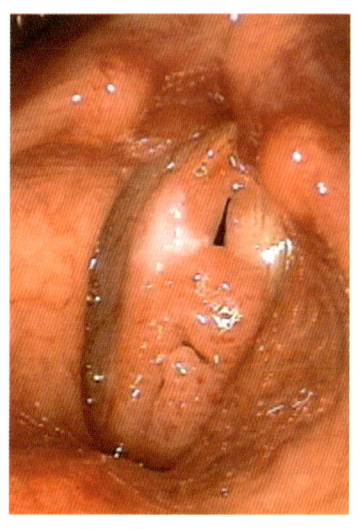

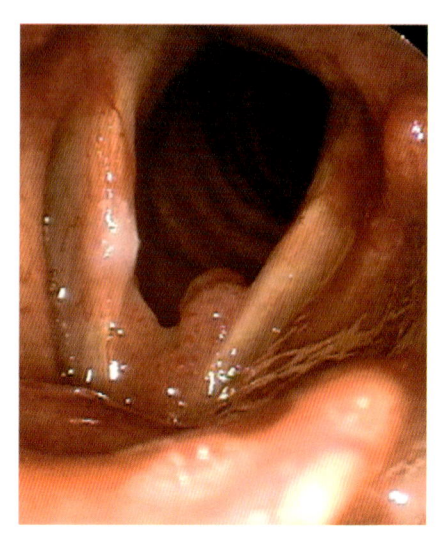

Figura 12.73 Papiloma glótico típico com vasos característicos.

manecer latente por anos, e os papilomas começam a crescer quando surgem alterações no sistema imunológico ou no equilíbrio hormonal. Em geral, a doença será muito mais complicada ou agressiva quando atingir pacientes com menos de cinco anos de idade.

A voz é a primeira a ser afetada e, caso não tratada, a via aérea poderá ser prejudicada. A laringoscopia revela as lesões. O aspecto característico que diferencia o papiloma de outras lesões laríngeas é a presença de vasos espirais no núcleo das lesões, que se apresentam como manchas vermelhas (Figuras 12.73 a 12.76). Existe probabilidade baixa (inferior a 5%) de que o papiloma escamoso da laringe degenere para carcinoma de células escamosas (SCC) durante a vida do paciente, mas as amostras deverão sempre ser enviadas à patologia. Vários graus de displasia podem ser vistos no papiloma e podem variar com o tempo (Figura 12.77). Não é certo que um quadro de displasia leve ou moderada observado em uma ocasião signifique que grau de displasia irá piorar com o tempo.

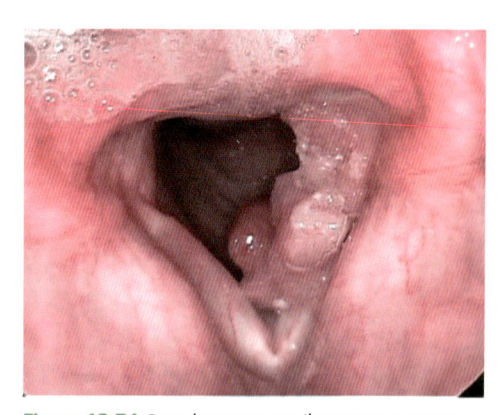

Figura 12.74 Grande massa papilomatosa na prega vocal verdadeira esquerda. A comissura anterior e a prega vocal verdadeira direita não estão envolvidas.

DIAGNÓSTICO DIFERENCIAL

Outras lesões que às vezes apresentam aparência similar são lesões displásicas papilomatosas e SCCs.

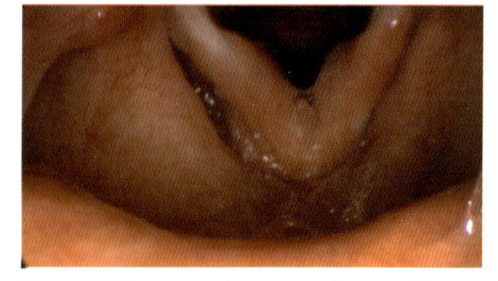

Figura 12.75 Menos volumoso, porém mais difuso envolvimento da glote pequena na membrana anterior.

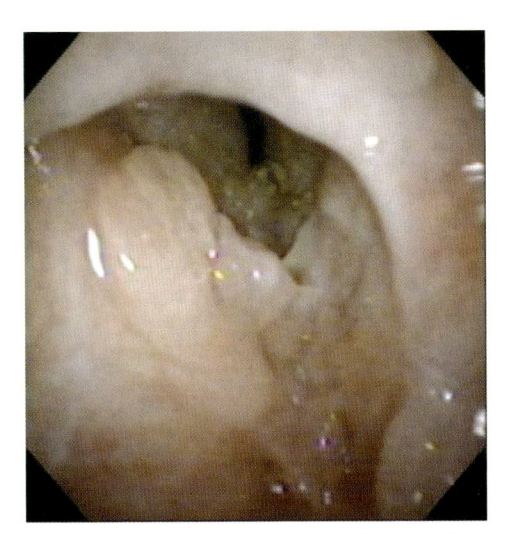

Figura 12.76 Caso grave, com quase obstrução da laringe.

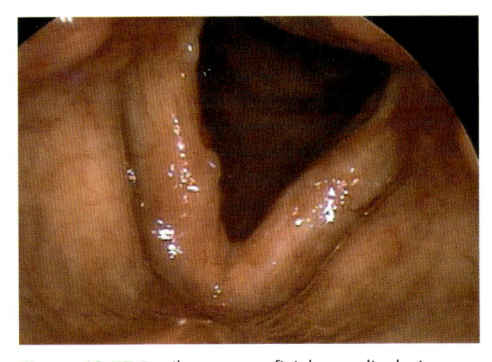

Figura 12.77 Papiloma superficial com displasia intensa.

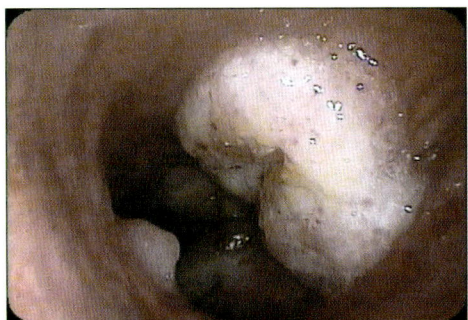

Figura 12.78 Papiloma na traqueia distal.

radioterapia *não* deverá ser aplicada para tratamento de papilomas completamente benignos. Vários medicamentos já foram investigados nos últimos anos. Injeções locais de cidofovir e bevacizumabe parecem ser efetivas, sem reações adversas sistêmicas, enquanto outras drogas, incluindo interferon, também são eficazes, mas causam efeitos colaterais significativos. Nenhum dos medicamentos leva, coerentemente, à resolução da doença. É provável que a vacina para HPV, de introdução relativamente recente, possa reduzir significativamente a incidência dessa doença.

EXAMES DIAGNÓSTICOS

Uma broncoscopia deverá ser realizada simultaneamente à laringoscopia para avaliar possível disseminação distal da doença. Se papilomas forem encontrados na traqueia distal ou nos brônquios, devem-se solicitar exames de imagem para descartar envolvimento do parênquima pulmonar (Figura 12.78). O envolvimento do pulmão é um sinal prognóstico muito ruim. Amostras teciduais deverão ser obtidas para descartar malignidade.

Cordite polipoide, degeneração polipoide, edema de Reinke

DEFINIÇÃO

Cordite polipoide é uma doença também conhecida como degeneração polipoide ou edema de Reinke. Existe um edema intenso da camada superficial da lâmina própria. A mucosa de cobertura pode ser delgada, normal, ou apresentar áreas de leucoplasia. O edema envolve

TRATAMENTO

O tratamento consiste principalmente na excisão cuidadosa das lesões, preservando a voz e/ou a via aérea enquanto se evita o trauma aos tecidos subjacentes e ao redor. A excisão pode ser realizada com microinstrumentos frios, microdesbridadores, *laser* de CO_2, *laser* KTP pulsado, *laser* corante pulsado e ponteiras de coblação. Na comissura anterior, deve-se evitar a formação de superfícies cruentas opostas, para prevenir a formação de sinéquias. Se a comissura anterior estiver envolvida bilateralmente, cirurgias estagiadas poderão ser necessárias. A

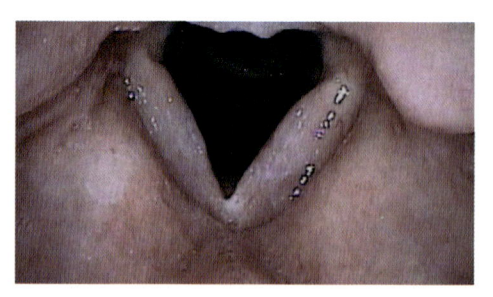

Figura 12.79 Uma paciente de 44 anos com história de tabagismo de 25 maços/ano com edema de Reinke leve a moderado.

somente a porção musculomembranosa da prega vocal, terminando no processo vocal da aritenoide (Figuras 12.79 a 12.82).

ASPECTOS CLÍNICOS

A voz é a primeira a ser afetada, mas, em casos intensos, a respiração também poderá ser prejudicada. O tabagismo é o principal fator etiológico, sendo o quadro muito mais frequente em mulheres. O paciente típico é uma mulher em seus 50 ou 60 anos, fumante desde a adolescência, e que é frequentemente confundida com um homem ao telefone. Felizmente, o câncer coexistente é raro nessa doença, apesar do fator de risco mútuo.

DIAGNÓSTICO DIFERENCIAL

O médico deverá sempre afastar uma neoplasia coexistente, embora isso seja raro. Caso contrário, poucas lesões parecem similares à cordite polipoide clássica.

EXAMES DIAGNÓSTICOS

Se houver outros sintomas ou sinais de hipotireoidismo, testes de laboratório apropriados deverão ser conduzidos, começando pelos níveis de hormônio tireotrófico.

TRATAMENTO

O paciente deverá parar de fumar se houver qualquer esperança de melhora. Após muitos meses de abstenção, poderá haver alguma redução no edema e melhora da voz. Caso se espe-

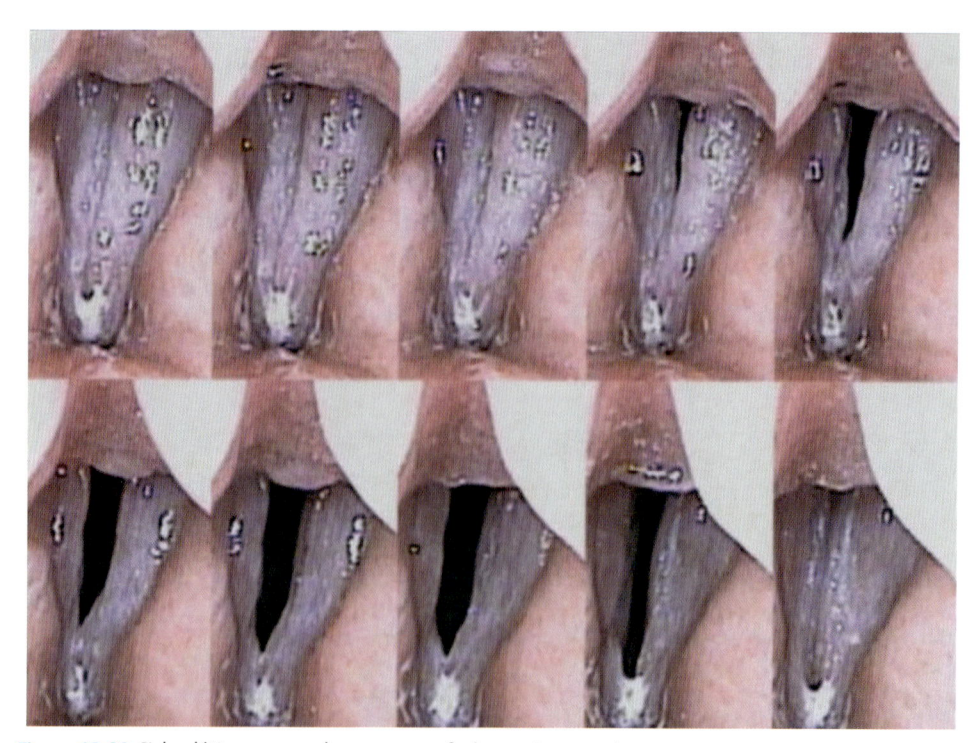

Figura 12.80 Ciclo glótico, com ondas mucosas e fechamento normal.

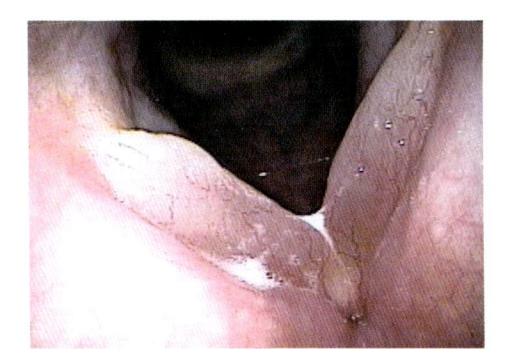

CAPÍTULO 12 Doenças Comuns das Pregas Vocais Verdadeiras **147**

Figura 12.81 Uma paciente de 53 anos com história de tabagismo de 30 maços/ano e edema de Reinke moderado.

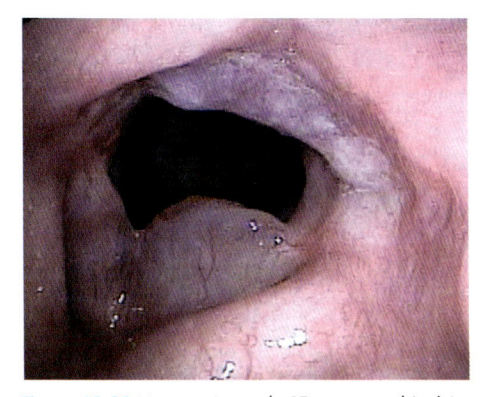

Figura 12.82 Uma paciente de 65 anos com história de tabagismo de 30 maços/ano e edema mais intenso.

re uma melhora mais significativa, a excisão do tecido redundante e reposicionamento do *microflap* mucoso resultarão em melhora da voz, embora não se possa esperar uma voz realmente normal. Todo cuidado deve ser tomado para que a remoção da matriz gelatinosa não seja excessiva, resultando em pregas vocais muito adelgaçadas, com fechamento incompleto. Além disso, a mucosa deve permanecer intocada nas áreas anterior e medial em pelo menos uma das pregas vocais, para se evitar o desenvolvimento de uma sinéquia glótica anterior (Figuras 12.83 a 12.87). Muitos laringologistas não indicarão a cirurgia se o paciente não tiver parado de fumar por vários meses, uma vez que o tabagismo quase certamente levará à recorrência do quadro. Se houver suspeitas de uma neoplasia, o tecido suspeito deverá ser excisado, mesmo que o(a) paciente tenha continuado a fumar.

Sulco vocal

DEFINIÇÃO

Trata-se de um quadro raro, em que a mucosa ao longo da borda medial da prega vocal se torna escarificada em sentido profundo, na direção do ligamento vocal, criando um sulco que elimina a onda mucosa. O sulco resultante se localiza, geralmente, na porção média da prega vocal musculomembranosa, não se estendendo para

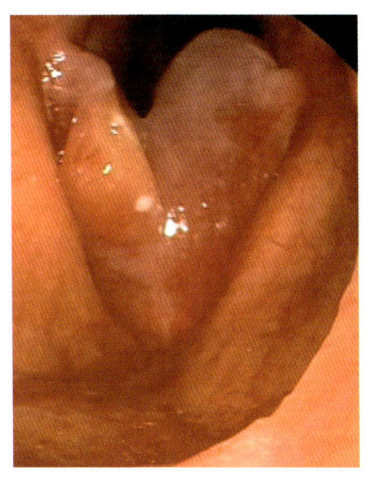

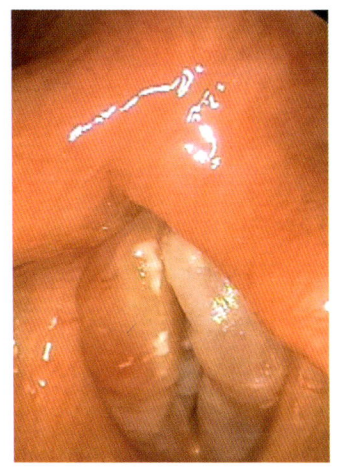

Figura 12.83 Uma paciente de 60 anos com história de tabagismo com 40 maços/ano e história de vários anos de piora gradual de disfonia.

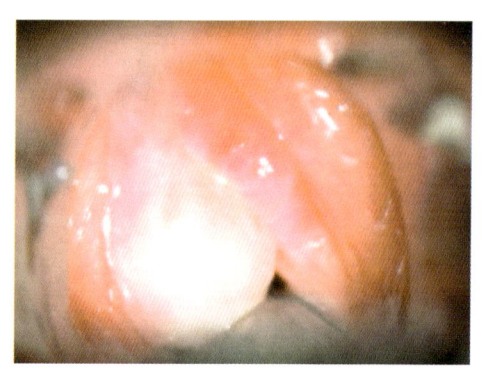

Figura 12.84 Visão intraoperatória.

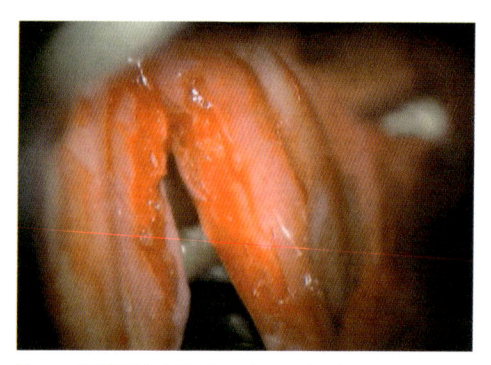

Figura 12.85 Excisão da maior parte da mucosa redundante, mantendo intacta a mucosa ao longo da borda medial até a comissura anterior e não removendo toda a matriz gelatinosa.

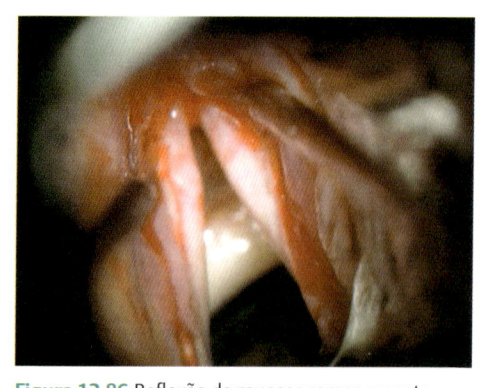

Figura 12.86 Reflexão da mucosa remanescente para demonstrar a comissura anterior. Evitar a oposição das superfícies cruentas prevenirá a formação de uma sinéquia glótica anterior. Defeito mucoso mínimo.

além do processo vocal da cartilagem aritenoide (em oposição ao "pseudossulco" observado em pacientes com refluxo faringolaríngeo) (Figuras 12.88 e 12.89).

ASPECTOS CLÍNICOS

A causa do sulco vocal poderia ser um fonotrauma crônico ou um cisto de prega vocal que se rompeu na porção medial, deixando um sulco profundo anexo ao ligamento vocal em sentido lateral. Com frequência, o sulco pode ser visualizado quando as pregas vocais se encontram abduzidas, ou com um estroboscópio ou vídeo de alta velocidade durante a fonação, quando a onda mucosa é abolida. Às vezes, porém, o sulco não é confirmado até que a prega vocal seja palpada durante a microlaringoscopia direta, e se mostra surpreendentemente profundo (Figuras 12.90 a 12.92). Com frequência, o fechamento glótico é incompleto, com uma fenda no espaço na porção média.

DIAGNÓSTICO DIFERENCIAL

Uma ponte mucosa pode se assemelhar a um sulco vocal, sendo provavelmente uma variante do mesmo processo.

TRATAMENTO

Como ocorre com a maioria dos casos de disfonia, a fonoterapia deverá ser realizada em primeiro lugar. A cirurgia para sulco vocal é tecnicamente muito mais difícil do que as cirurgias para outras doenças da glote. Se houver incompetência da glote, a medialização das pregas vocais e o aperfeiçoamento do fechamento poderão melhorar a voz adequadamente. A cirurgia que trata diretamente o sulco envolve a elevação de um microrretalho de mucosa que inclua uma pequena porção do ligamento vocal, para evitar a formação de opérculos (*buttonholes*) no retalho. A execução dessa tarefa é difícil. Às vezes, o simples descolamento e modelamento do retalho será suficiente para restaurar a onda mucosa. Outros autores, incluindo Paolo Pontes e Charles Ford, realizam incisões verticais na mucosa, com o objetivo de quebrar as aderências ao longo da borda medial da prega vocal. O sulco vocal e outros casos de escarificação de pregas vocais são alguns dos quadros de tratamento mais difícil.

CAPÍTULO 12 Doenças Comuns das Pregas Vocais Verdadeiras 149

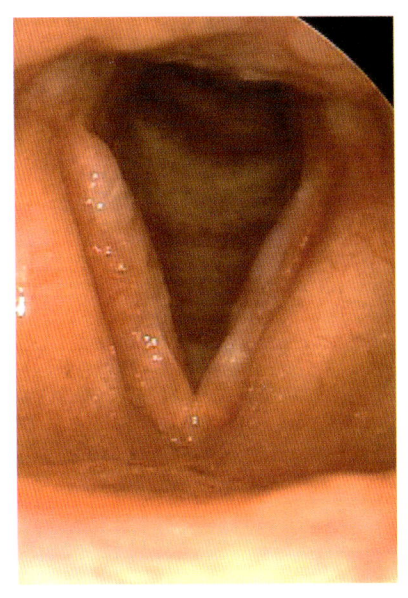

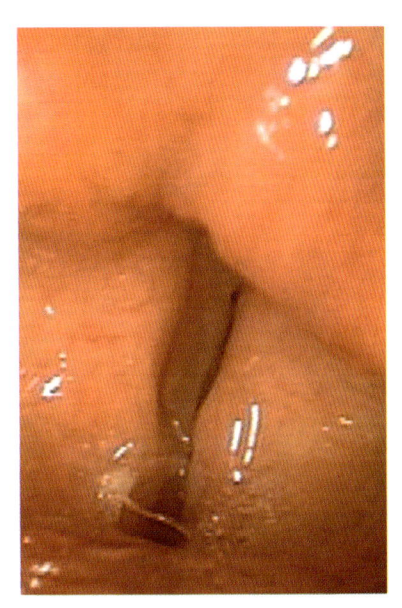

Figura 12.87 Vários meses depois.

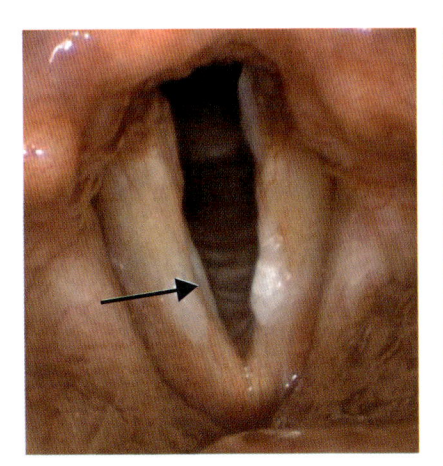

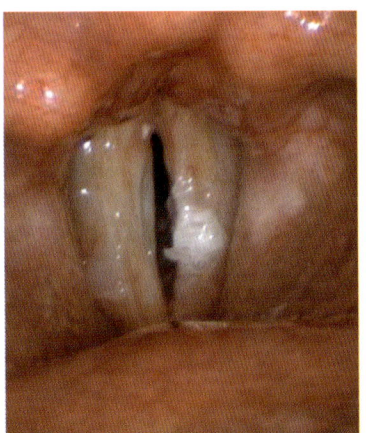

Figura 12.88 Sulco vocal à direita (seta). Além disso, espessamento dos processos vocais e muco aderente muito espesso.

Doença do refluxo faringolaríngeo

DEFINIÇÃO

Este é um dos tópicos mais controversos em Laringologia. O refluxo faringolaríngeo (RFL) se refere ao refluxo de conteúdo gástrico até o nível da laringe. Isto resulta em um processo inflamatório na laringe, com vários sintomas. Nem todas as pessoas portadoras desse quadro manifestarão os sintomas clássicos da doença do refluxo gastroesofágico (DRGE), pirose e dispepsia ácida. Esse quadro tem feito muitos pacientes e médicos questionarem se os sintomas atribuídos ao RFL são realmente causados por ele.

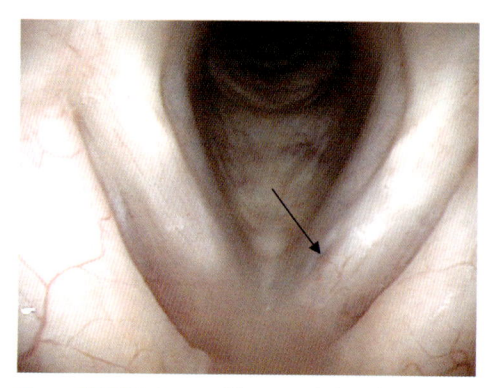

Figura 12.89 Sulco vocal à esquerda (seta), assim como pseudossulco.

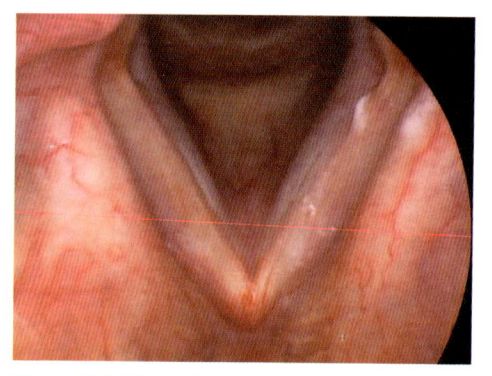

Figura 12.90 Um paciente com 58 anos, cantor, com sulcos bilaterais.

ASPECTOS CLÍNICOS

Os sintomas mais frequentemente atribuídos ao RFL incluem: sensação de *globus*, urgência para pigarrear, rouquidão (especialmente na AM), dor de garganta crônica leve, tosse crônica, disfagia leve e episódios de laringospasmo, especialmente à noite. O RFL tem sido implicado como causa de achados característicos na endolaringe, incluindo espessamento e inflamação da comissura posterior e edema da superfície subjacente das pregas vocais verdadeiras, causando a aparência de um sulco entre a borda da prega vocal verdadeira e o tecido edematoso, conhecido como "pseudossulco". Esse sulco se estende posteriormente ao processo vocal (diferentemente do sulco vocal verdadeiro, que termina anteriormente ao processo vocal). Obliteração dos ventrículos e eritema generalizado da laringe também são atribuídos ao RFL. Os componentes do escore de achados de refluxo (*Reflux Findings Escore*) incluem: edema subglótico, obliteração ventricular, eritema/hiperemia (difuso ou das aritenoides), edema da prega vocal, edema laríngeo difuso, hipertrofia da comissura posterior, granuloma/granulação e muco endolaríngeo espesso (Figuras 12.93 a 12.101).

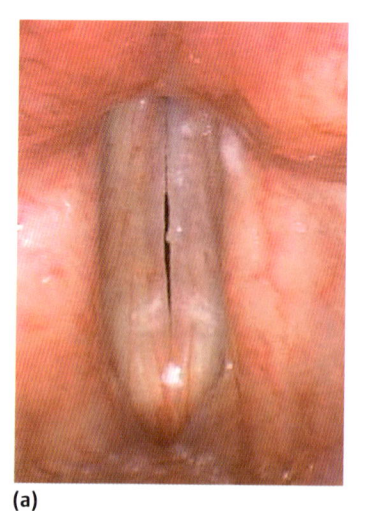

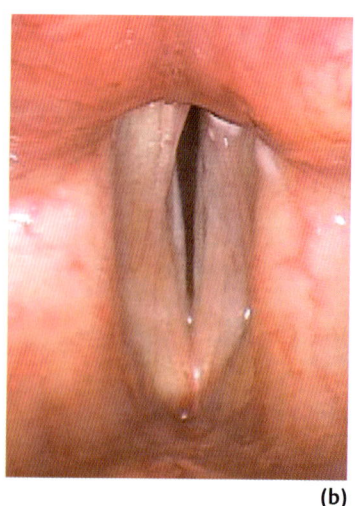

(a) (b)

Figura 12.91 Fenda glótica (a) e alteração das ondas mucosas (b).

(a) **(b)**

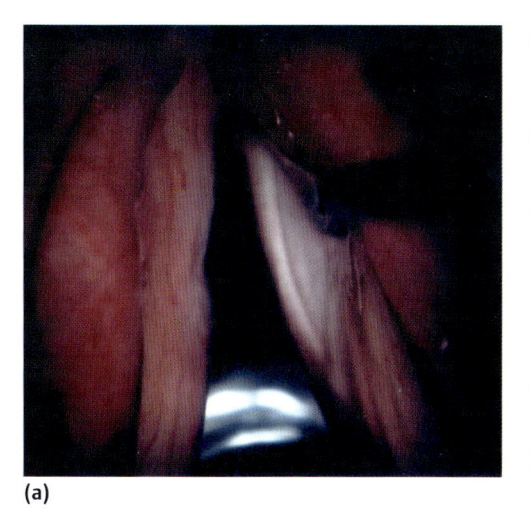

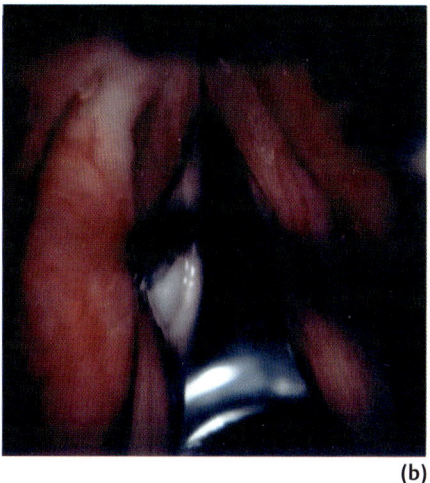

Figura 12.92 Visão intraoperatória do mesmo paciente mostrando a profundidade dos sulcos, que não pode ser apreciada com a endoscopia no consultório; (a) mostra o sulco da prega vocal verdadeira direita e (b) mostra o sulco da prega vocal verdadeira esquerda.

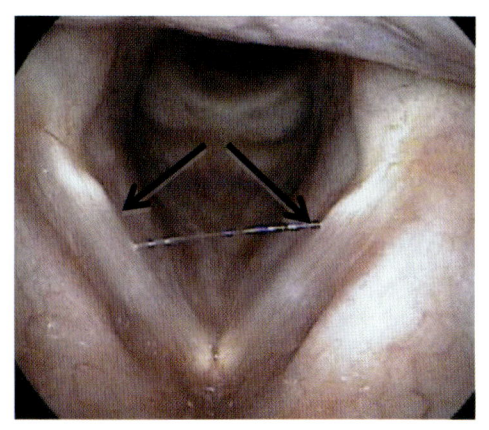

Figura 12.93 Formação de "pseudossulco" (setas) por causa do edema da superfície subjacente às pregas vocais verdadeiras. Observar que o sulco se estende inferior e posteriormente até o processo vocal da cartilagem aritenoide, diferentemente de um sulco vocal verdadeiro, que se interrompe anteriormente ao processo vocal.

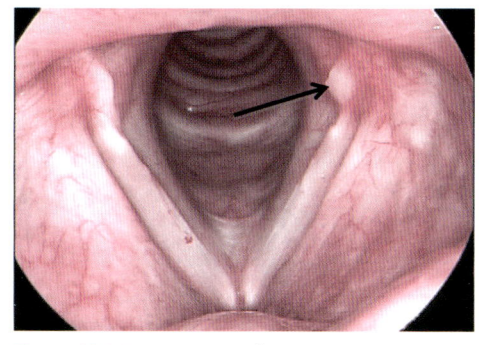

Figura 12.94 Um paciente de 60 anos com sintomas clássicos de refluxo, bem como pigarro crônico e rouquidão. O paciente apresenta edema da superfície subjacente das pregas vocais, formação de pseudossulco e um granuloma de processo vocal esquerdo (seta).

DIANÓSTICO DIFERENCIAL E EXAMES DIAGNÓSTICOS

Se um paciente apresentar os sintomas clássicos de DRGE, então é seguro assumir que ele tenha a doença. Se ele apresentar somente sintomas associados ao RFL e não à DRGE, então um teste diagnóstico (pHmetria ou impedanciometria esofágicas) será necessário para provar o diagnóstico. Sintomas de alarme, como disfagia e perda de peso, são indicações para uma avaliação mais detalhada do esôfago, incluindo estudo de deglutição e/ou esofagoscopia, para descartar uma neoplasia esofágica. A síndrome da laringe irritável se refere à hipersensibilidade da laringe de etiologia desconhecida e também pode estar presente com os mesmos

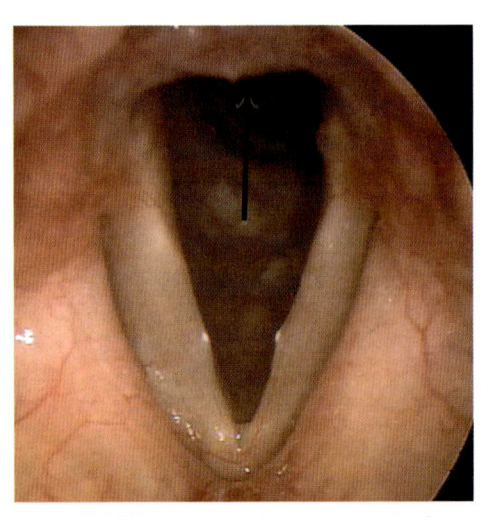

Figura 12.95 Um cantor de 31 anos, não treinado, com nódulos precoces, bem como espessamento moderado da comissura posterior (seta) e processo vocal esquerdo.

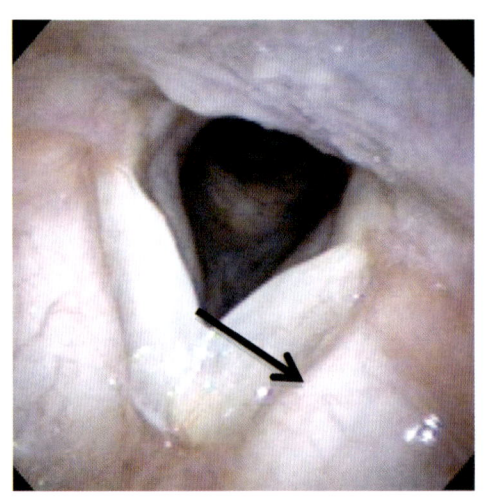

Figura 12.97 Uma paciente de 66 anos que nunca fumou com espessamento intenso da comissura posterior, edema moderado das pregas vocais verdadeiras e formação de pseudossulco, além de obliteração dos ventrículos (seta).

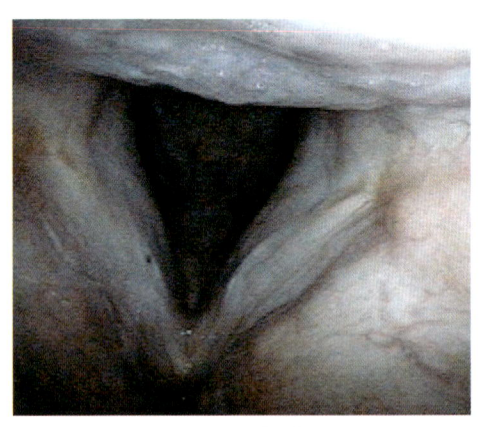

Figura 12.96 Uma paciente de 46 anos com rouquidão crônica e intenso espessamento da comissura posterior, além de edema da superfície subjacente das pregas vocais verdadeiras.

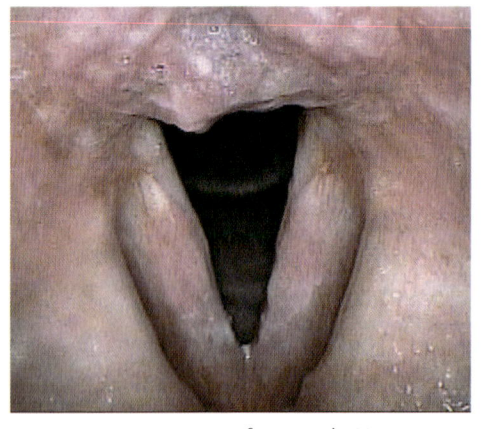

Figura 12.98 Um paciente fumante de 60 anos com DRGE e rouquidão crônica. Achados provenientes de ambas as condições de fumante e de refluxo. Espessamento intenso da comissura posterior.

sintomas, embora alguns acreditem que a causa seja o RFL.

TRATAMENTO

Muitos médicos tratarão os pacientes para refluxo por dois meses com inibidores da bomba de prótons e modificações de comportamento alimentar, e, se houver melhora, haverá uma boa chance de o diagnóstico estar correto. Caso contrário, ou o diagnóstico não está correto ou o paciente precisará de verificação formal. Após o tratamento, os sintomas geralmente se resolvem, mas os achados no exame físico podem não se alterar de maneira significativa ou rápi-

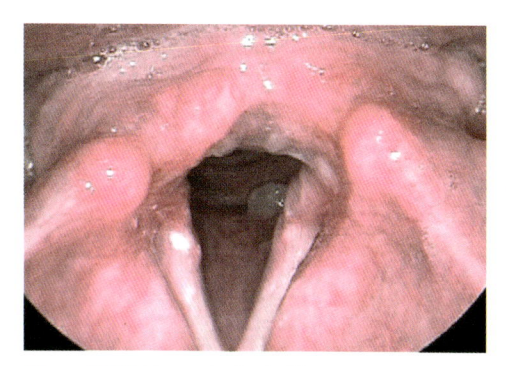

CAPÍTULO 12 Doenças Comuns das Pregas Vocais Verdadeiras

Figura 12.99 Um paciente de 57 anos com rouquidão. Observar processo inflamatório intenso na laringe posterior.

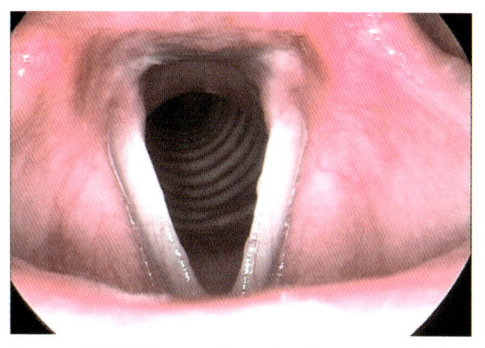

da. Vários casos de DRGE podem ser tratados por fundoplicatura, com bons resultados, mas o RFL não responde tão bem à cirurgia.

Laringocele

DEFINIÇÃO

Laringocele ou cisto sacular é uma bolsa cheia de ar ou de fluido que surge do sáculo e/ou do ventrículo. Ela pode permanecer interna, na falsa prega vocal ou na prega ariepiglótica, medial à lâmina da cartilagem tireoide; pode ser externa, estendendo-se pela membrana tireóidea, ou mista, interna e externa.

ASPECTOS CLÍNICOS

Uma laringocele interna muito volumosa causará um abaulamento na falsa prega vocal e poderá causar obstrução da via aérea, ou repousar sobre a prega vocal verdadeira, prejudicando a vibração e causando disfonia (Figuras 12.102 a 12.107). Laringoceles externas podem-se tornar infectadas, levando à obstrução da via aérea ou outras sequelas associadas a abscessos no pescoço. Uma protuberância externa no pescoço, na membrana tireóidea, que aumenta pelo ato de soprar contra lábios fechados ou uma manobra de Valsalva modificada é quase diagnóstica de laringocele externa ou mista (Figuras 12.108 a 12.116). Músicos de Instrumentos de sopro de madeira e de metal estão em risco maior de desenvolverem laringoceles por causa da alta pressão gerada enquanto tocam.

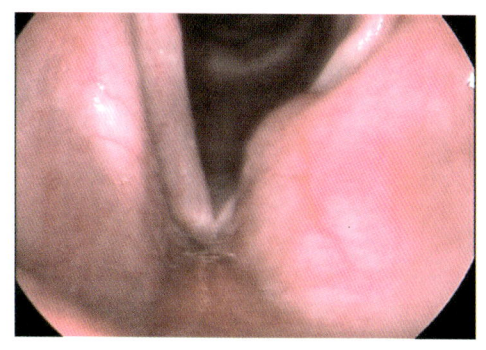

Figura 12.100 Uma paciente de 60 anos com dor de garganta crônica e rouquidão. Observar processo inflamatório da laringe posterior, incluindo a subglote.

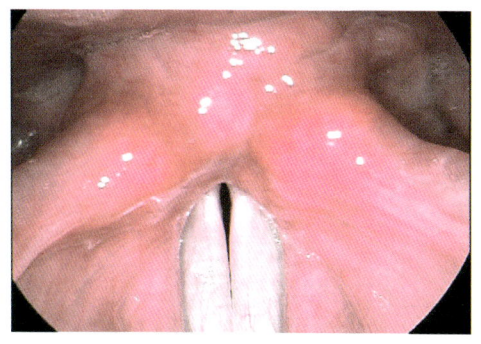

Figura 12.101 Mesma paciente. Eritema da mucosa recobrindo as cartilagens corniculada e aritenoide.

Figura 12.102 Laringocele interna à esquerda.

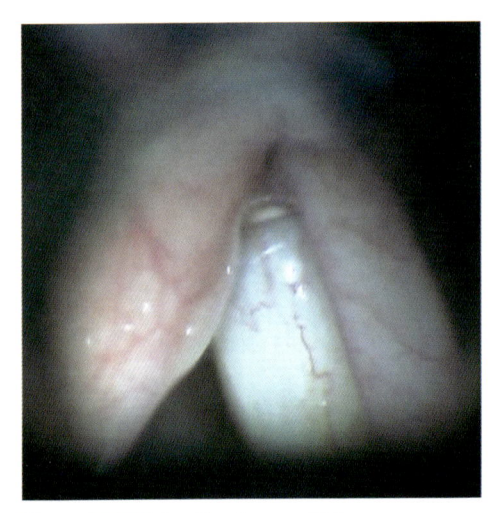

Figura 12.103 Visualização operatória por microscópio, com abaulamento de falsa prega vocal esquerda.

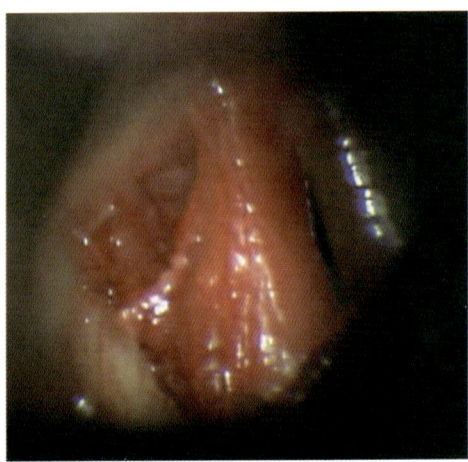

Figura 12.105 Após excisão com ventrículo aberto, visualização da face superior da prega vocal verdadeira esquerda.

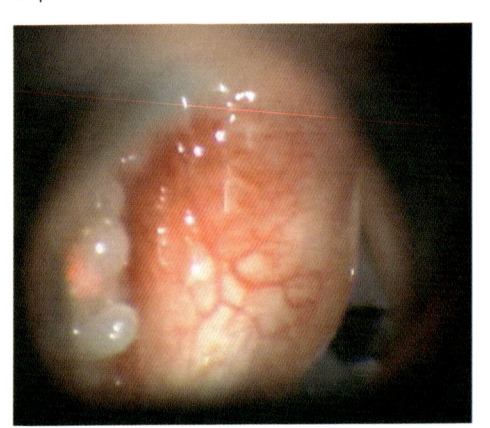

Figura 12.104 Incisão realizada com *laser* de CO_2 superiormente à laringocele.

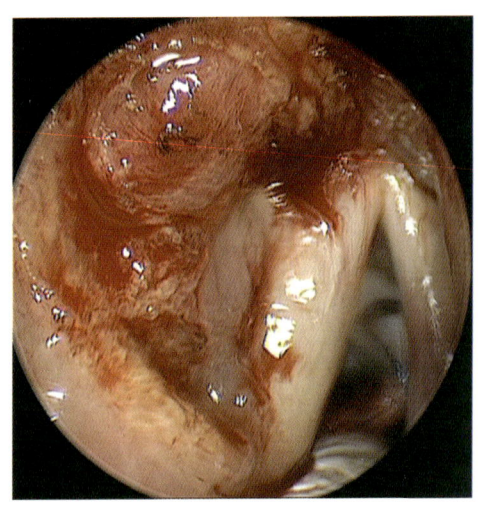

Figura 12.106 Visualização telescópica pós-ressecção mostrando o defeito.

DIAGNÓSTICO DIFERENCIAL

Tumores sólidos devem ser descartados. Além disso, uma neoplasia pode estar presente no ventrículo, causando obstrução que levou à retenção de secreções no sáculo, no caso de laringoceles císticas.

EXAMES DIAGNÓSTICOS

A investigação por imagens, geralmente com cortes de TC, delineará a lesão e descartará características que levariam à suspeita de uma neoplasia, como presença de componentes sólidos e erosão de cartilagem (Figura 12.111).

TRATAMENTO

Se a laringocele for sintomática, ela deverá ser excisada ou marsupializada. Isto pode ser realizado por via endoscópica em laringoceles internas, geralmente com auxílio do *laser* de CO_2 (Figuras 12.103 a 12.106). A excisão de uma

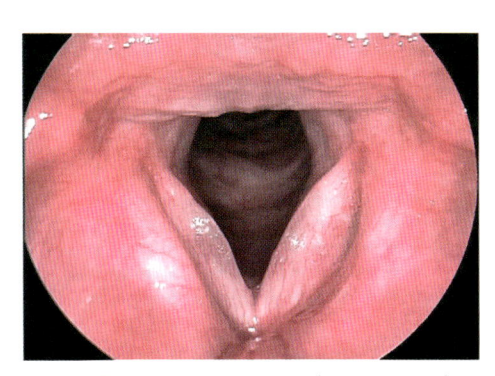

Figura 12.107 Mesma paciente, vários meses após a excisão endoscópica da laringocele interna esquerda.

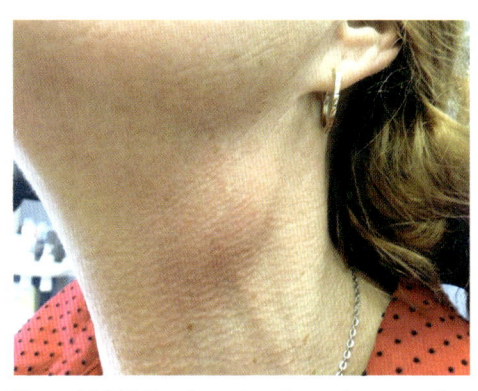

Figura 12.110 Abaulamento externo do pescoço à esquerda, na região tireóidea.

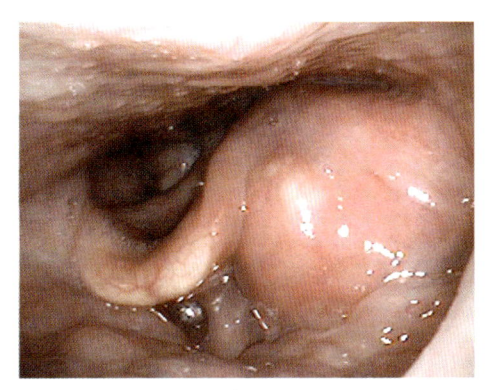

Figura 12.108 Laringocele mista (interna e externa), com abaulamento da prega glossoepiglótica lateral esquerda. Marsupialização endoscópica realizada previamente.

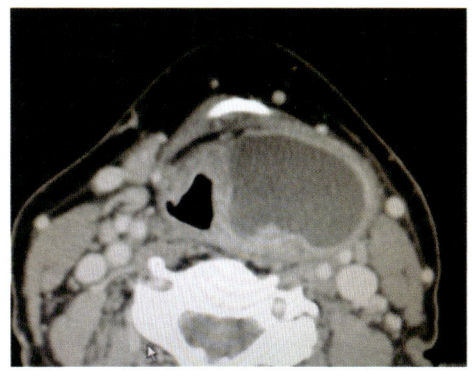

Figura 12.111 Corte axial de TC da mesma paciente, ao nível da supraglote.

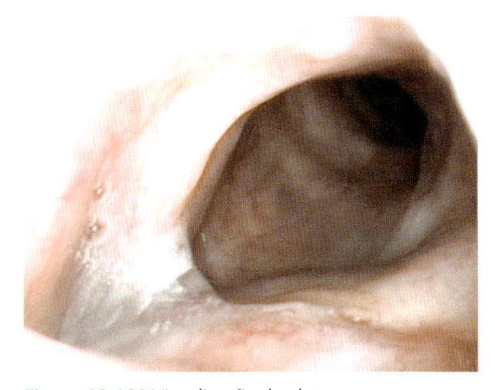

Figura 12.109 Visualização da glote, mesma paciente. Abaulamento da falsa prega vocal esquerda.

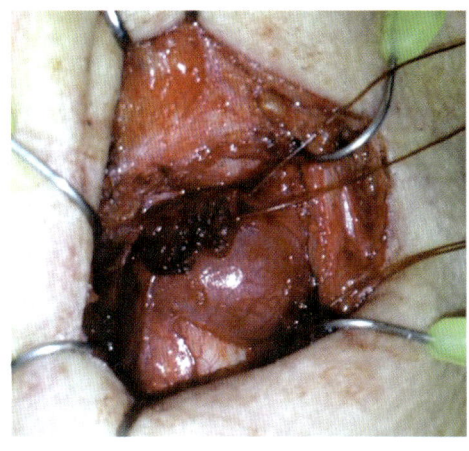

Figura 12.112 Exposição de laringocele externa.

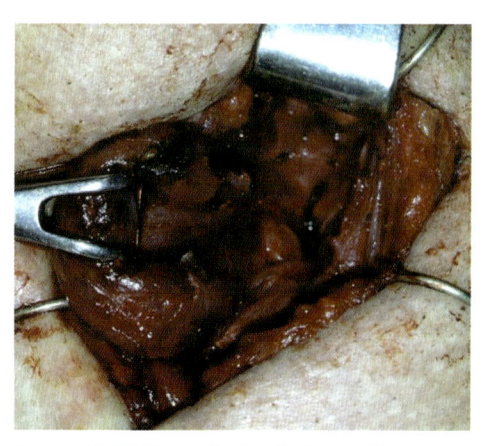

Figura 12.113 Dissecção através da membrana tireóidea para remoção restante do componente interno.

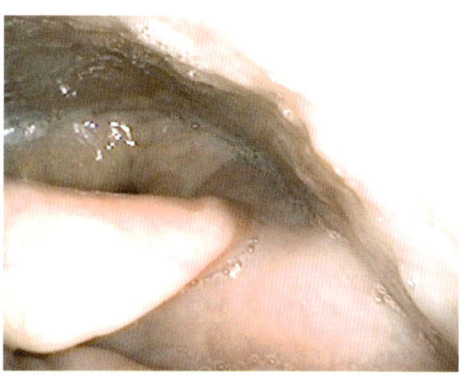

Figura 12.115 Mesma paciente, 12 dias após excisão aberta de laringocele mista (interna e externa) somente por abordagem externa. Prega glossoepiglótica lateral esquerda levemente abaulada.

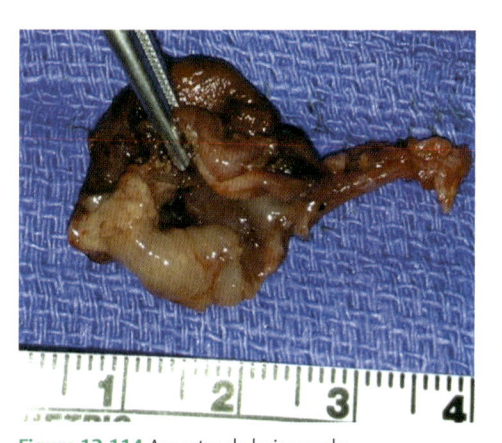

Figura 12.114 Amostra de laringocele.

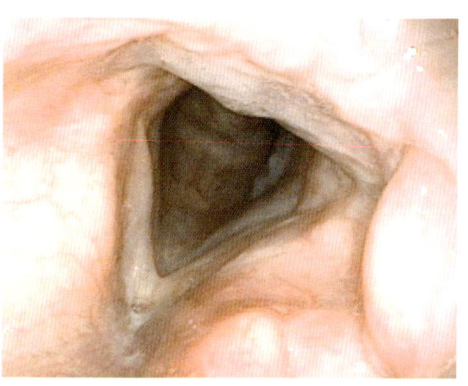

Figura 12.116 Visualização da glote, simultânea.

laringocele externa ou mista exige uma abordagem externa, com cuidado para evitar trauma ao ramo interno do nervo laríngeo superior (Figuras 12.112 a 12.114).

Paralisia de pregas vocais

DEFINIÇÃO

As paralisias unilaterais e bilaterais de pregas vocais são causadas por disfunções dos nervos vago, laríngeo superior e/ou laríngeo recorrente.

ASPECTOS CLÍNICOS

Esses vários nervos podem ser afetados por tumores, infecções, outros quadros inflamatórios e, mais geralmente, por cirurgiões. A etiologia mais comum ainda é a cirurgia da tireoide ou da paratireoide. O paciente com paralisia unilateral de prega vocal se queixa de alterações da voz, geralmente voz fraca ou sussurrante, em razão da glote incompetente, com fechamento incompleto. A aspiração de líquidos ralos também é uma queixa comum (Figuras 12.117 a 12.119). Pacientes com paralisia bilateral de pregas vocais sofrem obstrução da via aérea,

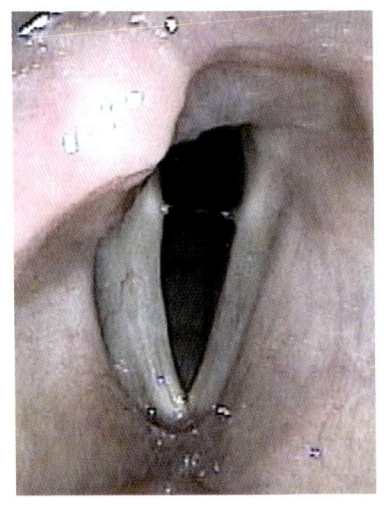

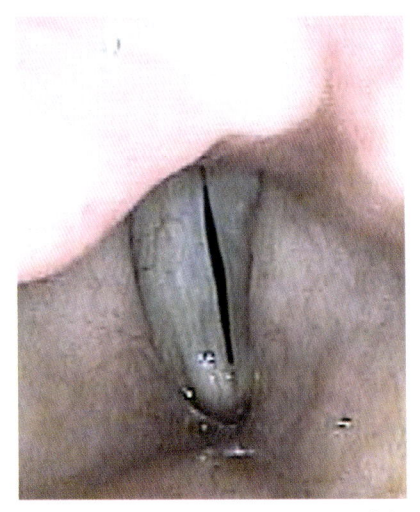

Figura 12.117 Paciente de 68 anos nove meses após paratireoidectomia direita com prega vocal direita arqueada e imóvel, e fenda glótica.

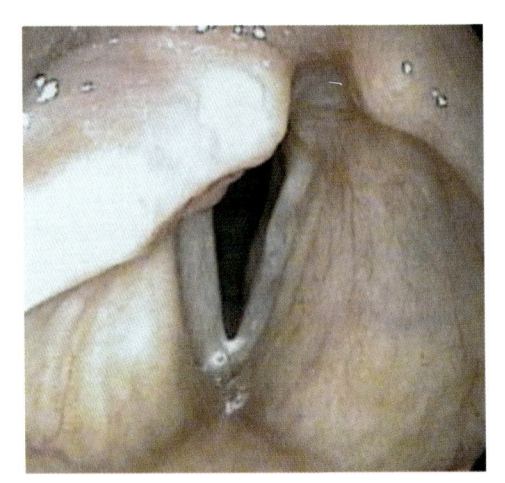

Figura 12.118 Dezoito meses após laringoplastia de medialização direita com implante silástico. Prega vocal direita retificada.

pois ambas as pregas vocais passam a repousar juntas nas posições paramedianas (Figuras 12.120 e 12.121).

DIAGNÓSTICO DIFERENCIAL

Uma prega vocal fixa decorrente da presença de tecido cicatricial, de uma cartilagem aritenóidea deslocada ou de tumor interferindo com a articulação cricoaritenóidea, causará a imobilização de uma ou de ambas as pregas vocais, semelhante à paralisia (SCC ou condrossarcoma da porção posterior da cartilagem cricoide).

EXAMES DIAGNÓSTICOS

A causa da paralisia deve ser determinada, pois pode ser causada por uma malignidade não diagnosticada no pescoço ou tórax (Figuras 12.122 e 12.123). Se a história e o exame físico não revelarem a causa, uma investigação por imagens de toda a extensão dos nervos de interesse deverá ser feita. A eletromiografia laríngea (LEMG) é o único teste que pode determinar realmente que uma prega vocal está paralisada, mas, quase sempre, os resultados não alteram o plano, e a LEMG não é necessária em todos os casos de suspeita de paralisia de pregas vocais. A palpação da aritenoide também revelará se ela está fixa ou passivelmente móvel, este último quadro indicando a paralisia.

TRATAMENTO

O objetivo do tratamento da paralisia é melhorar o fechamento. Felizmente, muitos pacientes apresentarão recuperação espontânea da função da prega vocal, enquanto outros lentamente se acomodarão, com a prega vocal imóvel, deslocando-se para uma posição em que as pre-

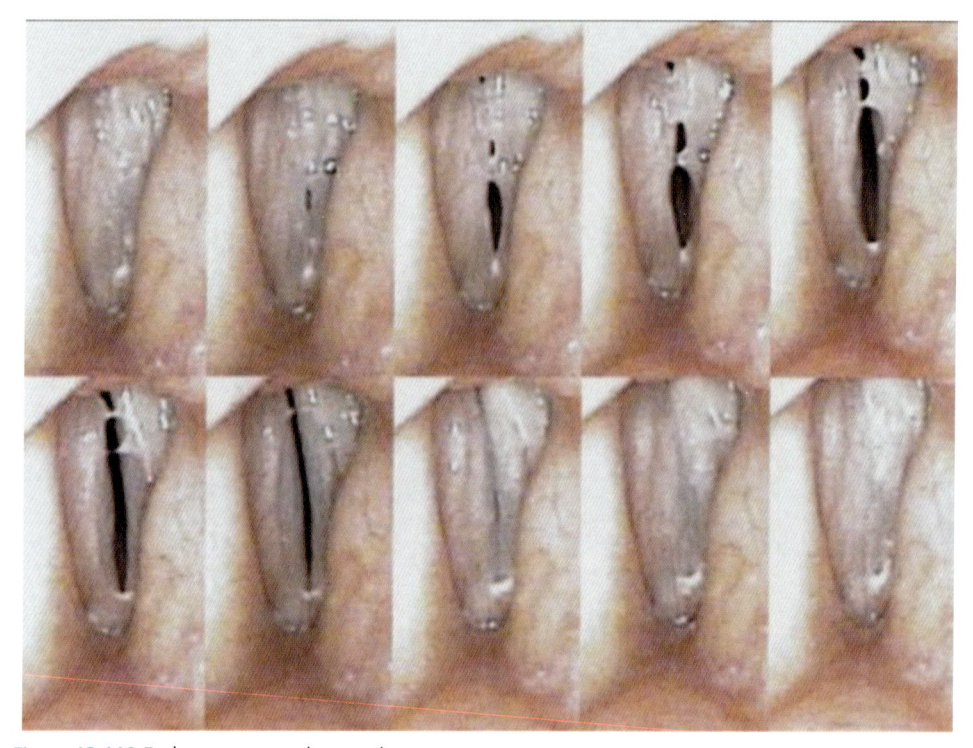

Figura 12.119 Fechamento completo, ondas mucosas normais.

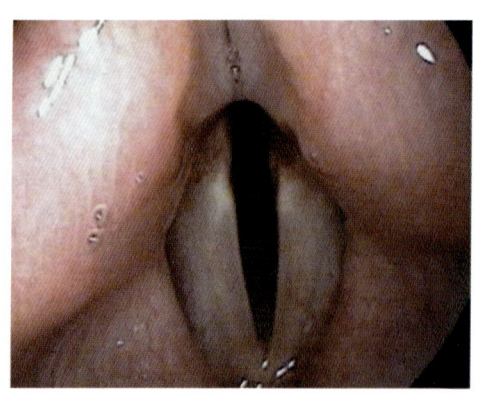

Figura 12.120 Imobilidade bilateral de pregas vocais após tireoidectomia. Via aérea limitada, mas adequada.

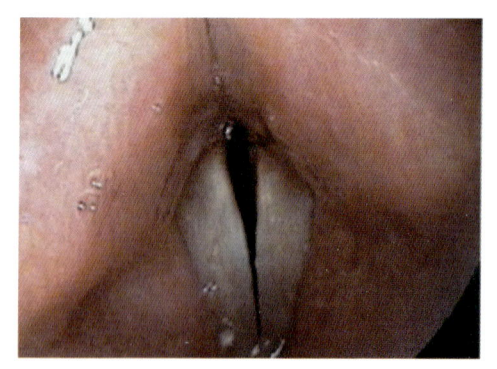

Figura 12.121 Fechamento à fonação.

gas vocais móveis possam tocá-las, atingindo o fechamento completo ou, ainda, com a prega vocal móvel cruzando a linha média e obtendo coaptação. Nesses casos, a voz poderá ser normal ou quase normal e não haverá intervenção cirúrgica. A fonoterapia também pode ajudar a voz do paciente melhorando sua técnica e maximizando a eficiência vocal, embora não afete a recuperação da função do(s) nervo(s).

Nos casos em que o fechamento não é atingido espontaneamente, a prega vocal pode ser paramediana, a via aérea fica restrita e os pacientes podem apresentar estridor inspiratório. Uma vez que a maioria dos pacientes e muitos médicos se referirão ao estridor como "chiado", muitos desses pacientes serão tratados para asma, quando a doença não é essa. A voz também é afetada, mas esse problema é de preocupação secundária. Se a obstrução da via aérea for suficientemente significativa, ela poderá ser rapidamente remediada com traqueotomia ou lateralização por sutura de uma das pregas vocais. Se uma dessas pregas recuperar a mobilidade, a traqueotomia ou a sutura serão removidas. Se a imobilidade bilateral for permanente e o paciente desejar/precisar de uma via aérea melhor, isto poderá ser obtido por um procedimento de alargamento da via aérea, como aritenoidectomia, cordotomia ou cordectomia parcial (Figuras 12.124 a 12.127). Esses procedimentos destrutivos sacrificarão, porém, parcialmente a qualidade da voz. Foi demonstrado que a reinervação do músculo cricoaritenóideo posterior é capaz de melhorar a via aérea sem remover nenhum tecido da prega vocal.

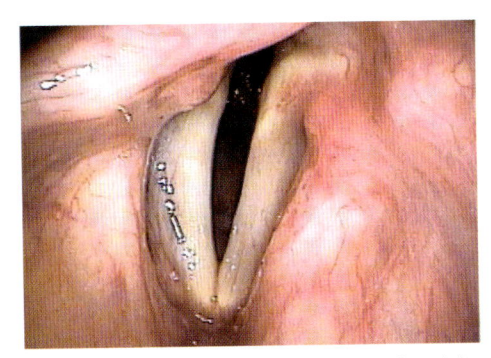

Figura 12.122 Paciente de 75 anos com disfonia há cinco meses e imobilidade de prega vocal direita.

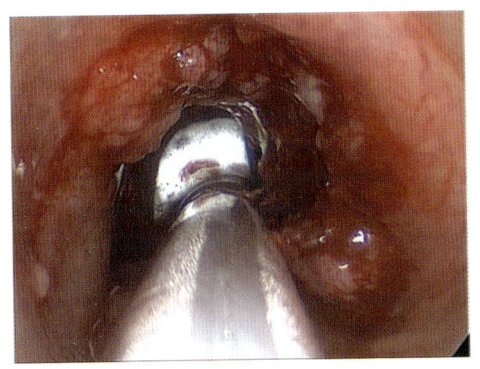

Figura 12.123 Exame diagnóstico revelou SCC da traqueia localizado 2,5 cm inferiormente à glote.

medializada pela injeção de uma substância nos tecidos profundos da prega vocal (injeção da prega vocal ou medialização por injeção) ou abordando-se a prega vocal pela cartilagem tireóidea e inserindo-se um implante que mantenha a prega vocal medializada (laringoplastia de medialização com implante) (Figuras 12.117 a 12.120). Procedimentos de reinervação também têm sido bem-sucedidos em atingir essas metas, embora o movimento normal da prega vocal não seja restaurado.

A paralisia bilateral de pregas vocais apresenta um problema diferente. Uma vez que ambas as pregas vocais se situem em posição

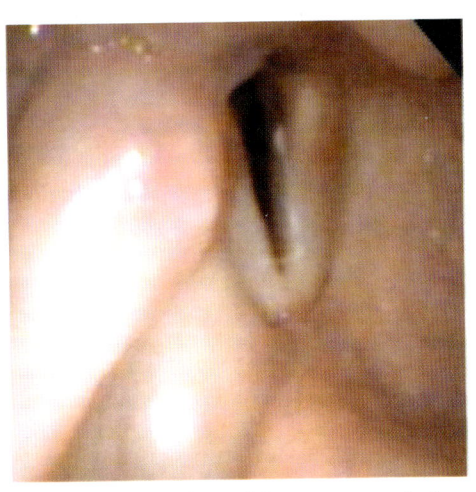

Figura 12.124 Via aérea máxima em uma paciente com paralisia de prega vocal direita e paresia de prega vocal esquerda após três cirurgias da tireoide, com dispneia e estridor inspiratório.

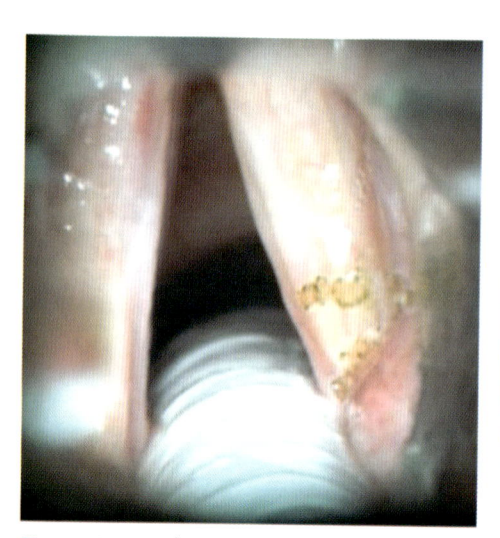

Figura 12.125 Delineamento de incisão de cordectomia parcial direita.

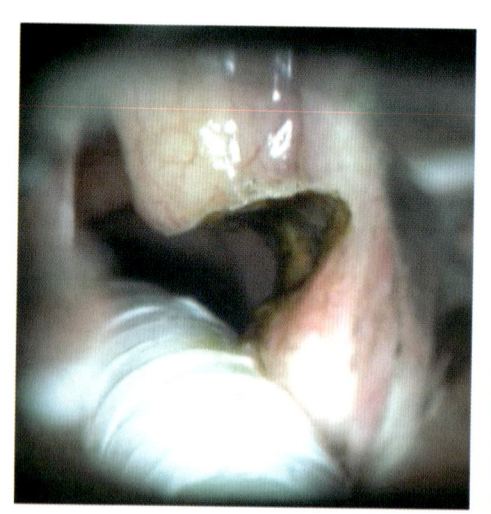

Figura 12.126 Resultado final intraoperatório.

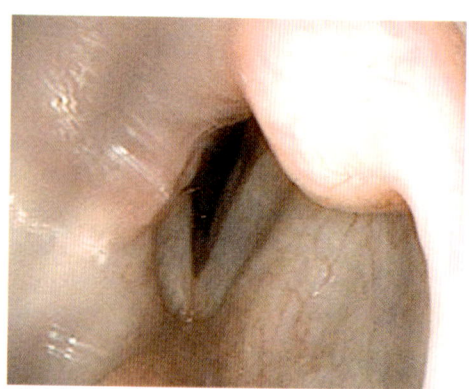

Figura 12.127 Via aérea melhorada dois anos após a operação. (Resultado mais típico).

são estadiadas de T1 a T4, dependendo principalmente da localização e da extensão a outros sítios e estruturas e da mobilidade das pregas vocais.

ASPECTOS CLÍNICOS

As lesões malignas podem ser ulceradas, exofíticas, papilomatosas ou lisas (Figuras 12.128, 12.131, 12.134 a 12.136, 12.138, 12.139, 12.142, 12.143). O principal fator de risco para SCC é o tabagismo, seguido do alcoolismo. O vírus do

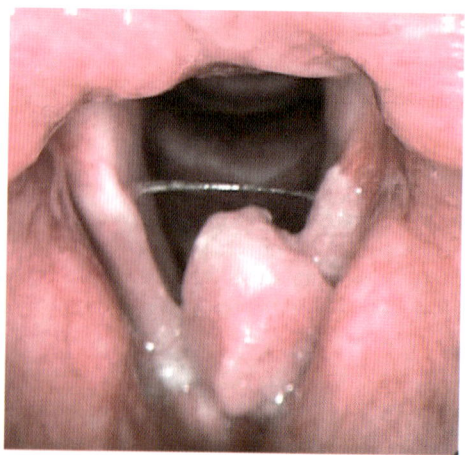

Figura 12.128 Um paciente de 80 anos, que nunca fumou, com SCC papilar T1a de prega vocal esquerda. Tratado com radioterapia. Sem evidência da doença cinco anos após.

Carcinoma de células escamosas

DEFINIÇÃO

O SCC é a neoplasia epitelial maligna e a lesão maligna mais comum da laringe. Lesões "pré-cancerosas" incluem vários graus de displasia e carcinoma *in situ*. As lesões invasivas

papiloma humano também vem cada vez mais sendo implicado como causa de desenvolvimento da doença na laringe.

O SCC pode envolver qualquer sítio na laringe, sendo as pregas vocais verdadeiras os sítios mais comuns. Felizmente, alterações na voz surgem logo no início do desenvolvimento do tumor, permitindo o diagnóstico em estágio precoce. Entretanto, lesões supraglóticas e hipofaríngeas geralmente se manifestam clinicamente de forma tardia, com dor, disfagia, hemoptise e desenvolvimento de linfadenopatia metastática no pescoço sendo os sintomas e sinais iniciais.

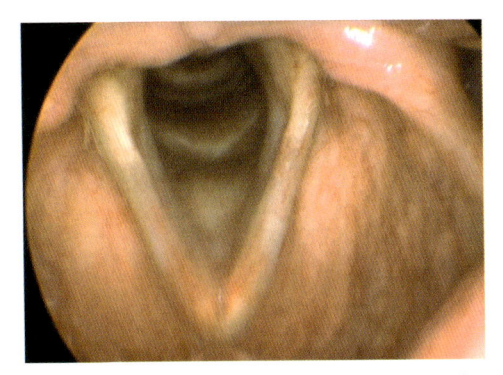

Figura 12.129 Mesmo paciente, 4 anos e meio após o tratamento.

DIAGNÓSTICO DIFERENCIAL

Existem algumas poucas lesões de aspecto similar ao SCC. Um linfoma pode-se apresentar na laringe com sintomas e achados semelhantes. Metástases para (ao contrário de a partir de) a laringe são raras. O carcinoma de células renais é uma possibilidade.

EXAMES DIAGNÓSTICOS

A biópsia é obrigatória e pode ser feita na clínica, com anestesia tópica, ou no centro cirúrgico (CC) com anestesia local, dependendo do local, da tolerância do paciente e da experiência do cirurgião. A investigação por imagens da laringe e do pescoço geralmente inclui cortes de TC com contraste, para avaliar a extensão da lesão e possíveis metástases no pescoço (Figura 12.137).

TRATAMENTO

Para lesões displásicas e carcinoma *in situ* da glote, a excisão endoscópica com margens estreitas geralmente é curativa, com resultado satisfatório para a voz. Isto pode ser realizado com microinstrumentos frios ou *laser* de CO_2 (consultar seção sobre leucoplasia). Lesões T1 pequenas também são geralmente curáveis por excisão endoscópica, com o resultado da voz dependendo da extensão do tecido normal ressecado (Figuras 12.131 a 12.133). Lesões glóticas maiores podem ser tratadas ou por cirurgia endoscópica ou aberta isoladamente, ou combinada com rádio e quimioterapia (Figuras 12.128 a 12.130). O mesmo vale para lesões supraglóticas e hipofaríngeas (Figuras 12.140 e 12.141). Nesses últimos sítios, metástases para o pescoço são muito mais comuns do que nas lesões glóticas e, portanto, o pescoço também precisa ser tratado, seja com cirurgia ou radioterapia. A cirurgia oncológica definitiva para carcinoma laríngeo é a laringectomia total, necessária em lesões muito extensas e naquelas para as quais a radioterapia e a quimioterapia falharam (Figuras 12.135 e 12.136).

Leucoplasia

DEFINIÇÃO

Leucoplasia, ou literalmente "placa branca", se refere geralmente a lesões observadas em todo o trato aerodigestório superior, tanto benignas quanto malignas.

ASPECTOS CLÍNICOS

Embora o diagnóstico verdadeiro possa ser conhecido somente por meio de análise patológica, a história do paciente e, especialmente, dos fatores de risco pode sugerir o diagnóstico antes da biópsia. Para fumantes e consumidores de bebidas alcoólicas, uma placa de leucoplasia deverá ser considerada como pelo menos displásica até prova em contrário. Pacientes usuários de esteroides inalatórios podem apresentar placas brancas de aparência muito ruim que interferem com a onda mucosa e que se resolvem completamente quando tratadas para

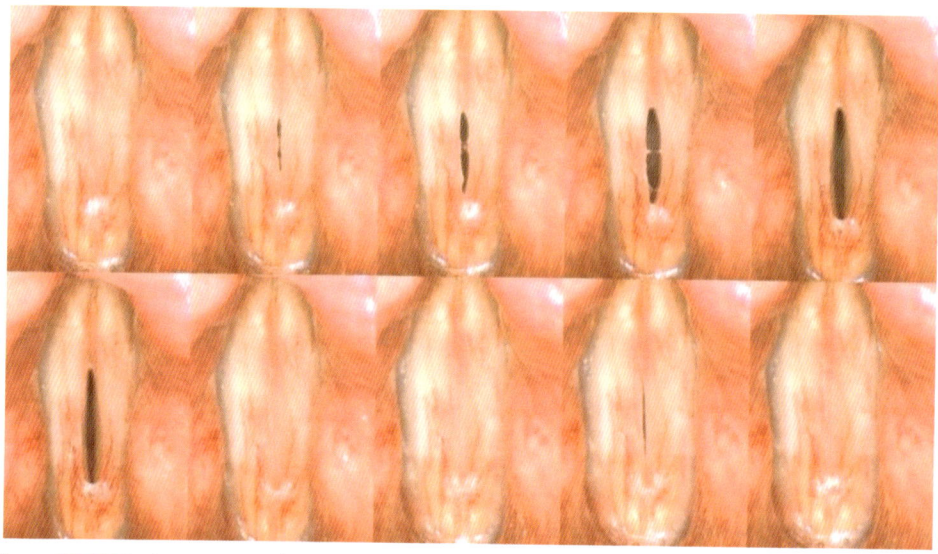

Figura 12.130 Paciente mostrando ondas mucosas.

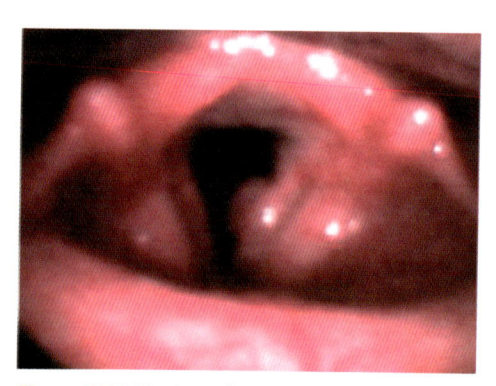

Figura 12.131 Paciente fumante de 62 anos com SCC T1 da prega vocal esquerda.

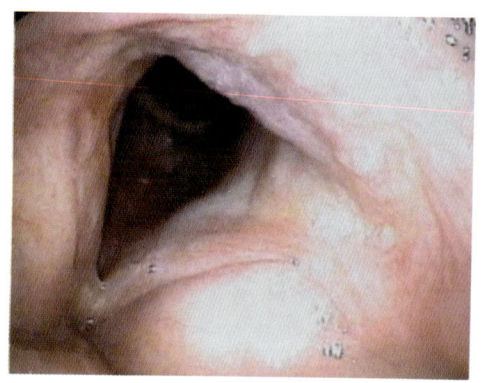

Figura 12.132 Mesma paciente, quatro anos após excisão do tumor com *laser* de CO_2.

Candida. Algumas lesões se resolverão completamente sem intervenção aparente. Lesões brancas displásicas também já foram observadas em pacientes sem quaisquer fatores de risco (Figuras 12.144 a 12.152).

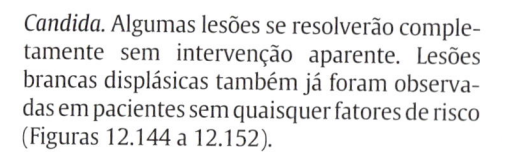

DIAGNÓSTICO DIFERENCIAL

Candida, paraceratose, hiperceratose, displasia (graus variáveis), carcinoma *in situ* e SCC invasivo.

EXAMES DIAGNÓSTICOS

Biópsia realizada em ambulatório ou centro cirúrgico.

TRATAMENTO

Áreas de leucoplasia que não se resolvem com o tempo deverão ser excisadas. O descolamento de um microrretalho que inclua toda a lesão com margens muito estreitas na camada super-

CAPÍTULO 12 Doenças Comuns das Pregas Vocais Verdadeiras 163

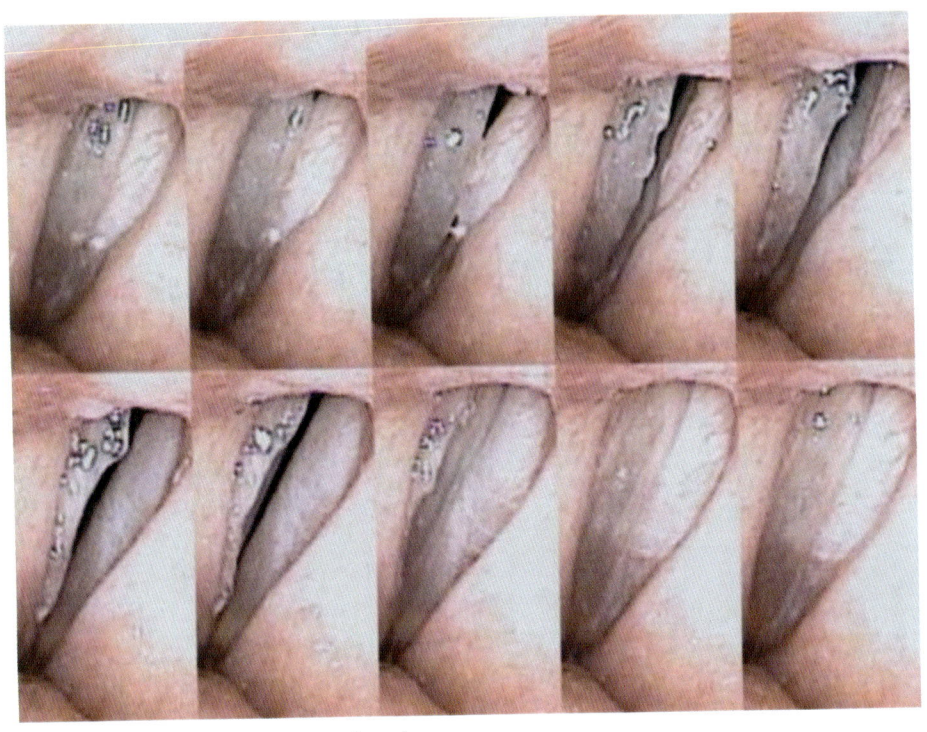

Figura 12.133 Mesma paciente mostrando ondas mucosas.

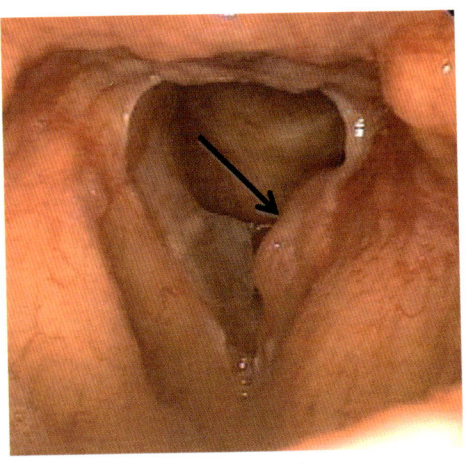

Figura 12.134 Paciente fumante de 64 anos com rouquidão há quatro meses. SCC T1 da prega vocal verdadeira esquerda (seta) excisado.

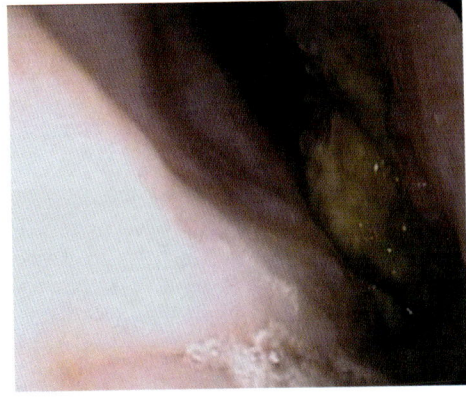

Figura 12.135 Mesmo paciente com SCC transglótico esquerdo T3 recorrente após falha da excisão endoscópica; a seguir, quimioterapia e radioterapia combinadas.

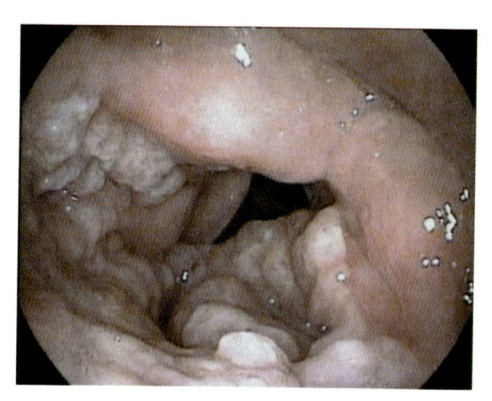

Figura 12.136 Paciente de 61 anos com história de fumar 45 maços/ano, com SCC supraglótico T3.

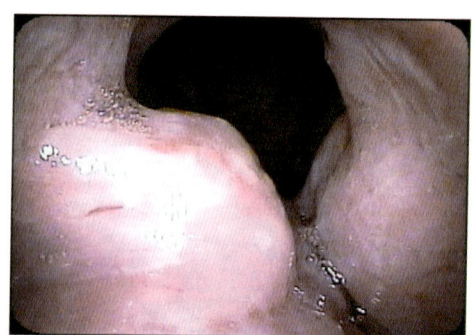

Figura 12.139 Projeção mais aproximada da mesma paciente mostrando lesões da supraglote.

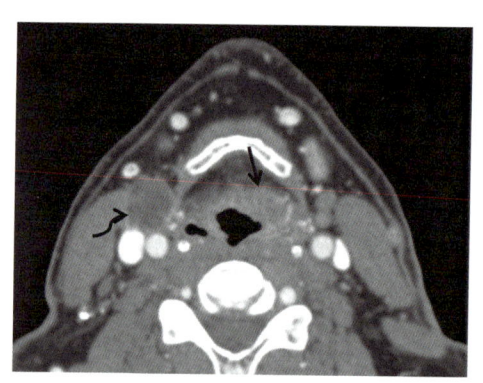

Figura 12.137 Corte axial de TC axial ao nível da supraglote demonstrando tumor à esquerda (seta reta) e nódulo aumentado à direita (seta curva).

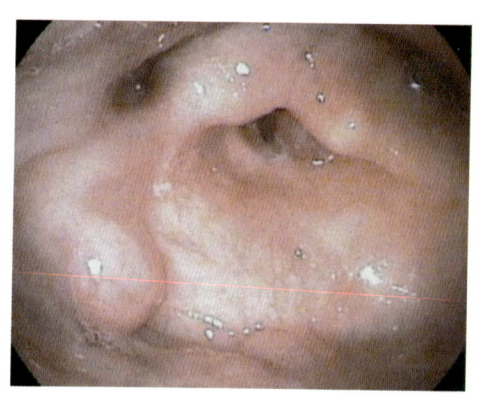

Figura 12.140 Mesma paciente um ano após laringectomia endoscópica supraglótica com *laser* de CO_2.

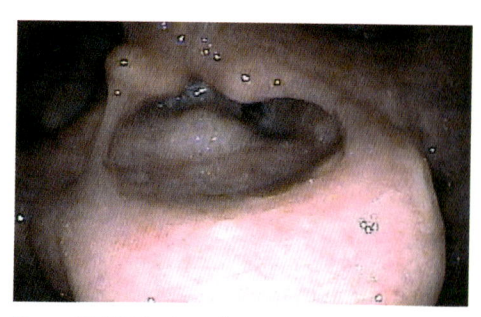

Figura 12.138 Paciente fumante com 60 anos e 60 maços/ano, com SCC T2 da supraglote.

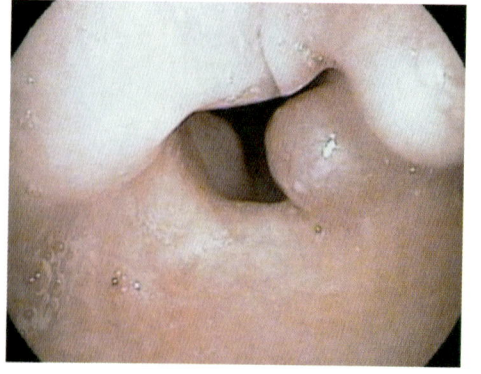

Figura 12.141 Mesma paciente, projeção mais aproximada. Falsa prega vocal residual à esquerda edematosa/polipoide.

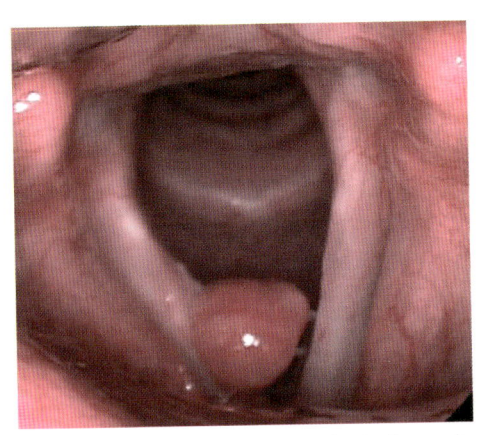

Figura 12.142 Carcinoma T1 de células fusiformes à direita, anterior à prega vocal verdadeira em um paciente fumante ocasional de 60 anos.

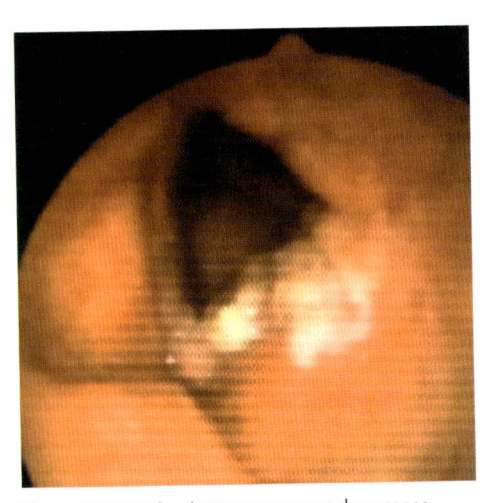

Figura 12.143 Carcinoma verrucoso das pregas vocais verdadeira e falsa à esquerda.

ficial da lâmina própria fornecerá ao patologista tecido suficiente e provavelmente curará o paciente (Figuras 12.145 a 12.148, 12.153 a 12.156). Existem, porém, muitos casos de recorrência de lesões displásicas e hiperceratóticas após a excisão completa, mesmo na ausência de tabagismo. Áreas delgadas de leucoplasia também podem ser removidas em consultório, com anestesia tópica e *lasers*, como KTP pulsado ou *laser* corante pulsado, poupando, assim, o paciente de uma anestesia geral.

Laringite infecciosa

DEFINIÇÃO
Inflamação da laringe causada por um agente infeccioso.

ASPECTOS CLÍNICOS
A laringite infecciosa mais comum é aquela conhecida como "laringite aguda", causada por vírus do resfriado e da gripe. Além da voz rouca e irregular, o paciente apresenta dor de garganta, odinofagia e, geralmente, tosse e febre. A laringe se mostra difusamente eritematosa e edematosa, e o quadro dura apenas alguns dias. A laringite por *Candida* ocorre em pacientes imunodeprimidos, em uso de antibioticoterapia e esteroides sistêmicos ou inalatórios. Embora um exsudato esbranquiçado esteja em geral presente na glote e na supraglote, ele às vezes parece ser parte do tecido (leucoplasia) e não de localização superficial. Nos países emergentes existem também etiologias comuns raramente observadas nos EUA. *Bordetella pertussis, Corynebacterium diphtheriae* e *Haemophilus influenzae* tipo B são patógenos importantes que afetam geralmente crianças, especialmente onde não há vacinação de rotina. O vírus do papiloma humano pode causar o desenvolvimento de papilomas, que são discutidos em outra seção. O vírus do herpes simples levará ao surgimento de lesões bolhosas, embora esse estágio possa passar despercebido, e o médico só observar o processo inflamatório. O *Staphylococcus aureus* também já foi identificado recentemente como patógeno laríngeo (Figuras 12.157 a 12.163).

DIAGNÓSTICO DIFERENCIAL
Algumas lesões neoplásicas podem simular uma laringite causada por alguns dos agentes infecciosos menos conhecidos, como histoplasmose (Figura 12.164).

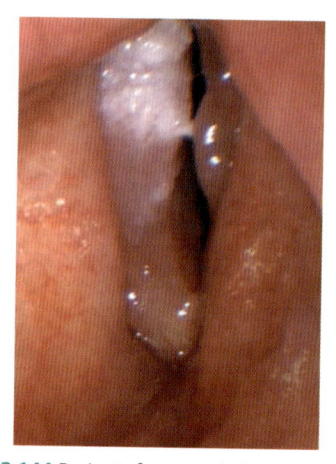

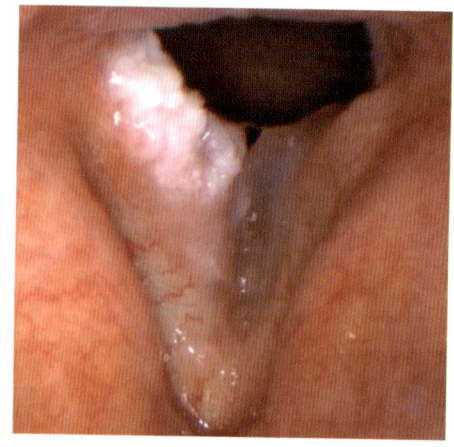

Figura 12.144 Paciente fumante de 69 anos com história de excisão de displasia leve à moderada da prega vocal verdadeira direita 18 meses antes; ela continuou a fumar e apresentou nova lesão.

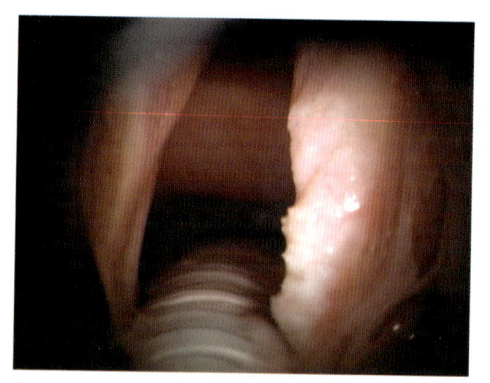

Figura 12.145 Visão intraoperatória de lesão da prega vocal verdadeira direita.

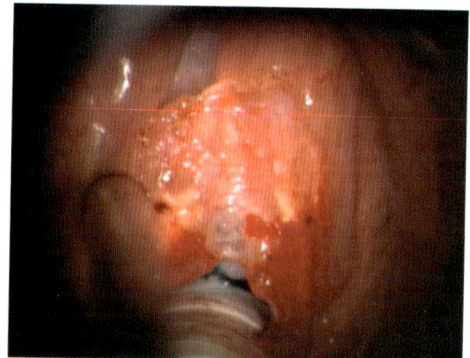

Figura 12.146 Lesão refletida medialmente, enquanto o *laser* de CO_2 é utilizado para incisar o tecido.

EXAMES DIAGNÓSTICOS

Se a laringite persistir mais de duas semanas, deveremos assumir que não se trata de laringite aguda causada por vírus. Se a inflamação não se resolver com o tratamento clínico para um agente específico presumido (p. ex., fluconazol para *Candida*), então deveremos obter culturas e/ou biópsias para guiar a terapia e descartar uma neoplasia.

TRATAMENTO

A laringite aguda viral é tratada com medidas sintomáticas de suporte (anti-inflamatórios, antitussígenos, mucolíticos, analgésicos) e hidratação abundante, até a resolução. A laringite por *Candida* responde ao fluconazol em alguns dias, geralmente administrado por duas semanas. Outros patógenos menos comuns, uma vez identificados, exigem terapia clínica específica (Figura 12.165).

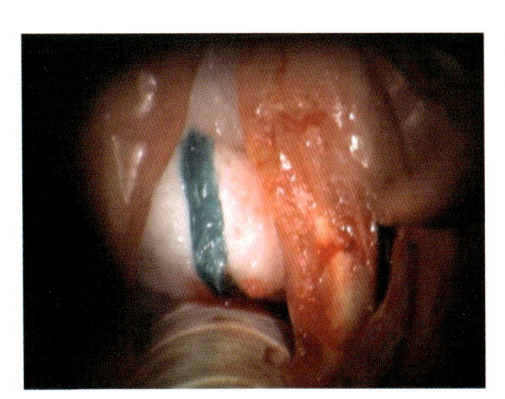

CAPÍTULO 12 Doenças Comuns das Pregas Vocais Verdadeiras

Figura 12.147 Defeito mucoso após excisão, com ligamento vocal visível, mas intacto, na profundidade da ferida.

DIAGNÓSTICO DIFERENCIAL

O aparecimento de hemorragia aguda é muito típico, sendo pouco provável que seja confundido com qualquer outra lesão.

ASPECTOS CLÍNICOS

A hemorragia de prega vocal apresenta maior probabilidade de ocorrer em pessoas que estejam cantando, gritando, fazendo esforço e recebendo anticoagulantes (Figuras 12.166, 12.168 e 12.173). Mulheres na menstruação também estão em risco. O fator de risco mais significativo, porém, é a presença de uma anomalia vascular, conhecida como variz ou ectasia vascular (Figuras 12.168 a 12.171).

Pacientes com hemorragia aguda de prega vocal informarão uma alteração súbita e rápida na voz, geralmente enquanto cantam ou gritam ou fazem força e, às vezes, informam dor. A disfonia pode ser intensa e óbvia, ou uma questão sutil de controle e faixa para um cantor.

Hemorragia de pregas vocais e ectasias vasculares

DEFINIÇÃO

A prega vocal verdadeira não é, particularmente, uma estrutura de vascularização exuberante, mas hemorragias submucosas ainda poderão ocorrer. A ectasia vascular é um vaso distendido, presumivelmente com parede ligeiramente enfraquecida.

EXAMES DIAGNÓSTICOS

O exame da laringe por quase qualquer técnica revelará evidências da hemorragia, com volumes variáveis de sangue submucoso. Embora ectasias vasculares subjacentes sejam uma causa comum de hemorragia, a lesão pode ser obscurecida pelo sangue ao redor na apresentação inicial. Exames de acompanhamento deverão ser feitos em busca de uma lesão vascular (Figuras 12.168 a 12.171).

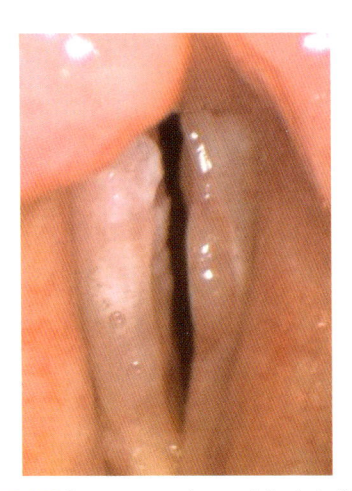

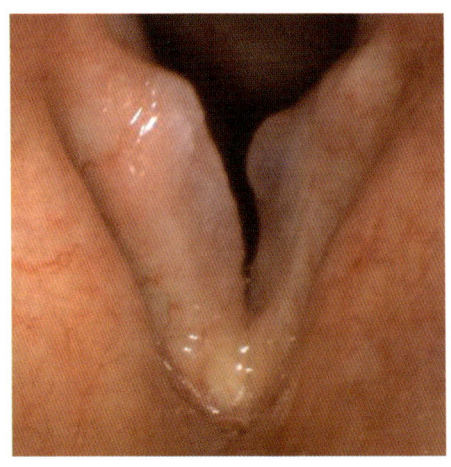

Figura 12.148 Dez meses após a excisão da lesão, que também se mostrou displasia leve à moderada.

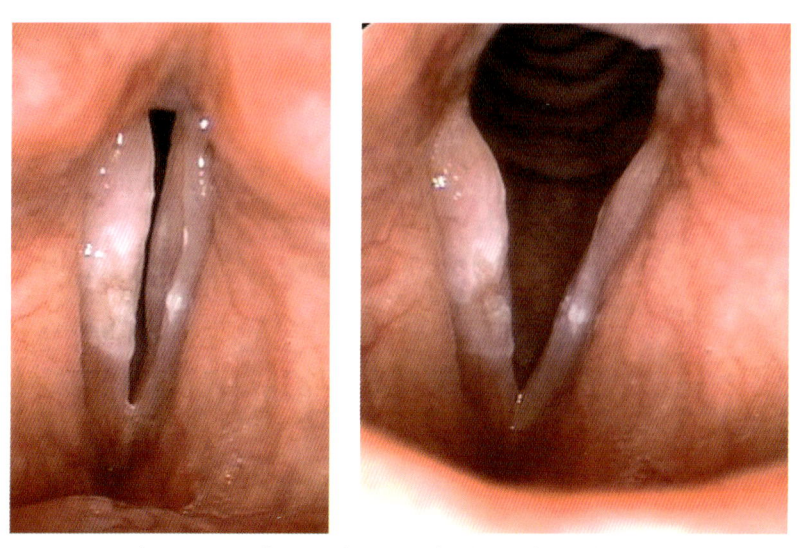

Figura 12.149 Paciente de 50 anos, ex-fumante (20 maços/ano) com "leucoplasia" na prega vocal direita após excisão bilateral de pólipos 13 anos antes. Ausência de onda mucosa. A paciente apresentava tosse crônica, possivelmente decorrente da coqueluche. Tratada com propionato de fluticasona + salmeterol inalatório.

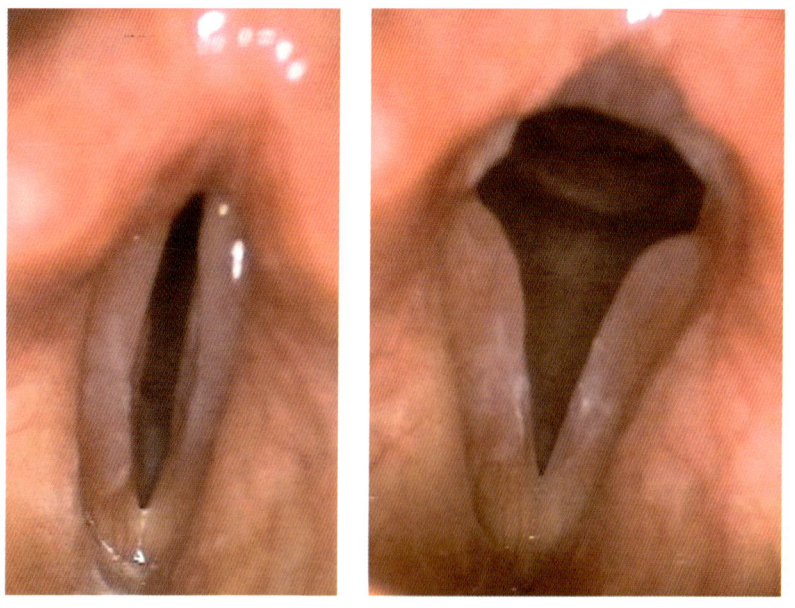

Figura 12.150 Duas semanas após tratamento com fluconazol, resolução da leucoplasia e restauração da onda mucosa.

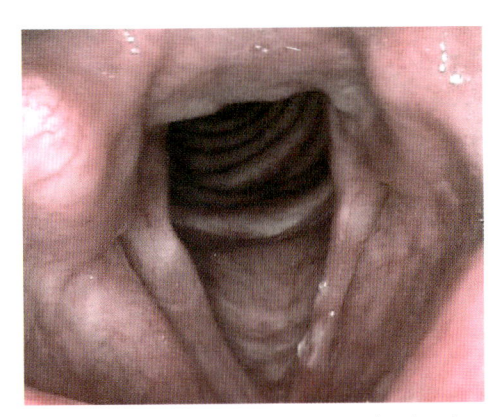

CAPÍTULO 12 Doenças Comuns das Pregas Vocais Verdadeiras

Figura 12.151 Paciente de 75 anos com história de tabagismo (30 maços/ano). Sem queixas vocais. Achado incidental de leucoplasia da prega vocal verdadeira esquerda.

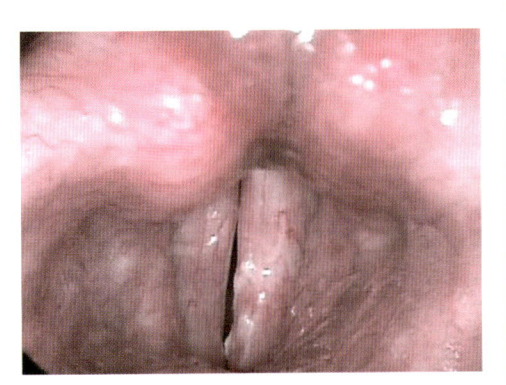

Figura 12.152 Ausência de onda mucosa à esquerda.

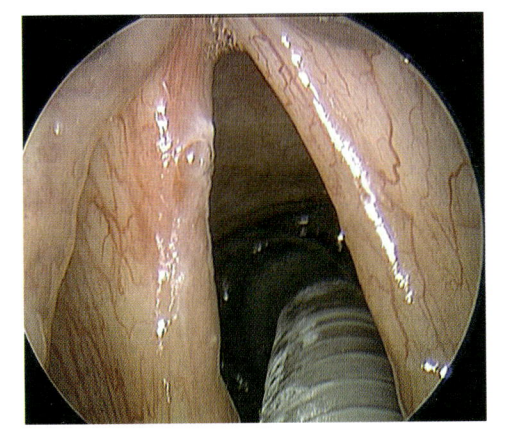

Figura 12.153 Visão intraoperatória mostrando leucoplasia em prega vocal verdadeira esquerda.

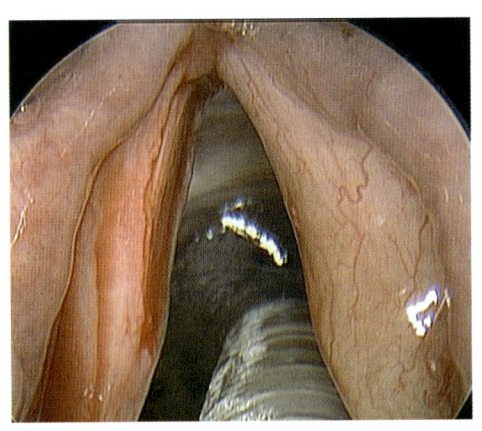

Figura 12.154 Após excisão da lesão com margem de 1-2 mm feita com instrumentos microcirúrgicos. Ligamento vocal visível, mas intacto na base da ferida.

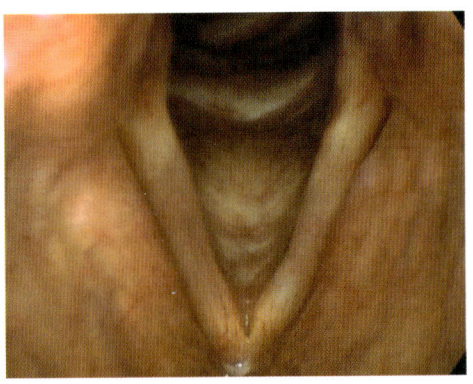

Figura 12.155 Quinze meses após excisão da lesão, que se revelou um carcinoma *in situ*.

TRATAMENTO

O tratamento consiste em repouso da voz e abstenção de anticoagulantes. O repouso da voz vai desde o silêncio completo por uma semana até abster-se de cantar e utilizar voz suave durante várias semanas, dependendo das necessidades do paciente. Um cantor com desempenho crescente deverá ficar em silêncio até ser liberado para começar a falar e a cantar novamente, enquanto um motorista de caminhão, que pode não falar muito durante seu dia típico, poderia simplesmente usar voz suave e evitar esforço (Figuras 12.166 a 12.175).

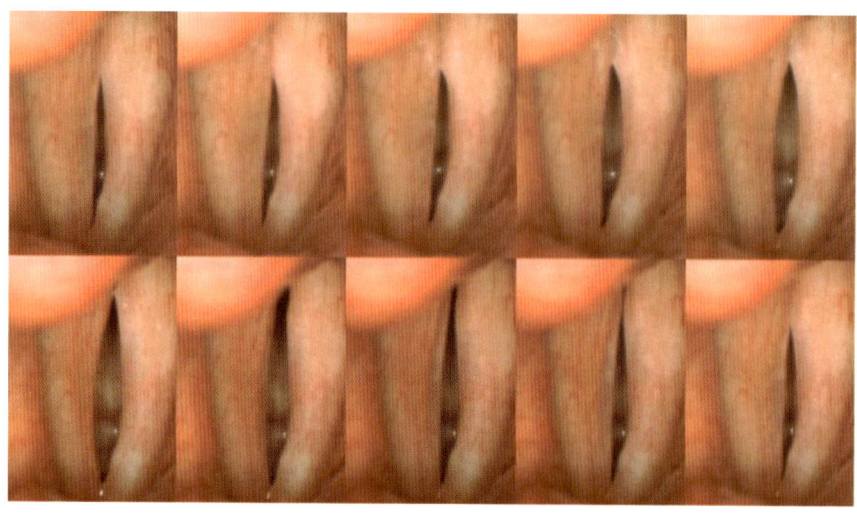

Figura 12.156 Fenda glótica e ausência de onda mucosa do lado esquerdo.

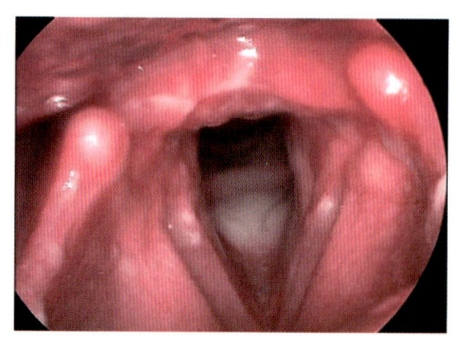

Figura 12.157 Paciente de 48 anos com dor de garganta há vários dias e eritema difuso de toda a laringe, com voz rouca e pus/muco na subglote, consistente com laringite viral aguda.

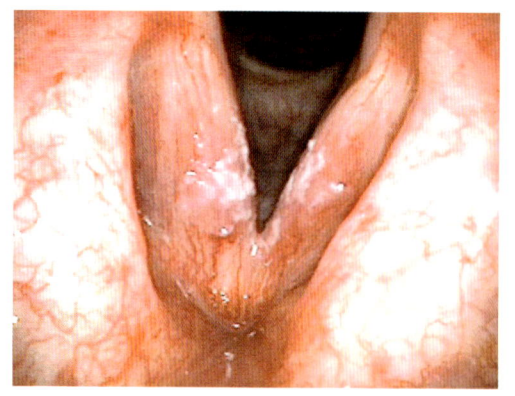

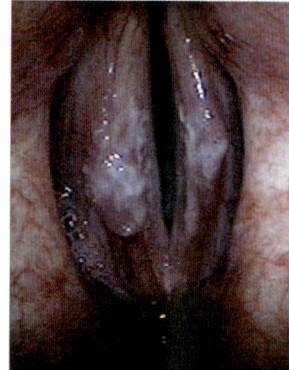

Figura 12.158 Um paciente fumante de 48 anos com COPD em tratamento com propionato de fluticasona + salmeterol inalatório há cinco meses, com rouquidão.

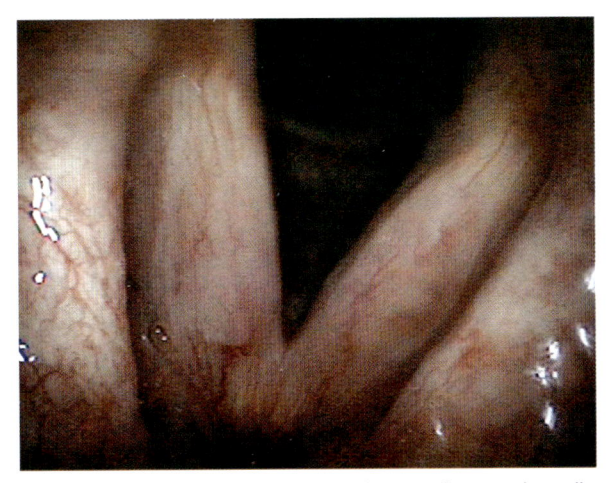

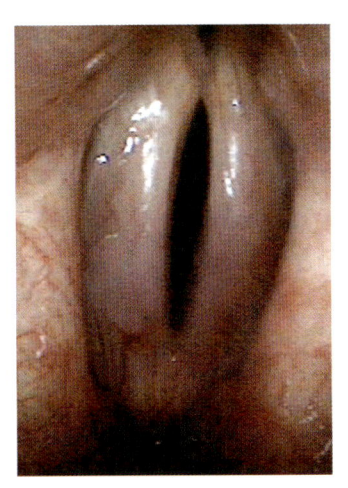

CAPÍTULO 12 Doenças Comuns das Pregas Vocais Verdadeiras **171**

Figura 12.159 Mesmo paciente após 14 dias com fluconazol e melhora na voz.

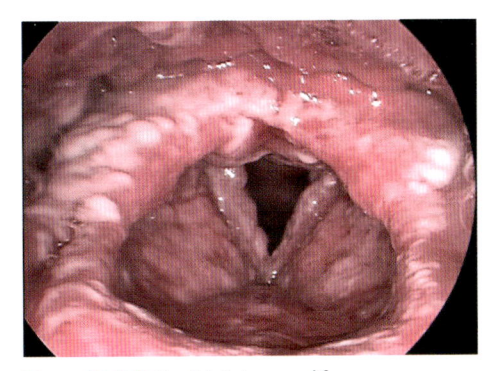

Figura 12.160 *Candida* intensa e difusa em uma paciente fumante de 47 anos com imunodeficiência.

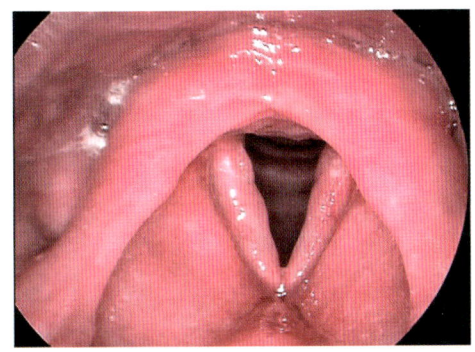

Figura 12.161 Um mês mais tarde, após duas semanas com fluconazol.

O paciente deverá ser acompanhado por 1-2 semanas e, tão logo o sangue tiver sido reabsorvido, poderá voltar ao uso normal da voz. O paciente deverá receber orientações quanto à higiene vocal e evitar fonotraumas, evitando, assim, a recorrência. Além disso, no acompanhamento, uma ectasia vascular subjacente pode-se tornar evidente. Se presente, o risco de outra hemorragia é muito maior. O paciente deverá ser aconselhado sobre o que se pode esperar se houver novo sangramento e reduzir o uso da voz imediatamente, voltando a consultar o médico.

A cirurgia para coagular ou excisar uma ectasia vascular é indicada em pacientes que tenham sofrido várias hemorragias recorrentes. A maioria dos laringologistas utiliza o *laser* para coagular o vaso. Deve-se usar potência muito baixa para evitar trauma ao tecido normal ao redor e as cicatrizes e rigidez resultantes (Figuras 12.168 a 12.172). As hemorragias podem levar à formação de um pólipo hemorrágico, se o sangue não for absorvido, o que pode ocorrer com traumas (uso da voz, esforço excessivo) e sangramentos repetidos (Figura 12.176).

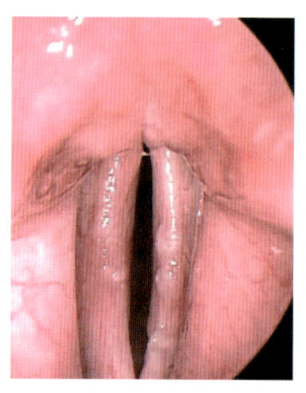

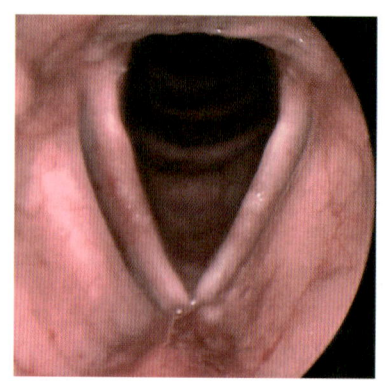

Figura 12.162 Paciente de 76 anos, ex-fumante, em tratamento com esteroides inalatótios e antibióticos, encaminhado por suspeita de leucoplasia glótica.

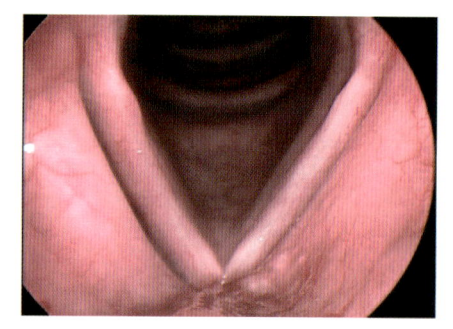

Figura 12.163 Após duas semanas com fluconazol.

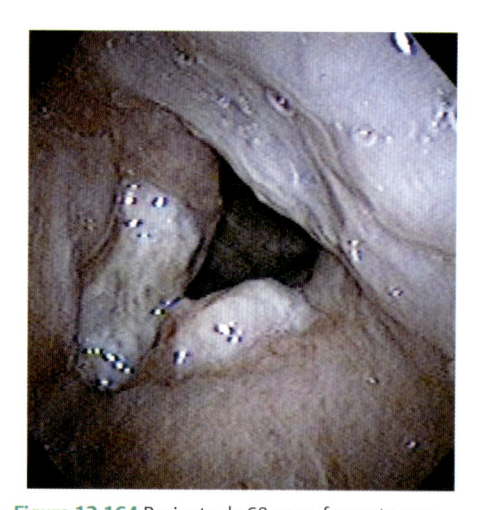

Figura 12.164 Paciente de 68 anos, fumante com história de quatro meses de rouquidão após uma cirurgia no pescoço. Sem imunossupressão. A excisão de tecido anormal revelou histoplasmose.

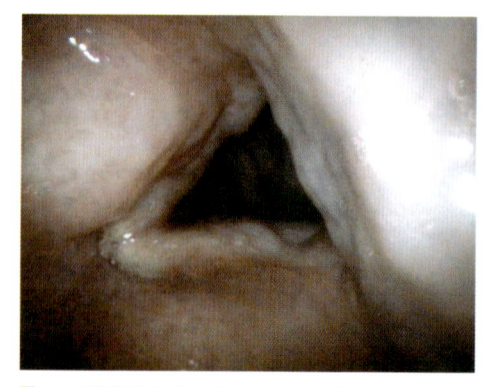

Figura 12.165 Após três meses com fluconazol.

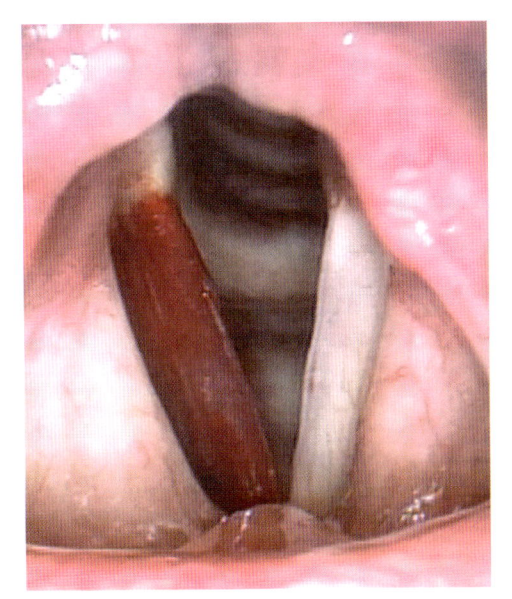

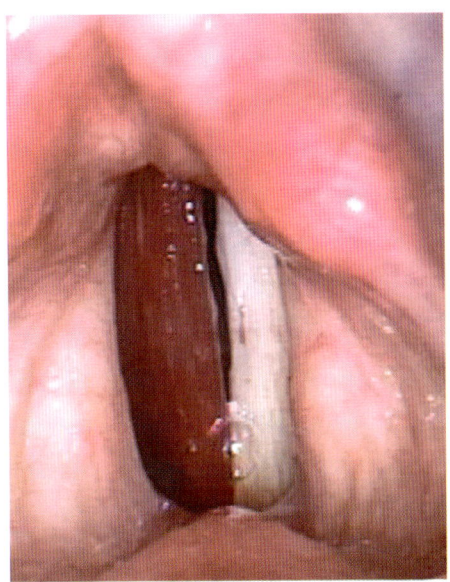

CAPÍTULO 12 Doenças Comuns das Pregas Vocais Verdadeiras 173

Figura 12.166 Paciente de 74 anos com rouquidão de início rápido há um mês. Hemorragia evidente de prega vocal verdadeira direita. Sem etiologia detectável. Sem onda mucosa à direita.

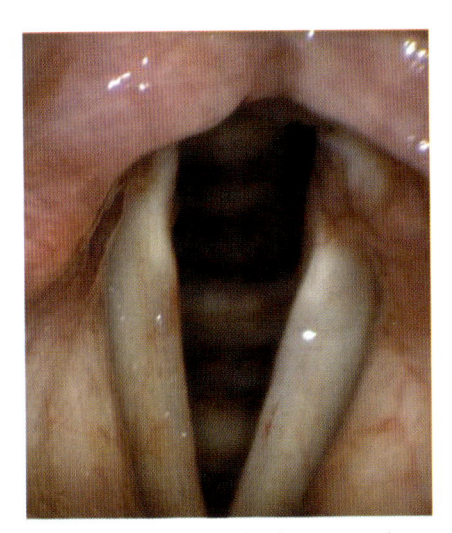

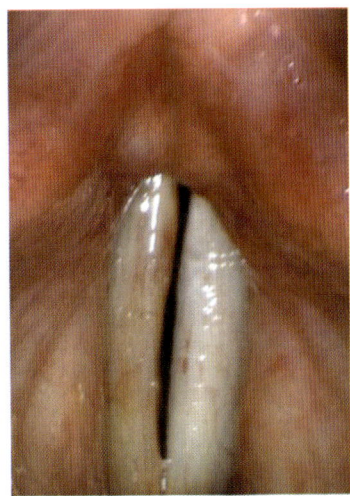

Figura 12.167 Mesma paciente após três semanas de repouso de voz relativo. Sem ectasia vascular subjacente óbvia. Onda mucosa restaurada.

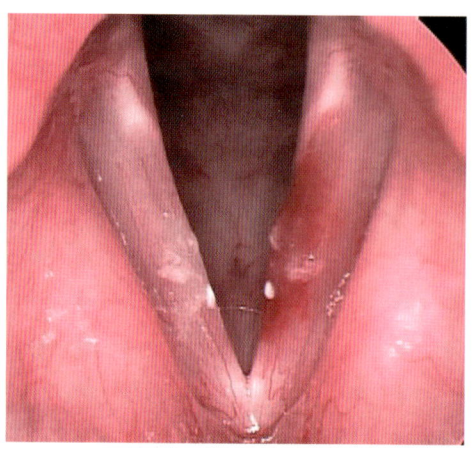

Figura 12.168 Soprano profissional de 35 anos com problemas de controle de *pitch* na faixa superior. Essa foi sua segunda hemorragia.

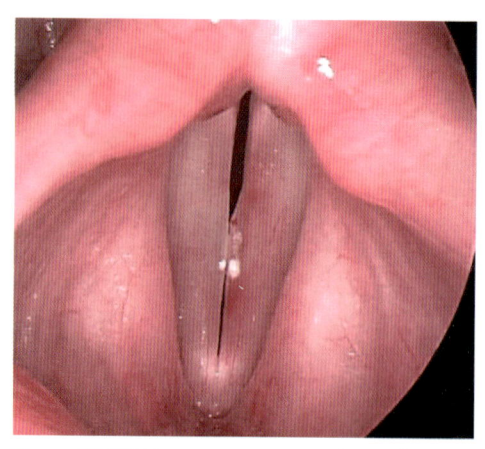

Figura 12.170 Uma semana mais tarde e melhora significativa. A lesão vascular subjacente é evidente.

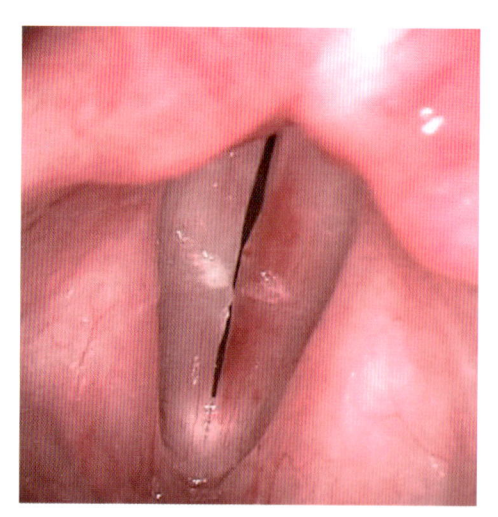

Figura 12.169 Uma semana após repouso absoluto da voz com redução de sangue submucoso.

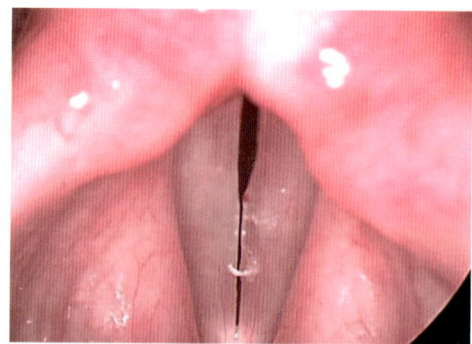

Figura 12.171 Outra semana após repouso vocal relativo. O sangue foi reabsorvido, permanecendo edema residual na prega vocal esquerda e uma lesão rígida e vascular.

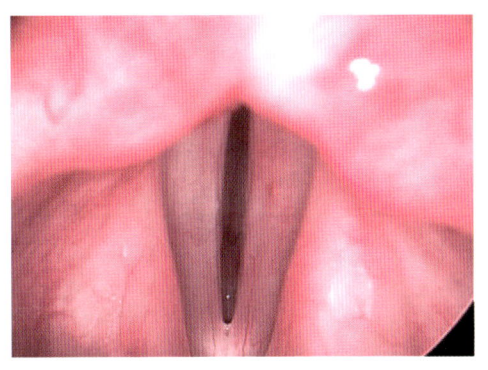

Figura 12.172 Duas semanas após coagulação com *laser* de corante pulsado e excisão de ectasia vascular da prega vocal esquerda. Onda mucosa intacta.

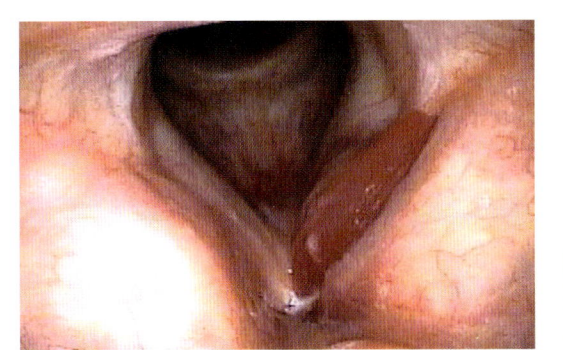

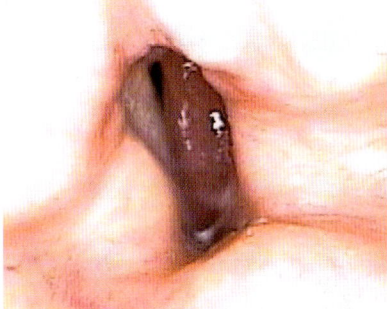

Figura 12.173 Início súbito de rouquidão com coriza um dia antes do exame em um fumante trabalhador de 43 anos.

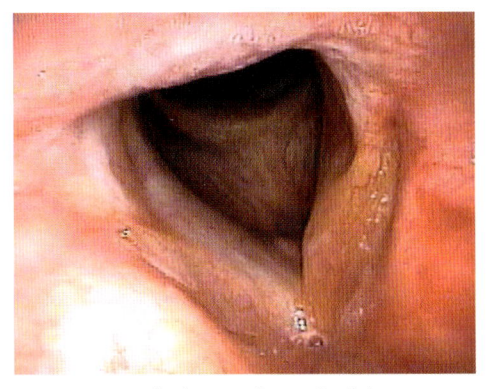

Figura 12.174 Cinco dias após repouso vocal relativo e abstenção de levantamento de peso ou estiramento.

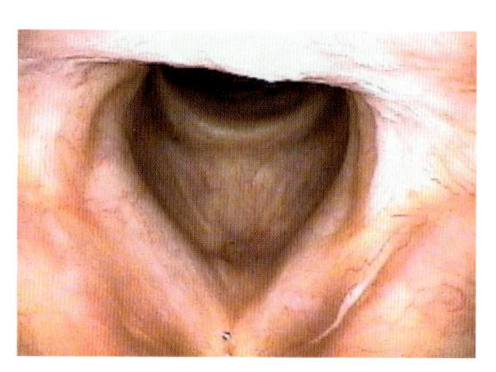

Figura 12.175 Um mês depois, completamente resolvido, sem lesão subsequente.

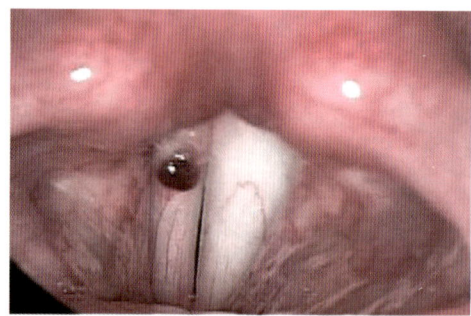

Figura 12.176 Cantora de 17 anos. Dois meses após episódio de tosse e alteração da voz. Pólipo hemorrágico na superfície superior da prega vocal verdadeira direita.

CAPÍTULO 13

Estenose da Laringe e da Traqueia

Glendon M. Gardner ▪ Michael S. Benninger

- Estenose da laringe e da traqueia
- Sarcoidose
- Penfigoide cicatricial

Estenose da laringe e da traqueia

DEFINIÇÃO

Podemos classificar a estenose da laringe em estenoses glóticas anterior e posterior, estenose supraglótica e estenose subglótica. A estenose glótica anterior consiste, mais geralmente, em uma membrana entre as pregas vocais (Figuras 13.1 a 13.9). A estenose glótica posterior decorre de alterações cicatriciais na porção posterior da glote, o que resulta, em geral, na imobilidade das duas pregas vocais e estreitamento da via aérea (Figuras 13.10 a 13.12). A estenose supraglótica envolve a epiglote e/ou as falsas pregas vocais (Figura 13.13). A estenose subglótica ocorre ao nível da cartilagem cricoide (Figuras 13.14 a 13.21). A estenose da traqueia inclui estreitamento da via aérea traqueal por alterações cicatriciais no lúmen de uma traqueia antes normal ou colapso da parede da traqueia em decorrência da perda de integridade e rigidez ou compressão externa (Figuras 13.22 e 13.23).

ASPECTOS CLÍNICOS

Pacientes com estenose da laringe e/ou da traqueia se queixam de dispneia e, quase sempre, apresentam estridor na inspiração. Com frequência, a voz também é afetada, mas isto é uma preocupação secundária. Na maioria dos casos, a etiologia da estenose da laringe e da traqueia é o trauma iatrogênico.

A estenose glótica anterior pode ser congênita e se apresentar ao nascimento, mas em adultos ela resulta, geralmente, de um procedimento cirúrgico laríngeo em que houve remoção de tecido das porções anteriores de ambas as pregas vocais. Um trauma externo, com lesão da estrutura cartilaginosa e da mucosa endolaríngea, também pode resultar em estenose glótica anterior. A voz geralmente é afetada.

A estenose glótica posterior é causada, quase sempre, por intubação prolongada e resulta em pregas vocais imóveis e uma via aérea muito estreita, de forma similar à que ocorre na pa-

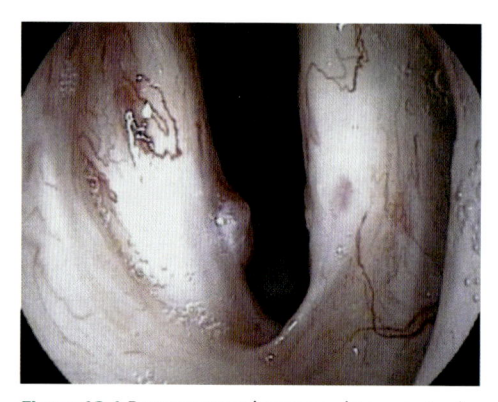

Figura 13.1 Pequena membrana na glote anterior (e pequena lesão na prega vocal verdadeira direita) em uma senhora de 52 anos que há 18 anos foi submetida à excisão cirúrgica e radioterapia para um carcinoma de células escamosas T1 da prega vocal verdadeira direita.

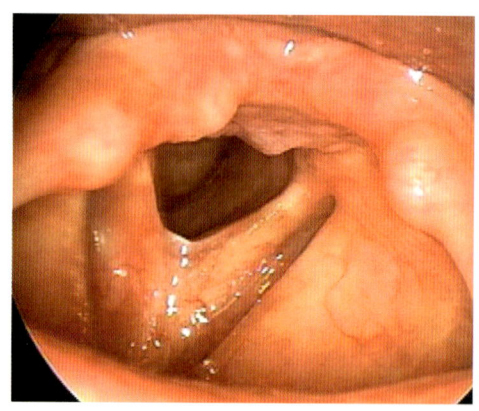

Figura 13.3 Membrana glótica anterior em uma paciente de 33 anos que foi intubada várias vezes. Ela foi submetida à secção da membrana anterior pelo menos uma vez. A paciente está na lista de transplante de fígado, e a via aérea é suficientemente pequena para interferir na intubação e no tratamento pós-operatório da via aérea.

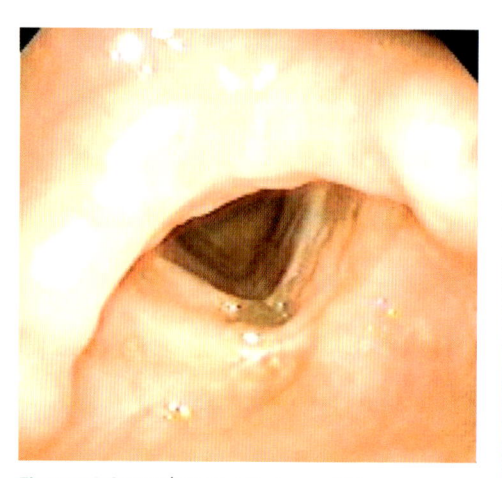

Figura 13.2 Membranas anteriores glótica e supraglótica em uma paciente de 46 anos submetida a três cirurgias da laringe aos 3 anos de idade.

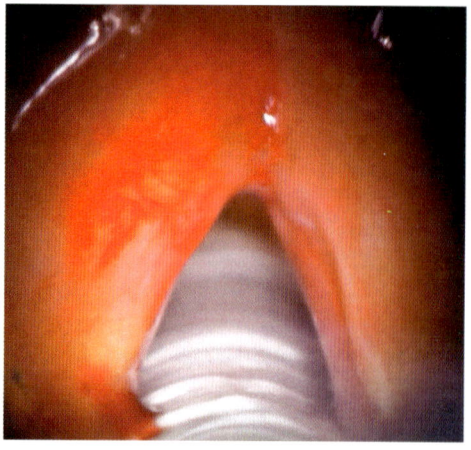

Figura 13.4 Imagem intraoperatória antes da secção da membrana anterior com *laser* de CO_2. Tubo à prova de *laser* na via aérea.

ralisia bilateral das pregas vocais, descrita anteriormente.

A estenose supraglótica pode ser causada por ingestão de cáusticos, uma variedade de transtornos inflamatórios e do tecido conectivo (penfigoide, sarcoidose), tratamento de carcinoma supraglótico (radioterapia, laringectomia supraglótica) ou trauma externo.

Em geral, a estenose subglótica tem como causa a intubação endotraqueal prolongada, frequente ou traumática, ou aquela combinada com uma cricotireoidotomia ou traqueotomia muito alta. Há também muitos casos de estenose subglótica idiopática que quase sempre ocorrem em mulheres em idade reprodutiva.

CAPÍTULO 13 Estenose da Laringe e da Traqueia

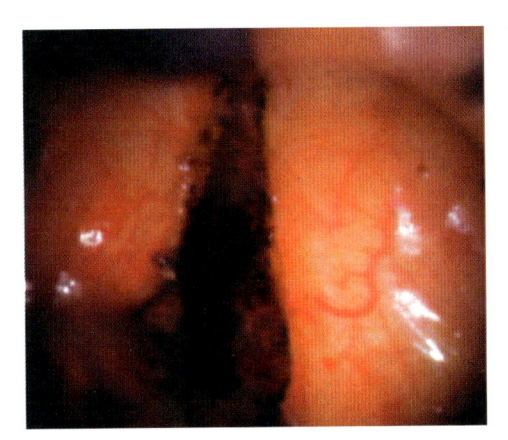

Figura 13.5 Após a ressecção e antes da colocação do *stent*.

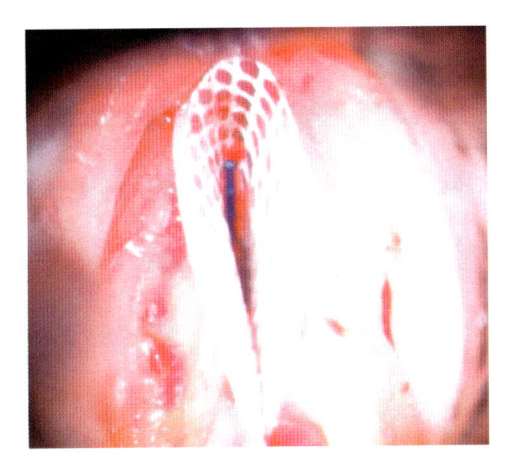

Figura 13.6 *Stent* colocado, peça dobrada de folhas de silicone presa por uma sutura 2-0 de prolene passada do exterior pela membrana cricotireóidea através da face inferior do *stent* e então pela face superior, acima do nível da glote, presa externamente sobre um botão.

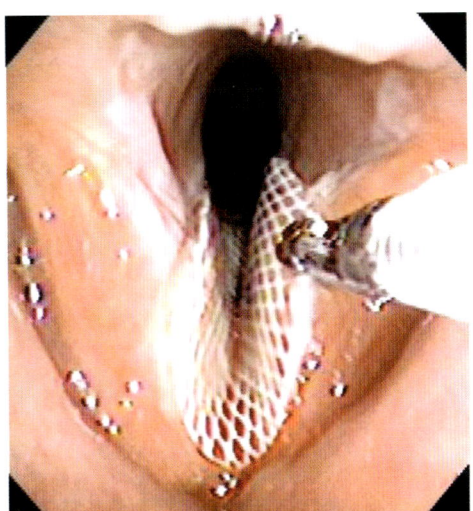

Figura 13.7 *Stent* sendo removido na clínica, duas semanas após a secção da membrana em centro cirúrgico com aplicação de mitomicina e colocação do *stent*.

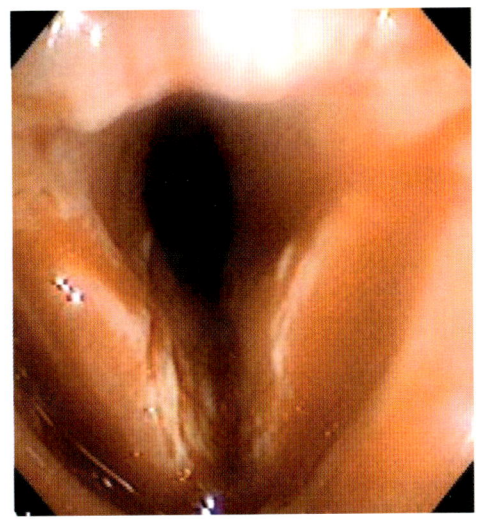

Figura 13.8 Glote imediatamente após a remoção do *stent*. O acompanhamento em longo prazo não está disponível para este paciente. Espera-se algum grau de nova formação de membrana.

Outras doenças, como a granulomatose de Wegener, policondrite recidivante e carcinoma, também podem ser responsáveis.

A estenose da traqueia, como a estenose subglótica, geralmente se deve à intubação endotraqueal prolongada, quase sempre seguida por traqueotomia. Enquanto o paciente ainda tem instalado o tubo da traqueotomia, testes de oclusão podem falhar, levando à realização de uma endoscopia, com a descoberta da estenose. Ou, o paciente pode ser retirado da cânula após testes de oclusão bem-sucedidos, e, então, dentro de um ou dois meses, desenvolve estridor e dispneia.

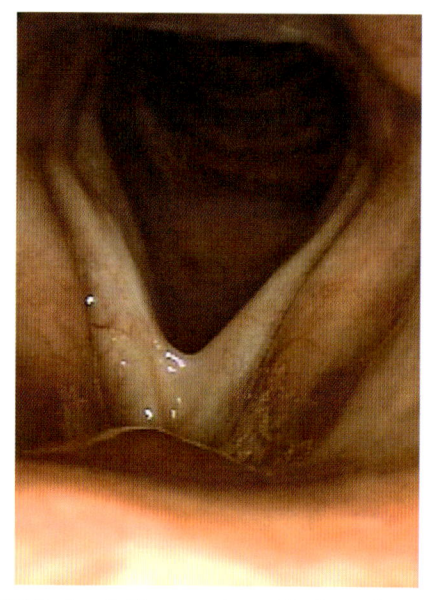

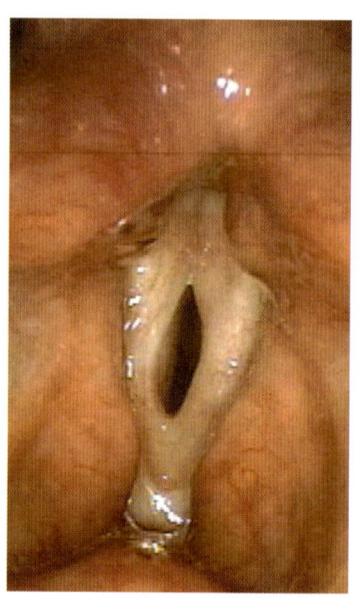

Figura 13.9 Senhor de 73 anos após excisão de papilomatose respiratória recorrente que resultou em uma membrana glótica anterior. Apenas uma pequena porção da glote está vibrando.

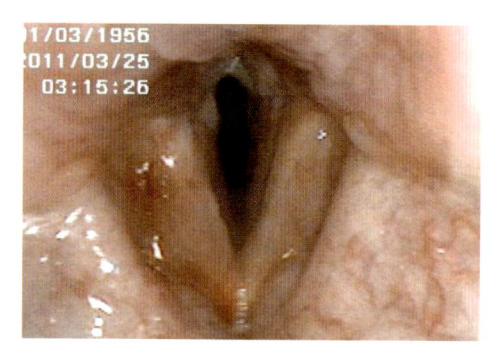

Figura 13.10 Estenose glótica posterior do tipo 2 em uma paciente de 55 anos com história de intubação prolongada, traqueotomia.

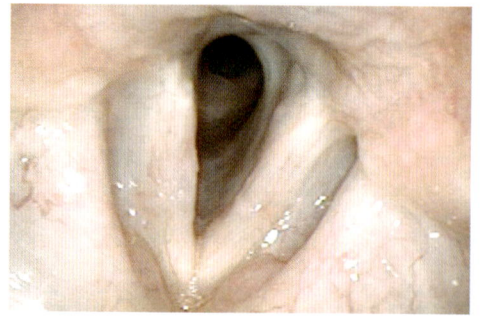

Figura 13.11 Estenose residual leve dois anos após a incisão do tecido cicatricial.

DIAGNÓSTICO DIFERENCIAL

Raramente, a estenose glótica anterior pode ser causada por qualquer outra causa que não envolva um trauma de qualquer natureza. A estenose glótica posterior deverá ser diferenciada da paralisia bilateral das pregas vocais, esta última exigindo um exame minucioso para a etiologia da paralisia. Um tumor da cartilagem cricoide (condrossarcoma) pode causar estreitamento posterior, fixação das pregas vocais ou estenose subglótica. A estenose supraglótica pode ser causada por quadros raros, como o penfigoide cicatricial, que parece similar a tecido cicatrizado. A estenose glótica e a subglótica podem ter como causa uma variedade de quadros inflamatórios, incluindo granulomatose de Wegener, policondrite recidivante, sarcoidose, amiloidose, condromas ou condrossarcomas e carcinoma. Os diagnósticos potenciais são semelhantes para estenose da traqueia. A compressão externa da traqueia também deverá ser considerada.

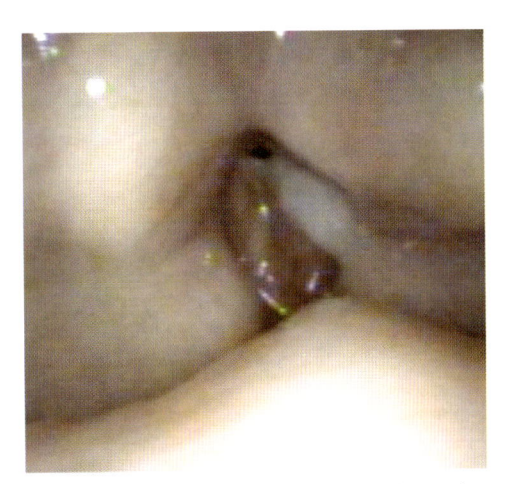

Figura 13.12 Estenose glótica quase completa após intubação pós-AVE. Traqueotomia.

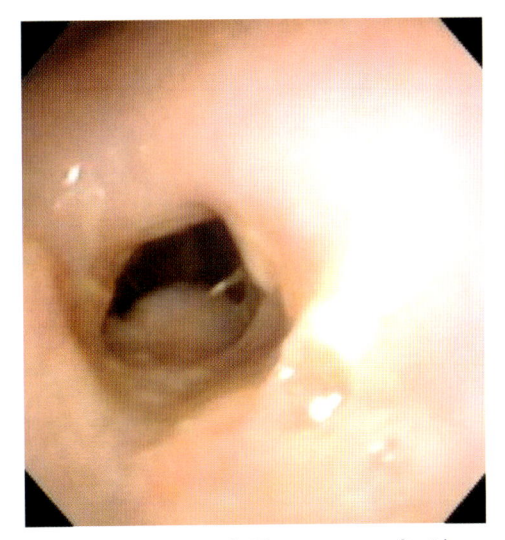

Figura 13.13 Paciente de 33 anos com penfigoide cicatricial causando estenose supraglótica além da epiglote em forma de turbante. O abaulamento no centro da imagem é causado pela falsa prega vocal direita. As pregas vocais verdadeiras estão normais, mas não são adequadamente visualizadas nesta imagem.

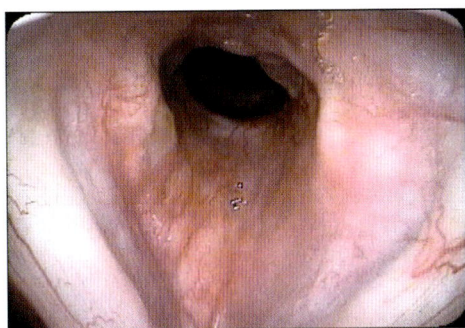

Figura 13.14 Paciente de 39 anos com história de piora progressiva de dispneia e estridor há um ano. Pregas vocais em primeiro plano, com estenose da subglote e traqueia proximal observada à distância.

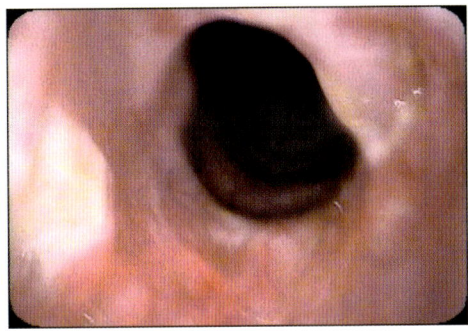

Figura 13.15 Visualização mais detalhada da estenose. O paciente foi submetido à biópsia, incisões e dilatação da estenose com aplicação de mitomicina. O exame diagnóstico revelou granulomatose de Wegener.

EXAMES DIAGNÓSTICOS

Antes de qualquer intervenção cirúrgica, uma TC da laringe e da traqueia deverá ser realizada para avaliar os contornos externos desses órgãos, visando a determinar se a cirurgia endoscópica é segura ou tem probabilidade de sucesso, e se existem quaisquer lesões neoplásicas causando a obstrução da via aérea (Figuras 13.24 e 13.25). Este é também um meio fácil para se medir a extensão da estenose e, no caso de estenose da traqueia, a quantidade de traqueia que poderá necessitar de ressecção. Biópsias de qualquer tecido anormal são necessárias para descartar causas de estenose que não sejam cicatriciais, como aquelas relacionadas anteriormente (Figuras 13.26 e 13.27). A broncoscopia do restante da via aérea também pode revelar outras anormalidades, como traqueomalacia, broncomalacia e fístulas traqueoesofágicas (Figuras 13.28 até 13.30).

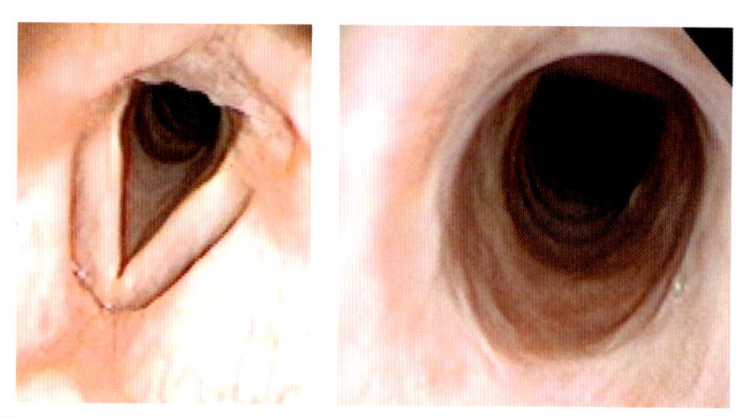

Figura 13.16 Nove meses após intervenção cirúrgica única e agora com tratamento clínico. Visão mais detalhada da via área patente à direita.

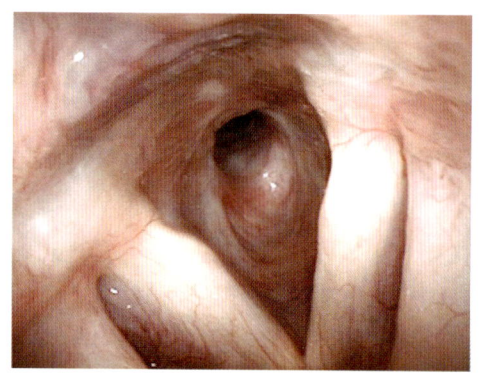

Figura 13.17 Uma paciente de 50 anos com estenose subglótica idiopática.

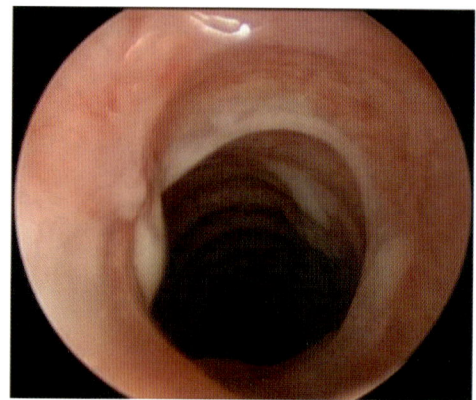

Figura 13.19 *Close-up* de uma estenose.

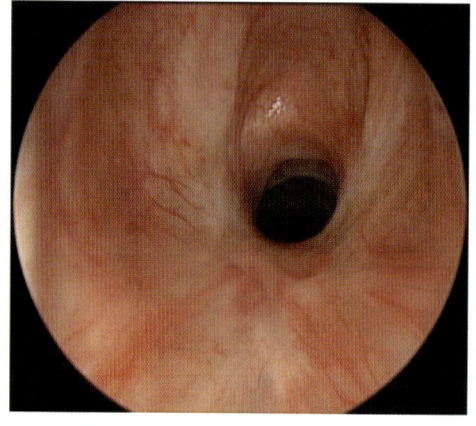

Figura 13.18 Visualização intraoperatória antes de incisões e dilatação. Microlaringoscopia direta realizada com ventilação a jato e *laser* CO_2.

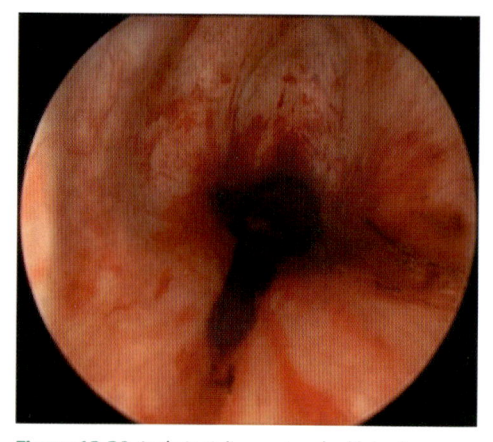

Figura 13.20 Após incisões, antes da dilatação.

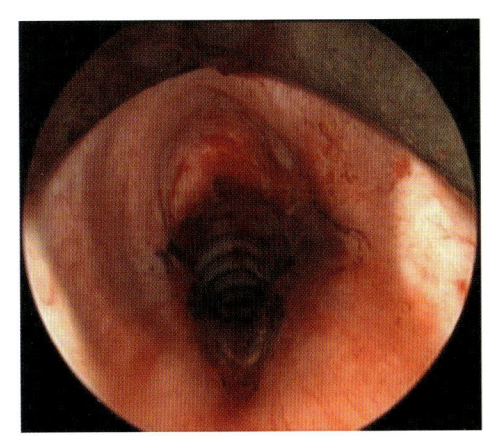

Figura 13.21 Após dilatação com balão.

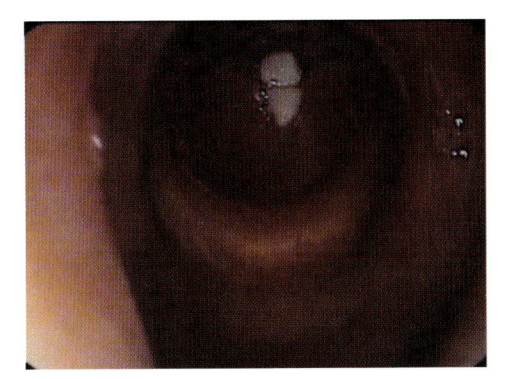

Figura 13.22 Múltiplas intubações e traqueotomia para doença pulmonar crônica. Estenose no sítio da traqueotomia com a ponta do endoscópio na glote.

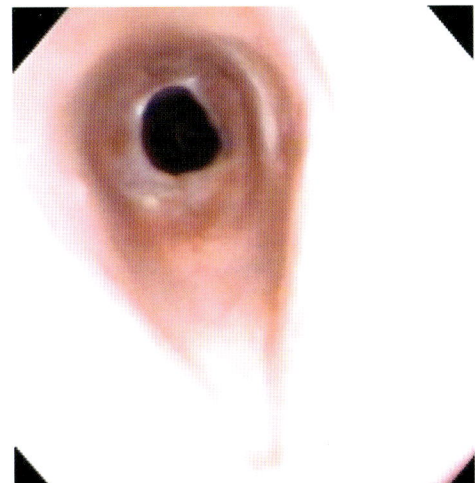

Figura 13.23 Quatro semanas após ressecção da traqueia. Visualização da anastomose. Carina observada à distância.

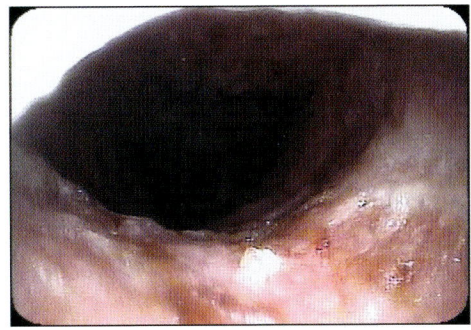

Figura 13.24 Paciente de 63 anos, submetido à reintubação de emergência após cirurgia cardíaca, depois traqueotomia, com estenose glótica posterior e traqueomalacia. Visualização da traqueia a partir do fim do tubo da traqueotomia durante a inspiração.

TRATAMENTO

Para a estenose glótica anterior, a lise da membrana e a prevenção da recorrência com medicamentos, microrretalhos ou *stents* melhoram a voz, embora esta dificilmente volte ao normal (Figuras 13.3 a 13.8).

A estenose glótica posterior pode ser mais difícil de tratar. Casos mais leves (tipo 1, sinéquia entre processos vocais) são tratados com lise do tecido escarificado, o que geralmente restaura os movimentos normais da prega vocal e a normalidade da via aérea. Casos mais graves (tipos 2-4) são tratados geralmente de modo similar ao da paralisia bilateral das pregas vocais, com excisão de tecido da prega vocal ou da cartilagem aritenoide para ampliar a via aérea, tudo isso ao custo de perda de qualidade vocal (Figuras 13.10 e 13.11) (Consultar também "Paralisia de Pregas vocais" no Capítulo 12). Com frequência, uma traqueotomia, permanente ou temporária, é necessária, enquanto outras cirurgias são realizadas para melhorar a via aérea. Às vezes, o aumento da glote posterior com enxerto de cartilagem de costela é necessário e geralmente bem-sucedido.

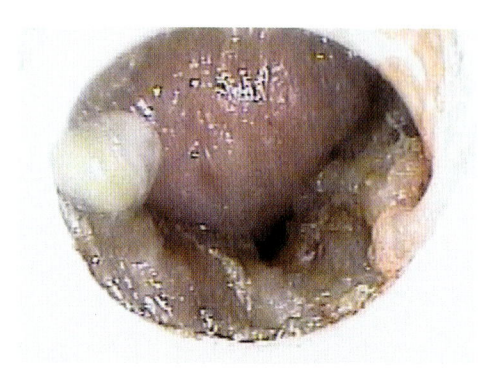

Figura 13.25 Colapso total da traqueia com tosse, como visualizado a partir do tubo de traqueotomia. Além disso, ressecamento e formação de crostas significativas da mucosa.

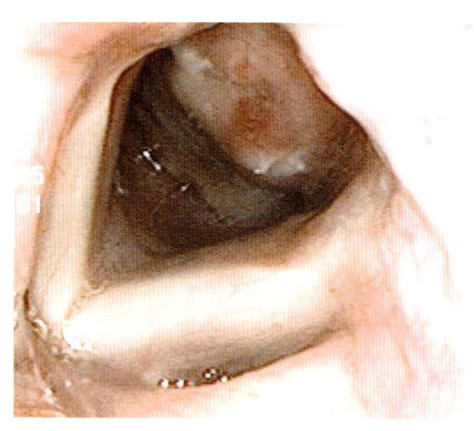

Figura 13.26 Paciente de 54 anos com condrossarcoma de baixo grau da cartilagem cricoide posterior, obstruindo a via aérea. O tumor é submucoso.

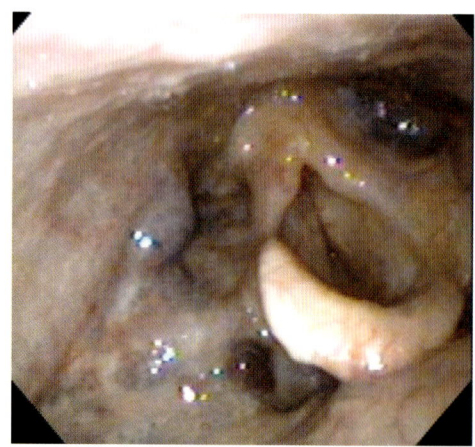

Figura 13.27 Porção de um hemangioma ou malformação vascular na hipofaringe, parte de uma lesão muito maior do pescoço, a porção inferior, causando obstrução da via aérea.

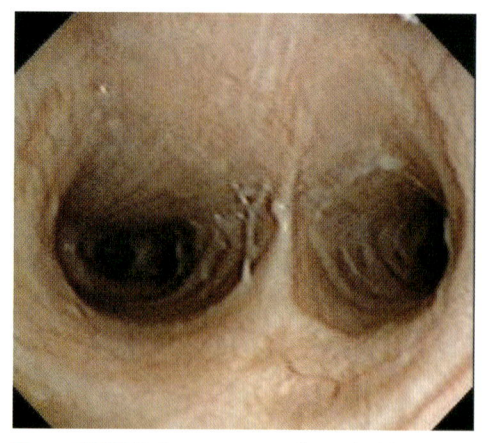

Figura 13.28 Carina em uma paciente de 41 anos com tosse crônica.

O tratamento de estenose supraglótica pode envolver traqueotomia, excisão e/ou incisão de tecido cicatricial, dilatação, colocação de *stents* e vários retalhos locais.

A maioria dos casos de estenose subglótica responde à incisão do tecido escarificado e à dilatação com balões e aplicação de mitomicina (Figuras 13.17 até 13.21). Para os casos traumáticos, uma cirurgia poderá ser suficiente. Os casos idiopáticos, porém, tendem a requerer um número imprevisível de procedimentos. Casos mais intensos ou recorrentes de estenose subglótica podem necessitar de cirurgia aberta, mais agressiva, seja um aumento cricóideo anterior ou posterior com enxertos de cartilagem de costelas, ou uma ressecção cricotraqueal. Para a estenose subglótica idiopática, a ressecção tem sido, em longo prazo, mais bem-sucedida do que o aumento. A ressecção cricotraqueal traz o risco de lesão a um ou a ambos os nervos laríngeos recorrentes.

Para a estenose traqueal: se o contorno externo da traqueia estiver normal e houver escarificação no lúmen, o problema poderá ser re-

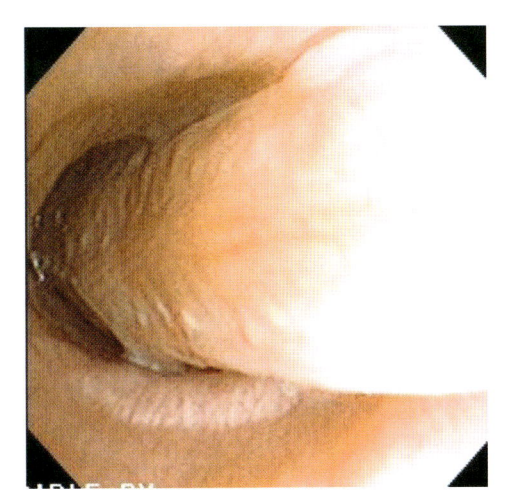

Figura 13.29 Broncomalacia com colapso completo do brônquio principal direito com tosse no mesmo paciente.

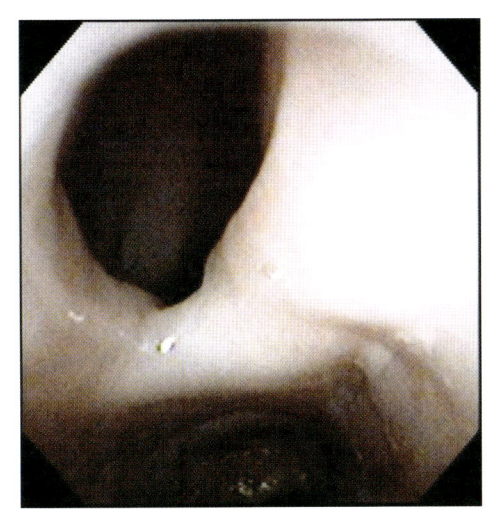

Figura 13.30 Fístula traqueoesofágica no sítio da parede posterior da traqueia, onde estava a ponta do tubo da traqueotomia. O paciente manteve o tubo de traqueotomia posicionado durante dois meses. Visão através do estoma, sem a presença do tubo.

parede traqueal, levando à traqueomalacia, sangramento e *pneumodiastinum* ou pneumotórax. Alguns pacientes podem ser tratados com a colocação de um *stent* traqueal durante vários meses, enquanto outros precisarão de ressecção do segmento com estenose por reanastomose primária (Figuras 13.22 e 13.23). Assim como ocorre com a ressecção cricotraqueal, existe o risco de lesão aos nervos laríngeos recorrentes.

Deve-se ter em mente que a traqueotomia pode conseguir uma via aérea adequada e segura em quase todas essas situações e deverá ser sempre considerada como uma solução permanente possível. Pacientes com cicatriz superior ao tubo de traqueotomia podem necessitar de um tubo traqueal "T" para manter a voz laríngea.

Sarcoidose

DEFINIÇÃO

Sarcoidose é uma doença ainda mal compreendida em que granulomas não caseosos se formam em vários tecidos.

ASPECTOS CLÍNICOS

Os pulmões são os órgãos envolvidos com mais frequência pela sarcoidose. A região da laringe mais geralmente afetada pela doença é a supraglote. A epiglote se espessa e parece se curvar sobre si mesma, assumindo por fim um formato de turbante. A via aérea supraglótica se torna estreita, causando estridor e dispneia inspiratórios (Figura 13.31). A glote também pode ser envolvida pela sarcoidose. O tecido mostra aparência irregular, porém não totalmente ulcerada (Figuras 13.32 a 13.36). Na cabeça e no pescoço, a sarcoidose pode causar ressecamento e formação de crostas nas fossas nasais e massas na pele, linfonodos e glândulas salivares.

mediado com incisões e dilatação. Se as paredes externas da traqueia estiverem em colapso, então as incisões endoscópicas provavelmente não funcionarão, podendo ocorrer violação da

DIAGNÓSTICO DIFERENCIAL

Câncer e outros quadros autoimunes e inflamatórios devem ser descartados.

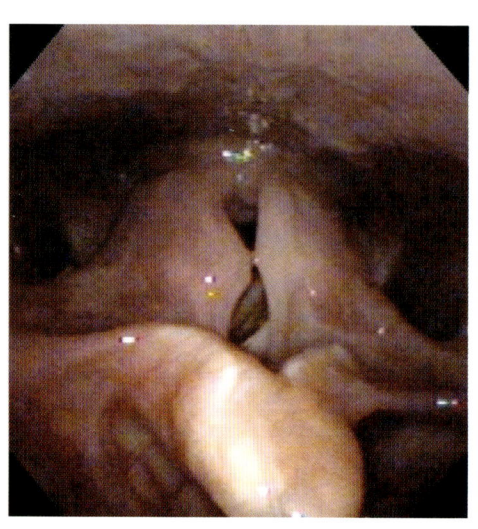

Figura 13.31 Epiglote em formato clássico de turbante em uma paciente de 59 anos com sarcoidose. Nota-se a flacidez das pregas ariepiglóticas, o que causa um estridor inspiratório. A glote é normal.

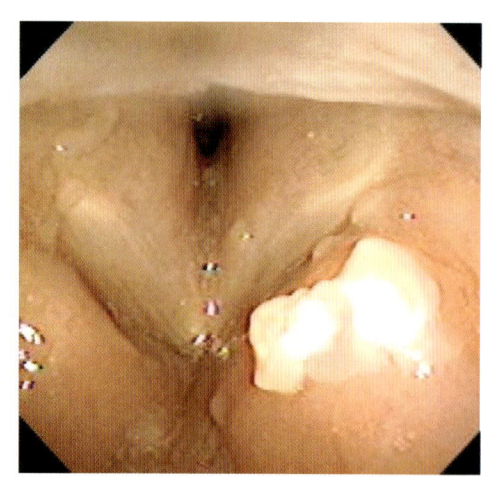

Figura 13.33 Progressão da doença exigindo traqueotomia.

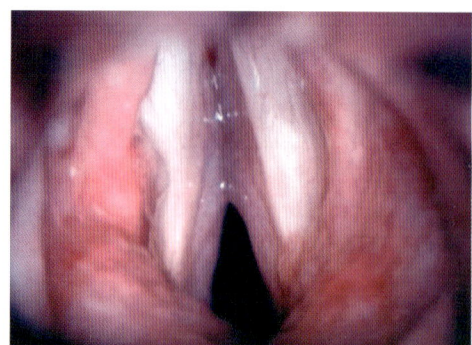

Figura 13.34 Foto intraoperatória da mesma paciente com sarcoidose afetando a glote antes das injeções de esteroides, após traqueotomia.

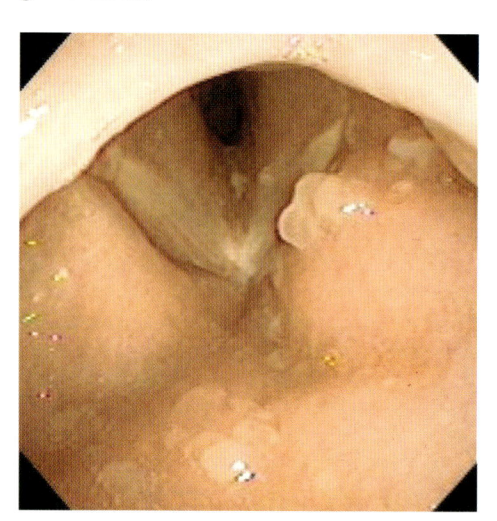

Figura 13.32 Paciente de 41 anos com sarcoidose afetando a glote e a supraglote. Ela apresenta dispneia e disfonia.

EXAMES DIAGNÓSTICOS

A biópsia revela granulomas não caseosos. Os níveis de enzima conversora de angiotensina estão geralmente elevados. Os pulmões devem ser submetidos a exames de imagem, à procura por adenopatia hilar e lesões pulmonares. O exame minucioso é, em geral, conduzido por pneumologistas.

TRATAMENTO

Às vezes, o envolvimento supraglótico requer a excisão de uma porção da epiglote ou das pregas ariepiglóticas. O esteio do tratamento, porém, é a terapia clínica sistêmica.

Os tecidos envolvidos também podem ser injetados com esteroides, o que pode resultar em melhora significativamente longa (Figuras 13.34 a 13.36).

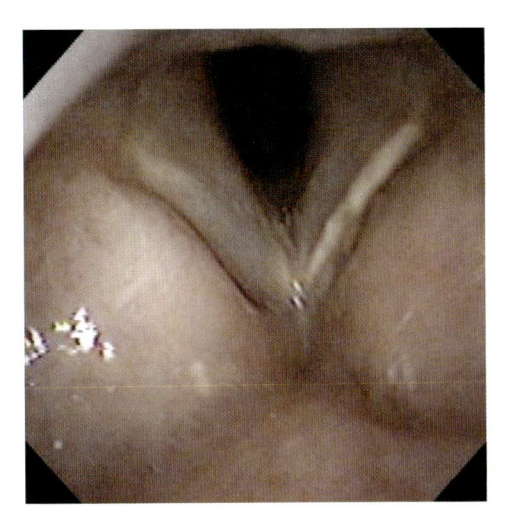

Figura 13.35 Exame da laringe nove dias após as injeções de esteroides.

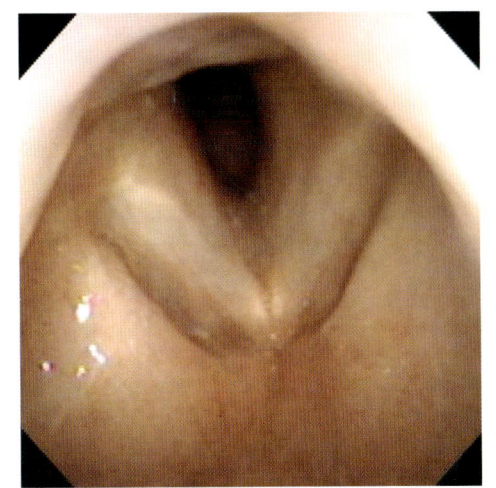

Figura 13.36 Via aérea dez meses após a injeção.

Penfigoide cicatricial

DEFINIÇÃO
Trata-se de uma doença vesiculosa autoimune crônica e rara que pode afetar qualquer mucosa na cabeça e pescoço, incluindo a conjuntiva, boca, fossas nasais e supraglote.

ASPECTOS CLÍNICOS
As vesículas se desenvolvem nos sítios já mencionados, levando à formação de cicatrizes. A supraglote pode sofrer alterações cicatriciais, levando à obstrução da via aérea, com estridor e dispneia inspiratórios (Figura 13.37 a 13.39).

DIAGNÓSTICO DIFERENCIAL
Outras causas autoimunes e inflamatórias de estenose deverão ser descartadas.

EXAMES DIAGNÓSTICOS
A biópsia do tecido afetado pode levar ao diagnóstico, mas geralmente é inconclusiva. Um exame laboratorial autoimune minucioso deverá ser realizado.

TRATAMENTO
A manutenção da via aérea geralmente exige uma traqueotomia. A epiglotectomia e as várias cirurgias endoscópicas para dilatar a via aérea com incisões, aplicação de mitomicina e injeções de esteroides podem ser necessárias (Figura 13.40).

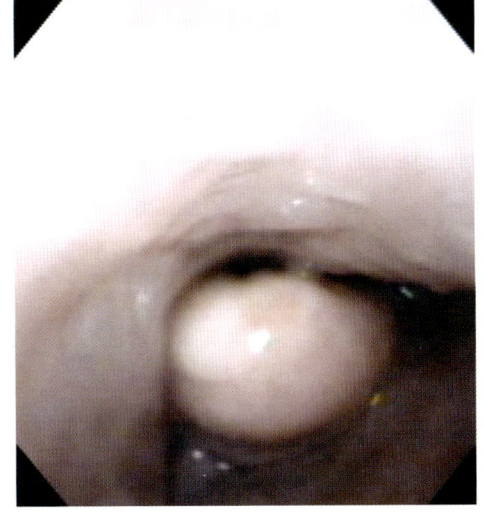

Figura 13.37 Paciente de 33 anos com penfigoide cicatricial, afetando o nariz e a laringe. Observar a epiglote em formato de turbante.

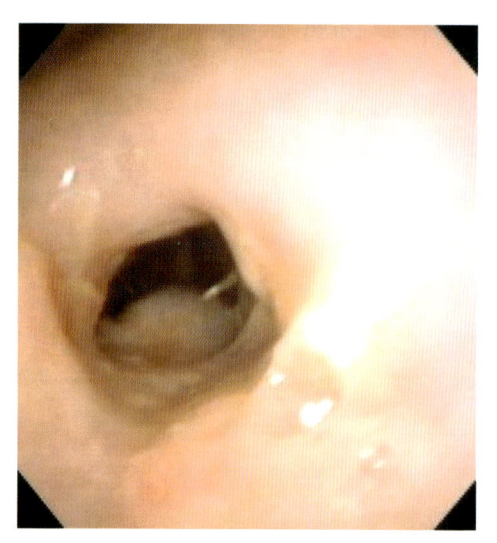

Figura 13.38 Estenose supraglótica além da epiglote em formato de turbante. O abaulamento no centro da visualização é a prega vocal falsa direita. As pregas vocais verdadeiras estão normais, mas não são bem visualizadas nessa imagem.

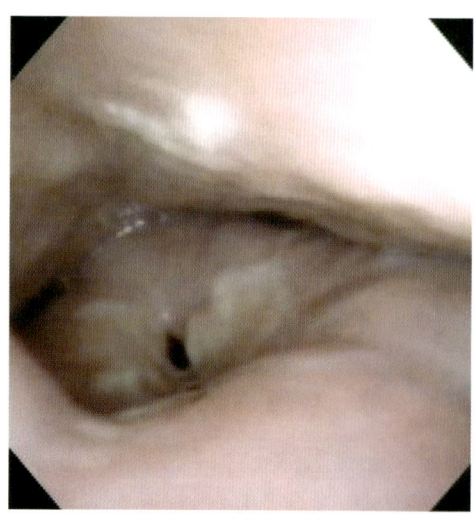

Figura 13.39 A piora progressiva da via aérea levou à traqueotomia e mais tarde à epiglotectomia e dilatação cirúrgica da via aérea e decanulação.

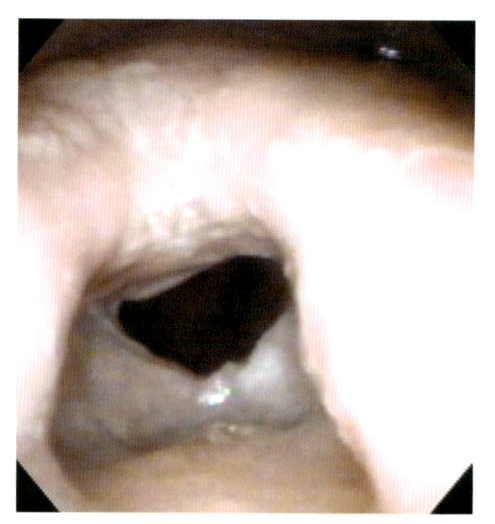

Figura 13.40 Via aérea final à época da decanulação.

CAPÍTULO 14

Outras Causas Neuromusculares de Disfonia e de Trauma

Glendon M. Gardner ▪ Michael S. Benninger

- Disfonia por tensão muscular
- Arqueamento das pregas vocais
- Movimento paradoxal das pregas vocais
- Trauma laríngeo
- Leitura sugerida

Disfonia por tensão muscular

DEFINIÇÃO
A disfonia por tensão muscular (MTD) é a disfonia causada por tensão inadequada nos músculos da fonação afetando a vibração das pregas vocais. O problema não tem como causa direta uma lesão orgânica, embora possa se tratar de uma compensação relativa a outra lesão.

ASPECTOS CLÍNICOS
Muitos pacientes se apresentarão com disfonia variável, a voz geralmente voltando ao normal, com rápidas alterações vocais. Alguns informarão episódios desencadeantes, como alterações de temperatura (caminhar em um recinto com ar-condicionado), exposição a fumaças e odores, ou um caso real de laringite viral. O exame revelará pregas vocais de aspecto normal, mas,

à fonação, várias anormalidades podem-se tornar evidentes, todas elas refletindo técnica vocal imprópria. As situações mais comuns incluem adução exagerada das pregas vocais verdadeiras, causando uma voz tensa e estrangulada, ou ausência de voz; fechamento da supraglote, resultando em voz muito rouca; ou falta de fechamento, com voz fraca e sussurrante (Figuras 14.1 a 14.11). A tensão muscular excessiva também causará, com frequência, dor nos músculos e ao redor da laringe.

DIAGNÓSTICO DIFERENCIAL

A disfonia espasmódica de adução se apresenta com quebras de voz estrangulada e ocorrência de espasmo ao nível da glote. Ela não responde à fonoterapia. Na disfonia espasmódica de abdução, ocorrem quebras de voz soprosa, com as pregas vocais estourando (*"bursting"*) subitamente à emissão de vogais, também não respondendo à fonoterapia.

EXAMES DIAGNÓSTICOS

Embora a maioria dos casos de MTD seja causada por técnica incorreta em uma laringe supostamente normal, às vezes a hiperfunção está compensando um problema orgânico subjacente, como uma fenda glótica associada a

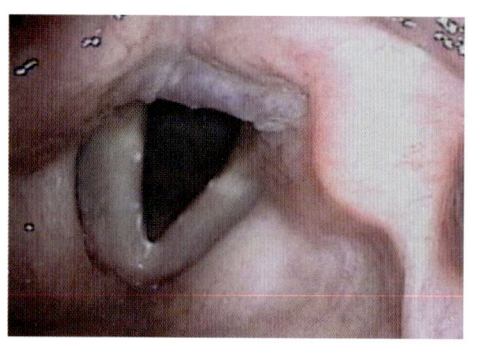

Figura 14.1 Mulher de 62 anos com disfonia há três anos após histerectomia.

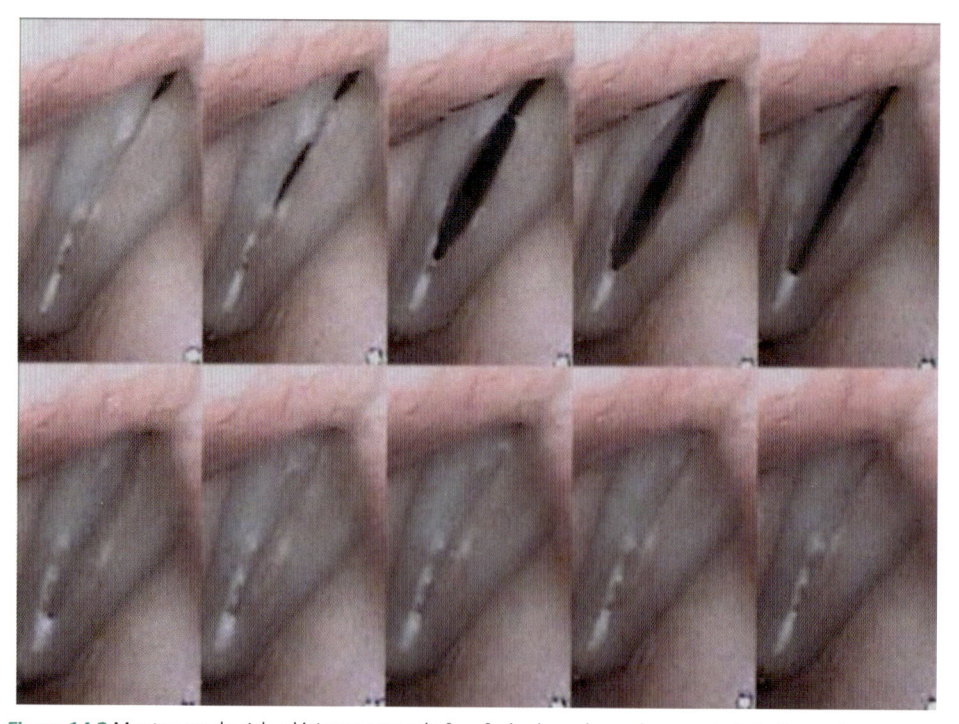

Figura 14.2 Montagem de ciclo glótico mostrando fase fechada prolongada, sugerindo fechamento estrangulado. As ondas mucosas se mostram normais.

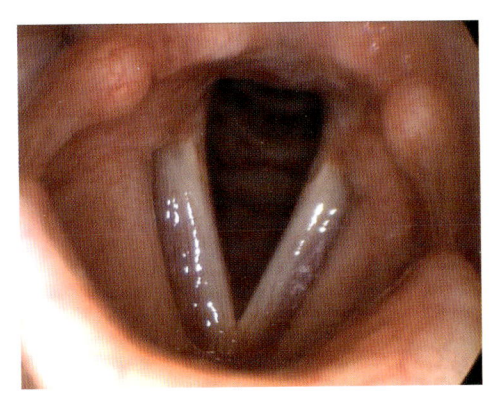

Figura 14.3 Paciente do sexo feminino de 31 anos com afonia intermitente ou disfonia soprosa intensa há sete anos. Início rápido, sem fatores predisponentes. Movimento normal de pregas vocais.

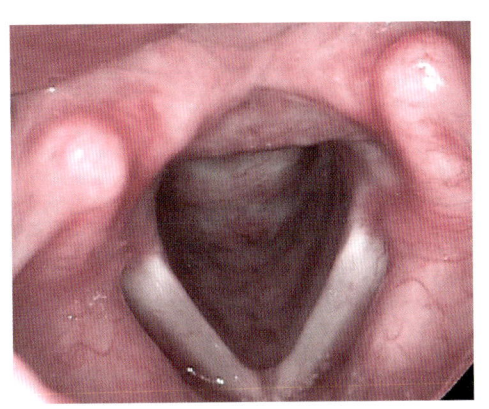

Figura 14.5 Menina de 14 anos com perda da voz após surto de laringite. Movimento normal.

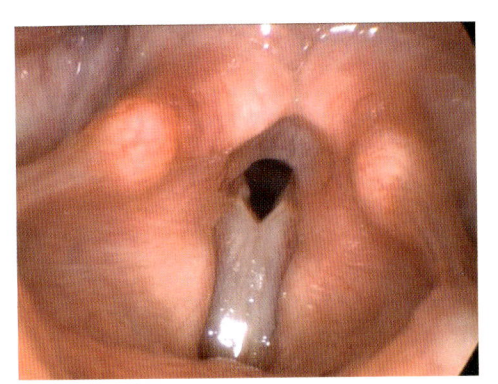

Figura 14.4 Postura clássica de soprosidade, com aritenoides levemente rotacionadas e fenda glótica posterior. Pregas vocais musculomembranosas estritamente aduzidas e sem vibração. A voz é apenas um sussurro.

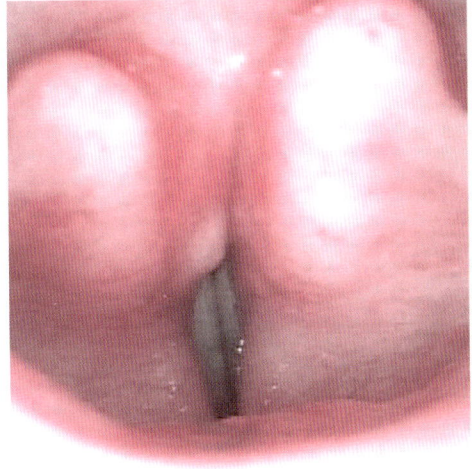

Figura 14.6 Às vezes, capaz de atingir fechamento completo.

arqueamento das pregas vocais e paresia ou paralisia da prega vocal. Com a compressão supragótica, às vezes referida como disfonia da prega ventricular, a glote não pode ser vista durante a fonação, e o médico não sabe se o paciente é realmente capaz de atingir um fechamento glótico completo (Figuras 14.9 e 14.11). Se o paciente vocalizar durante a inspiração, a supraglote relaxará, possibilitando uma visão clara da glote (Figura 14.12). Além disso, a tosse causará fechamento, e a glote poderá ainda ser visualizada. Se a glote for incompetente, corrigir o problema geralmente resolverá a MTD de compensação. A fonoterapia pode resultar em relaxamento da supraglote, fornecendo visualização da glote durante a fonação e revelando uma anormalidade glótica subjacente.

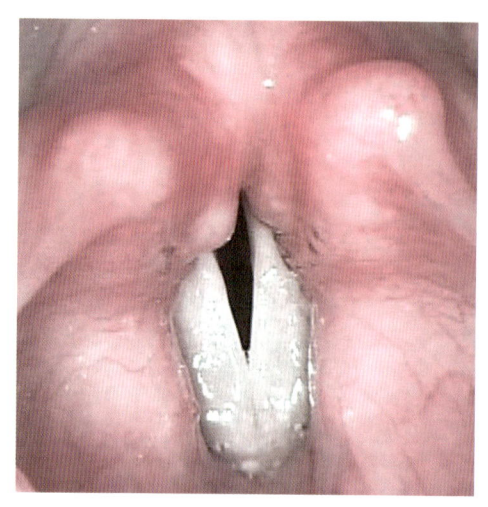

Figura 14.7 Postura de soprosidade durante a fonação, com grande fenda glótica posterior.

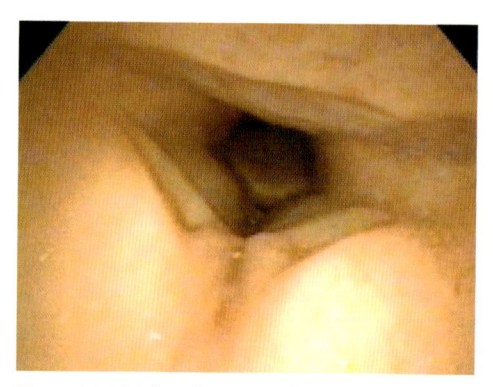

Figura 14.8 Mulher de 71 anos de idade com história de disfonia há quatro meses após infecção do trato respiratório superior, com tosse intensa. Maior parte do edema localizado em região subglótica e em comissura posterior sugerindo RFL. O diagnóstico de cistos saculares bilaterais também é possível.

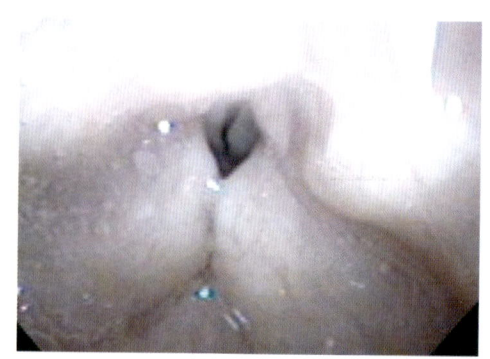

Figura 14.9 Fechamento em tensão das falsas pregas vocais com fonação, coerente com a forma de "disfonia da prega ventricular" de MTD.

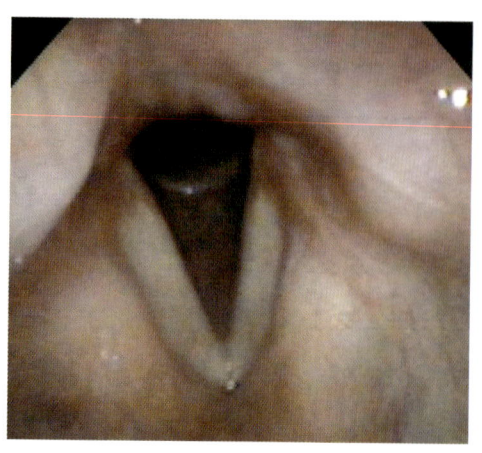

Figura 14.10 Paciente do sexo masculino de 35 anos com quadros recorrentes de disfonia severa cinco vezes por ano, cada episódio com 2-3 semanas de duração.

TRATAMENTO

A fonoterapia é o esteio principal do tratamento das MTDs, com a grande maioria dos pacientes apresentando voz normal na conclusão do tratamento. Se houver uma causa subjacente para a MTD de compensação, como arqueamento, paresia ou paralisia da(s) prega(s) vocal(is), o problema precisará ser resolvido para se atingir a melhor voz possível. Esses tópicos serão abordados em outras seções.

Arqueamento das pregas vocais

DEFINIÇÃO

As pregas vocais perdem retificação e tensão, e não conseguem coaptar completamente durante a fonação.

ASPECTOS CLÍNICOS

À medida que envelhecemos, os músculos enfraquecem, os ligamentos se afrouxam, as arti-

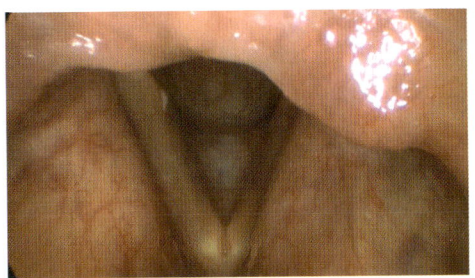

CAPÍTULO 14 Outras Causas Neuromusculares de Disfonia e de Trauma

Figura 14.13 Homem de 91 anos com história de vários anos de piora gradual da disfonia caracterizada primariamente por voz fraca. Arqueamento sutil das pregas vocais bilateralmente.

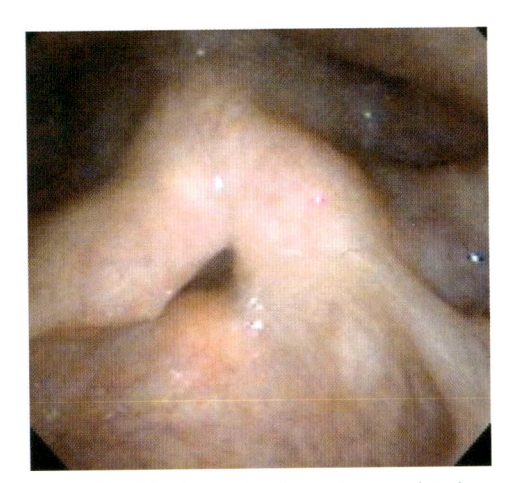

Figura 14.11 Fechamento intenso de supraglote à fonação.

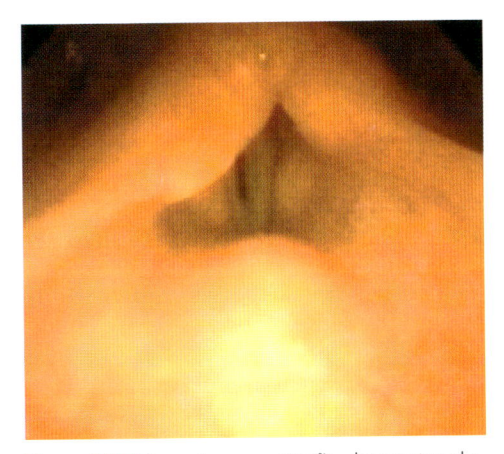

Figura 14.12 Fonação em aspiração, demonstrando movimento vocal normal e capacidade de atingir o fechamento glótico.

culações se endurecem e a condução neural fica mais lenta. A voz normalmente também se altera com o envelhecimento, e a maioria dos ouvintes pode prognosticar a idade do palestrante com base em sua voz, sem ver a pessoa. Há exceções, é claro, e muitos cantores fazem o mesmo sucesso em idade avançada.

Para alguns idosos e pessoas não tão idosas, as pregas vocais se enfraquecem ao ponto de se tornarem arqueadas e incapazes de coaptar adequadamente (Figuras 14.13 a 14.16). Logo a pessoa notará que, à medida que o dia avança, e com muito uso, a voz se cansa e enfraquece. Mais tarde, a voz se torna persistentemente mais suave e perde volume. Em casos graves, especialmente se o paciente for portador de mal de Parkinson, ele poderá ficar praticamente afônico.

DIAGNÓSTICO DIFERENCIAL
Paresia de pregas vocais, paralisia de pregas vocais, sulco vocal, doença de Parkinson.

EXAMES DIAGNÓSTICOS
Geralmente, a laringoscopia é adequada para descartar as outras causas de incompetência glótica. Se houver suspeita de paralisia, o exame diagnóstico apropriado para essa alteração deverá ser conduzido como descrito em outra seção.

TRATAMENTO
O tratamento inicial é a fonoterapia, que ajuda muitos pacientes. Se não for bem-sucedido, deve-se melhorar o fechamento com a injeção de uma substância nas pregas vocais para aumentar seu volume, ou medializá-las pela inserção de implantes para melhorar a voz (Figuras 14.15 a 14.19). A decisão quanto à conduta depende da idade do paciente, da saúde geral e da expectativa de vida, das necessidades vocais e da experiência do cirurgião.

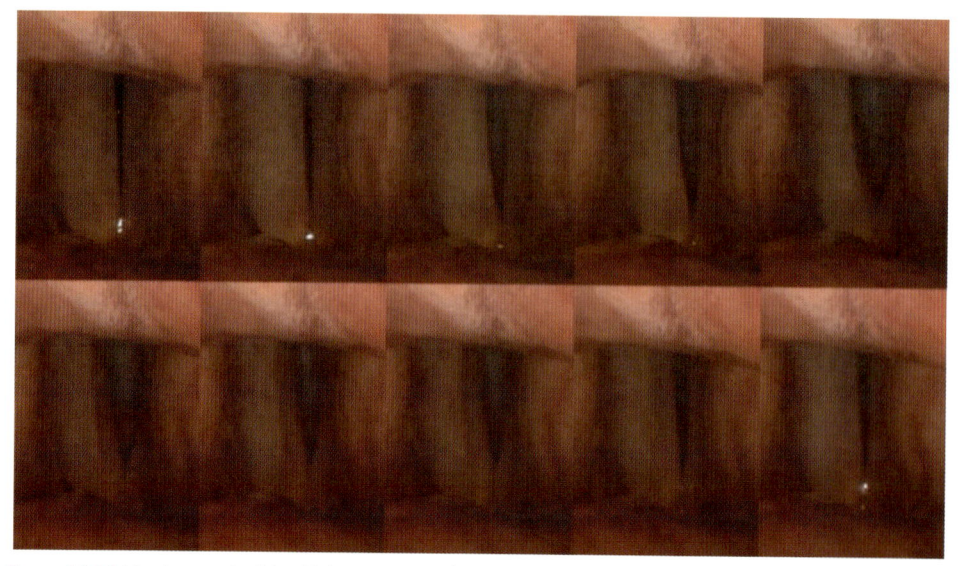

Figura 14.14 Montagem de ciclo glótico em intervalo médio, mostrando fechamento incompleto.

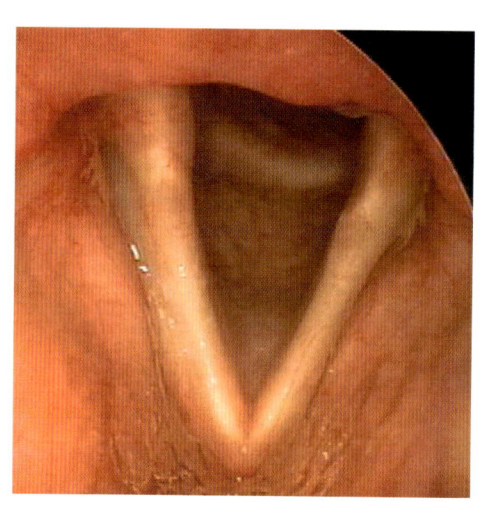

Figura 14.15 Homem de 80 anos com história de disfonia há dois anos e arqueamento bilateral das pregas vocais.

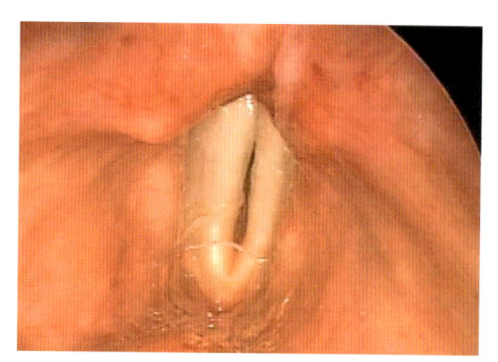

Figura 14.16 Fechamento incompleto.

Movimento paradoxal das pregas vocais

DEFINIÇÃO

O movimento paradoxal das pregas vocais (PVFM) consiste no fechamento das pregas vocais de mobilidade normal durante a inspiração, o que causa estridor inspiratório e dispneia (Figuras 14.20 a 14.21). A descrição clássica desse quadro também inclui a abertura das pregas vocais durante a fonação, causando afonia, mas essa última situação é raramente observada, e a voz geralmente é normal nesses pacientes (Figura 14.22).

ASPECTOS CLÍNICOS

O paciente típico é a adolescente do sexo feminino, embora pacientes de qualquer sexo e idade possam ser afetados. Os episódios são esporádicos e podem ocorrer durante esforços físicos, exacerbações de asma, exposição ao fumo,

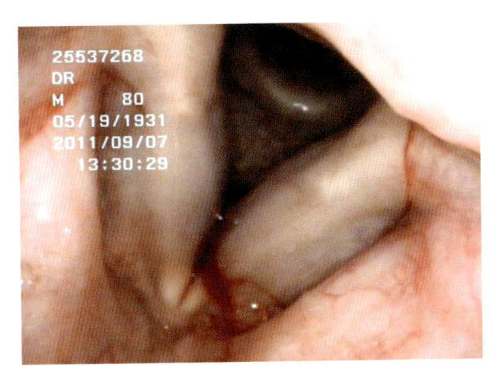

Figura 14.17 Injeções bilaterais nas pregas vocais administradas via percutânea em consultório, com anestesia local por gel de voz Radiesse® (microsferas de hidroxiapatita cálcica sintética), produzindo abaulamento das duas pregas vocais como teste para determinar se a melhora do fechamento levaria à melhora da voz.

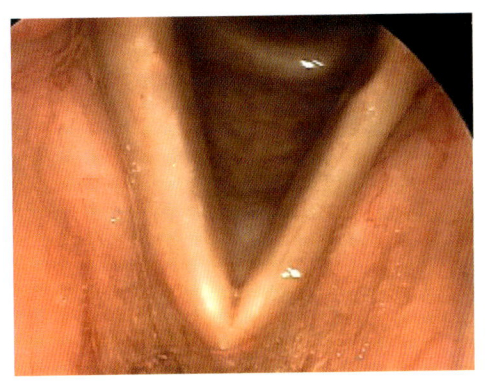

Figura 14.19 Pregas vocais retificadas. A voz permaneceu melhorada, apesar da natureza temporária do material injetado, e o paciente não sofreu outra intervenção.

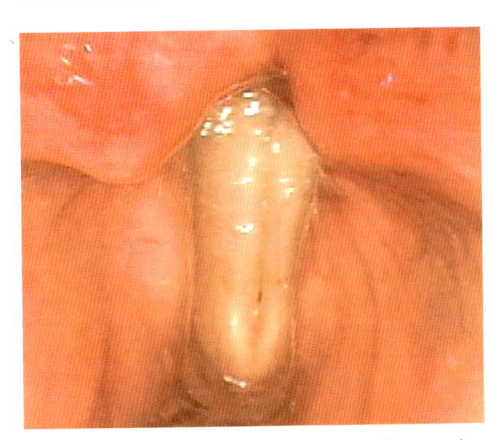

Figura 14.18 Fechamento e voz melhorada um mês após a injeção.

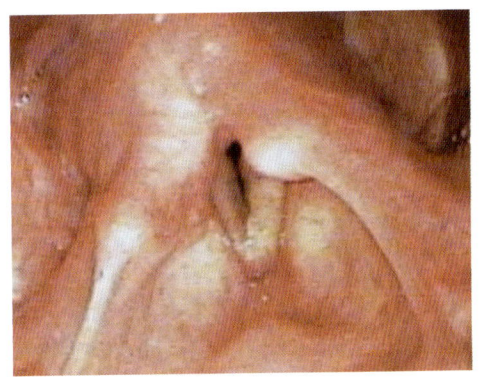

Figura 14.20 Pregas vocais aduzindo durante inspiração.

vapores e fragrâncias, episódios de LPR e estresse emocional. Podem também estar associados a um transtorno de ansiedade e ataques de pânico. Uma vez que a maioria dos pacientes e muitos médicos se referirão ao estridor como "chiados", muitos desses pacientes serão tratados para asma, quando eles não possuem essa doença, semelhantemente aos pacientes com paralisia bilateral das pregas vocais. Entretanto, talvez 50% dos pacientes com PVFM também sejam, na verdade, asmáticos.

Embora a apresentação desses pacientes possa ser muito desgastante, com estridor inspiratório alto e retrações, a saturação de O_2 não diminui muito inferiormente à linha de base do paciente, se ocorrer. O paciente não perde a consciência.

DIAGNÓSTICO DIFERENCIAL
Paralisia bilateral das pregas vocais, estenose da laringe ou da traqueia, distonia respiratória.

EXAMES DIAGNÓSTICOS
A laringoscopia (mais bem executada nesses casos com endoscópio flexível) revela pregas vocais quase sempre repousando em posição paramediana durante a respiração "calma". Com a inspiração profunda, as pregas vocais ge-

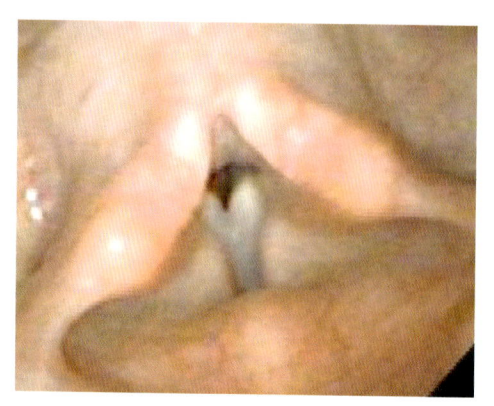

Figura 14.21 Paciente de 24 anos do sexo feminino. Durante a inspiração, as pregas vocais se aduziram, mas com a glote posterior patente (postura soprosa) causando estridor inspiratório, mas permitindo passagem adequada de ar.

ralmente se aproximam, seja decorrente do efeito de Bernoulli ou da atividade dos adutores (Figuras 14.20 e 14.21). Ao inspirar profundamente pelo nariz ("*sniffing*"), as pregas vocais geralmente abduzem, exceto nos casos mais graves. Se isso não acontecer, pedir ao paciente para tossir causará uma ampla abertura das pregas, antes ou após a tosse. Às vezes, as pregas vocais acabarão por se abrir normalmente quando observadas por tempo suficiente (Figuras 14.23 e 14.24). Se o estridor se resolver quando as pregas vocais abduzirem, a obstrução estará localizada na glote e será coerente com o quadro de PVFM. Se persistir com a glote aberta, a origem do estridor deverá estar na subglote ou traqueia e deverá ser mais bem investigada. Se nenhuma das manobras resultar em abertura da glote, o paciente poderá apresentar uma paralisia bilateral das pregas vocais, o que é muito mais grave. Vários transtornos neurológicos já foram relatados como causadores de PVFM e deverão ser avaliados na presença de outros sinais neurológicos, ou caso o quadro não responda ao tratamento usual.

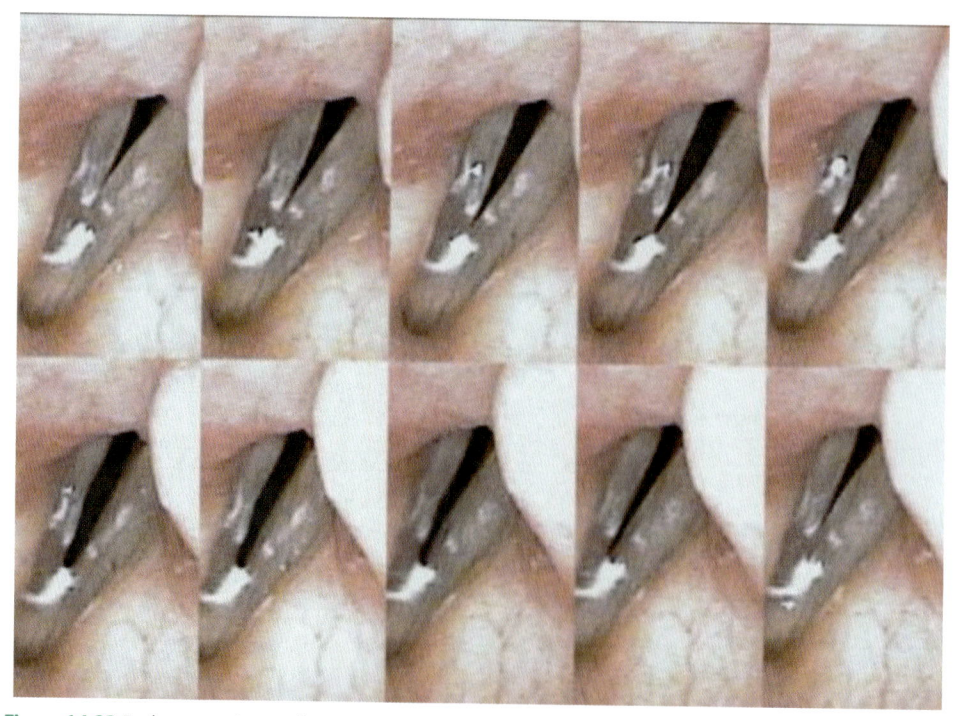

Figura 14.22 Fechamento incompleto com fenda posterior durante a fonação e voz fraca soprosa.

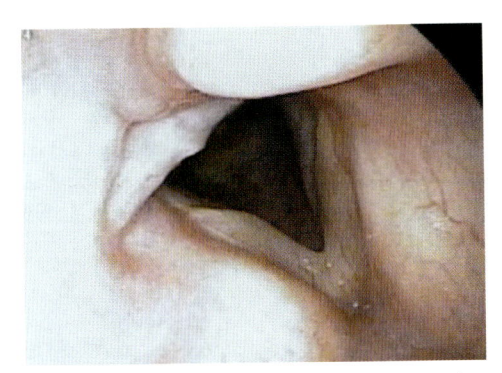

Figura 14.23 Abdução completa entre episódios de tosse, demonstrando movimento normal das pregas vocais e via aérea normal.

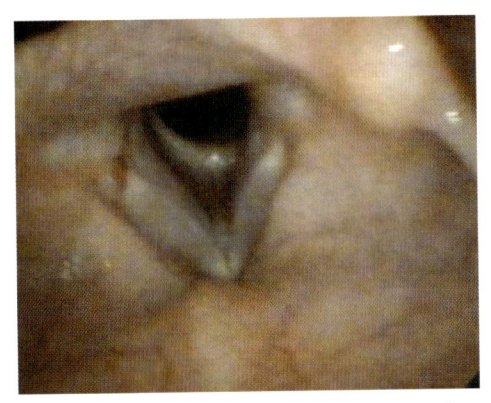

Figura 14.24 Abdução normal por vezes observada durante a respiração, demonstrando movimento e via aérea normais.

TRATAMENTO

O tratamento para PVFM é a "fonoterapia", que utiliza técnicas de relaxamento para ajudar o paciente a relaxar os adutores e permitir a abertura das pregas vocais. Na maioria das vezes esses procedimentos são bem-sucedidos. Nos casos recalcitrantes, uma avaliação psicológica deverá ser considerada. Existem também casos muito raros de distonia respiratória, uma distonia focal que causa o mesmo quadro descrito anteriormente. Essa distonia pode ser observada em pacientes portadores de outras distonias, como blefarospasmo e disfonia espasmódica.

Essa distonia verdadeira não responde à fonoterapia e pode reagir a injeções de botox. Há também casos de pacientes com síndrome de Munchhausen que apresentam estridor inspiratório e que são intubados com frequência, chegando até, às vezes, a serem submetidos à traqueotomia.

Deve-se observar que pneumologistas e alergistas se referem ao PVFM como "disfunção de prega vocal", uma frase infeliz, muito geral e nada descritiva. Os otorrinolaringologistas continuam a utilizar o termo muito mais preciso de "movimento paradoxal das pregas vocais".

Trauma laríngeo

DEFINIÇÃO

O trauma laríngeo pode ser externo (contuso ou penetrante) ou interno. Em geral, o externo é resultado de acidentes (automotivos, bicicletas, vários esportes incluindo aqueles com varas, barras, raquetes e bolas de vários e diferentes tamanhos) ou de assaltos (armas de fogo, facas, punhos cerrados, pontapés, barras e os mesmos implementos utilizados para a prática de esportes). Em geral, o trauma interno é iatrogênico (intubação, cirurgia laríngea malconduzida, broncoscopia rígida, laringoscopia ou esofagoscopia) ou por causa da inalação de vapores cáusticos, fumaça de incêndios ou tabaco, ou ingestão de substâncias químicas cáusticas.

ASPECTOS CLÍNICOS

O trauma externo pode ser leve, como uma hemorragia de pregas vocais após colisão na laringe de uma bola de beisebol, sem fraturas, ou uma lesão potencialmente fatal das cartilagens laríngeas, quando os pacientes colidem com a laringe em uma quina durante uma queda (Figuras 14.25 a 14.28). Os pacientes podem-se apresentar com a voz levemente rouca ou em angústia respiratória intensa (Figura 14.29). Muitos casos de trauma laríngeo grave nunca chegam a um centro médico, indo a óbito no cenário do trauma.

Em geral, o trauma interno iatrogênico não é potencialmente fatal, mas ainda pode causar problemas de voz significativos. As pregas vocais podem ser laceradas, e a cartilagem arite-

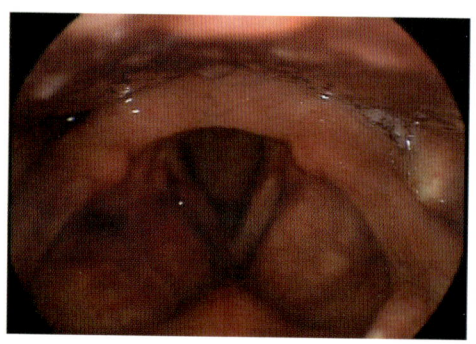

Figura 14.25 Trauma contuso externo (pancada no pescoço) duas semanas antes da apresentação clínica em jogador de futebol de 22 anos, resultando em hemorragia do lado direito da laringe (pregas vocais falsas e verdadeiras). O paciente queixa-se de dor e rouquidão.

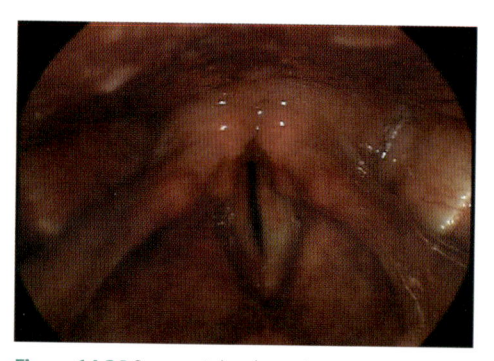

Figura 14.26 Sem prejuízo de onda mucosa.

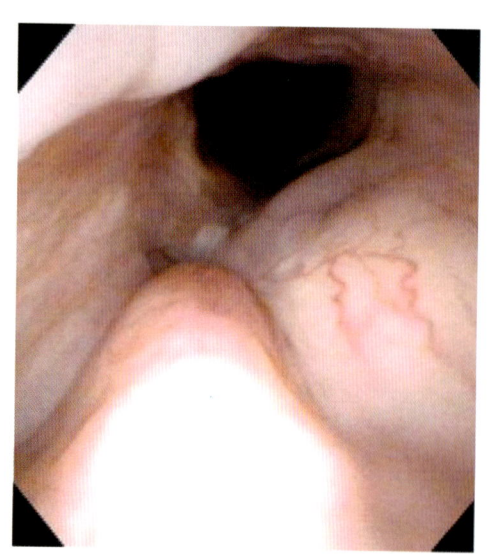

Figura 14.27 Paciente do sexo masculino de 28 anos com laceração autoinfringida na cartilagem tireoide e comissura anterior destacada, duas semanas após redução aberta com fixação interna.

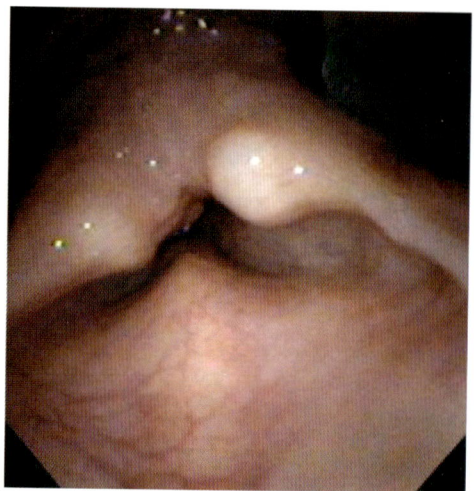

Figura 14.28 Fonação, compressão supraglótica, duas semanas após redução aberta com fixação interna.

noide deslocada, embora isto seja um assunto muito controverso. Os pacientes podem apresentar queixas vocais imediatamente após um procedimento cirúrgico com intubação endotraqueal, ou o problema pode-se desenvolver nas semanas seguintes.

DIAGNÓSTICO DIFERENCIAL

O aparecimento de sintomas imediatamente após o trauma torna a etiologia mais clara. A história pode ser menos esclarecedora, se o paciente estiver inconsciente ou se a intervenção (intubação, exploração do pescoço) ocorreu entre o momento do trauma e a avaliação pelo clínico que está examinando a laringe.

EXAMES DIAGNÓSTICOS

Se a via aérea se mostrar estável, o paciente deverá ser avaliado acordado com laringoscopia (Figuras 14.25 e 14.26) e, no caso de trauma externo, TC, para avaliar a extensão da lesão e planejar o tratamento (Figura 14.29). Se a via

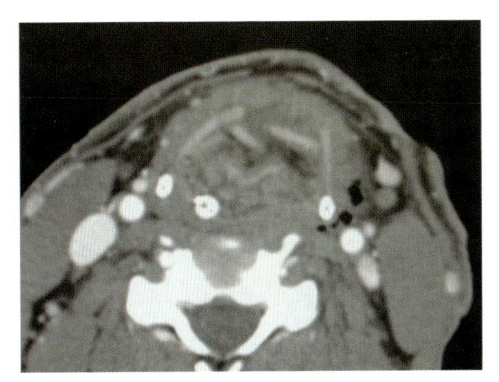

Figura 14.29 Corte de TC axial (realizada após traqueotomia de emergência em hospital externo, antes do reparo) demonstrando múltiplos fragmentos de cartilagem tireóidea deslocadas posteriormente para o lúmen da laringe.

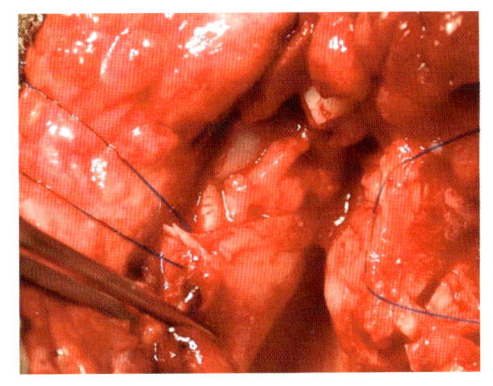

Figura 14.30 Laringe aberta por laceração. Suturas bilaterais de prolene 4-0 nos ligamentos vocais anteriores. Posteriormente, foram realizadas suturas pelas porções anteriores das falsas pregas vocais e pecíolo.

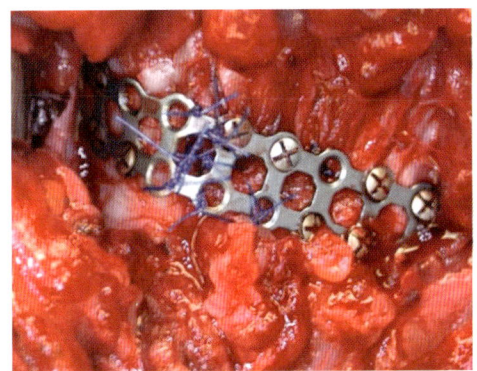

Figura 14.31 Após redução de cartilagem tireoide lacerada, suturas a partir do interior da laringe atadas ao redor da placa, no lado externo.

aérea não estiver estável, o paciente acordado deverá ser submetido a uma traqueotomia e exploração da laringe sem qualquer exame por imagens (Figura 14.33).

TRATAMENTO

Para hemorragias leves, é suficiente a observação simples e um relativo repouso vocal, enquanto que, para lesões mais graves, com possibilidade de perda de via aérea, recomendar-se-á uma traqueotomia com o paciente acordado. A tentativa de intubar o paciente com lesão grave pode resultar em obstrução completa. Uma vez assegurada a via aérea, uma laringoscopia direta será realizada para avaliar lesões internas. O tratamento definitivo visa a restaurar a laringe à sua configuração original, reparando as lesões mucosas com sutura absorvível e a estrutura laríngea com suturas ou miniplacas. Todo cuidado deverá ser dedicado ao restabelecimento da comissura anterior (Figura 14.30 a 14.35). Em caso de lesão mucosa intensa e estrutura instável, *stents* poderão ser necessários por algumas semanas.

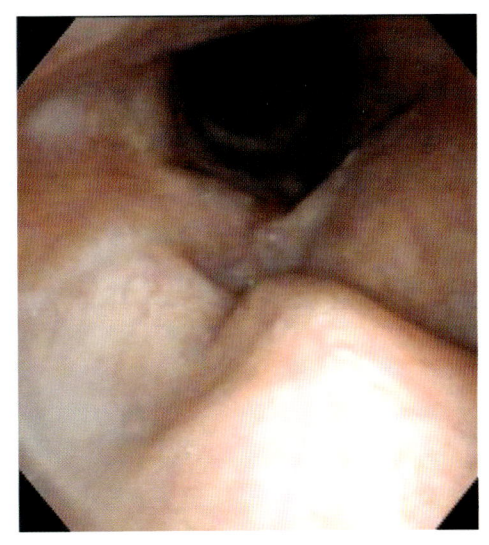

Figura 14.32 Seis meses após a lesão, com via aérea normal.

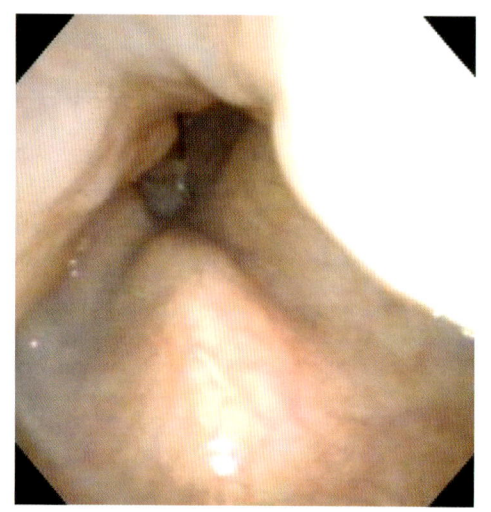

Figura 14.33 Fechamento quase completo.

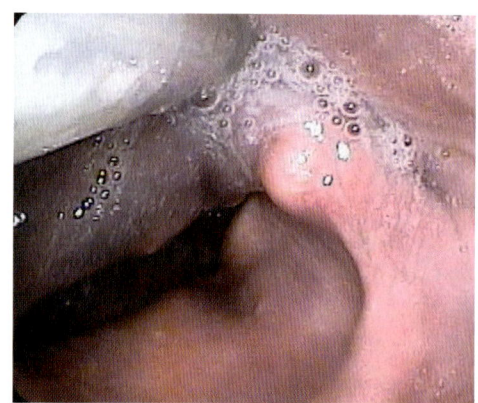

Figura 14.34 Hematoma laríngeo à direita em um homem de 66 anos de idade que sofreu queda batendo a laringe contra a borda de uma mesa, fraturando a cartilagem tireoide e se apresentando com piora da obstrução da via área por causa do hematoma. Foi submetido a uma traqueotomia acordado, redução aberta e fixação da fratura com miniplacas e parafusos. Foto obtida quatro dias após a lesão e a cirurgia.

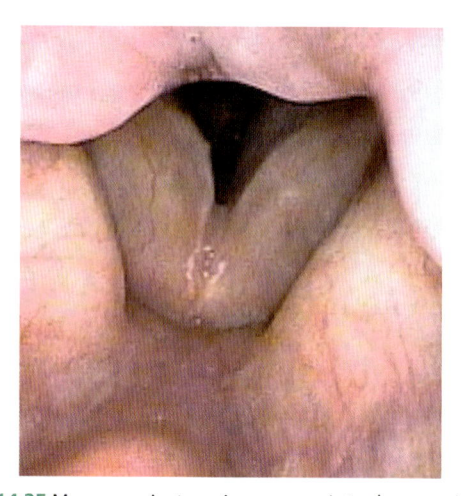

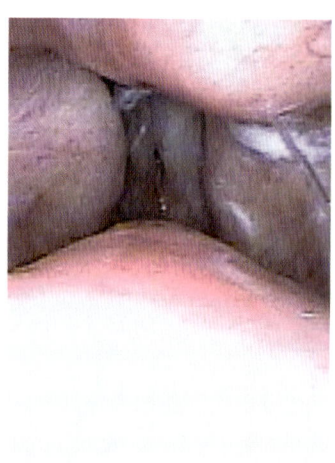

Figura 14.35 Mesmo paciente, seis meses mais tarde, com via aérea patente e fechamento satisfatório.

Cuidados conservadores geralmente resultam na cicatrização das lesões mucosas, mas podem resultar em formação de cicatrizes, que são muito difíceis de tratar. A ingestão de cáusticos é potencialmente fatal, com ácidos e bases fortes causando edema agudo e cicatrizes crônicas. O esôfago também está em risco.

Leitura sugerida

Belafsky PC, Postma GN, Koufman JA. 2001. The validity and reliability of the reflux finding score (RFS). Laryngoscope 111:1313-1317.

SEÇÃO 4

OTOLOGIA E OTONEUROLOGIA

CAPÍTULO 15

Exame da Orelha Normal e Transtornos da Orelha Externa

Anthony Chin-Quee ▪ Foluwasayo E. Ologe ▪ Michael D. Seidman

- Exame da orelha normal
- Orelha interna normal
- Perda de audição e opções de prótese auditiva
- Hematoma auricular
- *Helicis nodularis* crônica
- Otite externa
- Osteoma
- Exostose
- Otite externa necrosante
(antes conhecida como otite externa maligna)

Exame da orelha normal

O pavilhão auricular é uma estrutura cartilaginosa que serve para captar e direcionar as ondas sonoras para o meato acústico externo (MAE) (Figura 15.1).

A orelha média converte as ondas sonoras em energia mecânica e amplifica o som antes de ele ser transmitido para a orelha interna. Isto acontece por meio da relação delicada entre a membrana timpânica, os ossículos e a janela oval (Figura 15.2).

A membrana timpânica é composta por três camadas: a camada epitelial lateral de células escamosas, a camada mucosa medial, que fica de frente para a orelha média, e a camada fibrosa ou túnica própria que fica entre as outras duas e é composta por fibras circulares e radiais. A maior parte da membrana timpânica contém essas três camadas (*pars tensa*), com exceção de uma pequena porção triangular da membrana, localizada superiormente ao processo lateral do martelo, que não possui a camada fibrosa (*pars flaccida*).

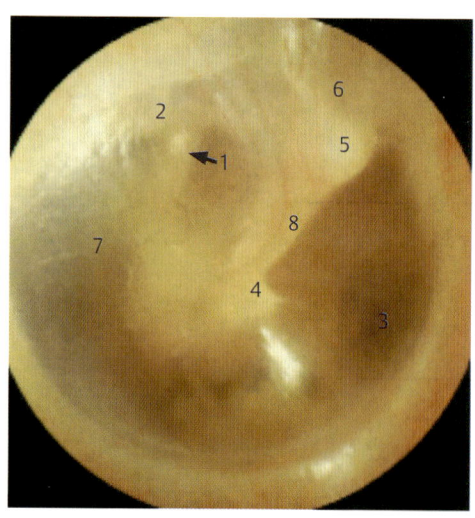

Figura 15.2 Orelha média direita normal visualizada por otoscopia. 1- crura posterior do estribo, 2- processo longo da bigorna, 3- *pars tensa*, 4- umbigo do tímpano, 5- processo lateral do martelo, 6- *pars flaccida*, 7- janela redonda, 8- manúbrio do martelo.

Alterações nas orelhas externa e média podem ser quase sempre diagnosticadas pelo exame físico. A avaliação complementar com exame audiológico frequentemente é necessária. Tipicamente, isto inclui: audiograma, timpanograma e reflexos acústicos. Um exame diagnóstico complementar, como TC ou RM, pode ser importante para a avaliação.

Orelha interna normal

A orelha interna se localiza no osso temporal petroso, e é composta por um labirinto ósseo contínuo, no interior do qual existe um labirinto membranoso. As estruturas nesse labirinto incluem: cóclea, canais semicirculares superior, posterior e lateral, saco e ducto endolinfáticos e o vestíbulo (incluindo o utrículo e o sáculo). A cóclea é o órgão da audição, enquanto o restante das estruturas da orelha interna funciona para

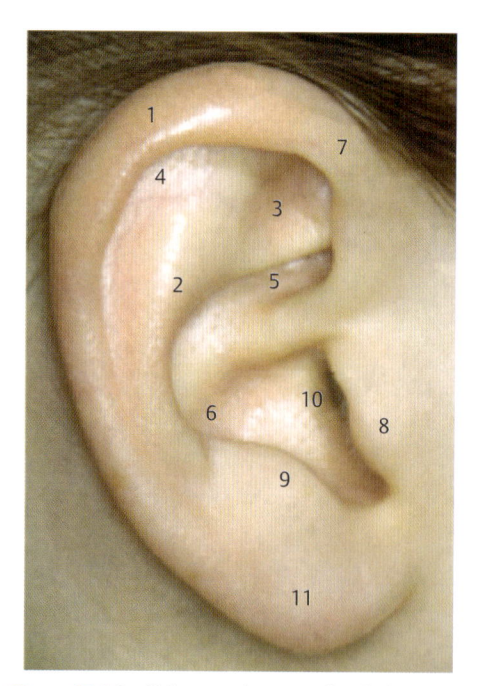

Figura 15.1 Pavilhão auricular normal. 1- hélice, 2- anti-hélice, 3- fossa triangular, 4- fossa escafoide, 5- cartilagem da concha, 6- cavidade conchal, 7- pilar helical, 8- trago, 9- antítrago, 10- meato acústico externo, 11- lóbulo.

manter balanço e equilíbrio. Os órgãos da orelha interna recebem inervação dos nervos que transitam pelo meato acústico interno. Esses nervos incluem os nervos vestibulares superior e inferior e o nervo coclear, todos eles compondo o VIII nervo craniano. O nervo facial também percorre o meato acústico interno; porém ele não inerva diretamente nenhuma das estruturas mencionadas (Figura 15.3).

Os transtornos da orelha interna podem, com frequência, causar perda de audição e/ou vertigem. O termo "tontura" é utilizado com frequência pelos pacientes para descrever a sensação de "sala girando", sensação de cabeça leve, instabilidade, sensação de estar alcoolizado, confusão, entontecimento, sensação de estar sendo puxado, sensação de estar andando em uma cama d'água, sensação de estar flutuando, de estar em um barco ou de ter saído de uma montanha russa etc. Tipicamente, descrever a sensação que estão sentindo é muito difícil para a maioria das pessoas com problemas de equilíbrio. Vertigem é o termo que descreve a sensação anormal de movimento e pode ser bem difícil de descrever pelos pacientes. A vertigem verdadeira é com frequência distinguida na história de "sensação de sala girando" aos olhos do paciente. Uma sensação generalizada de desequilíbrio ou de tontura nem sempre se deve a uma doença da orelha interna. Uma vez que a sensação de *equilíbrio* seja mantida por interações complexas entre a orelha interna, o sistema de propriocepção somatossensorial e o sistema visual, é essencial que o médico determine a fonte da anormalidade de equilíbrio, por anamnese e exame físico completos. Sintomas otológicos associados, como perda ou flutuação da audição, zumbido, plenitude ou pressão auricular, deverão levantar suspeita de uma causa otológica. É também vital indagar quanto a histórico de infecção recente, trauma, uso de medicamentos ototóxicos ou polifarmácia. Antes da avaliação por um otorrinolaringologista, um exame diagnóstico extenso sobre causas não otológicas da vertigem deverá ser realizado por um clínico geral.

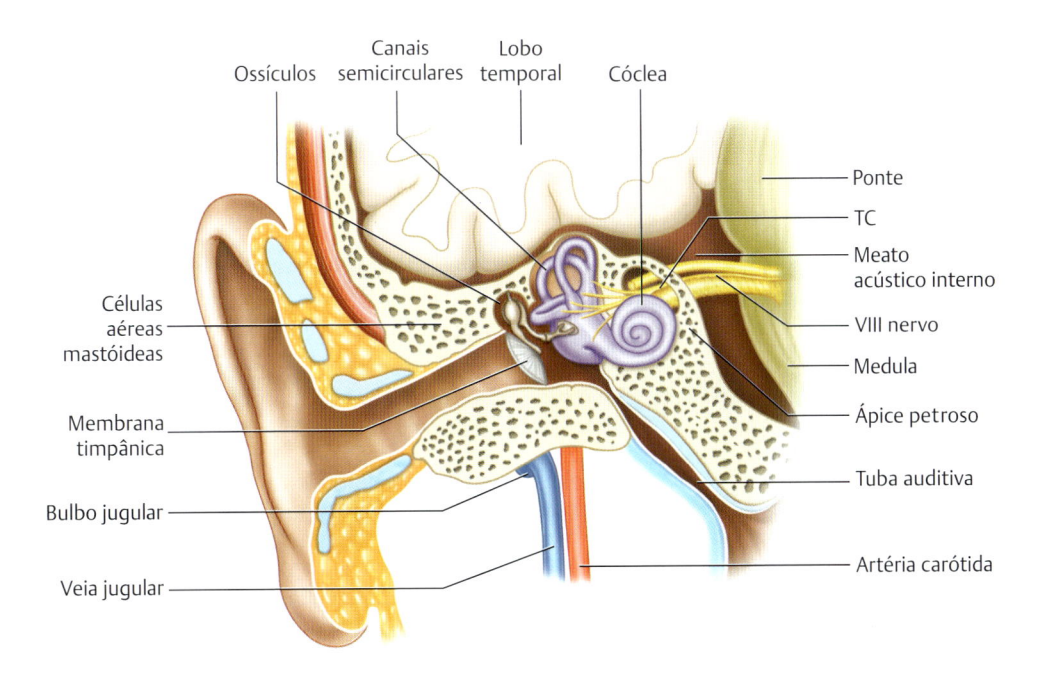

Figura 15.3 Corte coronal do osso temporal com estruturas normais das orelhas externa, média e interna.

A avaliação do otorrinolaringologista incluirá um exame otorrinolaringológico completo da cabeça e do pescoço e um exame otoneurológico direcionado, incluindo testes dos nervos cranianos, movimentos oculares e verificação de equilíbrio. Outros testes objetivos que podem ser realizados são: exame audiológico abrangente, potenciais evocados auditivos do tronco encefálico, ENG, provas rotatórias, posturografia em plataforma e eletrococleografia. Se, uma vez concluída a extensa avaliação, a fonte da anormalidade de equilíbrio continuar obscura, a investigação por imagens de TC ou RM poderá ser solicitada.

Perda de audição e opções de prótese auditiva

Para pacientes com perda crônica de audição, há várias opções de dispositivos de amplificação. O processo pelo qual uma prótese auditiva pode ser indicada para os pacientes consiste, tipicamente, em um exame audiométrico que demonstre a perda auditiva (com validade para indicação de prótese de seis meses), avaliação e indicação médica para a seleção da prótese, o que será feito por um audiologista, que fará a escolha dentro de uma miríade de opções de próteses auditivas para a orelha interna. Além das opções tradicionais de próteses auditivas, existe também a opção da prótese auditiva SoundBite. Essa prótese é projetada para pacientes com perda auditiva unilateral e funciona transmitindo o som de um microfone na orelha para um dispositivo dentário que amplia o som por vibração.

Existem também várias próteses auditivas cirurgicamente implantáveis. Para perdas auditivas unilaterais, a prótese auditiva ancorada em osso (BAHA) pode-se mostrar como opção apropriada. Às vezes, os pacientes não gostam da ideia da necessidade de um pino de metal, projetando-se para fora da pele, caso em que os recursos auditivos Attract ou Sophono BAHA poderão ser considerados – esses dispositivos utilizam ímãs para conectar o processador, em vez de um pino. Existe também uma opção cirúrgica totalmente implantável, o Envoy Esteem, que envolve a implantação de fios condutores e transdutores entre os ossículos e fornece amplificação utilizando o tímpano como microfone natural.

Pacientes que sofrem de perda auditiva severa à profunda em ambas as orelhas e são poucos, ou nada, beneficiados pelo uso de próteses auditiva, podem ser candidatos ao implante coclear. Os critérios para implante incluem: 1 ano de idade, pelo menos; surdez pré ou pós-lingual em adultos ou crianças, perda auditiva moderada à profunda bilateral (se o paciente tiver mais de dois anos de idade) e perda auditiva profunda bilateral (antes dos dois anos de idade). O exame audiológico deve demonstrar perda de tons puros de uma média de 70 dB ou pior em três frequências na orelha de audição melhor, um índice de discriminação de fala inferior a 50% na orelha a receber o implante (tipicamente a que ouve melhor) e um índice de discriminação da fala com prótese inferior a 60% auditiva. Antes da cirurgia, uma TC de alta resolução dos ossos temporais é realizada para excluir agenesia coclear completa e anormalidades do nervo coclear. Além disso, por causa do risco aumentado de meningite pós-operatória em pacientes com implante coclear, a vacinação contra *Streptococcus pneumoniae* geralmente é exigida antes da cirurgia. Outros riscos da cirurgia incluem: infecção do sítio cirúrgico, paralisia facial e otoliquorreia (Figuras 15.4 e 15.5).

Hematoma auricular

DEFINIÇÃO E CARACTERÍSTICAS CLÍNICAS

Um hematoma auricular é uma coleção de sangue entre a cartilagem auricular e o pericôndrio associado. Este quadro é tipicamente secundário a um trauma contuso da orelha externa e visto, com frequência, em atletas que usam capacete de proteção mal ajustado ou nenhuma proteção. O hematoma se forma quando uma força tangencial é aplicada ao pavilhão auricular. A superfície externa do pavilhão auricular é desprovida de camadas de tecido subcutâneo; por isso, quando essa força tangencial é aplicada contra o pavilhão auricular, ela é diretamente transmitida ao pericôndrio e à cartilagem

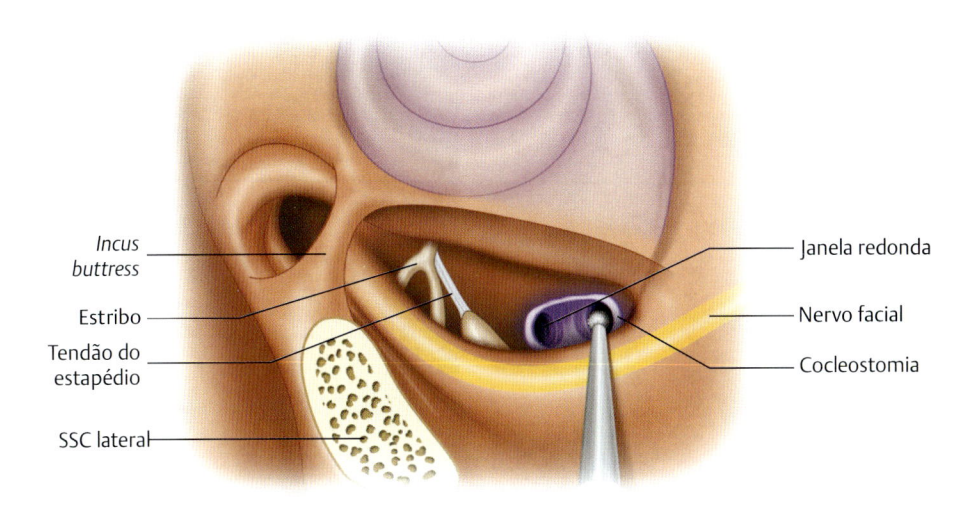

Figura 15-4 Abordagem via recesso facial para inserção de implante coclear.

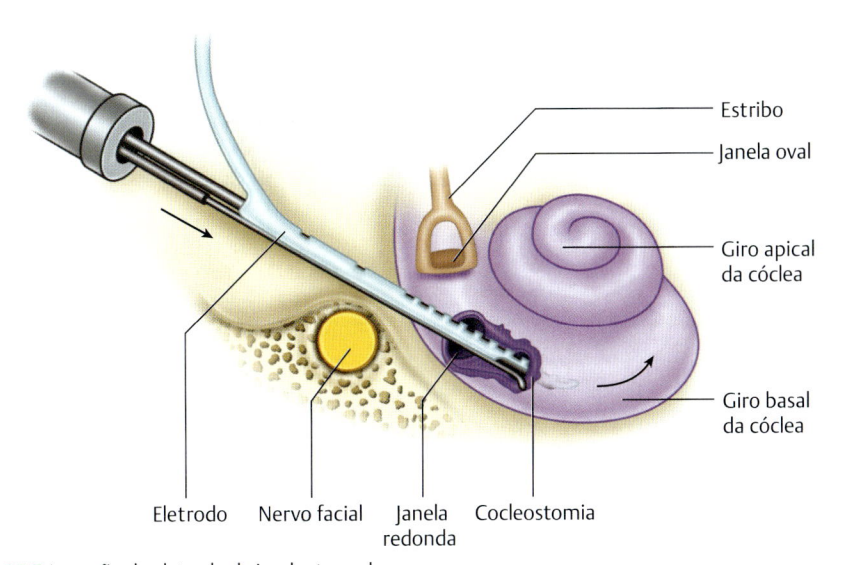

Labels (Figura 15-4):
- Incus buttress
- Estribo
- Tendão do estapédio
- SSC lateral
- Janela redonda
- Nervo facial
- Cocleostomia

Figura 15.5 Inserção de eletrodo de implante coclear

Labels (Figura 15.5):
- Estribo
- Janela oval
- Giro apical da cóclea
- Giro basal da cóclea
- Eletrodo
- Nervo facial
- Janela redonda
- Cocleostomia

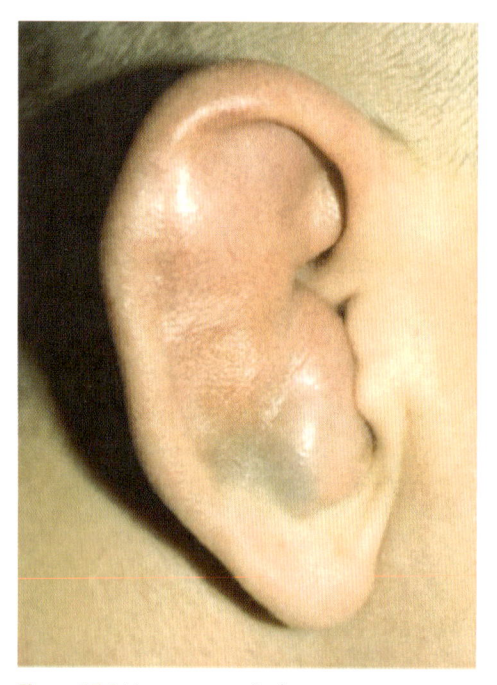

Figura 15.6 Hematoma auricular.

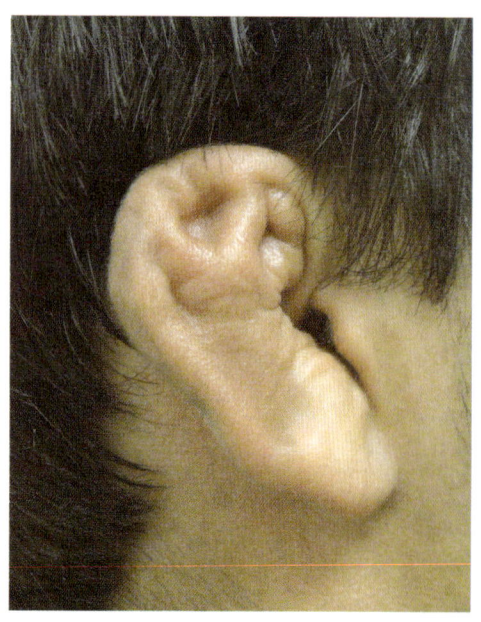

Figura 15.7 Orelha em couve-flor.

subjacente. Ocorre ruptura de pequenos vasos sanguíneos do pericôndrio, levando ao extravasamento de sangue e subsequente descolamento do pericôndrio da cartilagem.

Normalmente, o paciente se apresenta com uma massa de consistência amolecida, morna, flutuante e dolorosa na superfície externa do pavilhão auricular, relatando história recente de trauma (Figura 15.6).

DIAGNÓSTICO DIFERENCIAL
Abscesso subpericondral, pericondrite, orelha em couve-flor.

EXAMES DIAGNÓSTICOS
Atualmente, nenhum exame diagnóstico complementar é recomendado para o exame minucioso de hematoma auricular.

TRATAMENTO
O tratamento do hematoma auricular inclui a evacuação do hematoma e a prevenção contra novo acúmulo da lesão. Embora a aspiração com agulha seja amplamente praticada, esse não é o modo de evacuação recomendado, por causa do alto risco de novo acúmulo de sangue e infecção. A incisão e a drenagem são processos geralmente realizados após injeção de lidocaína, com uma pequena incisão cutânea retroauricular. Essa incisão deverá ser feita pelo pericôndrio até o nível da cartilagem, com drenagem completa do sangue. O reacúmulo pode ser prevenido de várias maneiras, incluindo aplicação não invasiva de moldes de gesso ou *splints* de silicone, curativos de reforço, colocação de drenos e sutura de espessura total. A profilaxia com antimicrobianos orais é administrada geralmente por vários dias após o procedimento. O paciente deverá ser reavaliado em pelo menos três dias, para controle do reacúmulo e pericondrite. As complicações em longo prazo do hematoma auricular incluem a formação de neocartilagem (orelha em couve-flor), necrose de cartilagem, condrite, eritema, perda auditiva e aumento do risco de otite externa (Figura 15.7).

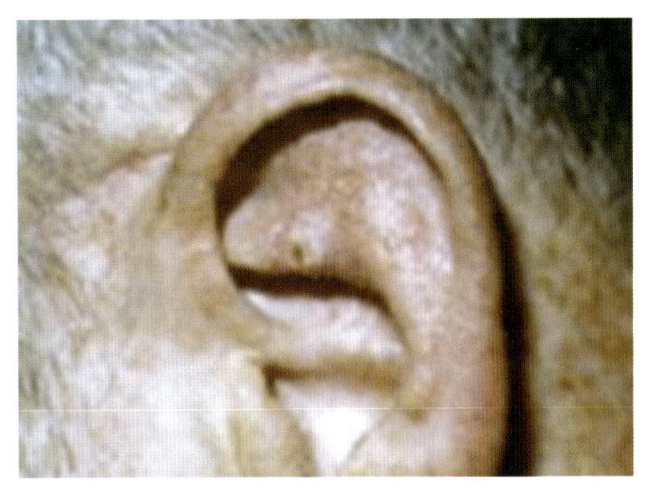

Figura 15.8 *Helicis nodularis* crônica da anti-hélice.

Helicis nodularis crônica

DEFINIÇÃO E CARACTERÍSTICAS CLÍNICAS
Trata-se de um transtorno benigno crônico da hélice ou da anti-hélice da orelha externa. O transtorno se apresenta, tipicamente, como um nódulo doloroso que cresce rapidamente até seu tamanho máximo e então permanece estável. O início é precipitado pela exposição da projeção mais proeminente da orelha à pressão, trauma ou frio. As lesões são geralmente unilaterais, e o paciente quase sempre admite dormir do lado da orelha afetada. Os nódulos são firmes, sensíveis e redondos, com borda elevada e úlcera central.

DIAGNÓSTICO DIFERENCIAL
Ceratose actínica, fibroxantoma atípico, carcinoma de células basais, carcinoma de células escamosas, carcinoma de células de Merkel, condromalacia cística, nódulo elastótico, ceratoacantoma, dermatoses perfurantes, pseudocisto do pavilhão auricular.

EXAMES DIAGNÓSTICOS
Em geral, uma biópsia costuma ser realizada para estabelecer o diagnóstico.

TRATAMENTO
O tratamento clínico da *helicis nodularis* crônica está focado no alívio dos sintomas. Antimicrobianos tópicos, esteroides tópicos ou intralesionais, injeções de colágeno e crioterapia já foram utilizados para aliviar a dor e o desconforto. Além disso, travesseiros sob medida e prótese de alívio da pressão estão disponíveis para aliviar os sintomas. Se esse alívio não for possível com o tratamento conservador, será necessária intervenção cirúrgica. Excisão em cunha, curetagem, eletrocauterização, ablação com *laser* de CO_2 e excisão da pele e da cartilagem afetadas já foram utilizadas no tratamento desses nódulos. O índice de recorrência é alto, a menos que todas as cartilagens danificadas sejam removidas e a pressão seja aliviada (Figura 15.8).

Otite externa

DEFINIÇÃO E CARACTERÍSTICAS CLÍNICAS
A otite externa é um transtorno inflamatório e, com frequência, infeccioso do MAE. O episódio estimulante é a ruptura do epitélio do MAE, que permite a infecção bacteriana, levando ao eritema progressivo e edema das camadas epitelial e subcutânea. Infecções fúngicas também são, por vezes, observadas como uma infecção oportunista após o tratamento de uma infecção bac-

teriana anterior. Em geral, o paciente se apresenta com sintomas de prurido, otalgia, perda auditiva, plenitude auricular, formação de tecido de granulação e otorreia. No exame físico, os achados típicos incluem: resíduos de células escamosas, otorreia, edema do meato e, no cenário de otite externa necrosante (antigamente conhecida como otite externa maligna), neuropatias cranianas.

DIAGNÓSTICO DIFERENCIAL
Otite externa necrosante, otite média, rolha de cerume, corpo estranho, trauma e exostoses.

EXAMES DIAGNÓSTICOS
De modo geral, culturas não são rotineiramente indicadas; entretanto, nos casos de infecções persistentes ou refratárias, é razoável considerar essa avaliação, para detecção do tipo de bactéria ou fungo presente.

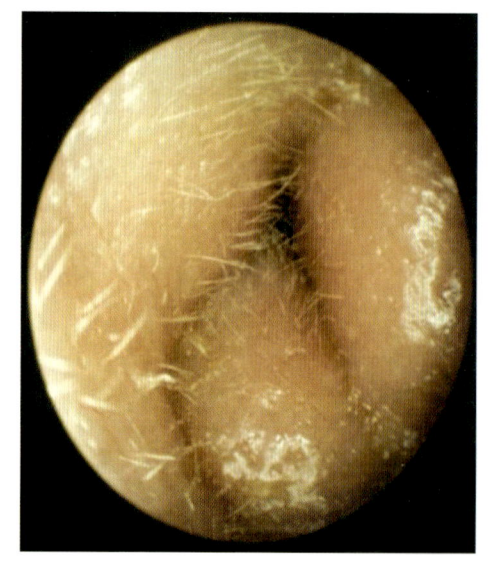

Figura 15.9 Otite externa com edema significativo do MAE.

TRATAMENTO
O desbridamento do MAE é o tratamento inicial, pois facilita a remoção de agentes infecciosos, assim como permite a instilação de medicamentos tópicos. Após o procedimento, o esteio da terapia é a aplicação de um antibiótico em gotas com cobertura para *Pseudomonas aeruginosa* (o tipo mais comum de bactéria observado). A otite externa fúngica pode ser tratada com desbridamento e antifúngicos tópicos. As complicações incluem: celulite, pericondrite, fibrose do meato medial, perfuração da membrana timpânica e otite externa necrosante (no passado conhecida como otite externa maligna) (Figuras 15.9 e 15.10).

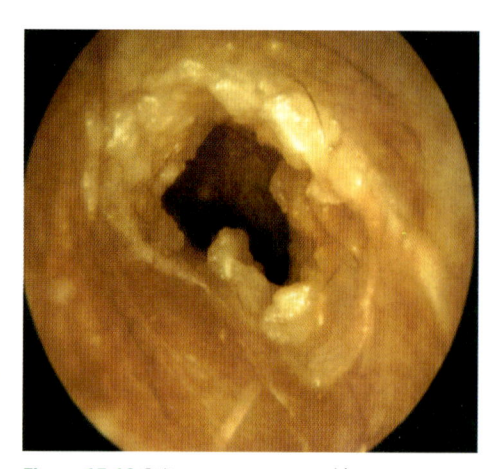

Figura 15.10 Otite externa, com resíduos escamosos no MAE.

Osteoma

DEFINIÇÃO E CARACTERÍSTICAS CLÍNICAS
Osteomas são neoplasias ósseas benignas de crescimento lento que podem ser encontrados no MAE. Geralmente, eles surgem como lesões únicas pedunculadas, localizadas a partir das linhas de sutura timpanomastoide ou timpanoescamosa. Essas massas são encontradas quase sempre por acaso, mas podem causar sintomas relacionados com o grau de obstrução do MAE.

Os pacientes podem-se queixar de perda auditiva ou de otites externas recorrentes, em razão da inabilidade das células epiteliais escamosas em migrar lateralmente, com colonização infecciosa subsequente. Exostoses, embora histologicamente similares, são tipicamente múltiplas, diferentemente do osteoma, cuja característica é de crescimento ósseo isolado.

DIAGNÓSTICO DIFERENCIAL

Exostoses, osteossarcoma, síndrome de Gardner.

EXAMES DIAGNÓSTICOS

Se houver suspeita de perda auditiva, deve-se realizar uma audiometria. Uma TC pode ser realizada, para avaliar a origem e a extensão da lesão, antes de qualquer consideração quanto à remoção cirúrgica (raramente necessária).

TRATAMENTO

Os osteomas sintomáticos podem ser removidos cirurgicamente, com a abordagem cirúrgica sendo determinada pela localização e extensão da massa. Essas abordagens geralmente incluem meatoplastia por via transmeatal ou abordagem retroauricular. A abordagem determinada pelo cirurgião permitirá a melhor exposição possível da massa, dado o tamanho e localização no MAE. As complicações da intervenção cirúrgica incluem otite externa recorrente, estenose do meato e dano às estruturas ao redor (ou seja, articulação temporomandibular, nervo facial, membrana timpânica, cadeia ossicular) (Figuras 15.11 e 15.12).

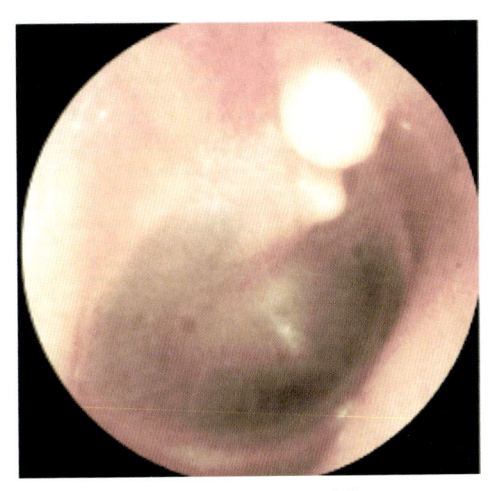

Figura 15.11 Osteoma do MAE medial superior.

Exostose

DEFINIÇÃO E CARACTERÍSTICAS CLÍNICAS

Exostoses são o resultado de hiperplasia do periósteo e osso subjacente do MAE. Essas lesões são múltiplas, lisas, de base ampla e recobertas pelo epitélio. Elas são vistas com mais frequência em pacientes com história de exposição ao frio, umidade e ventos fortes, sendo comum a denominação de "orelha de surfista". Exostoses sintomáticas se apresentam de forma semelhante à dos osteomas – os pacientes podem apresentar perda auditiva ou dor após quadros de otites externas recorrentes.

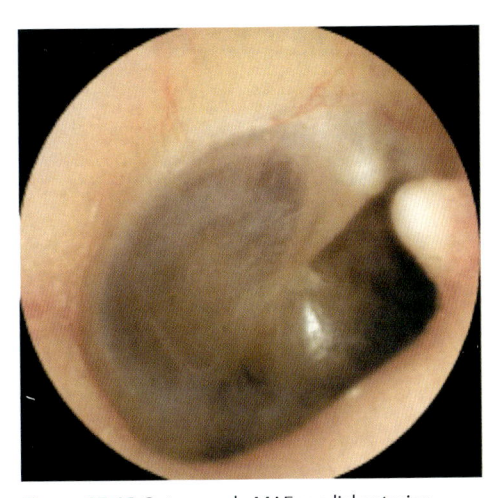

Figura 15.12 Osteoma do MAE medial anterior.

DIAGNÓSTICO DIFERENCIAL

Osteoma, osteossarcoma.

EXAMES DIAGNÓSTICOS

Exame diagnóstico idêntico ao do osteoma: se houver suspeita de perda auditiva, deve-se realizar uma audiometria. Uma TC pode ser realizada para avaliar a origem e a extensão da lesão antes da remoção cirúrgica (Figuras 15.13 e 15.14).

incluem otite externa recorrente, estenose do meato e dano às estruturas ao redor (ou seja, articulação temporomandibular, nervo facial, membrana timpânica, cadeia ossicular). Cuidado máximo é exigido ao se brocar para remover osso anormal, para não entrar inadvertidamente em contato com a cadeia ossicular. Se essa estrutura for atingida por uma broca de alta velocidade, o paciente poderá sofrer perda auditiva neurossensorial. Se a orelha for continuamente exposta ao frio ou condições de umidade, o transtorno poderá recorrer.

Otite externa necrosante (antes conhecida como otite externa maligna)

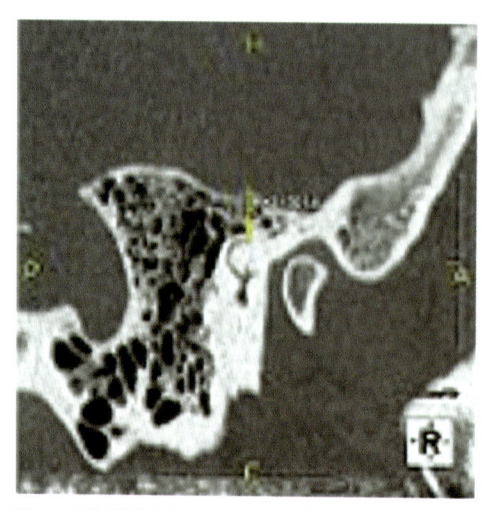

Figura 15.13 TC do osso temporal demonstrando exostoses.

DEFINIÇÃO E CARACTERÍSTICAS CLÍNICAS

A otite externa necrosante é uma infecção muito agressiva e potencialmente fatal do MAE, observada mais frequentemente em pacientes imunocomprometidos. Em geral, esses pacientes se apresentam com otalgia e otorreia de longa data. Classicamente, observa-se tecido de granulação no assoalho do MAE, na junção ósseo-cartilaginosa. A infecção progride a partir das partes moles do meato acústico externo para as estruturas ósseas do osso temporal, e para a cavidade intracraniana, ou ao longo da base do crânio, envolvendo os nervos cranianos. O envolvimento intracraniano se apresenta, quase sempre, com cefaleia, alteração de estado mental, febre e rigidez na nuca. O nervo facial é o nervo craniano mais geralmente envolvido, este envolvimento se apresentando como paralisia facial unilateral.

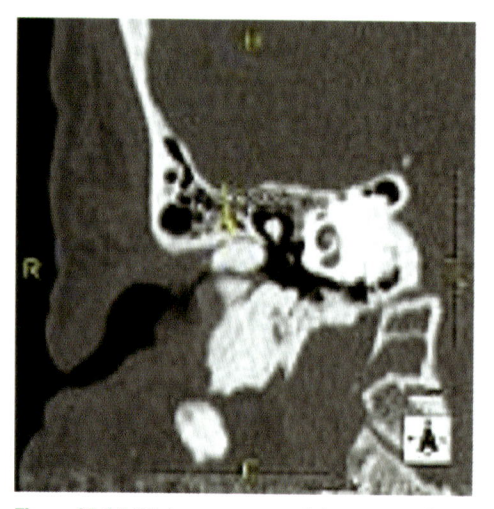

Figura 15.14 TC do osso temporal demonstrando exostoses.

DIAGNÓSTICO DIFERENCIAL

Otite externa, neoplasia do osso temporal.

EXAMES DIAGNÓSTICOS

Culturas bacterianas e fúngicas da otorreia deverão ser obtidas. A TC pode demonstrar evidências de erosão óssea, embora a RM seja superior para detecção de alterações de partes moles e realce da dura, se presentes. A cintilografia óssea com tecnécio-99m detecta atividade osteoblástica e é muito específica para de-

TRATAMENTO

A remoção cirúrgica de exostoses é semelhante à da remoção de osteomas. A abordagem cirúrgica, seja transmeatal ou retroauricular, é determinada pela localização e extensão da massa. As complicações da intervenção cirúrgica

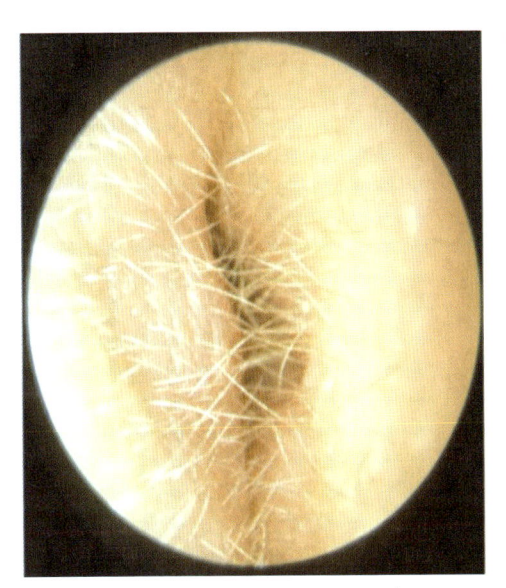

Figura 15.15 Otite externa maligna com edema significativo do MAE.

tecção de infecção ativa, caso a TC seja inconclusiva. Cintilografias com Gallium-67 citrato e leucócitos rotulados com Índio-111 demonstram atividade de células inflamatórias e apresentam alta sensibilidade para monitorar a resolução da doença.

TRATAMENTO

O tratamento da otite externa necrosante é principalmente clínico. Infecções precoces são tratadas, com frequência, com antibióticos orais contra *Pseudomonas* (ou seja, fluoroquinolonas), enquanto infecções mais progressivas são tratadas inicialmente com antibióticos IV. Às vezes, o desbridamento cirúrgico pode-se tornar necessário, mas em geral o cirurgião estará "perseguindo" uma doença de disseminação difusa, e a intervenção cirúrgica pode-se provar desnecessária. A terapia com oxigênio hiperbárico pode ser utilizada para facilitar o tratamento da infecção óssea (Figura 15.15).

CAPÍTULO 16

Transornos da Orelha Média

Anthony Chin-Quee ▪ Foluwasayo E. Ologe ▪ Michael D. Seidman

- Perfuração da membrana timpânica
- Otite média
- Mastoidite
- Paraganglioma
- Colesteatoma
- Otosclerose
- Granuloma de colesterol

Perfuração da membrana timpânica

DEFINIÇÃO E CARACTERÍSTICAS CLÍNICAS

A perfuração da membrana timpânica é um orifício que se desenvolve na membrana do tímpano como resultado de infecção crônica ou trauma. Geralmente, os pacientes se apresentam com otalgia, otorreia, perda auditiva, zumbido e sensação de plenitude. As perfurações são classificadas como: central (envolvendo a *pars tensa* e poupando o ânulo), marginal (envolvendo a *pars tensa* e o ânulo) e atical (envolvendo a *pars flaccida*) (Figuras 16.1 e 16.2).

DIAGNÓSTICO DIFERENCIAL

Bolsa de retração, colesteatoma, timpanoesclerose, membrana timpânica monomérica.

EXAMES DIAGNÓSTICOS

Ao avaliar uma perfuração de membrana timpânica, a perda auditiva e a complacência da orelha média são quantificadas por audiometria e timpanometria.

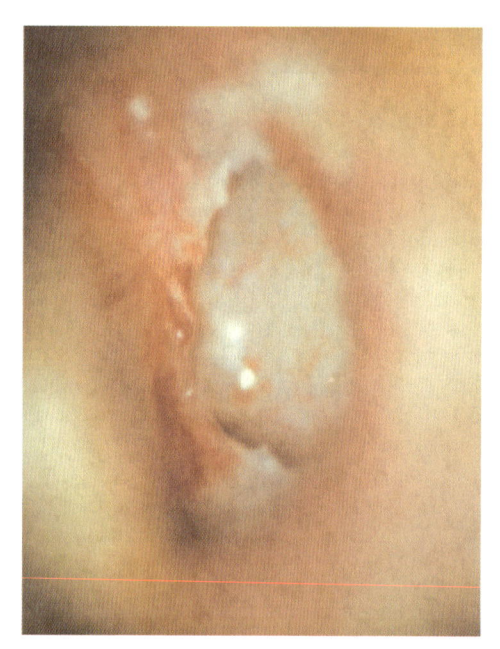

Figura 16.1 Perfuração marginal da membrana timpânica.

TRATAMENTO

A maioria das perfurações traumáticas cicatrizará espontaneamente no curso de semanas a meses. Para promover a cicatrização de perfuração associada à otite média crônica, cuidados para manter a orelha seca e o uso de antibióticos são os esteios do tratamento. Se a perfuração persistir, poderá ser necessária uma intervenção cirúrgica, seja uma miringoplastia, com cartilagem ou enxerto adiposo autólogo para perfurações pequenas, ou uma timpanoplastia formal, com enxerto de fáscia autóloga, para perfurações maiores. A abordagem para a timpanoplastia (transmeatal *vs.* retroauricular, enxerto *underlay vs.* enxerto *onlay* lateral) é determinada pelo tamanho e localização da perfuração, assim como pela preferência do cirurgião.

Otite média

DEFINIÇÃO E CARACTERÍSTICAS CLÍNICAS

Define-se otite média como um quadro inflamatório da orelha média e espaço mastóideo, sendo esse um transtorno extremamente comum da infância. A efusão da orelha média pode ou não estar presente. O processo inflamatório pode ser agudo, subagudo ou crônico. A disfunção da tuba auditiva é o fator etiológico mais importante. Pacientes com otite média aguda quase sempre se apresentam com febre, irritabilidade, otalgia e perda auditiva. Em caso de doença avançada, os pacientes podem-se apresentar com zumbido, vertigem, paralisia e ede-

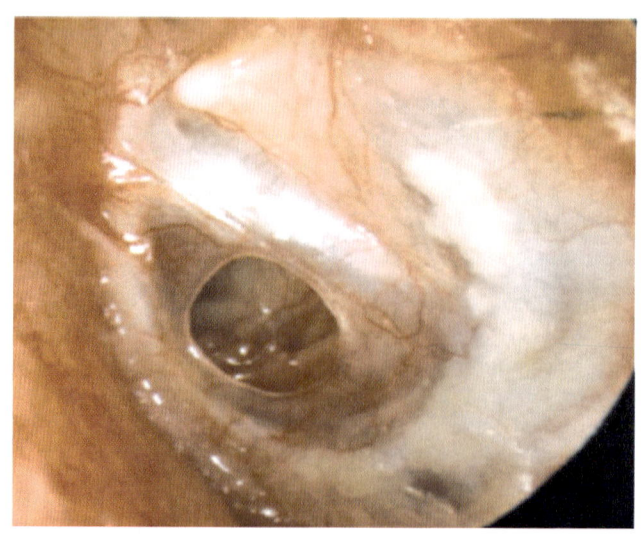

Figura 16.2 Perfuração central da membrana timpânica.

ma faciais e dor retroauricular. No caso de otite média com efusão, o único sintoma presente pode ser a perda auditiva ou o atraso na aquisição de linguagem. Caso se trate de uma otite média supurativa crônica, observa-se otorreia purulenta persistente por uma perfuração da membrana timpânica ou de um tubo de timpanostomia (Figuras 16.3 e 16.4).

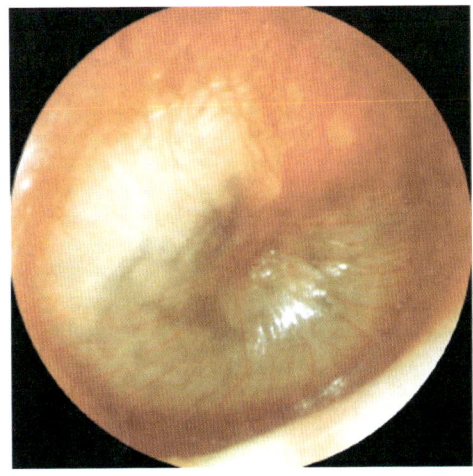

Figura 16.3 Otite média aguda, com hiperemia e abaulamento da membrana.

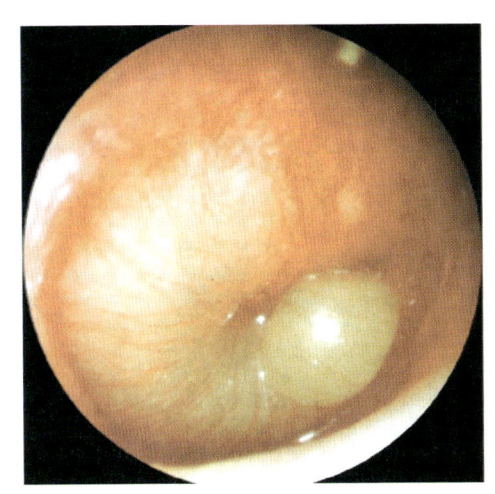

Figura 16.4 Otite média aguda, com progressão da infecção, membrana em risco de perfuração.

DIAGNÓSTICO DIFERENCIAL
Mastoidite, otite externa, otosclerose, colesteatoma.

EXAMES DIAGNÓSTICOS
O exame cuidadoso da membrana timpânica com otoscopia pneumática é essencial à avaliação inicial. Uma audiometria com timpanometria deverá ser realizada em qualquer paciente com queixa de perda auditiva. Se houver suspeita de complicações intracranianas, deve-se considerar uma TC.

TRATAMENTO
A otite média pode ser tratada de forma expectante, clinicamente, com analgésicos e antibióticos com atividade contra os agentes causadores mais comuns da otite aguda média: *Streptococcus pneumoniae, Haemophilus influenzae, Moraxella catarrhalis* e *Streptococcus* do grupo A. Casos refratários ao tratamento clínico poderão ser tratados com miringotomia e inserção de um tubo de ventilação (timpanostomia), assim como por adenoidectomia com ou sem tonsilectomia palatina.

Mastoidite

DEFINIÇÃO E CARACTERÍSTICAS CLÍNICAS
Pode-se definir mastoidite como um processo inflamatório das células aéreas do mastoide. A mastoidite pode ser aguda, associada à otite média aguda, ou crônica, associada à otite média supurativa crônica. Além da apresentação com sintomas de otite média aguda (febre, perda auditiva, otorreia), na mastoidite aguda dor, bem como hiperemia e edema na região retroauricular podem estar presentes, com piora típica à noite.

DIAGNÓSTICO DIFERENCIAL
Infecção profunda de compartimentos do pescoço, linfadenopatia, celulite, fratura da base do crânio, parotidite, otite externa, trauma, neoplasia.

EXAMES DIAGNÓSTICOS
Considerando que mastoidites sempre aparecem quando ocorre ineficácia da antibioticoterapia para otite média aguda, um hemograma, assim como timpanocentese/miringotomia podem ser realizados, tanto para alívio terapêutico

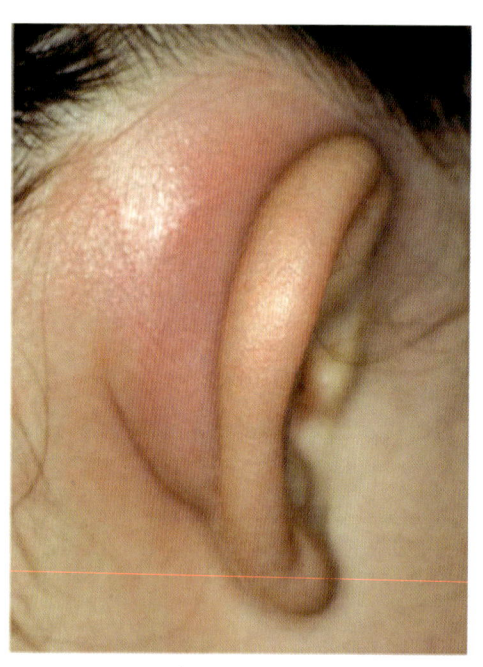

Figura 16.5 Mastoidite, com hiperemia e edema retroauriculares.

da dor, quanto para obtenção de material para culturas bacterianas. A TC dos ossos temporais é o esteio da avaliação por imagem e pode ser utilizada para identificar sinais que determinem uma intervenção cirúrgica, incluindo coalescência de células aéreas, áreas destacadas de formação de abscessos, deiscência do tégmen ou córtex mastóideo e descolamento do periósteo da mastoide (Figuras 16.5 e 16.6).

TRATAMENTO

A mastoidite aguda sem evidências de osteíte ou periosteíte pode ser tratada clinicamente com antibióticos. Se houver evidências de periosteíte, são recomendados antibióticos IV, bem como altas doses de esteroides (nas infecções por bactérias encapsuladas, os esteroides podem estar contraindicados) e inserção de um tubo de ventilação. Com evidências de osteíte, será necessário o tratamento cirúrgico com mastoidectomia e inserção de um tubo de ventilação.

Paraganglioma

DEFINIÇÃO E CARACTERÍSTICAS CLÍNICAS

Os paragangliomas são os tumores benignos mais comuns da orelha média. Os dois paragangliomas mais comuns da cabeça e pescoço, *glomus* timpânico e *glomus* jugular, podem ser diferenciados por seus sítios de origem. Os tumores do *glomus* timpânico surgem a partir dos paragânglios do promontório coclear na orelha média, enquanto os tumores do *glomus* jugular surgem dos paragânglios do bulbo jugular. Com frequência, os pacientes se apresentam com perda auditiva, zumbido pulsátil e plenitude auricular. Os pacientes também podem-se apresentar com paralisias unilaterais dos nervos cranianos inferiores e sintomas de ativação do sistema simpático (ou seja, hipertensão, palpitações, diaforese, rubor). No exame físico, o achado comum é uma massa pulsátil azul-avermelhada no espaço da orelha média. Na auscul-

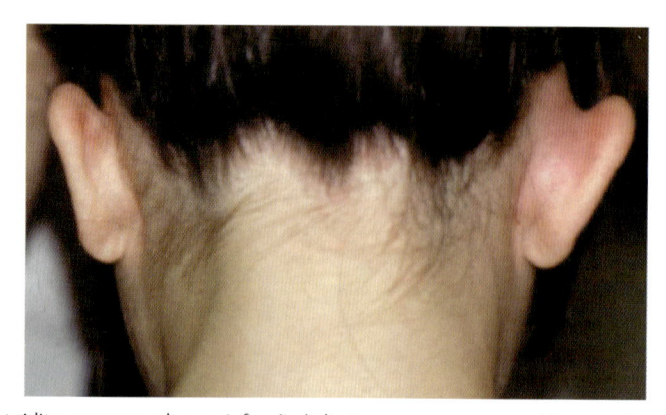

Figura 16.6 Mastoidite, comparando-se a infecção à direita com exame normal à esquerda.

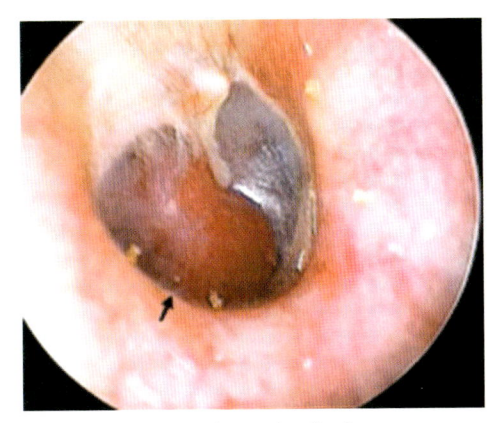

Figura 16.7 Paraganglioma visualizado por microscopia.

ta, pode-se detectar um sopro sobre a mastoide (Figura 16.7).

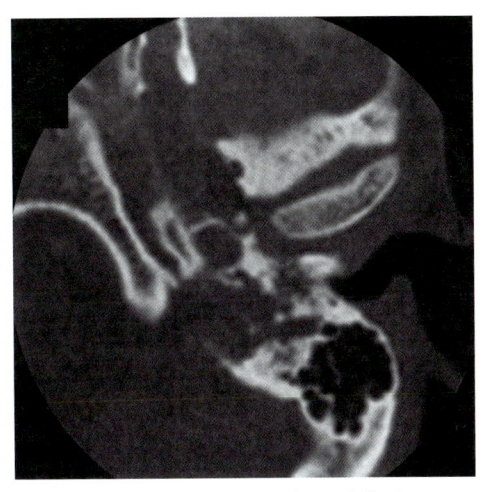

Figura 16.8 TC de um paraganglioma à direita demonstrando erosão óssea do osso temporal.

DIAGNÓSTICO DIFERENCIAL
Otite média, hemotímpano, colesteatoma, meningioma, neurofibroma, carcinoma e aneurisma.

EXAMES DIAGNÓSTICOS
Existe um papel para cada uma das várias modalidades de investigação por imagem na avaliação de paragangliomas. A TC deverá ser realizada para avaliar padrões de erosão óssea e ajudar no planejamento cirúrgico, ao identificar anatomia aberrante. A RM pode ajudar a delinear tumores de partes moles nativas, assim como identificar envolvimento da dura no caso de extensão intracraniana. A angiografia é útil para identificar vasos para embolização pré-operatória. Testes de laboratório deverão ser realizados para avaliar o *status* de secreção do tumor, incluindo dosagens de catecolaminas no soro e na urina, metanefrinas e ácido vanililmandélico. A probabilidade de secreção é de aproximadamente 3%; entretanto, se isso não for conhecido antes da cirurgia, poderão ocorrer complicações anestésicas potencialmente fatais (Figuras 16.8 e 16.9).

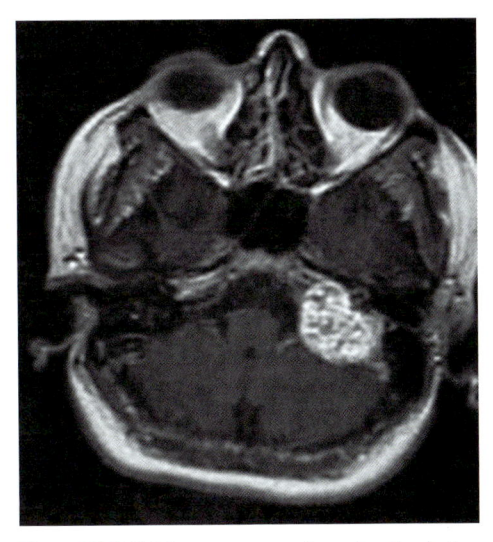

Figura 16.9 RM de um paraganglioma localizado à direita.

tório, uma angiografia com embolização e/ou radioterapia poderá ser realizada.

Colesteatoma

TRATAMENTO
Na maioria dos casos, a excisão cirúrgica é o tratamento definitivo. No caso de ressecção incompleta ou de candidato cirúrgico não satisfa-

DEFINIÇÃO E CARACTERÍSTICAS CLÍNICAS
O colesteatoma é um crescimento benigno exagerado do epitélio escamoso ceratinizado na

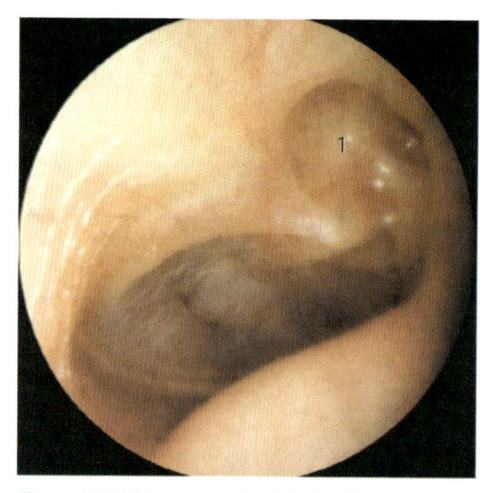

Figura 16.10 Demonstração de bolsa de retração superior, cujos limites profundos ainda podem ser observados.

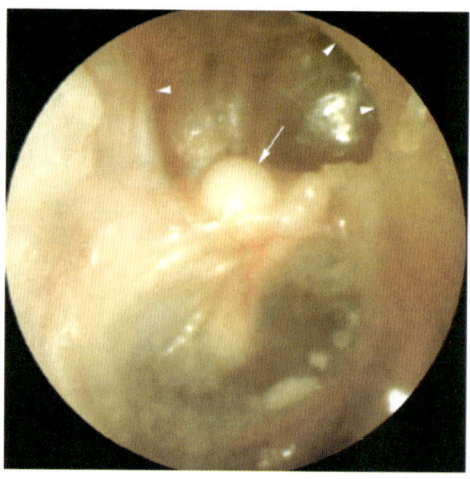

Figura 16.11 Demonstração de bolsa de retração superior, cujos limites profundos já não são mais observados (setas curtas), com desenvolvimento de pérola de colesteatoma (seta longa).

orelha média, levando à substituição da mucosa da orelha média e reabsorção de osso subjacente. O colesteatoma pode ser de natureza congênita ou adquirida. Com frequência, os pacientes se apresentam com otorreia persistente e de odor fétido, além de perda auditiva. Geralmente, o exame físico revelará a presença de tecido de granulação no meato acústico externo, assim como uma bolsa de retração atical na membrana timpânica. Pode-se observar uma massa branco-amarelada no espaço da orelha média (Figuras 16.10 e 16.11).

DIAGNÓSTICO DIFERENCIAL
Otite média, otite externa, perfuração de membrana timpânica, neoplasia maligna.

EXAMES DIAGNÓSTICOS
O exame inicial de um colesteatoma inclui: exame físico, audiometria e TC dos ossos temporais. O autor sênior (MDS) raramente solicita TCs para distúrbios crônicos da orelha, reservando o uso para alguns procedimentos de revisão, ou se o paciente apresentar sintomas sugestivos de envolvimento da orelha interna ou do nervo facial (ou seja, fístula no canal lateral, vertigem ou paresia facial). Os achados típicos de imagem incluem apagamento do *scutum*, erosão óssea da parede lateral do ático, do meato acústico externo superior e dos ossículos. No caso de colesteatoma avançado, uma massa sem realce com bordas lisas pode ser observada erodindo o osso circunjacente.

TRATAMENTO
O tratamento cirúrgico do colesteatoma através de mastoidectomia é o esteio do tratamento. Caso um procedimento de mastoidectomia conservadora (*wall-up*) seja realizado, um "segundo tempo cirúrgico (*second look*)" poderá ser realizado em 9-12 meses, para avaliar a recorrência da doença. De modo geral, o conhecimento anterior ditava que o colesteatoma recorre em cerca de 40% dos pacientes; entretanto, na experiência do autor sênior (MDS), essa recorrência é de aproximadamente 5%. Se houver recorrência, a parede do meato poderá ser derrubada, e o paciente será então tratado

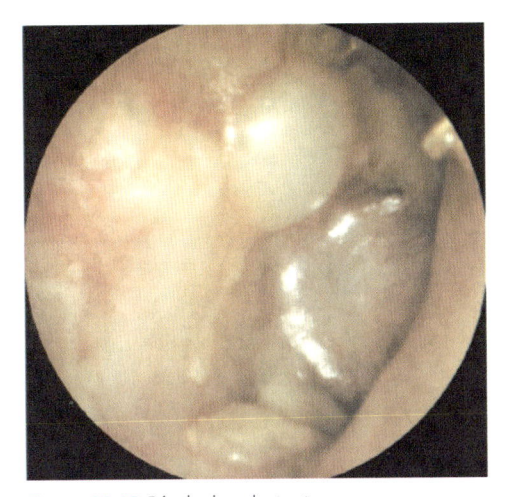

Figura 16.12 Pérola de colesteatoma.

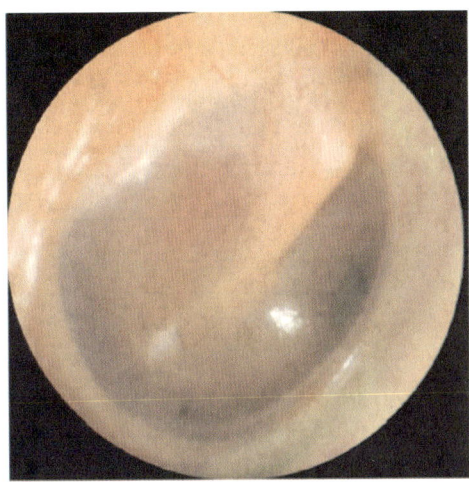

Figura 16.13 Sinal de Schwartze em paciente com otosclerose.

com desbridamento mastóideo e limpeza otológica em nível ambulatorial (Figura 16.12).

Otosclerose

DEFINIÇÃO E CARACTERÍSTICAS CLÍNICAS

Trata-se de um transtorno autossômico dominante com penetração variável. A otosclerose se caracteriza por fases anormais alternantes de reabsorção e formação ósseas na cápsula ótica óssea. Com frequência, isto levará à fixação da platina do estribo e a uma perda auditiva condutiva. Raramente, a otosclerose pode afetar outras áreas da cápsula ótica, resultando em perda auditiva sensorineural. O sintoma mais comum na apresentação é a perda auditiva condutiva. No exame físico, a otoscopia pode demonstrar um foco de descoloração azul-avermelhada no promontório da cóclea (sinal de Schwartze) (Figura 16.13).

DIAGNÓSTICO DIFERENCIAL

Fixação da fibro-óssea da platina do estribo, fixação congênita da platina do estribo, disjunção da cadeia ossicular, síndrome da fixação martelo-bigorna, atrofia das cruras do estribo, colesteatoma congênito, doença de Paget, *osteogenesis imperfecta*.

EXAMES DIAGNÓSTICOS

O exame diagnóstico inicial inclui: exame otológico, incluindo micropneumotoscopia, para avaliar a mobilidade do martelo, testes com diapasão e audiometria, que mostrarão, tipicamente, uma perda condutiva fictícia em 2.000 Hz (entalhe de Carhart). A verificação do reflexo de estribo também é apropriada. Uma TC de alta resolução dos ossos temporais raramente é útil ou necessária (Figuras 16.14 a 16.16).

TRATAMENTO

O tratamento clínico inclui doses diárias de fluoreto de sódio, embora raramente usado; bifosfanatos foram tentados, com sucesso limitado. Em razão da discriminação da fala em geral muito satisfatória, esses pacientes podem ser bons candidatos à protetização auditiva. A intervenção cirúrgica é o tratamento preferido e consiste em estapedectomia ou estapedotomia utilizando *laser* KTP, com substituição do ossículo por uma prótese.

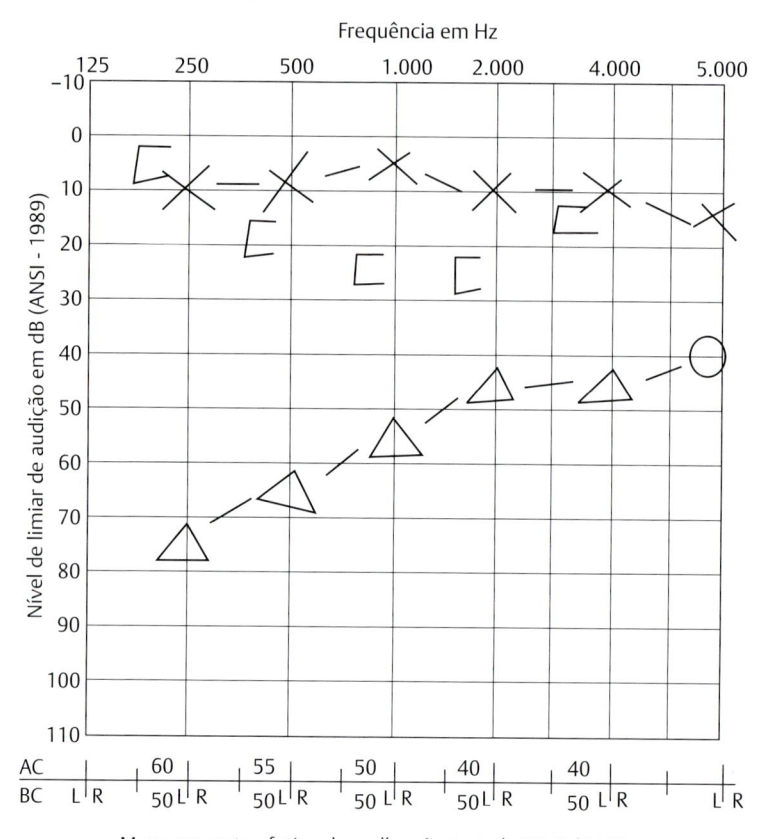

Figura 16.14 Entalhe de Carhart em paciente com otosclerose.

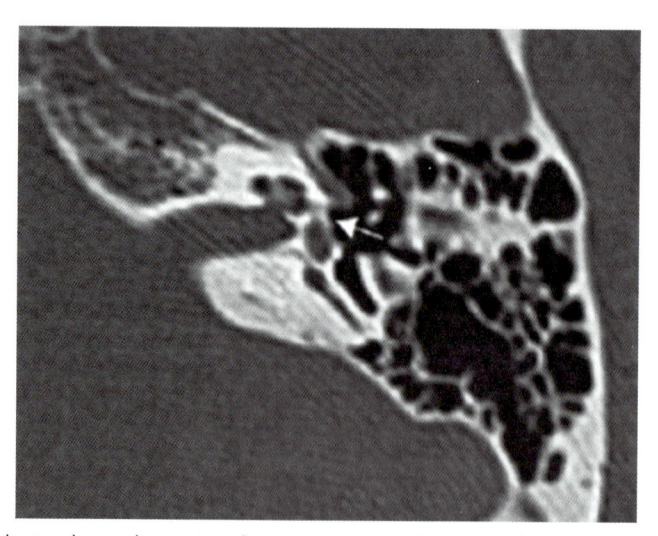

Mascaramento efetivo da orelha não testada RE: OdB HTL

Figura 16.15 TC de otosclerose demonstrando espessamento da *fissula ante fenestram*, orelha direita.

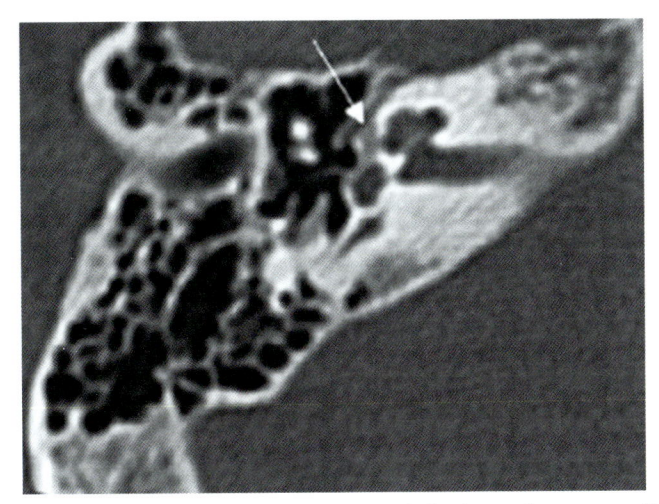

Figura 16.16 TC de otosclerose demonstrando espessamento da *fissula ante fenestram*, orelha esquerda.

Granuloma de colesterol

DEFINIÇÃO E CARACTERÍSTICAS CLÍNICAS
O granuloma de colesterol do osso temporal é uma lesão expansível que surge a partir de um processo inflamatório com hemorragia subsequente em uma área de aeração prejudicada. Isto resulta na formação de cristais de colesterol (à medida que a heme é reabsorvida) que, por sua vez, estimulam uma resposta inflamatória. Dentro do osso temporal, o granuloma de colesterol pode surgir do compartimento tímpano-mastóideo, ou do ápice petroso. Com frequência, o primeiro é encontrado em pacientes com otite média crônica, sendo raramente sintomático. Granulomas de colesterol do ápice petroso podem-se apresentar com dor profunda crônica da orelha ou dor retro-orbitária. Os pacientes podem também se apresentar com perda auditiva, vertigem e neuropatias dos nervos trigêmeo, abducente e facial.

DIAGNÓSTICO DIFERENCIAL
Colesteatoma, cisto epidermoide, encefalocele, mucocele, petrosite, meningioma, schwannoma, condrossarcoma, cordoma, plasmacitoma, doença metastática, aneurisma da artéria carótida interna, histiocitose das células de Langerhans, gordura assimétrica no ápice petroso.

EXAMES DIAGNÓSTICOS
O diagnóstico se baseia principalmente na investigação por imagens. A TC com cortes finos dos ossos temporais mostra, caracteristicamente, uma lesão com bordas suaves, pouco ou nenhum realce de borda e alterações ósseas secundárias à expansão da lesão. As relações entre a lesão e as estruturas ao redor podem ser apreciadas nas imagens da TC pré-operatória. À RM, a lesão se mostra hiperintensa em ambas as imagens ponderadas em T1 e T2 e não exibe realce com a adição de contraste. A investigação por imagens ponderadas na difusão também podem oferecer ajuda no diagnóstico pré-operatório. Antes do tratamento, uma audiometria também deverá ser realizada (Figuras 16.17 e 16.18).

TRATAMENTO
Lesões assintomáticas podem ser tratadas de forma expectante, com exames seriados por RM. Para lesões sintomáticas, a drenagem cirúrgica é a modalidade primária de tratamento. A abordagem à lesão é determinada pelo grau de perda auditiva do paciente na orelha afetada, assim como pela complexidade das relações

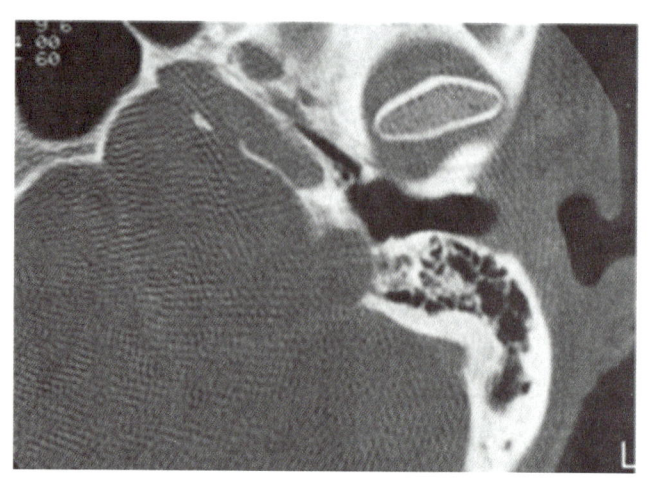

Figura 16.17 TC de ossos temporais pré-operatória de um granuloma de colesterol.

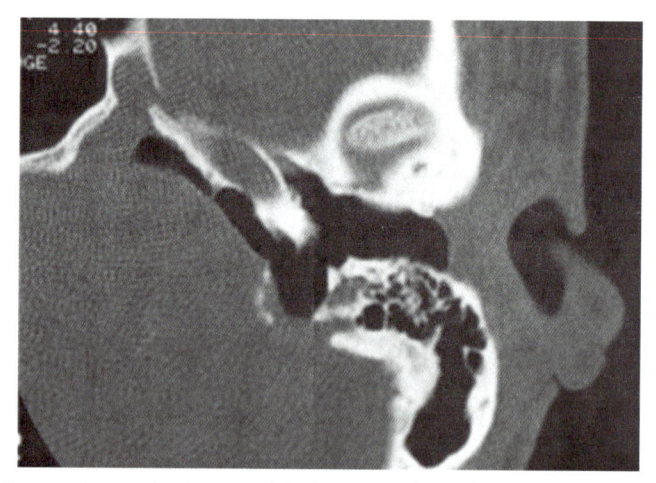

Figura 16.18 TC de ossos temporais pós-operatória de um granuloma de colesterol.

anatômicas entre as lesões e outras estruturas do osso temporal. Na experiência do autor, o ápice petroso pode, com mais frequência, ser exposto por uma abordagem retrococlear ou retrofacial, com a ajuda da neuronavegação (Figura 16.19).

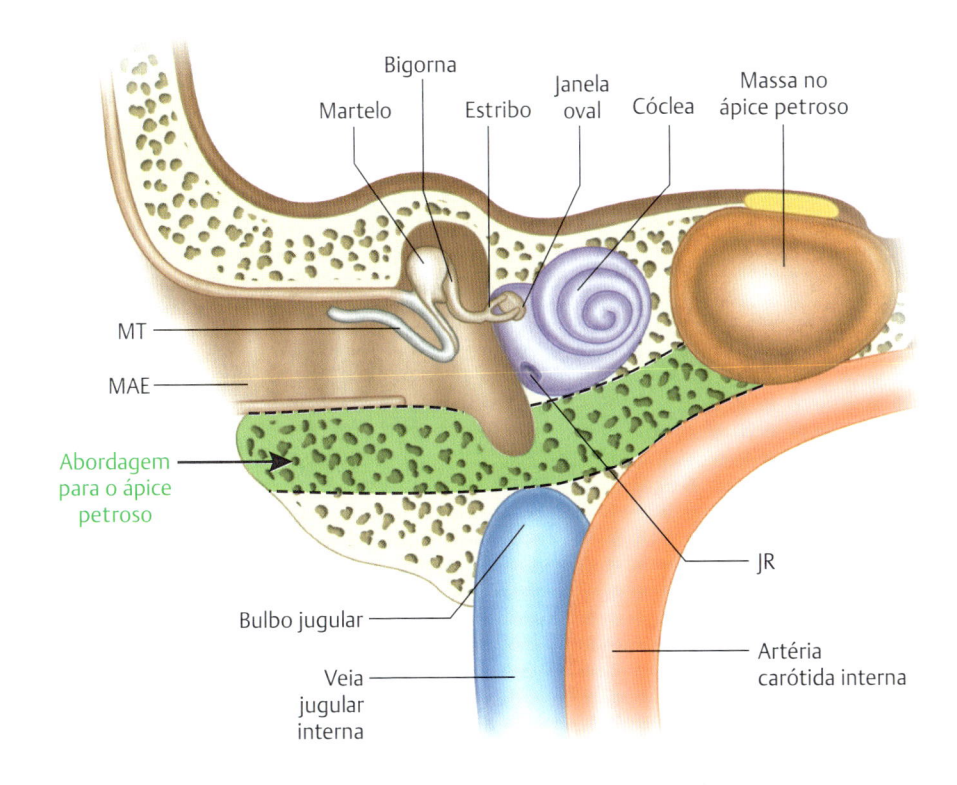

Figura 16.19 Anatomia da abordagem retrococlear ao ápice petroso.

CAPÍTULO 17

Transornos da Orelha Interna

Anthony Chin-Quee ▪ Foluwasayo E. Ologe ▪ Michael D. Seidman

- Schwannoma
- Meningioma
- Vertigem posicional paroxística benigna
- Doença de Ménière
- Paralisia de Bell
- Síndrome de Ramsay Hunt
- Fraturas do osso temporal
- Deiscência do canal semicircular superior

Schwannoma

DEFINIÇÃO E CARACTERÍSTICAS CLÍNICAS

Schwannoma é uma proliferação benigna das células de Schwann no interior da bainha de um nervo periférico. Na cabeça e no pescoço, isto ocorre mais frequentemente no ângulo pontocerebelar (APC) e pode envolver os nervos vestibulococlear, facial e trigêmeo. Em geral, os pacientes se apresentam com perda auditiva unilateral, zumbido, vertigem, desequilíbrio, parestesia facial e paralisia facial. Menos geralmente, eles podem-se apresentar com redução da acuidade visual, disfagia, disfonia e cefaleia.

DIAGNÓSTICO DIFERENCIAL

Meningioma, cisto epidermoide, cisto aracnoide, glioma, hemangioblastoma, papiloma, tumor glômico, tumor ósseo primário, lesão metastática.

EXAMES DIAGNÓSTICOS

Inicialmente, solicita-se uma audiometria, que pode demonstrar uma perda auditiva de frequências altas com curva em forma de rampa e "rollover" – discriminação reduzida da fala à medida que aumenta o nível de decibéis. Um exame de potenciais evocados auditivos de tronco encefálico (PEATE) deverá ser realizado

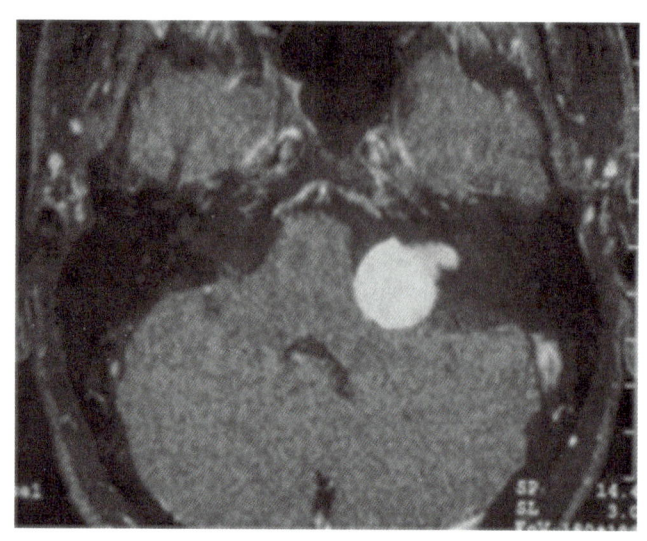

Figura 17.1 RM de um schwannoma vestibular esquerdo. A imagem ponderada em T2 demonstra progressão da lesão, com edema circundante do parênquima do cérebro.

geralmente demonstrando resposta reduzida ou ausente. Uma TC de alta resolução dos ossos temporais poderá ser realizada para avaliação da erosão óssea e planejamento cirúrgico; entretanto, o padrão ouro para diagnóstico de schwannoma é a RM com contraste. O tumor aparece, caracteristicamente, iso-/hipointenso em imagens ponderadas em T1 e heterogeneamente hiperintenso em imagens ponderadas em T2. A lesão realça com contraste (Figuras 17.1 a 17.3).

TRATAMENTO

Os schwannomas do APC podem ser tratados com cirurgia, radioterapia ou conduta expectante, com vigilância ativa. Em geral, a conduta é expectante quando as lesões observadas são ainda muito pequenas em tamanho, e em pacientes idosos, sendo acompanhadas com RMs anuais. Se o paciente for considerado como candidato não satisfatório para a cirurgia, o tratamento com radioterapia estereotática (ou seja, Gamma Knife, Cyber Knife) será uma opção. Existem três abordagens cirúrgicas principais consideradas à avaliação de um schwannoma vestibular para tratamento cirúrgico. A abordagem *translabiríntica* é, em geral, a primeira a ser considerada. Embora ela implique, pelo menos, em um risco teórico ao nervo facial, a principal desvantagem dessa abordagem é o dano à audição. A abordagem *retrolabiríntica* (ou *suboccipital*) é utilizada, geralmente, para tumores com localização mais próxima ao tronco encefálico, com o maior volume do tumor no ângulo pontocerebelar (em oposição àquele no interior do meato acústico interno). Nessa abordagem, é possível preservar a audição, dependendo do tamanho da massa. A abordagem *pela fossa craniana média* é utilizada, tipicamente, para tumores do MAI menores do que 10-14 mm. Novamente, a audição pode ser preservada nessa abordagem; entretanto, haverá maior incidência de meningite, encefalopatia e convulsões, dado o grau de exposição e retração cerebral exigido. A preservação da função do nervo facial no pós-operatório varia entre 50 e 90%, dependendo do tamanho do tumor (Figuras 17.4 e 17.5).

Meningioma

DEFINIÇÃO E CARACTERÍSTICAS CLÍNICAS

Meningioma é uma neoplasia que surge a partir das células endoteliais das vilosidades aracnoides. Pacientes portadores de meningiomas do ângulo pontocerebelar se apresentam da mesma maneira que aqueles com schwannoma – perda auditiva unilateral, zumbido, vertigem, desequilíbrio, parestesia e paralisia faciais.

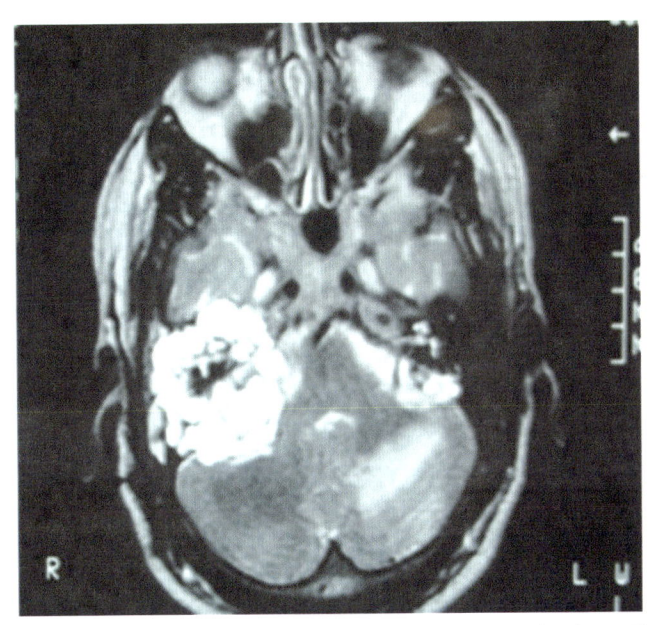

Figura 17.2 RM de um schwannoma vestibular direito avançado. Imagem ponderada em T2 demonstrando heterogeneidade.

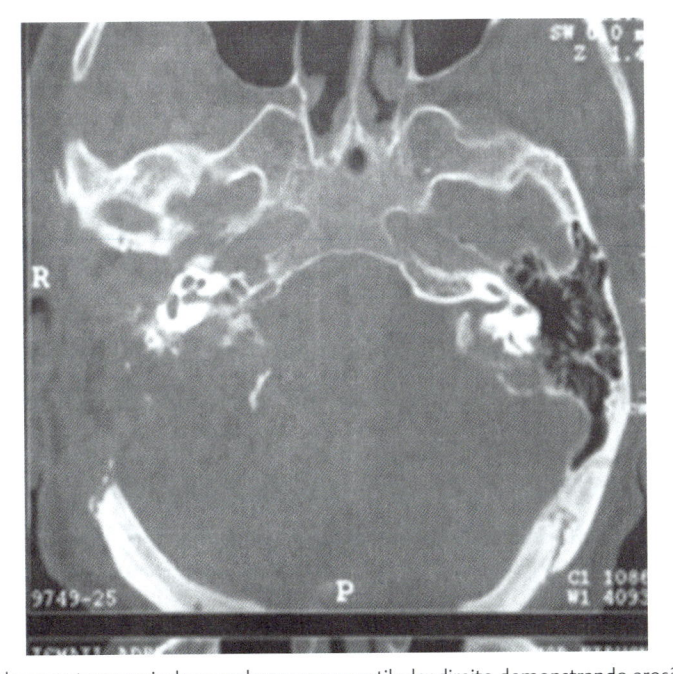

Figura 17.3 TC de ossos temporais de um schwannoma vestibular direito demonstrando erosão óssea.

Abordagens Cirúrgicas

A. Transcoclear
Direta, mas com surdez e vertigem com certeza

B. Translabiríntica
Direta, mas com surdez e vertigem

C. Fossa média
Preserva a audição e o equilíbrio, mas drenagem intracraniana

D. Retrofacial
Satisfatória e direta, mas muito próxima ao canal semicircular posterior. Pode levar à surdez e vertigem (Muito rápida: 1,5 a 2,5 horas)

E. Infracoclear
Tem intenção de poupar audição e equilíbrio

1. Martelo
2. Bigorna
3. Estribo
4. Canal semicircular horizontal
5. Canal semicircular superior
6. Canal semicircular posterior
7. Janela redonda
8. Seio sigmoide
9. Bulbo da jugular
10. Veia jugular interna
11. Artéria carótida interna
12. Tuba auditiva
13. Nervo facial

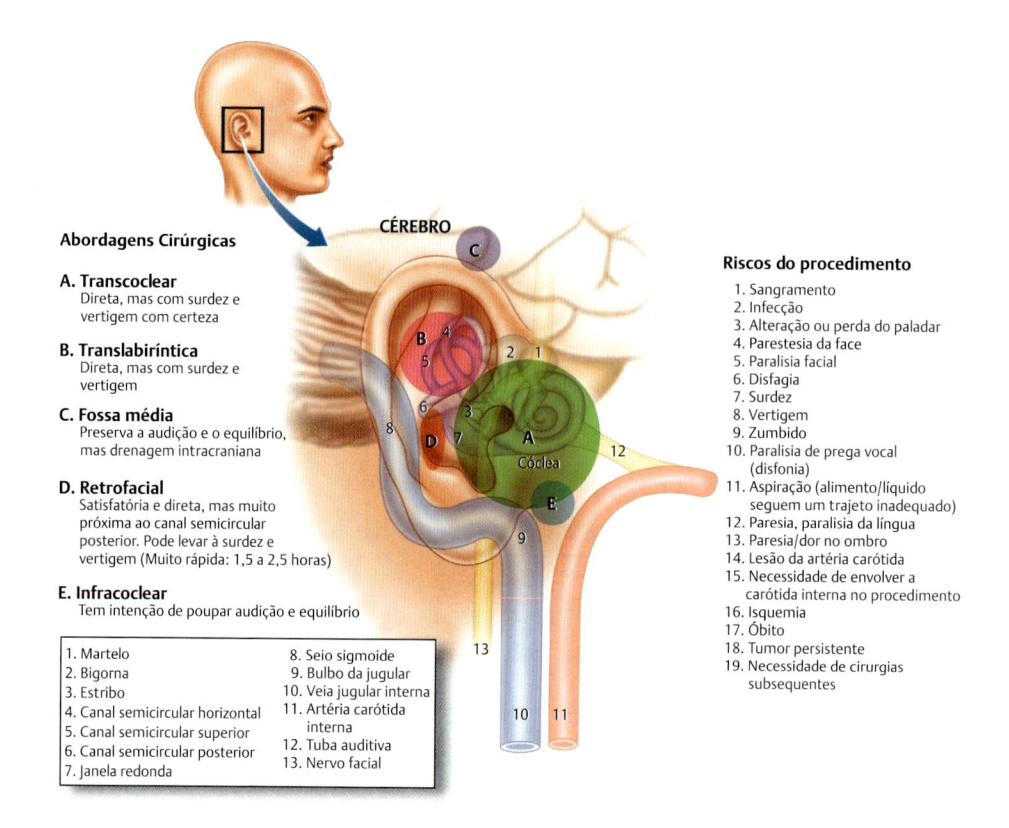

Riscos do procedimento
1. Sangramento
2. Infecção
3. Alteração ou perda do paladar
4. Parestesia da face
5. Paralisia facial
6. Disfagia
7. Surdez
8. Vertigem
9. Zumbido
10. Paralisia de prega vocal (disfonia)
11. Aspiração (alimento/líquido seguem um trajeto inadequado)
12. Paresia, paralisia da língua
13. Paresia/dor no ombro
14. Lesão da artéria carótida
15. Necessidade de envolver a carótida interna no procedimento
16. Isquemia
17. Óbito
18. Tumor persistente
19. Necessidade de cirurgias subsequentes

Figura 17.4 Esquema sagital do osso temporal direito delineando várias abordagens ao APC e riscos associados.

DIAGNÓSTICO DIFERENCIAL

Schwannoma, macroadenoma hipofisário, craniofaringioma, hemangiopericitoma, sarcoidose, tuberculose, paquimeningite hipertrófica idiopática, doença de Paget, displasia fibrosa.

EXAMES DIAGNÓSTICOS

O exame diagnóstico deverá começar com uma audiometria, que pode demonstrar uma perda auditiva progressiva em frequências altas e "rollover". Uma resposta reduzida, ou ausente, ao PEATE é comum. Uma TC de alta resolução dos ossos temporais demonstrará, tipicamente, uma massa homogênea com realce pelo contraste, com bordas bem definidas e edema associado. Em geral, o meningioma aparece isointenso em imagens ponderadas em T1, hiperintenso em imagens ponderadas em T2 e com realce brilhante com gadolínio. A presença de uma "cauda dural" é típica (Figuras 17.6 e 17.7).

TRATAMENTO

O tratamento definitivo dos meningiomas inclui ressecção cirúrgica do tumor, do anexo dural e do osso envolvido. Embora os sítios de localização dos meningiomas possam variar, o otorrinolaringologista será, com frequência, consultado antes da remoção de tumores da região petroclival. Esses tumores podem, em geral, ser removidos utilizando-se uma combinação das abordagens transtemporal e transpe-

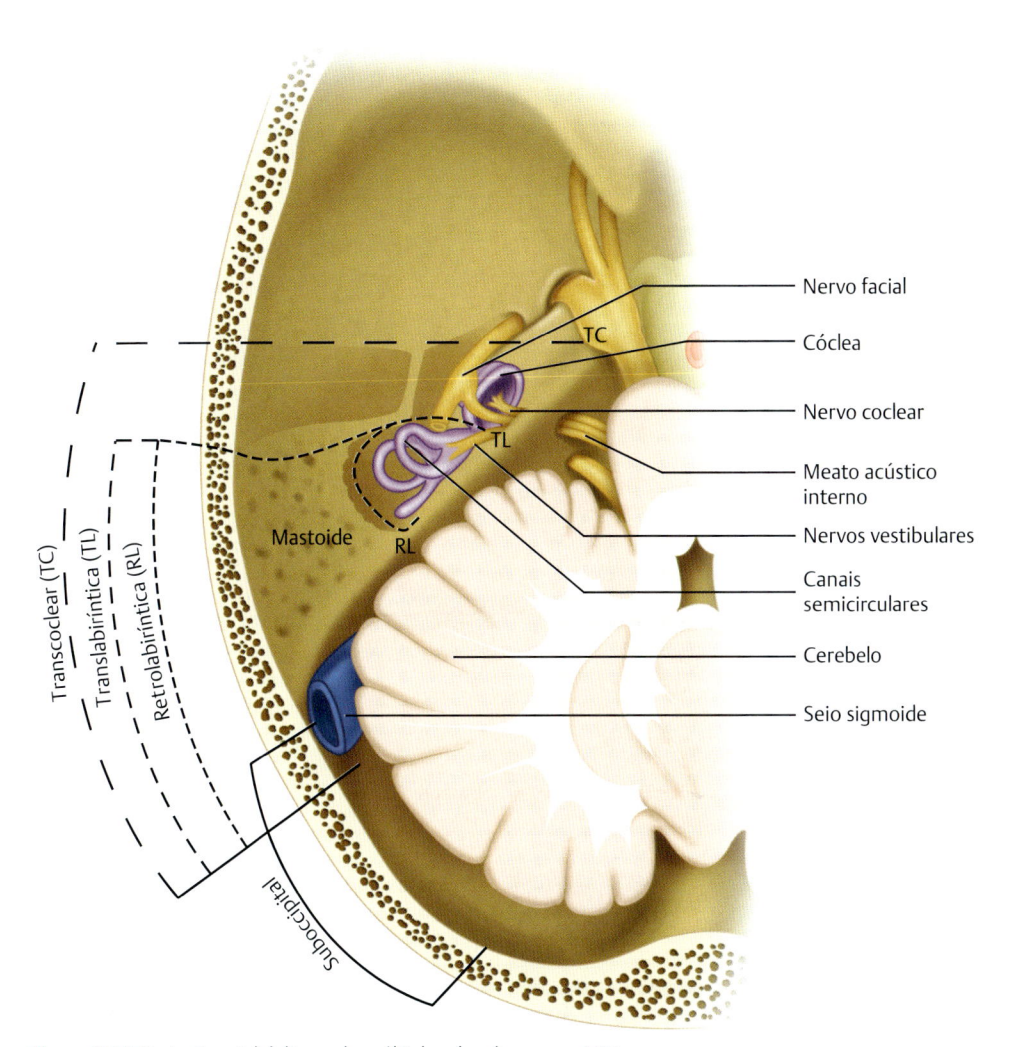

Figura 17.5 Projeção axial delineando múltiplas abordagens ao APC.

trosa pré-sigmoide e pós-sigmoide à base do crânio. Essas abordagens exigem craniotomias, mastoidectomia completa e abordagem da fossa craniana média. No caso de tumores inoperáveis, a ressecção incompleta ou a radioterapia para meningiomas malignos será recomendada. O acompanhamento regular com RM é indicado, pois os meningiomas apresentam alto índice de recorrência (Figuras 17.8 e 17.9).

Vertigem posicional paroxística benigna

DEFINIÇÃO E CARACTERÍSTICAS CLÍNICAS

A vertigem posicional paroxística benigna (VPPB) é um transtorno do equilíbrio muito comum, caracterizada por crises vertiginosas de curta duração (cerca de 15-60 segundos), desencadea-

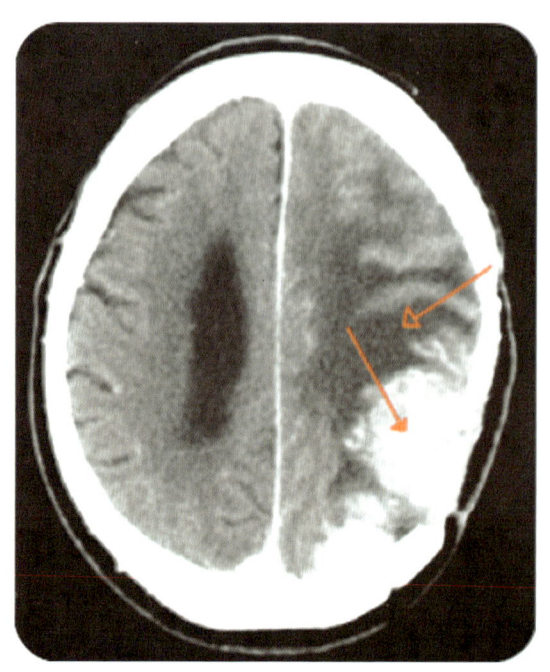

Figura 17.6 TC de um meningioma à esquerda (seta fechada) demonstrando efeito de massa e circundando edema do parênquima cerebral (seta vazada).

das por alterações rápidas do posicionamento da cabeça. Embora possa haver uma história de traumatismo craniano ou de infecção recente, a causa geralmente é desconhecida.

Figura 17.7 TC de um meningioma à esquerda.

DIAGNÓSTICO DIFERENCIAL

Doença de Ménière, neuronite vestibular, labirintite, deiscência do canal semicircular superior.

EXAMES DIAGNÓSTICOS

A manobra de Dix-Hallpike é patognomônica para esse quadro. Um teste positivo revelará nistagmo com latência e rotatório, fatigável e geotrópico, quando a cabeça estiver voltada para o lado afetado.

TRATAMENTO

O esteio do tratamento para VPPB é a manobra de reposicionamento canalicular (Epley). Após a manobra, os pacientes são encorajados a dormir com a cabeça em posição vertical durante 48 horas e evitar posições que evoquem as crises de tontura. Para pacientes com sintomas persistentes, os exercícios de Cawthorne (desenhados para estimular o sistema de equilíbrio por meio da provocação das tonturas) poderão ser feitos pelo paciente em casa. Se os tratamentos conservadores falharem, as opções ci-

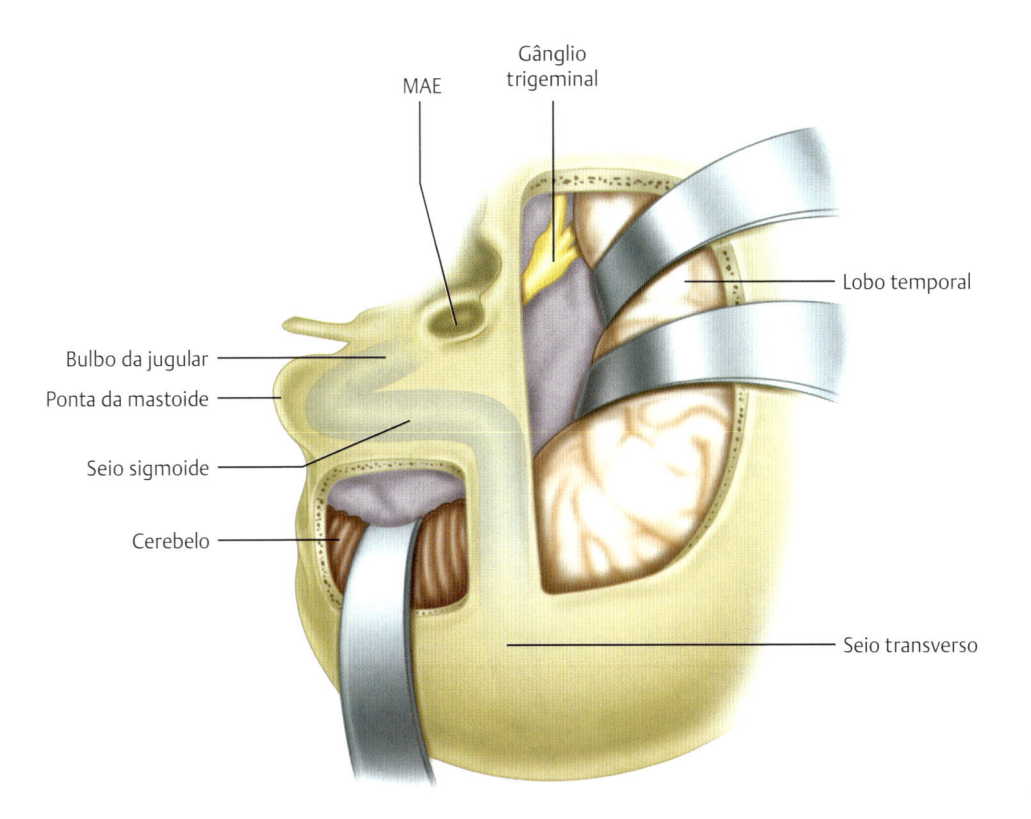

Figura 17.8 Demonstração da abordagem combinada à massa petroclival.

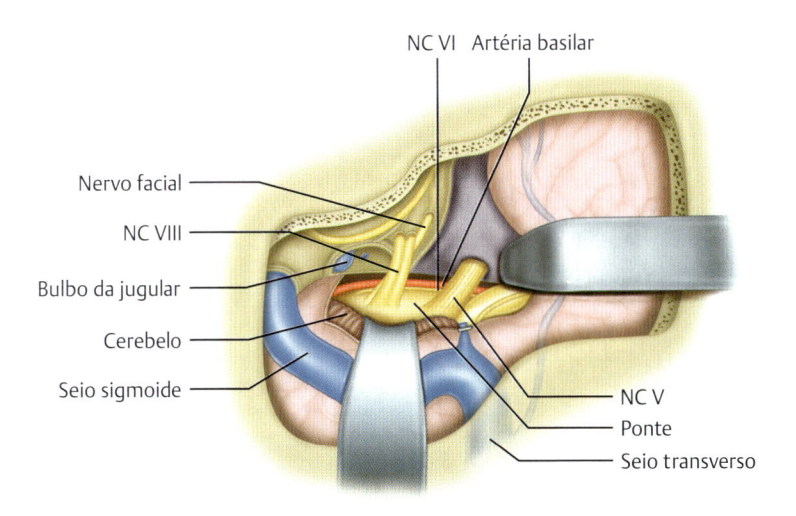

Figura 17.9 Anatomia da abordagem petroclival.

rúrgicas incluem neurectomia singular e oclusão do canal semicircular.

Doença de Ménière

DEFINIÇÃO E CARACTERÍSTICAS CLÍNICAS

Acredita-se que a doença de Ménière, também conhecida como Hidropsia Endolinfática, seja secundária à expansão do compartimento endolinfático por causa do aumento da pressão. O quadro parece estar fortemente associado a transtornos alérgicos. Os pacientes se apresentam com um conjunto de sintomas que incluem vertigens episódicas, que persistem por até algumas horas, perda auditiva flutuante, sensação de plenitude na orelha afetada e zumbido.

DIAGNÓSTICO DIFERENCIAL

VPPB, fístula perilinfática, insuficiência vertebral/basilar, migrânea, vestibulopatia, neuronite vestibular, labirintite, schwannoma vestibular, lesão do sistema nervoso central.

EXAMES DIAGNÓSTICOS

Durante uma crise de Ménière, a audiometria pode revelar uma perda auditiva em baixas frequências típica. Essa perda pode mudar nas audiometrias subsequentes, quando a doença não estiver ativa. A eletrococleografia, se realizada durante uma crise, pode demonstrar um potencial de somação superior a 50%, o que é indicativo de pressão aumentada na orelha interna; alguns autores sugerem que qualquer índice superior a 40% é significativo. Exames vestibulares, incluindo eletronistagmografia e VEMP, desempenham papel importante para descartar outras causas da vertigem. TC e RM podem ser utilizadas para descartar outras causas para os sintomas, caso haja suspeita clínica significativa de alguma determinada lesão (Figuras 7.10 e 17.11).

TRATAMENTO

O tratamento inicial é clínico, com o uso de diuréticos e modificações da dieta que incluem: die-

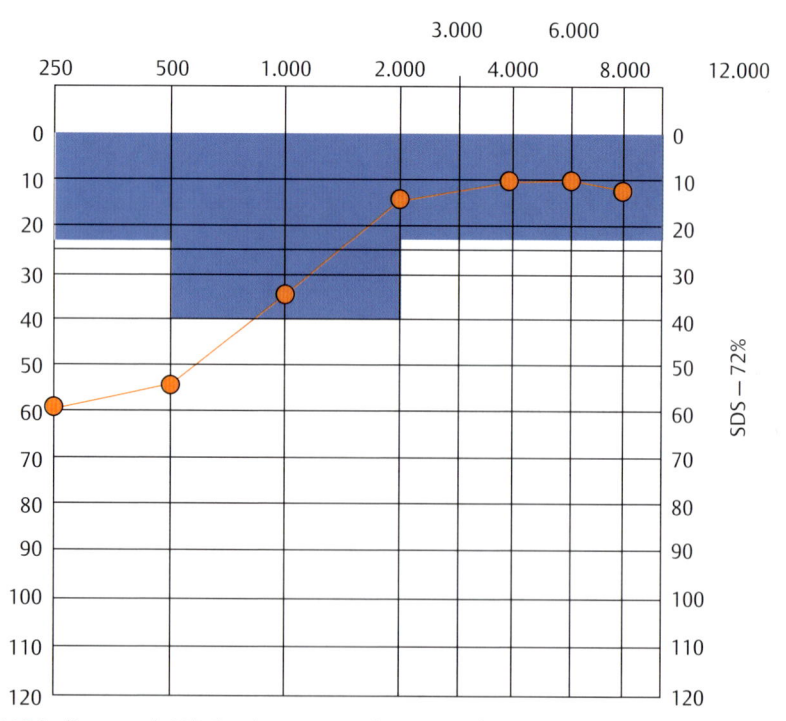

Figura 17.10 Audiograma de Ménière durante crise, demonstrando perda auditiva sensorienural em baixas frequências.

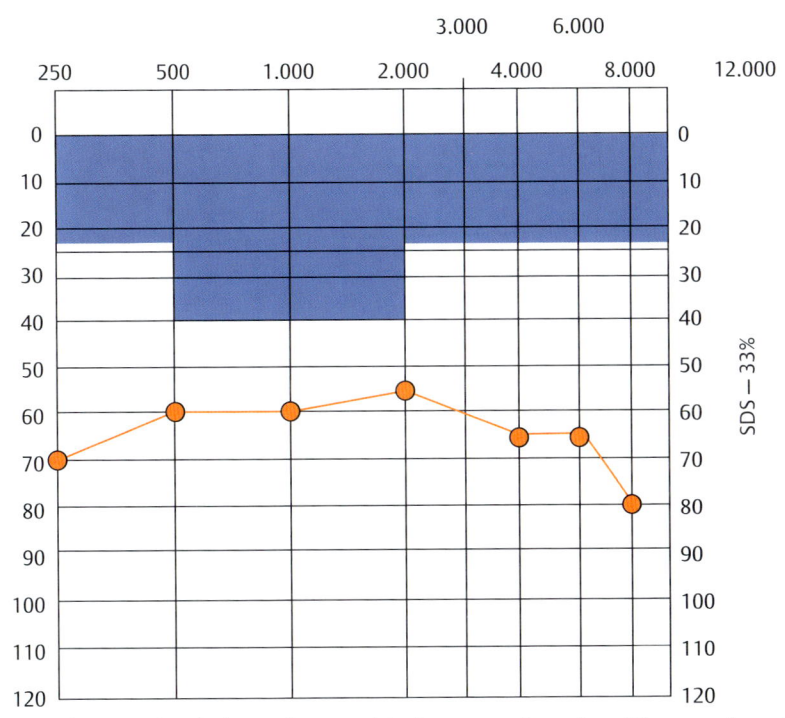

Figura 17.11 Audiograma de Ménière no último estágio demonstrando perda auditiva sensorineural em várias frequências.

ta pobre em sal e evitar o consumo de cafeína, álcool e tabaco. Alguns pacientes são sensíveis à modificação da dieta e em outros não se verifica essa relação. O tratamento de alergias, observadas em até 50% dos pacientes com doença de Ménière, pode ajudar muito. Em caso de falha do tratamento clínico (esteroides orais durante 1-2 semanas, gentamicina transtimpânica, beta-istina [não aprovada pela FDA nos Estados Unidos; utilizada com frequência no Canadá e no Reino Unido, com 80-85% de melhora]), as opções cirúrgicas incluem: descompressão do saco endolinfático, secção do nervo vestibular e labirintectomia (Figura 17.12).

Paralisia de Bell

DEFINIÇÃO E CARACTERÍSTICAS CLÍNICAS

A paralisia de Bell é definida como uma paresia/paralisia idiopática do nervo facial de início agudo. Trata-se de um diagnóstico de exclusão, após o descarte de outras causas em potencial para o dano ao nervo facial. Além do início agudo característico (24-48 horas) de paralisia facial unilateral dos andares superior e inferior, os pacientes também podem apresentar turvação visual, por causa de uma redução no lacrimejamento e fechamento da pálpebra, dor na orelha, hiperacusia, transtornos do paladar e sensação de boca seca.

DIAGNÓSTICO DIFERENCIAL

O diagnóstico diferencial da paralisia facial é extenso e inclui: infecção – otite externa/média, mastoidite, síndrome de Ramsey Hunt, doença de Lyme; neoplasia do osso temporal ou do ângulo pontocerebelar, diabetes melito, hipertireoidismo, trauma, alterações congênitas, intoxicação e malformação vascular.

EXAMES DIAGNÓSTICOS

O exame diagnóstico é limitado, mas poderá incluir exames laboratoriais (raramente necessários), de imagem (RM indicada se não houver

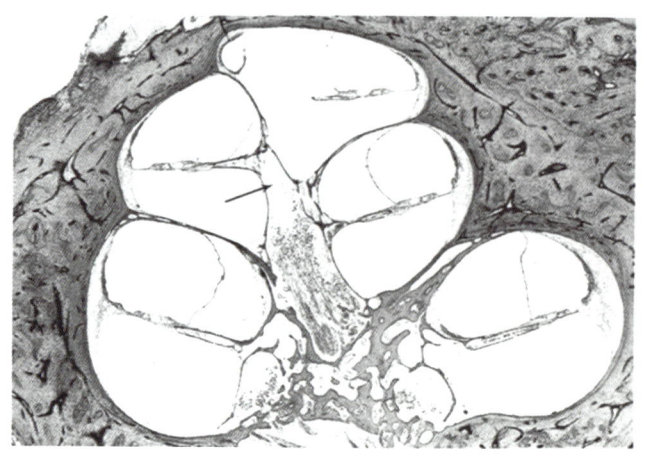

Figura 17.12 Corte de osso temporal humano, hidropsia endolinfática e órgão de Corti (seta).

recuperação em três meses, mas geralmente realizada antes para tranquilizar o paciente e o médico) e audiológicos, para ajudar a descartar todas as outras causas de paralisia facial. No caso de paralisia completa, uma eletroneuronografia (ENoG) pode ser realizada nos primeiros 14-21 dias do início da paralisia para avaliar o grau de degeneração neural.

TRATAMENTO

O tratamento clínico é a primeira linha, consistindo em corticosteroides sistêmicos e possivelmente antivirais, pois há evidências suficientes que apoiam a ideia de que o vírus do herpes simples tipo 1 seja o agente causador da paralisia de Bell. Cuidados de proteção ocular deverão ser instituídos. Em caso de paralisia completa, com evidências de 90% de degeneração neural ou superior à ENoG, a descompressão cirúrgica do nervo poderá ser considerada (Figuras 17.13 e 17.14).

Síndrome de Ramsay Hunt

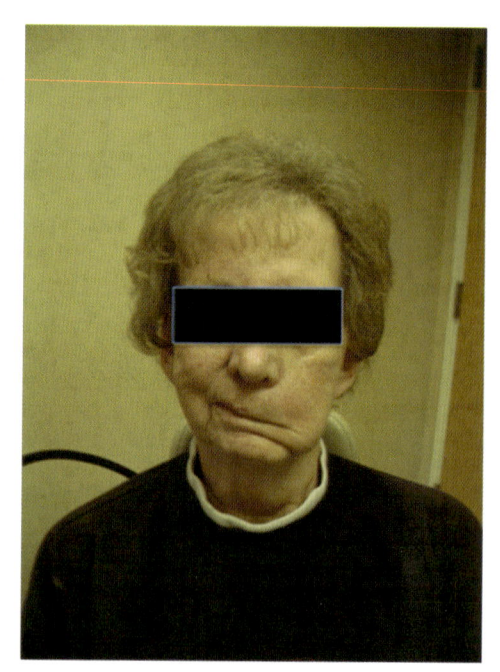

Figura 17.13 Paralisia de Bell à esquerda, em repouso.

DEFINIÇÃO E CARACTERÍSTICAS CLÍNICAS

A síndrome de Ramsay Hunt, ou herpes-zóster ótico, é causada pela reativação da infecção latente de varicela-zóster, e definida como erupção vesicular herpética da concha, meato acústico externo ou pavilhão auricular, com paralisia ipsolateral do nervo facial. Tipicamente, os pacientes apresentam dor intensa, profunda e paroxística na orelha, e lesões herpéticas na orelha e na boca. Vertigem, zumbido, perda auditiva, febre, cefaleia e adenopatia cervical também podem estar presentes.

EXAMES DIAGNÓSTICOS

Além dos achados patognomônicos ao exame físico, exames de laboratório direcionados para quadros infecciosos poderão ser realizados, incluindo hemograma, VHS, dosagem de eletrólitos e estudos virais. Deve-se solicitar uma audiometria, se houver queixa de perda auditiva. Em geral, a investigação por imagens não é necessária para elaboração do diagnóstico; entretanto, uma RM com contraste pode ajudar a avaliar a inflamação do nervo facial.

TRATAMENTO

O tratamento da síndrome de Ramsay Hunt é tipicamente clínico e inclui esteroides sistêmicos, antivirais, supressores vestibulares e controle da dor. A cirurgia não faz parte do tratamento (Figuras 17.15 e 17.16).

Fraturas do osso temporal

DEFINIÇÃO E CARACTERÍSTICAS CLÍNICAS

A fratura do osso temporal é definida como um quadro clínico em que se observa ruptura completa ou incompleta do osso temporal induzida pelo impacto com uma superfície contundente, projéteis penetrantes ou objetos afiados. Esses pacientes podem-se apresentar com perda auditiva, vertigem, otorragia e otoliquorreia. O exame físico pode revelar lacerações do MAE, sinal de Battle, sinal de Raccoon (olhos de guaxinim), hemotímpano, perfuração da membrana timpânica e otorreia à otoscopia.

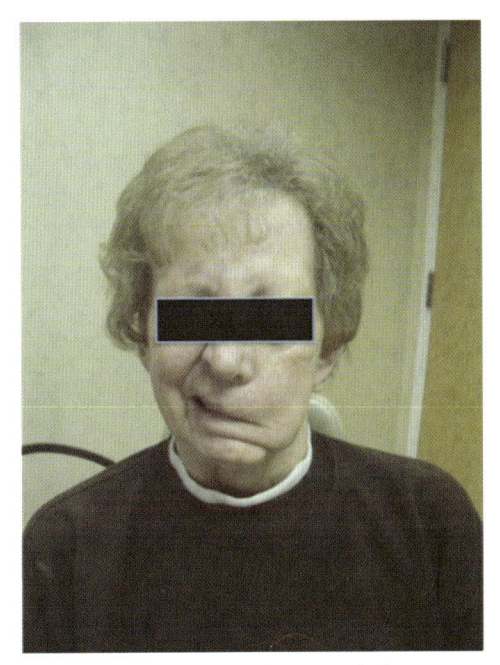

Figura 17.14 Paralisia de Bell à esquerda durante tentativa de sorrir.

DIAGNÓSTICO DIFERENCIAL

Paralisia de Bell, neuralgia do trigêmeo, neuralgia pós-herpética, transtorno da articulação temporomandibular.

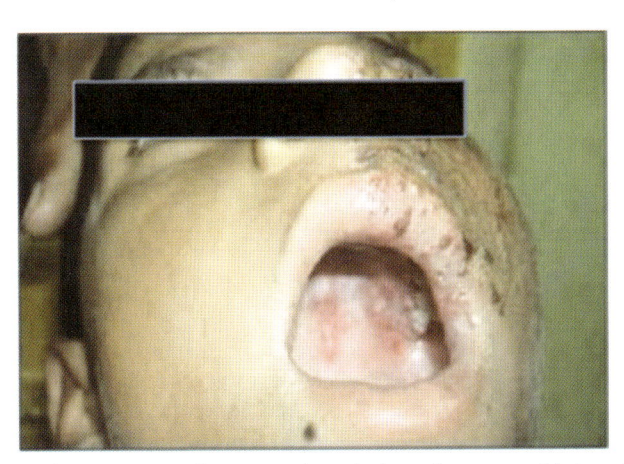

Figura 17.15 Síndrome de Ramsay Hunt demonstrando vesículas na face e na cavidade oral.

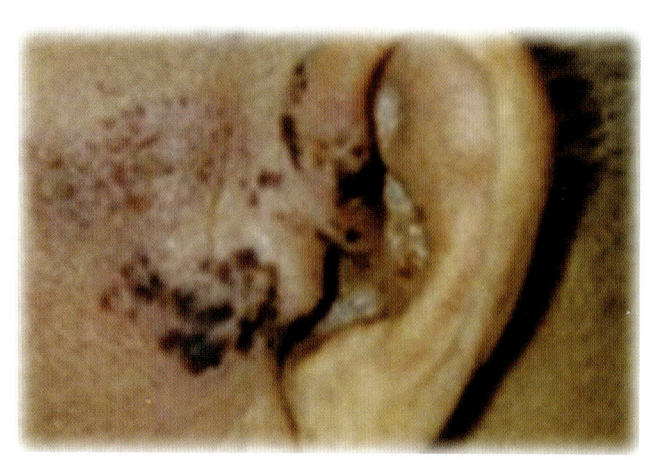

Figura 17.16 Ramsay Hunt demonstrando vesículas na orelha externa e pele pré-auricular.

DIAGNÓSTICO DIFERENCIAL

O diagnóstico diferencial de trauma do osso temporal inclui disjunções da cadeia ossicular, perfuração da membrana timpânica, fístulas liquóricas, fístula perilinfática e lesão/anomalia vascular.

EXAMES DIAGNÓSTICOS

Além do exame físico, a modalidade de investigação primária por imagens é a TC de alta resolução com cortes finos através do osso temporal. As fraturas são classificadas como: longitudinais, transversas ou oblíquas. As fraturas longitudinais são muito mais comuns; entretanto, as transversas apresentam maior probabilidade de violar a cápsula ótica.

TRATAMENTO

O tratamento da maioria das fraturas do osso temporal é expectante. A intervenção cirúrgica é indicada no caso de lesão do nervo facial de início imediato. Com frequência, dada a gravidade do trauma, isto pode não ser inicialmente passível de avaliação. A cirurgia também pode ser apropriada para perdas auditivas condutivas em consequência de luxação da cadeia ossicular ou perfuração da membrana timpânica e otoliquorreia persistente (Figuras 17.17 a 17.19).

Deiscência do canal semicircular superior

DEFINIÇÃO E CARACTERÍSTICAS CLÍNICAS

A deiscência do canal semicircular superior é definida como o adelgaçamento e deiscência da porção óssea superior do canal superior. Geralmente, os pacientes se queixam de vertigem desencadeada por estimulação por sons de volume elevado (fenômeno de Tullio) ou aumento da pressão aural (sinal de Hennebert). A otoscopia pneumática também pode revelar nistagmo no plano do canal semicircular superior.

DIAGNÓSTICO DIFERENCIAL

VPPB, labirintite, doença de Ménière, ototoxicidade, fístula perilinfática, otosclerose, migrânea.

EXAMES DIAGNÓSTICOS

A TC de cortes finos dos ossos temporais é um dos primeiros passos para a confirmação do diagnóstico. Além disso, a audiometria e a avaliação dos potenciais miogênicos vestibulares evocados (VEMP) podem ser utilizados para confirmar o diagnóstico (Figuras 17.20 a 17.22).

TRATAMENTO

A DCSS pode ser tratada de modo conservador, com observação e evitando-se estímulos. As intervenções cirúrgicas incluem inserção de tubos de ventilação, regeneração epidérmica do canal e oclusão do canal.

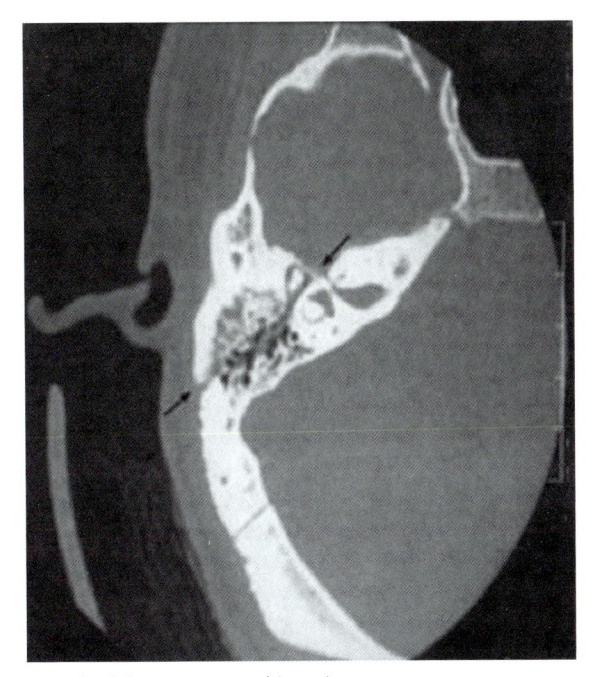

Figura 17.17 Fratura longitudinal de osso temporal (setas).

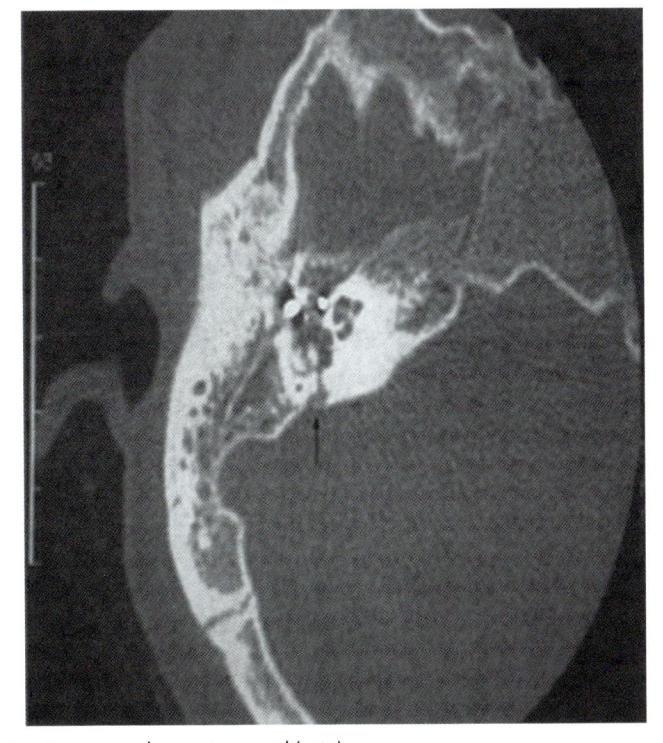

Figura 17.18 Fratura transversa de osso temporal (seta).

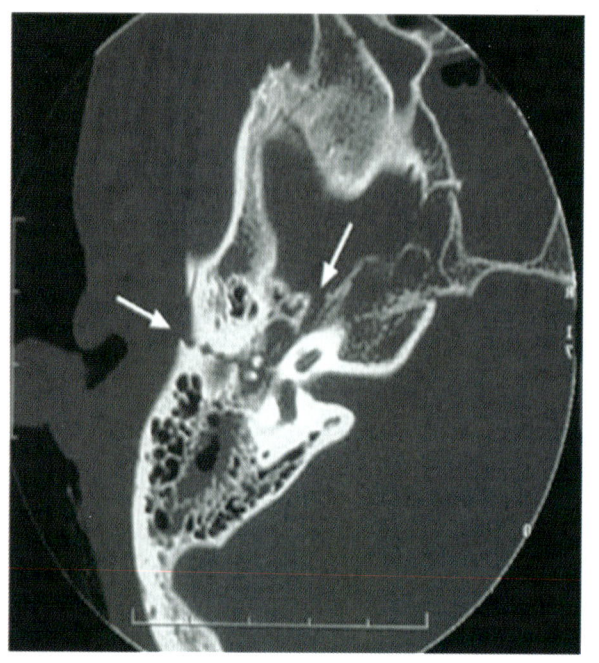

Figura 17.19 Fratura complexa de osso temporal com componente oblíquo (seta à esquerda) e componente longitudinal (seta à direita).

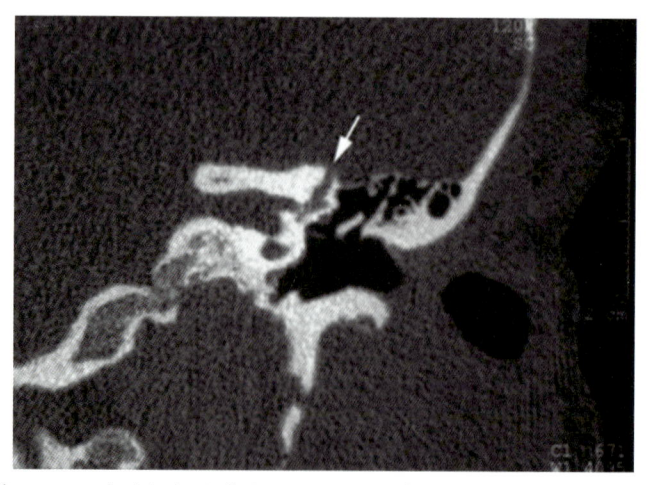

Figura 17.20 TC demonstrando deiscência do SCC, corte coronal.

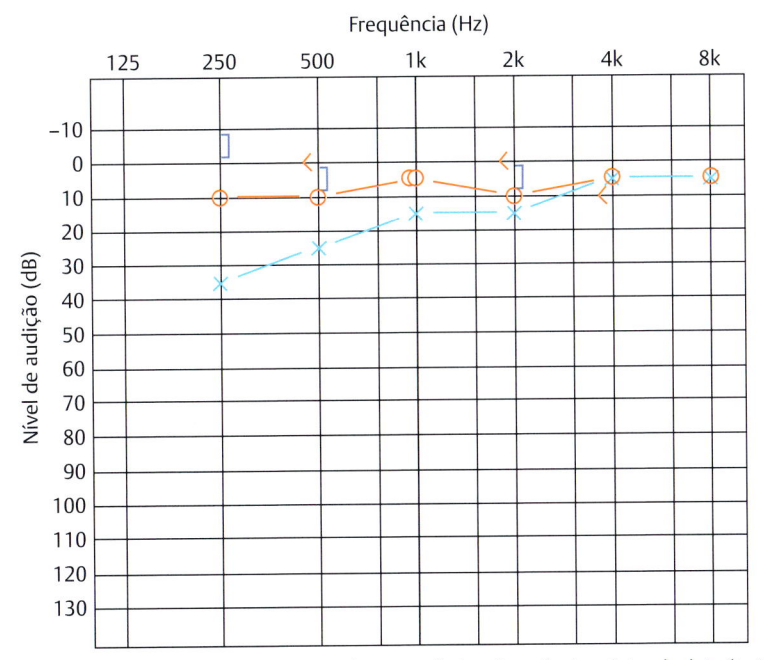

Figura 17.21 Audiograma com perda auditiva condutiva em baixas frequências, típica da deiscência do SCC.

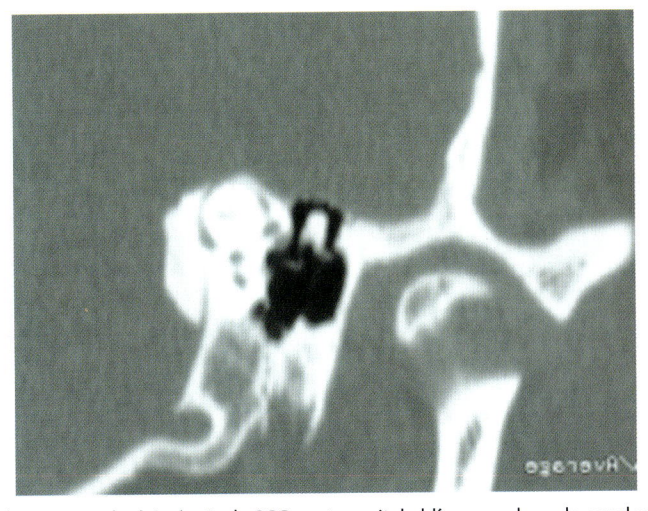

Figura 17.22 TC demonstrando deiscência do SCC, corte sagital oblíqua no plano do canal superior.

SEÇÃO 5
PLÁSTICA FACIAL

CAPÍTULO 18

Análise Facial Normal

Celeste Gary ▪ Laura T. Hetzler

- **Fotografias**
- **Unidades de estética facial**
- **Fronte e sobrancelhas**
- **Região periorbitária**
- **Região perioral e queixo**
- **Leitura sugerida**

A avaliação da face para a cirurgia plástica facial exige a compreensão da estética ideal em relação à idade, sexo, tipo corporal e tendências culturais e contemporâneas. Uma vez definido o que torna um rosto atraente, uma análise deverá então ser realizada para determinar as áreas problemáticas e as prioridades da cirurgia. Os conceitos-chave incluem: equilíbrio, proporção, simetria e harmonia.

Fotografias

As fotografias deverão ser obtidas antes da cirurgia estética facial, com o paciente na posição horizontal de Frankfort; a incisura supratrágica deverá estar situada no nível do rebordo infraorbitário. Deverão ser obtidas, no mínimo: projeção frontal, projeções laterais esquerda e direita e projeções oblíquas esquerda e direita. Outras projeções adicionais incluem: lateral com sorriso, frontal com sorriso, basal e *close-ups* dos sítios operatórios planejados.

MARCOS ANATÔMICOS FACIAIS

Tríquio: Linha média na linha do cabelo

Glabela: Proeminência no plano médio-sagital, superior à raiz do nariz.

Násio: Sutura nasofrontal

Sellion: O ponto mais profundo de partes moles no ângulo nasofrontal.

Raiz: Raiz do nariz contendo o *sellion* e o násio.

Rínio: Junção osteocartilaginosa.
Supratip break: Cefálico ao ponto de definição da ponta.
Tip-defining point: Dois pontos representando o ponto mais alto no arco crural.
Infratip lobule: Porção do lóbulo inferior ao ponto de definição da ponta, superior à narina.
Infratip break: Junção da columela e do lóbulo.
Crista alar: Porção mais posterior do nariz.
Estômio: Fechamento dos lábios.
Pagonion: A borda mais anterior do mento.
Mento: Porção mais inferior do queixo.
Ponto cervical: Mento e intersecção do pescoço.
Trágion: Incisura supratrágica da orelha.

PELE

A pele tem papel fundamental na aparência facial. A textura, espessura, elasticidade e grau de dano solar deverão ser avaliados por inspeção e palpação. Lesões da pele, cicatrizes, rugas e pigmentação também deverão ser avaliadas.

A pigmentação é avaliada pela classificação de Fitzpatrick dos tipos de pele com relação à reação ao sol:

Tipo de pele	Cor da pele	Reação ao bronzeamento
I	Branca	Sempre queima, nunca bronzeia.
II	Branca	Geralmente queima, bronzeia com dificuldade.
III	Branca	Às vezes queima moderadamente, bronzeamento médio.
IV	Castanha	Raramente queima, bronzeia com facilidade.
V	Castanho escuro	Queima muito raramente, bronzeia com muita facilidade.
VI	Negra	Nunca queima, bronzeia com muita facilidade.

O envelhecimento da pele resulta em adelgaçamento da epiderme, redução da gordura subcutânea, perda de elasticidade da derme, redução do número de melanócitos, redução no volume de colágeno tipo I e redução do suprimento vascular.

CABELOS

A posição da linha do cabelo, a recessão temporal e a densidade dos folículos capilares deverão ser levadas em conta ao se considerar incisões cirúrgicas.

Unidades de estética facial

TERÇOS FACIAIS

A altura facial é dividida em três segmentos igualmente espaçados, demarcados pelo tríquio, glabela, subnasal e mento (Figura 18.1).

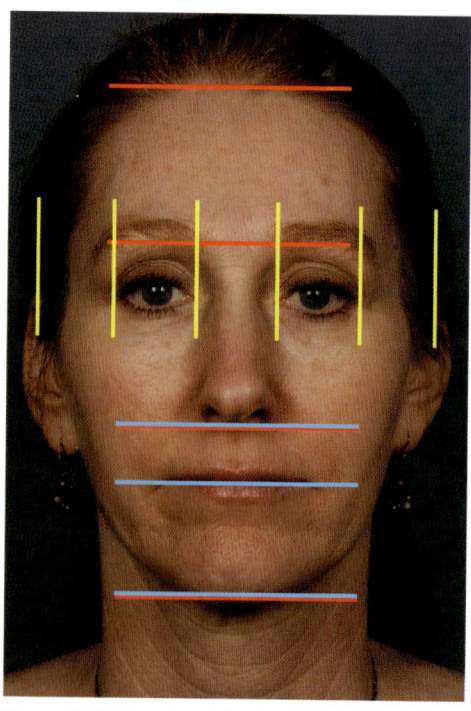

Figura 18.1 Altura facial dividida em terços (vermelho), com a face inferior subdividida em terços (azul) e a face vertical dividida em quintos (amarelo).

TERÇOS FACIAIS INFERIORES

O terço inferior é dividido, ainda, em 1/3, subnasal para estômio, e 2/3 estômio para mento (Figura 18.1).

QUINTOS VERTICAIS

A largura facial é dividida em cinco segmentos igualmente espaçados, demarcados pelo pavilhão auricular, canto lateral, canto medial, canto medial oposto, canto lateral oposto e pavilhão auricular lateral oposto (Figura 18.1).

Fronte e sobrancelhas

Consideradas como o terço superior da face.
Posição classicamente descrita da sobrancelha na mulher:

1. A sobrancelha começa medialmente em uma linha vertical desenhada perpendicularmente pela base alar.
2. A sobrancelha termina lateralmente em uma linha oblíqua desenhada no canto lateral do olho e base alar.
3. As extremidades medial e lateral da sobrancelha repousam aproximadamente no mesmo nível horizontal.
4. A extremidade medial da sobrancelha tem a forma de uma clava que gradualmente se afunila para baixo e para o lado.
5. O ápice da sobrancelha fica em uma linha vertical desenhada diretamente pelo limbo lateral do olho.

SOBRANCELHAS MASCULINAS

1. O ápice da sobrancelha fica em uma linha vertical através do limbo lateral do olho.
2. Todo o complexo apresenta um arco mínimo.
3. A sobrancelha é posicionada no/ou logo superior ao rebordo supraorbitário.

Duas alterações principais do terço superior da face relacionadas com a idade são: ptose da sobrancelha e linhas faciais hiperdinâmicas.

1. A ptose da sobrancelha pode causar a formação de um capuz lateral sobre as pálpebras superiores, o que representa um problema do terço superior da face e não uma questão de pálpebra. Avaliar se o paciente tem campos visuais superolaterais limitados, pois essa é uma indicação funcional para intervenção cirúrgica do terço superior da face.
2. As linhas faciais hiperdinâmicas são decorrentes da tração repetida da pele pelos músculos faciais subjacentes.

Região periorbitária

Esta região abrange as pálpebras superiores e inferiores, as regiões dos cantos medial e lateral e o globo.

A distância entre os cantos deverá ser aproximadamente igual à largura de um olho. Em pacientes caucasianos, a distância intercantal deverá ser igual à largura interalar da base do nariz.

O teste SNAP® avalia a flacidez da pálpebra inferior. A pálpebra é apreendida entre o polegar e o indicador e puxada para longe do globo. O resultado anormal será o retorno atrasado para a superfície do globo ou retorno somente após piscar. O quadro de esclera aparente (*scleral show*) deverá ser tratado.

Com frequência, as pálpebras mostram os sinais mais precoces do envelhecimento. Os problemas incluem flacidez da pele, pseudo-herniação da gordura orbitária através do septo, coxins de gordura proeminentes e hipertrofia do músculo orbicular. Outros problemas periorbitários, como ptose da pálpebra, enoftalmo, proptose, exoftalmo, flacidez ou mau posicionamento da pálpebra inferior e a formação de capuz lateral deverão ser avaliados.

As linhas hiperdinâmicas nessa região são conhecidas como "pés de galinha".

BOCHECHA

Trata-se da unidade estética que se estende da crista pré-auricular lateralmente, até a dobra nasolabial medialmente, do arco zigomático e rebordo orbitário inferior superiormente, até a borda inferior da mandíbula. O marco anatômico mais notável é a eminência malar, que consiste no arco zigomático e ossos maxilares. A eminência malar proeminente é considerada jovem e bonita.

O coxim adiposo da boca deverá ser avaliado. Nessa área, o envelhecimento causa fraqueza da matriz de suporte entre a SMAS (camada aponeurótica muscular superficial) e o coxim adiposo bucal subjacente. Isto resulta em cristas nasolabiais aprofundadas e papada.

O quadro de bochechas vazias pode ocorrer por falta de volume de gordura bucal.

Músculos faciais hipertônicos podem resultar em dobras na pele (*festoons*) e rítides faciais.

NARIZ

Esta é considerada como a mais notável entre as unidades estéticas faciais, sendo descrita tipicamente em termos de comprimento, largura, projeção e rotação.

Subunidades estéticas do nariz, nove no total (Figuras 18.2 e 18.3).

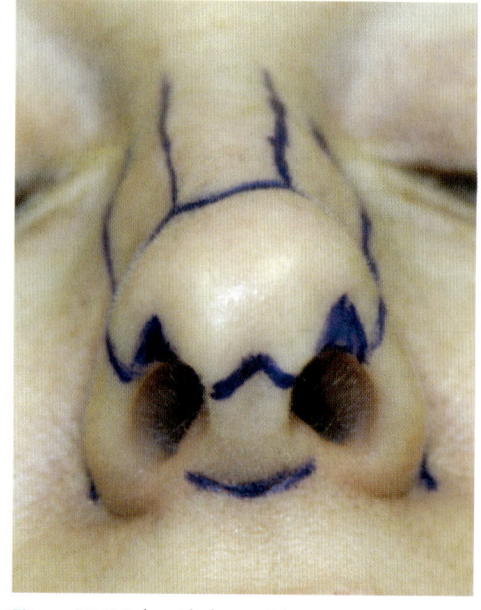

Figura 18.3 Subunidades estéticas nasais, projeção da base: columela, triângulos de partes moles pareados.

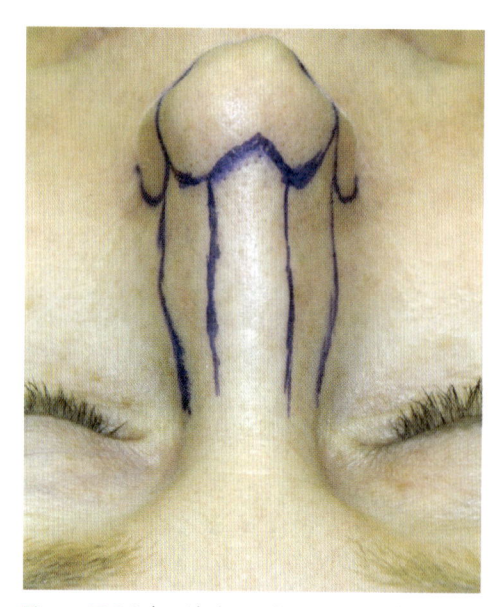

Figura 18.2 Subunidades estéticas nasais: dorso, ponta, parede lateral bilateral e subunidades alares bilaterais.

1. As subunidades bilaterais/pareadas incluem: alar, triângulo de partes moles e parede lateral do nariz.
2. As subunidades centrais incluem: dorso nasal, ponta nasal e columela.

Terços nasais

1. Terço superior: ossos e pele nasais
2. Terço médio: cartilagens laterais superiores, septo e pele.
3. Terço inferior: cartilagens laterais inferiores e septo

Estética geral

1. O dorso acompanha uma curva suave descendente, da porção medial das sobrancelhas até a região da ponta superior.
2. A ponta deverá mostrar uma quebra dupla e uma quebra da ponta superior (*supratip*), que separa o dorso do lóbulo e se localiza 1-3 mm superiormente ao ponto de defini-

ção da ponta, e uma quebra da ponta inferior (*infratip*) entre o lóbulo da ponta inferior e a columela.
3. Columela aparente (*collumelar* show) de 2-4 mm é o ideal.
4. A linha frontal-nasal-orbitária deverá ser suave desde as sobrancelhas, ao longo da borda lateral do dorso nasal, e então levemente divergente na ponta.
5. Ângulo nasofrontal (Figura 18.4):
   a. Ângulo entre o nariz externo e a fronte.
   b. Aproximadamente 120°.
6. Ângulo nasolabial (Figura 18.4):
   a. Determina a rotação da ponta.
   b. Masculino: 90°-105°.
   c. Feminino: 95°-110°.
7. Projeção da ponta:
   a. Distância entre o plano facial e a ponta do nariz.
8. Altura lobular:
   a. Deverá ser 1/3 da altura total na projeção basal.

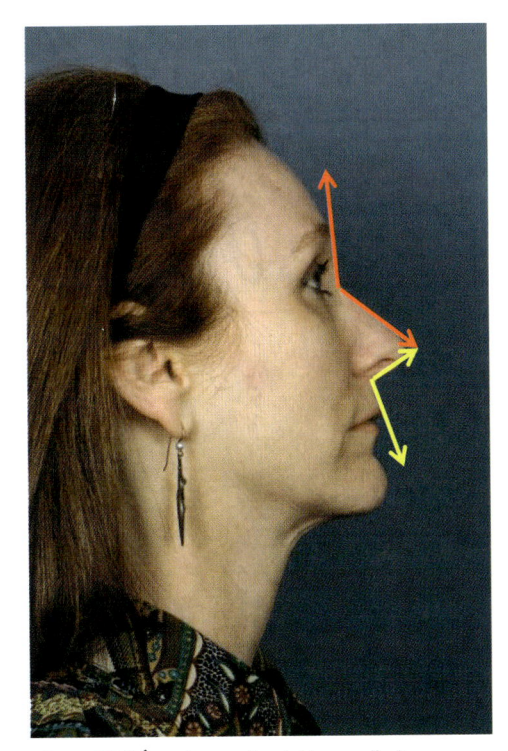

Figura 18.4 Ângulo nasofrontal (vermelho) e nasolabial (amarelo).

Região perioral e queixo

Esta área inclui a região desde as dobras subnasal e nasolabial até o mento. O contorno do queixo é determinado pela forma e posição da mandíbula, assim como das partes moles da cobertura. O queixo deverá estar alinhado também à linha vertical desde a borda do vermelhão do lábio inferior até o queixo. Se a linha estiver anterior ao *pagonion*, o paciente será microgênico ou possivelmente micrognático.

Os lábios mais cheios são favorecidos. O lábio superior deverá ser mais cheio e se projetar levemente anterior ao lábio inferior no perfil.

Com o envelhecimento, ocorre alongamento do lábio superior, adelgaçamento das porções vermelhas do lábio e retrusão da área média da face.

As rítides perioriais deverão ser avaliadas. Podem surgir linhas de marionete.

PESCOÇO

O tratamento da definição cervicomentoniana é uma parte importante da estética facial. Um pescoço jovem tem a linha mandibular bem definida, que molda uma sombra submandibular. Um ângulo cervicomental de 90° ou menos é considerado jovem. O sítio do osso hioide deverá ser observado. Caso esse osso esteja ao nível da quarta vértebra, ele é considerado ideal. Se estiver mais inferior, o resultado será um ângulo obtuso.

O volume de gordura cervical e a redundância da pele do pescoço também deverão ser observados.

O envelhecimento resulta em papada, ptose do queixo, glândulas submandibulares ptóticas e bandagem do platisma.

ORELHAS

O topo da hélice auricular deverá estar no nível da sobrancelha lateral. A inserção inferior do lóbulo deverá estar ao nível da junção alar-facial. A proporção largura/comprimento do pavilhão auricular é de aproximadamente 0,6:1. O pavilhão auricular deverá se projetar do couro cabeludo posterior em < 30°, e a porção média do pavilhão auricular não deverá estar localizada a mais do que 2 cm da cabeça.

Leitura sugerida

Bailey BJ, Johnson JT, Newlands SD. 2006. *Head and Neck Surgery-Otolaryngology*, 4th ed. Philadelphia, PA: Lippincott Williams & Wilkins, pp. 2481-2498.

Papel I. 2009. *Facial Plastic and Reconstructive Surgery*, 3rd ed. New York: Thieme Medical Publishers, Inc., pp. 177-186, 477-486.

CAPÍTULO 19

Nariz

Krishna Patel ▪ Laura T. Hetzler

- **Rinoplastia: Deformidade do osso nasal/deformidade da ponta nasal**
- **Complicações pós-rinoplastia: Deformidade em V invertido; nariz em formato *pollybeak***
- **Colapso da válvula nasal**
- **Rinofima**
- **Defeitos nasais e reconstrução pela técnica de Mohs**
- **Leitura sugerida**

Rinoplastia: Deformidade do osso nasal/deformidade da ponta nasal

Krishna Patel

DEFORMIDADES DO OSSO NASAL

Definição e características clínicas

Durante o planejamento de procedimentos de rinoplastia, a pré-avaliação crítica das dimensões nasais em todas as projeções padronizadas é fundamental. Em cada perfil, a projeção nasal ideal pode ser definida pela mensuração proporcional entre a altura da ponta nasal e o comprimento do dorso, que deverá ser igual a 0,67. Além disso, na projeção lateral ou em perfil, o dorso nasal deverá repousar ao longo, ou levemente inferior, a uma linha desenhada do násio até a ponta nasal. Se houver protrusão significativa dos ossos nasais sobre essa linha, haverá deformidade do osso nasal em formato de giba dorsal (Figura 19.1).

Na projeção frontal, o dorso nasal deverá estar reto, com a largura da base da parede lateral óssea igual a 75% da largura da base alar. Se o dorso nasal não for reto, existirá uma deformidade do osso deixando o nariz torto (*crooked nose*), desviado da linha média (Figura 19.2).

Tanto no nariz com giba quanto no nariz torto, distorções nos ossos nasais, nas cartilagens laterais superiores e no septo podem estar envolvidas. É obrigatória a determinação da causa subjacente para a correção cirúrgica.

Diagnóstico diferencial

Com relação às deformidades dos ossos nasais, pode haver uma predisposição genética ou as mesmas podem ocorrer secundariamente a trauma ou cirurgia. Se congênita, a deformidade em geral se torna mais pronunciada durante

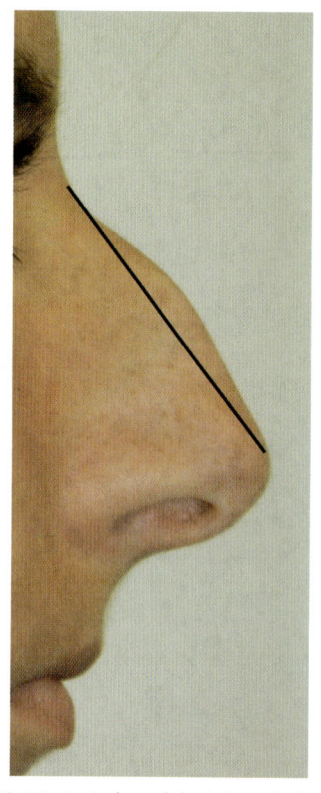

Figura 19.1 Projeção lateral de deformidade do osso nasal com giba dorsal. O ideal seria uma forma nasal seguindo uma linha plana desde o násio até a ponta nasal delineada pela linha preta.

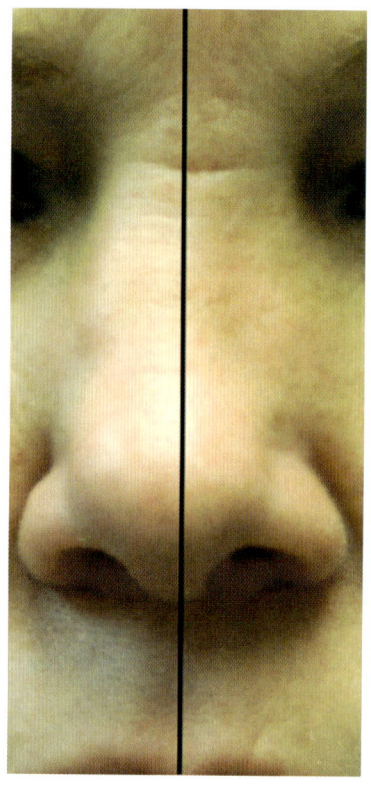

Figura 19.2 Visão frontal de deformidade de osso nasal torto induzida por trauma. Os ossos nasais estão seriamente deslocados para a direita da linha média, delineada pela linha preta.

a puberdade, quando os ossos nasais estão crescendo e adquirindo sua forma madura.

A presença de ossos nasais em "livro aberto" (*splayed*) ou enrugamento na linha média pode ser sinal de anomalias craniofaciais maiores, como displasia frontonasal, fenda da linha média ou efeito de massa dermoide ou nasal/septal.

Exames diagnósticos

O exame físico completo, com inspeção, palpação e rinoscopia anterior, é suficiente. A endoscopia nasal pode ajudar no diagnóstico, se os desvios septais estiverem contribuindo para a deformidade do osso nasal. No caso de trauma, a tomografia computadorizada (TC) pode ser útil, embora não recomendada para deformidades isoladas dos ossos nasais. A fotografia nas projeções frontal, oblíqua, lateral e da base permite mensurações objetivas das dimensões nasais.

Diante de um formato um pouco mais incomum dos ossos nasais, a TC ajuda a detectar anomalias craniofaciais maiores, como displasia frontonasal, fenda da linha média ou efeito de massa dermoide ou nasal/septal.

Tratamento

A correção cirúrgica da giba nasal exige, em geral, a fresagem do dorso nasal ósseo e a realização de osteotomias medial e lateral. A deformidade dos ossos nasais tortos também envolve osteotomias, mas deverá ser ajustada para tratar a assimetria com qualquer combinação de osteotomias mediais, laterais e/ou intermediárias.

DEFORMIDADE DA PONTA NASAL

Definições e características clínicas

Da mesma forma que nas deformidades dos ossos nasais, a análise crítica das dimensões da ponta nasal é necessária. Cerca de 50-60% dessa ponta deverá repousar superiormente a uma linha horizontal desenhada desde o lábio superior. Como já mencionado, a proporção altura/comprimento nasal deverá ser igual a 0,67. A ponta deverá se mostrar simétrica, com dois pontos refletores de luz nas abóbadas. Na projeção lateral, a columela deverá estar aparente (*collumelar* show) em 2-4 mm e, de modo ideal, o contorno revelará pontos de transição infra e supraponta (*supra e infratip break*). O ângulo nasolabial varia de 90° a 115°, com ângulos preferencialmente maiores nas mulheres. A ruptura dessas dimensões pode-se manifestar como uma deformidade da ponta nasal.

Quando a ponta nasal for assimétrica, o resultado quase sempre será uma deformidade da ponta nasal. A assimetria poderá ser geneticamente predisposta, ou ser causada por trauma ou por cirurgia nasal anterior. Seja qual for a etiologia subjacente, a deformidade mais comummente resulta do formato e do contorno irregulares das cartilagens laterais inferiores.

Se a pele do nariz for muito tensa e delgada, revelando cartilagens laterais inferiores em formato de botão, isto é definido como bossa (Figura 19.3). Bossas representam, tipicamente, sequelas de rinoplastia anterior, após a qual as cartilagens laterais inferiores enfraquecem por causa da ressecção, com deformidades imprevisíveis.

Diagnóstico diferencial

A etiologia subjacente mais comum das deformidades da ponta do nariz é o formato irregular das cartilagens laterais inferiores. Entretanto, doenças da pele que se manifestam com protuberâncias de crescimento também podem-se apresentar como deformidades com ponta assimétrica.

Exames diagnósticos

O exame físico completo, com inspeção, palpação e rinoscopia anterior, é suficiente. A fotografia nas projeções frontal, oblíqua, lateral e da base permite mensurações objetivas das dimensões nasais.

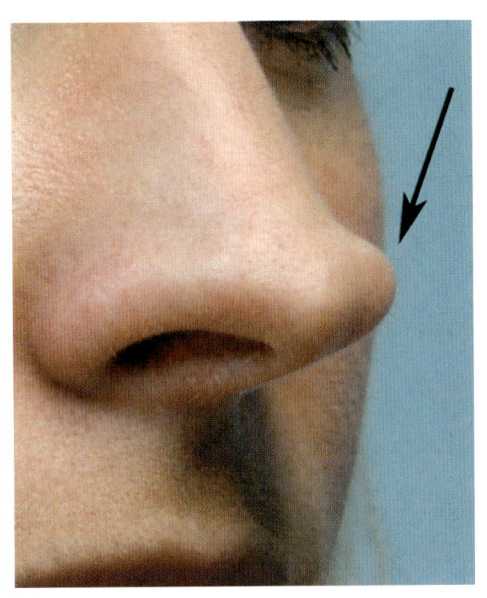

Figura 19.3 Projeção oblíqua de deformidade da bossa da ponta nasal. A ponta tem aparência tipo botão e superprojeção.

Tratamento

A correção pode ser realizada pela exposição cirúrgica das cartilagens laterais inferiores e correção da fonte da deformidade. Se a causa da deformidade for uma assimetria, então os objetivos deverão ser direcionados para a obtenção de cartilagens em formato simétrico, o que pode ser realizado por técnicas de sutura e de enxertia como camuflagem. Se a deformidade resultar de cartilagens enfraquecidas ou deformadas (Figura 19.4), então será necessária uma enxertia estrutural.

Complicações pós-rinoplastia: Deformidade em V invertido, nariz em formato *pollybeak*

Krishna Patel

DEFINIÇÕES E CARACTERÍSTICAS CLÍNICAS

Um risco da rinoplastia é o resultado indesejável, causando comprometimento físico e/ou funcional. Duas complicações clássicas da cirurgia de rinoplastia são: a deformidade em V invertido e o chamado nariz em bico de papagaio.

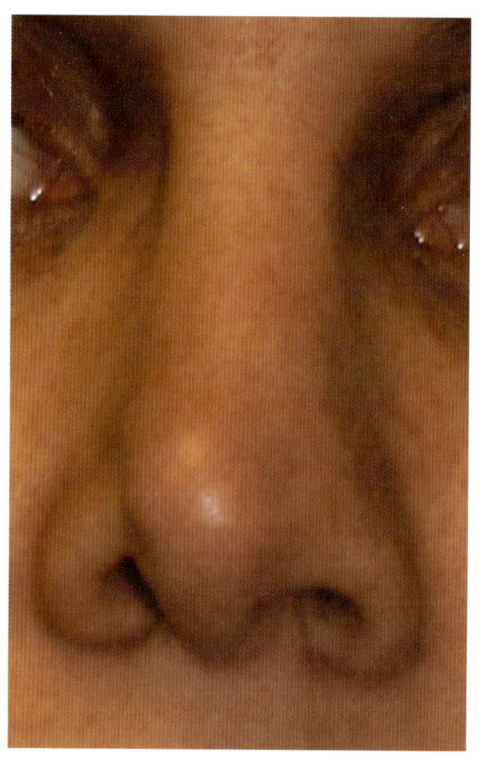

Figura 19.4 Projeção frontal de uma deformidade da ponta nasal comprimida e assimétrica.

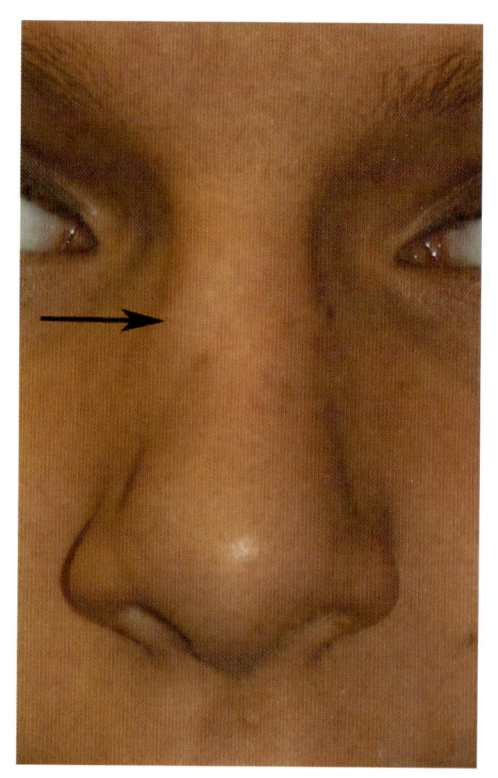

Figura 19.5 Projeção frontal de uma deformidade sutil com V invertido causada por redução de giba dorsal. A seta denota a junção osteocartilaginosa revelando o sombreado de V invertido e a ruptura da linha estética sobrancelha-ponta nasal.

A deformidade em V invertido é identificada na projeção frontal como visibilidade das bordas caudais dos ossos nasais, com ruptura da linha estética sobrancelha-ponta nasal. Classicamente, o V invertido ocorre na junção osteocartilaginosa, em que as cartilagens laterais superiores entram e colapsam-se por baixo dos ossos nasais (Figuras 19.5 a 19.7). Isto pode ocorrer após qualquer técnica cirúrgica que rompa a junção osteocartilaginosa, como redução da giba dorsal ou ressecção septal agressiva, resultando em perda do suporte estrutural para as cartilagens laterais superiores.

A deformidade de nariz em bico de papagaio (Figura 19.8) é visualizada como um preenchimento na região da supraponta mais bem visualizada na projeção lateral. A etiologia dessa deformidade pode ser multifatorial e as causas incluem: suporte insatisfatório da ponta causando perda de projeção dessa ponta, redução inadequada de giba cartilaginosa dorsal, ressecção exagerada de giba óssea dorsal, espaço morto excessivo e formações cicatriciais na região da supraponta.

DIAGNÓSTICO DIFERENCIAL

As deformidades nasais congênitas podem ser semelhantes a algumas deformidades pós-rinoplastia. Traumatismos e tratamento oncológico com radioterapia também podem induzir deformidades semelhantes àquelas causadas pela rinoplastia cirúrgica.

EXAMES DIAGNÓSTICOS

Uma história positiva de cirurgia nasal anterior e o exame físico com inspeção completa, palpação e rinoscopia anterior são suficientes. As fotografias das visualizações frontal, oblíqua,

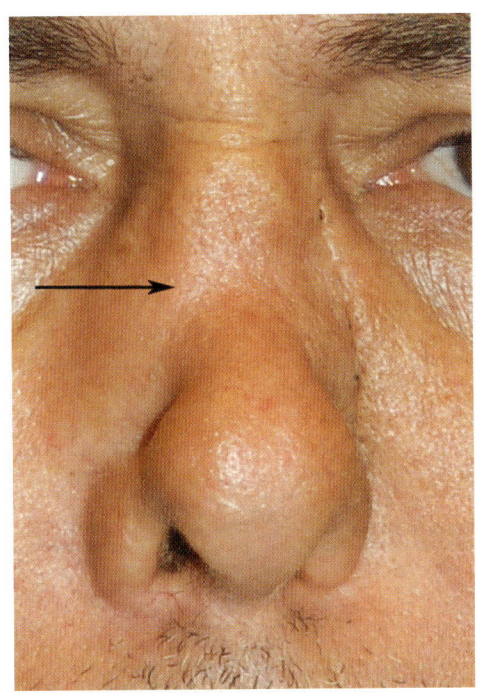

Figura 19.6 Projeção frontal de deformidade severa em V invertido causada por perda cirúrgica do suporte do septo e efeitos da radioterapia. A seta indica a junção osteocartilaginosa, revelando uma deformidade óbvia em V invertido.

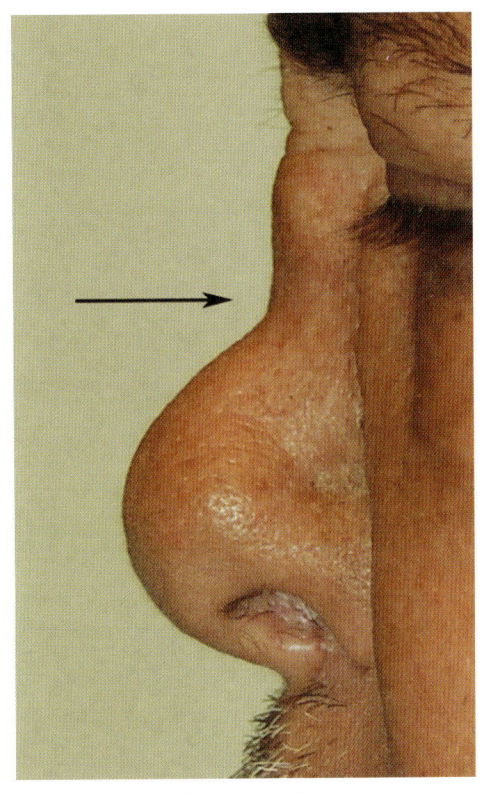

Figura 19.7 Projeção lateral de deformidade severa em V invertido causada por perda cirúrgica de suporte do septo e por efeitos da radioterapia. A seta indica a junção osteocartilaginosa.

lateral e da base permitem mensurações objetivas das dimensões nasais.

TRATAMENTO

Uma rinoplastia de revisão é necessária para corrigir a deformidade.

Para corrigir a deformidade em V invertido, o restabelecimento do suporte para a junção osteocartilaginosa é, em geral, realizado por meio da colocação de *spreader grafts*.

A correção cirúrgica da deformidade de nariz em bico de papagaio se baseia na identificação apropriada da causa etiológica. Técnicas individualizadas deverão ser elaboradas para tratar a causa subjacente da deformidade. Para a perda do suporte da ponta, um enxerto de suporte da columela (*collumelar strut*) ou um enxerto de extensão do septo caudal poderá recriar o suporte adequado e a projeção da ponta do nariz. Se a redução de uma giba cartilaginosa se mostrar inadequada, será necessária mais ressecção da cartilagem. Caso tenha ocorrido ressecção exagerada de uma giba óssea dorsal, a inserção de um enxerto no dorso ósseo poderá ser necessária. Se formações cicatriciais forem a causa da deformidade da supraponta, o tratamento conservador com injeção de esteroides (triancinolona) ou curativos com fita adesiva poderão melhorar a cicatrização e reduzir o aspecto de preenchimento do nariz.

Colapso da válvula nasal

Krishna Patel

DEFINIÇÕES E CARACTERÍSTICAS CLÍNICAS

As válvulas nasais interna e externa representam a área de corte transversal com maior resis-

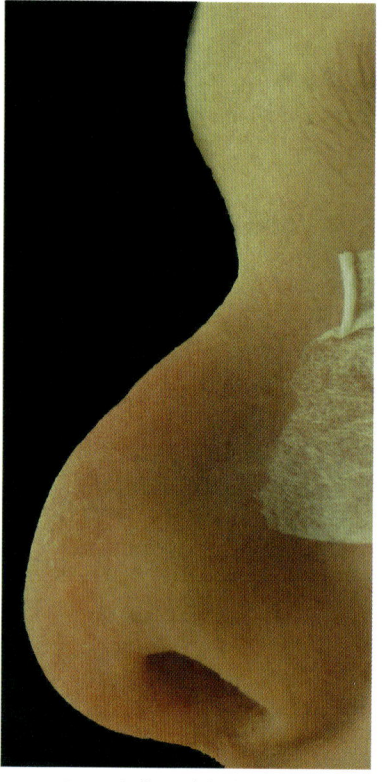

Figura 19.8 Projeção lateral de deformidade de nariz em bico de papagaio causada por redução inadequada de giba cartilaginosa dorsal.

A terminologia "colapso" de válvula nasal implica, tipicamente, em um estreitamento causado pelo processo dinâmico de partes moles em colapso mediante pressão negativa gerada por fluxo de ar durante a inspiração. O colapso dinâmico das válvulas se deve, geralmente, à flacidez inerente da estrutura das cartilagens laterais superiores (para a válvula interna) ou das cartilagens laterais inferiores (para a válvula externa). Além disso, se a crura lateral da cartilagem lateral inferior estiver mal posicionada no sentido cefálico, as paredes laterais serão mais fracas, o que aumenta o colapso da válvula externa. A ressecção agressiva das cartilagens laterais inferiores ou superiores durante rinoplastias estéticas pode comprometer o suporte estrutural e levar ao colapso pós-operatório da válvula nasal.

DIAGNÓSTICO DIFERENCIAL

Um processo inflamatório, como uma rinite alérgica, pode gerar estreitamento dinâmico das válvulas nasais em razão de um edema flutuante da mucosa. Obstruções anatômicas, como os desvios do septo nasal, podem estreitar estaticamente as válvulas nasais e gerar sintomas similares de obstrução nasal.

EXAMES DIAGNÓSTICOS

A rinoscopia anterior é necessária para inspecionar a forma e a força das cartilagens laterais inferior e posterior. Durante a respiração normal, observar um colapso visível das válvulas à rinoscopia anterior ou colapso das cristas supra-alares à inspeção nasal externa. A melhora dos sintomas de obstrução nasal com manobras de estabilização das válvulas (Cottle, modificada de Cottle) pode confirmar a existência de colapso.

Os achados físicos sugestivos de comprometimento de válvula incluem: sulcos supra-alares aprofundados, ponta nasal comprimida, terço nasal médio estreitado, ou deformidade "em parênteses", causada por um mau posicionamento da crura lateral da cartilagem lateral inferior no sentido cefálico (Figuras 19.9 a 19.11).

tência ao fluxo de ar nas fossas nasais. O estreitamento dessas áreas pode causar obstrução da via aérea nasal durante a respiração. Os limites da válvula interna são: a margem caudal da cartilagem lateral superior, o septo, a cabeça anterior da concha nasal inferior e o assoalho nasal. O ângulo da válvula interna, medido na junção do septo com a cartilagem lateral superior, é normalmente de 10° a 15°. A válvula externa é definida como o vestíbulo nasal. Os limites incluem a área sob a asa, o septo caudal, as cruras mediais da cartilagem lateral inferior, o assoalho nasal e o teto nasal.

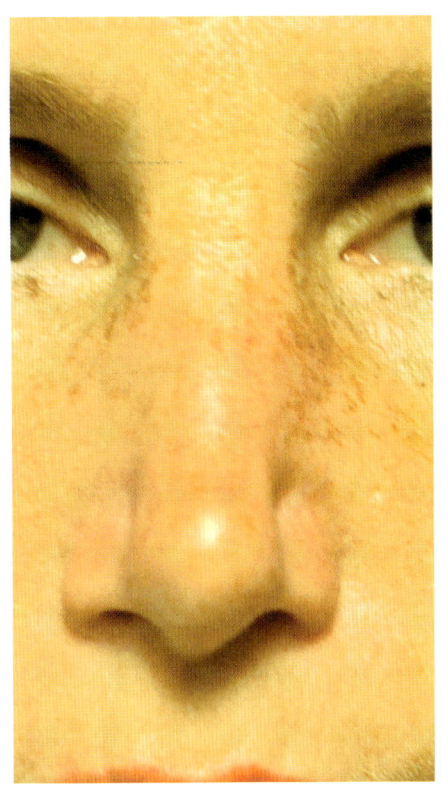

Figura 19.9 Colapso de válvula interna traduzido no exame externo como estreitamento do terço nasal médio, causado por ressecção agressiva de cartilagem durante rinoplastia.

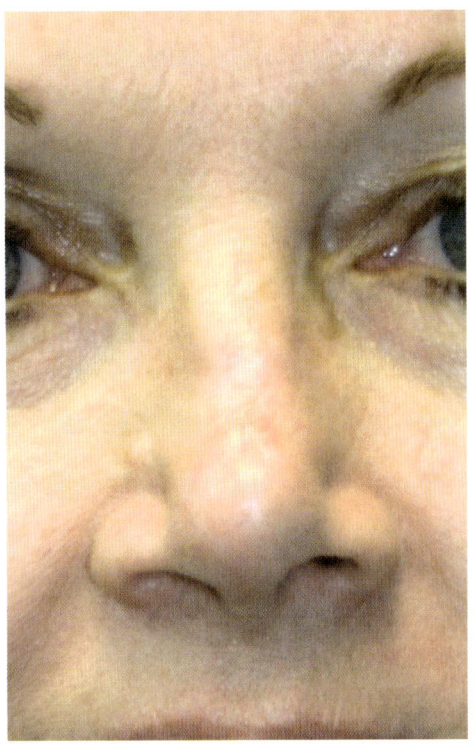

Figura 19.10 Visão frontal de colapso de válvula externa traduzido no exame externo como aprofundamento dos sulcos supra-alares.

TRATAMENTO

Intervenções não cirúrgicas incluem o uso de cones nasais ou dilatadores externos (Breathe Right®), que dão suporte às cartilagens enfraquecidas e abrem as válvulas nasais.

A correção cirúrgica para colapso de válvula interna inclui enxertos *spreader grafts* e *butterfly* e suturas *flare*. A correção cirúrgica do colapso de válvula externa inclui enxertos tipo *batten grafts*, *strut grafts* sob a crura lateral da cartilagem lateral inferior, ou reposicionamento caudal da crura lateral da cartilagem lateral inferior. A inserção de implantes sintéticos foi descrita como adequada para reforço das válvulas.

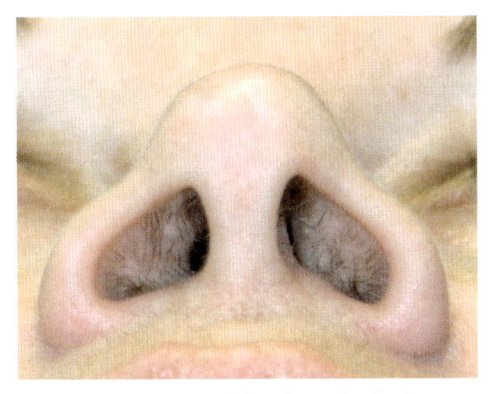

Figura 19.11 Visão basal de colapso da válvula externa revelando estreitamento da passagem nasal por causa da recurvatura e colapso das cartilagens laterais inferiores.

Rinofima

Krishna Patel

DEFINIÇÕES E CARACTERÍSTICAS CLÍNICAS

A rinofima é uma doença cutânea crônica e progressiva causada pelo crescimento exagerado das glândulas sebáceas. A pele do nariz se mostra porosa, oleosa e espessada, com descoloração ruivo-avermelhada. Nas formas mais leves, o nariz se mostra bulboso; entretanto, nas formas mais graves o nariz pode estar completamente distorcido com irregularidades semelhantes a tumores que obstruem o vestíbulo nasal (Figuras 19.12 até 19.14). A doença aparece tipicamente após os 40 anos de idade e afeta mais os homens que as mulheres, podendo representar uma progressão grave de um quadro de rosácea de longa duração.

A patogênese infecciosa postulada sugere que o ácaro *Demodex foliculorum* incita uma hiperplasia anormal das glândulas sebáceas. Historicamente, foi sugerido que o excesso de

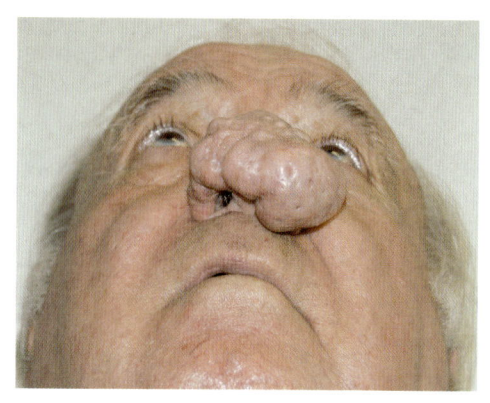

Figura 19.13 Visualização basal de forma grave de rinofima, causando obstrução nasal.

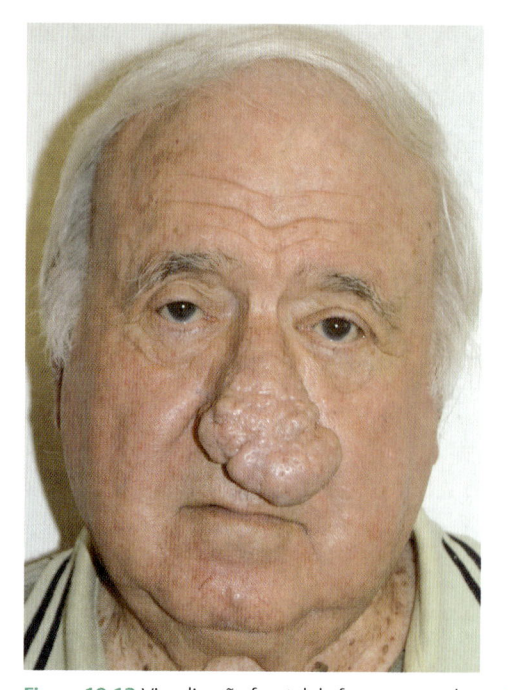

Figura 19.12 Visualização frontal de forma grave de rinofima.

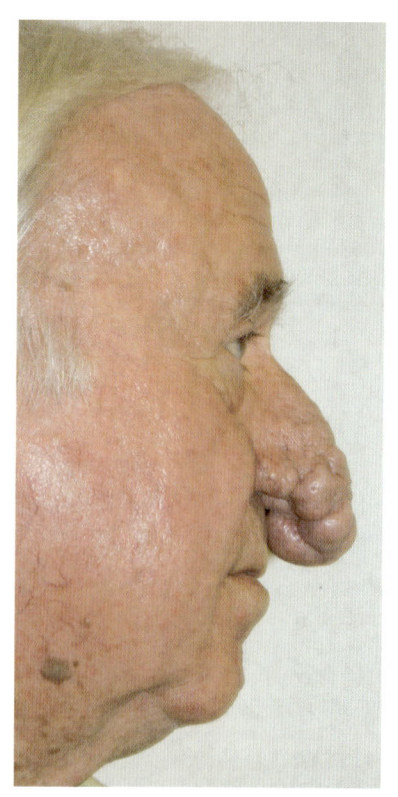

Figura 19.14 Visualização lateral de forma grave de rinofima.

consumo de álcool poderia ser uma das causas desse transtorno; entretanto, isto não foi comprovado.

DIAGNÓSTICO DIFERENCIAL
Rosácea, linfoma ou outras doenças linfoproliferativas.

EXAMES DIAGNÓSTICOS
A doença é geralmente diagnosticada somente pela avaliação clínica. Uma biópsia da pele pode confirmar o diagnóstico.

Em geral, o paciente apresenta história clínica anterior de rosácea.

Se a aparência não for clássica, biópsias deverão ser realizadas, pois doenças mais graves, como linfoma, outras doenças linfoproliferativas ou angiossarcoma, podem simular rinofima.

TRATAMENTO
A intervenção cirúrgica para narizes fisicamente distorcidos envolve a remoção do excesso de tecido com bisturi, eletrocautério ou *laser* (CO_2 ou *erbium*/YAG). A dermoabrasão e a inserção de enxertos cutâneos também são utilizados, embora com menos frequência. Todo cuidado deve ser tomado para remover somente o plano de tecido dérmico, de modo que a ferida aberta poderá reepitelizar sem causar escarificação da camada subcutânea mais profunda ou das estruturas cartilaginosas.

O tratamento de manutenção para prevenir a progressão é similar ao da rosácea. O tratamento clínico é utilizado nas formas leves de rinofima ou para prevenção pós-cirúrgica em casos graves. Doses baixas diárias de tetraciclina é o tratamento comum. Antibióticos orais alternativos incluem eritromicina ou minociclina. Os agentes tópicos incluem metronidazol gel, ácido azelaico a 15%, peróxido de benzoíla e tretinoína.

Defeitos nasais e reconstrução pela técnica de Mohs

Laura T. Hetzler

DEFINIÇÕES E CARACTERÍSTICAS CLÍNICAS
A reconstrução nasal exige uma análise pré-operatória cuidadosa para definir explicitamente os elementos afetados da arquitetura nasal. O revestimento mucoso nasal, o suporte estrutural, como cartilagem e osso, e a pele nasal externa devem ser reconstruídos individualmente. Igual importância deve ser dada à função, assim como ao resultado estético. A transição de contornos, a coloração e a textura na forma nasal tornam uma reconstrução precisa extremamente difícil.

DIAGNÓSTICO DIFERENCIAL
Os defeitos nasais podem resultar de lesões traumáticas ou neoplásicas, tanto benignas quanto malignas. Certas deformidades nasais podem ser o resultado de doenças sistêmicas, como doenças do tecido conectivo, autoimunes e reumatológicas, assim como linfomas. Doenças, como a granulomatose de Wegener, sarcoidose, lúpus e outras, podem levar a deformidades para as quais pode ser difícil ou imprudente a tentativa de correção na presença de doença em atividade.

EXAMES DIAGNÓSTICOS
Antes de se optar por uma reconstrução estadiada mais prolongada, deve-se considerar o curso da doença e a necessidade de tratamento adicional, como quimioterapia e radioterapia. As contraindicações à reconstrução nasal incluem: estado geral de saúde insatisfatório e incapacidade de tolerar o procedimento com segurança. Margens positivas ou margens incertas podem indicar observação antes de reconstrução. Pacientes com diabetes melito, estado nutricional insatisfatório e história de tabagismo ativo estão em risco aumentado de má cicatrização das feridas.

As expectativas do paciente deverão ser administradas antes da reconstrução nasal. A abordagem dos riscos quanto à assimetria, incompatibilidade da pele, período prolongado de cicatrização, escaras, função insatisfatória, falha de enxerto ou de retalho, morbidade do sítio doador e estádios cirúrgicos múltiplos deve ser discutida abertamente.

O primeiro passo para a formulação de um plano de reconstrução inclui a análise do tamanho, profundidade e composição do defeito. A condição da pele ao redor, o suprimento vascular local e a história de cirurgia ou de radioterapia precisam ser considerados. Pele adjacente com textura, cor e espessura similares deverá ser idealmente utilizada para resultados superiores. Atenção especial deverá ser dedicada às insuficiências funcionais que deverão ser tratadas antes da reconstrução formal.

ANATOMIA PERTINENTE

Todas as reconstruções nasais devem tratar separadamente as três camadas do nariz: pele, estrutura de cartilagem e osso e revestimento mucoso. Visualmente, o nariz é percebido como tendo superfícies naturais côncavas e convexas que se tornam aparentes como cumes iluminados e vales sombreados, que são a base das subunidades nasais. Cinco dessas subunidades nasais são consideradas convexas: a ponta, o dorso nasal, a columela e as subunidades alares bilaterais (ver Figuras 18.2 e 18.3). Quatro subunidades nasais são conhecidas como côncavas: o par de triângulos de partes moles e as paredes laterais nasais. Se mais de 50% de uma subunidade estiver envolvida, recomenda-se que o restante dessa subunidade seja ressecado à época da reconstrução para um resultado estético melhorado. O conhecimento abrangente dessas subunidades combinado com o das qualidades antecipadas de cicatrização de certos enxertos e retalhos é fundamental para criar um plano de reconstrução adequado da forma do nariz.

Os terços superior e médio do nariz são formados pelos ossos nasais e pelo septo dorsal e cartilagens laterais superiores, respectivamente. Nessa área, a pele de cobertura é delgada e móvel. O formato do terço nasal inferior é mantido pelas cartilagens laterais inferiores e pelo tecido fibroadiposo que suporta uma pele sebácea mais espessa fixada à estrutura subjacente. A atenção extremamente cuidadosa à estrutura em 3D do terço inferior do nariz e à aderência estrita às subunidades nessa área é crítica para manter a forma natural da ponta do nariz.

TRATAMENTO

As decisões reconstrutivas são orientadas por localização e tamanho do defeito, em conjunto com espessura ou componentes a serem reconstruídos. A reconstrução pode variar desde um simples enxerto até abordagens extensivas de multiestágios. Retalhos e enxertos que cruzam linhas de subunidades, especialmente a crista alar, podem exigir revisões posteriores para refinar resultados estéticos.

A terapia não cirúrgica para pacientes intolerantes à intervenção cirúrgica inclui a aplicação de prótese de configurações de implante ósseo ou adesivos simples. A cicatrização por segunda intenção pode ser aceitável para defeitos pequenos de subcentímetros e particularmente para subunidades côncavas, como as paredes laterais nasais, as porções mediais dos cantos da raiz nasal e as cristas alares. Nesses casos, o defeito deve ter pelo menos 6 mm a partir da margem alar para evitar distorções.

Reconstrução da pele nasal externa

Fechamento primário

O fechamento vertical do defeito da subunidade dorsal pode ser realizado em defeitos de 1 cm ou menos. Um desbridamento amplo de espessura total pode ser necessário para se obter um fechamento livre de tensão.

Enxertos

Os enxertos de pele geralmente são de espessura total quando utilizados em reconstrução nasal superficial. O sítio doador é selecionado com base na localização do receptor. A pele delgada do dorso nasal e a da parede lateral são mais bem reconstruídas com pele delgada retroauricular. A pele pré-auricular do doador é melhor para ponta do nariz ou enxertos alares, em razão da espessura similar e qualidade sebácea. Sítios doadores supraclaviculares são de espessura média com qualidade sebácea menor que a de sítios pré-auriculares, mas são uma boa fonte para defeitos maiores exclusivamente compostos por pele. A subunidade columelar pode ser reconstruída com um enxerto de pele, se o suporte da crura medial subjacente ainda estiver intacto. O princípio da enxertia retardada pode ser aplicado para defeitos mais profun-

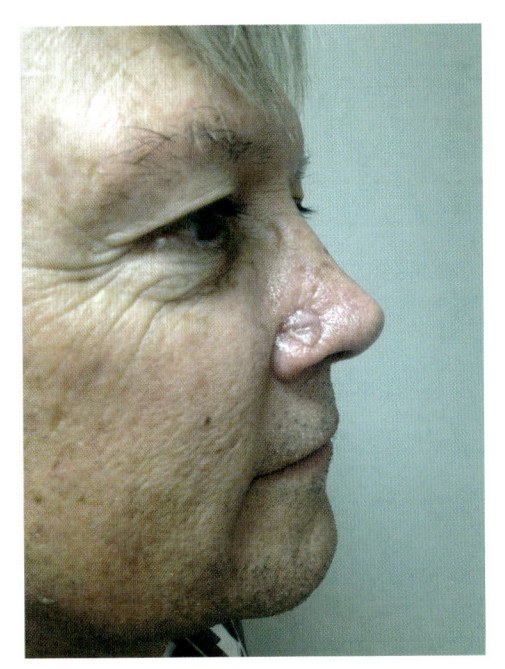

Figura 19.15 Enxerto de pele de espessura total para defeito nasal de paredes lateral e alar direitas. Um mês após o procedimento.

dos que precisam ser granulados antes da inserção do enxerto (Figura 19.15).

Enxertos compostos de pele auricular e cartilagem podem ser utilizados em defeitos de espessura total da borda alar com 1 cm ou menos. A raiz helicoidal é o sítio mais comum de cultivo de enxertos compostos.

Retalhos locais

Os retalhos locais podem ser utilizados para recobrir partes moles e são aplicados em todas as subunidades do nariz. Eles podem ser utilizados em conjunto com retalhos estruturais ou de revestimento em reconstruções compostas. Retalhos glabelares são utilizados em reconstrução do terço nasal superior. Retalhos nasofaciais simples podem ser utilizados para subunidades de parede lateral ou alar. Defeitos maiores de unidades de parede lateral são passíveis de correção por retalhos maiores mielolabiais de base superior ou inferior. Todos esses retalhos de transposição podem exigir um segundo procedimento para deformidades em cone (*standing cone deformity*) na base do retalho ou para refinar a crista alar, caso a linha da subunidade seja cruzada.

Retalhos bilobulados, como descritos por Zitelli e Esser, podem ser utilizados nas subunidades dorsal, de parede lateral e, especialmente, de ponta nasal somente em defeitos de pele de 1,5 cm ou menos. Novamente, um descolamento de espessura total da pele do nariz será necessário para fechar a ferida sem produzir uma deformidade em cone.

Retalhos pediculados

Os defeitos do nariz com mais de 1,5 cm são frequentemente reconstruídos por retalhos pediculados com suprimentos sanguíneos arterial e venoso nomeados. O retalho pediculado mais utilizado em reconstrução é o paramediano da fronte, com base na artéria e veia supratroclear (Figura 19.16). O feixe neurovascular supratroclear se localiza a aproximadamente 1,7-2,2 cm

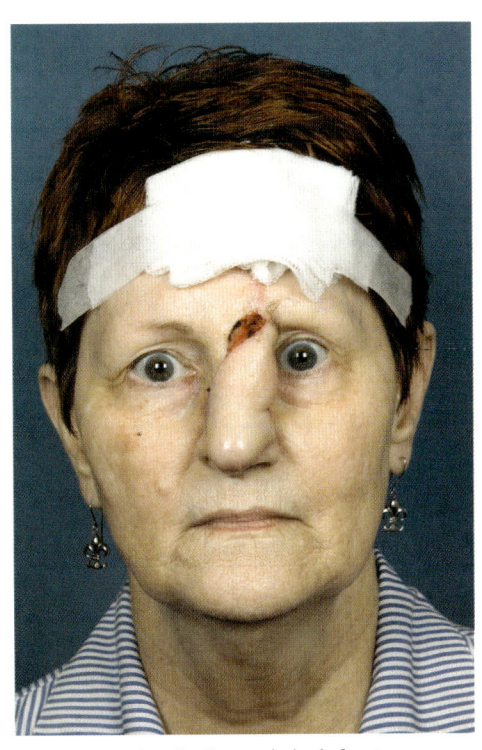

Figura 19.16 Retalho interpolado da fronte paramediana três semanas após o primeiro estágio cirúrgico.

da glabela da linha média, ao nível da sobrancelha medial. O retalho mielolabial com base na artéria angular também é utilizado para reconstrução de subunidade alar ou columelar. Retalhos pediculados são, rotineiramente, um procedimento em dois estágios que exige secção e inserção do retalho em segundo lugar. Procedimentos adjuntos para refinar ou adelgaçar o retalho podem ser necessários para melhorar um resultado inicial.

Reconstrução nasal estrutural

A cartilagem e o osso podem ser cultivados a partir de vários sítios para fornecimento de suporte em reconstrução nasal. A cartilagem do septo nasal pode ser cultivada, sendo ideal para suporte das paredes lateral e columelar. A cartilagem auricular pode ser cultivada de qualquer cavidade da concha; entretanto, se for necessário um contorno alar, será utilizada a cavidade da concha contralateral (Figura 19.17). A cartilagem costal pode ser utilizada quando grandes estoques de cartilagem autóloga são necessários para fornecimento de um suporte robusto ou quando cartilagens septal e auricular não estiverem disponíveis (Figuras 19.18 e 19.19). A cartilagem costal cadavérica irradiada está disponível como aloenxerto. O osso do calvário também pode ser usado para suporte dorsal.

Reconstrução de revestimento nasal

A reconstrução inadequada do revestimento nasal pode comprometer até mesmo as melhores restaurações nasais estrutural e externa.

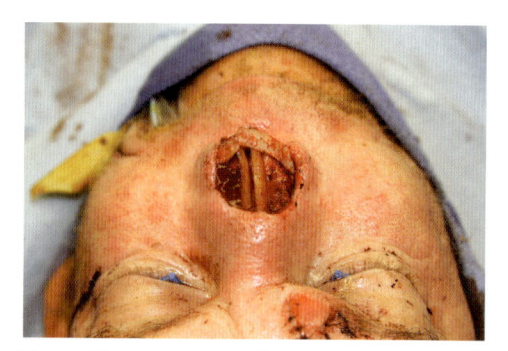

Figura 19.18 Enxertos autólogos de cartilagem costal utilizados para suporte total nasal após rinectomia.

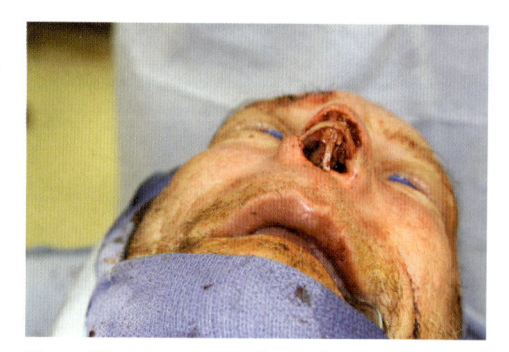

Figura 19.19 Enxertos autólogos de cartilagem costal utilizados para suporte nasal total após rinectomia.

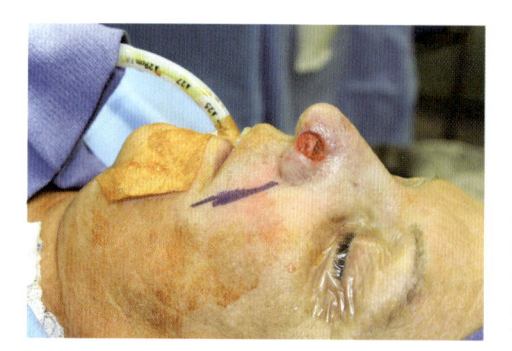

Figura 19.17 Enxerto de cartilagem septal nasal utilizado como suporte alar antes do fechamento do retalho de transposição.

Retalhos bipediculados da pele do vestíbulo ou da mucosa nasal podem ser utilizados, com enxertos de pele preenchendo o sítio doador, se necessário. Retalhos mucopericondriais septais podem ser rodados a partir do septo caudal do mesmo lado ou do septo dorsal contralateral para servir como parede lateral nasal ou revestimento vestibular. Retalhos das conchas nasais inferiores também podem ser rodados a partir da concha anterior. Os mesmos retalhos locais ou pediculados utilizados na reconstrução nasal externa podem ser utilizados com a pele voltada para dentro, para servir como revestimento nasal (Figuras 19.20 a 19.22). A transferência de tecido livre com um retalho livre de antebraço radial com três pedículos vasculares já foi descrita, assim como para revestimento intranasal na reconstrução nasal total.

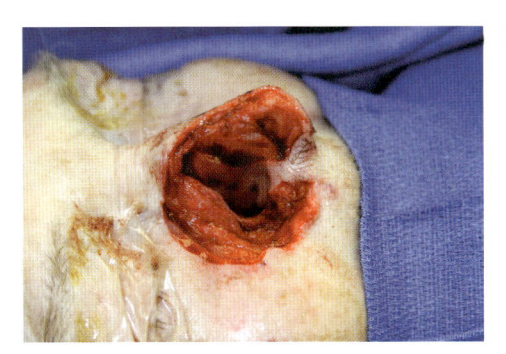

Figura 19.20 Defeito heminasal significativo.

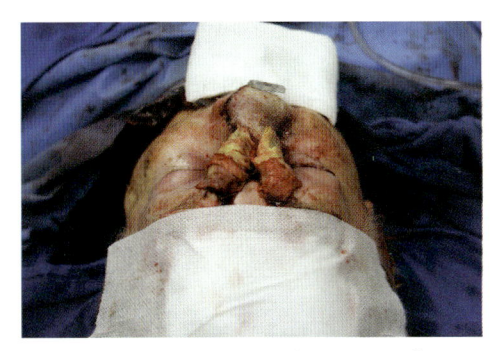

Figura 19.21 Retalhos paramedianos esquerdo e direito da fronte utilizados como revestimento nasal e cobertura externa da pele, respectivamente, para defeito heminasal significativo.

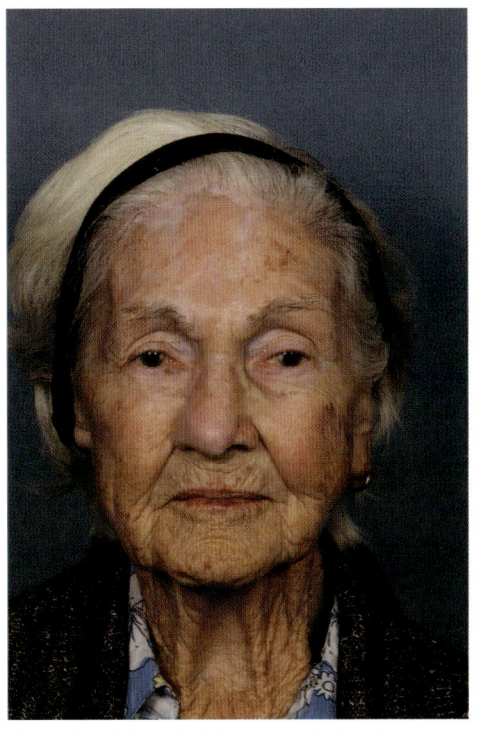

Figura 19.22 Foto de 11 meses após cirurgia de retalho bilateral paramediano da fronte para reconstrução nasal de espessura total.

Leitura sugerida

1. Bailey BJ, Johnson JT, Newlands SD. 2006. Head and Neck Surgery-Otolaryngology, 4th ed. Philadelphia, PA: Lippincott Williams & Wilkins, pp. 2393–2410, 2421–2452.
2. Baker S. 2007. Local Flaps in Facial Reconstruction, 3rd ed. Philadelphia, PA: Elsevier Inc.

CAPÍTULO 20

Orelha

Laura T. Hetzler ▪ Allison M. Holzapfel ▪ Celeste Gary

- Otoplastia
- Defeitos de Mohs e reconstrução do pavilhão auricular
- Trauma e reparo da orelha
- Referências
- Leitura sugerida

Otoplastia

Laura T. Hetzler

INTRODUÇÃO

A proeminência ou malformação congênita da orelha externa é um dos motivos mais comuns da cirurgia estética na população pediátrica. A otoplastia é um procedimento cirúrgico desenhado para dar ao pavilhão auricular uma aparência anatômica mais natural.

ANATOMIA

A orelha externa é uma estrutura cartilaginosa, com exceção do lóbulo. A placa cartilaginosa do pavilhão auricular é coberta por pele firmemente aderente anteriormente e mais móvel posteriormente. A morfologia da orelha se caracteriza por ondulações e sulcos suaves (Figura 20.1). O pavilhão auricular normal forma um ângulo com o couro cabeludo de aproximadamente 20°-30°. Quando medida a partir da pele da mastoide, a borda helicoidal se localiza, idealmente, 1,5-2,0 cm lateralmente ao crânio. As altura e largura médias do pavilhão auricular são de 63,5 e 35,5 cm no homem e 59,0 e 32,5 cm na mulher. O pavilhão auricular possui 85% do tamanho do pavilhão auricular do adulto por volta dos 3 ou 4 anos, e 95% do tamanho do pavilhão auricular do adulto por volta de 5 ou 6 anos. Embora a cartilagem mais jovem seja mais maleável, e a otoplastia seja mais usualmente realizada em crianças entre 4 e 14 anos de idade, correções similares podem ser realizadas em pacientes de todas as idades.

AVALIAÇÃO PRÉ-OPERATÓRIA

A faixa de idade entre 4 e 6 anos é ideal, pois o tamanho do pavilhão auricular já se aproxima das dimensões do pavilhão do adulto, assim como a capacidade de tolerar mudanças de curativos e bandagens é maior. Esta é também a idade em que outras crianças começarão a se perturbar mutuamente por causa das diferenças percebidas.

A avaliação pré-operatória precisa pelo cirurgião exige análise cuidadosa. Em primeiro lugar, as orelhas devem ser avaliadas separadamente. Múltiplos sítios de anormalidades podem contribuir para a deformidade e devem

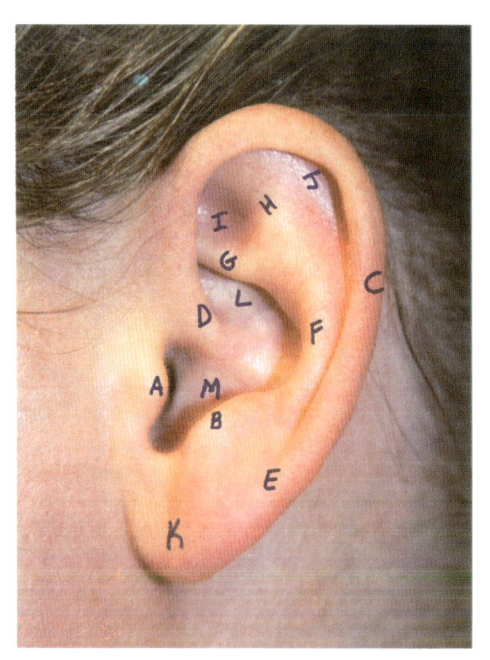

Figura 20.1 A, Trago; B, Antitrago; C, Hélice; D, Crura helicoidal; E, Cauda da hélice; F, Crura comum da anti-hélice; G, Crura inferior da anti-hélice; H, Crura superior da anti-hélice; I, Fossa triangular; J, Fossa do escafoide; K, Lóbulo; L, cimba da concha; M, cavidade da concha.

ser corrigidos individualmente. A anormalidade anatômica mais comum observada em orelhas proeminentes está relacionada com o crescimento exagerado da cartilagem da concha (Figura 20.2). A deformidade mais comentada é o subdesenvolvimento da anti-hélice (Figura 20.2). A proeminência percebida do lóbulo também pode ocorrer por causa do excesso de partes moles ou extensão da crura helicoidal. Como resultado de um exame físico adequado, essas duas situações são corrigidas de maneira diferente. Outras malformações auriculares descritas incluem: orelhas caídas (*lop ears*) (Figura 20.3) ou dobra exagerada da hélice superior, deformidade auricular de Stahl, com achatamento da borda helicoidal superior e deformidades anti-helicoidais e da fossa escafoide, orelha constricta (Figura 20.3); criptotia e deformidades simplesmente decorrentes do posicionamento intrauterino.

Medidas objetivas também são úteis. A distância da hélice mastoide deverá ser medida na hélice superior, média e inferior ou lóbulo e deverá ter menos de 2 cm (Figura 20.4). Fotografias pré-operatórias deverão ser obtidas, incluindo projeções de toda a face anterior e a posterior e projeções em *close-up* lateral e oblíqua, para demonstração da arquitetura e dos marcos ausentes.

TRATAMENTO NÃO CIRÚRGICO

O método mais simples de tratamento não cirúrgico de deformidades auriculares é limitado a adaptações de estilos de cabelo para cobrir ou camuflar a orelha externa. Se a deformidade for notada no período neonatal, logo após o nascimento, a "modelagem" com bolinhas de algodão ou gaze impregnadas de pomada para recriar as dobras padrão e os sulcos da orelha normal é possível. Uma simples bandagem ou fita adesiva pode ser utilizada para reposicionar uma orelha significativamente caída ou um pavilhão excessivamente dobrado, assim como deformidades de posicionamento intrauterino. Os efeitos da progesterona materna nas primeiras seis semanas de vida permitem que a cartilagem auricular preserve uma certa maleabilidade para remodelação.

TRATAMENTO CIRÚRGICO

Em otoplastia há duas técnicas principais aplicadas: com secção de cartilagem e com poupança de cartilagem. A técnica de secção de cartilagem envolve ressecção de regiões de espessura total de cartilagem e reposicionamento subsequente da estrutura remanescente para a posição desejada. Essa técnica pode resultar em ruptura dos contornos suaves do pavilhão auricular ou dar origem a ondulações indesejadas na pele auricular. Às vezes, essa técnica é necessária para reduzir uma cavidade da concha com superprojeção significativa.

As técnicas poupadoras de cartilagem utilizam suturas e/ou enfraquecimento de espessura parcial de cartilagem para remodelar a estrutura existente em uma conformação mais ideal, mantendo contornos mais suaves e uma aparência mais natural. Uma incisão cutânea retroauricular é realizada em formato elíptico ou de ampulheta, lateralmente à crista retroauricular. A dissecção prossegue feita lateralmente

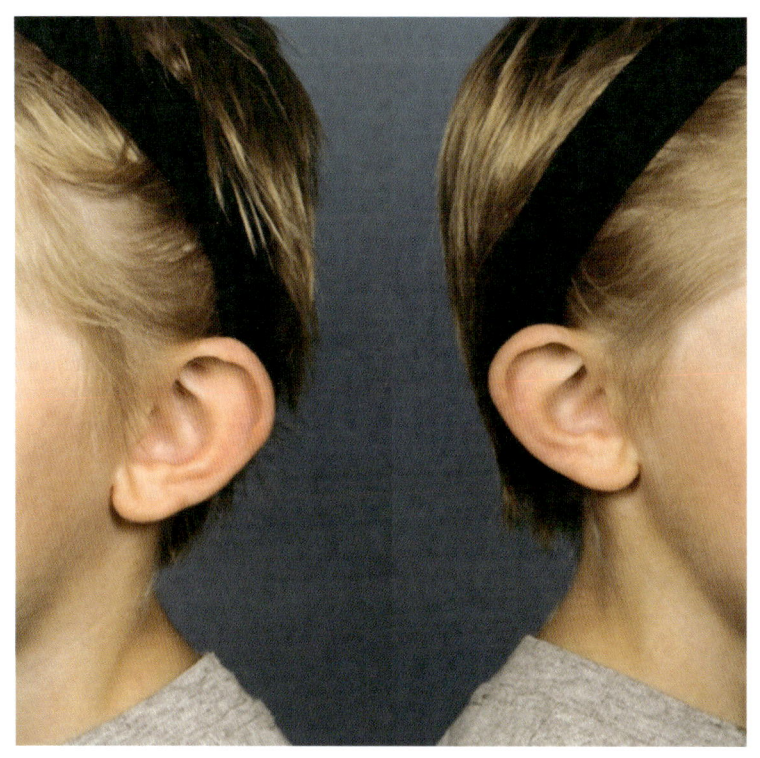

Figura 20.2 Menino de 4 anos com crescimento exagerado da cavidade da concha e dobra anti-helicoidal mal definida.

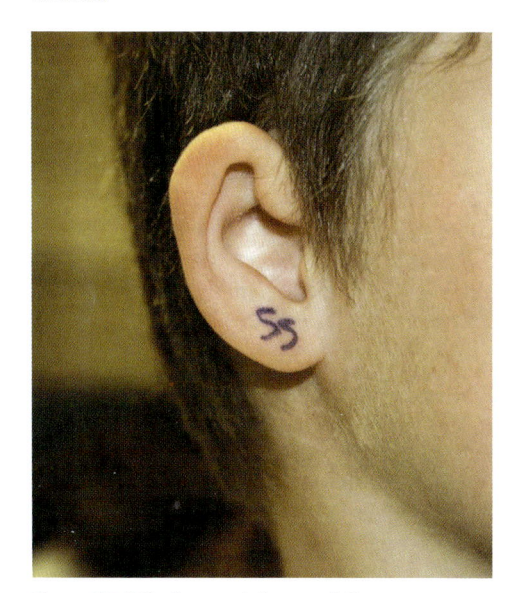

Figura 20.3 Orelha constrita congênita com deformidade em *lop* (orelha caída).

em direção à borda helicoidal, se um refinamento anti-helicoidal for necessário ou se uma deformidade em orelha caída requerer correção. A reversão e a redução da concha exigem que a ressecção das partes moles da crista retroauricular inclua o músculo auricular posterior e permita uma pequena interface entre a cavidade conchal e a mastoide.

CORREÇÃO DA PROTUBERÂNCIA DA CONCHA

A cavidade da concha pode estar anatomicamente aumentada ou somente relativamente proeminente se estiver em um ângulo aumentado em relação à pele da mastoide. A técnica padrão para melhorar a posição conchomastóidea é a reversão da concha ou a sutura tipo Furnas. Os métodos utilizados para modificação de cartilagem incluem técnicas de corte e de pou-

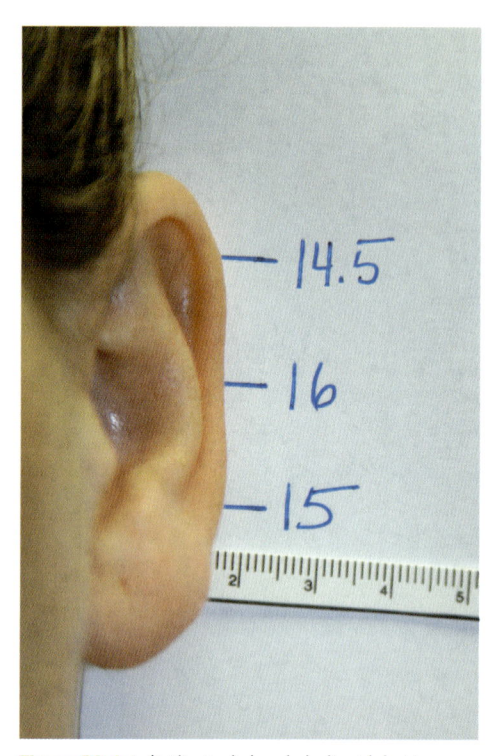

Figura 20.4 A distância da borda helicoidal até a mastoide deverá ser inferior a 2 cm.

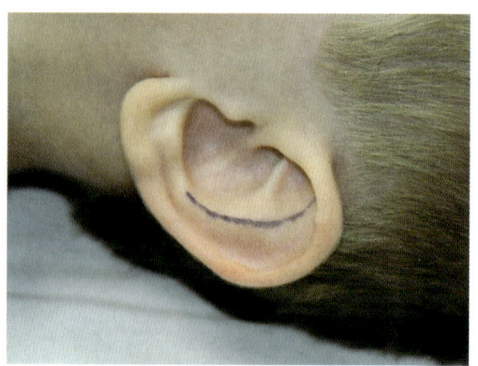

Figura 20.5 Marcação pré-operatória de dobra anti-helicoidal proposta para a orelha esquerda.

pança da cartilagem. Uma tira de espessura total da cavidade da concha pode ser excisada para reduzir o tamanho da cavidade cartilaginosa, ou a superfície posterior da cavidade conchal pode ter a espessura parcialmente removida, permitindo a escarificação e contração da cavidade da concha na direção da mastoide. Suturas conchomastóideas podem, então, ser realizadas para permitir o reposicionamento da cavidade da concha em uma posição mais próxima ao crânio. Todo cuidado deve ser tomado para não posicionar o ponto (sutura) da mastoide em uma posição muito anterior, ou o meato acústico externo poderá ficar comprometido. O autor prefere mersileno 4-0 para estas suturas e tem experimentado poucos problemas com complicações de sutura nessa região.

CORREÇÃO DA ANTI-HÉLICE

O contorno antecipado da anti-hélice é, com frequência, identificável na análise pré-operatória. As cruras comum e superior da anti-hélice são marcados na área pré-operatória ou antes da aplicação dos injetáveis, já na sala de cirurgia (Figura 20.5). A nova anti-hélice é, então, marcada com azul de metileno, passando-se uma agulha calibre 25 pela cartilagem no sentido anterior para posterior. A técnica com sutura de Mustarde para formação de uma anti-hélice utiliza entre três e quatro suturas de colchoeiro horizontais para criar a forma proposta. O posicionamento das suturas é essencial para criar um contorno suave. A sutura é inicialmente passada pela superfície posterior do pavilhão auricular, estendendo-se pelo pericôndrio anterior e saindo posteriormente, resultando em uma mordida de aproximadamente 10 mm. O autor prefere náilon 4-0, embora mersileno também tenha sido descrito. A colocação das partes medial e lateral de cada ponto de colchoeiro horizontal deve estar suficientemente separada, cerca de 15 mm, de modo a não ocorrer pinçamento. Os pontos de colchoeiro individuais não necessitam de mais do que 1-2 mm de distância para evitar encurvamento (Figura 20.6). Recomenda-se a correção exagerada, pois com o tempo a sutura relaxará e permitirá que a borda helicoidal fique visível lateralmente à anti-hélice.

IRREGULARIDADES DO LÓBULO

A proeminência do lóbulo pode ser um fenômeno de partes moles ou da cauda da hélice. A correção é feita por redução de partes moles ou aparando-se o excesso de cartilagem, respectivamente.

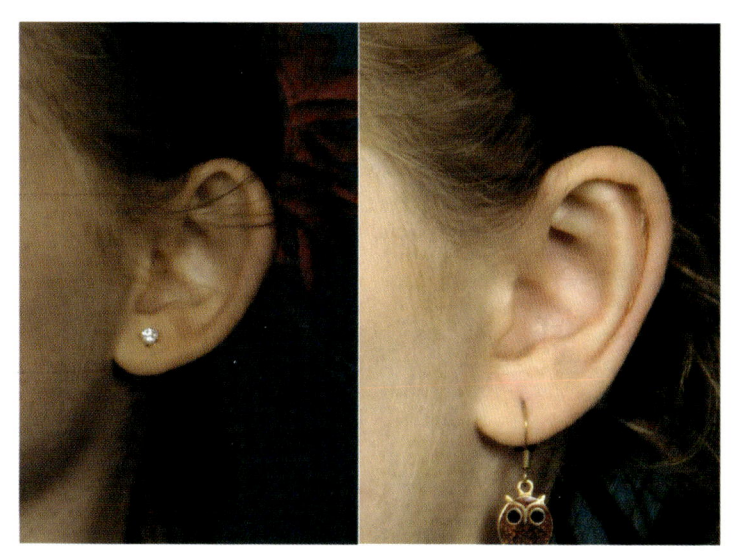

Figura 20.6 Foto pré-operatória e de 1 ano após a cirurgia, mostrando a melhora do contorno da dobra anti-helicoidal da orelha esquerda.

CONTRAINDICAÇÕES

As contraindicações incluirão quaisquer expectativas não realistas por parte do paciente. Uma discussão abrangente sobre assimetrias preexistentes e limitações da cirurgia é obrigatória. História de transtornos de sangramento deverá ser anotada, pois hematomas pós-cirúrgicos podem ser catastróficos para o processo de cicatrização, além de poderem causar deformidades significativas. Pacientes com história de queloides ou cicatrização hipertrófica deverão ser alertados de que esses problemas poderão ocorrer após a otoplastia.

COMPLICAÇÕES

As complicações poderão ser divididas em precoces e tardias. Hematoma e infecção são geralmente anunciados por intensidades atípicas de dor. Assimetria ou correção incompleta é a queixa mais comum. Lidar com as expectativas durante as discussões pré-operatórias permite ao cirurgião apontar assimetrias preexistentes que serão difíceis de corrigir. A correção exagerada, resultando em deformidade tipo "efeito telefone" ou "efeito telefone reverso", poderá ocorrer. A formação de "webbing" ou "bridging", assim como as complicações tardias das suturas, também podem se constituir em um problema.

Defeitos de Mohs e reconstrução do pavilhão auricular

Allison M. Holzapfel

INTRODUÇÃO

A projeção do pavilhão auricular e, portanto, sua exposição significativa ao sol torna esta estrutura um sítio comum de desenvolvimento de malignidades da pele. O câncer de pele não melanoma do pavilhão auricular responde por 6 a 10% de todas as neoplasias cutâneas. A frequência relativa de carcinoma de células escamosas, de carcinoma de células basais e de melanoma do pavilhão auricular apresenta relatos variados, mas se situa entre 35 a 60% para carcinoma de células escamosas, 30 a 60% para carcinoma de células basais e entre 2 a 6% para melanoma maligno.[1-5] A hélice, a anti-hélice e as superfícies posteriores do pavilhão auricular são os locais mais comuns de malignidades cutâneas.[6] A cirurgia micrográfica de Mohs tem como objetivo avaliar 100% das margens da amostra para reduzir o risco de recorrência. A natureza poupadora de tecido desses procedimentos apresenta grande vantagem na orelha por causa do volume limitado de tecido para reconstrução nessa estrutura. Um defeito menor permite uma reconstrução mais fácil e um melhor resultado estético.[3]

O objetivo da reconstrução de defeitos do pavilhão auricular é o de manter o tamanho, o formato e a projeção aproximados da orelha. Como ambas as orelhas não estão prontamente visíveis ao mesmo tempo, algumas pequenas diferenças em tamanho e formato são razoavelmente aceitáveis. No planejamento da reconstrução, o tamanho e a localização do defeito, bem como a disponibilidade e condição da pele adjacente, assim como a saúde e os desejos estéticos do paciente, são todos levados em consideração. As opções de reconstrução incluem: cicatrização por segunda intenção, fechamento linear primário, enxertos cutâneos, retalhos de avanço condrocutâneo, enxertos de cartilagem e retalhos de transposição local. O planejamento apropriado é fundamental para criar uma orelha aceitável, com alterações cicatriciais mínimas e número mínimo de procedimentos.

DEFEITOS DA SUPERFÍCIE LATERAL DO PAVILHÃO AURICULAR

Os defeitos na superfície lateral do pavilhão auricular são, por si mesmos, prontamente reparados com cicatrização por segunda intenção ou com enxertos de pele de espessura total ou parcial. As superfícies côncavas das orelhas, incluindo concha, cimba e fossa triangular, são candidatas ideais para a cicatrização por segunda intenção (Figura 20.7). As forças de contração da cicatriz ajudam a preencher o defeito e reduzem o tamanho da cicatriz final. Qualquer porção de cartilagem exposta pode ser excisada para permitir que tecido de granulação do lado oposto agilize a cicatrização.[7] Se um leito de tecido bem vascularizado, como o pericôndrio ou tecido

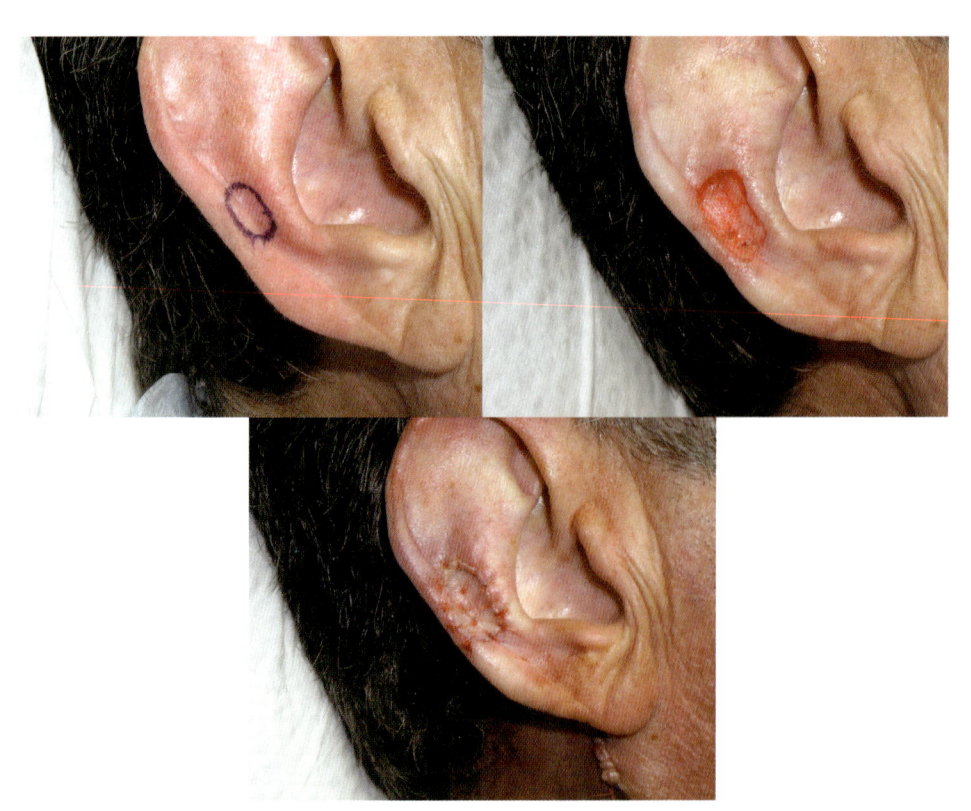

Figura 20.7 Enxerto de pele de espessura total para a superfície lateral da orelha.

subcutâneo, estiver presente no defeito, um enxerto de pele de espessura total ou parcial pode ser a opção de reconstrução mais vantajosa. A pele retroauricular contralateral é uma excelente fonte de retalhos cutâneos de espessura total. A imobilização do enxerto com um curativo em chumaço (*bolster*) reduz a produção de fluido sorossanguíneo por baixo do enxerto, melhora suas chances de sobrevivência.

DEFEITOS DA HÉLICE E DA BORDA DA HÉLICE

Os defeitos da borda da hélice podem envolver só a pele ou pele e cartilagem. O tratamento de defeitos com cartilagem intacta pode ser realizado por fechamento linear simples (Figura 20.8). Esse procedimento pode criar uma depressão ou nivelamento da borda helicoidal que pode ser camuflada por extensão do fechamento linear ou adelgaçamento do subcutâneo no lado medial do pavilhão. Em geral, esse fechamento funciona melhor para defeitos menores. Para defeitos maiores em um paciente em que um reparo mais complexo não se justifique, a cartilagem pode ser aparada, e as bordas anterior e posterior do ferimento suturadas juntas ou sobressuturadas.

Os defeitos da borda helicoidal que não se estendem profundamente na anti-hélice podem ser reparados por um retalho de avanço condrocutâneo deslizante (Figura 20.9). Nesse retalho, a pele ao longo da borda helicoidal é escavada tanto superior quanto inferiormente. Há duas possibilidades para o retalho. Na primeira, o retalho é destacado anterior e posteriormente. Nessa versão, o retalho é relativamente estreito, o que pode limitar sua extensão disponível. Na segunda versão, a pele posterior é mantida intacta e avançada com uma base de retalho muito mais ampla. A pele é avançada e reparada

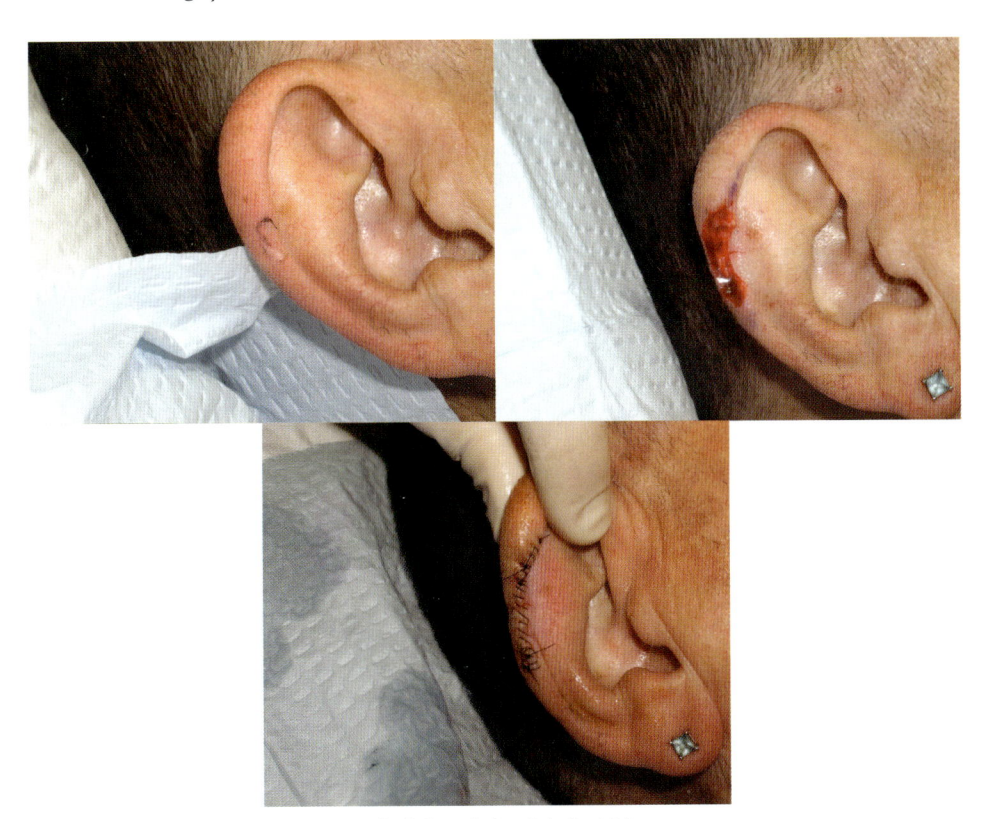

Figura 20.8 Fechamento linear primário de defeito da borda helicoidal.

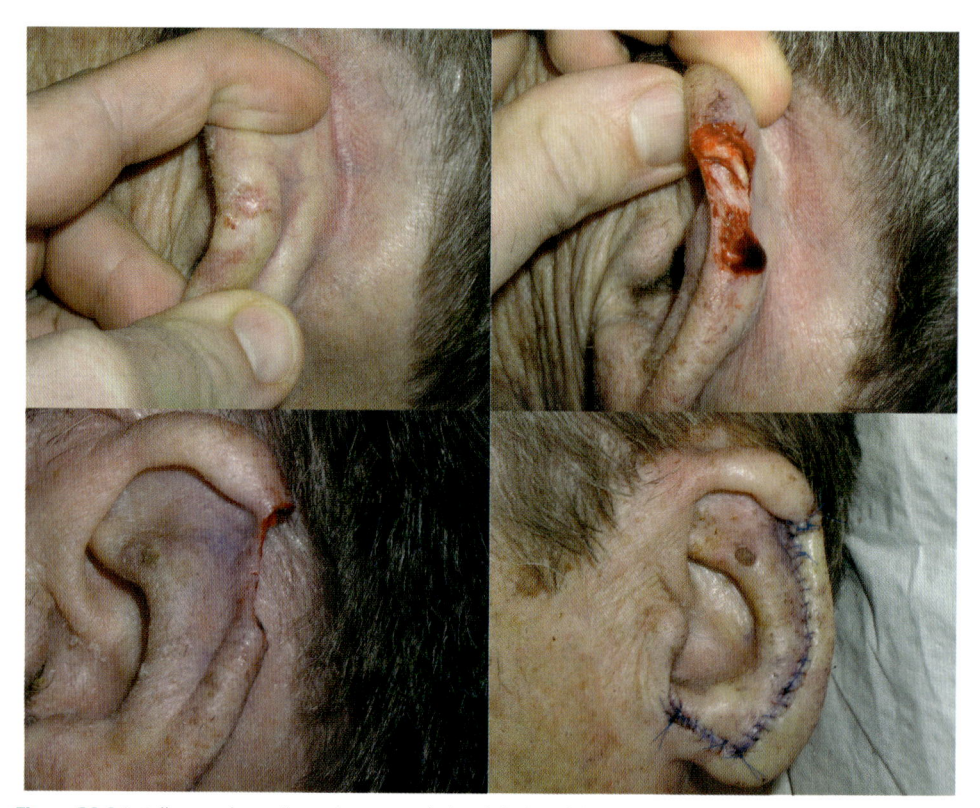

Figura 20.9 Retalho condrocutâneo de avanço de borda helicoidal.

para reconstruir o contorno natural da hélice. Suturas de colchoeiro são obrigatórias para evitar a formação de entalhes na hélice. Triângulos de Burrow são removidos da superfície posterior do pavilhão. Esse retalho é geralmente limitado a defeitos de 2,5 cm ou menores.[8]

O retalho de transposição do tipo *banner*, com base na pele pré ou retroauricular, é uma ferramenta excelente para reconstrução de defeitos da borda helicoidal superior anterior.[9] A Figura 20.10 mostra um retalho com base posterior. Uma vez que esses retalhos de transposição contenham seus próprios suprimentos sanguíneos, eles também podem ser utilizados para cobrir enxertos de cartilagem autógena, inseridos para fornecer suporte estrutural.

Defeitos que envolvam a cartilagem da borda helicoidal e estendam-se para o interior da fossa do escafoide podem ser reparados com uma excisão de espessura total em cunha. Essa excisão permite que a orelha mantenha sua forma e alinhamento geral, mas reduz o tamanho geral dessa estrutura. Todo cuidado deve ser tomado em defeitos de tamanho superior a um quinto da hélice, pois o fechamento pode colocar tensão indevida no pavilhão e causar escavação da cartilagem residual. Defeitos maiores da pele e da cartilagem podem exigir a remoção de grandes triângulos de Burrow, com padrão em formato de estrela, para reparar o defeito sem distorcer o formato relativo do pavilhão, mas causando redução significativa do tamanho do pavilhão.[10]

Um retalho de avanço retroauricular estadiado também pode ser utilizado em defeitos de borda helicoidal lateral e de fossa do escafoide para manter o tamanho geral do pavilhão. Um enxerto de cartilagem autógena pode ser incluído para manter o contorno do pavilhão auricular. Nesse retalho, a pele da mastoide é escavada em direção ao escalpo, e um pedículo é mantido enquanto se avançam as bordas para

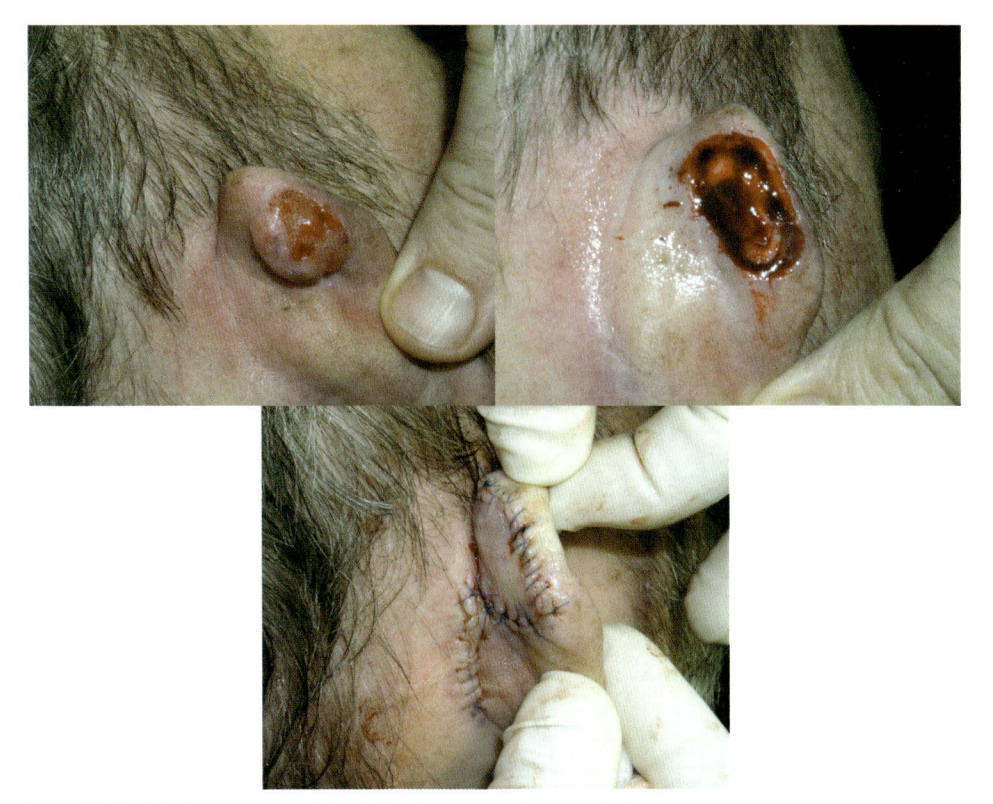

Figura 20.10 Retalho de transposição do tipo *banner* com base posterior.

o lado lateral do defeito. O pedículo é seccionado 2-4 semanas mais tarde, aparando-se o retalho e possivelmente reconstruindo o defeito do sítio doador ou optando-se pela cicatrização por segunda intenção (Figuras 20.11 e 20.12).

Defeitos maiores, medindo mais de um terço do pavilhão auricular, exigem o uso de cartilagem, um retalho da fáscia temporoparietal (TPFF) e um enxerto cutâneo para reconstrução. O TPFF se baseia no ramo posterior da artéria temporal superficial. Trata-se de um retalho delgado e móvel, que fornece suprimento sanguíneo robusto para o enxerto de cartilagem subjacente e nutre o enxerto de pele de cobertura. Enxertos de cartilagem estrutural podem ser colhidos da cavidade da concha ipsolateral ou contralateral, do septo nasal ou de cartilagem costal. Esses enxertos ficam fixos à cartilagem existente para suporte estrutural. É muito importante o conhecimento da localização anatômica do ramo temporal do nervo facial, imediatamente profundo à fáscia temporoparietal. A dissecção anterior e inferior ao nível do arco zigomático deverá ser limitada para evitar danos. O TPFF é espalhado sobre a cartilagem e suturado no local. Um enxerto de pele de espessura total é colocado sobre o retalho. O enxerto de pele do sítio doador é tipicamente colhido da pele retroauricular contralateral.[10-14]

DEFEITOS DO LÓBULO

Em geral, os defeitos lobulares podem ser fechados com excisão de espessura total em cunha e fechamento simples. Isto reduzirá o tamanho da orelha, mas manterá o formato geral. Defeitos envolvendo todo o lóbulo podem ser reconstruídos com retalhos locais estadiados da pele retroauricular, incluindo um retalho tubular de pedículo único ou um retalho condrocutâneo com base posterior-inferior.[15,16]

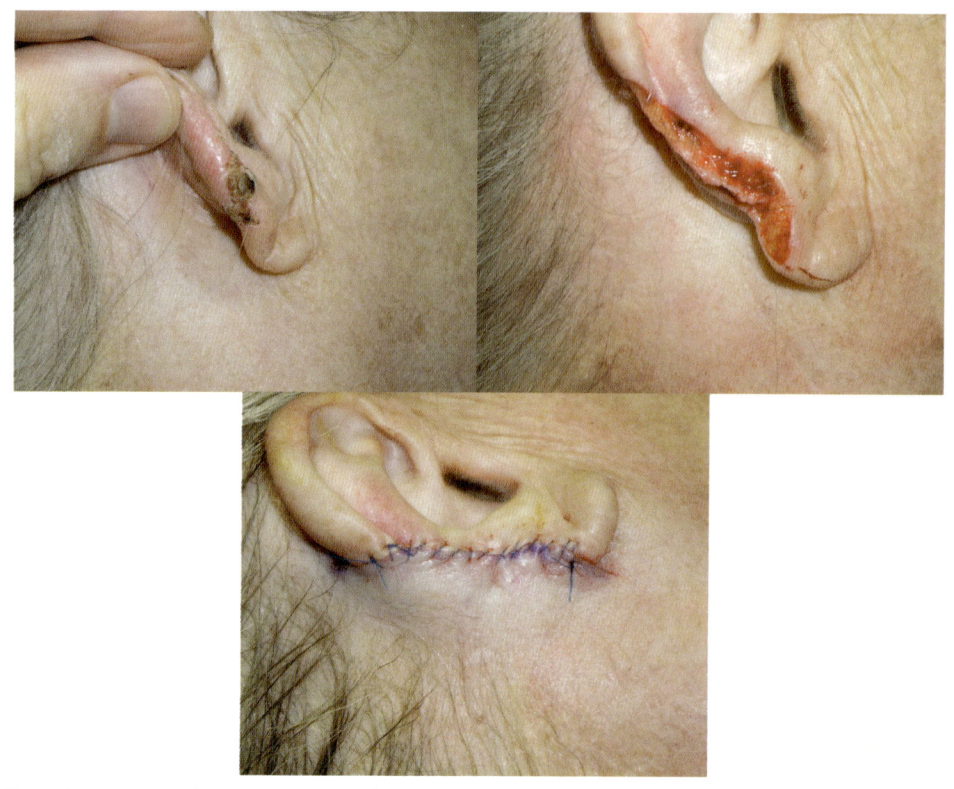

Figura 20.11 Desenvolvimento e inserção de retalho pediculado.

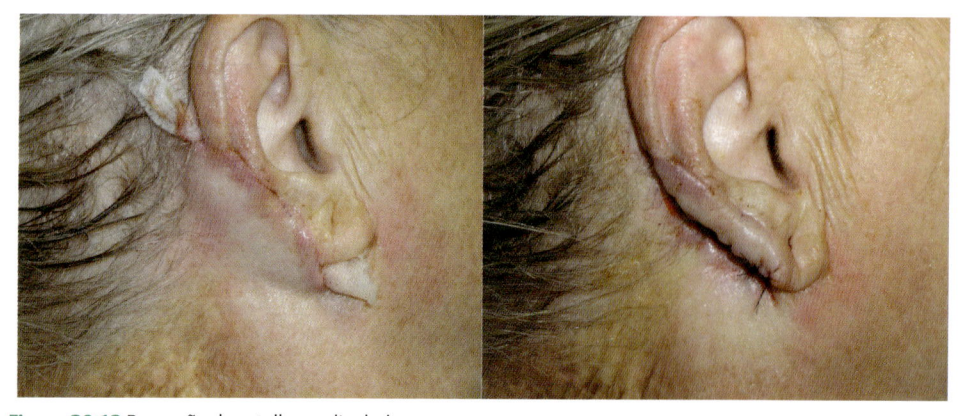

Figura 20.12 Remoção do retalho pediculado.

DEFEITOS DA ÁREA RETROAURICULAR

Por causa da mobilidade e excesso relativo de pele na área retroauricular, retalhos de rotação e de transposição são facilmente preparados para reparo (Figura 20.13). Enxertos de pele de espessura total também constituem uma opção viável para defeitos com leitos de ferida nutritivos. Defeitos no sulco retroauricular podem facilmente ser deixados para cicatrização por segunda intenção, sem distorção do pavilhão auricular.

DEFEITOS DO SULCO PRÉ-AURICULAR

Em razão da frouxidão da pele da bochecha, os defeitos no sulco pré-auricular geralmente podem ser reparados com retalhos simples de avanço da bochecha. Os retalhos podem-se estender por toda a raiz helicoidal e pelo trago. Essa cicatriz raramente será visualizada quando vista de frente e fica bem camuflada dentro da tradicional cicatriz do processo de ritidectomia (*facelift*).

CONCLUSÕES

A abordagem do cirurgião para reconstrução auricular deve focar na manutenção do tamanho e da forma do pavilhão auricular, de tal forma que ele se pareça com o da orelha contralateral. A reconstrução deve ser realizada utilizando tecidos similares, fornecendo suporte e mantendo a funcionalidade, enquanto provê os melhores resultados estéticos.

Trauma e reparo da orelha

Celeste Gary ▪ *Laura T. Hetzler*

DEFINIÇÕES E CARACTERÍSTICAS CLÍNICAS

O pavilhão auricular possui uma anatomia peculiar, centralizada ao redor de uma estrutura cartilaginosa com um envelope de pele estri-

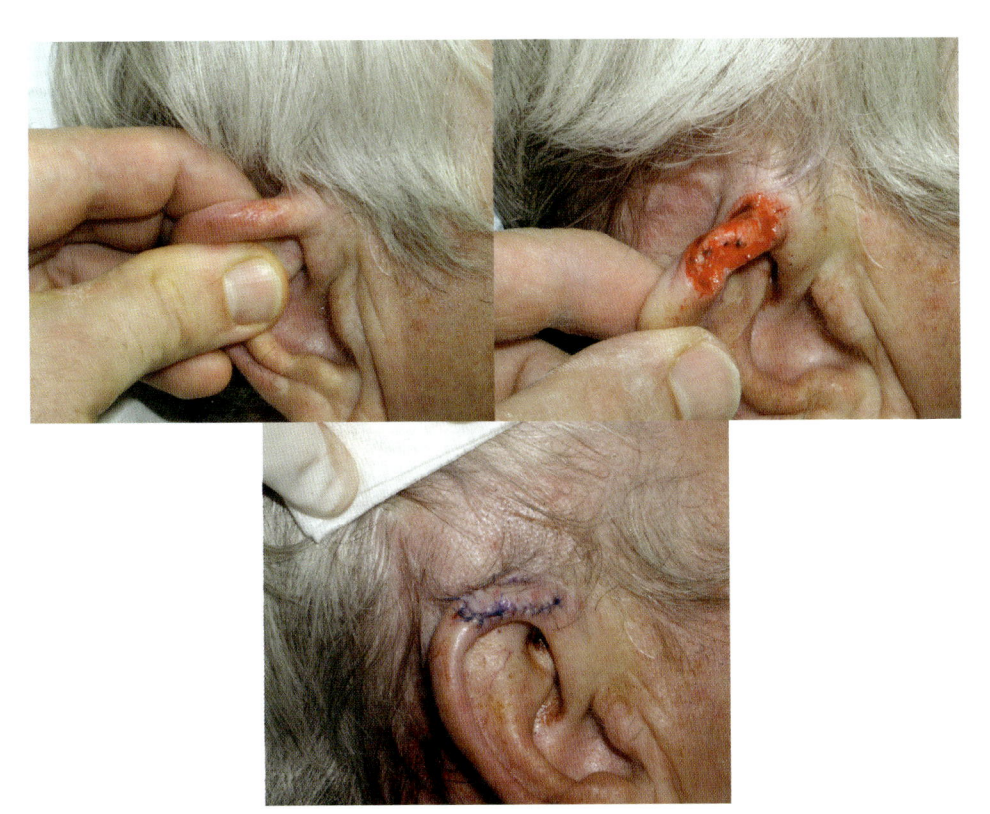

Figura 20.13 Retalho de transposição retroauricular. (Foto de Scott Nelton, Crestview Hill, KY.)

tamente aderente na face anterior e pele com aderência mais frouxa na face posterior.

As lacerações da orelha deverão ser divididas em duas categorias:

1. Defeitos de cobertura cutânea:
   a. Com cartilagem intacta.
   b. Com cartilagem rompida.
2. Defeitos de espessura total.

Hematomas auriculares podem ocorrer em esportes de contato, especialmente luta-livre. Forças de cisalhamento rompem as conexões entre cartilagem, pericôndrio e pele e causam ruptura microvascular. O sangue se acumula no espaço entre o pericôndrio e a cartilagem.

DIAGNÓSTICO DIFERENCIAL

Lesões da pele auricular, incluindo malignidades cutâneas, podem-se apresentar como úlceras auriculares que não cicatrizam e lacerações.

EXAMES DIAGNÓSTICOS

A investigação adequada da extensão de uma laceração, incluindo o envolvimento do dano ao pericôndrio e à cartilagem, é essencial.

O tempo de lesão deverá ser considerado. A maioria das lacerações pode ser reparada primariamente, mas ferimentos com mais de 24 horas e causados por mordidas humanas ou de cães com mais de cinco horas requerem fechamento tardio, após vários dias de tratamento com antibióticos. Embora esta seja uma boa prática, por causa do suprimento sanguíneo auricular robusto, o fechamento tardio geralmente é seguro.

TRATAMENTO

Quando o reparo da orelha for necessário, um bloqueio da orelha será uma abordagem útil para anestesia em um paciente que não esteja sedado ou sob anestesia geral. Esta técnica envolve infiltração das partes moles que cercam o pavilhão auricular com um anestésico local, lidocaína a 1% ou bupivacaína a 0,5%. Se essa técnica for executada corretamente, a necessidade de infiltração de anestésico local no sítio da laceração poderá ser evitada, pois isto poderá distorcer os tecidos delgados e aderentes do pavilhão auricular.

O pavilhão e as partes moles ao redor deverão ser completamente irrigados com soro fisiológico e preparados com uma solução antisséptica, colocando-se um campo cirúrgico esterilizado (Figuras 20.14 e 20.15).

TRATAMENTO DE HEMATOMA AURICULAR

O procedimento pode ser executado por aspiração com agulha ou incisão e drenagem.

Após evacuação adequada do hematoma e irrigação do ferimento, um curativo compressivo com rolos de algodão dentários revestidos com antibióticos, gaze Xeroform® (tribromofenato de bismuto a 3%) ou material termoplástico de imobilização deverá ser fixado no sítio do hematoma com uma sutura de espessura total (geralmente sutura 3-0 não absorvível) para prevenir novo acúmulo. Esse curativo poderá ser removido em 7-10 dias.

REPARO DE LACERAÇÃO

O foco do reparo deverá ser a manutenção da posição e do contorno normais da borda helicoidal e da cavidade da concha.

Defeitos da cobertura cutânea com cartilagem intacta podem ser tratados com reparo primário de pele e sutura fina, geralmente sutura 5-0 ou 6-0 absorvível ou não absorvível. Caso tenha ocorrido somente avulsão da pele, um enxerto de pele de espessura total poderá ser posicionado sobre o pericôndrio intacto ou a ferida poderá ser deixada para cicatrizar por segunda intenção.

Defeitos de cobertura cutânea com ruptura da cartilagem deverão ser tratados por cobertura da cartilagem com tecido vascularizado ou excisão da cartilagem desnudada.

Defeitos de espessura total de até 5 mm podem ser fechados primariamente. O fechamento em três camadas é ideal e envolve reparo da cartilagem com peles anterior e posterior (Figuras 20.16 e 20.17).

Se a laceração envolver o meato, a colocação de gaze embebida em antibiótico ou um

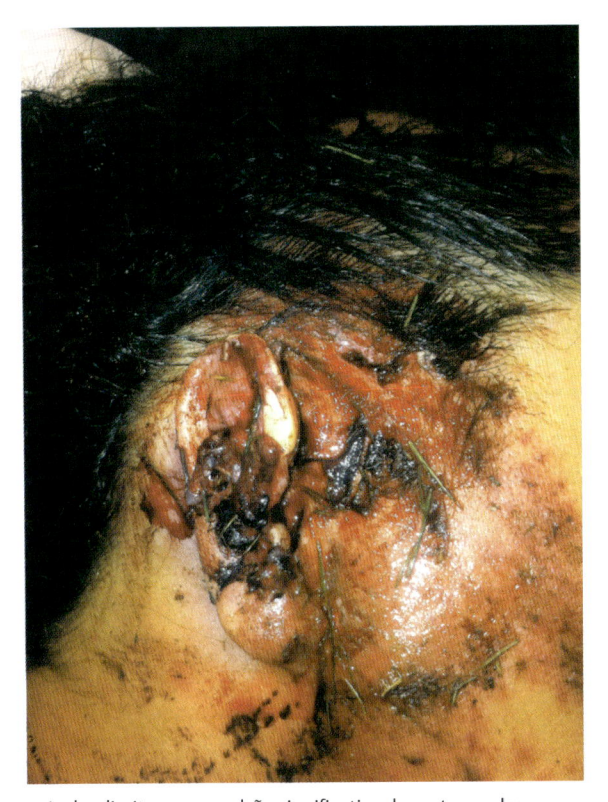

Figura 20.14 Trauma auricular direito, com avulsão significativa de partes moles.

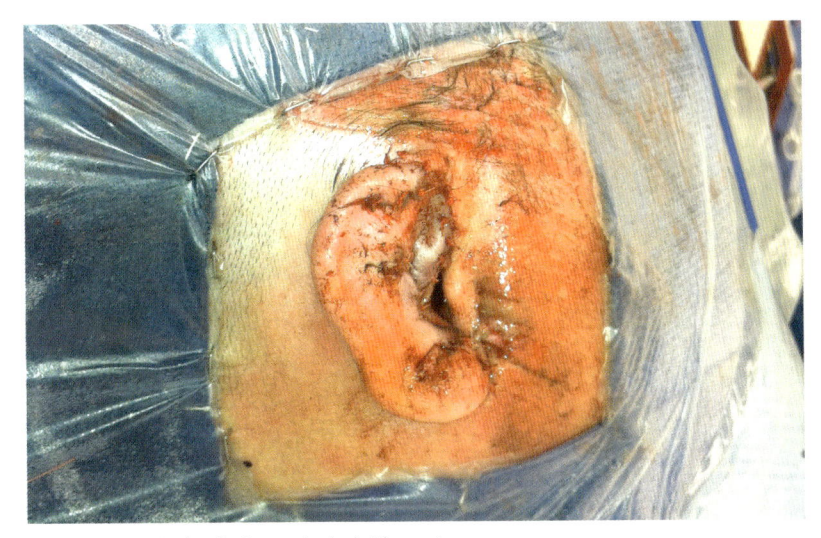

Figura 20.15 Trauma auricular direito, após desbridamento e reparo.

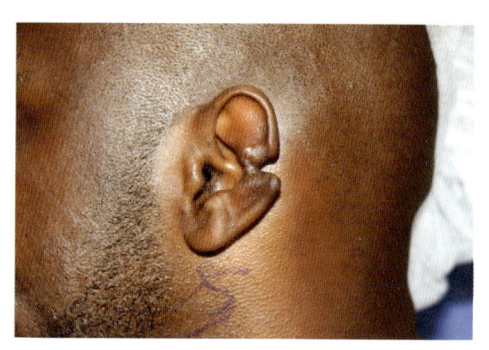

Figura 20.16 Cicatrização pós-traumática de laceração de borda helicoidal esquerda.

tampão deverá ser considerado como opção de tratamento.

Lacerações da orelha podem ser tratadas com muitos tipos de materiais de sutura: uma sutura absorvível 4-0 ou 5-0 deverá ser utilizada para fechar a cartilagem e/ou o pericôndrio. A pele auricular pode ser fechada com sutura 5-0 ou 6-0 absorvível ou não absorvível. Para evitar formação de incisuras na hélice, a eversão da pele ou uma zetaplastia deverão ser consideradas como alta prioridade.

COMPLICAÇÕES

Um hematoma auricular formado após reparo de uma laceração exige exploração da ferida, controle hemostático, irrigação e fechamento. Hematomas não tratados podem resultar em perda de cartilagem por causa da necrose por pressão e deformidade auricular subsequente. Também pode ocorrer infecção que deverá ser tratada com drenagem e antibióticos com cobertura para cocos Gram-positivos e *Pseudomonas*. O objetivo é evitar pericondrite e condrite, que podem resultar em necrose da cartilagem, com espessamento e deformidade.

Referências

1. Arons MS, Savin RD. 1971. Auricular cancer: Some surgical and pathological considerations. American Journal of Surgery 112:770–776.
2. Ahmad I, Das Gupta AR. 2001. Epidemiology of basal cell carcinoma and squamous cell carcinoma of the pinna. Journal of Laryngology and Otology 115:85–86.
3. Bumsted RM, Ceilley R, Panje W, Crumley R. 1981. Auricular malignant neoplasms: When is chemotherapy (Mohs technique) necessary? Archives of Otolaryngology 107:721–724.
4. Duffy KL, McKenna JK, Hadley ML et al. 2009. Nonmelanoma skin cancers of the ear: Correlation between subanatomic location and post-Moh's micrographic surgery defect size. Dermatologic Surgery 35:30–33.
5. Gustaityte-Larsen D, Illum P. 2013. Nonmelanoma skin cancer of the auricle is treated according to national guidelines. Danish Medical Journal 60(3):A4587.
6. Songcharoen S, Smith RA, Jabaley ME. 1978. Tumors of the external ear and reconstruction of defects. Clinics in Plastic Surgery 5:447–457.
7. Vuyk HD, Cook TD. 1997. Auricular reconstruction after Mohs' surgery. A review. FACE 5(1):9–21.

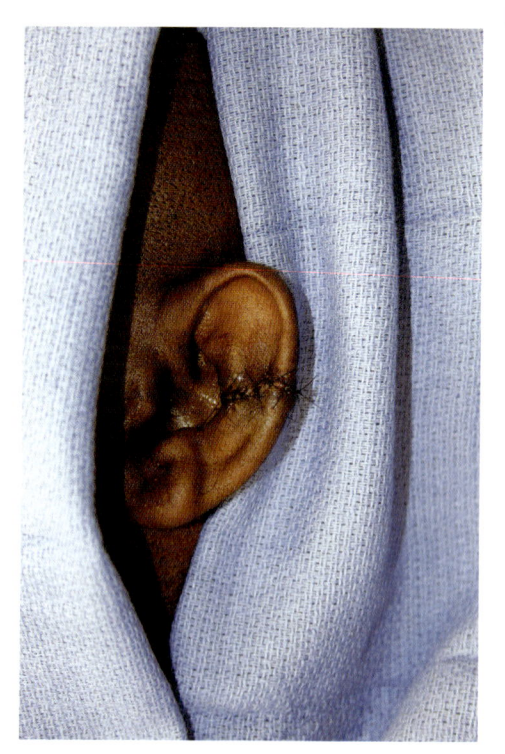

Figura 20.17 Fechamento em multicamadas de defeito da borda helicoidal esquerda.

8. Antia NH, Buch VI. 1967. Chondrocutaneous advancement flap for the marginal defect of the ear. Plastic and Reconstructive Surgery 39(5):472–477.
9. Masson JK, Mendelson BC. 1977. The banner flap. American Journal of Surgery 134(3):419–423.
10. Park SS, Hood RJ. 2001. Auricular reconstruction. Otolaryngology Clinics of North America 34(4):713–738.
11. Cheney ML, Hadlock TA, Quatela VC. 2007. Reconstruction of the auricle. In: Baker, SR (ed.), Local Flaps in Facial Reconstruction. Edinburg, TX: Elsevier Mosby, pp. 581–624.
12. Park C, Chung S. 1998. A single-stage two-flap method for reconstruction of partial auricular defects. Plastic and Reconstructive Surgery 102(4):1175–1181.
13. Ruder RO. 1994. Injuries of the pinna. In: Gates, GA (ed.), Current Therapy in Otolaryngology: Head and Neck Surgery. Philadelphia, PA: Mosby, pp. 127–131.
14. Armin BB, Ruder RO, Azizadeh B. 2011. Partial auricular reconstruction. Seminars in Plastic Surgery 25(4):249–256.
15. Cook TA, Miller PJ. 1995. Auricular reconstruction. Facial Plastic Surgery 11(4):319–329.
16. Yotsuyanagi T. 1993. Ear lobe reconstruction using a chondrocutaneous flap. Plastic and Reconstructive Surgery 94(7):1073–1078.

Leitura sugerida

Bailey BJ, Johnson JT, Kohut RI et al. 2006. Head and Neck Surgery-Otolaryngology, 4th ed. Philadelphia, PA: Lippincott Williams & Wilkins, pp. 935–948.

Papel I. 2009. Facial Plastic and Reconstructive Surgery, 3rd ed. New York: Thieme Medical Publishers, Inc., pp. 421–434.

Papel I. 2009. Facial Plastic and Reconstructive Surgery, 3rd ed. New York: Thieme Medical Publishers, Inc., pp. 907–918.

Quatela V, Cheney M. 1995. Reconstruction of the auricle. In: Baker, SR and Swanson, NA (eds.), Local Flaps in Facial Reconstruction. St. Louis, MO: Mosby-Year Book, pp. 443–479.

CAPÍTULO 21

Envelhecimento Facial

Bradford Terry ▪ Laura T. Hetzler ▪ Blake Raggio ▪ Aditi Bhuskute
Lane D. Squires ▪ Johathan Sykes

- Neuromoduladores
- Preenchedores
- Rejuvenescimento facial e ritidectomia
- Blefaroplastia
- Ptose e *lifting* da sobrancelha
- Referências
- Bibliografia
- Leitura sugerida

Neuromoduladores

Bradford Terry ▪ Laura T. Hetzler

INTRODUÇÃO

A injeção de toxina botulínica se tornou o procedimento estético mais frequentemente realizado nos Estados Unidos. É versátil e excepcionalmente seguro quando utilizado de maneira apropriada por profissionais experientes. Os produtos à base de toxina botulínica derivam de dois sorotipos de neurotoxinas produzidas pelo *Clostridium botulinum*. A toxina botulínica melhora temporariamente as rítides dinâmicas causadas pela contração muscular.

MECANISMO DE AÇÃO

A toxina botulínica atua na junção neuromuscular, prevenindo a contração muscular através da inibição da liberação de acetilcolina. Os neurônios pré-sinápticos contêm vesículas com acetilcolina em seu interior, que são liberadas mediante sinalização. A toxina chega à extremidade terminal do neurônio pré-sináptico e inibe a liberação de acetilcolina.

FORMULAÇÕES E EFICÁCIA

Existem várias formulações aprovadas de toxina botulínica derivadas de dois sorotipos: tipo A e tipo B. Os derivados do tipo A são mais prevalentes e têm diversas opções de marca. A onabotulinumtoxinA é a marca mais comumente utilizada e estudada do tipo A. Entre as formulações mais recentemente desenvolvidas do tipo A estão a abobotulinumtoxinA e a incobotulinumtoxinA. Atualmente, a rimabotulinumtoxinB é o único agente de tipo B aprovado pela FDA. Trata-se de um agente primário para distonia cervical e que também foi estudado, porém em menor extensão, para uso estético.

A efetividade clínica geralmente aceita da onabotulinumtoxinA começa a surgir em 1-3 dias, atinge o pico em 1-4 semanas e declina gradualmente após 3 meses. Alguns pacientes podem apresentar resposta mais prolongada, sobretudo os submetidos a múltiplas aplicações em uma mesma área. Há raras ocorrências de formação de anticorpos, o que reduz a eficácia do tratamento.

CONTRAINDICAÇÕES

As contraindicações absolutas são, comprovadamente, a hipersensibilidade a qualquer componente do produto e a alergia à proteína presente no leite de vaca, caso em que não deve ser feita a administração de abobotulinumtoxinA. Não se devem fazer aplicações em pacientes com infecções em curso no sítio de injeção. As contraindicações relativas são distúrbios neuromusculares, incluindo a miastenia *gravis*, síndrome de Eaton-Lambert, miopatias e esclerose lateral amiotrófica. É preciso cautela em casos de pacientes que utilizam fármacos que podem interferir na transmissão neuromuscular, como os aminoglicosídeos, inibidores de colinesterase, quinidina, sulfato de magnésio, succinilcolina e bloqueadores não despolarizantes do tipo curare. A maioria das toxinas botulínicas são agentes de classe C para gravidez, por isso sua aplicação deve ser evitada em gestantes.

PREPARO

Assim como na maioria dos procedimentos estéticos, a fotodocumentação antes e após o tratamento é útil para avaliar a melhora de cada paciente. Os potenciais efeitos colaterais, benefícios, a duração prevista do tratamento e a necessidade de repetir o tratamento são aspectos que devem ser abordados e discutidos com o paciente. Expectativas realistas e fatores psicossociais devem ser avaliados.

As toxinas botulínicas de tipo A devem ser reconstituídas em solução salina antes do uso. As recomendações para diluição variam, de acordo com a formulação e entre diferentes profissionais, de 1 a 4 cm³ de solução salina sem conservantes. A solução reconstituída deve ser refrigerada, caso não vá ser utilizada imediatamente, e tem tempo de prateleira limitado a 4-24 horas, de acordo com a bula que acompanha a embalagem, embora muitos médicos mantenham a solução por períodos mais prolongados. A anestesia das áreas a serem tratadas frequentemente é realizada pela aplicação de uma compressa gelada nas áreas previstas, bem como anestésicos tópicos.

DICAS DE TRATAMENTO

Para a injeção, são utilizadas seringas de pequeno volume e agulha fina, como a de calibre 30. Homens tipicamente possuem mais massa muscular na face e requerem uma quantidade maior por sítio de injeção, em comparação às mulheres. A dosagem para cada local depende do número de sítios de injeção por músculo, do tamanho do músculo e do resultado desejado, seja paralisia ou enfraquecimento mais brando do músculo. Os pacientes podem ser instruídos a permanecerem sentados, verticalmente, por 2-4 horas após a injeção, e não friccionarem as áreas tratadas por um período de 24 horas. Uma consulta de acompanhamento deve ser agendada para 2-3 semanas após o procedimento, para a aplicação de injeções de retoque nas áreas de resultado insatisfatório.

EFEITOS COLATERAIS

A aplicação estética da toxina botulínica é relativamente segura quando devidamente dosada e administrada por profissionais adequadamente treinados. Os efeitos colaterais mais comuns são equimoses e edema. Os pacientes podem descrever efeitos leves e transientes, como cefaleia ou sintomas semelhantes aos de gripe. As complicações do tratamento na porção superior da face incluem ptose da sobrancelha, decorrente do enfraquecimento da musculatura frontal, ptose palpebral, resultante do enfraquecimento do músculo levantador da pálpebra superior e arqueamento assimétrico da fronte. Adicionalmente, os efeitos orbitários e periorbitários incluem diplopia, ectrópio, quebra da pálpebra inferior, epífora, diminuição da força do fechamento ocular e ressecamento ocular. Na região facial inferior, as complicações incluem sorriso assimétrico, bochechas flácidas, boca incompetente e incapacidade de assoar. Os raros, todavia necessários, alertas obrigatórios nas laterais de embalagens de medicamentos de tarja preta incluem aspiração, disfagia, pneumonia, anafilaxia e morte.

RÍTIDES E TÉCNICAS

Rítides glabelares

Esta é a área mais comumente tratada para rítides dinâmicas. O complexo glabelar consiste nos músculos corrugador do supercílio, prócero, depressor do supercílio e orbicular do olho — todos funcionando como depressores da fronte. As rítides glabelares são linhas verticais causadas primariamente pela contração do corrugador do supercílio, bem como linhas horizontais produzidas pelo músculo prócero. Comumente, são escolhidos 5-6 sítios-alvo que devem estar localizados a cerca de 1 cm acima da margem supraorbitária (Figura 21.1, preto).

Rítides transversais frontais

As rítides frontais são causadas pela contração do músculo frontal. O tratamento do frontal deve apenas enfraquecer o músculo, para preservar alguma animação facial e evitar a ptose da sobrancelha. Tipicamente, cerca de 6 sítios são injetados segundo um padrão em linha reta ou com um discreto formato em "v" (Figura 21.1, branco).

Rítides laterais no canto do olho

As rítides laterais no canto do olho, ou "pés de galinha", são linhas de orientação radial formadas pela contração das fibras laterais do músculo orbicular do olho. A aparência da contração radial deste músculo é exacerbada pelo sorriso. Áreas hiperativas são notadas quando o paciente se apresenta com os olhos semicerrados, e podem ser utilizadas como sítios-alvo de injeções. Tipicamente, cerca de 3-5 sítios são injetados a pelo menos 1 cm lateralmente à margem orbitária, logo abaixo da pele. As localizações são planejadas com orientação radial a partir do canto do olho e inferiormente à sobrancelha (Figura 21.1, vermelho).

"Nariz de coelho" (*bunny lines*)

As *bunny lines* são rítides que se originam no dorso do nariz e irradiam lateralmente na direção do sulco nasofacial. O tratamento com uma única injeção no sulco nasofacial bilateral, a pelo menos 1 cm inferiormente ao canto medial do olho, é suficiente para estas rítides (Figura 21.1, verde).

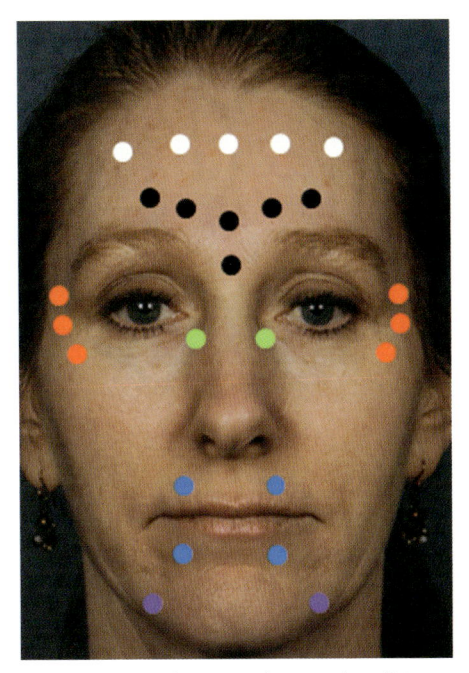

Figura 21.1 Sítios de injeção de toxina botulínica para melhora de rítides cinéticas (preto, rítides glabelares; branco, rítides frontais; vermelho, pés de galinha; verde, nariz de coelho; azul, rítides periorais; roxo, linhas de franzido frontais).

Rítides labiais periorais

Também conhecidas como linhas de fumante ou linhas de batom, as rítides labiais periorais irradiam para fora a partir dos lábios e são acentuadas com o franzir dos lábios. As rítides periorais são formadas pelo pregueamento da pele a partir da contração repetitiva do orbicular da boca, fotolesão, perda de volume e franzir dos lábios. São difíceis de tratar com injeções de toxina botulínica isoladamente, e muitas vezes requerem preenchedores adicionais. Os sítios-alvo tipicamente são um ou dois pontos em cada quadrante dos lábios (Figura 21.1, azul). O superenfraquecimento do orbicular do olho pode causar alteração na propriocepção labial, disartria, disfagia e escape de saliva.

FRANZIDO NA BOCA (MOUTH FROWN)

As rítides no canto da boca, que seguem inferiormente, conferem a aparência de pregas, em repouso. O depressor do ângulo da boca traciona a comissura oral inferiormente, ao mesmo tempo em que sofre oposição do complexo do músculo zigomático. As injeções dirigidas ao músculo depressor do ângulo da boca são aplicadas anteriormente ao músculo masseter, essencialmente na extensão inferior das linhas de marionete (Figura 21.1, roxo). Isto pode melhorar a posição descendente da comissura em repouso, bem como as rítides em desenvolvimento.

Preenchedores

Bradford Terry ▪ Laura T. Hetzler
Blake Raggio

INTRODUÇÃO

Os preenchedores injetáveis exercem papel importante no aprimoramento estético não cirúrgico. São utilizados para melhorar muitos aspectos, desde rítides finas até déficits volumosos com ampla base. O preenchedor ideal ainda não foi descoberto, mas seria biocompatível, não inflamatório, acessível e durável, além de não migrar. Existem numerosas composições que duram muitos meses, como os preenchedores à base de ácido hialurônico ou colágeno, até os preenchedores semipermeáveis, como o ácido poli-L-láctico (Quadro 21.1).

TIPOS DE PREENCHEDORES

Ácido hialurônico

O ácido hialurônico (HA) é o preenchedor mais amplamente utilizado. O HA estabiliza estruturas intercelulares formando uma estrutura viscoelástica. Atrai avidamente moléculas de água causando expansão de volume e hidratação da pele. Alguns pacientes notam que períodos de desidratação *versus* de hidratação adequada fazem diferença no resultado obtido. Foi desenvolvida a ligação cruzada para prevenir a degradação e promover longevidade. Moléculas maiores de HA foram projetadas para proporcionar um resultado mais robusto, com injeções mais profundas em áreas de déficits de volume maiores. Entre os benefícios do HA, estão ausência de necessidade de teste cutâneo, biodegradabilidade, longevidade, fácil armazenamento à temperatura ambiente e reversibilidade (quando necessário). A aplicação de HA no tecido subcutâneo ou na derme profunda é recomendada, mas pode variar de acordo com o defeito e a localização. O HA é aprovado pela FDA para uso no tratamento de rítides faciais graves e pregas, como a nasolabial, mas também é utilizado para aumento dos lábios, elevação da fronte, canal lacrimal e aumento do queixo, bochecha e mandíbula. O HA geralmente é bem tolerado, apresentando efeitos colaterais comuns mínimos e raras reações granulomatosas e de hipersensibilidade tardia.

Colágeno

Existem três tipos de colágeno disponíveis: bovino, humano e suíno. O colágeno bovino é produzido a partir da pele da panturrilha, e composto principalmente por fibras de colágeno tipo I. Os pacientes devem-se submeter ao teste cutâneo antes do uso. Os preenchedores à base de colágeno possuem a menor duração de ação, o que pode ser benéfico para testes com preenchedores ou outras aplicações. Os efeitos colaterais comuns incluem discreta equimose imediata, edema e eritema. Reações de hipersensibilidade ao colágeno bovino são observadas em cerca de 3% dos pacientes. Em raros casos, há necrose tecidual local, formação de abscesso e recorrência de erupções herpéticas.

Gordura autóloga

A gordura é coletada de outras áreas e transplantada para a face. A principal vantagem é a ausência de risco de reação de hipersensibilidade ou de reação de corpo estranho. A gordura é parcialmente reabsorvida pelo corpo e, segundo relatos, 20-80% do material injetado é retido. A imprevisibilidade da reabsorção pode levar a irregularidades de contorno. Entre as complicações, estão a morbidade no sítio doador e necrose e calcificação da gordura injetada, além de raros casos de embolia gordurosa.

Quadro 21.1 Preenchedores semipermanentes

Preenchedor	Material/propriedades	Duração	MOA	Usos	Efeitos adversos
Colágeno	Colágeno bovino	3-6 meses	Efeito de preenchimento de espaço	Rítides superficiais e profundas	Comuns: equimose discreta, edema e eritema; reações de hipersensibilidade ao colágeno bovino
	Colágeno humano	3-4 meses			
	Colágeno autólogo	4-6 meses			Raros: necrose tecidual localizada e formação de abscesso
Ácido hialurônico (HA)	HA não animal; ligação cruzada com butanediol diglicidil éter (BDDE)	3-6 meses	Efeito de preenchimento de espaço do HA, com a água ligando-se a moléculas de HA	Correção de pregas e rítides moderadas a graves	Comuns: equimose, desconforto, edema e eritema
	HA não animal, HA em ligação cruzada; alguns contêm lidocaína, em ligação cruzada com BDDE	6-12 meses	A estimulação da síntese de colágeno pode contribuir	Poucas formas de HA para aumento dos lábios, rítides mais profundas e escultura facial	Infrequentes: reações de hipersensibilidade, reações granulomatosas, infecções ou complicações de obstrução vascular
Microsferas de hidroxiapatita de cálcio (CaHA)	Microsferas de CaHA sintéticas, uniformes e lisas, suspensas em veículo de gel de carboximetilcelulose aquoso	12 meses	Estimula a produção local de colágeno endógeno	Correção de pregas e rítides moderadas a graves	Comuns: eritema transiente, edema, equimose, dor à injeção e prurido
					Menos comuns: nódulos labiais não inflamatórios
Ácido poli-L-láctico (PLLA)	Microparticulas de polímero sintético biocompatível e biodegradável	12-24 meses	Estimula a proliferação de fibroblastos e a formação de colágeno, levando ao aumento progressivo do volume da derme	Correção de lipoatrofia facial	Comuns: hematoma, equimose, edema, desconforto, inflamação e eritema; pápulas subcutâneas assintomáticas
				Para correção de deficiências de contorno da prega nasolabial profundas, e outras rítides	Menos comuns: reações granulomatosas
Tecido adiposo autólogo	Coleta e reinjeção de gordura	Meses a anos (variável)	Efeito de preenchimento de espaço	Aumento dermal/labial	Morbidade no sítio doador, edema prolongado, infecções, irregularidades de contorno e necrose ou calcificação

Hidroxiapatita de cálcio

A hidroxiapatita de cálcio (CaHA) é um preenchedor semipermanente de ação mais duradoura. A CaHA é formada por microsferas e suspensa em um gel transportador. Gera um efeito de preenchimento mecânico e produção endógena de colágeno ao redor das microsferas. A CaHA é viscosa e, por este motivo, é injetada mais profundamente na borda dérmica-subcutânea. A longevidade depende da localização, mas tipicamente é de pelo menos 12 meses a até 2 anos. Geralmente, é bem tolerada, com raros casos de reação de hipersensibilidade. É preciso cautela ao injetar em áreas dinâmicas dos lábios.

Ácido poli-L-láctico

O ácido poli-L-láctico (PLLA) é um preenchedor semipermanente cuja ação dura 9-24 meses. O PLLA é um polímero sintético que estimula uma resposta inflamatória conforme o produto é degradado. Nas primeiras semanas, há redução do volume. Posteriormente, ocorre um aumento gradual do volume, uma vez que a reação fibrosa leva à deposição de colágeno. Os efeitos integrais podem demorar vários meses para se manifestar, enquanto o preenchedor continua trabalhando. O PLLA é utilizado para preenchimento de volume em áreas amplas de adelgaçamento ou depressão, em especial em pacientes portadores de HIV com lipoatrofia.

SÍTIOS DE APLICAÇÃO

Região facial superior

A aplicação superficial para rítides horizontais da fronte e rítides glabelares frequentemente é combinada com a injeção de toxina botulínica. As rítides glabelares podem ser injetadas com preenchedor, utilizando a técnica de injeção linear ou a técnica de punção seriada diretamente por baixo da rítide (Figura 21.2). A fossa temporal pode ser ampliada com injeções de preenchedor mais profundas para pacientes com desgaste temporal. O *lifting* da fronte da testa lateral pode ser realizado por injeções no espaço subdermal, junto aos cílios da região lateral da fronte.

Região facial média

Os preenchedores podem ser aplicados na depressão do canal lacrimal e projeção da região malar, que podem ser de difícil correção cirúrgica.

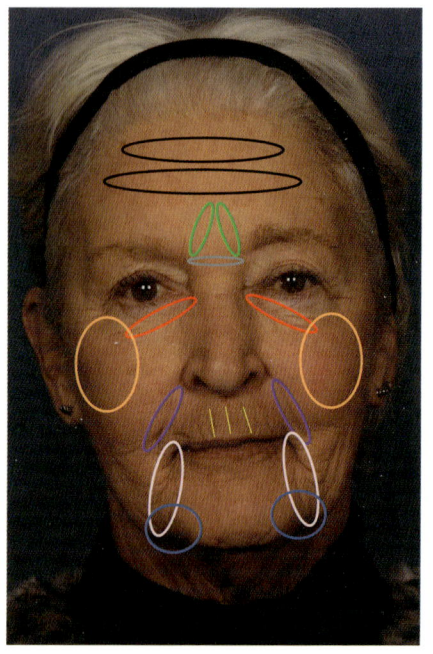

Figura 21.2 Áreas passíveis de preenchimento: rítides frontais (preto), rítides glabelares verticais (verde), rítides glabelares horizontais (cinza), canal lacrimal (vermelho), eminência malar (laranja), pregas nasolabiais (roxo), linhas de marionete (rosa), sulco pré-mandibular (azul) e linhas de fumante (amarelo).

A projeção da eminência malar requer volumes maiores de preenchedor, 1-2 mL, aplicados pelo método do leque (*fanning*) ou de *cross-hatching* (traçado cruzado) (Figura 21.2). Preenchedores à base de HA com moléculas maiores ou preenchedores semipermanentes podem ser utilizados nesta região. Os preenchedores também podem ser utilizados para aprimoramentos nasais menores, como a definição da ponta ou revisões menores de rinoplastia. Entretanto, estas técnicas podem ser sofisticadas demais para o médico principiante.

Região facial inferior

O sítio de aplicação mais comum é a região facial inferior. As pregas nasolabiais são ampliadas com uma única ou múltiplas camadas, utilizando as técnicas de injeção linear ou punção seriada. A aplicação de preenchedor medial a e diretamente sob a prega pode ser realizada conforme a preferência do profissional, ou pode ser serialmente

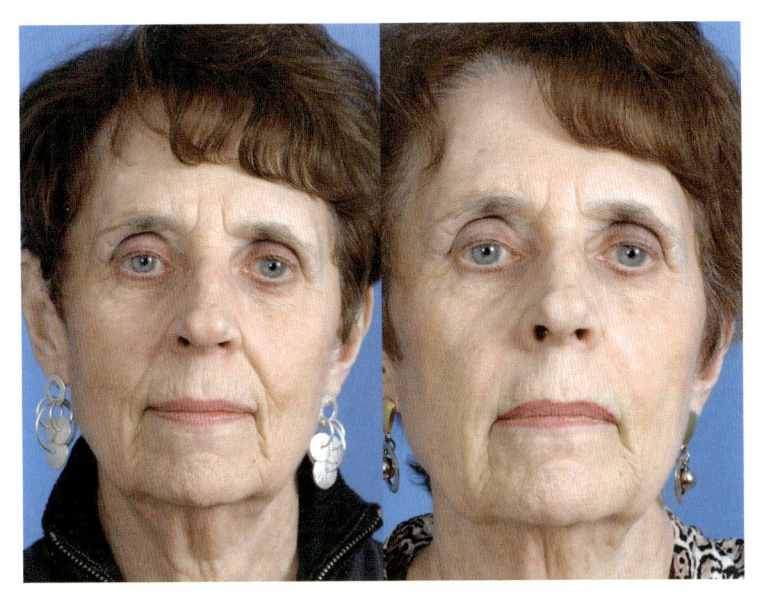

Figura 21.3 Preenchedor Radiesse no interior das pregas nasolabiais bilaterais. (Imagem de cortesia de Benjamin Marcus.)

injetada em situações distintas, a fim de evitar o superpreenchimento (Figura 21.3). As áreas oral e perioral são locais de tratamento frequentes. Os lábios são aumentados com quantidades variáveis, dependendo do desejo do paciente. O preenchedor é injetado no interior da derme. Injeções adicionais junto ao vermelhão ou ao filtro também podem melhorar os resultados. As rítides periorais, como as linhas de marionete e o sulco pré-mandibular, podem ser melhoradas com preenchedores. O sulco pré-mandibular é uma área onde as injeções de deposição de moléculas maiores, mais profundas, podem ser benéficas (Figura 21.2). Por fim, o aumento do mento e a projeção mandibular podem ser amplificadas, utilizando-se preenchedores.

TRATAMENTO

Preparação

É importante realizar a fotodocumentação antes e após dos procedimentos em cada paciente. A maquiagem deve ser totalmente removida, e os sítios devem ser limpos com álcool. Anestesia tópica ou bloqueios neurais podem ser realizados para proporcionar conforto adicional ao paciente. É preciso discutir com o paciente os riscos, benefícios e a duração prevista da ação.

Profundidade da injeção

A profundidade da injeção depende do tipo de preenchedor, da localização do defeito ou da profundidade da rítide. Para rítides superficiais, preenchedores mais finos devem ser usados e injetados ao nível da derme superficial. O preenchedor inserido na região média à profunda da derme é apropriado para defeitos de profundidade moderada, utilizando-se produtos mais espessos, do grupo do HA. Para os defeitos mais profundos, o preenchedor pode ser inserido na junção dérmica-subcutânea ou até no supraperiósteo. Quanto mais profunda for a penetração, menos visível uma determinada quantidade será.

Técnicas de injeção

Os preenchedores podem ser aplicados por vários métodos diferentes, para aumento de áreas-alvo específicas. As quatro técnicas comuns incluem punção seriada, injeção linear, leque e *cross-hatching*. No método da punção seriada, a agulha é inserida, e um pequeno grânulo do produto é inserido, sendo isto repetido múltiplas vezes ao longo de toda a extensão da rítide. É preciso ter o cuidado de colocar os grânulos do preenchedor suficientemente próximos entre si, a fim de garantir um contorno suave da correção. Para passar o preenchedor, a agulha é introduzida a uma profundidade apropriada ao longo de sua extensão e, conforme a agulha é retirada, o produto é aplicado em uma corrente estável. A injeção linear muitas vezes é utilizada para aumento dos lábios e pregas nasolabiais. O leque emprega a mesma técnica que a injeção linear e é repetido segundo um padrão radial. Por fim, o *cross-hatching* utiliza a técnica de leque em dois locais, criando fios que são perpendiculares entre si. O *cross-hatching* é útil para áreas com amplo déficit de volume e de base larga.

Rejuvenescimento facial e ritidectomia

Aditi Bhuskute ▪ *Lane D. Squires*
Jonathan Sykes

DEFINIÇÕES E CARACTERÍSTICAS CLÍNICAS

A face é o órgão central da emoção e da identidade. Definir a aparência singular de um indivíduo universalmente envolve uma discussão sobre suas características faciais. As técnicas clínicas e cirúrgicas para o rejuvenescimento da aparência facial em pacientes com envelhecimento facial podem melhorar a autoconfiança, concedendo uma aparência mais jovem. Com frequência, os pacientes procurarão mudar sua aparência por causa das imperfeições percebidas, que podem ser sinais normais de envelhecimento, incluindo as rítides frontais e glabelares, ptose da sobrancelha lateral, tecido palpebral redundante, frouxidão cutânea generalizada, ptose do tecido malar, enrugamento perioral, aprofundamento de rítides labiomentais, formação de papada e presença de um coxim adiposo submentoniano excessivo.[1]

Embora os procedimentos de *lifting* facial abordem a ptose e a atrofia de tecidos faciais, eles não produzem um efeito previsível sobre a qualidade real da pele do paciente. A pele afetada por dano solar, enrugamento excessivo ou pigmentação irregular é mais adequadamente tratada com terapias clínicas ou *resurfacing* da pele. Cada uma destas terapias será abordada separadamente, conforme destacado no texto a seguir.

ANATOMIA PERTINENTE

O procedimento de ritidectomia envolve a realização de uma incisão periauricular, com descolamento e compressão dos tecidos moles de suporte. O tipo de procedimento de ritidectomia muitas vezes é definido pelo plano de dissecção utilizado, de acordo com o sistema músculo-aponeurótico superficial (SMAS) (Figura 21.4). O SMAS consiste em uma bainha musculofacial contínua que abriga os músculos miméticos da região facial média anterior, surgindo a partir do arco zigomático, estendendo-se inferiormente até estar em continuidade com o músculo platisma. Posteriormente, o SMAS forma uma camada superficial isolada, em relação à fáscia parotídea/parotidomassetérica. Superficial ao SMAS, estão a pele e o tecido adiposo subcutâneo. Profundamente em relação ao SMAS, há uma camada de tecido areolar que pode informar ao cirurgião a localização dos ramos do nervo facial. Embora os ramos do nervo facial sigam profundamente para a camada de SMAS e, em geral, estejam subjacente a este tecido areolar, mais medialmente, os ramos do nervo facial estão localizados superficialmente e inervam os músculos sobrejacentes, estando sujeitos a lesões por direção ou tração.[2] Outra potencial zona de perigo para lesões se situa próxima ao arco zigomático, uma vez que a anatomia dos tecidos moles geralmente esteja firmemente comprimida nesta área (Figura 21.5). Nesta região, a dissecção pode ser realizada superficialmente aos ramos do nervo, no plano subcutâneo, ou profundamente aos ramos, na superfície da fáscia do músculo temporal profundo.

EXAMES DIAGNÓSTICOS

O manejo de um paciente candidato a *lifting* facial envolve muitos estágios de cuidados antes do dia do procedimento real.[3] Até mesmo antes da consulta inicial, cada interação com o médico e a equipe do consultório é criticamente medida pelo paciente, com o intuito de estabelecer seu nível de conforto e confiança. A consulta inicial permite que cirurgião e paciente explorem um relacionamento funcional, em que a confiança é construída, e são exploradas as motivações e expectativas. Embora seja importante que um cirurgião plástico aprenda a identificar os pacientes que são bons candidatos em potencial, é igualmente essencial que cada médico consiga distinguir quais pacientes são candidatos fracos, em que os procedimentos devem ser evitados. Após o aconselhamento junto ao paciente, o médico deve decidir quais são os procedimentos cirúrgicos mais apropriados a serem oferecidos. Questões específicas que avali-

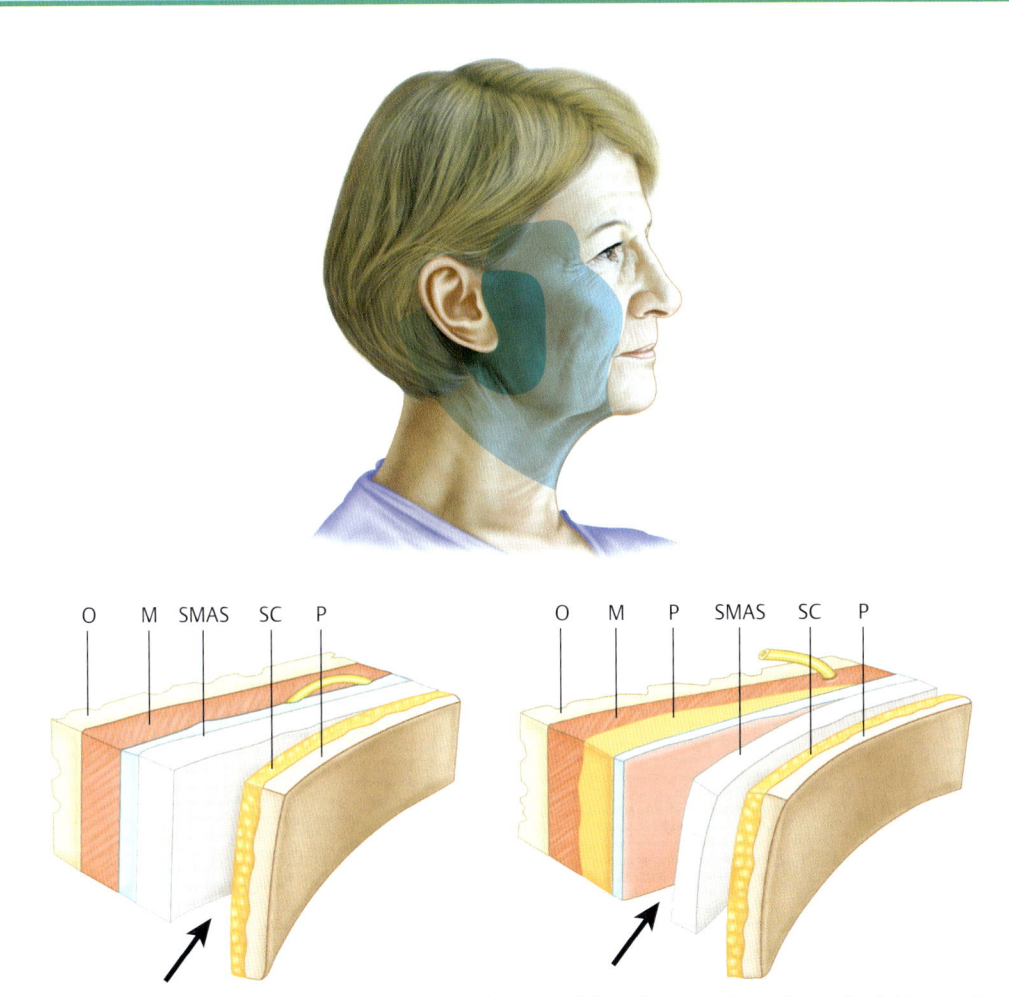

Figura 21.4 As camadas da face. As camadas de tecidos moles da face são mostradas na ilustração. Subjacente à pele e ao tecido subcutâneo, está o sistema musculoaponeurótico superficial (SMAS). Note que o SMAS repousa em uma camada separada superficial à fáscia parotidomassetérica e, subjacente a esta camada fascial, está o tecido parotídeo, posteriormente, e uma camada de tecido areolar frouxo, anteriormente. Os ramos do nervo facial seguem junto à camada. É necessário ter bastante cuidado ao realizar a dissecção medialmente, uma vez que os ramos possam correr mais superficialmente junto a este plano. O = osso; M = músculo; SC = subcutâneo; Pa = parotídeo; P = pele. (Adaptada das imagens/arquivos pessoais do autor.)

em as medicações do paciente, bem como suas alergias, comorbidades médicas, cirurgias prévias e hábitos de tabagismo também devem ser exploradas na consulta inicial. Como esta cirurgia é sempre eletiva, todos os esforços necessários devem ser feitos no sentido de minimizar as complicações através da otimização da condição médica do paciente antes da cirurgia. Uma consulta pré-operatória também deve ser sugerida, a fim de proporcionar tempo para reconectar, garantir que as expectativas estabelecidas sejam apropriadas, e responder a toda e qualquer dúvida remanescente. Neste encontro, cada cirurgião deve ser franco quanto às potenciais complicações, bem como direto e honesto com relação ao processo de recuperação. Um paciente bem informado pode apresentar níveis menores de ansiedade no pré e pós-operatório, além de ter esclarecidos medos infundados. Fotografias pré-operatórias devem ser obtidas, porque são essenciais

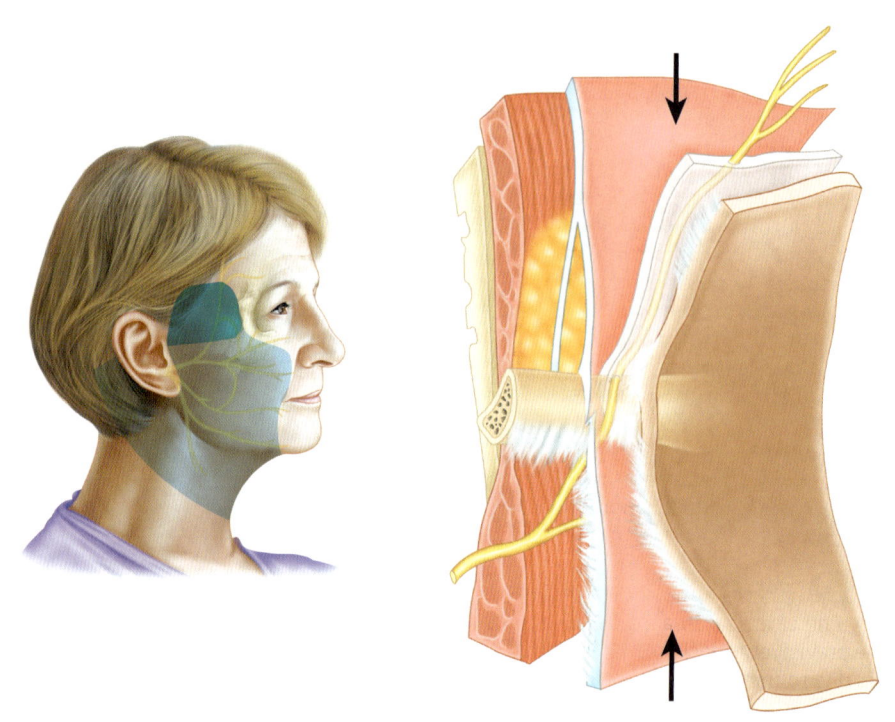

Figura 21.5 Relação entre o zigoma e o nervo facial. A relação entre o ramo temporal do nervo facial e o zigoma é mostrada na ilustração. Note que, inferiormente ao arco zigomático, o ramo temporal corre profundamente à camada do sistema musculoaponeurótico superficial (SMAS), enquanto acima do arco zigomático, este ramo é uma camada contínua de SMAS ou fáscia temporoparietal. (Adaptada das imagens/arquivos pessoais do autor.)

para o aconselhamento do paciente no pré e pós-operatório, bem como na tomada de decisões intraoperatórias e para documentação.

TRATAMENTO CLÍNICO

O uso destas técnicas clínicas como terapias auxiliares à ritidectomia cirúrgica é comprovadamente benéfico para a melhora da face em processo de envelhecimento. Existem numerosas opções de tratamento não invasivos, mas é possível simplificá-las em três tipos de técnicas: terapia de ablação a *laser*, *peelings* químicos e técnicas de radiofrequência.

O tratamento a *laser* tem assumido um papel cada vez maior na redução das rítides faciais por meio do remodelamento dérmico, sendo a base da terapia o *laser* ablativo de CO_2 não fracionado. O uso de um *laser* para *resurfacing* se apoia nas propriedades do *laser*, que atua em alvos que são cromóforos discretos, presentes na derme ou na junção derme-epiderme. Os *lasers* que penetram mais profundamente na derme são mais efetivos para o tratamento de rítides, enquanto aqueles mais superficiais atuam sobre cicatrizes, lesões vasculares e ceratoses actínicas. As rítides superficiais podem ser praticamente eliminadas, enquanto as rítides dinâmicas podem ser significativamente apagadas. Os *lasers* são vantajosos por poderem fornecer um tratamento preciso para uma área específica, porém a natureza ablativa deste dispositivo pode levar a um risco aumentado de formação de cicatriz e de hipopigmentação, bem como de prolongamento do tempo de cicatrização e inatividade no pós-operatório.[4]

Há muitos anos, os *peelings* químicos têm sido uma base do rejuvenescimento facial. Diferentemente da ablação a *laser*, os *peelings* químicos induzem liquefação cáustica do tecido exposto. Em geral, quando comparados ao *resurfacing* com *laser*, os *peelings* químicos são favoráveis. Os *peelings* de profundidade superficial têm como alvo a epiderme, com envolvimento ocasional da derme papilar. Os *peelings* de profundidade média atuam sobre a derme papilar e derme reticular superior. Os *peelings* químicos profundos penetram até a derme reticular média. Os *peelings* causam epidermólise, precipitação de proteínas e desnaturação do tecido nativo. Quanto mais profundo for o *peeling*, maior é a probabilidade de a pele fotodanificada poder ser removida e da neocolagênese ser iniciada, embora os *peelings* de profundidade superficial sejam especialmente efetivos para lentigos solares e melasma. As soluções para *peelings* incluem o *peeling* de ácido tricloroacético de Jessner e os *peelings* de fenol de Baker-Gordon. As desvantagens dos *peelings* químicos incluem a falta de precisão para uma área-alvo, quando comparado ao *laser*, a necessidade de neutralização da solução de *peeling*, formação de cicatrizes e infecção. Entretanto, o tempo de cicatrização após os *peelings* químicos é previsível, especialmente no caso dos *peelings* de profundidade superficial.[5]

Recentemente, foram desenvolvidas técnicas de *resurfacing* cutâneo, que induzem lesão dérmica e, ao mesmo tempo, mantêm a integridade da epiderme. A tecnologia de radiofrequência aplica energia à pele com o resfriamento criogênico concomitante da epiderme, resultando no controle da lesão dérmica. Esta lesão leva ao remodelamento do colágeno, demonstrado na análise clínica e ultraestrutural. Estudos iniciais demonstraram que múltiplos tratamentos com radiofrequência podem resultar em melhora da flacidez cutânea.[5]

TRATAMENTO CIRÚRGICO

A cirurgia de *lifting* facial sofreu alterações significativas, desde que Lexer descreveu a primeira ritidectomia subcutânea, no início do século XX. Antigamente, a cirurgia de *lifting* facial envolvia dissecção subcutânea e reposicionamento da pele com remoção do excesso de pele após o reposicionamento. Assim como ocorre com o uso de qualquer expansor tecidual, a pele estica e se torna flácida, com o passar do tempo. Por este motivo, não há demonstração de que a ritidectomia subcutânea tenha efeitos duradouros. Esta técnica foi amplamente substituída pelas técnicas de SMAS e subSMAS. A maioria das cirurgias de *lifting* facial começa com uma dissecção acima do músculo platisma e lipectomia submentoniana para melhorar os contornos da linha mandibular e o coxim adiposo submentoniano. O músculo platisma é, então, incluído em todas as suspensões, para dar estabilidade as áreas anteriormente mencionadas.

O retalho de SMAS é a base da cirurgia de *lifting* facial, atualmente. Conforme descrito no texto a seguir, o SMAS é uma camada que está em estreita proximidade com o nervo facial e seus ramos. Inferiormente ao arco zigomático, os ramos do nervo facial se localizam profundamente à camada de SMAS, enquanto acima do arco zigomático, o ramo temporal do nervo facial se localiza junto à camada contínua de SMAS ou à fáscia temporoparietal (Figura 21.5).

Foram descritas diversas técnicas básicas que abordam o SMAS ptótico e as camadas adiposas. A primeira é a técnica de plicação do SMAS. Dentre as três técnicas descritas, na mais segura o cirurgião conduz a dissecção ao longo do SMAS e tecido subcutâneo. Este tecido é, então, apreendido, e uma sutura não absorvível é realizada, tracionando o tecido superiormente em um vetor esteticamente agradável. Esta técnica não viola o SMAS e mantém os ramos do nervo facial seguros. São necessários cuidados para impedir que as suturas penetrem muito profundamente, a fim de evitar a lesão do nervo. Outra técnica de SMAS é denominada imbricação do SMAS. Nesta técnica, uma incisão horizontal é realizada no SMAS inferiormente ao arco zigomático e anteriormente ao sítio de incisão cutânea. O retalho então é desbridado, e uma redução é feita no ângulo de 90°. O SMAS, então, é tracionado e suturado na posição. A técnica de SMASectomia envolve a excisão de um pequeno retângulo em um vetor paralelo à prega nasolabial. Isto permite tracionar o SMAS até que ele esteja posicionado perpendicularmente à prega nasolabial, melhorando e apagando, assim, a dobra. O retângulo de SMAS é excisado, e as bordas proximal e distal são suturadas, induzindo um vetor que traciona o SMAS ptótico, o tecido subcutâneo e a pele verticalmente para cima.

Excelentes resultados estéticos foram obtidos com uma variedade de técnicas de suspensão de SMAS. Entretanto, os cirurgiões plásticos faciais continuamente enfrentam dificuldades para abordar adequadamente a prega nasolabial e promover técnicas de suspensão com resultados duradouros. A técnica de plano profundo envolve um retalho composto, com a pele e a camada SMAS, sendo descoladas em uma única camada, antes de suturas de fixação serem utilizadas para erguer o retalho superiormente (Figura 21.6). A dissecção é conduzida em um plano subcutâneo, inicialmente por 2-3 cm anteriormente ao trago. O plano subSMAS é, então, penetrado imediatamente superficial aos músculos orbicular e zigomático. Superiormente, a dissecção é realizada abaixo do nervo facial, no nível da fáscia temporal profunda. Isto cria um retalho amplo e espesso, que é, então, suspenso sob tensão.

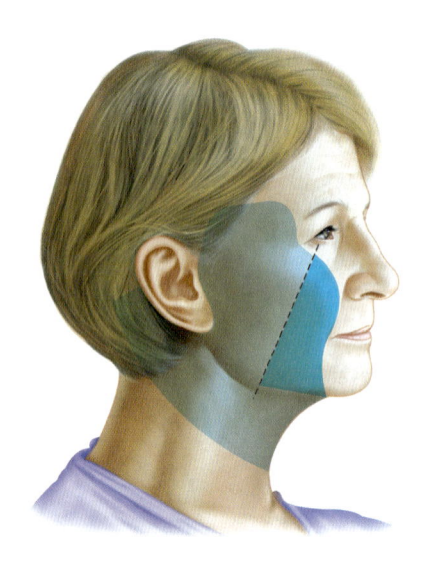

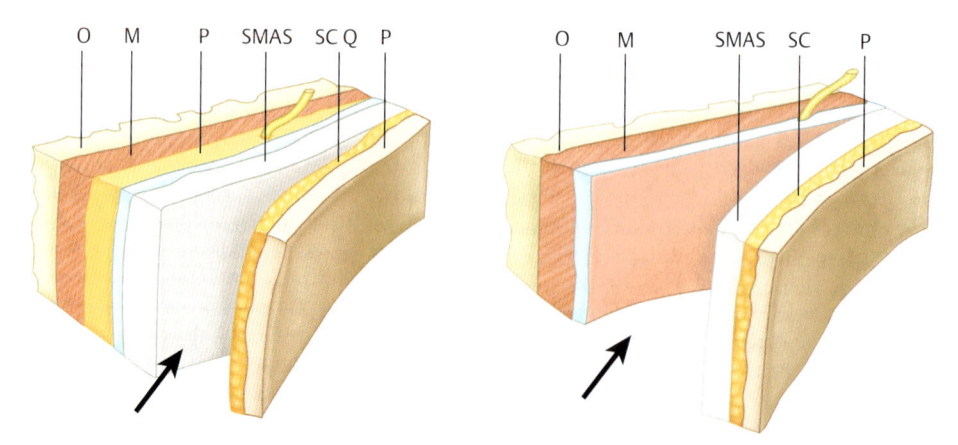

Figura 21.6 Técnica de plano profundo. A relação entre as camadas da pele na dissecção de ritidectomia plana profunda é mostrada na ilustração. O plano subcutâneo inicialmente é levantado, antes da entrada no plano do sistema musculoaponeurótico subsuperficial, conforme indicado pela linha pontilhada acima. Observe a proximidade do nervo facial durante a dissecção do plano profundo. (Adaptada das imagens/arquivos pessoais do autor.)

COMPLICAÇÕES

A face é visível e fica exposta diariamente. Portanto, é essencial prevenir as complicações decorrentes da cirurgia de lifting facial, que podem exercer um impacto negativo significativo sobre a satisfação geral do paciente, bem como sobre o desfecho da cirurgia. As complicações cirúrgicas podem ser divididas em pré-operatórias, perioperatórias e pós-operatórias. As complicações pré-operatórias são mais frequentemente devidas a fatores associados ao paciente, como medicações em uso, tabagismo, estado hipercoagulante, idade e comorbidades médicas (diabetes, enfisema, hipertensão). A avaliação pré-operatória adequada para um candidato à cirurgia é essencial para a prevenção de complicações cirúrgicas. As complicações perioperatórias estão mais frequentemente associadas à anestesia geral e à técnica cirúrgica. O posicionamento inadequado das incisões cirúrgicas pode levar à formação de cicatrizes precárias e mau posicionamento da linha capilar. O posicionamento precário das incisões temporal e retroauricular pode levar à elevação da linha capilar de uma maneira anormal. Uma ferida com tensão aumentada pode resultar em alopecia pós-operatória. O tracionamento inadequado do retalho cutâneo pode criar um vetor que produz um aspecto "varrido pelo vento". Do mesmo modo, se não se tomar o devido cuidado ao redor do trago e do lóbulo, também podem ocorrer deformidades auriculares e uma deformidade em "orelha de duende".[6]

As complicações pós-operatórias frequentemente são de natureza multifatorial, porém a identificação e o manejo destas complicações no tempo devido são essenciais para se obter bons resultados na cirurgia de lifting facial. A complicação pós-operatória mais comum e potencialmente grave da cirurgia de lifting facial é o hematoma, que pode ocorrer em até 15% dos pacientes submetidos ao lifting facial. Uma hemostasia meticulosa durante a cirurgia é essencialmente importante. Um hematoma em expansão pode colocar o retalho de lifting facial sob pressão e comprometer o fluxo vascular para o próprio retalho. A maioria dos hematomas pós-operatórios é identificada imediatamente ao final da cirurgia, durante a colocação das bandagens ou lavagem do cabelo do paciente. É possível evacuá-los com compressão ou introduzindo um cateter de sucção sob o retalho de pele. A imediata colocação de um curativo compressivo é imperativa para a prevenção do acúmulo de sangue. Hematomas menores costumam ser reabsorvidos ou podem ser evacuados em consultório. Os hematomas em expansão relevantes muitas vezes requerem tratamento emergencial, com remoção de suturas e exploração em busca de pontos de sangramento.

A lesão do nervo facial pode ser a complicação pós-operatória mais devastadora da cirurgia de lifting facial, podendo ocorrer em 2-3% dos pacientes. As causas comuns de lesão do nervo facial incluem a lesão direta com instrumentos cirúrgicos, neuropraxia por estiramento, lesão térmica por cautério e lesão por compressão a partir de sutura, edema ou hematoma. O sítio mais comum de lesão ao nervo facial motor ocorre no ramo mandibular marginal, enquanto o segundo sítio mais comum é o ramo temporal, no ponto em que passa sobre o arco zigomático. Se a lesão do nervo facial for detectada no momento da cirurgia, é possível realizar seu reparo imediato. Foi comprovado que o nervo facial enfraquecido recupera uma parte da função, caso não tenha havido ressecção total.

Outras potenciais complicações da cirurgia de lifting facial são os seromas e sialoceles, infecção, necrose de retalho e cicatrização hipertrófica. Com o recente advento das técnicas de lifting facial SMAS e subSMAS, sialoceles e seromas pós-operatórios podem ocorrer. Os seromas menores e as sialoceles respondem muito bem à aspiração e à aplicação de curativo compressivo. A infecção é uma rara complicação que deve ser reconhecida antecipadamente e tratada de modo adequado, com terapia antibiótica. Se a ferida cutânea estiver sob tensão, pode ocorrer necrose do retalho e formação de cicatriz hipertrófica. A necrose de retalho é mais frequentemente resultante de uma pressão ou tensão aumentada sobre o retalho. Isto ocorre com maior frequência no segmento retroauricular do retalho de lifting facial, uma vez que o retalho seja mais comprido e esteja submetido à maior tensão nesta área. O fator mais importante para a prevenção da necrose do retalho é a prevenção do tabagismo no perioperatório. Adicionalmente à hipertrofia da cicatriz, pode haver estiramento ou ampliação da cicatriz do lifting facial se o retalho for colocado sob tensão. Esteroides intralesionais podem ser usados para minimizar um resultado estético precário de cicatrização hipertrófica.[6]

RESUMO

Em resumo, os procedimentos de rejuvenescimento facial variam desde a ritidectomia até diversas técnicas de *resurfacing* cutâneo, conforme mencionado anteriormente. O SMAS é um referencial anatômico importante para estruturas críticas da anatomia para o *lifting* facial. Os avanços recentes nas terapias clínicas, incluindo os *peelings* químicos, *resurfacing* a *laser* e terapia de radiofrequência, podem ser efetivamente utilizados, isoladamente ou combinados ao tratamento cirúrgico. Cada procedimento não é isento de complicações, porém estas podem ser minimizadas. É importante aconselhar os pacientes no sentido de expectativas realistas em relação a todos os procedimentos de rejuvenescimento facial.

Blefaroplastia

Bradford Terry ▪ *Laura T. Hetzler*

DEFINIÇÕES E CARACTERÍSTICAS CLÍNICAS

Os olhos e a área periorbitária possuem um papel decisivo na expressão facial e na estética da face. A blefaroplastia é, compreensivelmente, uma das cirurgias plásticas faciais mais frequentemente realizadas. Pode rejuvenescer, trazendo de volta a juventude à face, ou corrigindo distúrbios palpebrais funcionais. A tarefa do cirurgião plástico é atingir o equilíbrio entre remoção de tecidos moles em excesso e depleção de volume. É importante considerar as estruturas circunjacentes na avaliação e intensificação das pálpebras, incluindo sobrancelhas, fronte e bochechas.

PROCESSO DE ENVELHECIMENTO

O processo de envelhecimento da face afeta a região periorbitária primariamente através da frouxidão dos tecidos, redistribuição de gordura e hipertrofia ou enfraquecimento muscular. Existem muitos fatores que contribuem para o aspecto envelhecido, incluindo os efeitos da gravidade, a exposição ao sol, tabagismo, estresse e muitos processos patológicos. Os vários sinais característicos do envelhecimento incluem as rítides, ptose da sobrancelha, ptose malar, com o subsequente alongamento da pálpebra inferior, e redução do tamanho visível da fissura palpebral.

ANATOMIA PERTINENTE

A pele palpebral é a pele mais delgada do corpo, ainda que possua um rico suprimento vascular. O músculo orbicular do olho circunda a órbita, funcionando como um esfíncter e auxiliar durante o piscar dos olhos, atuando como uma bomba lacrimal. A combinação da pele com o orbicular do olho define a lamela anterior. O tarso e a conjuntiva constituem a lamela posterior. O tarso é uma placa rígida, semelhante à cartilagem, que atua como o principal suporte das pálpebras superior e inferior. A conjuntiva é a superfície interna da pálpebra, que se reflete no fórnice para cobrir o globo.

A retração da pálpebra superior (abertura) é realizada principalmente pelo levantador da pálpebra superior, com alguma contribuição por parte do músculo de Mueller. Os retratores da pálpebra inferior, a fáscia capsulopalpebral, prendem-se ao tarso inferior e são uma expansão do reto inferior.

O septo orbitário é uma expansão do periósteo e contém o tecido adiposo orbitário. Funde-se à aponeurose do levantador e à derme para formar a prega palpebral superior. Na pálpebra inferior, o septo se funde com a fáscia capsulopalpebral. Na pálpebra superior, os compartimentos adiposos superiores se situam posteriormente ao septo e anteriormente à aponeurose do levantador. A pálpebra superior possui um compartimento adiposo medial e central, com a glândula lacrimal ocupando a pálpebra lateral. O coxim adiposo do compartimento central é maior e mais amarelado do que sua contraparte denso e mais esbranquiçado medial. A pálpebra inferior contém três compartimentos adiposos separados pelo oblíquo inferior, entre os coxins adiposos medial e central, enquanto a expansão arqueada se situa entre os coxins adiposos central e lateral (Figura 21.7).

TERMINOLOGIA

Para compreender as complexidades da análise pré-operatória anterior à blefaroplastia, uma breve revisão da terminologia das alterações associadas ao envelhecimento facial e suas res-

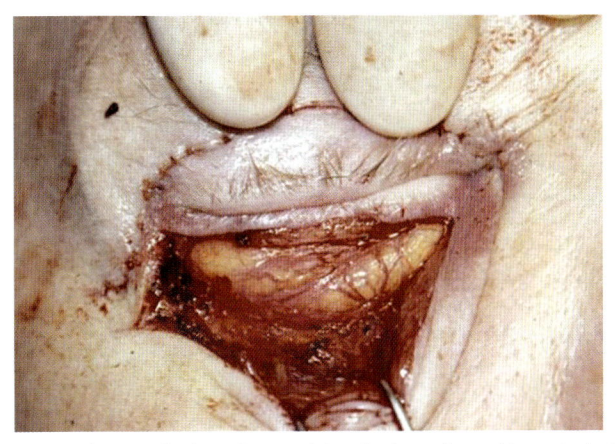

Figura 21.7 Tecido adiposo orbitário pós-septal da pálpebra inferior. (Cortesia de Ben Marcus.)

pectivas causas principais é necessária. A dermatocalasia muitas vezes é confundida com a blefarocalasia, que consiste em uma condição inflamatória das pálpebras manifestada na forma de uma pele palpebral edematosa e atrófica, permitindo a protrusão do tecido adiposo. Em geral, é intermitente e recorrente, por causa da resposta histamínica relacionada com níveis aumentados de IgE. A dermatocalasia consiste nos mais comuns "olhos com bolsas" observados com o envelhecimento, resultantes da perda da elasticidade da pele e aparente excesso de pele na pálpebra superior. O encobrimento lateral, ou "pálpebras caídas", é causado pela dermatocalasia e descida da sobrancelha ou ptose. O enfraquecimento do septo orbitário permite o desenvolvimento da pálpebra esteatótica, que consiste em uma pseudo-herniação do tecido adiposo orbitário. Os *festoons* são redundâncias do músculo orbicular do olho na pálpebra inferior, podendo conter protrusão de tecido adiposo orbitário. O canal lacrimal é uma depressão em forma de crescente, localizada entre os orbiculares do olho e o levantador dos lábios superior, medialmente. As bolsas malares são pele e tecido adiposo protrudindo da proeminência malar.

INDICAÇÕES

O aprimoramento estético frequentemente é a motivação, contudo também há algumas indicações para condições clínicas. Certas indicações clínicas resultantes de ptose palpebral incluem o comprometimento dos campos visuais, tensão ocular e comprometimento da capacidade de leitura. A blefaroplastia palpebral inferior pode ser combinada com procedimentos de estreitamento tarsal, para melhorar defeitos causadores de irritação córnea ou conjuntival, como entrópio, ectrópio, epífora ou exposição corneal. É necessário excluir outras condições clínicas para as quais a cirurgia não aliviará ou, teoricamente, poderá piorar, os sintomas, incluindo causas alérgicas, retenção de líquido ou fatores metabólicos. É preciso fazer uma varredura dos aspectos estéticos causadores de confusão, incluindo lagoftalmo, flacidez palpebral inferior, perda da visão, síndrome do ressecamento ocular, ptose da glândula lacrimal, ptose das sobrancelhas ou ptose da pálpebra em si.

AVALIAÇÃO PRÉ-OPERATÓRIA

Geral: a avaliação da região periorbitária para blefaroplastia não deve começar pelas pálpebras. É preciso observar atentamente a presença do tipo cutâneo de Fitzpatrick, pigmentação, cicatrizes preexistentes e sinais de cicatrização hipertrófica. A simetria define a face, e as fontes de assimetria devem ser examinadas atentamente e discutidas com o paciente.

Análise da região facial superior: inclui o arco e a posição da fronte. A fronte feminina se estende a partir da região medial, em uma posição discretamente superior ao rebordo orbitário, até a região lateral, com um arco presente ao nível do limbo lateral. Os homens possuem um arco mais achatado, localizado grosseiramente ao nível do rebordo orbitário.

Análise da região facial média: inclui o estado do volume, formato e posição da prega. A região facial média deve apresentar transições suaves entre a pálpebra inferior e a bochecha.

Análise palpebral direta: demonstra que o canto lateral está localizado a 2 mm acima do canto medial. A prega palpebral superior deve estar assentada a 8-10 mm acima da linha dos cílios. A pálpebra superior deve cobrir 2-3 mm do limbo superior, sem invadir, todavia, a pupilar. A pálpebra inferior deve estar situada sobre o limbo inferior ou 1 mm abaixo. A pálpebra inferior também deve ser examinada com olhos em movimento, pois a pseudo-herniação se torna mais evidente ao olhar fixo para cima. O teste do estalido para avaliação do tônus palpebral é realizado pinçando, puxando e soltando a pálpebra que, por sua vez, deve estalar de volta rapidamente. O teste de distração palpebral consiste em tracionar inferiormente a pálpebra inferior e não deve exceder 10 mm.

Teste ocular: inclui acuidade visual e campos visuais com testes objetivos. Utiliza o teste de Schirmer para medir a quantidade de lacrimejamento em olhos ressecados.

BLEFAROPLASTIA DA PÁLPEBRA SUPERIOR

Durante a avaliação pré-operatória, o paciente é posicionado na vertical. A prega supratarsal é marcada a partir de um ponto discretamente lateral ao canto medial, estendendo-se para o canto lateral e, em seguida, inclinada em cerca de 30° posterolateral e superiormente à prega supratarsal (Figura 21.8). A pele é pinçada com fórceps, para permitir a visualização do resultado previsto. A anestesia local é aplicada, e, primeiramente, uma incisão com lâmina envolvendo somente na pele é realizada. Em seguida, são utilizadas tesouras para remover a pele do músculo subjacente. Uma pequena quantidade de músculo orbicular do olho pode ser excisada para expor o tecido adiposo pré-aponeurótico subjacente. O olho pode ser suavemente comprimido para revelar excesso de tecido adiposo. Então, é possível realizar uma incisão no septo orbitário, retirando cuidadosamente o excesso de tecido adiposo, utilizando tesouras e cautério. Uma meticulosa hemostasia é realizada para prevenção de hematoma orbitário. O fechamento da pele pode ser realizado com Prolene ou sutura intestinal de rápida absorção em padrão contínuo (Figuras 21.9 e 21.10).

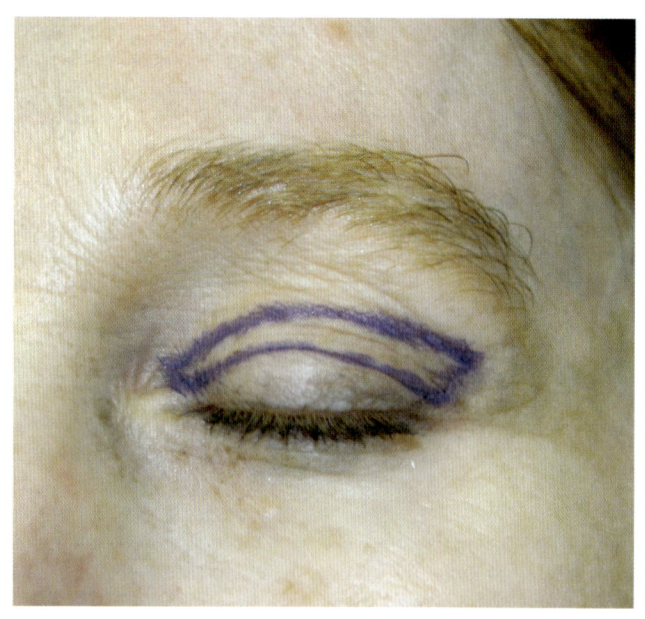

Figura 21.8 Incisão típica de blefaroplastia da pálpebra superior.

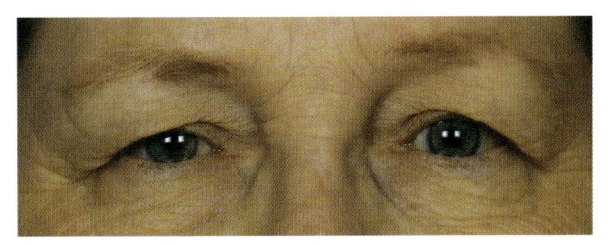

Figura 21.9 Dermatocalasia e recobrimento lateral.

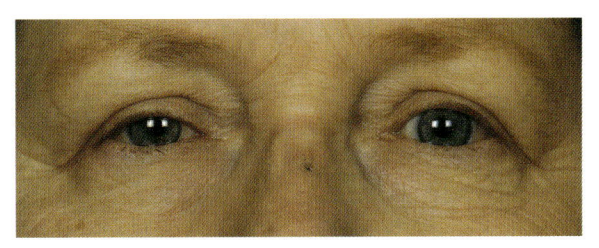

Figura 21.10 Foto de pós-operatório tirada 3 meses após a blefaroplastia de pálpebra superior.

BLEFAROPLASTIA DA PÁLPEBRA INFERIOR

Duas abordagens comuns são utilizadas para a blefaroplastia da pálpebra inferior. A abordagem subciliar pode ser usada para tratar o excesso de pele, pseudo-herniação de tecido adiposo e hipertrofia do orbicular do olho. A abordagem transconjuntival não deixa incisões visíveis, mas é primariamente destinada ao tratamento da pseudo-herniação de tecido adiposo, podendo ser combinada à excisão por pinçamento de pele, para obter quantidades modestas de estreitamento.

ABORDAGEM SUBCILIAR

Uma incisão é realizada a 2 mm inferiormente à margem palpebral inferior, desde o *punctum*, medialmente até cerca de 6 mm lateralmente ao canto lateral. O retalho de pele é dissecado livre do músculo orbicular do olho subjacente. A dissecção através do orbicular é realizada seguindo um padrão chanfrado ou em degrau, a partir da incisão cutânea. Pequenas incisões no septo orbitário podem ser realizadas para cada compartimento de tecido adiposo. A pressão sobre o globo revela excesso de tecido adiposo a ser removido de modo judicioso, utilizando tesouras e cautério. Uma cuidadosa excisão cutânea pode ser avaliada, pedindo-se ao paciente para olhar para cima e abrir a boca, caso esteja acordado.

A incisão pode ser fechada com sutura 6-0 absorvível contínua.

ABORDAGEM TRANSCONJUNTIVAL

A conjuntiva da pálpebra inferior é exposta utilizando um retrator Desmarres. Em seguida, utilizando um cautério monopolar, é realizada uma incisão no interior da conjuntiva inferior até o tarso. Um plano submuscular pode ser seguido até o rebordo orbitário. Pequenas incisões no septo orbitário podem ser realizadas para cada compartimento adiposo, com depressão do globo para revelar o excesso de tecido adiposo. Não há necessidade de suturas para fechamento da abordagem transconjuntival, embora alguns cirurgiões prefiram utilizar algumas suturas intestinais de rápida absorção simples e descontínuas.

COMPLICAÇÕES

A complicação mais temida da blefaroplastia é a hemorragia retro-orbitária com perda da visão decorrente da compressão do nervo óptico. São realizadas ressecções cutâneas conservadoras, para prevenir o principal problema, que é o lagoftalmo, bem como a retração palpebral inferior. Outras complicações são infecção, remoção excessiva de pele, blefaroptose decorrente de lesão do músculo levantador, diplopia por dano ao músculo oblíquo superior ou inferior, ectrópio, formação de membranas e aparência escavada.

Ptose e *lifting* da sobrancelha

Laura T. Hetzler

DEFINIÇÕES E CARACTERÍSTICAS CLÍNICAS

Ptose da sobrancelha é um termo utilizado para descrever a descida da sobrancelha e dos coxins adiposos associados, que ocorre com o envelhecimento. A ptose da sobrancelha é frequentemente observada em conjunto com a dermatocalasia ou nas alterações palpebrais relacionadas com a idade, não sendo possível melhorar com precisão o aspecto da pálpebra sem excluir formalmente um possível papel contribuidor da ptose da sobrancelha (Figura 21.11). A ptose de sobrancelha leve tipicamente é preocupante apenas do ponto de vista estético. Conforme a sobrancelha desce, a condição pode tornar-se problemática com a perturbação do campo visual. Os pacientes podem queixar-se de cefaleias frontais e rítides horizontais decorrentes da contração tônica do músculo frontal para melhorar a altura da sobrancelha.

DIAGNÓSTICO DIFERENCIAL

A etiologia da ptose da sobrancelha é mais tipicamente relacionada com a flacidez dos tecidos moles resultante do envelhecimento, e se manifesta, a princípio, lateralmente. Outras causas de queda da sobrancelha devem ser excluídas antes da intervenção. O músculo frontal é o único levantador da sobrancelha e, sendo assim, a perda da função pode levar ao mau posicionamento da sobrancelha. As causas neurológicas relacionadas com a redução da função frontal unilateral incluem paralisia do nervo facial associada a schwannomas do VII ou VIII nervo craniano, paralisia de Bell, déficits pós-cirúrgicos, outros tumores do SNC ou de parótida, ou traumatismo acidental. Outros distúrbios neurológicos que podem contribuir para os déficits uni ou bilaterais são a miastenia *gravis*, distrofia muscular oculofaríngea e distrofia miotônica. Neoplasias cutâneas primárias, lesões metastáticas ou com invasão perineural podem causar enfraquecimento parcial do nervo facial e ptose da sobrancelha ao invadirem os ramos superiores do nervo facial, inclusive o ramo frontal. A hiperfunção muscular dos depressores da sobrancelha, como o orbicular dos olhos em pacientes com blefarospasmo, pode tracionar a sobrancelha para uma posição mais baixa, por contração tônica, inferiormente.

CONSIDERAÇÕES PRÉ-OPERATÓRIAS

Começar o exame pré-operatório conduzindo um exame oftálmico completo é prudente para qualquer cirurgia periocular. A acuidade visual, a função da musculatura extraocular e o exame da pupila devem ser registrados. As causas neurológicas, como a miastenia *gravis*, a distrofia miotônica e muscular oculofaríngea, ou o comprometimento do nervo facial, não previamen-

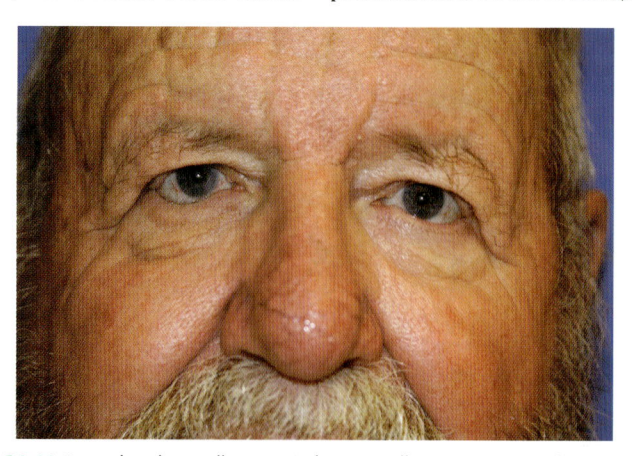

Figura 21.11 Ptose de sobrancelha associada ao envelhecimento, com dermatocalasia.

te discutidos, devem ser excluídas ou tratadas antes da abordagem da ptose da sobrancelha. As assimetrias na posição da sobrancelha devem ser avaliadas no pré-operatório. É importante reconhecer cicatrizes ou uma história de traumatismo periocular. É importante que o paciente permaneça em repouso durante a avaliação. Muitas vezes, os pacientes com ptose de sobrancelha compensam a condição realizando a contração tônica do músculo frontal. Para conseguir o repouso total, pode ser benéfico pedir ao paciente para fechar os olhos, concentrar-se em relaxar a fronte, e abrir os olhos suavemente, o que permite uma análise mais precisa da posição da sobrancelha.

Os homens tendem a ter sobrancelhas mais densas e espessas, pouco arqueadas, que devem situar-se aproximadamente ao nível do rebordo orbitário superior. A sobrancelha feminina tem formato de clava medialmente e se afunila lateralmente, com a borda medial em linha vertical com a prega alar-facial. A extremidade lateral da sobrancelha se localiza em uma linha desenhada a partir da prega alar-facial tangente ao canto lateral. Notavelmente, as regiões medial e lateral da sobrancelha ficam no mesmo plano horizontal. O arco mais alto da sobrancelha feminina ocorre, de modo ideal, no limbo lateral ou lateralmente a este. De modo preferencial, a sobrancelha feminina deve se situar logo acima do rebordo orbitário superior (Figura 21.12).[7]

Os achados do exame físico podem levar a julgar determinado procedimento para sobrancelhas mais apropriado. Rítides profundas na fronte ou o nível da linha capilar podem tornar uma técnica de *lifting* de sobrancelha mais razoável. A condição de saúde geral do paciente também pode ter papel nas decisões pré-operatórias. Pacientes não saudáveis, inadequados para cirurgias mais longas ou para a anestesia geral, podem ser elegíveis para uma abordagem menos invasiva. A toxina botulínica antes do *lifting* de sobrancelha pode ser útil para eli-

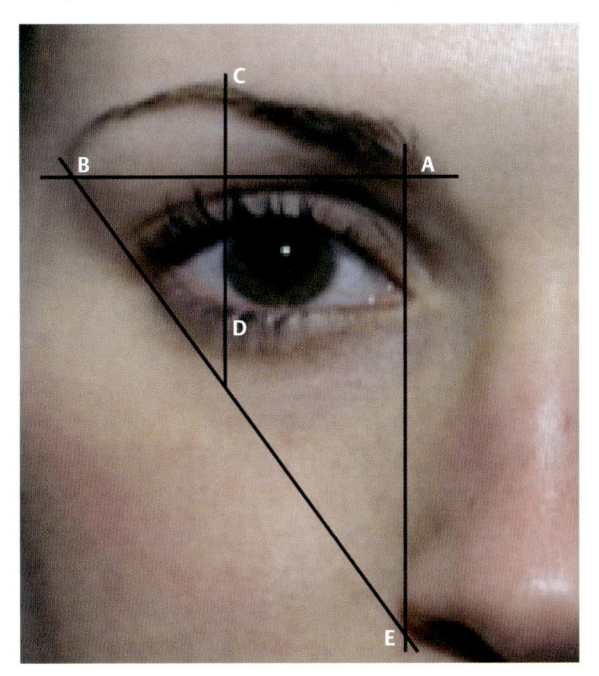

Figura 21.12 Diagrama esquemático da posição ideal da sobrancelha em uma mulher. A região lateral da sobrancelha se situa na ou acima da região medial da sobrancelha (A-B). A sobrancelha medial começa ao longo de uma linha vertical desenhada a partir da asa do nariz (A-E). A sobrancelha atinge o pico no limbo lateral da íris (C-D). A sobrancelha lateral se estende até uma linha desenhada que passa ao longo do canto lateral até a asa do nariz (B-E). (Modificada de Gunter, JP and Antrobus, SD, Plast. Reconstr. Surg., 99, 1808, 1997.)

minar a função dos depressores da sobrancelha, inclusive dos músculos corrugador, prócero e orbicular do olho.

A avaliação pré-operatória da ptose da sobrancelha está inextrinsecamente ligada à avaliação física anterior à cirurgia de blefaroplastia. Isto será discutido em um capítulo à parte.

TRATAMENTO

O principal tratamento para ptose da sobrancelha é cirúrgico. Existem múltiplas técnicas utilizadas para lifting de sobrancelha que podem ser escolhidas de forma individualizada após o exame completo e a discussão das metas com o paciente. A transblefaroplastia é uma abordagem que utiliza a prega palpebral superior, enquanto o lifting de sobrancelha direto utiliza uma incisão imediatamente ao longo da borda superior da sobrancelha. Um lifting de sobrancelha na região medial da fronte pode ser realizado em pacientes com rítides frontais profundas, para camuflar a incisão, sobretudo na população masculina. Estes três métodos requerem uma dissecção menos agressiva e são ideais para pacientes com queixas funcionais prevalentes ou incapacidade de tolerar uma cirurgia mais ampla ou anestesia geral.

A abordagem pretriquial é ideal para o indivíduo com linha capilar alta. A incisão é realizada junto à linha capilar, seguindo um padrão tricofítico. Uma incisão coronal também pode ser utilizada, sendo criada anteriormente ao vértice. Esta é uma opção aceitável para o paciente com linha capilar mais baixa. A abordagem endoscópica é hoje a mais amplamente usada na comunidade estética. Requer 3-5 incisões posteriores à linha capilar, que são bem mascaradas e preservam a sensibilidade do couro cabeludo. A abordagem endoscópica permite a resolução antecipada do edema, bem como alteração mínima na posição da linha capilar.

COMPLICAÇÕES

As complicações variam de acordo com a abordagem e as incisões utilizadas. Pode haver cicatrização precária, bem como déficits sensoriais no couro cabeludo e na fronte. A sensibilidade geralmente melhora no decorrer de alguns meses. A alopecia pode estar relacionada com a realização da incisão ou com a tensão do fechamento. O dano ao nervo facial pode ocorrer em sua passagem perto da região lateral da sobrancelha. A assimetria da sobrancelha ou sua elevação inadequada também podem frustrar os cirurgiões. A alteração adversa da linha capilar pode ser evitada, esperançosamente, com a escolha apropriada da abordagem.

Referências

1. Niamtu J. 2014. Evaluation of the facelift patient. *Atlas of Oral and Maxillofacial Surgery Clinics of North America* 22(1):1-8.
2. Baker DC, Conley J. 1979. Avoiding facial nerve injuries in rhytidectomy. Anatomical variations and pitfalls. *Plastic and Reconstructive Surgery* 64(6):781-795.
3. Zimbler MS, Mashkevich G. 2009. Pearls in facelift management. *Facial Plastic Surgery Clinics of North America* 17(4):625-632.
4. Sadick NS. 2003. Update on non-ablative light therapy for rejuvenation: A review. *Lasers in Surgery and Medicine* 32:120-128.
5. Hassan KM, Benedetto, AV. 2013. Facial skin rejuvenation: Ablative laser resurfacing, chemical peels, or photodynamic therapy? Facts and controversies. *Clinics in Dermatology* 31:737-740.
6. Niamtu J. 2009. Complications in facelift surgery and their prevention. *Oral and Maxillofacial Surgery Clinics of North America* 21(1):59-80.
7. Gunter JP, Antrobus SD. 1997. Aesthetic analysis of the eyebrows. *Plastic and Reconstructive Surgery* 99:1808-1816.

Bibliografia

American Academy of Facial Plastic and Reconstructive Surgery. 2012. Membership Study. Available at: http://www.aafprs.org/wp-content/themes/aafprs/pdf/AAFPRS-2012-REPORT.pdf (last accessed on June 2014).

Bassichis BA. 2007a. Cosmetic upper-lid blepharoplasty. *Operative Techniques in Otolaryngology* 18:203-208.

Bassichis BA. 2007b. Lower-lid blepharoplasty. *Operative Techniques in Otolaryngology* 18:209-216.

Berbos ZJ, Lipham WJ. 2010. Update on botulinum toxin and dermal fillers. *Current Opinion in Ophthalmology* 21(5):387-395.

Carruthers A, Kane MA, Flynn TC, Huang P, Kim SD, Solish N, Kaeuper G. 2013a. The convergence of medicine and neurotoxins: A focus on botulinum toxin type A and its application in aesthetic medicine—A global, evidence-based botulinum toxin consensus education initiative: Part I: Botulinum toxin in clinical and cosmetic practice. *Dermatologic Surgery* 39(3 Pt 2):?493–509.

Carruthers J, Fagien S, Matarasso SL. 2004. Botox Consensus Group. Consensus recommendations on the use of botulinum toxin type a in facial aesthetics. *Plastic and Reconstructive Surgery* 114(Suppl. 6):?1S–22S.

Carruthers J, Fournier N, Kerscher M et al. 2013b. The convergence of medicine and neurotoxins: A focus on botulinum toxin type A and its application in aesthetic medicine—A global, evidence-based botulinum toxin consensus education initiative: Part II: Incorporating botulinum toxin into aesthetic clinical practice. *Dermatologic Surgery* 39(3 Pt 2):510–525.

De Boulle K, Fagien S, Sommer B, Glogau R. 2010. Treating glabellar lines with botulinum toxin type A-hemagglutinin complex: A review of the science, the clinical data, and patient satisfaction. *Clinical Interventions in Aging* 26(5):101–118.

Fagien S, Raspaldo H. 2007. Facial rejuvenation with botulinum neurotoxin: An anatomical and experiential perspective. *Journal Cosmetic Laser Therapy* 9(Suppl. 1):23–31.

Flynn TC. 2012. Advances in the use of botulinum neurotoxins in facial esthetics. *Journal of Cosmetic Dermatology* 11(1):42–50.

Friedland JA, Lalonde DH, Rohrich RJ. 2010. An evidence based approach to blepharoplasty. *Plastic Reconstructive Surgery* 126(6):2222–2229.

Friedman O. 2005. Changes associated with the aging face. *Facial Plastic Surgery Clinics of North America* 13:371–380.

Fujinaga Y. 2010. Interaction of botulinum toxin with the epithelial barrier. *Journal of Biomedical Biotechnology* 2010:974943.

Kane M, Donofrio L, Ascher B, Hexsel D, Monheit G, Rzany B, Weiss R. 2010. Expanding the use of neurotoxins in facial aesthetics: A consensus panel's assessment and recommendations. *Journal of Drugs in Dermatology* 9(Suppl. 1):s7.

Klein AW, Carruthers A, Fagien S, Lowe NJ. 2008. Comparisons among botulinum toxins: An evidence-based review. *Plastic and Reconstructive Surgery* 121(6):413e–422e.

Lambros V. 2007. Observations on periorbital and midface aging. *Plastic and Reconstructive Surgery* 120(5):1367–1376.

Lelli GJ, Jr., Lisman RD. 2010. Blepharoplasty complications. *Plastic and Reconstructive Surgery* 125(3):1007–1017.

Naik MN, Honavar SG, Das S. 2009. Blepharoplasty: An overview. *Journal of Cutaneous and Aesthetic Surgery* 2(1):6–11.

Pepper JP, Moyer JS. 2013. Upper blepharoplasty: The aesthetic ideal. *Clinical Plastic Surgery* 40(1):133–138.

Stucker FJ, de Souza C, Kenyon GS, Lian TS, Draf W, Schick B (eds.). 2009a. Botox: Its use in facial lines and wrinkles. In: *Rhinology and Facial Plastic Surgery*. Berlin, Germany: Springer, pp. 839–852.

Stucker FJ, de Souza C, Kenyon GS, Lian TS, Draf W, Schick B (eds.). 2009b. Blepharoplasty. In: *Rhinology and Facial Plastic Surgery*. Berlin, Germany: Springer, pp. 877–887.

Leitura sugerida

Bailey BJ, Johnson JT, Kohut RI et al. 2006. *Head and Neck Surgery-Otolaryngology*, 4th ed. Philadelphia, PA: Lippincott Williams & Wilkins, pp. 2761–2770.

Hetzler L, Sykes J. 2010. The brow and forehead in periocular rejuvenation. *Facial Plastic Surgery Clinics of North America* 18(3):375–384.

Lam S, Glasgold M, Glasgold R. 2007. *Complementary Fat Grafting*, 1st ed. Philadelphia, PA: Lippincott Williams & Wilkins.

Papel I. 2009. *Facial Plastic and Reconstructive Surgery*, 3rd ed. New York: Thieme Medical Publishers, Inc., pp. 227–242.

CAPÍTULO 22

Pele: Refinamento e Reconstrução

Devinder S. Mangat ▪ Mark J. Been ▪ Benjamin Marcus
Laura T. Hetzler ▪ Celeste Gary

- *Resurfacing* cutâneo com *peelings* químicos
- *Resurfacing* cutâneo com *laser*
- Retalhos de avanço
- Retalhos de transposição
- Retalhos rotacionais
- Retalhos interpolados
- Câncer de pele e cirurgia micrográfica de Mohs
- Revisão de cicatriz
- Referências
- Leitura sugerida

Resurfacing cutâneo com *peelings* químicos

Devinder S. Mangat ▪ *Mark J. Been*

INTRODUÇÃO

O estudo e a intervenção da face em processo de envelhecimento estão se tornando um campo cada vez mais popular. Nos últimos 50 anos, o *resurfacing* cutâneo facial sofreu uma transformação, com uma miríade de técnicas e produtos disponíveis para o cirurgião de estética facial. As técnicas mais comuns incluem os *peelings* químicos (quimioesfoliação), *resurfacing* a *laser* e dermoabrasão (esfoliação mecânica). Os *peelings* químicos, explicando de forma simples, envolvem a aplicação de compostos químicos citotóxicos para a superfície facial. A meta é promover a destruição controlada da epiderme e da derme, com o objetivo de remover as camadas superficiais indesejadas da pele. Diferentes profundidades de penetração e destruição da pele podem ser alcançadas alternando os tipos e/ou concentrações de quimioesfoliante aplicado na pele.

Os *peelings* químicos representam uma técnica confiável para o *resurfacing* cutâneo facial. As vantagens desta técnica incluem os resultados altamente previsíveis em amplas áreas da face, com resultados iguais ou melhores do que aqueles obtidos com *laser* e dermoabrasão. Há uma incidência relativamente baixa de anormalidades de pigmentação em pacientes devidamente selecionados. O processo de realização de um *peeling* químico é rápido e tecnicamente direto para o profissional experiente. Além disso, a estocagem dos agentes químicos envolvidos é econômica.

Na década de 1960, o clássico *peeling* químico à base de fenol de Baker-Gordon foi descrito e tornou-se o padrão ouro dos *peelings* químicos de profundidade.[1] Há numerosos outros agentes químicos comercializados que apresentam eficácia, dentre os quais o ácido tricloroacético (TCA), a solução de Jessner, os ácidos alfa-hidroxi (p. ex., ácido glicólico) e, mais recentemente, uma modificação da fórmula de Baker-Gordon descrita por Hetter, com base na concentração de óleo de cróton.[2] Embora o propósito deste capítulo não seja se aprofundar no estudo da variedade de *peelings* químicos mais comumente utilizados, esperamos proporcionar a estudantes e clínicos um conhecimento maior sobre os fatores envolvidos na avaliação e diagnóstico dos problemas comuns do envelhecimento facial, bem como sobre a preparação e execução dos *peelings* químicos.

EXAMES DIAGNÓSTICOS

O cirurgião de estética facial astuto deve ser capaz de realizar uma análise facial crítica e reconhecer as alterações relacionadas com a idade que ocorrem na face. Da perspectiva demográfica, os indivíduos com sequelas da exposição crônica ao Sol ou com cicatrizes de acne podem ser mais inclinados a buscarem consulta para *resurfacing* cutâneo (Figura 22.1). A seguir,

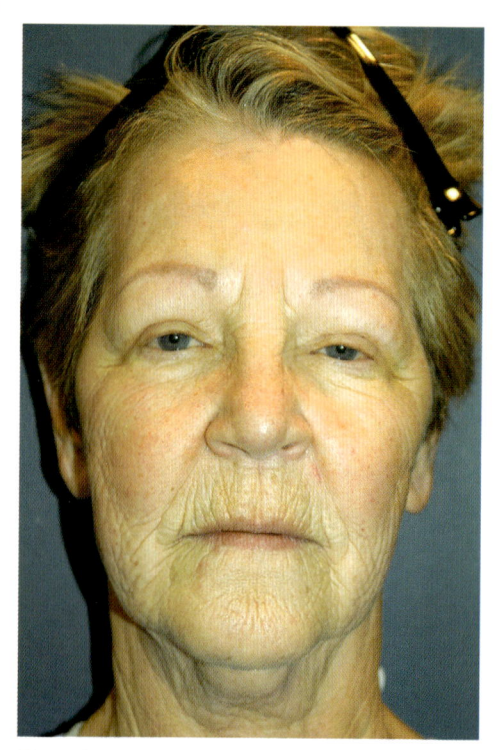

Figura 22.1 Foto pré-operatória de paciente com rítides faciais profundas e pele lentiginosa.

são listadas as condições da pele comumente abordadas com *peelings* químicos:

1. Discromias, lentigo.
2. Dano cutâneo actínico.
3. Rítides faciais:
   a. Facial profunda (fronte, glabela).
   b. Facial fina (periorbitária, perioral).
4. Cicatrizes de acne.
5. Cicatrizes cirúrgicas, pós-traumáticas.
6. Melasma.

Nem todos os indivíduos são candidatos a *peelings* químicos, e é preciso discernir as qualidades favoráveis do paciente antes de propor o procedimento. Com base na característica da pele, o paciente ideal possui pele fina, rítides delgadas e tipos cutâneos de Fitzpatrick I ou II (Quadro 22.1).[3] Indivíduos com pele mais escura, ou tipos cutâneos de Fitzpatrick superiores, têm risco aumentado de desenvolverem complicações de pigmentação no pós-operatório. Outros fatores favoráveis incluem pacientes não fumantes e aqueles que não se opõem a usar maquiagem durante o processo de cicatrização. O paciente deve estar motivado, e o profissional deve buscar estabelecer uma boa afinidade com o paciente. Os pacientes também devem aderir diligentemente às orientações pré e pós-operatórias para obterem resultados ideais. Evitar exposição solar significativa por 2-3 meses no pós-operatório é fundamental para diminuir a probabilidade de desenvolvimento de anomalias de pigmentação.

As contraindicações à realização de *peelings* químicos incluem as seguintes condições[4]:

1. Tipos cutâneos de Fitzpatrick IV-VI.
2. Recorrência ativa de herpes.
3. Imunossupressão.
4. Tratamento recente com isotretinoína.
5. Distúrbios do colágeno:
   a. Esclerodermia.
   b. Síndrome de Ehlers-Danlos.
6. Grave disfunção hepática, renal ou cardíaca (*peelings* com fenol).
7. História de exposição facial à radiação ou formação de queloide.
8. Telangiectasias.
9. Pacientes pouco confiáveis.

ROTINA PRÉ-OPERATÓRIA

Algumas medidas pré-operatórias podem ser tomadas para melhorar o resultado do *peeling* químico. As medicações são iniciadas em até 6 semanas antes da realização do *peeling* químico.[5] A tretinoína (Retin-A) é um derivado da vitamina A que é aplicado topicamente na face. A tretinoína contribui para múltiplas condições cutâneas favoráveis, incluindo o adelgaçamento do estrato córneo e o aumento da formação de colágeno dérmico, além do aumento da atividade mitótica do epitélio folicular, que permite uma reepitelização mais rápida da pele após o *peeling* químico.[6]

Hidroquinona e esteroides tópicos são outras medicações aplicadas topicamente na face em até 6 semanas antes do procedimento. A hidroquinona inibe a enzima tirosina quinase, que bloqueia a conversão de dopa em melanina. Os efeitos clínicos são a supressão da atividade dos melanócitos e a redução de potenciais

Quadro 22.1 Classificação dos tipos de pele de Fitzpatrick

	Cor da pele	Padrão de bronzeamento	Padrão de queimadura
Tipo I	Muito branca	Nunca bronzeia	Sempre queima
Tipo II	Branca	Bronzeia minimamente	Geralmente queima
Tipo III	Branca a oliva	Bronzeia moderadamente	Queima às vezes
Tipo IV	Marrom-clara	Bronzeia prontamente	Raramente queima
Tipo V	Marrom-escura	Bronzeia profusamente	Queima muito raramente
Tipo VI	Negra	Bronzeia profusamente	Nunca queima

anormalidades de pigmentação. Os esteroides tópicos, como a pomada de hidrocortisona, ajudam a reduzir a inflamação local. Os antivirais, como o aciclovir ou valaciclovir, são utilizados no perioperatório para prevenir as recorrências de herpes.

TRATAMENTO

Os peelings químicos podem ser agrupados de acordo com sua profundidade de penetração na pele. Os agentes de peeling criam uma ceratocoagulação das proteínas de superfície que previne a penetração adicional nas camadas mais profundas da pele. Os peelings químicos são rotineiramente classificados nas categorias superficial, média e profunda. Os peelings químicos superficiais causarão destruição de toda a espessura da epiderme. Os peelings de profundidade média penetram até a derme papilar profunda. E os peelings químicos profundos tipicamente penetram até a derme reticular superficial.

Os peelings químicos são realizados de modo rotineiro sob anestesia monitorada, com sedação intravenosa e monitoramento cardíaco. Um anestésico local é utilizado para bloqueios neurais e infiltrações nas regiões subcutâneas da pele a ser tratada. O procedimento também pode ser realizado exclusivamente sob anestesia local, caso o tratamento seja dirigido a áreas limitadas, com peeling de profundidade superficial. Neste caso, produtos contendo anestésicos tópicos podem ser utilizados para prevenir a sensação de ardência que pode ocorrer após a aplicação do agente de peeling.

Após a adequada anestesia do paciente, sua face é limpa e desengordurada com acetona. Então, o agente de peeling é aplicado com aplicadores com ponta de algodão ou gaze 4 x 4. A meta é conseguir a formação de um frost uniforme na(s) área(s) tratada(s). A profundidade da penetração pode ser medida no intraoperatório, com base na cor do frost obtido. Um frost rosa-claro ou rosa esbranquiçado indica penetração ao longo da epiderme até a derme papilar. Um frost sólido branco indica penetração através da derme papilar até a derme reticular superior, e um frost cinza esbranquiçado sugere penetração mais profunda à derme médio-reticular.

Durante a execução do procedimento, a face é dividida em subunidades. Intervalos de 15 minutos são permitidos entre as aplicações em subunidades diferentes, para minimizar o risco de cardiotoxicidade associado a qualquer peeling à base de vermelho fenol. No fim do procedimento, a periferia da área submetida ao peeling é coberta com um agente de peeling superficial, para combinar as áreas tratadas da face com a pele circundante.

É possível seguir diretrizes gerais com relação à profundidade do peeling químico, de acordo com as regiões da face. As considerações dependem da espessura da pele e da(s) condição(ões) associada(s) que está(ão) sendo tratada(s). A pálpebra inferior, a área periorbitária e o nariz devem ser restringidos aos peelings químicos superficiais, por causa da delgacidade da pele. Nas pálpebras, a aplicação do peeling pode-se aproximar da borda ciliar. A pálpebra superior não é rotineiramente incluída nos peelings. Peelings de profundidade média podem ser realizados nas bochechas e na fronte, entretanto, peelings mais profundos podem ser necessários para abordar rítides profundas na fronte e glabela, ou cicatrizes relacionadas com acne. A região perioral e a região do mento possuem pele mais espessa e podem tolerar os peelings químicos médios a profundos. A aplicação do agente de peeling pode se estender ao longo do vermelhão dos lábios, sem efeitos indesejados. De modo geral, os peelings químicos não são estendidos inferiormente abaixo da região submandibular. Todavia, em casos seletos, peelings muito superficiais podem ser realizados no pescoço e região torácica superior.

CUIDADOS PÓS-OPERATÓRIOS

Imediatamente em seguida ao procedimento, a pele do paciente desenvolverá uma tonalidade vermelha clara a escura, dependendo da profundidade do peeling. As áreas tratadas da face são generosamente cobertas com emoliente tópico, enquanto o paciente é instruído a manter uma hidratação adequada até que as áreas tratadas apresentem esfoliação e reepitelização. Neste momento, a face do paciente se torna semelhante à natureza eritematosa de uma queimadura solar (Figura 22.2). O tempo para reepitelização depende da profundidade do

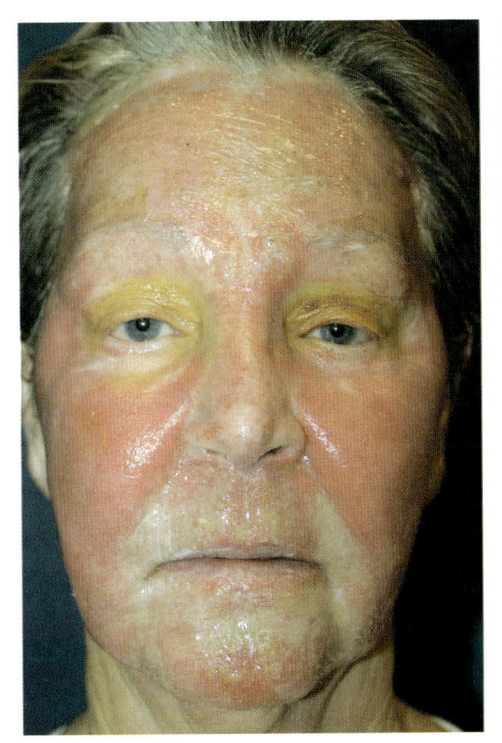

Figura 22.2 Sexto dia de pós-operatório após um *peeling* químico à base de Hetter de profundidade média.

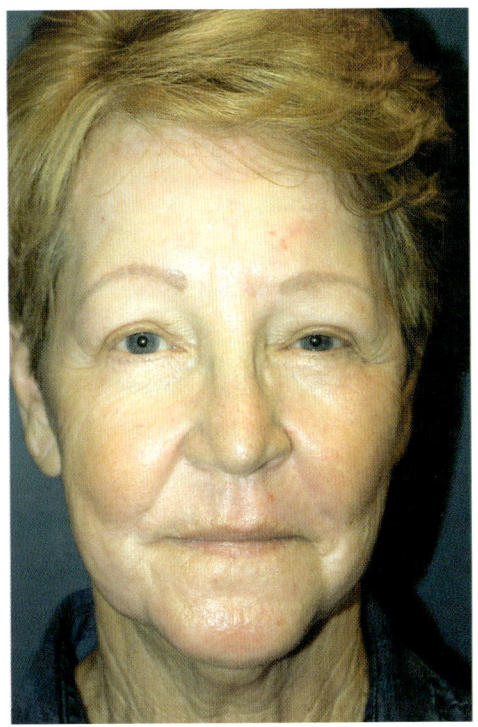

Figura 22.3 Seis meses após um *peeling* químico à base de Hetter de profundidade média.

peeling químico. O esboço a seguir pode servir de guia geral quanto ao tempo de reepitelização da pele:

1. *Peeling* superficial:
    a. 5 dias.
2. *Peeling* de profundidade média:
    a. 7-10 dias.
3. *Peeling* profundo:
    a. 10-14 dias.

Após a reepitelização, o paciente deve continuar mantendo a hidratação da pele. A aplicação de esteroides tópicos pode ajudar a reduzir o processo inflamatório pós-tratamento da pele. Os resultados finais frequentemente são evidentes em 3-6 meses após o procedimento (Figura 22.3).

COMPLICAÇÕES

A seguir, são listadas as potenciais complicações associadas aos *peelings* químicos:
1. Acne.
2. Milia.
3. Cicatrizes.
4. Eritema prolongado.
5. Pigmentar:
    a. Hipopigmentação.
    b. Hiperpigmentação.
6. Ectrópio.
7. Infecciosa:
    a. Celulite.
    b. Recorrência de herpes.

As complicações são infrequentes e quase sempre de natureza temporária. Em geral, os transtornos pós-tratamento podem ser controlados com medidas conservadoras (p. ex., limpeza de pele, esteroides tópicos). Se as complicações persistirem, pode haver necessidade de intervenção médica e/ou cirúrgica adicional.

CONCLUSÃO

A quimioesfoliação é uma técnica de *resurfacing* cutâneo segura e efetiva, para abordar alguns problemas faciais associados ao envelhecimento comuns. Os *peelings* químicos devem ser realizados por profissionais experientes, com conhecimento detalhado sobre os agentes de *peeling* químico, para evitar possíveis complicações.

Resurfacing cutâneo a *laser*

Benjamin Marcus

INTRODUÇÃO

A terapia a *laser* e fototerapia para a pele facial se tornou uma das bases das práticas estéticas. Com o advento das tecnologias modernas, podemos oferecer aos pacientes tratamentos que propiciam desde um tempo de inatividade mínimo até um *resurfacing* cutâneo significativo — todos com alto grau de segurança e confiabilidade.

ANTECEDENTES

A premissa básica da terapia a *laser* e fototerapia se concentra no conceito de cromóforo. Os dispositivos a *laser* produzem uma frequência luminosa singular que é absorvida por uma determinada cor-alvo em particular ou até pela água. Com o par-alvo correto de cromóforo e *laser*, é possível vaporizar as células da pele ou alvejar suavemente os pigmentos marrons ou vermelhos (Figura 22.4).

Os *lasers* podem ser classificados em dois grupos principais: *lasers* ablativos e *lasers* não ablativos. Os *lasers* ablativos atuam removendo camadas de células da pele. Os *lasers* não ablativos muitas vezes têm como alvo elementos não cutâneos, como pigmentos marrons ou os vasos sanguíneos vermelhos. Os *peelings* a *laser* ablativo de luz ou superficiais geralmente fazem a ablação apenas da superfície externa (epitélio) da pele. Os *peelings* a *laser* ablativo de profundidade média penetram na derme superior (papilar). Os *peelings* a *laser* ablativo profundos são o tipo mais significativo de tratamento e podem alcançar o interior da derme reticular superior. Assim como com qualquer ferida,

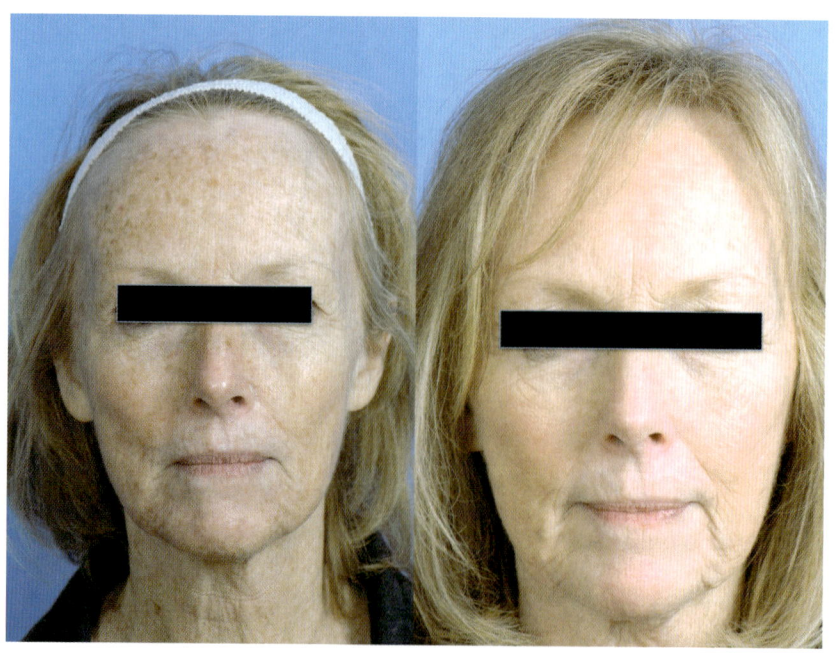

Figura 22.4 Paciente antes e após o tratamento com luz de banda larga não invasivo.

quanto mais perto se chega da derme reticular média, maior a probabilidade de formação de cicatriz ou de comprometimento da cicatrização da ferida.

Os *lasers* não ablativos geralmente desviam do epitélio e são absorvidos pelos elementos mais profundos e pigmentados da pele. Entre os exemplos, estão os *lasers* Nd:YAG, dirigidos para os vasos sanguíneos, ou a luz pulsátil intensa, que pode ser dirigida para a melanina.

INDICAÇÕES

Os *peelings* a *laser* ablativos superficial são indicados para pacientes com fotoenvelhecimento cutâneo muito limitado ou para pacientes que desejam um tempo de inatividade mínimo. Os pacientes podem esperar uma melhora discreta das linhas finas e melhora mínima nas rítides mais profundas. Com o tratamento repetido, os pacientes notarão a melhora das irregularidades de pigmentação cutânea. Os *peelings* a *laser* de profundidade média e profunda proporcionam uma ablação mais significativa e, portanto, produzem um efeito mais significativo sobre as linhas finas e variação de pigmento. Em níveis mais profundos, os *peelings* a *laser* ablativos podem produzir resultados muito significativos na pele. Uma subcategoria de *lasers* ablativos é a dos dispositivos fracionários. Estes dispositivos tratam a pele com microcolunas de *lasers* ablativos que criam colágeno e minimizam as rugas, mas, apesar de um tempo de recuperação mais rápido, apresentam um resultado geral inferior.

As condições tratadas com *lasers* não ablativos incluem o fotoenvelhecimento da pele, lentigo solar, melasma, telangiectasias e rosáceas. Os *lasers* não ablativos também podem ser utilizados para remoção de pelos e outros tratamentos, porém isto foge ao escopo deste capítulo. As terapias a *laser* e fototerapia, cujo alvo é a hemoglobina são convenientes para minimizar telangiectasias e capilares associados ao fotoenvelhecimento ou às rosáceas. A melanina também é removida com tratamento de luz direcionada (IPL [luz pulsátil intensa] ou BBL [luz de banda larga]). A principal vantagem dos tratamentos não ablativos é sua habilidade em melhorar a aparência da pele com pouco ou nenhum tempo de inatividade (Figura 22.5).

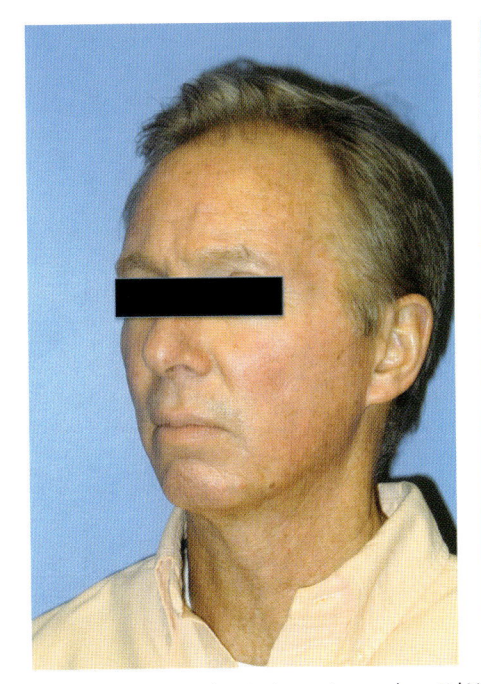

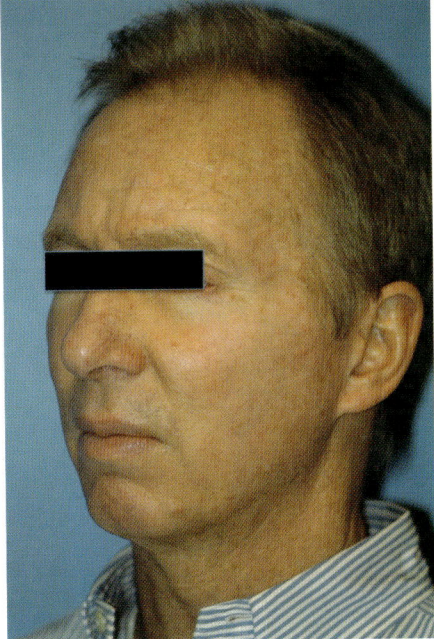

Figura 22.5 Paciente após o tratamento com *laser* Nd:YAG para redução de capilares.

DETALHES TÉCNICOS

Os tratamentos a *laser* não ablativos quase sempre são realizados em nível ambulatorial e podem ser conduzidos com ou sem anestesia tópica. Os procedimentos podem ser realizados pelo médico ou por um profissional devidamente capacitado*. A preparação da pele é feita com álcool ou acetona. Os cuidados pós-procedimento são centralizados em uma limpeza de pele suave e no uso de um hidratante a escolher. Um *peeling* cutâneo limitado pode ser observado em 1-2 dias, seguido de eritema leve. Não há necessidade de profilaxia viral.

Os tratamentos ablativos de média profundidade e profundos devem ser realizados pelo médico ou por um profissional devidamente capacitado, sob supervisão direta*. Em geral, estes procedimentos são conduzidos em nível ambulatorial, mas podem ser combinados a procedimentos cirúrgicos. A preparação da pele é feita com álcool ou acetona. Os cuidados pós-procedimento se concentram na aplicação de uma pomada tópica obstrutiva, como Aquaphor (pantenol, glicerina, bisabolol) ou vaselina. Pode-se verificar um *peeling* total da pele em 2-3 dias, seguido de eritema moderado a significativo. Requer profilaxia antiviral. O ponto de término do tratamento para o *peeling* profundo é a derme reticular superior. Um *peeling* total da pele ocorrerá em 2-3 dias, seguido de eritema significativo. Requer profilaxia antiviral.

COMPLICAÇÕES

As complicações associadas aos tratamentos não ablativos são raras. As complicações associadas aos *lasers* ablativos incluem o eritema prolongado, hipopigmentação, hiperpigmentação pós-inflamatória e cicatriz. O risco associado aos *lasers* superficiais é muito baixo, com uma incidência de alterações na pigmentação e formação de cicatriz bem inferior a 1%. Conforme se avança para os *peelings* mais profundos, há um risco aumentado de alterações na pigmentação, especialmente de hipopigmentação. Este risco pode chegar a 15% com os *lasers* de CO_2, mas é bem menor com os modernos dispositivos Er:YAG. Por este motivo, somente profissionais experientes devem realizar o *resurfacing* a *laser* profundo (Figura 22.6).

**N.T.: Estas frases se referem ao habitualmente praticado nos Estados Unidos da América.

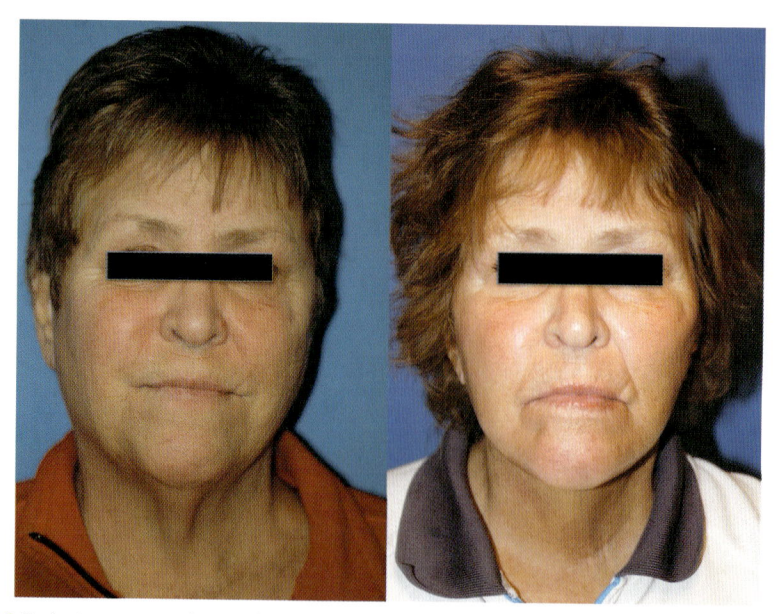

Figura 22.6 Paciente antes e após *resurfacing* a *laser* profundo. As fotos são do pré-procedimento e 6 meses após o procedimento. Note a melhora na discromia e nas rítides.

Retalhos de avanço

Laura T. Hetzler

DEFINIÇÕES E CARACTERÍSTICAS CLÍNICAS

Os retalhos de avanço são métodos locais de rearranjo tecidual dependentes do avanço do tecido circundante ao longo de um eixo linear aproximando-se de um defeito. Podem ser unilaterais, bilaterais ou geométricos quanto ao *design*, incluindo fechamentos em V a Y ou em A a T (Figura 22.7). Classicamente, os retalhos de avanço exibem uma proporção comprimento:largura de 2:1, mas podem ser projetados com uma proporção 3-4:1 junto à cabeça e ao pescoço, secundariamente ao seu robusto suprimento sanguíneo. Com proporções comprimento:largura aumentadas, os retalhos de avanço podem criar deformidades cutâneas permanentes ou deformidades em "orelha de cachorro". Estas deformações também devem ser abordadas como parte do plano de reconstrução.

UTILIDADE

Os retalhos de avanço podem ser utilizados após traumatismos ou excisão de lesões benignas de malignas. Os retalhos de avanço uni ou bilaterais são utilizados com frequência na fronte ou no lábio superior, onde cotos paralelos podem recair junto às linhas da subunidade anatômica, linhas de tensão cutânea relaxadas (LTRPs), ou rítides, ou nos casos em que o vetor de avanço fornecerá um apoio horizontal favorável para sustentação, como na reconstrução palpebral (Figura 22.8).

Os fechamentos A a T são ideais quando o defeito toca uma borda anatômica, como a linha do cabelo, que deve permanecer majoritariamente intocada. Os retalhos de avanço V a Y recrutam tecido adjacente, que é tracionado para dentro do defeito via fechamento do ápice do "V", primariamente. Estes são mais bem projetados paralelos às LTRPs.

EXAMES DIAGNÓSTICOS

Outras opções reconstrutivas devem ser consideradas no caso de pacientes com estado geral de saúde precário, incluindo diabetes mal controlado, tabagismo ou história de distúrbios hemorrágicos. Outros fatores que impedem a realização de um retalho de avanço incluem a presença de infecção de ferida local concomitante ou indivíduos que necessitam de vigilância antitumoral ou em que isto possa ser obscurecido pela criação de retalho local.

EXECUÇÃO

Os retalhos de avanço são projetados com base na anatomia circundante e na arquitetura da

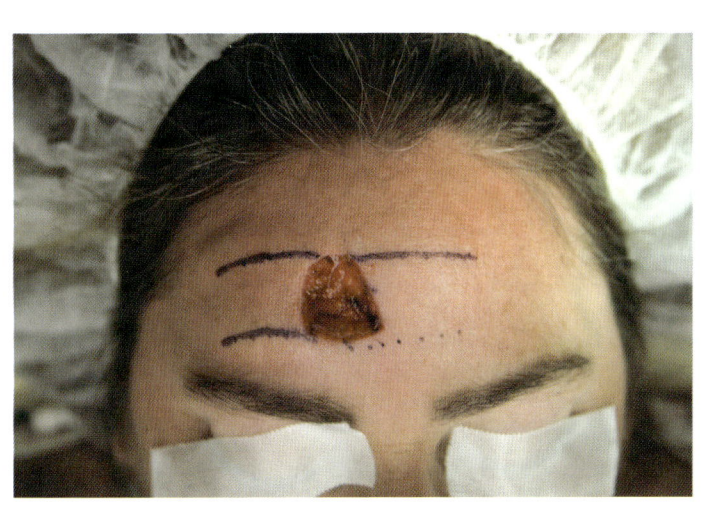

Figura 22.7 Retalhos de avanço bilateralmente projetados.

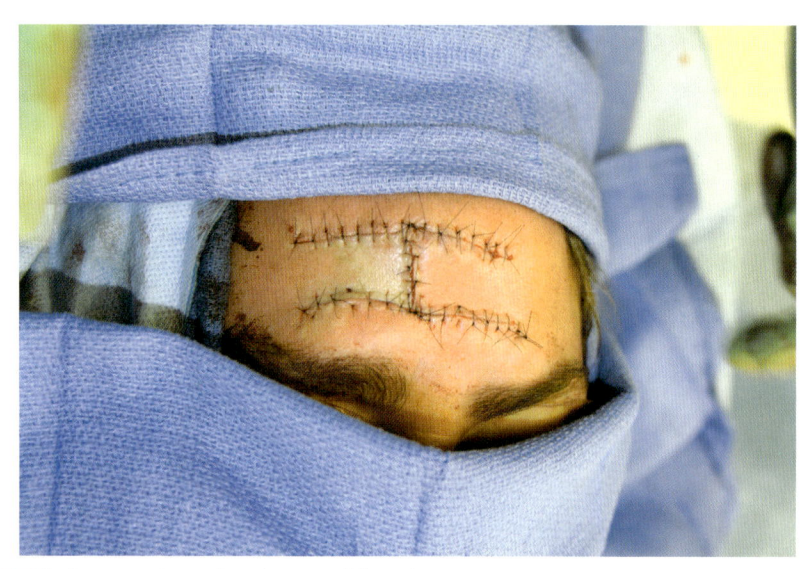

Figura 22.8 Fechamento de retalhos de avanço bilaterais.

subunidade. Os próprios retalhos em si são descolados profundamente à derme, para preservação do plexo subdérmico. Suturas profundas de Monocryl ou Vicryl 4-0 ou 5-0 podem ser utilizadas nos tecidos mais profundos, para suporte de tensão. A pele em si pode, então, ser fechada com Prolene ou náilon 5-0 ou 6-0. As suturas são removidas em 5-7 dias e podem ser sustentadas com fita adesiva, naquele momento. Os triângulos de Burow podem ser moldados para melhorar a aparência das deformidades em "orelha de cachorro" ou cutâneas permanentes.

Os retalhos A a T são projetados para evitarem a distorção de um referencial linear, como a linha do cabelo ou a sobrancelha. O defeito é colocado junto ao triângulo do "A", com a base do triângulo repousando sobre o referencial a ser preservado. As incisões são estendidas a partir da base do triângulo, e os retalhos bilaterais são descolados junto ao plano subcutâneo (Figura 22.9). Os retalhos bilaterais são avançados um na direção do outro para criar a incisão em forma de "T" e a cicatriz (Figura 22.10).

Os retalhos de avanço V a Y são criados por uma incisão em forma de V, envolvendo a margem do defeito e do avanço da base ampla do V para o interior do defeito, deixando o retalho subcutaneamente pediculado (Figuras 22.11 a 22.13). O defeito resultante é fechado, resultando primariamente em um formato em "Y".

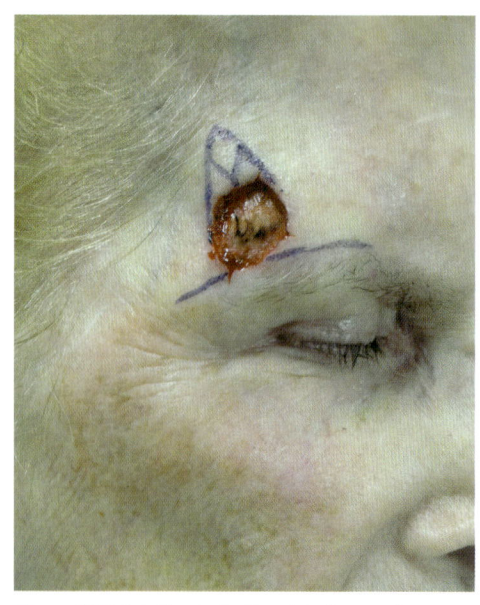

Figura 22.9 Retalho de A a T projetado superiormente à sobrancelha direita com W-plastia superiormente, para limitar a extensão vertical das incisões.

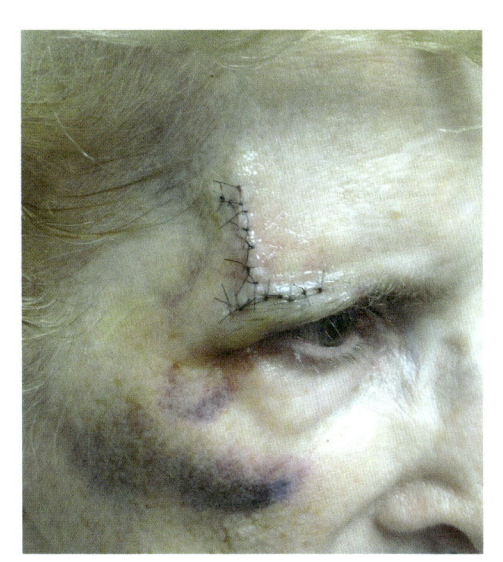

Figura 22.10 Fechamento de retalho de A a T.

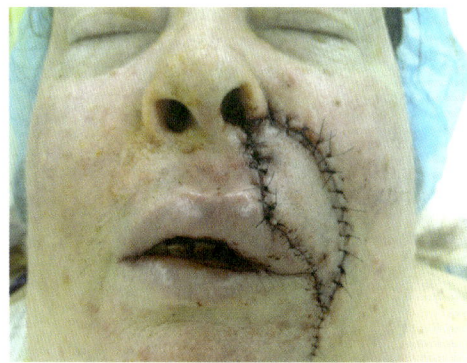

Figura 22.12 Fechamento com retalho de V a Y com pedículo subcutâneo.

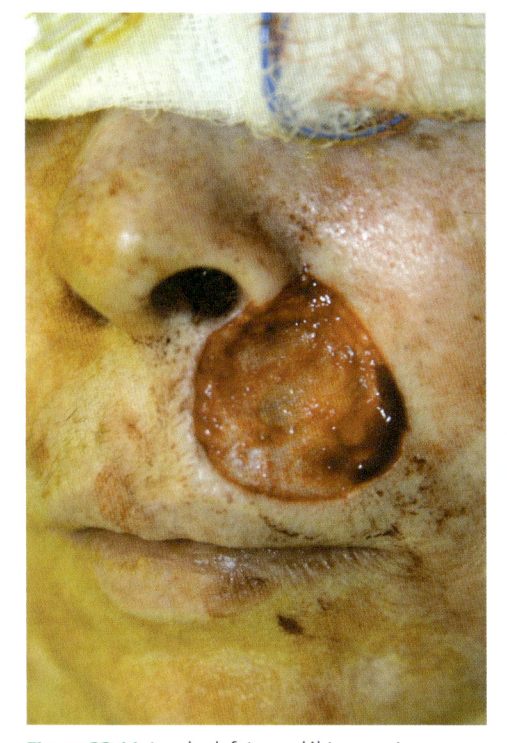

Figura 22.11 Amplo defeito no lábio superior esquerdo e na região medial da bochecha.

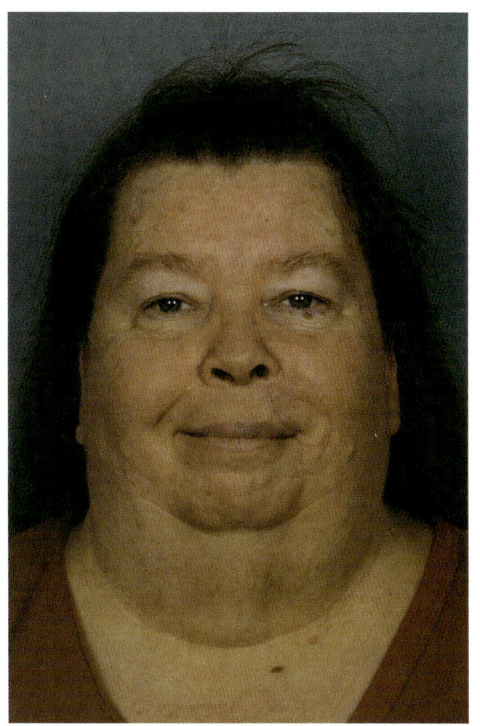

Figura 22.13 Visão com 4 meses de pós-operatório.

COMPLICAÇÕES

As complicações que se seguem aos retalhos de avanço incluem hematoma ou infecção. A cicatrização precária e a deiscência da ferida podem ser um aspecto a considerar, quando o fechamento está sob tensão. Isquemia e necrose podem ocorrer por causa de erros técnicos, incluindo um *design* de retalho precário e lesão do suprimento sanguíneo durante a dissecção.

Retalhos de transposição

Laura T. Hetzler

DEFINIÇÕES E CARACTERÍSTICAS CLÍNICAS

Os retalhos de transposição são retalhos locais coletados a partir de um sítio doador adjacente e girados sobre uma ponte incompleta de pele para preencher o defeito proposto. O tecido de transposição do sítio doador deixa um defeito secundário que deve ser primariamente fechado. Os retalhos de transposição aproveitam a frouxidão da pele adjacente e a redistribuição da tensão da pele. Os três *designs* de retalhos de transposição clássicos incluem o retalho rômbico, retalho bilobulado e Z-plastia. As cicatrizes resultantes têm formato geométrico e são idealmente menos conspícuas. Entretanto, o complexo *design* dos retalhos de transposição dificulta a criação de cicatrizes totalmente localizadas junto às LTRPs.

UTILIDADE

Os retalhos de transposição podem ser utilizados em seguida ao traumatismo ou à excisão de lesões benignas e malignas, bem como na revisão de cicatriz. Os retalhos romboides têm ampla gama de utilidade, incluindo a reconstrução das porções medial e lateral da bochecha, têmpora, mento, pescoço, lábios, orelhas e nariz (Figura 22.14). Os retalhos bilobulados frequentemente são escolhidos nos casos de defeitos da ponta do nariz e também no dorso, têmpora e bochecha. A Z-plastia pode ser utilizada na reconstrução ou, mais comumente, no refinamento de uma cicatriz preexistente, quando imperceptivelmente ancorada ou se houver tração. Os princípios da Z-plastia permitem a reorientação da cicatriz para que esta caia junto às LTRPs; o alongamento de uma cicatriz que esteja distorcendo uma margem anatômica, como a pálpebra, lábio ou asa do nariz; e a função na irregularização de uma cicatriz linear.

EXAMES DIAGNÓSTICOS

Deve-se considerar outras opções de reconstrução em pacientes com estado geral de saúde precário, incluindo diabetes mal controlado, ta-

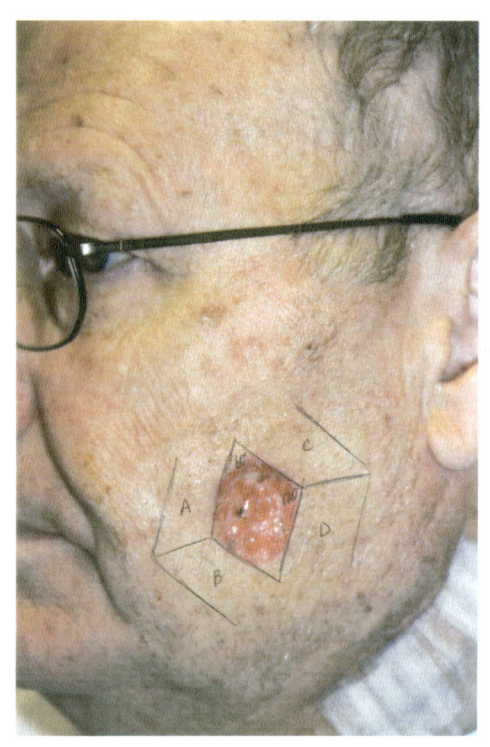

Figura 22.14 Defeito na bochecha esquerda, medindo 3 × 3 cm, com um romboide projetado ao redor do defeito, com ângulos de 60° e 120°. Dois retalhos separados podem ser expandidos a partir de cada canto de 120°, com o segundo ramo desenhado em paralelo ao lado adjacente do romboide. O retalho em "D" foi escolhido como retalho ideal para reconstrução deste defeito (ver Figuras 22.15 e 22.16).

bagismo ou história de distúrbios hemorrágicos. Outros fatores que impedem a realização de um retalho rotacional incluem a presença de infecção de ferida local concomitante ou indivíduos que necessitam de vigilância antitumoral ou em que isto possa ser obscurecido pela criação de retalho local. Pacientes que utilizam anticoagulantes ou suplementos que possam agir como tal são orientados a suspender o uso antes do procedimento.

EXECUÇÃO

Como em todos os retalhos locais, é necessário considerar as áreas adjacentes de frouxidão da pele e LTRPs; os referenciais distorcíveis vizinhos, como a borda da pálpebra, asa do nariz ou lábio; e as subunidades estéticas nas proximidades. O retalho romboide de Limberg padrão envolve a criação de um paralelograma equilateral ao redor de um defeito (Figura 22.15). O defeito romboide pode ser fechado com um dentre quatro retalhos distintos durante a avaliação das considerações supracitadas (Figura 22.16). As modificações de Dufourmentel e Webster do retalho romboide foram projetadas para reduzir os ângulos de rotação, resultando em menor redundância e em deformidades *standing cone* permanentes menores (Figura 22.17).

O retalho bilobulado consiste em um retalho de transposição duplo que dá origem a um segundo retalho para preencher o defeito doador inicial (Figura 22.18). O segundo sítio doador é, então, primariamente fechado. Na modificação de Esser, o arco de rotação total é 90°, criando menos tensão no fechamento e uma menor probabilidade de deformidade *standing cone* permanente. Este primeiro retalho é projetado para ter o tamanho do defeito real, com o segundo retalho sendo a metade do retalho inicial. O sítio doador do segundo retalho é, então, primariamente fechado (Figura 22.19).

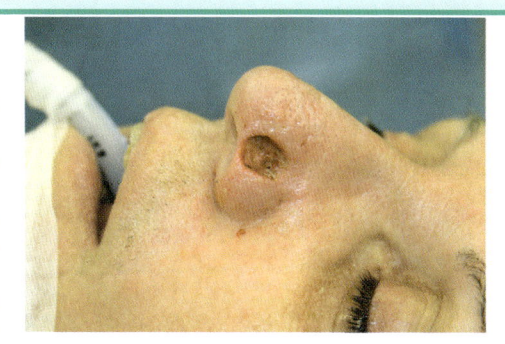

Figura 22.17 Defeito de ponta e asa nasal à esquerda. 1,1 cm x 0,8 cm.

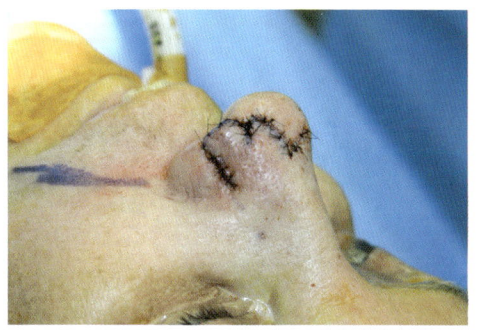

Figura 22.18 Retalho bilobulado transposto.

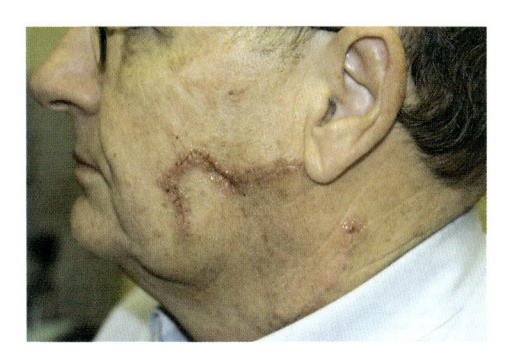

Figura 22.15 Fechamento de defeito com retalho de transposição romboide.

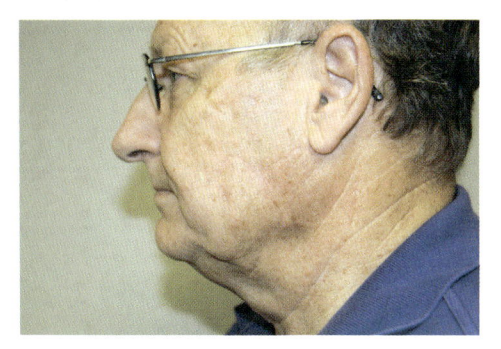

Figura 22.16 Visão com 1 ano de pós-operatório. O paciente desistiu da dermoabrasão.

Uma Z-plastia é um retalho de transposição duplo utilizado para revisão de cicatriz. O ramo central do "Z" é fundamentado na cicatriz preexistente, e os ramos laterais devem ser colocados em paralelo, em ângulos iguais em relação à linha central. Se os ângulos junto a dois retalhos de transposição forem iguais a 60°, uma Z-plastia alongará uma cicatriz em 75%, enquanto diante de *designs* com ângulos de 45° e 30°, o alongamento da cicatriz será de 50 e 25%, respectivamente. Suturas profundas Monocryl ou Vicryl 4-0 ou 5-0 podem ser utilizadas em tecidos mais profundos, para sustentar a tensão. A própria pele em si pode então ser fechada com Prolene ou náilon 5-0 ou 6-0. As suturas são removidas em 5-7 dias, podendo ser sustentadas com fita adesiva nesta ocasião.

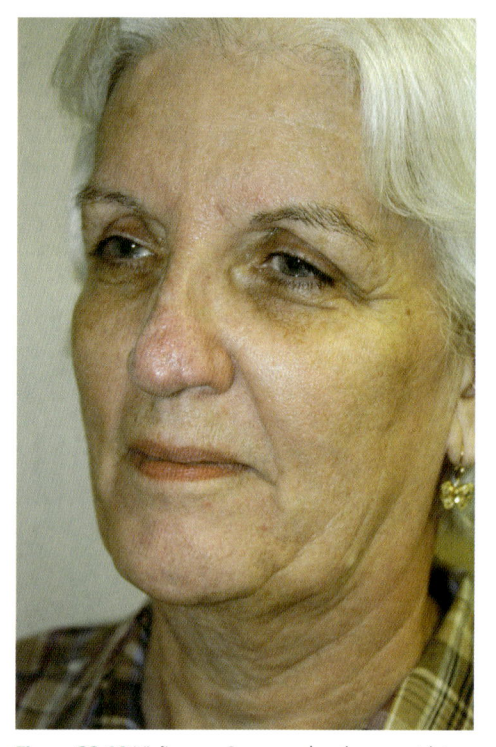

Figura 22.19 Visão com 3 meses de pós-operatório.

tro do defeito. O comprimento do arco é, grosseiramente, 4-5 vezes a largura do defeito. É raro que um retalho seja puramente rotacional, sem nenhum componente de avanço. Por isso, estes retalhos são mais apropriadamente rotulados como retalhos de rotação/avanço. O eixo de rotação pode ser modificado para aumentar ou diminuir a contribuição do avanço.

UTILIDADE

Os retalhos rotacionais podem ser utilizados em seguida a traumatismos ou à excisão de lesões benignas ou malignas (Figura 22.20). Permitem a reconstrução pela mobilização de uma ampla área de tecido com uma ampla base vascularizada, e rotacioná-lo em um defeito de formato triangular teórico. Os retalhos rotacionais são utilizados com frequência na reconstrução das regiões medial e lateral da bochecha. Os retalhos rotacionais duplos, ou retalhos O a Z, podem ser utilizados para reconstrução do couro cabeludo ou da face. Para defeitos de couro cabeludo maiores, até 50% dos retalhos rotacionais triplos podem ser usados. A realização bem-sucedida de retalhos de rotação traz a desvantagem de um extensivo solapamento e dissecção além do defeito.

EXAMES DIAGNÓSTICOS

Outras opções de reconstrução devem ser consideradas em pacientes com estado geral de saúde precário, incluindo diabetes mal controlado, tabagismo ou história de distúrbios hemorrágicos. Outros fatores que impedem a realização de um retalho rotacional incluem a presença de infecção de ferida local concomi-

COMPLICAÇÕES

As complicações da ferida que se seguem à realização dos retalhos incluem hematoma ou infecção. A cicatrização precária e a deiscência da ferida podem ser um aspecto a ser considerado quando o fechamento está sob tensão. Isquemia e necrose podem ocorrer por causa de erros técnicos, incluindo um *design* precário do retalho e lesão ao suprimento sanguíneo durante a dissecção.

Retalhos rotacionais

Laura T. Hetzler

DEFINIÇÕES E CARACTERÍSTICAS CLÍNICAS

Os retalhos rotacionais são assim nomeados por causa do vetor curvo de movimento ao redor de um ponto fixo ou fulcro, no interior de um defeito. O retalho é girado ao longo de um arco que idealmente é inferior a 30° em relação ao defeito. O raio do arco é cerca de 2,5-3 vezes o diâme-

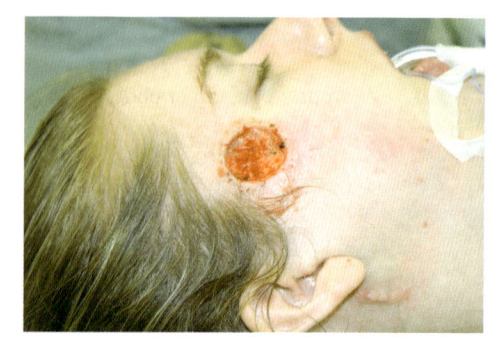

Figura 22.20 Defeito na têmpora direita, medindo 3,5 cm, pós-excisão de melanoma.

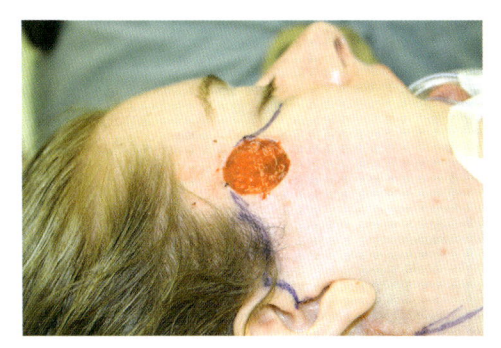

Figura 22.21 Retalho de avanço rotacional proposto, antes da reconstrução.

tante ou indivíduos que necessitam de vigilância antitumoral ou em que isto possa ser obscurecido pela criação de retalho local.

EXECUÇÃO

Os retalhos rotacionais são projetados com base na frouxidão tecidual circundante e podem ter um componente variável de avanço (Figura 22.21). O defeito é mais bem visualizado repousando junto a um triângulo, embora a criação de um defeito de dimensão triangular seja desnecessária. O retalho em si é descolado profundamente à derme para preservar o plexo subdérmico. O comprimento do retalho é tipicamente 4-5 vezes o diâmetro do defeito, embora possa ser bem menor se houver frouxidão tecidual significativa, ou bem maior se houver necessidade de mais recrutamento. Um triângulo de Burow pode ser excisado no ramo mais externo ou longo do arco, para evitar a compactação da incisão. Outra deformidade em *standing cone* permanente pode ocorrer na região entre o fulcro e o defeito real. Suturas profundas de Monocryl ou Vicryl 4-0 ou 5-0 podem ser utilizadas em tecidos mais profundos, para suportar a tensão. A própria pele em si pode então ser fechada com Prolene ou náilon 5-0 ou 6-0. As suturas são removidas em 5-7 dias e podem ser sustentadas com fita adesiva, quando da ocasião (Figura 22.22).

COMPLICAÇÕES

As complicações da ferida subsequentes aos retalhos de avanço incluem hematoma ou infecção. A má cicatrização e a deiscência da ferida podem ser um aspecto a considerar, quando o

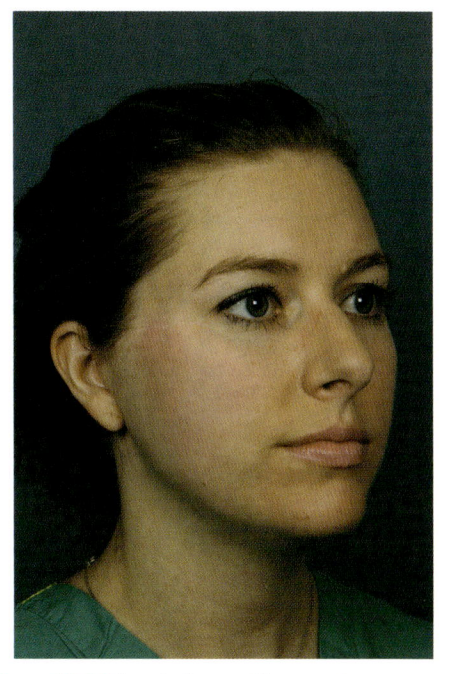

Figura 22.22 Resultado com 10 meses de pós-operatório.

fechamento está sob tensão. Isquemia e necrose podem ocorrer por causa de erros técnicos, incluindo um *design* precário do retalho e lesão ao suprimento sanguíneo durante a dissecção.

Retalhos interpolados

Laura T. Hetzler

DEFINIÇÕES E CARACTERÍSTICAS CLÍNICAS

Um retalho interpolado é um exemplo de um retalho local que atravessa por cima ou por baixo o tecido interferente, que permanece fixo ao seu suprimento sanguíneo através de um pedículo. O suprimento sanguíneo muitas vezes é uma artéria e veia nomeadas, contudo o retalho pode apresentar uma base fora de uma região de confluência vascular, permitindo que o pedículo tenha um robusto suprimento sanguíneo para o retalho distal. Estes conhecidos retalhos de padrão axial contam com um suprimento sanguíneo mais generoso e, portanto, podem ser projetados com comprimentos maiores do que suas contrapartes de retalhos locais, com suprimento sanguíneo ao acaso. Os retalhos pediculados são tipicamente retalhos com procedimento em dois estágios, sendo inicialmente seccionados e posteriormente inseridos, tão logo tenha sido estabelecido o suprimento sanguíneo a partir do tecido circundante. Em comparação ao retalho de transposição, cuja base é adjacente ao defeito a ser reparado, um retalho interpolado é coletado quando o tecido circundante tem mobilidade precária ou é insuficiente para reconstrução. Um retalho interpolado facial de padrão axial clássico é o retalho frontal paramediano, com base na artéria supratroclear. Um retalho interpolado na bochecha (retalho melolabial), com base frouxamente nos ramos da artéria facial, é um retalho interpolado não uniformemente descrito como possuindo suprimento sanguíneo axial. O pedículo pode incluir a epiderme ou ser com base no tecido subcutâneo.

UTILIDADE

Os retalhos de pedículo podem ser utilizados em seguida a traumatismo ou excisão de lesões benignas e malignas. O retalho frontal paramediano é utilizado com frequência para reparar defeitos extensos do dorso nasal, ponta do nariz, asa do nariz ou espessura integral das columelas (Figura 22.23). O retalho frontal também pode ser utilizado como revestimento nasal interno, seja refletindo o *skin paddle* internamente ou com a criação de um retalho mais longo, que é dobrado ao nível da borda alar, conforme descrito por Menick, para recriar o revestimento vestibular.

O retalho melolabial interpolado é utilizado comumente para reconstrução alar, quando toda a subunidade alar está faltando. Este procedimento tem sido utilizado com êxito na reconstrução columelar e também pode ser utilizado para recriar o revestimento nasal.

EXAMES DIAGNÓSTICOS

Outras opções de reconstrução devem ser consideradas em pacientes com estado geral de saúde precário, incluindo diabetes mal controlado, tabagismo ou história de distúrbios hemorrágicos. Pacientes fumantes podem ter adelgaçamento e manipulação inicial mínima do retalho, podendo ainda ser submetidos aos estágios intermediários de refinamento antes da secção do pedículo. A secção do pedículo também pode ser adiada em fumantes ou em pacientes previamente submetidos à exposição radioativa.

Outros fatores que impedem a realização de um retalho interpolado incluem a presença de infecção de ferida local concomitante ou indivíduos que necessitam de vigilância antitumoral ou em que isto possa ser obscurecido pela criação de retalho local. Dada a natureza estadiada de um retalho interpolado, secção e inserção expedientes devem ser planejadas, se houver necessidade de radioterapia pós-operatória. Os pacientes impossibilitados de cuidar da ferida relacionada com o pedículo, ou que não são confiáveis para sustentar uma ferida aberta por determinado período de tempo, não devem ser submetidos à reconstrução pedicular.

EXECUÇÃO

Os retalhos interpolados são escolhidos quando os tecidos adjacentes são inadequados ou quando se deseja resultados estéticos melhorados em relação a espessura e textura da pele proporcionada pelo tecido pedicular. Em defeitos nasais maiores que 1,5 cm, o retalho frontal paramediano oferece amplas quantidades de cobertura tecidual estritamente compatíveis com a espessura, textura e qualidade sebácea da pele nasal nativa. O retalho frontal parame-

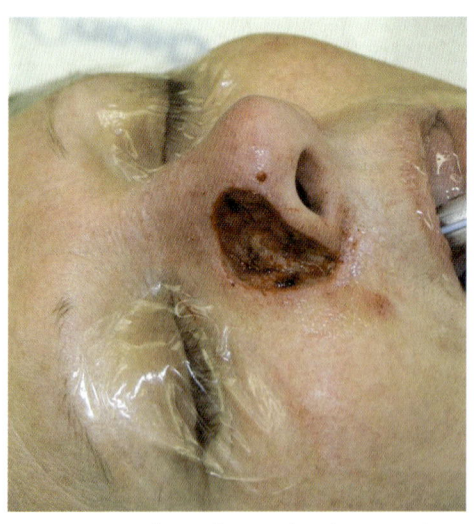

Figura 22.23 Defeito pré-operatório da asa nasal direita e da parede lateral do nariz.

diano é projetado com base na artéria supratroclear. O feixe neurovascular está localizado entre 1,7 e 2,2 cm da glabela da linha média, na borda medial da sobrancelha. O defeito nasal, então, é medido, e um molde é criado. Se mais de 50% da subunidade nasal estiver afetada, a porção remanescente da subunidade muitas vezes é completamente excisada para obter resultados estéticos melhores. Este molde é, então, refletido para a frente e contornado superiormente ao feixe neurovascular. Um pedículo de 1,3-1,5 cm é projetado de forma centralizada no feixe neurovascular supratroclear (Figura 22.24). O descolamento do retalho é realizado no plano subgaleal, até as porções distais do retalho. A camada subperióstea pode ser penetrada em cerca de 2 cm superiormente ao feixe neurovascular, para proteger o suprimento sanguíneo axial. O retalho distal pode ser adelgaçado até o plexo subdérmico e refletido inferiormente para o defeito nasal. A fixação do retalho à pele do defeito circundante pode ser realizada com náilon ou Prolene 6-0. Se o retalho for estendido até o revestimento vestibular, pode ser usado o tipo crômico 5-0.

O período recomendado antes da secção e inserção é de 2-4 semanas (Figuras 22.25 e 22.26). Os pacientes fumantes tipicamente aguardam 4 semanas e podem ser submetidos a um estágio de adelgaçamento intermediário antes da secção do pedículo.

O retalho melolabial é projetado com base na dobra facial alar, na região da artéria facial, no ponto de emergência da artéria angular. Pode ser utilizado para reconstrução da subunidade alar, bem como da columela. O defeito nasal é medido novamente, e outro molde é criado. Este molde deve ser posicionado com a sua

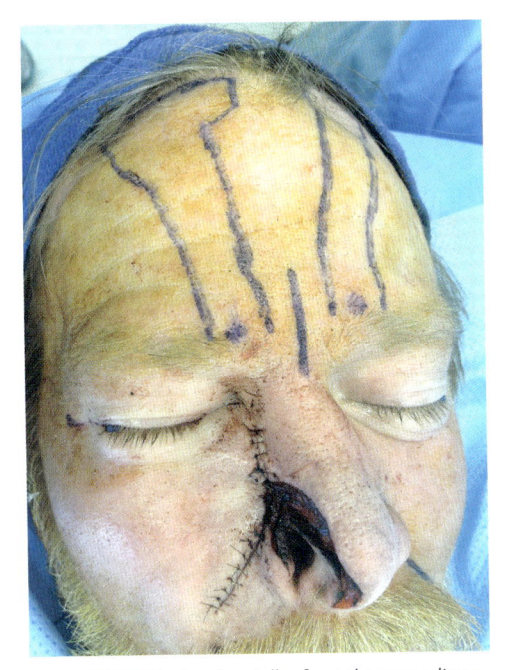

Figura 22.24 *Design* de retalho frontal paramediano com um único ponto sobrejacente ao pedículo vascular, a uma distância de 1,8 cm da linha média e a 1,5 cm do pedículo. O paciente fuma intensamente e já passou por um procedimento de avanço da bochecha direita com fixação óssea à maxila. Dois retalhos frontais paramedianos são planejados para o revestimento intranasal e cobertura cutânea externa.

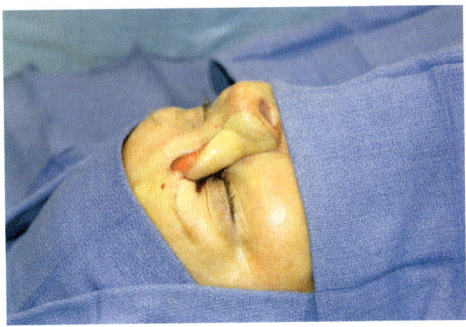

Figura 22.25 Retalho frontal paramediano de lado direito, com pedículo posicionado.

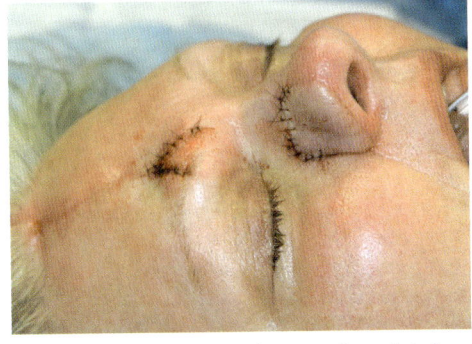

Figura 22.26 Retalho frontal paramediano do lado direito.

borda medial na dobra nasolabial. O retalho é projetado com um pedículo cutâneo ou subcutâneo, e suturado no interior do defeito com náilon 6-0 na pele nasal, e com fio crômico 5-0 para o revestimento nasal. O período de tempo entre a secção e a inserção é similar ao do retalho frontal paramediano.

COMPLICAÇÕES

As complicações da ferida que seguem aos retalhos interpolados são menos comuns do que aquelas observadas em retalhos aleatórios, dada a existência de um suprimento sanguíneo mais robusto. Isquemia e necrose ainda podem ocorrer diante de erros técnicos, incluindo *design* precário do retalho e lesão ao suprimento sanguíneo durante a dissecção. Hematoma, infecção, má cicatrização e deiscência da ferida também podem ocorrer.

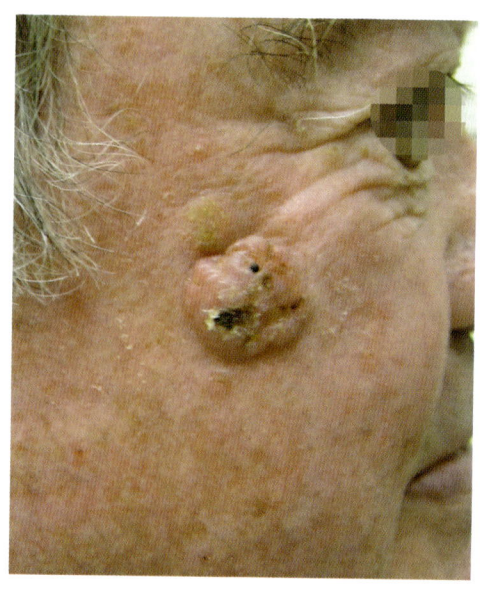

Figura 22.27 Carcinoma de células basais.

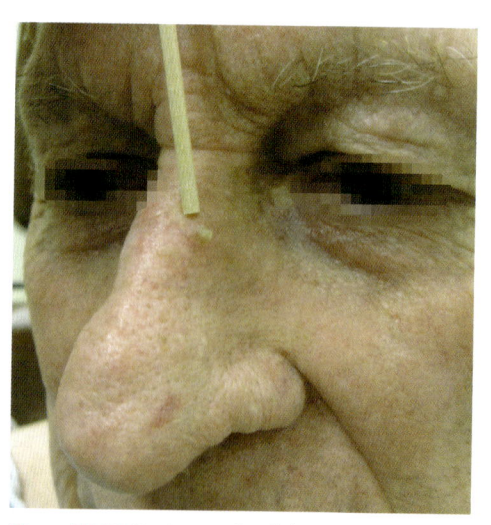

Câncer de pele e cirurgia micrográfica de Mohs

Celeste Gary ▪ *Laura T. Hetzler*

DEFINIÇÕES E CARACTERÍSTICAS CLÍNICAS

O câncer de pele e o câncer mais comum em seres humanos. Embora o câncer possa surgir a partir de todos os tipos celulares que constituem a pele, as formas mais comuns de malignidades cutâneas envolvem os cânceres de epiderme:

1. Carcinoma de células basais a partir de células precursoras epidermais (Figura 22.27).
2. Carcinoma de células escamosas a partir de células epidermais diferenciadas (Figura 22.28).
3. Melanoma a partir de melanócitos (Figura 22.29).

Outras malignidades cutâneas são: o carcinoma de células de Merkel, a partir de células neuroendócrinas; carcinoma sebáceo, a partir de glândulas sebáceas; carcinoma écrino, a partir das glândulas écrinas; carcinoma de anexos microcístico, a partir de glândulas écrinas; doença de Paget extramamária, a partir de glândulas apócrinas; dermatofibrossarcoma protuberante, a partir de fibroblastos; fibroxantoma atípico, a partir de fibroblastos; histiocitoma fibroso maligno, a partir de fibroblastos; angiossarcoma, a partir de células endoteliais; e leiomiossarcoma, a partir do músculo liso.

Figura 22.28 Carcinoma de células escamosas.

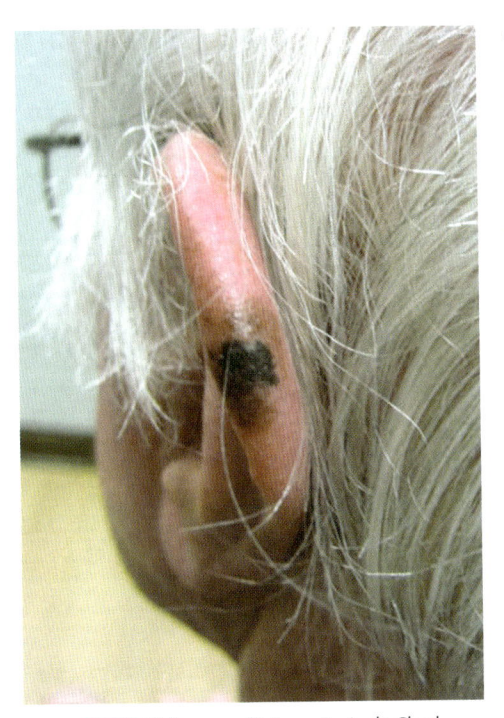

Figura 22.29 Melanoma. (Foto cortesia de Chad Prather.)

como A, B, C, D, E: A = assimetria; B = bordas irregulares; C = cor variada; D = diâmetro > 6 mm; e E = evolução com o passar do tempo (Figura 22.29).

Um exame completo da pele do couro cabeludo, orelhas, face e pescoço deve ser realizado. Áreas irregulares, de aspecto descolorido, dolorosas, ulceradas, elevadas ou, de outro modo, anormais devem ser subtmetidas à biópsia.

Os métodos de biópsia incluem:

1. Biópsia por raspagem.
2. Biópsia por punção.
3. Biópsia por incisão.
4. Biópsia por excisão.

O diagnóstico é determinado pelo exame patológico permanente da amostra.

A biópsia por raspagem deve ser evitada nas lesões hiperpigmentadas suspeitas de melanoma. Se a lesão for pequena o suficiente para se realizar uma biópsia excisional com fechamento primário, esta poderia ser realizada com uma margem de 2 mm. Em lesões maiores, que não são passíveis de excisão com fechamento simples, é recomendada a biópsia por punção pela porção mais espessa da área hiperpigmentada.

DIAGNÓSTICO DIFERENCIAL

Existe uma ampla variedade de lesões cutâneas benignas que podem preocupar quanto à possibilidade de se tratar de câncer de pele. Consideração especial também deve ser dispensada às lesões pré-malignas, incluindo ceratoses actínicas, doença de Bowen e ceratoacantoma.

EXAMES DIAGNÓSTICOS

Indivíduos com pele clara e olhos claros são mais propensos a apresentar câncer de pele. O paciente deve ser questionado quanto ao histórico de exposição solar e de cânceres de pele prévios. O uso das câmaras de bronzeamento se tornou um fator de risco significativo para melanoma em populações mais jovens. Uma história familiar de melanoma também deve ser esclarecida.

Os princípios do autoexame e da triagem para melanoma muitas vezes são referidos

TRATAMENTO

A base do tratamento do câncer de pele é a excisão local ampla. A meta da cirurgia é a remoção completa do câncer de pele com margens nítidas.

Isto pode ser realizado de duas formas:

1. Excisão com margens demarcadas medidas:
   a. Tem como objetivo determinar margens para o câncer de pele de acordo com o tipo (as margens podem ser modificadas para acomodar considerações anatômicas ou funcionais individuais):
      i. carcinoma de células basais < 2 cm: 4 mm
      ii. carcinoma de células basais > 2 cm: 4 mm
      iii. carcinoma de células escamosas < 2 cm: 4-6 mm
      iv. carcinoma de células escamosas > 2 cm: 9 mm
      v. melanoma *in situ*: 1,0 cm

vi. melanoma ≤ 1,0 mm: 1,0 cm
vii. melanoma 1,01-2,0 mm: 1-2 cm
viii. melanoma > 2,01: 2,0 cm
2. Excisão de Mohs que fornece exame de margem completo
   a. As vantagens incluem um alto índice de excisão completa e cura do câncer de pele, e margens cirúrgicas iniciais mais estreitas, que são vantajosas para as lesões próximas a estruturas complexas da cabeça e do pescoço, como, por exemplo, os olhos, lábios e válvulas nasais.

Técnicas, como a crioterapia, ablação a *laser* de CO_2 e radioterapia, também têm seu papel no tratamento do câncer de pele.

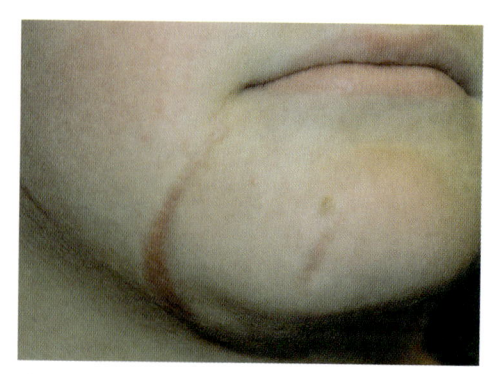

Figura 22.30 Cicatriz pré-operatória subótima subsequente a uma mordida de cachorro, ocorrida há 14 meses.

Revisão de cicatriz

Laura T. Hetzler

DEFINIÇÕES E CARACTERÍSTICAS CLÍNICAS

As revisões de cicatrizes são realizadas para melhorar a aparência ou posição de uma cicatriz. Também pode ser necessário resolver os efeitos desfigurantes de uma cicatriz em estruturas próximas. A revisão da cicatriz pode incluir reorientação da cicatriz existente, para que fique situada junto às LTRPs, ou alterar a cicatriz para aproximar mais estreitamente a borda de uma subunidade facial vizinha. Procedimentos de irregularização, como W-plastia contínua ou fechamento de linha interrompida geométrico, podem ser realizados para camuflar uma cicatriz previamente linear que seja mais facilmente reconhecida pelo olho humano. A distorção de margens faciais livres, como o lábio, pálpebra ou borda alar por cicatrizes subótimas, pode ser liberada por técnicas de Z-plastia, que propiciam alongamento reorientação e irregularização da cicatriz (Figura 22.30).

DIAGNÓSTICO DIFERENCIAL

A revisão da cicatriz pode ser considerada em qualquer contexto de cicatrização subótima subsequente a traumatismo acidental, cirurgia ou reconstrução prévia. As cicatrizes podem ser consideradas desfavoráveis em razão de sua relação com as unidades anatômicas faciais ou LTRPs. Os fatores de risco para cicatrização precária incluem ângulo de incisão, profundidade e mecanismo de lesão desfavoráveis, feridas sujeitas a forças contráteis persistentes, ou processo de cicatrização patológico, como em casos de infecção ou cuidados precários com a ferida. Fatores contribuintes incluem técnica de reparo subótima, como fechamento inadequado, fechamento traumático com manipulação tecidual precária, ou cauterização excessiva. A contração dos tecidos moles subjacentes é um aspecto a ser considerado antes de qualquer tentativa de refinamento cutâneo.

EXAMES DIAGNÓSTICOS

A análise facial e cutânea deve ser abordada antes da revisão da pele. É preciso administrar as expectativas no pré-operatório, explicando que qualquer revisão de cicatriz consiste simplesmente em substituir uma cicatriz por outra, que se espera ser esteticamente mais aceitável.

O curso temporal da revisão da cicatriz requer certo conhecimento sobre cicatrização de feridas. As cicatrizes amadurecem ou são remodeladas ao longo de 12-18 meses, conseguindo-se uma força que corresponde a apenas 80% da força do tecido nativo pré-lesão. A capacidade de cicatrização do paciente também deve ser avaliada. Diabéticos, fumantes ou pacientes que fazem uso prolongado de esteroides sistêmicos, ou indivíduos com estado nutricional precário e comprometimento da circulação microvascular, devem ser informados acerca das limitações de sua capacidade de cicatrização. É necessário prestar atenção nos pacientes com história de formação de cicatriz precária, como aqueles com tendência à formação de cicatriz hipertrófica ou do tipo queloide.

TRATAMENTO

Metas de intervenção: (1) reorientação de cicatriz na direção das LTRPs ou seu alinhamento da maneira mais ideal com um referencial ou subunidade anatômica; (2) interrupção da extensão da cicatriz, tornando-a menos visível; (3) liberação de uma cicatriz contraída por alongamento; e (4) otimização da relação entre cicatriz superficial e cicatriz mais profunda.

TRATAMENTO CLÍNICO

O tratamento não cirúrgico inclui cosméticos para camuflagem. A prevenção adicional da formação precária de cicatriz pode ser possível com a aplicação de curativos de compressão, silicone ou películas de poliuretano.

As medidas menos invasivas incluem a dermoabrasão, *resurfacing* a *laser* ou injeções de esteroide. O acetato de triancinolona a 10 mg/mL pode ser utilizado em injeções intralesionais, a intervalos bimestrais, para prevenir espessamentos adicionais ou promover a suavização de uma cicatriz em formação. O tratamento não cirúrgico das cicatrizes do tipo queloide pode envolver a injeção intralesional de acetato de triancinolona a 40 mg/mL, aproximadamente a cada 4 semanas. Recentemente, foram publicados artigos que dão suporte ao uso de injeções de 5-FU para queloides preexistentes.

TRATAMENTO CIRÚRGICO

A excisão simples é uma opção para queloides deprimidos menores ou cicatrizes hipertróficas. Excisões seriadas de cicatrizes mais espessas ampliadas ou cicatrizes de queloide podem ser necessárias. A injeção pós-excisão com acetato de triancinolona contendo ou não 5FU é frequentemente recomendada após a excisão do queloide. O fechamento livre de tensão é fundamental. A radioterapia foi utilizada no passado para evitar recidivas.

A irregularização consiste no ato de transformar uma cicatriz linear em uma cicatriz de formato irregular, na esperança de torná-la menos perceptível. A noção de como este prin-

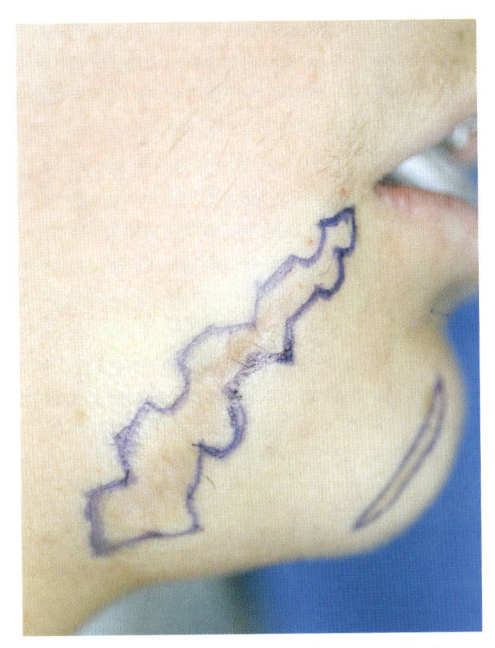

Figura 22.31 Modelo intraoperatório para GBLC. (Foto cortesia de Jonathan Sykes.)

cípio auxilia na camuflagem de cicatrizes requer conhecimentos sobre feridas e dinâmica das cicatrizes, bem como sobre o modo como a linearidade é percebida pelo olho humano. As cicatrizes lineares apresentam tendência à conformação em formato de corda de arco sobre as superfícies. A cicatriz original é excisada junto ao novo construto e se toma o cuidado de reaproximar as bordas da pele. GBLC, W-plastia contínua e Z-plastia são opções de irregularização (Figura 22.31).

Z-PLASTIA

A Z-plastia é um procedimento de irregularização e alongamento. Na Z-plastia clássica, são criados três ramos de igual comprimento estabelecidos em ângulos idênticos entre si. A quantidade de alongamento necessário determina o ângulo a ser utilizado. Por exemplo, um ângulo de 60° renderá um aumento de 75% no comprimento; um ângulo de 45° renderá um aumento de 50% no comprimento; e um ângulo de 30° promoverá um aumento de 25% no comprimento. O resultado final posiciona o ramo central (cicatriz prévia) perpendicularmente a sua orientação original e alonga a dimensão linear. Os ramos laterais devem ser projetados o mais paralelamente possíveis às LTRPs. A Z-plastia também pode ser realizada de modo seriado, para cicatrizes contraídas mais longas, para alongamento e irregularização adicional.

W-PLASTIA

A W-plastia é um procedimento de irregularização que permite ao cirurgião interromper a percepção linear de uma cicatriz. Este procedimento consiste em criar pequenos retalhos triangulares consecutivos em lados opostos de uma cicatriz a ser excisada. Tipicamente, a altura de um triângulo não deve ultrapassar 6 mm, com ângulos medindo no máximo 90°. A W-plastia é uma ótima opção para cicatrizes curvilineares, com retalhos triangulares maiores projetados na curvatura externa da ferida. A excisão angular precisa deve ser realizada com bisturi de lâmina 11. O fechamento profundo deve ser realizado para reduzir a tensão epidérmica.

FECHAMENTO DE LINHA INTERROMPIDA GEOMÉTRICO

O GBLC é um procedimento de irregularização irregular com base nos mesmos princípios ilusionistas da W-plastia. A meta é criar uma cicatriz linear irregular que seja menos visível do que aquelas produzidas a partir de uma configuração de padrão regular, como na W-plastia. De forma similar à W-plastia, o GBLC não alonga a cicatriz original. O *design* do GBLC emprega um padrão de formatos geométricos irregulares nos lados opostos da cicatriz a ser excisada. O uso de formatos angulares (quadrados, triângulos), em vez dos formatos curvilíneos (meia-lua), permite uma cicatrização e aproximação mais precisa (Figura 22.32).

CONTRAINDICAÇÕES

Revisões de cicatrizes devem ser evitadas em pacientes com chances limitadas de obter um resultado favorável ou melhorado. Muitas vezes, um período de garantia se faz necessário, uma vez que a nova cicatriz revisada será mais

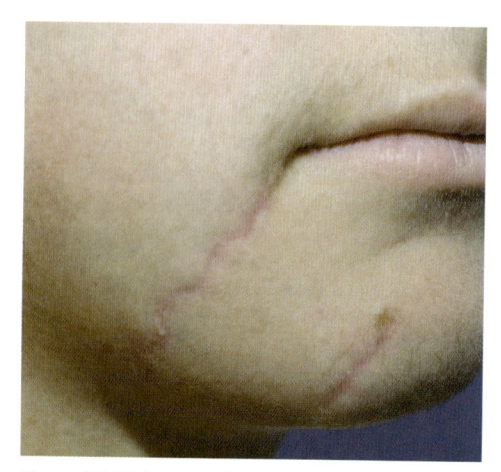

Figura 22.32 Acompanhamento de 2,5 meses de revisão de cicatriz por GBLC. (Foto cortesia de Jonathan Sykes.)

perceptível no contexto imediato do que a antiga cicatriz crônica.

Evite a intervenção em casos de pacientes que não estejam psicologicamente preparados ou cujas expectativas sejam ilusórias. Há contraindicações relativas para aqueles com história de cicatrização hipertrófica ou do tipo queloide.

Referências

1. Baker TJ, Gordon HL. 1961. The ablation of rhytids by chemical means: A preliminary report. Journal of the Florida Medical Association 48:451.
2. Hetter GP. 2000. An examination of the phenol-croton oil peel: Part IV. Face peel results with different concentrations of phenol and croton oil. Plastic and Reconstructive Surgery 105(3):1061–1083.
3. Fitzpatrick TB. 1988. The validity and practicality of sun-reactive skin types I–VI. Archives of Dermatology 124:869.
4. Brody HJ. 1989. Complications of chemical peeling. Journal of Dermatologic Surgery 15:1010.
5. Monheit GD. 1994. Advances in chemical peeling. Facial Plastic Surgery Clinics of North America 2(1):7.
6. Baldwin HE, Nighland M, Kendall C, Mays DA, Grossman R, Newburger J. 2013. 40

years of topical tretinoin use in review. Journal of Drugs in Dermatology 12(6):638–642.

Leitura sugerida

Bailey BJ, Johnson JT, Kohut RI et al. 2006a. Head and Neck Surgery-Otolaryngology, 4th ed. Philadelphia, PA: Lippincott Williams & Wilkins, pp. 2357–2368.

Bailey BJ, Johnson JT, Kohut RI et al. 2006b. Head and Neck Surgery-Otolaryngology, 4th ed. Philadelphia, PA: Lippincott Williams & Wilkins, pp. 2411–2420.

Bailey BJ, Johnson JT, Kohut RI et al. 2006c. Head and Neck Surgery-Otolaryngology, 4th ed. Philadelphia, PA: Lippincott Williams & Wilkins, pp. 2421–2452.

Bailey BJ, Johnson JT, Kohut RI et al. 2006d. Head and Neck Surgery-Otolaryngology, 4th ed. Philadelphia, PA: Lippincott Williams & Wilkins, pp. 1455–1468.

Baker S. 2007. Local Flaps in Facial Reconstruction, 2nd ed. Philadelphia, PA: Elsevier Inc.

Myers EN. 2008. Operative Otolaryngology-Head and Neck Surgery, 2nd ed. Philadelphia, PA: Elsevier, pp. 719–736.

National Comprehensive Cancer Network Version 2. 2014: Melanoma.

Papel I. 2009. Facial Plastic and Reconstructive Surgery, 3rd ed. New York: Thieme Medical Publishers, Inc., pp. 59–66.

Papel I. 2009. Facial Plastic and Reconstructive Surgery, 3rd ed. New York: Thieme Medical Publishers, Inc., pp. 41–58, 807–820.

Papel I. 2009. Facial Plastic and Reconstructive Surgery, 3rd ed. New York: Thieme Medical Publishers, Inc., pp. 721–744.

Patel K, Sykes J. 2011. Concepts in local flap design and classification. Operative Techniques in Otolaryngology-Head and Neck Surgery 22(1):12–23.

CAPÍTULO 23

Restauração Clínica e Cirúrgica do Cabelo

Lane D. Squires ▪ Jonathan Sykes

- Definições e características clínicas
- Diagnóstico diferencial
- Anatomia pertinente
- Exames diagnósticos
- Tratamento: Terapia clínica
- Tratamento: Terapia cirúrgica
- Complicações
- Referências

Definições e características clínicas

A aparência física de uma pessoa transmite informação imediata ao espectador e pode afetar drasticamente as percepções sociais e culturais. A sociedade Ocidental considera significativamente a aparência de juventude, e um cabelo abundante é parte integral na projeção de uma imagem jovem. A perda de cabelo precoce ou significativa, ou alopecia, pode levar a uma percepção diminuída da atratividade, assertividade ou juventude de uma pessoa.[1] Embora este processo seja biologicamente benigno, as alterações na aparência resultantes da alopecia podem ter impacto negativo sobre a qualidade de vida do indivíduo.[2]

A alopecia tem múltiplas etiologias, cada uma das quais com vários achados clínicos e patológicos. Há duas categorias principais: alopecia permanente *versus* alopecia temporária. As alopecias permanentes causadas por infiltrados inflamatórios levam à formação de cicatrizes no couro cabeludo, enquanto as alopecias permanentes não cicatrizantes comprometem o folículo piloso na ausência de sinais de inflamação.[3] Os otorrinolaringologistas diagnosticam e tratam amplamente este último tipo, com a forma mais comum sendo a alopecia androgênica (AGA). Antigamente, a AGA era conhecida como calvície de padrão masculino. Entretanto, como a AGA pode afetar mulheres adultas em um padrão similar, o termo "calvície de padrão masculino" foi abandonado. A *alopecia areata* é outra forma comum de alopecia permanente não cicatrizante encontrada pelos otorrinolaringologistas. A perda de cabelo irregular e difusa observada na *alopecia areata* é causada por um fenômeno autoimune desconhecido.

Diagnóstico diferencial

A alopecia pode resultar de um vasto número de distúrbios endócrinos, incluindo hipopituitarismo, hipotireoidismo, hipoparatireoidismo, diabetes melito, hiperprolactinemia, síndrome dos ovários policísticos e síndrome de Cushing.[4] Associações adicionais foram demonstradas com dislipidemia e doença cardiovascular.[5] Outras etiologias devem ser consideradas, como infecções fúngicas, perda de cabelo induzida por medicação (quimioterápicos, anticoncepcionais orais, esteroides anabolizantes), desnutrição ou traumatismo prévio. É importante que o clínico considere e estabeleça o diagnóstico de quaisquer condições médicas tratáveis antes de iniciar o tratamento definitivo para perda de cabelo.

Anatomia pertinente

Os folículos pilosos humanos compartilham, todos, uma estrutura básica e padrão de crescimento comuns (Figura 23.1), apesar de serem drasticamente variáveis quanto ao tamanho e ao formato, com base em sua localização ou exposição a andrógenos.[6] O bulbo capilar, com base na derme, abriga as células da matriz de proliferação rápida que produzem a diáfise do cabelo. O pigmento do cabelo é produzido pelos melanócitos junto à matriz do bulbo. A papila dérmica se localiza na base de cada bulbo capilar e ajuda a regular o curso temporal da proliferação para cada folículo piloso. Cada ser humano nasce com um número limitado de folículos. De um total aproximado de 5 milhões de folículos pilosos, 150 mil estão localizados no couro cabeludo.[6] Os folículos pilosos estão em contínua regeneração, em um processo cíclico. Os estágios da morfogênese de um folículo são conhecidos como anágeno (crescimento), catágeno (involução) e telógeno (quiescência). Embora cada folículo piloso seja reciclado constantemente, não há desenvolvimento de novos folículos após o nascimento.[6]

Apesar de suas numerosas limitações, o padrão vigente utilizado pela maioria dos clínicos para classificar a perda de cabelo de padrão masculino é o sistema de classificação de Norwood-Hamilton.[8,9] Este sistema inclui sete categorias, representando a perda de cabelo ao longo da linha capilar anterior e vértice do couro cabeludo (Figura 23.2).[10] Tipicamente, a recessão bitemporal ocorre primeiramente, seguida pela calvície do vértice e subsequente unificação de ambas as áreas de perda capilar ao longo de toda a região frontoparietal, poupando somente o couro cabeludo temporal e occipital inferior. Embora as mulheres também possam ser classificadas com este sistema, o sistema de classificação de Ludwig pode refletir melhor o padrão de perda capilar feminino real, em especial a perda observada na AGA (Figura 23.3).[11]

Exames diagnósticos

Uma anamnese detalhada e um exame físico completo devem ser realizados em cada paciente, enfocando o curso temporal e o padrão da perda capilar, a velocidade da progressão, as terapias previamente tentadas e as condições clínicas coexistentes. Uma revisão completa do histórico familiar do paciente deve ser realizada, enfocando os ancestrais diretos com perda capilar precoce, bem como a presença de distúrbios metabólicos ou endócrinos.

Existem vários métodos utilizados para quantificar o grau de perda capilar, conforme o nível de invasividade.[12] As medidas não invasivas incluem inspeção clínica, tricoscopia, questionários de autoavaliação, contagens de cabelo

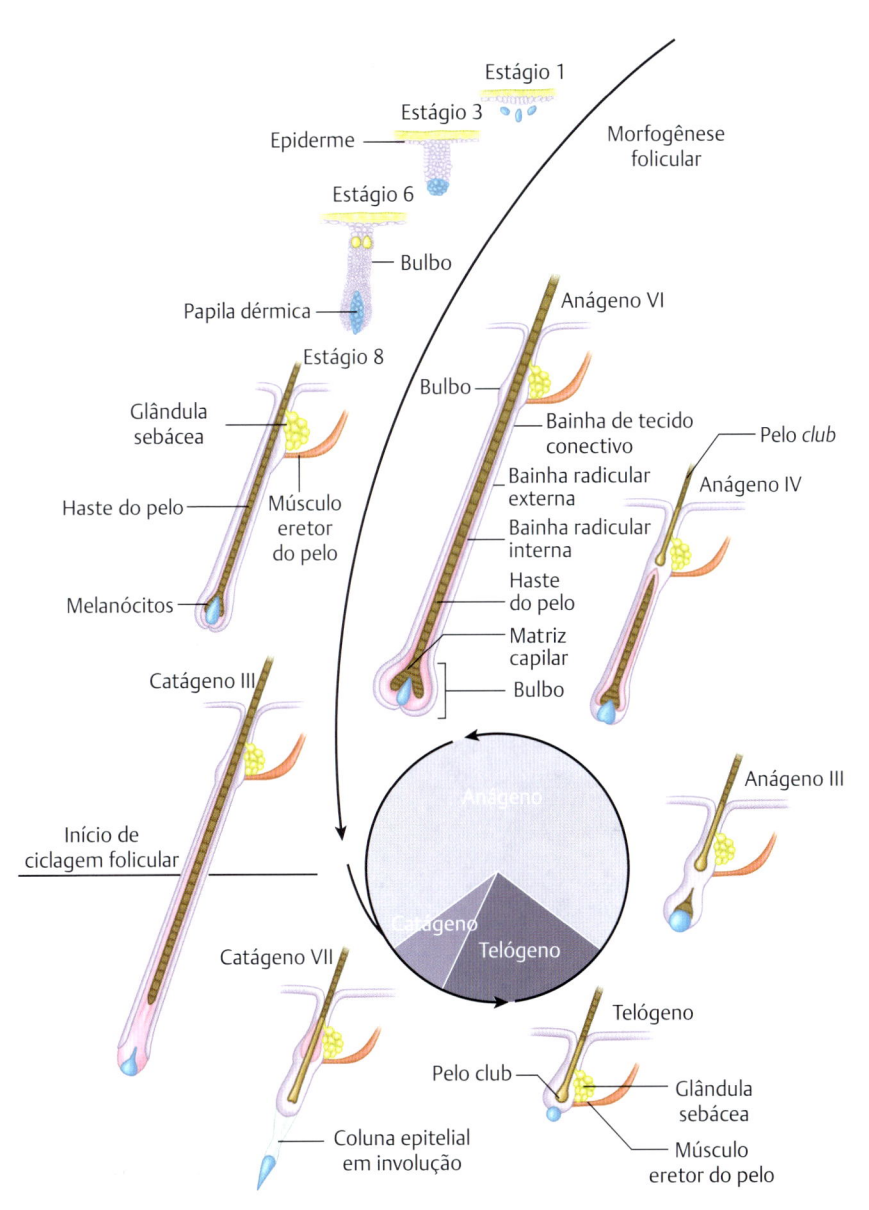

CAPÍTULO 23 Restauração Clínica e Cirúrgica do Cabelo **329**

Figura 23.1 Desenvolvimento e ciclagem de folículos pilosos: estágios selecionados da morfogênese de folículos pilosos e os três estágios da ciclagem folicular (anágeno, catágeno e telógeno) são mostrados. Os numerais romanos indicam subestágios morfológicos do anágeno e do catágeno. O gráfico em pizza mostra a proporção do tempo que o folículo piloso passa em cada estágio. (De Paus, R e Cotsarelis, G, N. Engl. J. Med., 341, 491, 1999.)

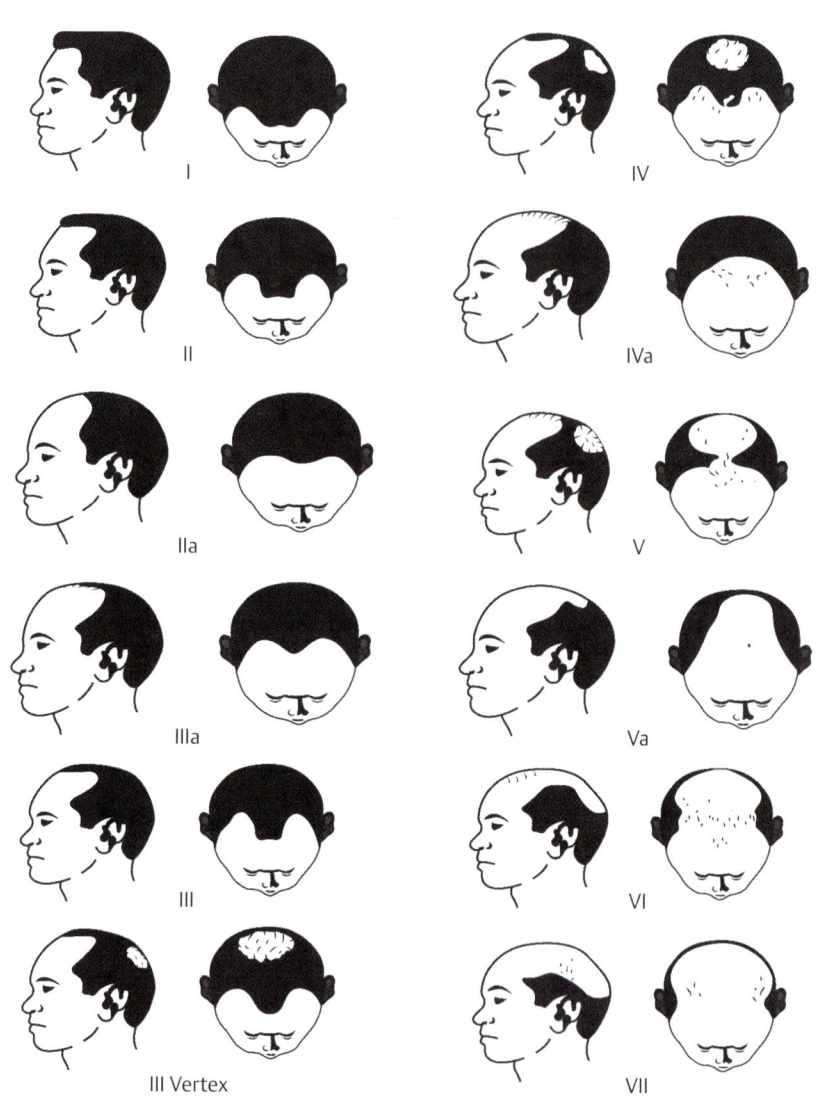

Figura 23.2 Escala de perda capilar de Norwood-Hamilton. (De Hong, H et al., J. Dermatol., 40, 102, 2013)

diárias, teste de lavagem padronizado ou fotografias globais. Um tricograma, ou amostragem direta de 50-100 cabelos puxados a partir das regiões frontal e occipital do couro cabeludo, é um método semi-invasivo para avaliar o grau de perda. Entretanto, os tricogramas caíram em desuso por causa de sua maior invasividade e dor resultante. Por fim, uma biópsia de couro cabeludo pode ser considerada para ajudar a determinar a causa da alopecia. Todavia, este método também é frequentemente preterido em detrimento de medidas não invasivas. Infelizmente, nenhum método diagnóstico isolado é comprovadamente superior aos demais. O clínico, portanto, é quem determinará sua forma preferida de medir a perda capilar em sua população de pacientes.

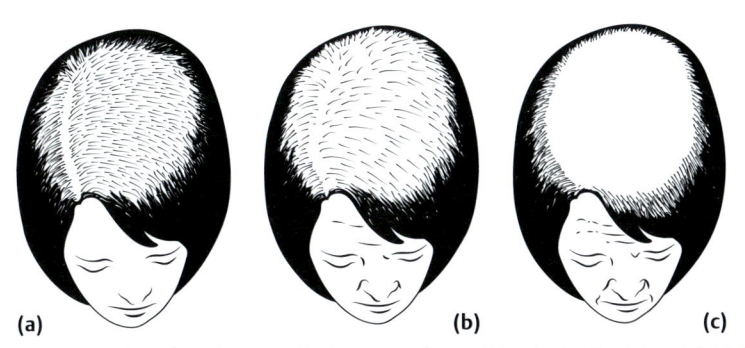

Figura 23.3 Classificação de Ludwig dos tipos de alopecia androgenética de tipo feminino. (a) Adelgaçamento perceptível do cabelo na coroa. (b) Adelgaçamento pronunciado do cabelo na coroa. (c) Calvície total na coroa. (De Ludwig, E, Br. J. Dermatol., 97, 247, 1977.)

Tratamento: Terapia clínica

Os pacientes que buscam terapias clínicas ou cirúrgicas para restauração capilar provavelmente devem ter tido a experiência de receber atenção indesejada por causa da alopecia. Os profissionais devem abordar estes pacientes com estratégias de tratamento individualizadas, uma vez que a motivação de cada paciente para buscar assistência médica e os resultados previstos da terapia de cada um irão variar drasticamente. Adotar uma abordagem individualizada aumentará a probabilidade de estabelecer expectativas realistas e melhorar as chances de satisfazer o paciente.

Antes de buscar terapias clínicas, alguns pacientes tentarão utilizar próteses capilares (apliques, perucas) para melhorar temporariamente as alterações da aparência associadas à alopecia.[13] Existem duas terapias clínicas principais para o tratamento da alopecia. O uso tópico de Minoxidil frequentemente é a primeira linha de terapia clínica utilizada. O Minoxidil é um potente vasodilatador que influencia o crescimento do folículo piloso pela intensificação do fluxo sanguíneo para as papilas dérmicas remanescentes. Seu uso 1-2 vezes ao dia é estimulado, devendo ser mantido por tempo indeterminado para garantir a contínua nutrição vascular dos folículos existentes. Para pacientes com AGA, a finasterida pode ser utilizada como terapia de primeira linha. A finasterida, ou sua contraparte dutasterida, é um inibidor de 5-alfa redutase administrado por via oral. Foi demonstrado que pacientes com AGA apresentam atividade aumentada de 5-alfa redutase, e isto aumenta a produção local de di-hidrotestosterona. Esta alteração hormonal leva à perda de folículos pilosos por um mecanismo desconhecido. O bloqueio deste efeito hormonal pode levar à cessação da perda de folículos pilosos e à melhora da força do cabelo em até 86% dos pacientes.[14] Infelizmente, os efeitos dos inibidores de 5-alfa redutase são mantidos apenas enquanto o paciente utiliza a medicação.

Tratamento: Terapia cirúrgica

As técnicas de transplante de cabelo tradicionais, como enxertos de plugues, reduções de couro cabeludo e retalhos rotacionais, têm sido substituídas pelo transplante de unidade folicular. As unidades foliculares são grupos de 1-4 pelos terminais de ocorrência natural. Uma tira de couro cabeludo doador médio-occipital é excisada (cerca de 1 cm de largura por 10-30 cm de comprimento) em um nível logo abaixo dos folículos pilosos junto à camada de tecido adiposo subcutânea.[15] Utilizando amplificação, técnicos especializados em cabelo separam o couro cabeludo do doador em segmentos de enxerto verticais consistindo em 1-4 pelos. Incisões perfurantes superficiais são realizadas na linha capilar do receptor, em um padrão de grade, e os enxertos são inseridos com a devida orientação e angulação, e muito cuidadosamente, para não comprimir o folículo em si. De modo geral, uma espessura apropriada pode ser obtida transplantando 20-40 unidades foliculares por cm². Entretanto, os pacientes devem ser esclarecidos quanto à possibilidade de 2-4 sessões de enxerto serem necessárias para recriar uma linha capilar anterior substancial e aumentar a densidade capilar geral. No pós-operatório, antibióticos, medicação analgésica e *sprays* umidificantes contendo solução salina são utilizados até o paciente poder enxaguar e lavar suavemente com xampu após 72 horas.

Complicações

Apesar de relativamente incomuns, há algumas complicações decorrentes do transplante de unidades foliculares que todo clínico deveria revisar junto aos pacientes antes do procedimento. Em geral, a formação de escaras é insignificante. Entretanto, coletas repetidas do sítio doador podem levar à formação de uma cicatriz médio-occipital mais perceptível, com o passar do tempo. O transplante em si pode induzir perda capilar temporária (eflúvio telógeno) em ambas as áreas, doadora e receptora, como resultado da manipulação cirúrgica dos pelos adjacentes. Esta perda de cabelo pode durar até 3 meses, contudo é preciso assegurar aos pacientes que o recrescimento capilar ocorrerá. Pode haver redução temporária da sensibilidade ao longo do couro cabeludo, acima do sítio doador. Os pelos que se desenvolvem para dentro ou cistos epidérmicos podem-se desenvolver tardiamente, decorridas algumas semanas do procedimento original.

Referências

1. Muscarella F, Cunningham MR. 1996. The evolutionary significance and social perception of male pattern baldness and facial hair. Ethology and Sociobiology 17:99–117.
2. Cash TF. 1999. The psychological consequences of androgenic alopecia: A review of the research literature. British Journal of Dermatology 141:398–405.
3. Olsen EA, Bergfeld WF, Cotsarelis G et al. 2003. Summary of North American Hair Research Society (NAHRS)-sponsored Workshop on Cicatricial Alopecia, Duke University Medical Center, February 10 and 11, 2001. Journal of the American Academy of Dermatology 48:103–110.
4. Wiwanitkit S, Wiwanitkit V. 2013. Alopecia due to common metabolic diseases. Diabetes Metabolic Syndrome 7:116–117.
5. Arias-Santiago S, Gutiérrez-Salmerón MT, Buendía-Eisman A, Girón-Prieto MS, Naranjo-Sintes R. 2010. A comparative study of dyslipidemia in men and woman with androgenic alopecia. Acta Dermato-Venereologica 90:485–487.
6. Whiting DA. 2004. The Structure of the Human Hair Follicle: Light Microscopy of Vertical and Horizontal sections of Scalp Biopsies. Fairfield, NJ: Canfield Publishing.
7. Paus R, Cotsarelis G. 1999. The biology of hair follicles. New England Journal of Medicine 341:491–497.
8. Hamilton JB. 1951. Patterned loss of hair in men: Types and incidence. Annals of the New York Academy of Science 53:708–728.
9. Norwood OT, Shiell RC. 1984. Hair Transplant Surgery. Springfield, IL: Charles C Thomas.
10. Hong H, Ji JH, Lee Y, Kang H, Choi GS, Lee WS. 2013. Reliability of the pattern hair loss classifications: A comparison of the basic and specific and Norwood– Hamilton classifications. Journal of Dermatology 40:102–106.
11. Ludwig E. 1977. Classification of the types of androgenetic alopecia (common baldness) occurring in the female sex. British Journal of Dermatology 97:247–254.
12. Dhurat R, Saraogi P. 2009. Hair evaluation methods: Merits and demerits. International Journal of Trichology 1:108–119.
13. Tsuboi R, Itami S, Inui S, Ueki R, Katsuoka K, Kurata S, Kono T, Saito N, Manabe M, Yamazaki M. 2012. Guidelines for the management of androgenetic alopecia (2010). Journal of Dermatology 39:113–120.
14. Rossi A, Cantisani C, Scarnò M, Trucchia A, Fortuna MC, Calvieri S. 2011. Finasteride, 1 mg daily administration on male androgenetic alopecia in different age groups: 10-year follow-up. Dermatology and Therapy 24:455–461.
15. Bernstein RM, Rassman WR. 1999. The logic of follicular unit transplantation. Dermatologic Clinics 17:277–295

CAPÍTULO 24

Trauma

Sean Weiss ▪ Laura T. Hetzler ▪ Christopher Tran
Celeste Gary ▪ Neal M. Jackson ▪ Daniel W. Nuss

- Fraturas mandibulares
- Fraturas de Le Fort
- Fraturas do assoalho orbitário
- Fraturas zigomáticas
- Traumatismo nasal
- Traumatismo sinusal frontal
- Reanimação facial
- Referências
- Bibliografia
- Leitura sugerida

Fraturas mandibulares

Sean Weiss ▪ Laura T. Hetzler

DEFINIÇÃO E CARACTERÍSTICAS CLÍNICAS

As fraturas mandibulares tipicamente são causadas por traumatismo contundente e estão mais frequentemente associadas a lesões esportivas, acidentes de carro, assaltos e quedas. A natureza proeminente da mandíbula humana adulta a torna particularmente suscetível a lesões, uma vez que frequentemente é o ponto de contato nos traumatismos.

A mandíbula possui uma anatomia interessante, assim como sua relação com as estruturas que a cercam. O osso possui um córtex externo e outro interno, com uma camada esponjosa interna. Os componentes anatômicos da mandíbula incluem o côndilo, o processo coronoide, ramo, ângulo, corpo, parassínfise, sínfise e alvéolo (Figura 24.1). As áreas de fratura mais comuns são a região parassinfisária, o ângulo e a região subcondilar.[1]

A mandíbula possui 16 dentes associados e é importante considerar sua relação oclusiva com os dentes da maxila ao abordar as fraturas mandibulares. A classificação do ângulo da oclusão dentária utiliza a cúspide mesiobucal do 1º molar da maxila como ponto de referência para classificação de vários tipos de oclusão.

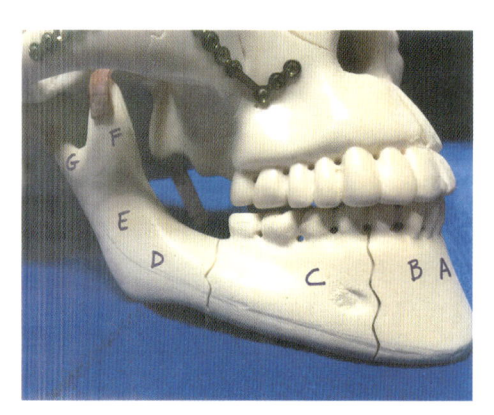

Figura 24.1 Anatomia mandibular: A—sínfise; B—parassínfise (canino a canino); C—corpo; D—ângulo; E—ramo; F—processo coronoide; G—côndilo.

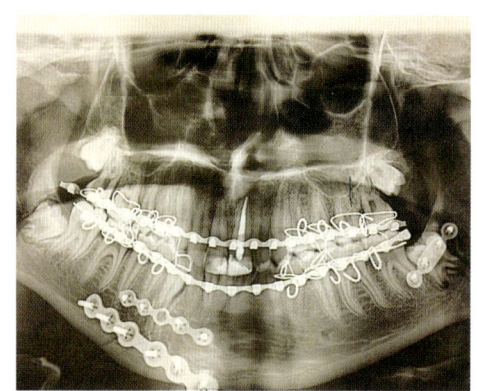

Figura 24.2 Panorâmica mostrando fraturas parassinfisária direita e de ângulo esquerdo pós-reparo com métodos de fixação interna e redução aberta, e de fixação intermaxilar com barras arqueadas.

Igualmente importante é conhecer a relação existente entre a mandíbula e os vários músculos da mastigação. Estes músculos impõem forças sobre a mandíbula, que tanto podem deslocar segmentos ósseos fraturados como manter estes segmentos fraturados em posição reduzida. Quando os segmentos estão separados entre si, a fratura é considerada desfavorável; e quando os segmentos são tracionados na direção da posição reduzida, a fratura é considerada favorável.

EXAME FÍSICO

Um exame físico detalhado geralmente é suficiente para diagnosticar uma fratura mandibular. Os achados comuns incluem hemorragia intraoral, dor, edema, trismo, má oclusão e desvio da mandíbula à abertura da boca. Outros achados podem incluir um degrau palpável do sítio de fratura, equimose das bochechas, pele ou mucosa e presença de dor deflagrada pela manipulação da mandíbula ou pela mordida. A fratura também pode envolver um ou mais dentes, com sangramento, frouxidão ou falta de elementos dentários.

IMAGEM

As radiografias panorâmicas da mandíbula fornecem a maior quantidade de informação com os menores custos (Figuras 24.2). Embora a panorâmica detecte as fraturas mandibulares com maior precisão, um exame de imagens seriadas da mandíbula está indicado nos casos em que o paciente não coopera.[2] Isto inclui incidências transversais laterais, posterior-anterior e de Towne. A tomografia computadorizada (TC) pode fornecer informações mais detalhadas das fraturas; entretanto, são caras e tipicamente desnecessárias (Figura 24.3). A panorâmica deve ser a modalidade de imagem de escolha.

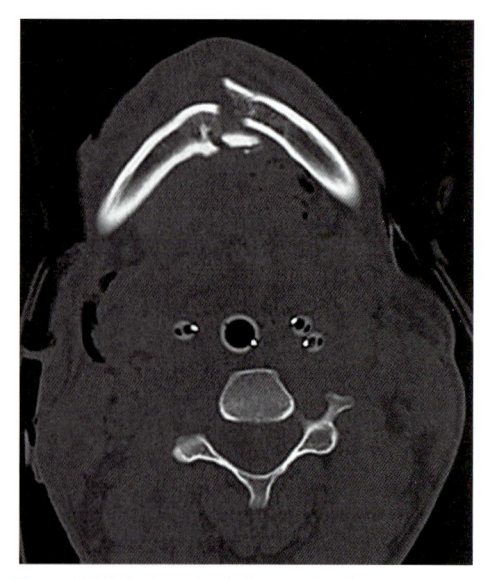

Figura 24.3 Fratura de sínfise cominutiva.

TRATAMENTO

Os princípios básicos do manejo das fraturas mandibulares requerem o estabelecimento da oclusão dentária pré-lesão, redução da fratura, e estabilização até que o osso esteja curado. A estabilização pode ser conseguida com fixação semirrígida ou rígida.

A fixação semirrígida permite algum movimento na linha de fratura e é aceitável para fraturas minimamente deslocadas favoráveis. A fixação semirrígida pode ser realizada por técnicas como a inserção de barras arqueadas com fiação interdentária, alças de Ivy, dispositivos de fixação externa e fixação intermaxilar de quatro parafusos. A mandíbula é mantida na posição de oclusão dentária pré-lesão por meio de fios ou faixas elásticas fortes. A fixação é mantida por 2-6 semanas. Tradicionalmente, são utilizados períodos de fixação mais longos; no entanto, uma cicatrização satisfatória é obtida com apenas 2 semanas de fixação e permite uma recuperação mais rápida da abertura bucal máxima, uma melhor higiene oral e menor perda de peso em paciente devidamente selecionado.[3]

A fixação rígida envolve o uso de placas e/ou parafusos para fixação da fratura e imobilização dos segmentos fraturados. O material mais comumente utilizado é o titânio. Uma vez conseguida a redução, na maioria dos casos, uma placa é posicionada sobre a linha da fratura e presa com parafusos, que são inseridos no osso sadio em ambos os lados da fratura. A seleção da placa deve ser feita com cuidado, para garantir que seja forte o suficiente para resistir às cargas normais relacionadas com mastigação e fala.

Conforme descrito por Champy, na década de 1970, sob circunstâncias normais, posicionar os dentes em oclusão resulta em tensão na superfície alveolar da mandíbula, quando forças de compressão são encontradas ao longo da borda inferior. Estas forças variáveis são decorrentes da natureza complexa dos músculos que exercem força em diferentes porções do osso. Quando há uma fratura, estas forças podem deslocar o osso e, muitas vezes, é necessária uma faixa tensora para sustentar a estabilização. O propósito da faixa tensora é superar as forças separadoras na porção alveolar da mandíbula. Uma faixa tensora pode ser criada utilizando-se uma barra arqueada ou fios. Adicionalmente, a inserção de miniplacas ao longo da linha de fratura presas com parafusos monocorticais pode conferir estabilização e, ao mesmo tempo, evitar a lesão das raízes dentárias.

As placas de compressão consistem em uma forma de dispositivo de fixação que tem sido usado em fraturas mandibulares com frequência cada vez menor. Estas placas são projetadas com dois orifícios de cada lado da linha de fratura, que possui superfície chanfrada que permite passar um parafuso através de um orifício, deslizando-o na direção da porção medial da placa. O parafuso, ao ser introduzido no osso, também moverá o osso medialmente na direção da linha da fratura. Quando ambos os parafusos tiverem sido colocados nos lados opostos da fratura, as superfícies opostas serão comprimidas uma contra a outra. Isto produz uma força de pré-carga axial junto à linha de fratura e gera um maior atrito, o que facilita a estabilização.

Os parafusos de osso esponjoso (lag) são outro modo de conseguir compressão. Estes parafusos são colocados abrindo um grande orifício extra no córtex externo de um segmento e colocando um dreno de tamanho apropriado, compatível com o tamanho do parafuso, no outro lado da linha de fratura. O parafuso atravessa o grande orifício extra, e os fios podem, então, engajar o osso do lado oposto da fratura. Quando o parafuso é apertado, os dois fragmentos são puxados entre si, e uma compressão é obtida na linha de fratura. Os parafusos de osso esponjoso são utilizados com mais frequência em fraturas localizadas na sínfise; entretanto, também podem ser utilizados para fraturas oblíquas do corpo, ângulo e região subcondilar, se houver sobreposição adequada de fragmentos.

MANEJO DOS DENTES

Os dentes fraturados na raiz ou na câmara pulpar, ou aqueles com abscesso ou cárie, devem ser removidos antes da redução e fixação. A presença de dentes na linha de fratura pode resultar em taxas maiores de infecção.[4]

COMPLICAÇÕES

Na literatura foi relatada uma taxa de complicação da ordem de 40% ou mais, com infecção, falha na união, má consolidação, perda dentária, anestesia, lesão de nervo facial, trismo e má oclusão estando entre as complicações relatadas.[5]

Fraturas de Le Fort

Christopher Tran ▪ Laura T. Hetzler

DIAGNÓSTICO DIFERENCIAL

Um dos principais fatores para o diagnóstico diferencial de fraturas faciais é a determinação do mecanismo de lesão. De acordo com o tipo de arma e a direção da força, diferentes padrões de fratura comuns ou envolvimento de diferentes estruturas ósseas podem ocorrer. As fraturas faciais raramente podem ser classificadas puramente como Le Fort I, II ou III (Figura 24.4). Mesmo assim, conhecer a classificação de Le Fort pode ajudar na descrição de fraturas faciais nos prontuários médicos e entre os cuidadores. Outros padrões de fratura comuns vistos com frequência no traumatismo facial podem estar estritamente associados a fraturas do tipo Le Fort (Quadro 24.1).

As fraturas naso-orbitárias-etmoidais podem potencialmente levar a lesões do teto etmoidal, sistema lacrimal, tendões cantais mediais, placa cribriforme e vascularização nasal. Os potenciais sinais e sintomas incluem rinoliquorreia, epistaxe, anosmia, epífora e telecanto. A lesão do ducto nasofrontal pode levar ao desenvolvimento de mucocele.

As fraturas do zigoma podem ser suspeitadas pelo achado de uma depressão em forma de "V" na bochecha, resultante de fraturas do arco zigomático nas extremidades e no centro do zigoma. A abominável "fratura trípode" zigomaticomaxilar geralmente envolve a(s) articulação(ões) do zigoma, osso frontal, osso temporal, osso esfenoide e maxila. A extensão para o assoalho orbitário é encontrada com frequência, uma vez que este tipo de fratura pode estar associado a uma força dirigida à bochecha e/ou ao olho.

No traumatismo facial pediátrico, uma consideração especial é causada por maior conteúdo cartilaginoso do nariz. Como há uma maior flexibilidade do nariz, as crianças tendem mais a apresentar forças mais uniformemente distribuídas ao longo da região facial média, levando a padrões de fratura mais complexos e menos previsíveis, e a um volumoso edema facial.

EXAME

A avaliação da via aérea tem importância fundamental no exame do traumatismo facial. Uma vez concluído o levantamento do traumatismo primário, o exame físico no contexto do traumatismo facial consiste na avaliação da função neurológica e da integridade estrutural. O exame neurológico deve incluir o estado neurológico geral (isto é, nível de consciência, cognição) e a função dos nervos cranianos, se possível. Uma parestesia abaixo do olho indica envolvimento do nervo infraorbitário secundário a fraturas do assoalho orbitário ou do rebordo orbitário inferior. As proeminências ósseas devem ser apalpadas para a detecção de degra-

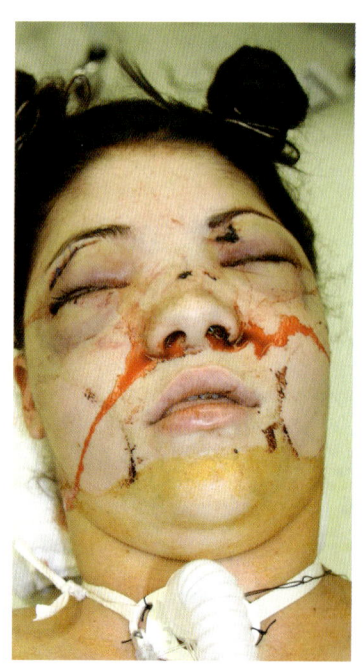

Figura 24.4 Distorção facial relacionada com extenso traumatismo facial resultando em fraturas Le Fort III e naso-órbito-etmoidal.

Quadro 24.1 Classificação Le Fort de fraturas

	Le Fort I	Le Fort II	Le Fort III
Destaque da fratura	I	II	III
Nome	"Maxilar horizontal"	"Maxilar piramidal"	"Disjunção craniofacial"
Elemento-chave de classificação	Apenas fratura maxilar	Envolvimento do rebordo infraorbitário	Envolvimento do arco zigomático
Estruturas envolvidas	Abertura piriforme	Dorso nasal	Dorso nasal
	Maxilar lateral ou parede nasal	Parede orbitária medial	Osso etmoide
	Placa pterigoide	Posterior ao osso lacrimal	Parede orbitária medial
		Rebordo infraorbitário	Órbita
		Abaixo do pilar ZM[a]	Parede orbitária lateral
		Placa pterigoide	Pilar ZF[a]
			Base do crânio esfenoide
			Arco zigomático
			Placa pterigoide
Indícios do exame físico	Desalinhamento dos dentes	Mobilidade do centro da face	Alongamento/edema facial massivo
		Parestesia infraorbitária	

Fonte: Richardson, ML, Department of Radiology, University of Washington, Seattle, WA, www.rad.washington.edu/mskbook/facialfx.html. Com permissão.
[a]ZM, zigomaticomaxilar; ZF, zigomaticofrontal.

us ou defeitos. Hematomas, equimoses ou edema indicam uma lesão subjacente. O comprometimento dos movimentos oculares poderia indicar o aprisionamento dos tecidos orbitários em decorrência de uma fratura no assoalho orbitário.

Nas fraturas Le Fort, classicamente, pode-se demonstrar mobilidade da maxila ao exame físico. Este achado é elucidado segurando firmemente a maxila entre o polegar e o indicador, e realizando um movimento suave de balanço para avaliar a estabilidade. O exame oral inclui remoção de próteses dentárias, avaliação dos dentes e da mobilidade alveolar, oclusão e presença de corpos estranhos ou lacerações. A suspeita de fraturas alveolares é levantada pela observação de dentes soltos e gengiva com equimoses ou sangramento. O trismo pode resultar do choque ósseo do arco zigomático com o temporal ou músculo masseter ou do envolvimento mandibular. Qualquer hemorragia ativa ou rinorreia límpida, ou ainda otorreia, devem ser avaliadas apropriadamente, porque isto poderia indicar uma fratura do etmoide ou uma fratura da tábua posterior do seio frontal (FS).

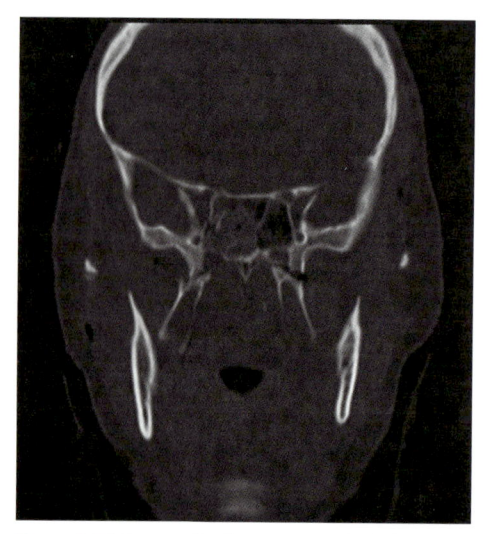

Figura 24.5 Fratura de placas pterigoides bilateral.

IMAGEM

Todas as fraturas Le Fort caracteristicamente envolvem fraturas das placas pterigoides (Figura 24.5). A avaliação radiográfica das fraturas Le Fort consiste nos protocolos de imagem padrão para qualquer fratura facial. A saber, cortes especializados de TC para protocolos maxilofaciais ou sinusais são úteis para o delineamento detalhado das linhas de fratura. Uma TC da cabeça sem contraste pode estar indicada para avaliar defeitos cranianos e da base do crânio, bem como para detectar uma hemorragia intracerebral possivelmente associada ao traumatismo craniano. Muitas vezes, a tecnologia da reconstrução 3D é útil para visualizar globalmente fratura(s) complexa(s) ou cominutiva(s) (Figura 24.6).

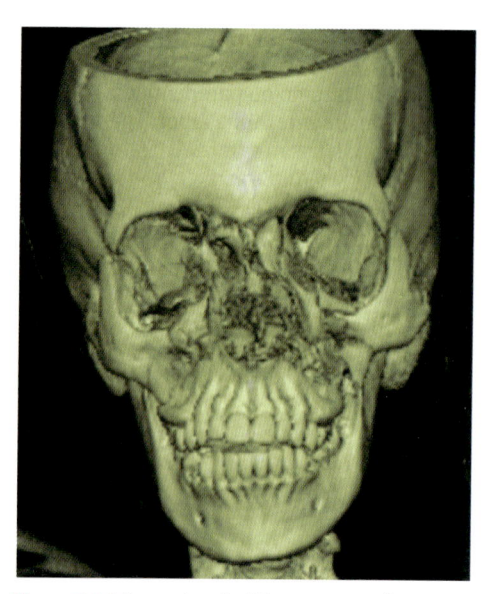

Figura 24.6 Reconstrução 3D por tomografia computadorizada de disjunção craniofacial verdadeira ou Le Fort III.

TRATAMENTO

O momento ideal para a redução e fixação de fraturas faciais depende de vários fatores. O edema significativo distorce a anatomia; portanto, o tratamento definitivo de fraturas muitas vezes é adiado até que o edema tenha melhorado. Entretanto, geralmente é ideal tratar as fraturas faciais dentro de 1 semana após a instalação, a fim de evitar a cicatrização em um estado não reduzido.

Conduta expectante pode estar indicada em fraturas sem deslocamento ou minimamente deslocadas sem má oclusão, ou se o paciente apresentar comorbidades que imponham um risco cirúrgico significativo.

As fraturas que podem requerer intervenção cirúrgica mais urgente são aquelas que incluem o ápice orbitário ou com aprisionamento de músculos extraoculares, causando perda da visão e/ou diplopia.

O tratamento por redução aberta com fixação interna das fraturas Le Fort I muitas vezes é realizado por uma incisão sublabial para plaqueamento da maxila inferior. A fixação maxilomandibular é realizada com frequência. Havendo instabilidade palatina, é possível moldar e fixar um imobilizador no local. As fraturas Le Fort II necessitando de redução aberta e fixação interna (ORIF, do inglês *open reduction and internal fixation*) podem requerer incisões sublabiais, bem como incisões perioculares, para abordagem do rebordo orbitário, assoalho ou parede medial da órbita e, ocasionalmente, uma abordagem coronal para fraturas nasofrontais. As fraturas Le Fort III, ou disjunção craniofacial verdadeira, podem requerer todas as abordagens supracitadas, estando com frequência associadas a lesões cranianas graves e outros padrões de fratura do esqueleto craniofacial, como fraturas naso-orbito-etmoides (NOE) e fraturas de zigoma ou "trípodes".

Fraturas do assoalho orbitário

Celeste Gary ▪ Laura T. Hetzler

DEFINIÇÕES E CARACTERÍSTICAS CLÍNICAS

A maioria das fraturas envolvendo os ossos da órbita é consequência de traumatismo facial contundente. As fraturas isoladas do assoalho orbitário muitas vezes resultam de lesão contundente em baixa velocidade na região facial média, com as lesões em velocidades maiores frequentemente envolvendo fraturas de outros ossos faciais. Embora algumas fraturas orbitárias envolvam o rebordo orbitário, as verdadeiras fraturas "*blowout*" da órbita envolvem fraturas do assoalho orbitário, parede medial ou teto orbitário, sem fratura do rebordo. As fraturas do assoalho orbitário envolvem a porção inferior da órbita (o teto do seio maxilar), sem envolvimento do rebordo.

DIAGNÓSTICO DIFERENCIAL

As fraturas do assoalho orbitário muitas vezes podem estar associadas a outras fraturas faciais.

EXAMES DIAGNÓSTICOS

Como a maioria das fraturas do assoalho orbitário ocorre após traumatismos, a avaliação inicial do paciente deve-se concentrar no algoritmo de traumatismo, incluindo o estabelecimento das vias aéreas, respiração e circulação. O traumatismo facial deve ser investigado durante o levantamento secundário do paciente. Deve ser realizada uma avaliação de todos os ossos faciais.

Quando disponível, é ideal que um oftalmologista examine o globo e a órbita antes do reparo cirúrgico de um traumatismo orbitário. O exame de todos os aspectos da órbita deve ser conduzido, incluindo:

1. Tamanho, formato e reatividade da pupila.
2. Hifema.
3. Injeção conjuntival, hemorragia, quemose, laceração.
4. Edema, equimose e laceração periorbitários.
5. Proptose ou enoftalmo.
6. Acuidade visual.
7. Presença ou ausência de diplopia em todos os olhares fixos.
8. Movimentos extraoculares.
9. Palpação do rebordo ósseo da órbita.

A clássica tríade das fraturas orbitárias *blowout* inclui enoftalmo, hipoestesia da bochecha e deficiência no olhar fixo para cima (Figura 24.7).

Uma TC maxilofacial sem contraste é utilizada para avaliar a extensão das fraturas faciais (Figura 24.8).

A determinação da necessidade de reparo é com base no tamanho da lesão, lesão a outras estruturas adjacentes, sintomas associados e características do paciente.

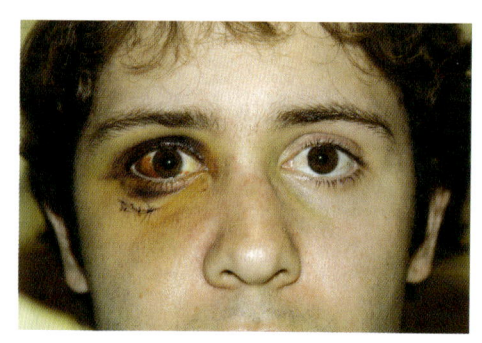

Figura 24.7 Paciente jovem em pós-lesão com laceração reparada, relativo enoftalmo e equimose.

Enoftalmo e diplopia servem como indicadores clínicos da necessidade de reparo. Em geral, as fraturas envolvendo mais de 50% do assoalho orbitário tendem a causar enoftalmo tardio. As fraturas com tamanho superior a 1 cm² produzirão cerca de 1 mm de enoftalmo. Os enoftalmos do olho de até 2 mm com frequência são esteticamente imperceptíveis.

O reparo das fraturas do assoalho orbitário sem aprisionamento que se qualificam para a intervenção pode ser postergado em até 7-10 dias. O reparo cirúrgico envolve o acesso ao assoalho utilizando uma laceração preexistente, uma abordagem transconjuntival, uma abordagem subciliar, uma abordagem mediopalpebral ou subtarsal, ou uma abordagem por incisão marginal. As extensões medial, lateral e posterior da fratura devem ser expostas. Uma vez que os conteúdos orbitários sejam retraídos de volta para o interior da órbita, utiliza-se um implante para recriar o assoalho orbitário. Existem numerosas opções disponíveis, incluindo materiais absorvíveis flexíveis, materiais não absorvíveis flexíveis, placas de titânio e placas revestidas. A fixação destes materiais pode ser realizada com pequenos parafusos de titânio autoperfuráveis, mas não é obrigatória (Figura 24.9).

A meta pós-operatória é a resolução da diplopia e a prevenção do enoftalmo.

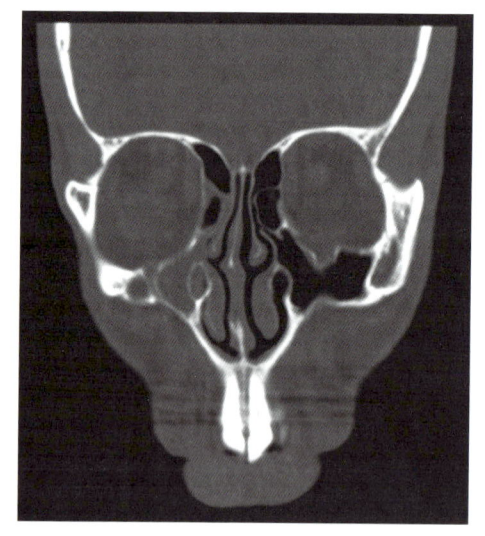

Figura 24.8 Fratura orbitária *blowout* esquerda com aprisionamento do reto inferior.

TRATAMENTO

As fraturas do assoalho orbitário com aprisionamento dos músculos extraoculares, mais comumente o reto inferior, exigem reparo urgente, de modo ideal dentro de 24 horas, para prevenção da fibrose do músculo envolvido e de diplopia permanente.

A presença de reflexo oculocardíaco é mais frequente na população pediátrica e é considerada uma indicação para reparo iminente.

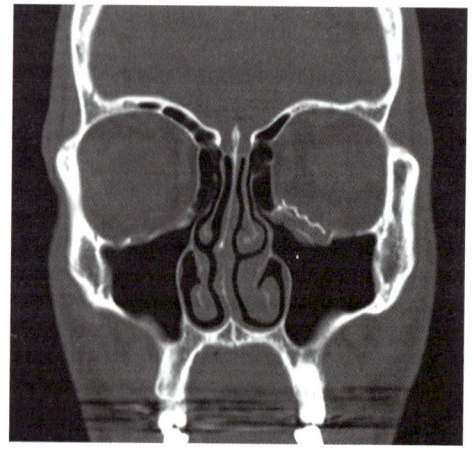

Figura 24.9 Fratura orbitária *blowout* esquerda em seguida ao reparo.

Fraturas zigomáticas

Sean Weiss ▪ *Laura T. Hetzler*

DEFINIÇÕES E CARACTERÍSTICAS CLÍNICAS

O osso zigomático é um dos principais componentes estruturais de ambas as projeções, anterior e lateral, da região mediofacial. Apresenta associações diretas ao osso temporal, osso frontal, osso maxilar e osso esfenoide, formando apoios distintos que sustentam a posição da eminência malar. O osso zigomático possui relações superficiais com os ossos frontal, temporal e maxilar, e apresenta projeções profundas associadas ao osso esfenoide, ao longo da parede orbitária lateral, e a maxila, ao longo da porção lateral do assoalho orbitário.

As fraturas do complexo zigomaticomaxilar (complexo zigomaticomalar *aka* [ZMC]) envolvem lesão do osso zigomático em todos os quatro apoios, bem como deslocamento da eminência malar. As fraturas do ZMC variam quanto à severidade e à complexidade, tendo sido classificadas por diversos autores. O sistema de classificação Zingg das fraturas ZMC organiza as fraturas de acordo com as estruturas anatômicas lesionadas e a severidade da lesão.[6] Como o osso zigomático contribui para os arcos de contorno horizontal e vertical, o reparo destas fraturas pode envolver complexidades singulares para o reposicionamento das projeções anterior e lateral da bochecha e altura vertical da eminência malar.

DIAGNÓSTICO DIFERENCIAL

A avaliação de fraturas faciais deve incluir avaliação das vias aéreas, medula espinal cervical, estabilidade hemodinâmica, e, no traumatismo grave, avaliação de alterações intracranianas. Após estas abordagens, o foco pode ser direcionado para a avaliação do esqueleto facial e avaliação do restante da cabeça e do pescoço. Muitas vezes, as fraturas do ZMC podem estar associadas a outras lesões de cabeça e pescoço, e uma avaliação completa destas lesões se faz necessária. Particularmente importante é a avaliação de lesões dos olhos e anexos orbitários. O potencial comprometimento da função visual obriga a realização de uma avaliação oftalmológica em casos envolvendo violação da órbita óssea antes de qualquer intervenção cirúrgica. Nestas circunstâncias, uma consideração adicional a ser feita é a possibilidade de lesão da base do crânio e a possível compressão da fissura orbitária superior em decorrência de hematoma ou mau posicionamento ósseo.

EXAMES DIAGNÓSTICOS

A avaliação deve incluir uma história dos detalhes em torno do mecanismo de lesão e o contexto em que a lesão aconteceu. Os indícios de severidade da lesão podem ser obtidos focando a atenção nos sintomas associados à lesão, como trismo, diplopia, paresia/paralisia facial e cefaleia, por exemplo.

O exame físico deve ser detalhado e completo, para guiar as decisões referentes a intervenções diagnósticas e terapêuticas adicionais. Deve incluir a palpação do esqueleto facial, para avaliar a presença de quaisquer deslocamentos ósseos ou pontos de sensibilidade. Um exame de acuidade visual e avaliação da musculatura extraocular pode ajudar a identificar um possível aprisionamento ou um processo oftalmológico mais preocupante. A atenção com a cavidade oral deve incluir uma avaliação do trismo, que pode indicar a compressão temporal por um arco zigomático deprimido, bem como uma avaliação da oclusão dentária. Além disso, deve ser realizado um exame completo dos nervos cranianos. É particularmente importante investigar qualquer tipo de paresia/paralisia na região da bochecha, o que pode indicar compressão do feixe neurovascular infraorbitário. Mais importante, o exame dos nervos cranianos pode ajudar a detectar sinais de neuropatia óptica, que poderiam resultar de lesão direta ao nervo óptico ou ao globo, mas que resultam mais comumente de uma lesão indireta, como edema ou hematoma (Figura 24.10).[7]

Atualmente, a TC é preferível às radiografias planas para fins de avaliação de fraturas faciais (Figura 24.11). Com as radiografias planas para fraturas zigomaticomaxilares, historicamente, a incidência de Water fornecia alguma indicação de que havia uma fratura; entretanto,

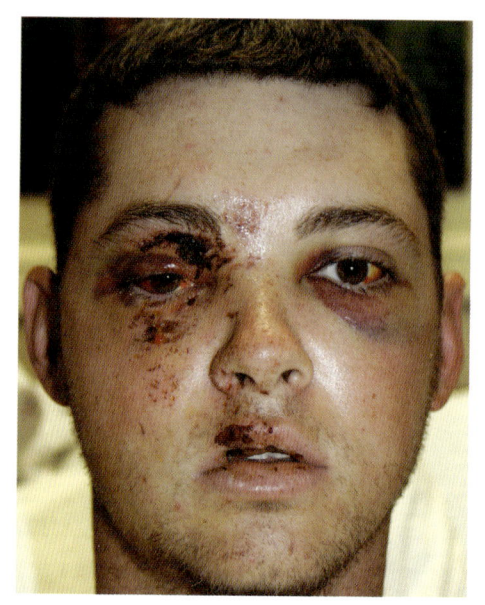

Figura 24.10 Imagem pré-operatória de paciente com fratura de complexo zigomaticomaxilar direito gravemente cominutiva. Note o achatamento da ponte malar e o enoftalmo.

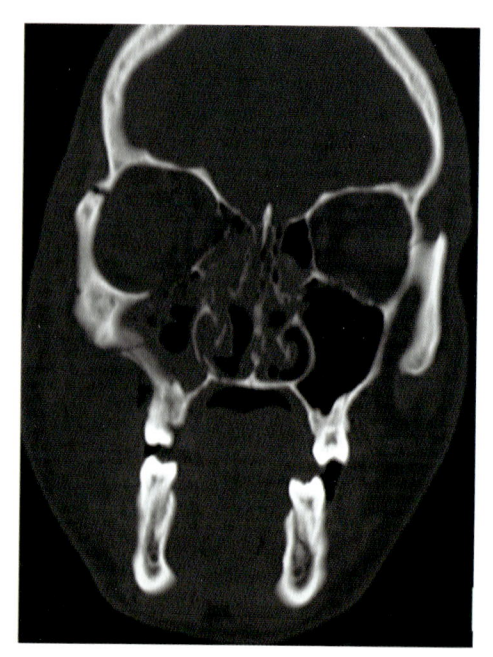

Figura 24.11 Corte coronal de tomografia computadorizada em janela óssea mostrando fraturas do arco zigomático direito, pilar lateral e rebordo orbitário (zigoma a maxila), e região zigomaticofrontal.

as radiografias planas tornaram-se inadequadas para uma avaliação completa.[8,9]

A TC é a modalidade de imagem de escolha para fraturas ZMC e fraturas que possam envolver a órbita óssea. Os cortes axiais fornecem a melhor visão do arco zigomático, paredes orbitárias verticais e seio maxilar, enquanto os cortes coronais mostram a linha de sutura zigomaticofrontal, com os rebordos orbitários lateral e inferior (Figura 24.12).

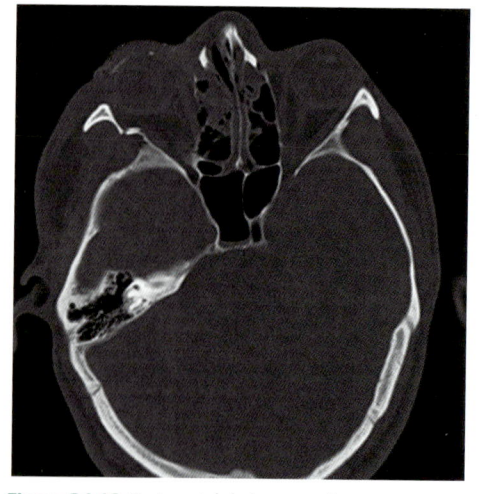

TRATAMENTO

O tratamento precoce das fraturas faciais pode evitar problemas decorrentes de contratura de cicatriz e colapso do pilar esquelético. A meta deve ser reestabelecer os apoios horizontal e vertical, por meio do reposicionamento apropriado do zigoma, para restaurar a largura horizontal da região mediofacial e a altura da eminência malar.

Em raros casos, em que há mínimo deslocamento das fraturas e não há cominuição,

Figura 24.12 Corte axial de tomografia computadorizada em janela óssea mostrando cominuição da região zigomaticoesfenoidal.

técnicas fechadas ou simples observação podem ser suficientes. Entretanto, fraturas mais complexas requerem um procedimento aberto, com redução e estabilização dos sítios de fratura, para permitir a estabilização necessária para uma cicatrização com alinhamento apropriado. Abordagens múltiplas podem ser necessárias para acessar todos os componentes da fratura, dependendo da severidade da lesão. A sutura zigomaticofrontal pode ser abordada por uma incisão de blefaroplastia de pálpebra superior estendida ou uma incisão lateral na sobrancelha. O rebordo orbitário pode ser acessado por uma incisão transconjuntival ou de uma incisão subciliar. Uma incisão no sulco gengivobucal é utilizada para acessar a face anterior da maxila e o pilar zigomaticomaxilar. Uma dissecção extensa nessa área pode dar acesso ao arco zigomático. Adicionalmente, o arco pode ser abordado por uma incisão coronal, e essa abordagem deve ser utilizada se a exposição ou capacidade do cirurgião para reduzir a fratura no arco zigomático for questionável, ou se houver cominuição significativa. Toda a extensão da linha de fratura deve ser exposta e avaliada, para garantir um alinhamento e redução apropriados.

A fixação interna é obtida com placas craniofaciais miniadaptadas, estabilizadas com parafusos transósseos. Essas placas mantêm a redução enquanto ocorre a cicatrização óssea. Existe uma variedade de sistemas de placas, e há placas desenhadas para padrões específicos de fratura, bem como placas que podem ser moldadas de acordo com as necessidades do cirurgião (Figura 24.13).

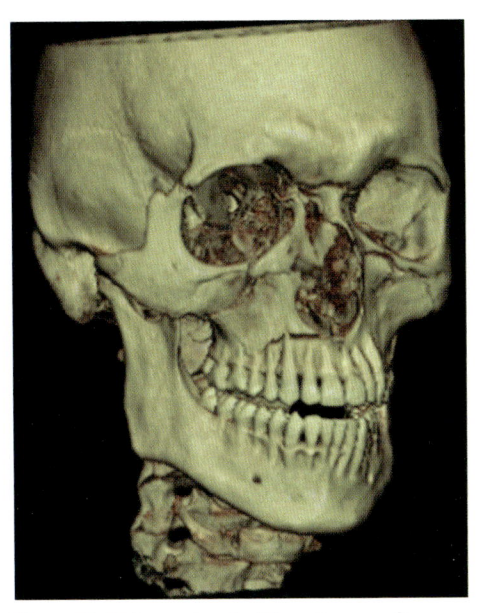

Figura 24.13 Reconstrução 3D por tomografia computadorizada demonstrando mobilidade de fraturas zigomáticas envolvendo o arco zigomático, região zigomaticofrontal, região zigomaticoesfenoidal e rebordos orbitário e pilar lateral, onde o zigoma se articula com a maxila.

COMPLICAÇÕES

Complicações associadas ao tratamento das fraturas ZMC incluem lesão palpebral resultando em mau posicionamento da pálpebra, visibilidade do implante e possível extrusão do implante, consolidação deficiente, lesão ocular incluindo perda da visão e enoftalmo, e assimetria facial, relacionada com falha em se estabelecer um posicionamento apropriado da eminência malar.

Traumatismo nasal

Neal M. Jackson ▪ *Laura T. Hetzler*

ANTECEDENTES

Os ossos nasais são os ossos do corpo mais comumente fraturados e estão envolvidos em cerca de 40% de todos os casos de traumatismo maxilofacial.

Os ossos nasais apresentam risco aumentado de lesão decorrente de sua proeminência na face e sua relativa pouca espessura, em comparação aos outros ossos faciais.

Como o nariz é visivelmente proeminente e atua aquecendo, umidificando e distribuindo o ar inspirado para as vias aéreas inferiores, o tratamento apropriado do traumatismo nasal aborda aspectos estéticos e funcionais.

Demograficamente, o envolvimento mais frequente é de homens jovens, nas 2ª ou 3ª décadas da vida. Para este grupo, a maioria das lesões é causada por assaltos, lesões esportivas, quedas e colisões de veículos motorizados.

Para as populações geriátricas e pediátricas, as quedas e colisões de veículos motorizados são as causas principais.

ANATOMIA NASAL

O nariz é uma estrutura em forma de pirâmide composta por osso, cartilagem e tecidos moles. Sua porção superior é composta por ossos nasais pareados que se articulam com os ossos maxilar e frontal. A porção inferior é composta pelas cartilagens laterais superiores pareadas e lateral inferior, que contribuem para a patência das vias aéreas nasais e projeção da ponta do nariz, respectivamente.

O septo nasal é um segmento vertical que separa as fossas nasais esquerda e direita, constituído por quatro partes: cartilagem quadrangular anteriormente, placa perpendicular do osso etmoide posterossuperiormente, vômer posteroinferiormente, e crista maxilar inferiormente.

A epistaxe, que consiste no sangramento originado do interior da cavidade nasal, é uma ocorrência comum no traumatismo nasal por causa do rico suprimento vascular da mucosa nasal.

PRINCÍPIOS DA AVALIAÇÃO DO TRAUMATISMO NASAL

Pacientes que sofrem traumatismo nasal devem passar por avaliação intensiva.

No contexto intensivo, o controle da epistaxe é importante para possibilitar o exame físico adequado das fossas nasais e prevenir perdas de sangue significativas.

Uma laceração mucosa pode indicar uma fratura dos ossos ou da cartilagem subjacente.

O septo nasal deve ser examinado para excluir a possibilidade de hematoma septal nasal.

DIAGNÓSTICO

A história e o exame físico completo da cabeça e do pescoço tipicamente são suficientes para diagnosticar uma fratura nasal ou lesão de tecidos moles. A história deve incluir o mecanismo

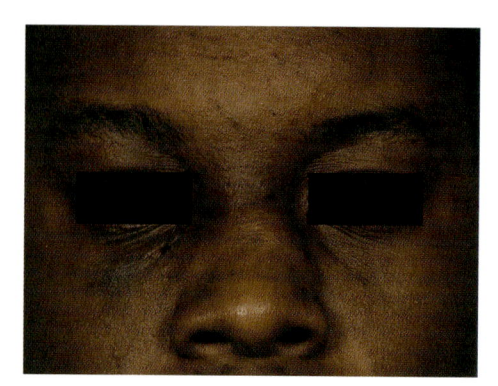

Figura 24.14 Imagem pré-operatória apresentando laceração facial direita e abaulamento da parede lateral nasal esquerda, consistente com deslocamento lateral do osso nasal esquerdo e colapso medial do osso nasal direito.

de lesão, tempo decorrido desde a lesão, quaisquer cirurgias e/ou traumatismos deformantes anteriores e quaisquer problemas nasossinusais prévios, como rinite, sinusite ou pólipos.

O exame físico deve começar com a obtenção de uma foto pré-lesão da face do paciente, para comparação com a aparência pós-lesão.

O nariz externo pode mostrar uma laceração cutânea, deslocamento ósseo evidente, crepitação ou sensibilidade à palpação (Figura 24.14).

A parte interna do nariz deve ser aspirada para eliminar qualquer sangue presente e, então, pode ser examinada antes e após a administração de descongestionante tópico. Os achados podem incluir desvio do septo nasal, hematoma septal ou alguma fonte evidente de hemorragia.

Qualquer drenagem límpida deve alertar o médico para a possibilidade de rinoliquorreia a partir da base do crânio, possivelmente a partir de uma fratura da placa cribriforme.

IMAGEM

As radiografias planas podem mostrar uma fratura ou deslocamento do nariz ósseo, mas oferecem informação limitada sobre os defeitos de tecidos moles. Como consideração geral, qualquer paciente com traumatismo maxilofacial comprovado ou suspeito deve ser submetido a

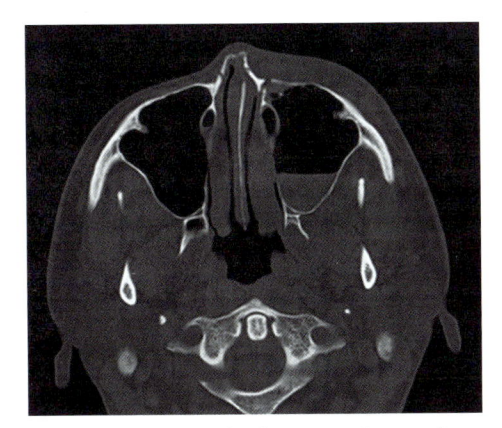

Figura 24.15 Cominuição do osso nasal esquerdo e maxila ascendente.

uma TC da região maxilofacial para investigar fraturas da região mediofacial, orbitária, base do crânio e frontocraniana (Figura 24.15).

PRINCÍPIOS DO TRATAMENTO

A meta primária é restaurar a função pré-mórbida e a estética do nariz.

Se um paciente ainda se queixar de obstrução das vias aéreas nasais e de deformidade passados 3-5 dias de espera pela redução do edema pós-traumático, uma correção cirúrgica pode ser indicada.

A decisão de corrigir cirurgicamente uma deformidade nasal adquirida é baseada tanto nas expectativas apropriadas do paciente como na experiência do cirurgião. Os fatores incluem déficits pré-mórbidos, estruturas intactas remanescentes, presença de doença nasossinusal crônica e risco cirúrgico. Existem muitas técnicas bem-sucedidas para uma ampla variedade de deformidades adquiridas.

Dependendo da extensão dos déficits funcionais e estéticos, o espectro cirúrgico inclui observação, redução fechada, septoplastia, rinoplastia e rinosseptoplastia.

O curso temporal do tratamento da fratura pode variar, dependendo do grau de fratura e da preferência do cirurgião. Muitos cirurgiões costumam adiar uma intervenção significativa, como a septoplastia ou a rinoplastia, até se passarem vários meses, quando cicatrização e edema estarão resolvidos.

Para uma fratura óssea nasal fechada isolada que ocorra em 24-48 horas, uma redução fechada para reduzir a fratura após 7-10 dias de lesão, sob anestesia local ou geral, dependendo do paciente e da preferência do cirurgião, dispensa incisões externas, simplesmente reduzindo os ossos nasais ou o septo nasal para uma posição pré-mórbida.

As fraturas ósseas nasais fechadas isoladas ocorridas há mais de 2 semanas podem requerer osteotomias, uma vez que ossos podem se consolidar em alinhamento precário.

As lacerações isoladas na mucosa nasal podem ser reaproximadas com suturas 5-0 crômicas.

Os hematomas de septo nasal devem ser tratados imediatamente com incisão e drenagem, ou com aspiração por agulha calibre 18. Tampões nasais devem ser inseridos, para aplicar pressão contra o septo e prevenir o reacúmulo. Antibióticos profiláticos devem ser prescritos, enquanto os tampões estiverem inseridos. A falha em identificar hematomas septais nasais pode levar à necrose septal e subsequente colapso nasal.

COMPLICAÇÕES

Cada método de correção cirúrgica tem seus riscos inerentes.

Equimoses e dor são comuns no período pós-operatório imediato.

As complicações tardias, como obstrução nasal crônica ou um resultado estético precário, podem-se manifestar semanas a meses após o término do processo de cicatrização e do assentamento das estruturas a serem operadas em suas posições permanentes. Os riscos, benefícios e alternativas discutidas devem incluir as limitações da redução fechada. A redução da fratura nasal fechada melhora o alinhamento do nariz em uma visão frontal, mas não pode modificar a probabilidade de formação de calo ou giba óssea. A redução fechada não reduz absolutamente o risco de obstrução nasal relacionado com a subluxação das cartilagens laterais superiores para baixo dos ossos nasais e o colapso tardio da válvula nasal interna.

Traumatismo sinusal frontal

Neal M. Jackson ▪ *Laura T. Hetzler*

ANTECEDENTES

O SF é uma cavidade sinusal paranasal revestida por mucosa e preenchida por ar, localizada superiormente à órbita e anteriormente ao lobo frontal do cérebro.

O desenvolvimento e a anatomia do SF são bastante variados. Trata-se de um seio pareado, com as partes esquerda e direita geralmente não simétricas. Cerca de 15% dos pacientes apresentam apenas um SF. É o último seio a se desenvolver, começando nos primeiros 3 anos de vida como uma extensão das células aéreas a partir dos seios etmoides. Atinge a aeração e o tamanho adultos ao final da segunda década da vida. Cerca de 1 em cada 25 pacientes não desenvolve nenhum SF.

O SF possui duas paredes ósseas ou "tábuas", bem como um assoalho. A tábua anterior se localiza por trás da pele e dos tecidos moles da fronte, com uma largura de 2-12 mm, podendo ser um dos ossos mais espessos do corpo. A tábua posterior, que separa a cavidade sinusal da dura-máter do lobo frontal, é relativamente delgada, medindo 0,1-5 mm (Figura 24.16). O assoalho recobre lateralmente as órbitas, e medialmente as células aéreas etmoidais.

O SF drena para o meato médio da fossa nasal, através do ducto de saída do seio frontal

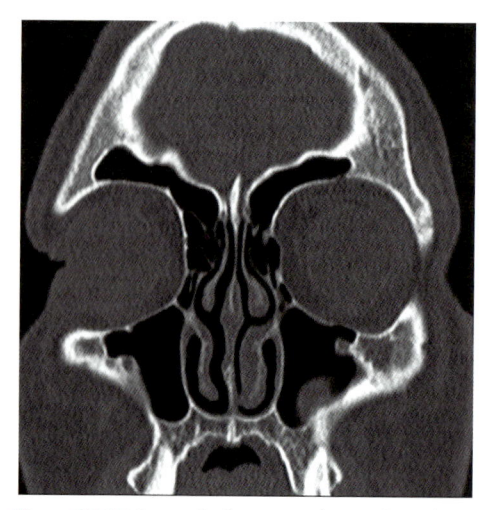

Figura 24.17 Ducto de drenagem do seio frontal patente normal.

(DSSF), que é uma via de drenagem em forma de ampulheta, normalmente medindo 2-10 mm de diâmetro (Figura 24.17). Da parte superior para a inferior, o DSSF inclui o infundíbulo do SF, o óstio do SF e, então, o recesso frontal. A obstrução parcial ou total de qualquer uma destas passagens pode levar ao desenvolvimento de sinusite crônica, mucocele e/ou infecção.

FRATURAS DO SEIO FRONTAL

Dentre os ossos faciais, o osso frontal tem a maior tolerância ao traumatismo direto. É necessário entre 800 e 2.000 lb de pressão para produzir uma fratura do SF. A espessa tábua anterior é mais resistente à fratura do que a delgada tábua posterior. O grau de lesão dos tecidos moles não prediz com precisão a extensão das lesões do SF.

As fraturas dos SFs representam 5-12% de todas as fraturas faciais. O traumatismo do SF pode variar desde uma fratura não desalinhada isolada da tábua anterior até fraturas cominutivas, concomitantemente anterior e posterior, com exposição de conteúdos intracranianos. Como a força necessária para fraturar o SF é grande, a presença de uma fratura no SF sugere a existência de outras lacerações e/ou fraturas orbitárias, do complexo NOE (naso-orbitário-etmoidal) e maxila. Cerca de 2/3 das fraturas do SF ocorrem em conjunto com outras fraturas craniofaciais.

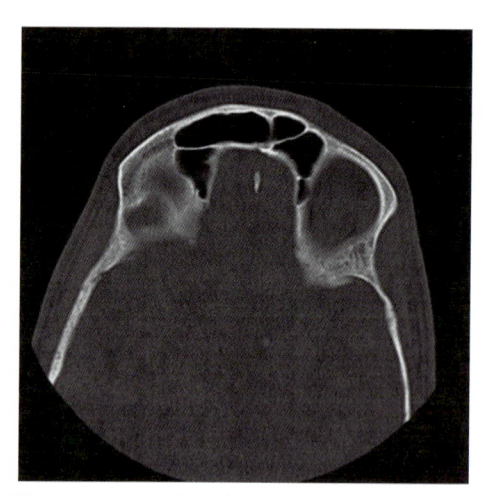

Figura 24.16 Seio frontal septado normal.

Lesões cerebrais na forma de contusão cerebral, hematoma epidural, hematoma subdural, hemorragia subaracnoide, hemorragia intracerebral ou picos na PIC (pressão intracraniana) podem ocorrer em até 18-38% das fraturas do SF. A incidência de lesões oftálmicas, como ruptura do globo, lesão do nervo óptico, lesão de músculos extraoculares ou subluxação do cristalino, pode chegar a 25%. Pacientes com fraturas cominutivas graves muitas vezes apresentam lesões intracranianas e oftálmicas associadas. As fraturas combinadas das tábuas anterior e posterior são mais comumente causadas por colisões de veículos motorizados.

EPIDEMIOLOGIA

As causas mais comuns de traumatismo do SF são as colisões de veículos motorizados (~50%), ferimentos por projétil de arma de fogo e altercações físicas (~25%), e quedas e lesões recreativas (10-15%).

Homens na 3ª década da vida sem dúvida são o grupo demográfico mais comumente afetado.

Considera-se que o uso de cintos de segurança e *airbags* pode explicar a queda da incidência geral de traumatismo do SF.

DIAGNÓSTICO

A história de traumatismo do SF muitas vezes é direta e tipicamente inclui um evento agudamente traumático. Qualquer paciente com suspeita de traumatismo do SF deve passar por uma avaliação completa para traumatismo. Os achados do exame físico que sugerem um traumatismo do SF incluem lacerações ou abrasões na fronte, degraus palpáveis e hematomas.

O padrão ouro é um exame de TC com cortes axiais finos de 1-1,5 mm, com reconstrução 3D, cortes coronais e sagitais. Os cortes axiais mostram melhor o envolvimento das tábuas anterior e posterior (Figura 24.18). As imagens coronais ilustram as lesões do teto orbitário/assoalho do SF. Os cortes sagitais são melhores para avaliar a patência do recesso frontal, enquanto a reconstrução em 3D ajuda a visualizar as deformidades do contorno externo. A TC também permite estudar as lesões de tecidos moles e intracranianas.

Se o paciente relatar rinorreia aquosa pelo nariz ou gotejamento pós-nasal de sabor salgado, o clínico deve suspeitar de rinoliquorreia. Um "teste do halo" de cabeceira pode ser feito, embora o teste da dosagem de β2-transferrina na secreção nasal seja o teste definitivo para diagnóstico de fístula liquórica. Tenha em mente que o resultado deste teste pode demorar 5-7 dias para ficar pronto, por isso o diagnóstico muitas vezes é confirmado após o início do tratamento. Fístulas liquóricas podem ocorrer em até 1/3 dos pacientes com traumatismo do SF.

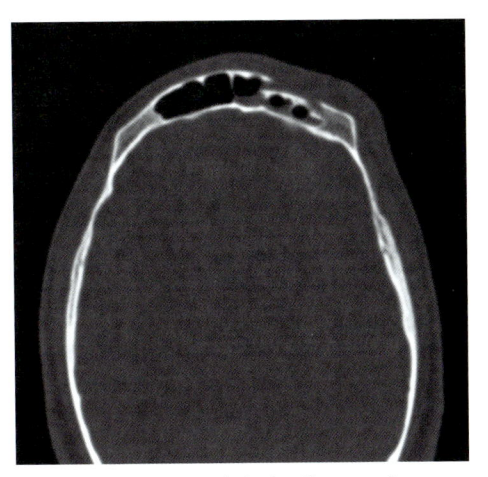

Figura 24.18 Fratura isolada da tábua anterior com deslocamento posterior de segmento fraturado.

CLASSIFICAÇÃO DAS FRATURAS SINUSAIS FRONTAIS

Muitos sistemas de classificação foram desenvolvidos para classificar as fraturas do SF. Esquemas mais recentes se concentram em características mais pertinentes (fraturas isoladas da tábua anterior *vs.* fraturas combinadas das tábuas anterior e posterior, ruptura dural com fístula liquórica etc.).

Existem cinco categorias gerais: fratura isolada da tábua anterior; fratura isolada da tábua posterior; envolvimento combinado das tábuas anterior e posterior; qualquer fratura que impeça o fluxo pelo FSOT; e qualquer fratura que leve ao rompimento dural.

Existe suspeita de lesão do ducto de drenagem frontonasal quando a fratura envolve o rebordo supraorbitário, complexo nasoetmoidal, ou assoalho do SF.

PRINCÍPIOS DO TRATAMENTO

Existem múltiplos algoritmos de tratamento. Os cinco pontos principais a nortear o tratamento incluem deslocamento da tábua anterior, lesão da tábua posterior, comprometimento de FSOT, presença de fístula liquórica e cominuição do osso envolvido ou extensão dos defeitos estéticos.

Embora alguns clínicos acreditem que os antibióticos possam ser utilizados de modo profilático para prevenir sinusites, bem como contaminação intracraniana, seu uso não é claramente indicado. Se antibióticos forem utilizados, recomenda-se as cefalosporinas de 3ª geração com alta penetração no liquor e cobertura para anaeróbios.

Em geral, todos os pacientes devem ser submetidos a um acompanhamento extenso, dada a ocorrência comprovada de complicações decorridos alguns anos.

As fístulas liquóricas podem ser tratadas de modo conservador, com repouso no leito, elevação da cabeceira e, possivelmente, inserção de um dreno lombar. Qualquer liquorreia que persista por mais de 5 dias pode ser cirurgicamente tratada, em geral com cranialização do SF e reparo direto da ruptura dural.

OPÇÕES DE TRATAMENTO

A opção mais conservadora é a conduta expectante com acompanhamento estreito e prolongado, bem como uso de descongestionantes nasais e, possivelmente, antibióticos. Isto pode ser feito em pacientes com lesões isoladas da tábua anterior apresentando deslocamento mínimo.

A cirurgia sinusal transnasal endoscópica para correção de lesão isolada de FSOT é tipicamente realizada após vários meses de lesão, quando as imagens seriadas demonstrarem mucocele ou secreções retidas no SF lesionado, indicando drenagem inadequada.

Para as fraturas da tábua anterior com deslocamentos visíveis, a fixação interna com ORIF do osso fraturado emprega miniplacas, malhas ou outros biomateriais, por meio de abordagens bicoronais, inferiormente à sobrancelha, superiormente à sobrancelha supraorbitária, ou ainda por outras abordagens. O uso de quaisquer lacerações existentes nos tecidos moles como via de acesso endoscópica pode reduzir a invasividade.

Para as fraturas cominutivas, microplacas podem ser colocadas para reformar os fragmentos ósseos.

Nas fraturas que comprometem o FSOT, antigamente era realizada a obliteração sinusal. A obliteração é um procedimento que remove toda a mucosa sinusal e uma fina camada de córtex interno da parede sinusal, incluindo também a obliteração do ducto de drenagem frontonasal. A cavidade remanescente é, então, preenchida com um biomaterial, mais frequentemente um enxerto adiposo autógeno, fáscia temporal, pericrânio ou osso esponjoso oriundo da pelve. Os materiais aloplásticos, como cimento ósseo de hidroxiapatita e cimento ósseo de fosfato de cálcio, são alternativas. Estes procedimentos se tornaram menos favorecidos, nos últimos anos, por causa de preocupações com infecção de enxertos e mucoceles, bem como a facilidade com que os procedimentos sinusais endoscópicos podem ser realizados para reabrir o ducto de drenagem obstruído.

Nas fraturas que resultam em defeitos da tábua posterior e fístulas liquóricas, a cranialização do SF envolve remoção da tábua posterior e de toda a mucosa do SF, mantendo a parede sinusal anterior exposta aos conteúdos cranianos anteriores (dura-máter e lobo frontal). O ducto de drenagem do SF deve ser obliterado, para evitar a contaminação intracraniana a partir da fossa nasal.

COMPLICAÇÕES

Podem ocorrer complicações com qualquer extensão de traumatismo do SF, que podem ser classificadas como relacionadas com o seio, intracranianas ou estéticas.

Os distúrbios sinusais mais comuns incluem cefaleia persistente, sinusite crônica e desenvolvimento de mucocele, todos relacionados com a retenção de muco em decorrência da obstrução do ducto de drenagem. Está comprovada a presença das mucoceles passados alguns meses a décadas (em média = 7,5 anos) do evento lesivo, o que torna obrigatório o acompanhamento prolongado.

As principais complicações intracranianas são a hemorragia subaracnoide, hemorragia intracerebral, fístulas liquóricas, contusão cerebral e infecção na forma de abscesso cerebral, abscesso epidural ou meningite.

As preocupações estéticas comuns são a cicatriz ou alterações nos tecidos moles, os déficits sensoriais nas áreas lesionadas e uma depressão visível ou palpável na fronte.

Reanimação facial

Laura T. Hetzler ▪ Daniel W. Nuss

CARACTERÍSTICAS CLÍNICAS E DEFINIÇÕES

A paralisia facial pode ser devastadora, tanto do ponto de vista emocional como funcionalmente. A perda funcional mais problemática decorrente do comprometimento da função do nervo facial está relacionada com a proteção ocular. A perda da função do orbicular do olho e, portanto, a incapacidade para fechar o olho resulta em ausência de distribuição da película lacrimal e de lubrificação, que podem resultar em desidratação e ulceração corneal. A perda da função do músculo frontal pode levar à ptose da sobrancelha e ao comprometimento da visão. A perda da função do ramo bucal pode resultar em obstrução nasal, bem como em perda da excursão do lábio superior e da comissura oral, com consequente comprometimento do sorriso. O comprometimento da função do bucinador perturba a formação de um bolo alimentar adequado e permite o aprisionamento da comida junto à bochecha durante a mastigação. A paralisia dos depressores labiais via nervo mandibular marginal pode resultar em assimetria da boca durante a fala e ao abrir a abertura oral, bem como em incompetência oral. A perda da função do orbicular da boca pode resultar em articulação precária e contribui para a incompetência oral (Figuras 24.19 e 24.20).

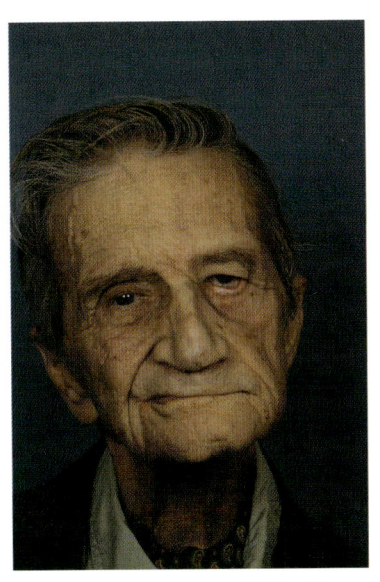

Figura 24.19 Paciente com paralisia facial em repouso, mostrando ptose de sobrancelha, ectrópio labial inferior e queda facial.

DIAGNÓSTICO DIFERENCIAL

O diagnóstico diferencial de paralisia facial é extenso, incluindo etiologias traumática, infecciosa, congênita, metabólica, neoplásica, tóxica ou iatrogênica.

As etiologias infecciosas, como doença de Lyme, síndrome de Guillain-Barré, herpes simples, herpes-zóster, infecções da orelha média, meningite, osteomielite do osso temporal e muitas outras, devem ser consideradas. Condições inflamatórias, incluindo distúrbios autoimunes e do tecido conectivo, podem afetar a função do nervo facial.

Os tumores localizados em qualquer parte ao longo da extensão do nervo facial podem ser responsáveis pela paralisia. As lesões intracranianas, como os schwannomas vestibulares, meningiomas e outros, podem afetar o nervo facial, além do VIII e V nervos cranianos. Os tumores de nervo facial *intratemporais*, incluindo schwannomas, hemangiomas ou tumores primários da orelha média e da base do crânio, devem ser considerados. Os tumores *extratemporais* envolvendo malignidades primárias e metastáticas da parótida também podem causar paralisia facial.

Uma possibilidade são os traumatismos perfurantes e contusos causadores de fraturas do osso temporal ou lesão direta do nervo facial em qualquer ponto ao longo de sua extensão. Neste contexto, o estado do nervo facial deve ser avaliado no exame inicial. Infelizmente, as lesões iatrogênicas do nervo facial que se seguem à ablação tumoral às vezes são inevitáveis em cirurgia da cabeça e do pescoço.

EXAMES DIAGNÓSTICOS

Uma anamnese completa e o exame de cabeça e pescoço são essenciais. Um diagnóstico de paralisia de Bell somente deve ser aceito após

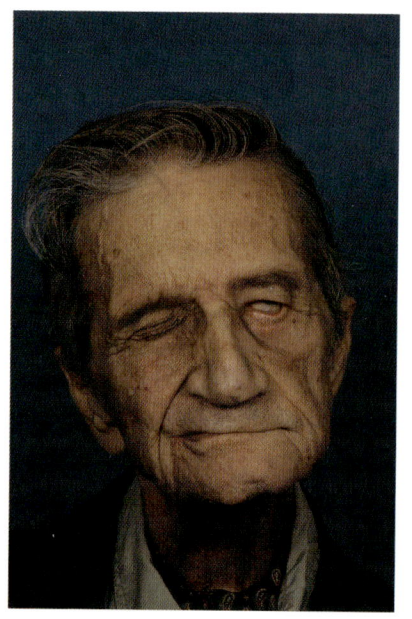

Figura 24.20 Paciente com paralisia facial em tentativa de fechar o olho, mostrando lagoftalmo, ectrópio labial inferior e fenômeno de Bell.

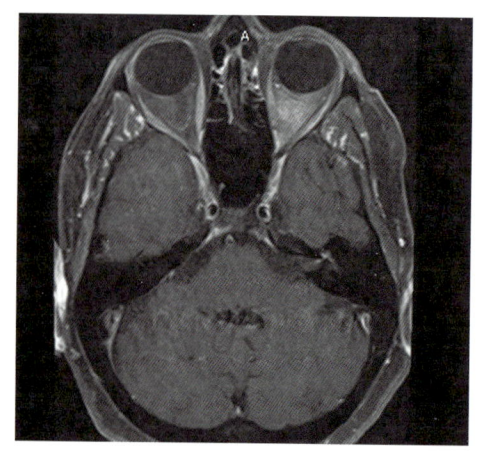

Figura 24.21 Intensificação do nervo facial à T1-MRI com gadolínio, sustentando um diagnóstico de paralisia de Bell.

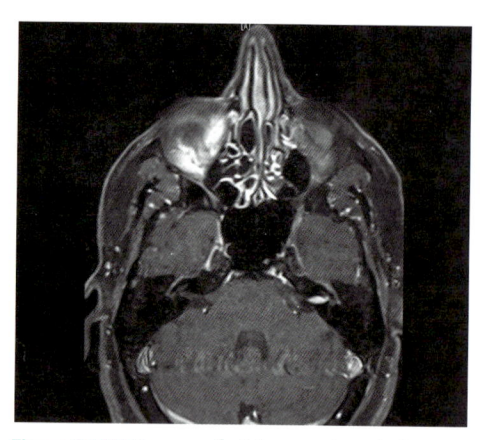

Figura 24.22 Neuroma facial no meato acústico interno à T1-MRI com gadolínio.

uma extensa investigação de outros diagnósticos plausíveis. Incisões prévias e a integridade dos outros nervos cranianos devem ser verificadas. Idade, comorbidades e expectativa de vida podem contribuir para a tomada de decisão na reanimação facial. Curiosamente, a radioterapia, seja planejada ou já realizada, exerce influência mínima sobre o planejamento reconstrutivo. Pode ser útil solicitar exames de imagem para avaliar o trajeto do nervo facial, incluindo RM ou TC (Figuras 24.21 e 24.22).

A disponibilidade dos nervos faciais proximal e distal deve ser avaliada. A viabilidade da musculatura facial e das placas motoras terminais é decisiva no planejamento reconstrutivo, sendo muitas vezes o obstáculo encontrado em pacientes com paralisia facial prolongada. Para os casos em que uma continuidade ou viabilidade questionáveis constitui um problema, testes elétricos podem ser incluídos. A eletroneuronografia é valiosa no período que vai de 3 dias a 3 semanas após a manifestação inicial, para avaliar a função do nervo facial. Uma degeneração superior a 90%, em comparação ao nervo facial funcional, está associada a um prognóstico ruim de recuperação funcional. A eletromiografia é utilizada a partir de 2-3 semanas após a manifestação inicial, para prever a recuperação. A presença de fibrilações indica um prognóstico menos favorável.

O mecanismo de lesão e o tempo decorrido desde a lesão são decisivos quando do delineamento de um plano de reconstrução. O comprometimento total ou parcial do movimento facial deve ser observado, para determinar se há enfraquecimento ou paralisia completa em alguns ou em todos os ramos.

A escala House-Brackmann é a escala de gradação da função do nervo facial mais utilizada, por causa de sua reproducibilidade e facilidade de uso, sendo, contudo, insuficiente, não se destinando à avaliação precisa de diferentes ramos ou regiões da face. Sendo assim, a avaliação da função do nervo facial requer uma análise explícita e de comprovação.

A avaliação independente das regiões superior, média e inferior da face é imperativa. O tônus facial deve ser observado. Um exame nasal completo se faz necessário para descrever a posição alar e columelar, a posição septal e o colapso valvular relacionado com um apoio insuficiente da parede nasal lateral. Alterações oculares, incluindo lagoftalmo, ectrópio ou frouxidão, irritação ou injeção conjuntival, epífora e posição do *punctum* lacrimal, presença do fenômeno de Bell e posição da sobrancelha, devem ser observadas. A presença de ulceração na córnea pode apressar a intervenção. Deve ser realizado um exame oral para identificar mordidas na bochecha, dificuldade de mastigação, posição labial e incompetência oral.

Por fim, as expectativas do paciente devem ser gerenciadas de modo a prepará-lo para uma recuperação incompleta, mesmo que os melhores esforços reconstrutivos sejam empreendidos. Nos casos em que a perda de continuidade neural é esperada, a recuperação, na melhor das hipóteses, proporcionará o fechamento completo do olho com assimetrias persistentes durante o movimento.

TRATAMENTO

Tratamento clínico

A prevenção da perda visual e de lesões da superfície ocular é a meta inicial mais importante. As medidas conservadoras incluem o uso de colírios e pomadas, óculos especiais com câmara úmida, lentes de contato e fitas adesivas. É recomendado evitar o uso de oclusivos simples.

Esteroides, associados ou não a antivirais, podem ser utilizados como tratamento clínico em pacientes com paralisia de Bell ou traumatismo. A conduta expectante e tratamento conservador são apropriados nos casos em que houver previsão de recuperação e a integridade do nervo for considerada preservada.

Procedimentos auxiliares, como a aplicação de toxina botulínica, podem ser utilizados para melhorar a simetria facial.

Tratamento cirúrgico

As intervenções cirúrgicas são classificadas como procedimentos estáticos e dinâmicos.

PROCEDIMENTOS ESTÁTICOS: FACE SUPERIOR

A ptose da sobrancelha pode ser reparada com *lift* de sobrancelha por meio de múltiplas técnicas, incluindo abordagens diretas, pela região média da fronte e endoscópicas.

O lagoftalmo é mais frequentemente reabilitado por uma carga na pálpebra superior utilizando um peso de ouro ou platina, cujo peso varia de 0,6 a 1,8 g. As molas de pálpebra superior também são utilizadas com êxito, embora sejam de inserção tecnicamente mais difícil na pálpebra superior do que os pesos. A correção do lagoftalmo e a melhora do fechamento do olho promovem distribuição da lágrima e saúde corneal.

A frouxidão da pálpebra inferior é tratada por técnicas de cantopexia medial e lateral. A compressão do canto lateral pode ser realizada por excisões em cunha, bem como procedimentos em tiras tarsais laterais (Figuras 24.23 e 24.24). Na presença de uma úlcera de córnea, uma tarsorrafia, temporária ou permanente, pode ser necessária, para dar tempo suficiente para a cicatrização da superfície corneal. Alguns pacientes com déficits do V nervo craniano podem necessitar de uma tarsorrafia permanente, dada a falta de estímulo sensorial necessária para proteger o olho.

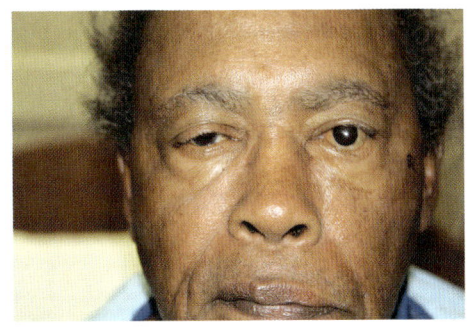

Figura 24.23 Foto pré-operatória demonstrando assimetria ocular relacionada com a paralisia facial.

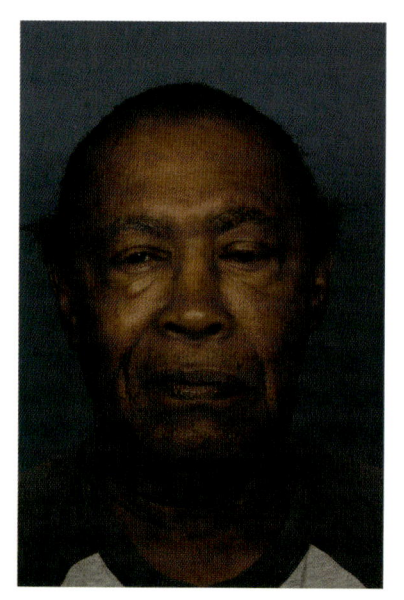

Figura 24.24 Foto pós-operatória, com correção de assimetria e lagoftalmo através da inserção de peso de platina e faixa tarsal lateral do olho esquerdo.

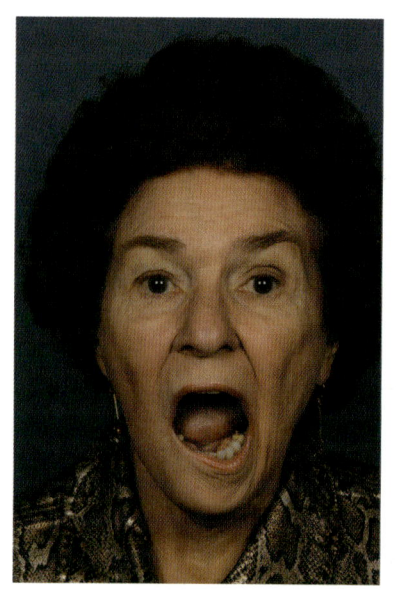

Figura 24.25 Enfraquecimento do ramo marginal isolado, de lado direito, no pré-operatório, mostrando distorção do lábio inferior para o lado contralateral e assimetria relacionada com paralisia DAO e DLI.

A reanimação estática periocular pode ser realizada mesmo se uma recuperação for prevista. A intervenção ocular agressiva é promovida por causa do risco de lesão permanente e perda da visão no olho desprotegido.

PROCEDIMENTOS ESTÁTICOS: FACE MÉDIA

Slings estáticos são utilizados em pacientes considerados não candidatos a cirurgias dinâmicas de maior porte, pacientes com prognóstico ruim ou pacientes que não desejam uma intervenção extensa para reanimação facial. Os materiais utilizados, como *sling,* variam desde *fascia lata* autóloga a aloenxertos, incluindo derme acelular humana (Alloderm) e politetrafluoroetileno (Gore-Tex). A ritidectomia ou os *lifts* para a região da face média são úteis como adjuntos em pacientes com ptose hemifacial extensa relacionada com a paralisia facial.

PROCEDIMENTOS ESTÁTICOS: FACE INFERIOR

A paralisia do ramo mandibular marginal do nervo facial resulta em perda do pilar labial inferior e desvio do lábio inferior para o lado contralateral. O lábio inferior e a comissura oral podem ser sustentados com tipoias (*slings*) estáticas. Uma excisão em cunha pode ser realizada no lábio inferior afetado para encurtá-lo, conferindo uma aparência de pilar muscular melhorado, do modo como estaria presente com um depressor do ângulo oral funcional (Figuras 24.25 e 24.26). A queiloplastia recria a função do depressor labial inferior promovendo a rolagem lateral do lábio inferior afetado. Transposições do platisma ou do digástrico podem ser realizadas para reabilitar o enfraquecimento do nervo marginal.

PROCEDIMENTOS DINÂMICOS

As técnicas de reanimação facial dinâmicas seguem uma ordem de preferência para a obtenção de resultados ótimos. Se o nervo tiver sido transeccionado e puder ser reparado sem tensão, uma neurorrafia primária é ideal. Se um segmento interferente do nervo tiver sido perdido, e o reparo livre de tensão for impossível, a interposição de enxertos entre os dois cotos do nervo facial é apropriada. Se o nervo facial esti-

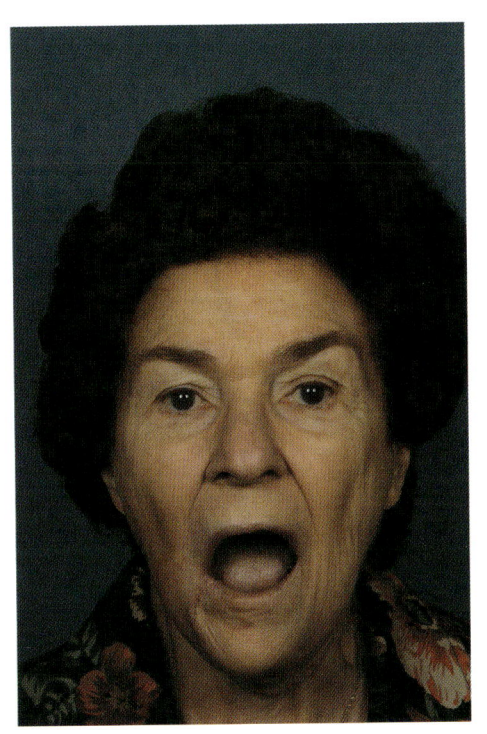

Figura 24.26 Foto tirada em 3 semanas de pós-operatório após aplicação de botox nos depressores do lábio contralateral e na cunha do lábio inferior ipsolateral, à direita.

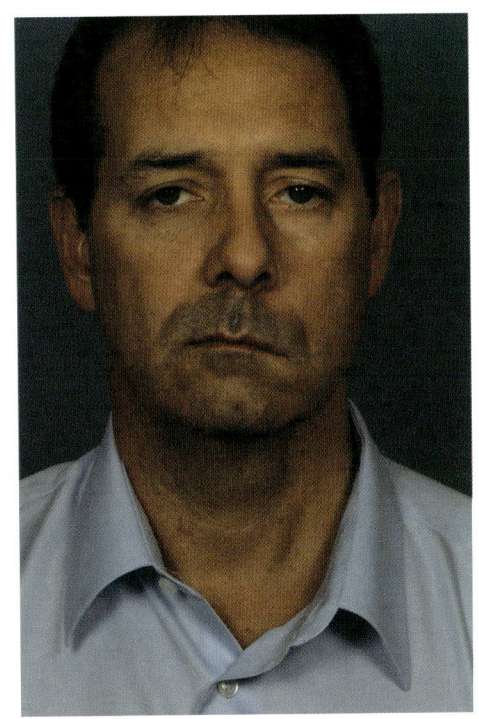

Figura 24.27 Paralisia facial flácida esquerda, no pré-operatório.

ver indisponível ou não for possível empregar métodos de cabeamento de cabo ou união primária, a transposição de nervo, transposição de músculo e transferência de tecido livre podem ser justificadas.

TRANSPOSIÇÃO DO NERVO

A transposição do nervo é considerada diante da ausência do segmento proximal do nervo facial com um segmento distal intacto e musculatura facial viável. Os nervos doadores utilizados incluem o nervo hipoglosso, nervo acessório espinhal, nervo que segue para o masseter (ramo de V3) e o nervo facial contralateral.

O nervo hipoglosso é a mais frequentemente utilizada de todas as transposições de nervo, sendo mais comumente utilizado no contexto de ressecções de schwannomas vestibulares. Seu uso é promovido para a recuperação do tônus facial, ainda que seja pouco confiável para movimentos (Figuras 24.27 a 24.29). O nervo facial pode ser seccionado em seu ponto de saída do osso temporal ou, se uma extensão maior for necessária, pode ser exposto no interior da mastoide, seccionado proximalmente no segundo joelho e refletido inferiormente para alcançar o nervo hipoglosso. A dissecção distal do nervo facial na glândula parótida com remoção da glândula, inferiormente, pode permitir uma maior mobilização e anular a necessidade de um enxerto de interposição. Mediante o isolamento do nervo hipoglosso distalmente à *ansa cervicalis*, apenas 1/3 do nervo hipoglosso é transeccionado para minimizar a atrofia hemiglóssica. O nervo facial é, então, aproximado da neurotomia proximal do nervo hipoglosso (Figura 24.30). Se o nervo facial for curto demais, um enxerto de interposição pode ser utilizado entre o coto do nervo facial e o nervo hipoglosso. A recuperação da função continuará melhorando ao longo de 2 anos.

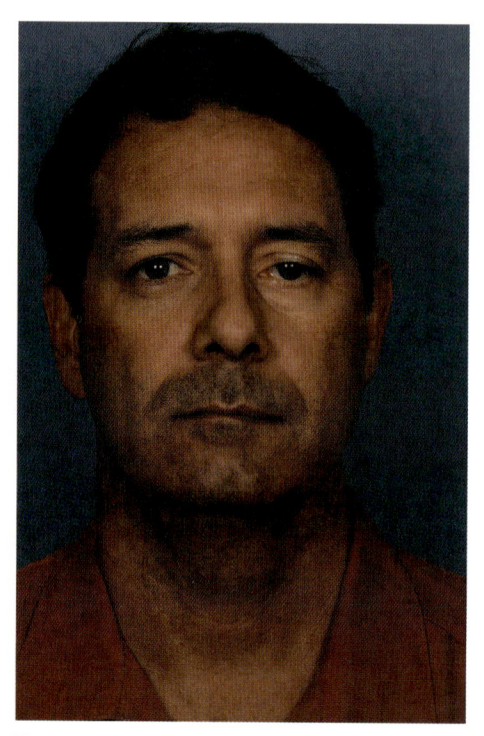

Figura 24.28 Imagem obtida após 6 meses da neurorrafia de XII-VII, em repouso, mostrando tônus melhorado.

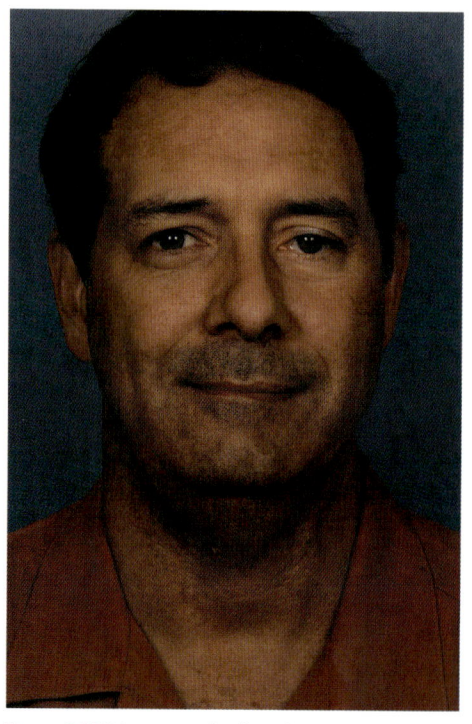

Figura 24.29 Imagem obtida após 6 meses da neurorrafia de XII-VII, com sorriso discreto, demonstrando excursão da comissura oral ao sorrir.

TRANSPOSIÇÃO DE MÚSCULO

As técnicas de transposição de músculo são utilizadas quando há paralisia facial de longa duração (> 2-3 anos) ou quando outros nervos cranianos foram sacrificados e, portanto, as técnicas de transposição se tornam inconvenientes. Se o nervo trigêmeo estiver intacto, o músculo masseter e o músculo temporal são mais frequentemente utilizados para reanimação facial dinâmica. Estes dois músculos podem ser utilizados simultaneamente para reanimação facial superior e inferior.

O músculo temporal pode ser utilizado para reanimação periocular e perioral. Faixas anteriores de músculo temporal têm sido utilizadas para melhorar a posição palpebral e o fechamento do olho. O corpo principal do músculo temporal pode ser refletido sobre o arco zigomático ou conduzido inferiormente a este, com

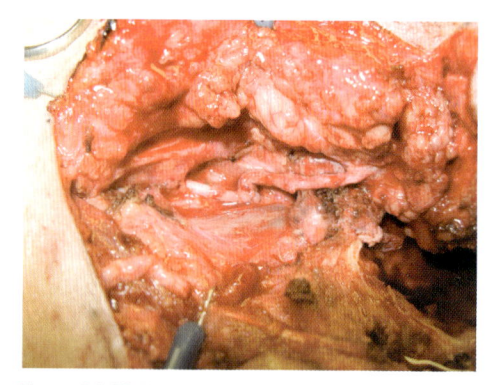

Figura 24.30 Foto intraoperatória demonstrando o nervo facial "seccionado" para neurorrafia com o nervo hipoglosso.

um vetor ideal para a comissura oral e a reconstrução da região média da face. A transferência ortodrômica do tendão temporal foi descrita como a liberação do tendão temporal a partir do processo coronoide, seguida de sua fixação ao modíolo do orbicular.

O músculo masseter pode ser utilizado para a reanimação dinâmica perioral. O vetor de tensão é mais horizontal do que o do músculo temporal e, portanto, menos ideal.

TRANSFERÊNCIA DE TECIDO LIVRE

A transferência de tecido livre é o método preferido de reanimação facial em pacientes que sofrem de paralisia facial congênita. Esta técnica também é aplicável em pacientes submetidos a ressecções do nervo facial e seus ramos distais, ou aqueles com paralisia facial de longa duração. Os retalhos de músculo utilizados incluem o grácil, serrátil anterior, latíssimo do dorso, peitoral menor e extensor curto dos dedos.

A transferência de músculo livre autólogo muitas vezes é realizada em dois estágios. O estágio inicial inclui um enxerto de nervo, comumente o nervo sural, conectado ao ramo distal do nervo facial da face normal contralateral e tunelizado para o lado paralisado. Um segundo estágio é realizado após 6-9 meses, com transferência de músculo livre e neurorrafia entre o enxerto de nervo facial cruzado e o nervo do complexo de tecido livre.

Os procedimentos de estágio único podem ser realizados quando se utiliza a transferência de músculo livre com um nervo doador longo o bastante para alcançar o nervo facial contralateral. As transferências de tecido livre em estágio único também são realizadas empregando o remanescente do nervo facial proximal ipsolateral ou o ramo massetérico do nervo trigêmeo para conferir potência ao músculo livre.

Referências

1. Olson RA, Fonseca RJ, Zeitler DJ et al. 1982. Fractures of the mandible: A review of 580 cases. *Journal of Oral and Maxillofacial Surgery* 40:23.
2. Chayra GA, Meador LR, Laskin DM. 1986. Comparison of panoramic and standard radiographs for the diagnosis of mandibular fractures. *Journal of Oral and Maxillofacial Surgery* 44(9):677–679.
3. Bailey BJ, Johnson JT. 2006. *Head & Neck Surgery—Otolaryngology*. Philadelphia, PA: Lippincott Williams & Wilkins.
4. Ellis E, Sinn DP. 1993. Treatment of mandibular angle fractures using two 2.4-mm dynamic compression plates. *Journal of Oral and Maxillofacial Surgery* 51:969–973.
5. Fonseca RJ. 2000. Mandible fractures. In: Spina, AM and Marciani, RD (eds.), *Oral and Maxillofacial Surgery*, 1st ed. Philadelphia, PA: WB Saunders Company, Vol. 3.
6. Warner JE. 1995. Traumatic optic neuropathy. *International Ophthalmology Clinics* 35:57.
7. Kassel EE, Noyek AM, Cooper PW. 1983. CT in facial trauma. *Journal of Otolaryngology* 12:2.
8. Zilkha A. 1982. Computed tomography in facial trauma. *Radiology* 144:545.
9. Zingg M, Laedrach K, Chen J et al. 1992. Classification and treatment of zygomatic fractures: A review of 1,025 cases. *Journal of Oral and Maxillofacial Surgery* 50:778–790.

Bibliografia

Bailey BJ, Johnson JT, Kohut RI et al. 2006. *Head and Neck Surgery—Otolaryngology*, 4th ed. Philadelphia, PA: Lippincott Williams & Wilkins, pp. 973–993.

Bell RB. 2009. Management of frontal sinus fractures. *Oral and Maxillofacial Surgery Clinics of North America* 21(2):?227–242.

Brown DJ, Jaffe JE, Henson JK. 2007. Advanced laceration management. *Emergency Medicine Clinics of North America* 25(1):83–99.

Chadha NK, Repanos C, Carswell AJ. 2009. Local anaesthesia for manipulation of nasal fractures: Systematic review. *The Journal of Laryngology and Otology* 123(8):830–836.

Donald P. 2005. *Frontal Sinus and Nasofrontoethmoidal Complex Fractures,* Self Instructional Package. Alexandria, VA: American Academy of Otolaryngology—Head and Neck Surgery Foundation.

Doonquah L, Brown P. 2012. Management of frontal sinus fractures. *Oral and Maxillofacial Surgery Clinics of North America* 24(2):265–274.

Duvall AJ, Porto DP, Lyons D et al. 1987. Frontal sinus fractures. Analysis of treatment results. *Archieves of Otolaryngology Head and Neck Surgery* 113(9):933–935.

Escada P, Penha RS. 1999. Fracture of the anterior nasal spine. *Rhinology* 37(1):?40–42.

Fischer C, Bertelle V, Hohlfeld J, Forcada-Guex M, Stadelmann-Diaw C, Tolsa JF. 2010. Nasal trauma due to continuous positive airway pressure in neonates. *Archives of Disease in Childhood—Fetal and Neonatal Edition* 95(6):F447–F451.

Frodel JL. 2012. Revision of severe nasal trauma. *Facial Plastic Surgery* 28(4):454–464.

Garr JI, McDonald WS. 2004. Zygoma fractures. In: Thaler, SR and McDonald, WS (eds.), *Facial Trauma*. New York: Marcel Dekker Inc., pp. 367–368.

Higuera S, Lee EI, Cole P, Hollier LH, Stal S. 2007. Nasal trauma and the deviated nose. *Plastic and Reconstructive Surgery* 120(7 Suppl. 2):64S–75S.

Jung SN, Shin JW, Kwon H, Yim YM. 2009. Fibrolipoma of the tip of the nose. *The Journal of Craniofacial Surgery* 20(2):555–556.

Kalavrezos N. 2004. Current trends in the management of frontal sinus fractures. *International Journal of Care of the Injured* 35:340–346.

Koento T. 2012. Current advances in sinus preservation for the management of frontal sinus fractures. *Current Opinion in Otolaryngology and Head and Neck Surgery* 20(4):274–279.

Lauder A, Jalisi S, Spiegel J, Stram J, Devaiah A. 2010. Antibiotic prophylaxis in the management of complex midface and frontal sinus trauma. *Laryngoscope* 120(10):1940–1945.

Litschel R, Tasman AJ. 2009. Current controversies in the treatment of frontal sinus fractures. *Laryngorhinootologie* 88(9):577–581.

Mondin V, Rinaldo A, Ferlito A. 2005. Man agement of nasal bone fractures. *American Journal of Otolaryngology* 26(3):181–185.

Moskovitz JB, Sabatino F. 2013. Regional nerve blocks of the face. *Emergency Medicine Clinics of North America* 31(2):517–527.

Myers EN. 2008. *Operative Otolaryngology—Head and Neck Surgery*, 2nd ed. Philadelphia, PA: Elsevier, pp. 935–945.

Papel ID. 2009. *Facial Plastic and Reconstructive Surgery*, 3rd ed. New York: Thieme Medical Publishers, Inc.

Rohrich RJ, Adams WP. 2000. Nasal fracture management: Minimizing secondary nasal deformities. *Plastic and Reconstructive Surgery* 106(2):266–273.

Rontal ML. 2008. State of the art in craniomaxillofacial trauma: Frontal sinus. *Current Opinion in Otolaryngology & Head and Neck Surgery* 16:381–386.

Sabatino F, Moskovitz JB. 2013. Facial wound management. *Emergency Medicine Clinics of North America* 31(2):529–538.

Tiwari P, Higuera S, Thornton J et al. 2005 The management of frontal sinus fractures. *Journal of Oral and Maxillofacial Surgery* 63(9):?1354–1360.

Wright RJ, Murakami CS, Ambro BT. 2011. Pediatric nasal injuries and management. *Facial Plastic Surgery* 27(5):483–490.

Ziccardi VB, Braidy H. 2009. Management of nasal fractures. *Oral and Maxillofacial Surgery Clinics of North America* 21(2):203–208, vi.

Zingg M, Laedrach K, Chen J et al. 1992. Classification and treatment of zygomatic fractures: A review of 1025 caswes. *Journal of Oral and maxillofacial Surgery* 50:778–790.

Leitura sugerida

Bailey BJ, Johnson JT, Kohut RI et al. 2006a. *Head and Neck Surgery—Otolaryngology*, 4th ed. Philadelphia, PA: Lippincott Williams & Wilkins, pp. 2467–2480.

Bailey BJ, Johnson JT, Kohut RI et al. 2006b. *Head and Neck Surgery—Otolaryngology*, 4th ed. Philadelphia, PA: Lippincott Williams & Wilkins, pp. 919–934, 1027–1046.

Papel I. 2009. *Facial Plastic and Reconstructive Surgery*, 3rd ed. New York: Thieme Medical Publishers, Inc., pp. 869–896.

Papel I. 2009. *Facial Plastic and Reconstructive Surgery*, 3rd ed. New York: Thieme Medical Publishers, Inc., pp. 991–1000.

SEÇÃO 6
PEDIATRIA

CAPÍTULO 25

Doenças da Orelha

Oliver Adunka

- Orelha externa
- Malformações auriculares
- Orelha interna

Orelha externa

CISTO/SEIO PRÉ-AURICULAR

Definição e características clínicas

Caracterizam-se como tratos sinusais ou cistos presentes no subcutâneo próximos ao pavilhão auricular, sendo revestidos por epitélio escamoso que, ocasionalmente, pode sofrer sequestros, formando cistos que, por sua vez, podem se tornar infectados. Têm como causa a duplicação do meato acústico externo (MAE) e podem ser divididos em dois tipos:

1. Cistos/seios de tipo 1: formados a partir da duplicação do meato acústico externo, seguem paralelos a ele e são revestidos com pele. São encontrados nas áreas pré ou retroauricular.

2. Cistos/seios de tipo 2: são duplicações verdadeiras congênitas do MAE, constituídos por pele e cartilagem. Ambos, seios e cistos, possuem íntima associação ao pericôndrio da orelha. Muitos são assintomáticos, mas podem se tornar infectados, apresentando-se como celulite cutânea ou com drenagem purulenta (Figuras 25.1 e 25.2).

Diagnóstico diferencial

Cisto da 1ª fenda branquial, celulite e traumatismo.

Exames diagnósticos

Em razão da associação existente entre cistos/seios pré-auriculares e síndromes congênitas, uma audiometria formal deve ser realizada. Adicionalmente, em algumas crianças com múltiplas anormalidades, uma ultrassonografia dos rins pode ser útil. As associações incluem a síndrome brânquio-otorrenal, síndrome de Beckwith-Wiedemann e disostose mandibulo-facial.

Tratamento

Embora a maioria dos casos permaneça assintomática durante toda a vida, a condição pode-se manifestar com febre, celulite em torno da orelha ou drenagem purulenta, ou ainda como uma massa de tamanho crescente, que deve ser tratada com antibióticos possivelmente associados à incisão e drenagem. Uma vez resolvido o episódio agudo, a remoção cirúrgica do seio/cisto deve ser considerada. A indicação para tratamento cirúrgico tipicamente se limita às lesões causadoras de infecções recorrentes. Por causa da íntima associação ao pericôndrio do pavi-

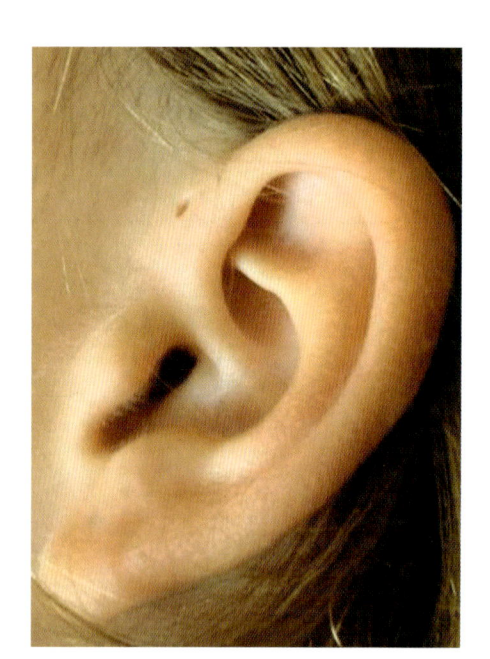

Figura 25.1 Seio pré-auricular de tipo 1.

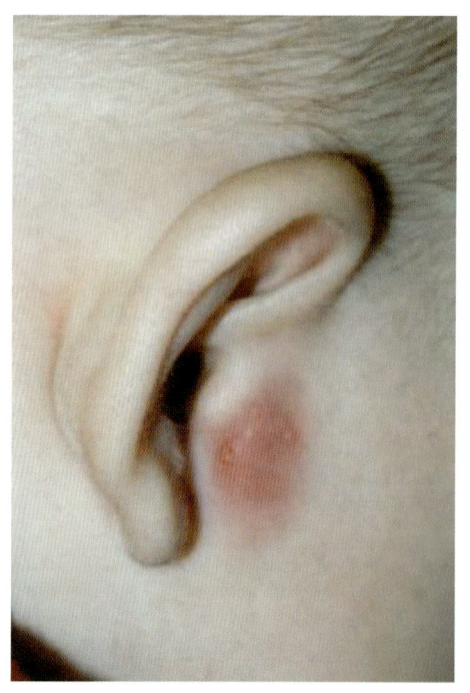

Figura 25.2 Cisto pré-auricular de tipo 2, que se tornou infectado.

lhão, a excisão cirúrgica tipicamente deve incluir o pericôndrio na base da lesão, a fim de prevenir recidivas.

BRINCOS/APÊNDICES CUTÂNEOS PRÉ-AURICULARES

Definição e características clínicas

Comumente encontrado em bebês assintomáticos, os brincos cutâneos são caracterizados por uma ou múltiplas massas epiteliais carnudas encontradas na região próxima à orelha. Indolores e similares à pele circundante, estas lesões podem estar localizadas posteriormente à orelha, no lóbulo, anteriormente ao pavilhão auricular ou junto à orelha. São mais comumente encontradas ao redor do trago, na região pré-auricular. Têm como causa a presença de proeminências supranumerárias remanescentes do desenvolvimento embrionário. Em comparação aos seios pré-auriculares, estas lesões possuem componentes cartilaginosos ou ósseos e não estão associadas ao meato acústico externo, nem à orelha média (Figura 25.3).

Exames diagnósticos

As lesões, especialmente aquelas próximas ao trago, por vezes estão associadas a síndromes, como a síndrome de Goldenhar, microssomia hemifacial, síndrome do 1º e 2º arcos branquiais e malformações no espectro fáscio-aurículo-vertebral. Portanto, as crianças com tais

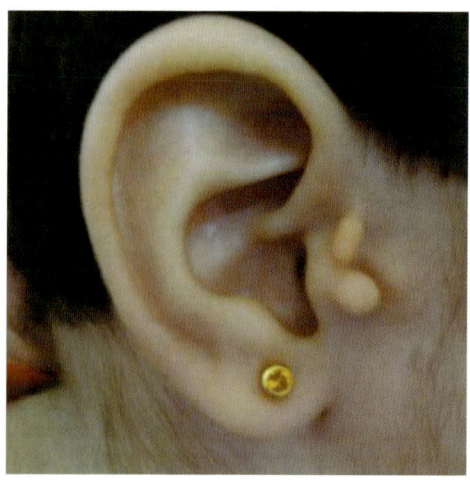

Figura 25.3 Brinco/Apêndice cutâneo pré-auricular.

lesões devem passar por uma avaliação audiométrica formal, para avaliação de perdas auditivas uni e bilaterais.

Diagnóstico diferencial
Estas lesões em geral são de identificação razoavelmente fácil, porém outras lesões cutâneas ou cartilaginosas, como cistos de inclusão epidérmica, cistos dermoides ou outras massas, são possíveis.

Tratamento
Embora estas lesões sejam completamente assintomáticas, muitos pais levam seus bebês à avaliação com o intuito de removê-las por questões estéticas. Quando estas lesões apresentam uma base muito estreita, ocasionalmente podem ser estranguladas pela base com fios de sutura, em consultório. Nas lesões com bases amplas ou extensas, a excisão total com fechamento adequado deve ser realizada em ambiente cirúrgico. Isto tipicamente é postergado até que a anestesia seja considerada segura para a criança.

Malformações auriculares

ORELHA CAÍDA (LOP EAR)

Definição e características clínicas
Caracteriza-se por um pavilhão auricular de tamanho normal em posição correta e apresentando uma protrusão significativa a partir da lateral da cabeça. Isto é causado pela formação incompleta da prega anti-helicoidal. Embora as preocupações estéticas sejam comuns, as consequências funcionais tipicamente são nulas. Pode estar associada a síndromes, como a síndrome de Ehlers-Danlos e a síndrome de Towns-Brocks (Figura 25.4).

Exames diagnósticos
Um exame otorrinolaringológico completo é recomendável, incluindo teste audiométrico.

Tratamento
Apesar de não haver necessidade de tratamento, por causa da falta de comprometimento funcional, os pais ou os próprios pacientes acabam buscando a correção por questões estéticas. A otoplastia pode ser realizada em crianças com 4-6 anos de idade.

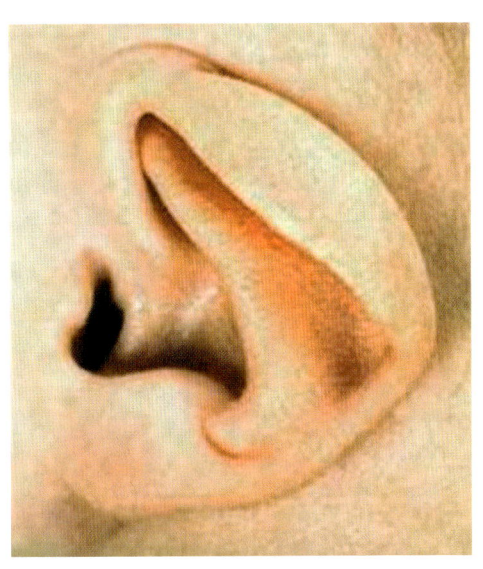

Figura 25.4 Orelha caída (lop ear).

Várias técnicas cirúrgicas foram descritas. Mais comumente, o procedimento inclui quatro etapas: excisão da cartilagem da concha, formação de uma prega anti-helicoidal, realização de sutura com a mastoide e abordagem do lóbulo do pavilhão. Devem ser utilizados fios de sutura não absorvíveis para manter um resultado permanente. A dificuldade do procedimento é moldar a lateral anterior da estrutura de cartilagem auricular a partir de uma incisão posterior. A porção superior do pavilhão auricular não deve se projetar em mais de 2 cm. É preciso ter cuidado para não supercorrigir o ângulo entre a concha e a mastoide e, deste modo, produzir uma aparência estética artificial.

MICROTIA

Definição e características clínicas
Trata-se de anormalidades que levam a orelhas de pequeno tamanho, deformadas ou ausentes, causadas por níveis variáveis de desenvolvimento incompleto da orelha. Estas anormalidades podem ser classificadas em um espectro que engloba três tipos, com base na gravidade da deformação:

- Grau 1: descreve malformações leves. Especificamente, os pavilhões auriculares micróticos de grau 1 geralmente são bem formados, contudo, perceptivelmente menores.

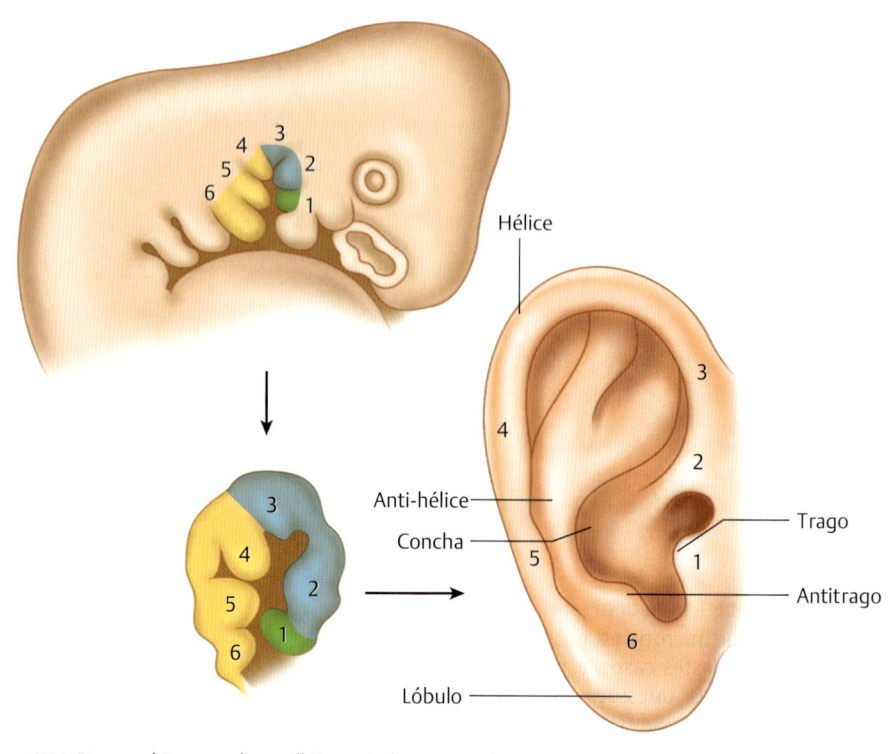

Figura 25.5 Desenvolvimento do pavilhão auricular a partir das 6 proeminências de His.

- Grau 2: caracteriza anormalidades mais severas, associadas a malformações do pavilhão auricular, que é pelo menos 50% menor do que o pavilhão contralateral.
- Grau 3: descreve as deformidades mais severas, uma vez que os pacientes não possuam um pavilhão auricular identificável, mas sim um acúmulo tecidual semelhante a um amendoim (remanescente das proeminências de His) (Figura 25.5).
- Grau 4: é ausência total de um pavilhão auricular.

Este grupo de anormalidades costuma ser visto mais comumente em meninos, crianças com mães diabéticas, altitudes mais elevadas e em ordem crescente de nascimento. É mais comumente unilateral, afetando mais o lado direito do que o esquerdo. Pode estar associado à exposição pré-natal ao álcool, isotretinoína, micofenolato e talidomida. Os pacientes podem apresentar microtia como um defeito isolado ou associado a outras malformações. Dois terços destas deformidades estão associados a anormalidades genéticas esporádicas (Figura 25.6).

Diagnóstico diferencial

Brincos cutâneos pré-auriculares, formato de orelha familiar. As associações sindrômicas incluem doença de Crouzon, associação CHARGE, síndrome de Duane, síndrome de Franceschetti, síndrome de Goldenhar, microssomia hemifacial, displasia óculo-aurículo-vertebral, síndrome de Pierre-Robin, embriopatia do ácido retinoico, infecção por rubéola, síndrome de Treacher Collins, trissomia do 21 e complexo VATER.

Exames diagnósticos

Cada paciente deve passar por um exame otorrinolaringológico formal. Outras anomalias potencialmente associadas devem ser identificadas e devidamente diagnosticadas. Uma ava-

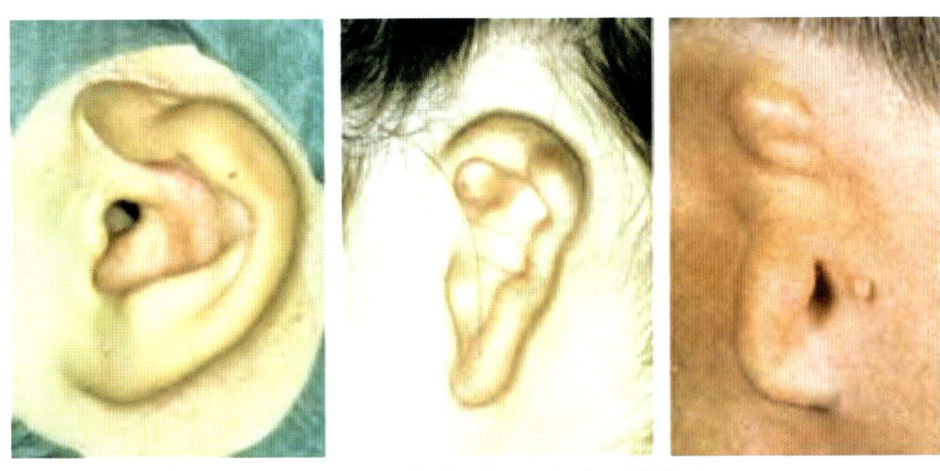

Figura 25.6 Graus de microtia. Grau 1 à esquerda. Grau 2 no meio. Grau 3 à direita.

liação por cirurgião craniofacial deve ser planejada, especialmente nos casos de anomalias bilaterais. Testes genéticos podem ser realizados.

Muitos casos de microtia estão associados a atresias do MAE. Nestes casos, especialmente quando bilaterais, as questões associadas à audição e subsequente desenvolvimento da fala e linguagem são provavelmente mais importantes do que as questões estéticas. Em qualquer caso, um exame audiométrico completo deve ser conduzido, muitas vezes incluindo uma avaliação dos potenciais auditivos de tronco encefálico (PEATE).

Tratamento

Por causa da associação existente entre microtia, seja uni ou bilateral, e uma variedade de síndromes, uma avaliação completa precede o reparo. O reparo cirúrgico tipicamente é considerado somente após as crianças completarem 4-6 anos de idade. Portanto, em crianças com perda significativa da audição, isto deve ser abordado antes da reconstrução. A reconstrução é realizada primariamente por motivos estéticos. Requer vários estágios em que uma estrutura cartilaginosa é desenvolvida a partir da cartilagem costal, que é transferida para a área mastoide. Caso esta reconstrução em múltiplos estágios seja arriscada demais para certos pacientes, uma prótese auricular com implantes osteointegrados também pode ser útil como opção.

MACROTIA

Definição e características clínicas

É caracterizada por orelhas com formato bem definido, porém maiores do que o normal, com base na relação com o restante da face. Isto tipicamente descreve orelhas com pavilhões auriculares amplos, onde a parte exagerada é a fossa escafoide. Costuma ser bilateral e simétrica, e ocasionalmente está associada à herança autossômica dominante, ocorrendo, portanto, de modo familial (Figura 25.7).

Diagnóstico diferencial

Orelha pendente, formato de orelha familiar.

Exames diagnósticos

Audiograma e testes genéticos; as associações sindrômicas incluem síndrome de Marfan, síndrome cérebro-óculo-facial-esquelética, síndrome do X frágil e síndrome de Cornelia de Lange tipo 2.

Tratamento

Dispensa tratamento. Procedimentos estéticos, contudo, podem ser realizados para reduzir o tamanho. Além disso, pode haver necessidade de manejo de perdas auditivas e de malformações sindrômicas.

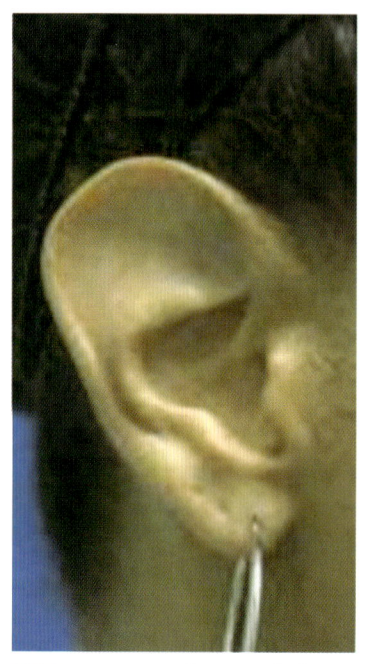

Figura 25.7 Macrotia com fossa escafoide exagerada.

SINOTIA

Definição e características clínicas
É caracterizada por orelhas que estão próximas na linha média, em razão de anormalidades no desenvolvimento embrionário, e tipicamente está associada a anormalidades craniofaciais significativas.

Exames diagnósticos
Audiograma e teste genético.

Diagnóstico diferencial
As associações sindrômicas incluem a trissomia do 18, síndrome de Noonan e fenótipo de Pena Shokeir.

Tratamento
Manejo das anormalidades craniofaciais globais.

ATRESIA

Definição e características clínicas
A atresia é caracterizada por um MAE ausente ou estenosado, por causa da falha na invaginação completa do MAE durante o desenvolvimento embrionário. Esta falha de recanalização também leva à formação Inadequada da membrana timpânica. Os ossículos são formados a partir da 1ª e 2ª fendas branquiais; portanto, a atresia também causa anormalidades dos ossículos, que podem estar fundidos. Embora as crianças possam apresentar anormalidades significativas na orelha externa, a orelha média pode ser normal. Assim, estas crianças podem apresentar otite média aguda (OMA) do mesmo modo que as crianças normais. Crianças com atresia bilateral apresentam perda de audição condutiva máxima associada (60 dB) e requerem próteses auditivas de condução óssea precocemente, para que ocorra o desenvolvimento normal da fala e linguagem. Além disso, essas crianças apresentam risco de desenvolvimento de colesteatomas. Por tudo isso, um monitoramento estreito deve ser realizado (Figuras 25.8 e 25.9).

Exames diagnósticos
Testes audiométricos, tomografia computadorizada de alta resolução (HRCT) dos ossos temporais e, possivelmente, RM cerebral.

Estadiamento clínico
Jahrsdoerfer criou um sistema de estadiamento clínico com base principalmente na presença de certas estruturas morfológicas à TC. Com base nesta avaliação, a candidatura cirúrgica para o reparo da microtia pode ser adicionalmente avaliada (Quadros 25.1 e 25.2; Figura 25.10).

Tratamento
Crianças nascidas com atresia unilateral devem ser submetidas a uma avaliação audiométrica apropriada, para avaliar a audição na orelha contralateral e documentar a função sensório-neural no lado afetado. Caso a criança apresente audição normal na orelha contralateral, o reparo cirúrgico tipicamente é desnecessário. Além disso, as próteses auditivas de condução óssea para a orelha afetada são inúteis, uma vez que não ajudem na localização do som. Caso a orelha contralateral tenha algum grau de perda auditiva, a amplificação é importante para auxiliar no desenvolvimento apropriado da fala e linguagem.

As crianças também podem apresentar episódios de OMA, que se manifestam com febre e

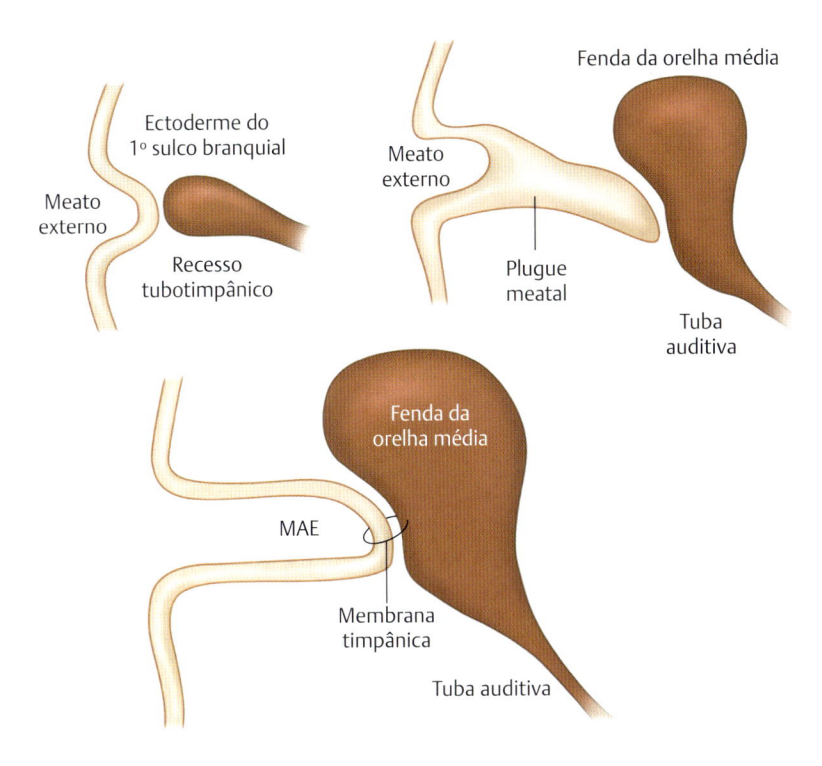

Figura 25.8 Desenvolvimento do meato acústico externo.

otalgia. Devem ser tratadas com antibióticos, do mesmo modo que suas contrapartes.

O momento certo para realizar o exame de imagem é um tópico controverso. Entretanto, é importante ter em mente que as crianças com atresia aural correm risco de desenvolver colesteatoma. Sendo assim, uma TC realizada nos primeiros anos de vida pode ser recomendável. Ao mesmo tempo, a candidatura à cirurgia pode ser avaliada por meio do esquema de gradação de Jahrsdoerfer, e os pais podem ser aconselhados adequadamente (Figura 25.11).

A consulta deve incluir uma discussão abrangente acerca dos riscos cirúrgicos e potencial prazo em casos de microtia combinada à atresia aural. De modo significativo, as metas da família para o reparo e cuidados com a audição devem ser discutidas com cautela, até que as expectativas atinjam um nível realista. Tipicamente, o reparo da microtia deve preceder a cirurgia para atresia aural, uma vez que a cicatrização dos tecidos moles periauriculares a partir do reparo da atresia interferirá nos procedimentos estéticos da cirurgia de microtia. Em qualquer caso, uma equipe multidisciplinar é recomendável, devendo o otologista ou otorrinolaringologista pediátrico trabalhar em conjunto com um cirurgião plástico facial especializado neste tipo de procedimento (Figura 25.12).

Na ausência de preocupações relacionadas com os procedimentos combinados, a cirurgia de reparo da atresia é tipicamente realizada ao final da primeira década da vida. Nesta fase, a mastoide já se tornou mais pneumatizada, facilitando o procedimento. A cirurgia inclui a criação de um novo meato acústico com revestimento cutâneo e criação de uma nova membrana timpânica. Além disso, caso haja anormalidades ossiculares, a mobilização, ou reposicionamento, dos ossículos deve ser realizada para permitir a transmissão normal do som (Figura 25.13).

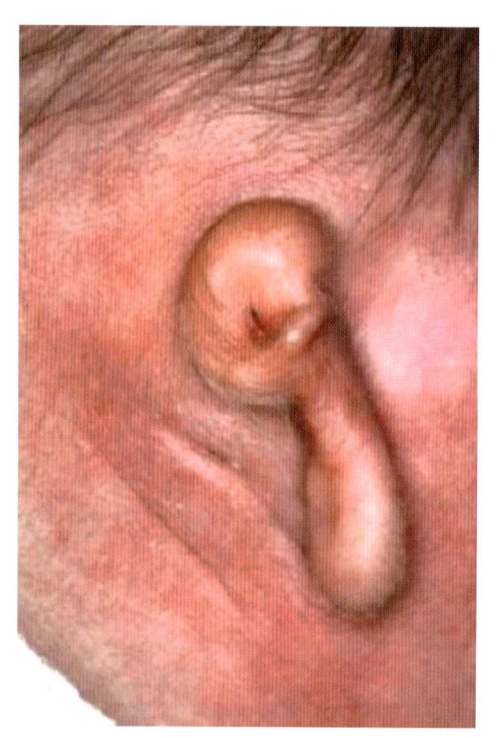

Figura 25.9 Criança com microtia/atresia.

Quadro 25.1 Parâmetros acessados no esquema de gradação de Jahrsdoerfer

Parâmetros para pontuação	Pontos
Presença do estribo	2
Janela oval aberta	1
Espaço da orelha média	1
Nervo facial	1
Complexo martelo/bigorna	1
Mastoide pneumatizada	1
Articulação incudoestapediana	1
Janela redonda	1
Aparência da orelha externa	1
Total de pontos disponível	**10**

Para os casos em que o reparo da atresia não é recomendável, existem próteses auditivas ancoradas em osso ou outras tecnologias de condução óssea similares que foram desenvolvidas para proporcionar audição aos pacientes com atresia (bilateral), cuja situação morfológica seja desfavorável. Técnicas mais modernas

Quadro 25.2 Graus de estenose ou atresia do meato acústico externo

Avaliação	Tipo de candidato
10	Excelente
9	Muito bom
8	Bom
7	Razoável
6	Marginal
5 ou menos	Fraco

incluem a inserção de implantes ativos na orelha média, nas janelas redonda ou oval, desde que estas continuem cirurgicamente acessíveis. Estas indicações ainda estão sob investigação clínica e não foram aprovadas ainda para uso pela FDA.

COLESTEATOMA CONGÊNITO

Definição e características clínicas

Um colesteatoma congênito é similar a um colesteatoma adquirido, em termos de composição do revestimento epitelial escamoso e *debris* descamados que se acumulam no centro de um cisto expansível. Um colesteatoma congênito surge no espaço da orelha média (ou nas porções mais mediais do osso temporal), a partir dos remanescentes ectodérmicos embrionários, mais comumente no gânglio geniculado, medialmente ao maléolo. De forma típica, o colesteatoma congênito é identificado no mesotímpano superoanterior, com uma membrana timpânica intacta e sem histórico de otite média ou outras doenças da orelha média. À otoscopia, um colesteatoma congênito muitas vezes é evidente como uma massa mesotimpânica anterior bem demarcada, estando a membrana timpânica intacta (Figura 25.14).

Diagnóstico diferencial

Colesteatoma, paraganglioma (glomo timpânico, glomo jugular), adenoma benigno, sarcoma, tumor de saco endolinfático e variações vasculares (bulbo jugular alto, artéria estapediana persistente, artéria carótida interna aberrante).

Tipo A

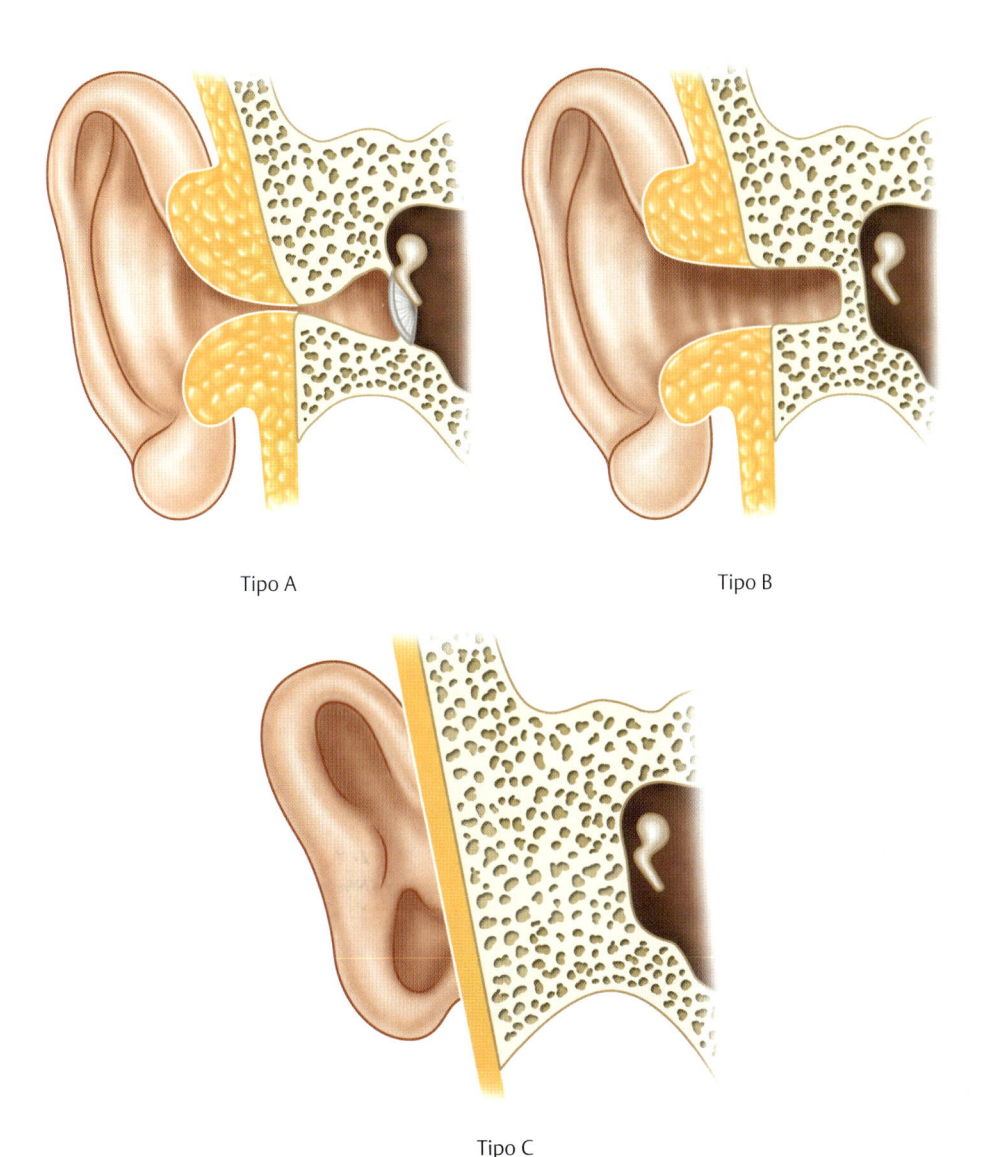

Tipo B

Tipo C

Figura 25.10 Interpretação do sistema de gradação anatômica de Jahrsdoerfer, para avaliação da candidatura ao reparo cirúrgico de microtia.

Exames diagnósticos

Embora não seja necessariamente recomendada na avaliação clínica do colesteatoma em crianças, a HRCT do osso temporal pode auxiliar na determinação do sítio e da extensão de um colesteatoma congênito. Em particular, isto pode permitir ao clínico obter maior compreensão acerca da cadeia ossicular e do envolvimento da cápsula ótica.

Tratamento

O tratamento cirúrgico é a terapia definitiva para o colesteatoma congênito. As contraindicações relativas ao manejo operatório devem

Figura 25.11 TC com exemplo morfológico de um caso favorável de atresia aural. Observe a pneumatização satisfatória do mastoide e também a presença do estribo.

Labels: Complexo martelo-bigorna; Cóclea; Meato acústico externo atrésico; Estribo.

incluir contraindicações clínicas gerais à cirurgia ou a existência de doença envolvendo a única orelha com audição. Os pacientes devem ser aconselhados quanto ao fato de que múltiplos procedimentos podem ser necessários, inclusive a reconstrução da cadeia ossicular, e que, dependendo da localização do colesteatoma, há riscos de que o tratamento cirúrgico possa piorar ainda mais a audição.

OTITE MÉDIA AGUDA E CRÔNICA (REQUERENDO TRATAMENTO VENTILATÓRIO)

Definição e características clínicas

Quando uma criança apresenta otites médias agudas recorrentes, efusão persistente por mais de 3 meses ou perda auditiva condutiva de 20 dB NA, o tratamento indicado é a miringotomia com inserção de tubo de timpanostomia. Os tubos de timpanostomia (ou tubos de ventilação [TV]) permitem a aeração consistente do espaço da orelha média por uma abertura na membrana timpânica. Isto, sem dúvida, fornece uma rota alternativa no contexto da disfunção da tuba auditiva na infância. Especificamente, a tuba auditiva pediátrica apresenta um alinhamento mais horizontal, em comparação à configuração adulta. Com o prosseguimento do desenvolvimento mediofacial, a tuba auditiva assume uma trajetória mais vertical, uma vez que o nível do palato se move inferiormente em relação à posição da orelha média. Do mesmo modo, foi postulado que as adenoides hipertróficas fazem parte da patogênese através do bloqueio do óstio da tuba auditiva na nasofaringe (Figuras 25.15 a 25.17).

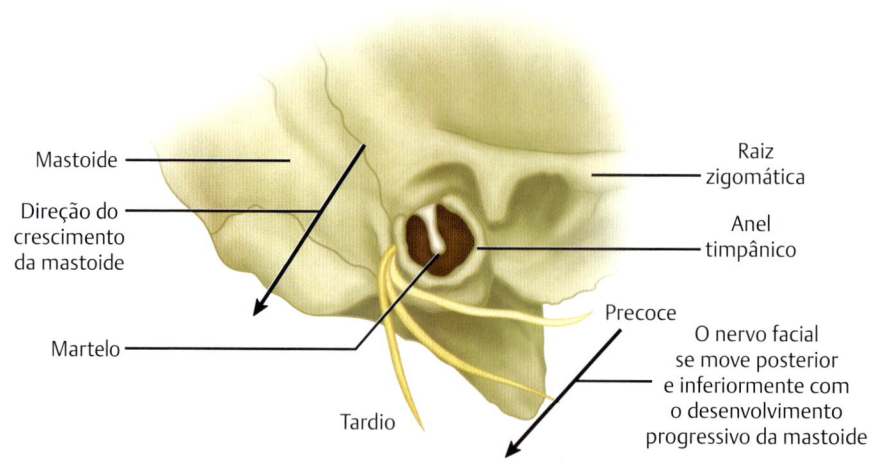

Figura 25.12 Anatomia do nervo facial em casos de atresia aural. O segmento mastóideo do nervo facial é deslocado inferiormente durante o processo de desenvolvimento da mastoide.

Labels: Mastoide; Direção do crescimento da mastoide; Martelo; Tardio; Precoce; Raiz zigomática; Anel timpânico; O nervo facial se move posterior e inferiormente com o desenvolvimento progressivo da mastoide.

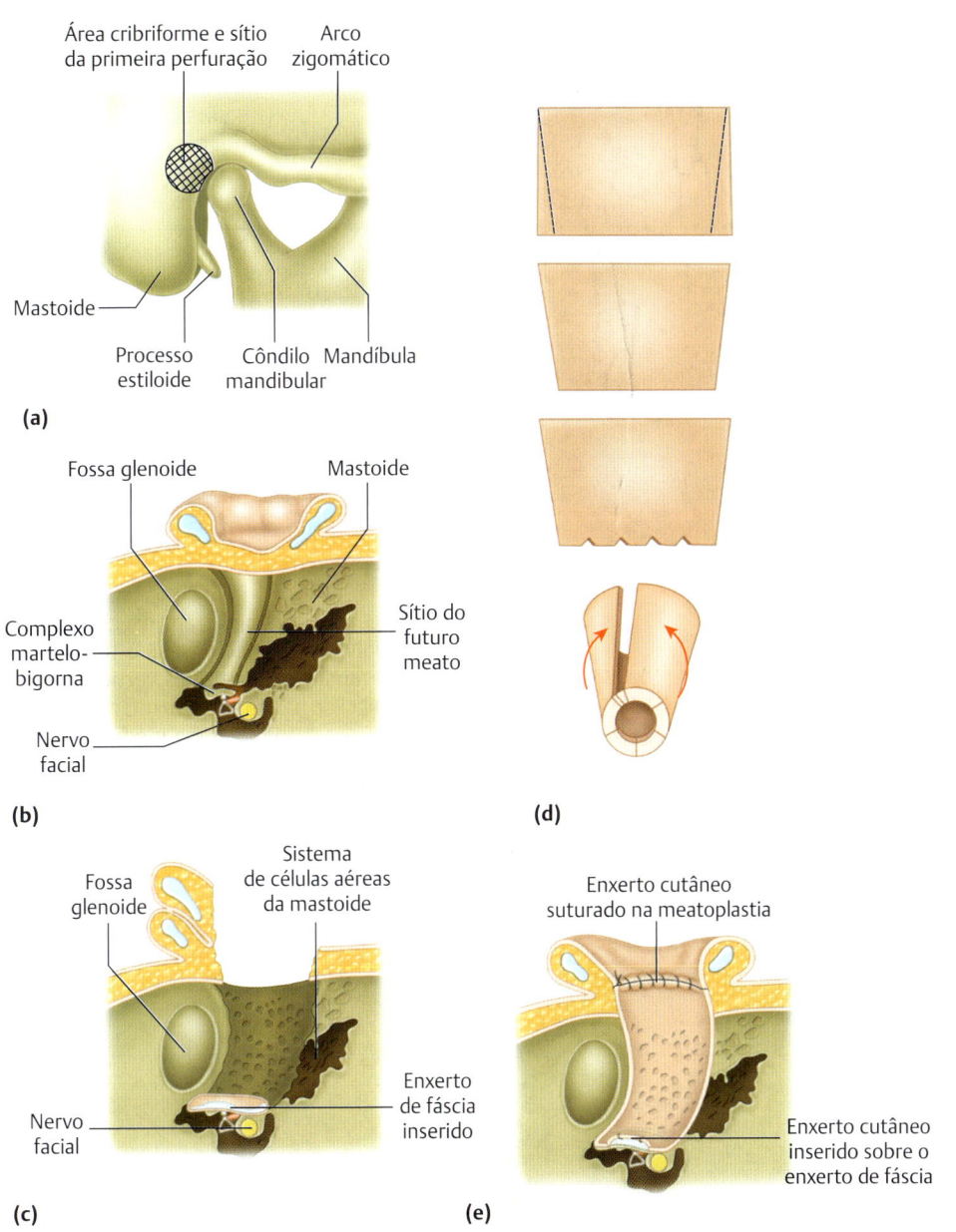

Figura 25.13 Etapas cirúrgicas do reparo da atresia aural. (a) A área cribriforme deve ser o ponto de partida do broqueamento do meato acústico externo. (b) Ilustração da placa atrésica com fusão da bigorna e do martelo. Do mesmo modo, a fixação óssea do colo do martelo à placa atrésica é um achado comum. (c) Inserção do enxerto de fáscia após a conclusão do broqueamento do meato acústico. O sistema de células aéreas da mastoide deve permanecer fechado. (d) Preparação de enxerto cutâneo de espessura parcial para conformação junto ao meato acústico externo recém-perfurado. (e) Inserção do enxerto cutâneo de espessura parcial sobre o enxerto de fáscia, na posição da membrana timpânica.

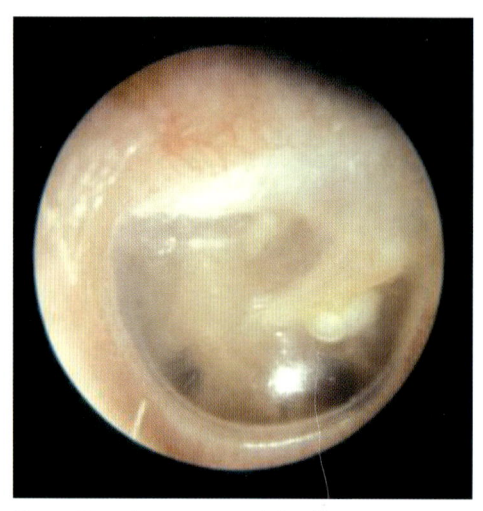

Figura 25.14 Imagem otoscópica de um colesteatoma congênito que se apresenta por trás de um tímpano intacto, em uma orelha contendo uma massa branca localizada no quadrante anterossuperior.

Parece que a funcionalidade da tuba auditiva atinge o nível adulto por volta dos 7 anos de idade. Neste ponto, a configuração anatômica da criança está suficientemente madura. Do mesmo modo, o sistema imune já está desenvolvido, e as vegetações adenoides se retraem, permitindo a ampla ventilação do compartimento timpanomastóideo (Figuras 25.18 a 25.20).

Exames diagnósticos

Otoscopia, timpanometria, teste audiométrico e uma anamnese abrangente do paciente é tudo o que é habitualmente necessário para determinar a necessidade de tubos de timpanostomia. Quando a infecção crônica persiste, muitas vezes uma amostra da efusão da orelha média pode ser obtida para realização de cultura e antibiograma, com o intuito de ajustar a terapia antibiótica.

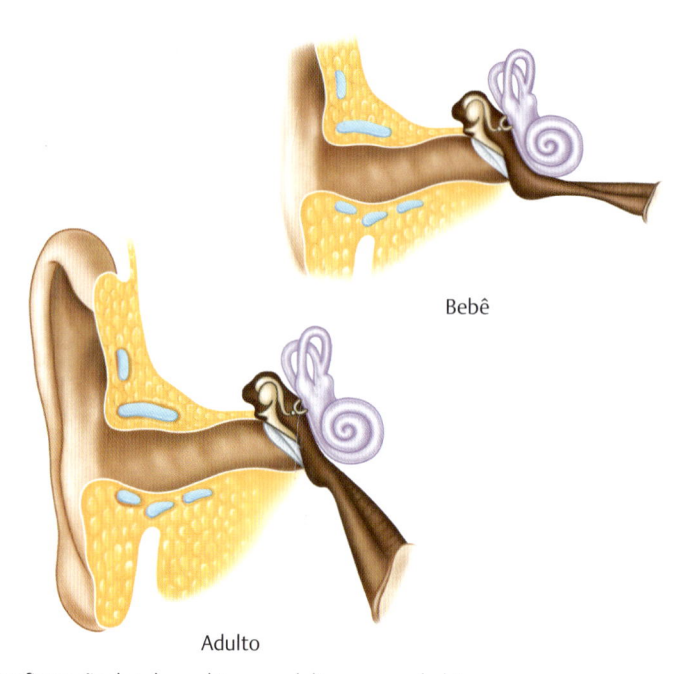

Figura 25.15 Configuração da tuba auditiva no adulto e em um bebê.

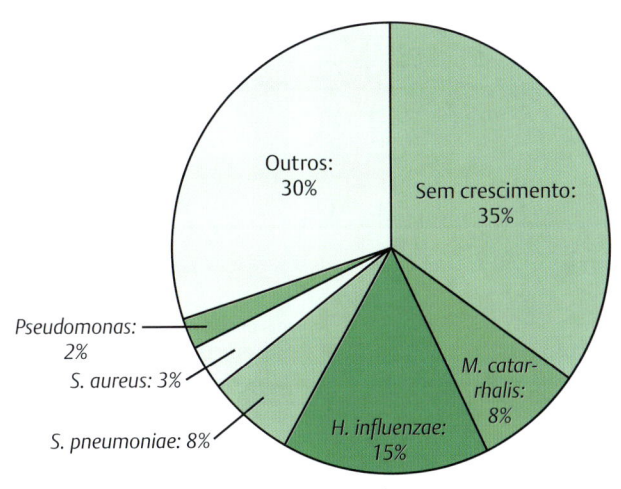

Figura 25.16 Patógenos comuns na otite média crônica com efusão.

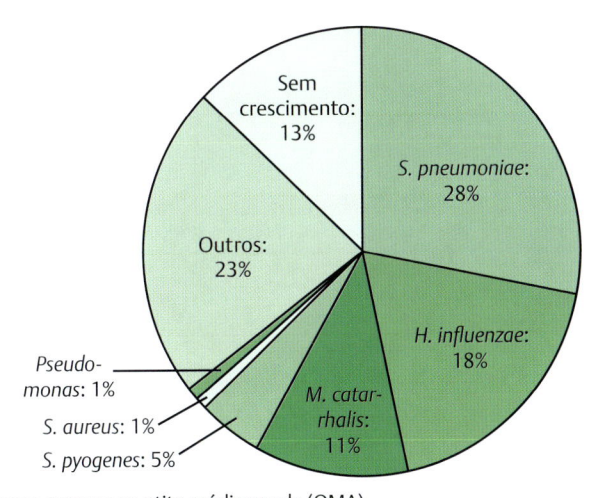

Figura 25.17 Patógenos comuns na otite média aguda (OMA).

Tratamento

Existem vários tipos de tubos de timpanostomia que podem ser colocados com base no processo patológico, idade do paciente e preferência do cirurgião.

Entre os tipos de tubos populares, estão:

1. *Grommets* de Armstrong.
2. Tubos T (borda flexível).
3. Tubos *colar button*.
4. Tubo de titânio.

A indicação para colocação do tubo de timpanostomia é a otite média crônica com efusão. Sendo assim, uma criança deve apresentar efusões bilaterais por mais de 3 meses e que não respondam ao tratamento antibiótico. Com as efusões unilaterais, uma abordagem mais conservadora pode ser tentada. No entanto, o acompanhamento clínico estrito é obrigatório (Figuras 25.21 e 25.22).

Do mesmo modo, os tubos de timpanostomia são indicados em casos com complicações

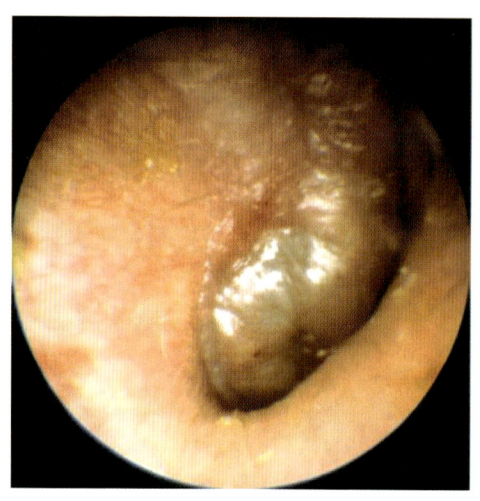

Figura 25.18 Imagem otoscópica de uma membrana timpânica abaulada em um caso de otite média aguda purulenta.

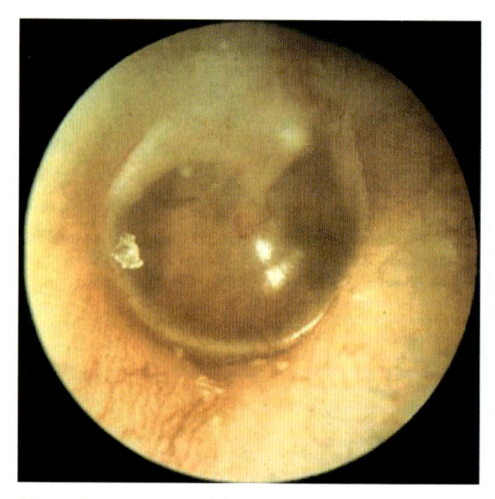

Figura 25.19 Otite média crônica com efusão. A membrana timpânica se encontra radialmente injetada.

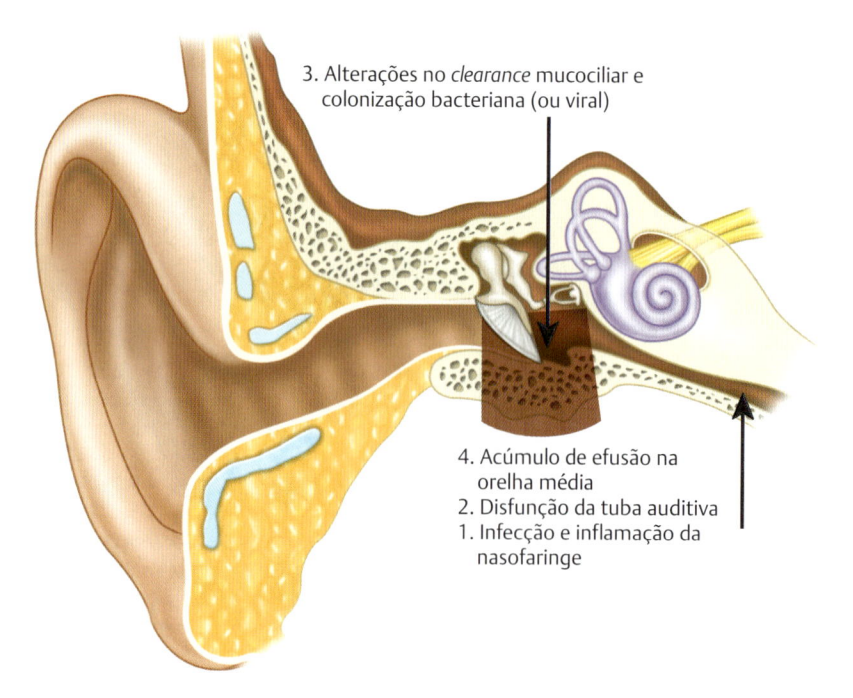

3. Alterações no *clearance* mucociliar e colonização bacteriana (ou viral)

4. Acúmulo de efusão na orelha média
2. Disfunção da tuba auditiva
1. Infecção e inflamação da nasofaringe

Figura 25.20 Mecanismo fisiopatológico típico no desenvolvimento de otite média.

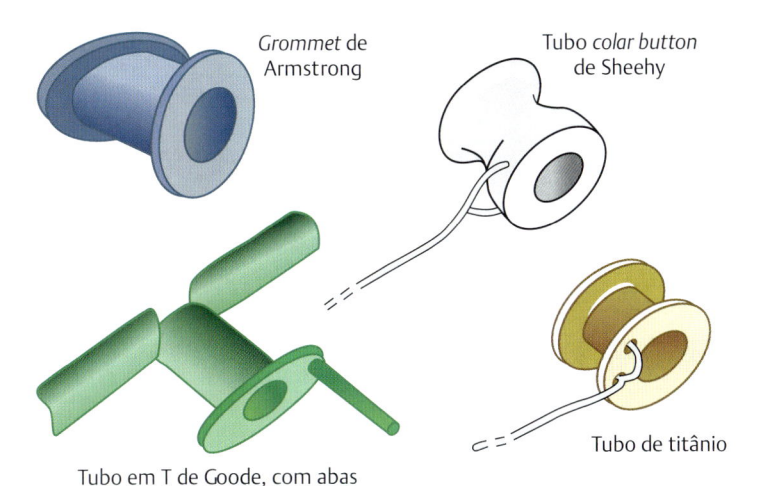

Figura 25.21 Tipos de tubos de timpanostomia.

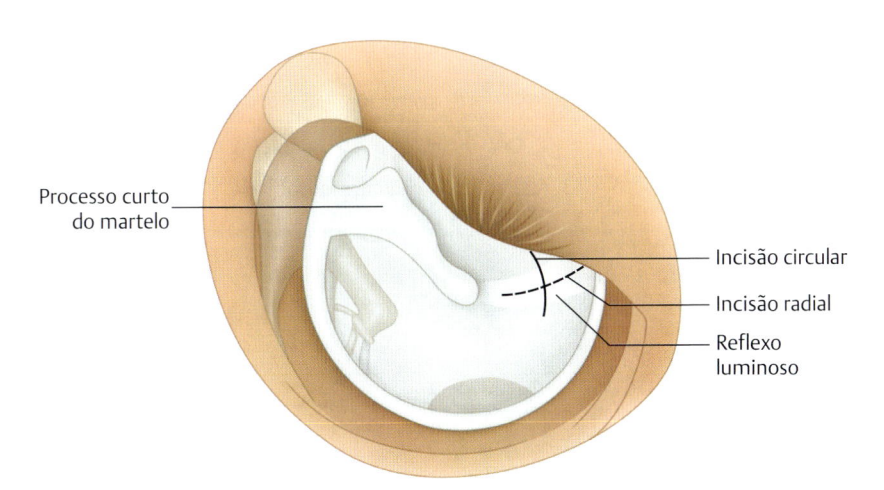

- Grommet de Armstrong
- Tubo colar button de Sheehy
- Tubo em T de Goode, com abas
- Tubo de titânio

Figura 25.22 Posicionamento da incisão de miringotomia no quadrante anteroinferior.

- Processo curto do martelo
- Incisão circular
- Incisão radial
- Reflexo luminoso

(iminentes) da otite média. Às vezes, a inserção de urgência de um tubo TV deve ser cogitada, especialmente diante de complicações envolvendo o SNC. Por causa, principalmente, do comprometimento funcional simétrico da tuba auditiva, os tubos de timpanostomia devem ser inseridos em ambas as orelhas, mesmo nos casos de efusão unilateral. Contudo, esta regra tem exceções. Em crianças maiores apresentando novos episódios de efusão, é necessário excluir a hipótese de doença nasofaríngea (Figura 25.23; Quadro 25.3).

COMPLICAÇÕES DA OTITE MÉDIA AGUDA/MASTOIDITE

Definições

A mastoidite e outras complicações das otites médias aguda e crônica felizmente se tornaram ocorrências raras. As bactérias podem penetrar no compartimento timpanomastóideo pela

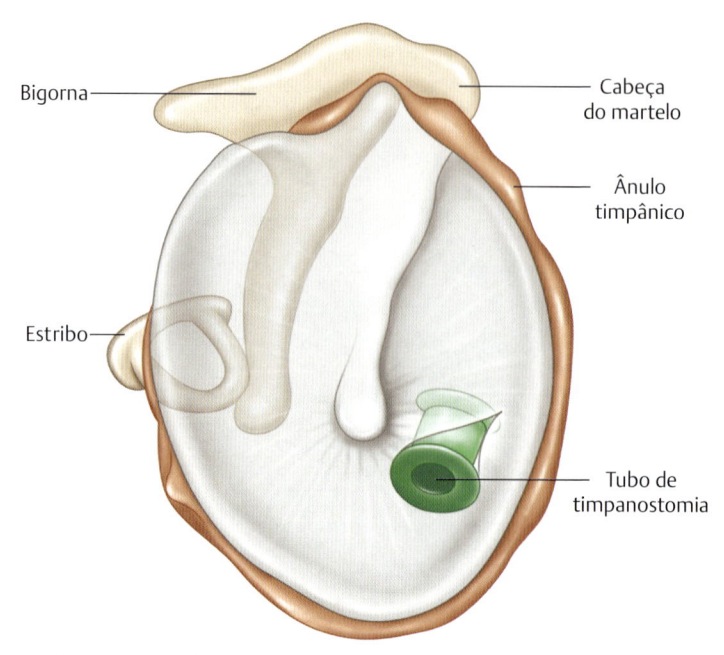

Figura 25.23 Inserção correta do tubo TV no quadrante anteroinferior da membrana timpânica.

orelha média, na OMA, ou a partir da cavidade mastóidea, na otite média crônica (OMC). As complicações da otite média podem ser divididas entre categorias intra e extracraniana. A complicação mais comum da OMA é o abscesso subperiósteo retroauricular. Na avaliação de uma potencial mastoidite ou de complicações da otite média, uma anamnese completa, com cronologia detalhada dos eventos, é fundamental. De modo específico, as complicações ocorrem tipicamente após uma antibioticoterapia inicialmente bem-sucedida da otite média, com recorrência em cerca de 10 dias no decorrer do curso. Isto é tipicamente causado por cepas de bactérias que não são cobertas pela antibioticoterapia inicial (Figura 25.24).

Diagnóstico diferencial

Complicações cranianas/intratemporais

Mastoidite (coalescente/crônica)
1. Erosão ossicular (perda auditiva condutiva).
2. Perfuração da membrana timpânica.
3. Formação de colesteatoma.

Quadro 25.3 Complicações dos tubos de timpanostomia

- Otorreia pelo tubo (~25% dos casos) resulta de contaminação por água, otite média, hipersensibilidade ao material do tubo, formação de biofilme sobre a superfície do tubo (remoção geralmente requerida) com menor frequência após miringotomia isolada
- Perfuração permanente (~5-10%) dependendo da extensão do orifício realizado para introdução do tubo, tamanho do tubo, otorreia
- Extrusão prematura do tubo em casos raros, monocamada *vs.* bicamada, membrana timpânica
- Retenção do tubo em casos raros, possível migração do tubo para o interior da cavidade da orelha média e permanência na orelha média
- Migração do tubo
- Formação de colesteatoma em casos raros, tipicamente estendendo-se a partir do local do tubo no quadrante anteroinferior

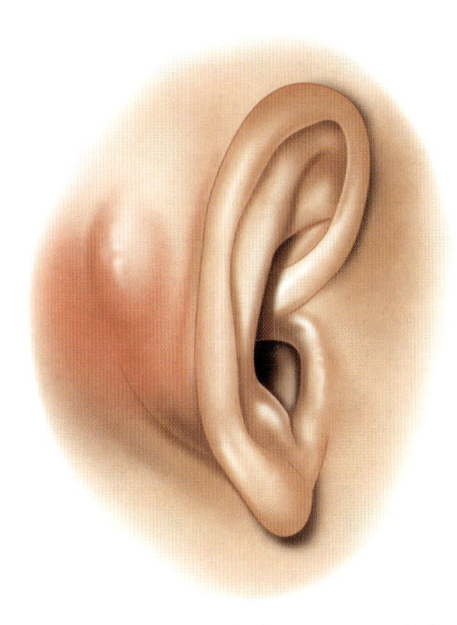

Figura 25.24 Formação de abscesso retroauricular (abscesso subperiósteo) tipicamente observado na mastoidite.

4. Labirintite (serosa, supurativa) — progressão da infecção para o interior do labirinto pela janela redonda ou oval.
5. Abscesso de Bezold — erosão da ponta da mastoide e subsequente infecção de tecidos moles cervicais.
6. Abscesso de tecidos moles/subperiósteo — incisão retroauricular e drenagem.
7. Petrosite — inflamação do ápice petroso (síndrome de Gradenigo — petrosite, com neuralgia do trigêmeo, paralisia do abducente, otorreia).
8. Fístula labiríntica.
9. Complicações do nervo facial.
10. Encefalocele e fístula liquórica.

Complicações intracranianas/extratemporais
1. Meningite.
2. Abscesso intracraniano:
    a. Abscesso epidural.
    b. Abscesso cerebelar.
    c. Abscesso do lobo temporal.
3. Trombose do seio sigmoide.
4. Trombose do seio lateral.
5. Empiema subdural.
6. Hidrocefalia ótica.

Exames diagnósticos

Um exame neurológico completo, teste audiométrico, bem como exames laboratoriais e exames de imagem, são fundamentais. De modo específico, uma TC contrastada dos ossos temporais deve ser realizada. Diante da suspeita de complicações intracranianas, uma RM deve ser solicitada para delinear o potencial envolvimento do SNC. Muitas vezes, estes exames devem ser realizados em momento oportuno (Figura 25.25).

TRATAMENTO

Todos os pacientes com estas complicações tipicamente serão beneficiados pelo menos com a inserção de um tubo de timpanostomia e com antibioticoterapia determinada por cultura, com ou sem mastoidectomia cortical. Um abscesso de Bezold ou subperiósteo exigirá incisão e drenagem. A petrosite (síndrome de Gradenigo) requer antibioticoterapia IV prolongada, descompressão da mastoide com inserção de tubo TV e/ou mastoidectomia cortical e, em casos raros, descompressão cirúrgica do ápice petroso. Abscessos intracranianos irão requerer drenagem associada a procedimentos neurocirúrgicos. A administração de esteroides sistêmicos deve ser considerada (Figuras 25.26 a 25.28).

PERDA AUDITIVA CONDUTIVA CONGÊNITA

Definição e características clínicas

A forma mais comum de anomalia ossicular congênita com fixação da platina do estribo é observada na ausência de alterações ósseas otoescleróticas evidentes. Estes pacientes apresentam perda auditiva condutiva não progressiva, e não há história de traumatismo nem infecção. As crianças apresentarão otoscopia normal, sem alterações na membrana timpânica. As anormalidades da platina do estribo ocorrem caracteristicamente isoladas de outras anoma-

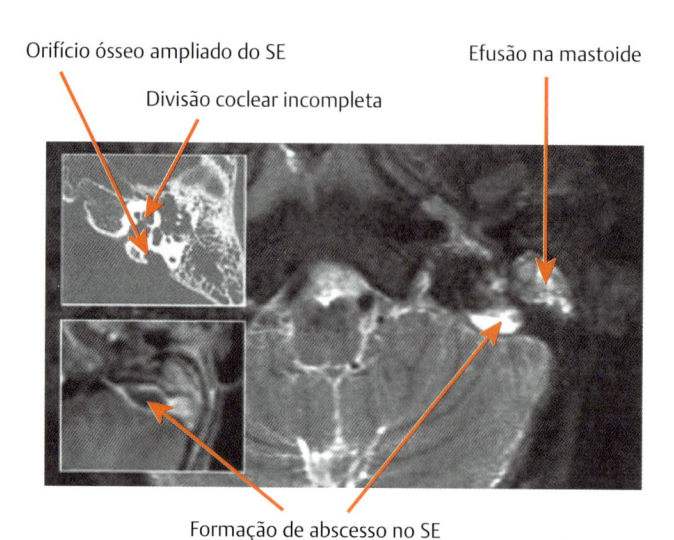

Figura 25.25 Corte axial de TC e RM de um abscesso do saco endolinfático no osso temporal esquerdo. O paciente apresentava malformação de Mondini não diagnosticada previamente (aqueduto vestibular ampliado e divisão coclear incompleta). SE, saco endolinfático.

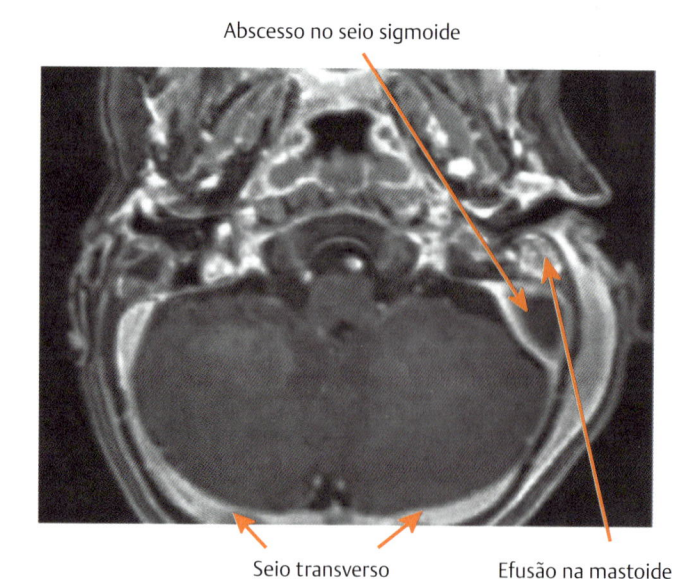

Figura 25.26 Formação de abscesso no seio sigmoide esquerdo, como complicação de otite média.

lias ossiculares por causa da origem embrionária diferente. É causada pela fixação entre as lâminas periféricas do ligamento estapediano anular e costuma ser bilateral.

Inflamação do ápice petroso

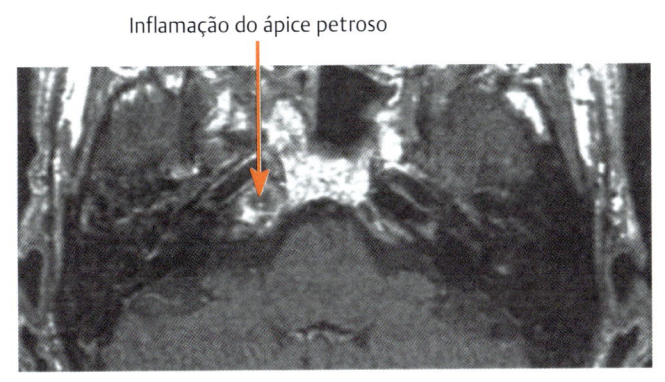

Figura 25.27 Síndrome de Gradenigo causada por petrosite à direita. O paciente se queixava de dor retro-orbitária, paralisia do VI NC e otite média.

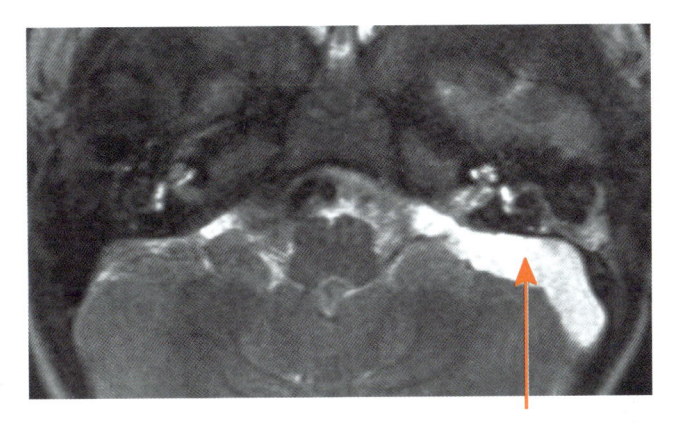

Cisto aracnoide na fossa posterior

Figura 25.28 Desenvolvimento pós-infeccioso de um cisto aracnoide na fossa posterior (laterocerebelar). O paciente apresentava um abscesso no seio sigmoide.

Diagnóstico diferencial

A fixação congênita da cabeça do martelo, outra causa de fixação da cadeia ossicular, colesteatoma congênito, atresia aural externa incompleta, fixação da cadeia ossicular pós-traumática e atresia da janela oval ou redonda.

Exames diagnósticos

Audiograma e HRCT dos ossos temporais. É essencial realizar o teste do reflexo estapediano, uma vez que as crianças com síndrome da 3ª janela, como aqueduto vestibular ampliado, possam apresentar perda auditiva (pseudo) condutiva. O manejo cirúrgico destes casos provavelmente resultará em uma perda auditiva sensório-neural profunda na orelha afetada. Portanto, crianças que apresentam perda auditiva condutiva com reflexo estapediano presente devem ser submetidas a uma avaliação adicional com TC dos ossos temporais.

Tratamento

Em geral, crianças com perda auditiva condutiva congênita podem ser tratadas cirúrgica e não cirurgicamente. Esta última opção envolve amplificação convencional por meio de uma prótese auditiva. O envolvimento unilateral *versus* bilateral, bem como a situação educacional da criança devem ser considerados. Sendo assim, uma abordagem multidisciplinar, incluindo fonoaudiólogos e educadores, parece ser decisiva para a correta tomada de decisões.

O tratamento cirúrgico tipicamente envolve exploração da orelha média com subsequente ossiculoplastia. No caso de uma fixação verdadeira do estribo, pode ser realizada uma estapedotomia/estapedectomia. Durante o intraoperatório, é preciso ter o cuidado de avaliar a orelha de maneira abrangente. Na presença dos reflexos com perda auditiva condutiva, exames de imagem devem ser realizados para excluir a hipótese de síndrome da 3ª janela e, assim, de um envolvimento pseudocondutivo.

Orelha interna

PERDA AUDITIVA SENSÓRIO-NEURAL PEDIÁTRICA

DEFINIÇÃO E CARACTERÍSTICAS CLÍNICAS

Cerca de 3-4 crianças em cada 1.000 bebês nascidos vivos nascem com comprometimento significativo da audição. E 25% dos casos são definitivamente diagnosticados com perda auditiva sensório-neural severa à profunda, sendo então considerados para o implante coclear. A intervenção precoce continua sendo decisiva, uma vez que o desenvolvimento auditivo central dependa da estimulação acústica apropriada. Por isso, é necessário tomar uma decisão referente à audição antes do aparecimento da condição ou início da fala e linguagem (ou da falta subsequente) (Figura 25.29; Quadro 25.4).

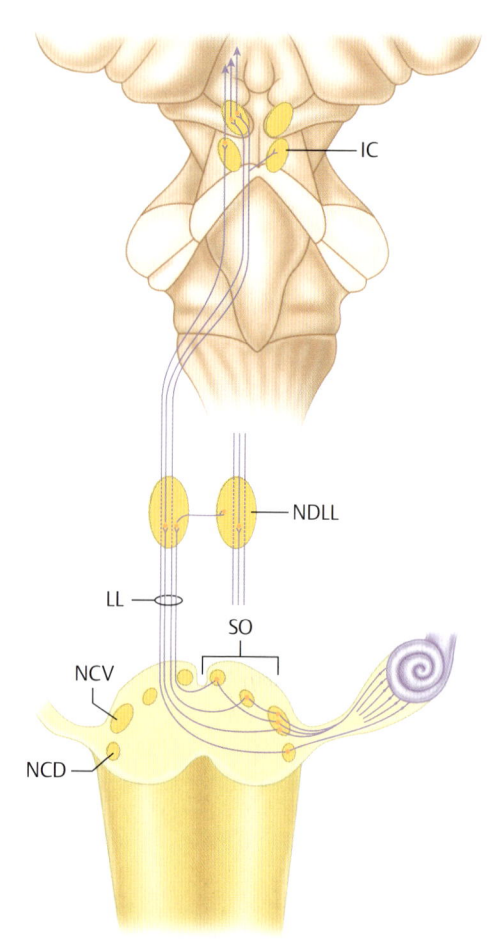

Figura 25.29 Via auditiva central até o colículo inferior.

DIAGNÓSTICO DIFERENCIAL

Existem causas não genéticas (25%), genéticas (50%) e idiopáticas (25%). As causas genéticas podem ser não sindrômicas (70%) ou sindrômicas (30%). As causas sindrômicas autossômicas dominantes comuns de perda da audição incluem as síndromes de Waardenburg, brânquio-otorrenal e de Treacher Collins. As causas sindrômicas autossômicas recessivas comuns de perda da audição incluem as síndromes de Usher, Pendred e Jervell & Lange-Nielson (Figura 25.30).

EXAMES DIAGNÓSTICOS

A maioria dos países desenvolvidos possui programas de triagem auditiva disponíveis. Estes programas se baseiam em algoritmos automatizados do PEATE ou em emissões otoacústicas (EOAs). O último método avalia apenas a função das células ciliadas e, portanto, não captará perdas auditivas decorrentes do espectro da neuropatia auditiva (ENA). A taxa de triagem de recém-nascidos na Carolina do Norte, por exemplo, é 99,7%. Assim como em muitos testes de triagem, a triagem auditiva neonatal é caracterizada por alta sensibilidade e baixa especificidade (Figura 25.31).

Quadro 25.4 Causas genéticas comuns de perda auditiva sensório-neural (DFN: *gene* loci *for DeaFNess*)

DFN	Gene	Aparecimento	Tipo e grau
DFNB1	GJB2 GJB6	Pré-lingual	Geralmente, instável
DFNB2	MYO7A	Pré-lingual, pós-lingual	Não especificado
DFNB3	MYO15	Pré-lingual	Estável
DFNB4	SLC26A4	Pré-lingual, pós-lingual	Estável ou progressiva
DFNB6	TM1E	Pré-lingual	Estável
DFNB7/11	TMC1	Pré-lingual	Estável
DFNB8/10	TMPRSS3	Pós-lingual, pré-lingual	Progressiva ou estável
DFNB9	OTOF		
DFNB12	CDH23		
DFNB16	STRC		
DFNB18	USH1C		Estável
DFNB21	TECTA		Estável
DFNB22	OTOA	Pré-lingual	
DFNB29	CLDN14		
DFNB30	MYO3A		
DFNB31	DFN31		—
DFNB36	ESPN		—
DFNB37	MYO6		
DFNA1	DIAPH1	Pós-lingual/primeiro	Progressiva de baixas frequências
DFNA2	GJB3 KCNQ4	Pós-lingual/segundo	Progressiva de altas frequências
DFNA3	GJB2 GJB6	Pré-lingual	
DFNA4	MYH14	Pós-lingual	Plana/levemente descendente
DFNA5	DFNA5	Pós-lingual/primeiro	Progressiva de altas frequências
DFNA6/14/38	WFS1	Pré-lingual	Progressiva de baixas frequências
DFNA8/12	TECTA	Pré-lingual	Perda de frequências intermediárias
DFNA9	COCA	Pós-lingual/segundo	Progressiva de altas frequências
DFNA10	EYA4	Pós-lingual/terceiro, quarto	Plana/levemente descendente
DFNA11	MYO7A	Pós-lingual/primeiro	Plana/levemente descendente
DFNA13	COL11A2	Pós-lingual/segundo	Perda de frequências intermediárias
DFNA15	POU4F3		
DFNA17	MYH9		Progressiva de altas frequências
DFNA20/26	ACTG1		Progressiva de altas frequências
DFNA22	MYO6	Pós-lingual	
DFNA28	TFCP2L3	Pós-lingual	Plana/levemente descendente
DFNA36	TMC1		Plana/levemente descendente
DFNA39	DSPP		Progressiva de altas frequências
DFNA48	MYO1A		
DFN3	POU3F4		Variável, muitas vezes com progressão para perda profunda

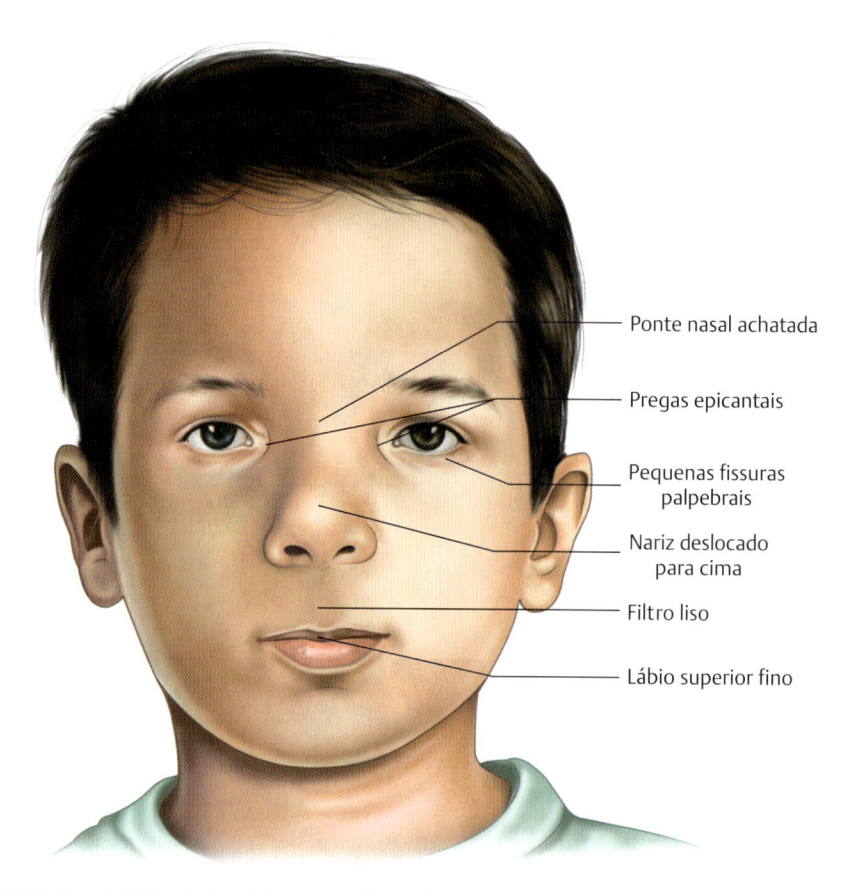

Figura 25.30 Características faciais tipicamente observadas na síndrome de Waardenburg.

Quando o teste de triagem falha, as crianças são encaminhadas ao otorrinolaringologista e a um audiologista pediátrico ainda nos primeiros meses. De fato, é aconselhável realizar um PEATE antes de a criança completar 2 meses de idade, uma vez que a maioria destes testes pode ser realizada durante o sono natural. Em crianças maiores, porém, um PEATE sob sedação deverá ser agendado. Os resultados do PEATE são tipicamente utilizados para estimar os limiares para tons puros específicos para cada orelha e, assim, ajustar as próteses auditivas. Um processo de avaliação médica pode ser iniciado, neste momento, consistindo em um exame de imagem (recomendamos uma RM) para avaliar doenças labirínticas e do sistema nervoso central. Um ECG deve ser realizado para excluir a hipótese de síndrome de Jervell & Lange-Nielsen, uma vez que o déficit de condução cardíaca tipicamente possa ser controlado, evitando-se assim, a morte súbita (Figuras 25.32 e 25.33).

Do mesmo modo, testes genéticos podem ser sugeridos por meio de extração direta de sangue ou pelo cartão de Guthrie. Similarmente, um cartão de Guthrie pode ser utilizado para testes de infecção perinatal por CMV, uma causa não incomum de perda auditiva.

Com cerca de 7-8 meses de idade, muitas crianças podem ser condicionadas para audiometria de reforço visual (ARV), um teste utilizado para confirmar os limiares previamente obtidos no PEATE. Com a falta de progresso com a

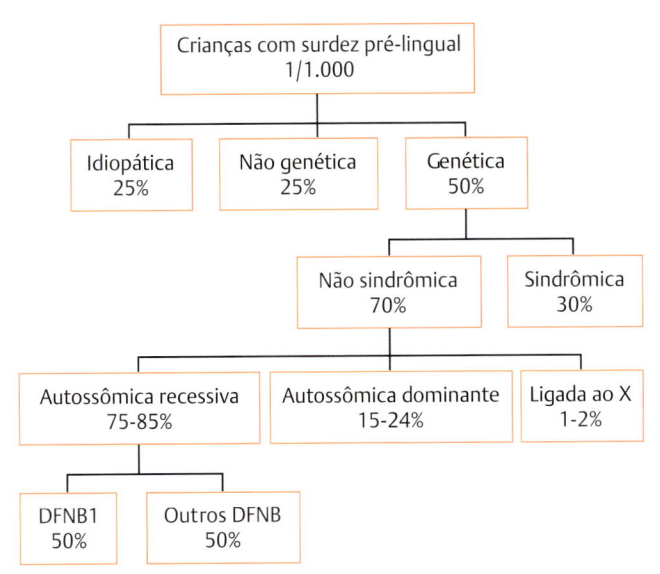

Figura 25.31 Etiologias comuns de perda auditiva sensório-neural congênita.

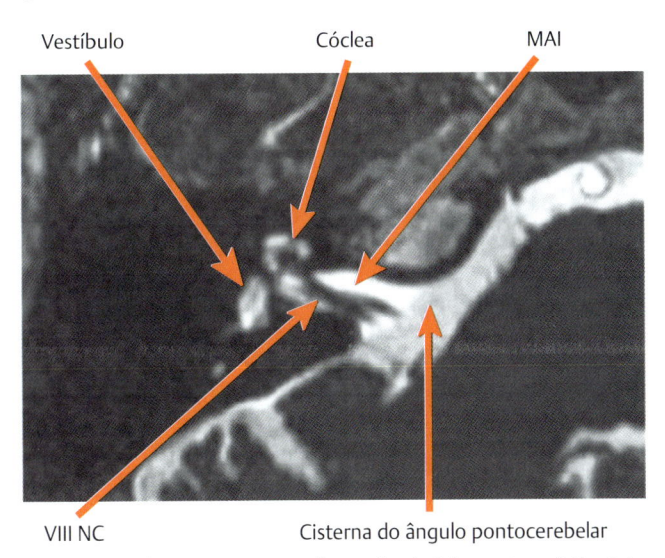

Figura 25.32 Corte axial de sequência CISS na RM ao longo do nível do meato acústico interno (MAI), demonstrando morfologia normal.

amplificação convencional, limiares na faixa severa a profunda e ausência de contraindicações evidentes, um implante coclear deve ser considerado. A implantação deve ser realizada por volta do primeiro aniversário, para facilitar o adequado desenvolvimento da fala e linguagem.

Algumas crianças apresentam uma perda auditiva sensório-neural progressiva, devendo ser acompanhadas de perto. Com o desenvolvimento adequado da fala e linguagem até certo ponto, o implante coclear continua sendo uma ótima ferramenta para reabilitação da audição. Foi comprovado que a implantação tardia em

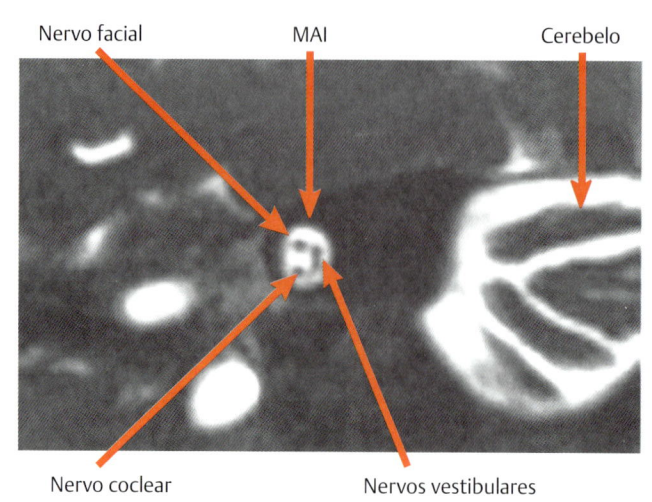

Figura 25.33 Conteúdos normais do meato acústico interno (MAI), como evidenciado por este corte parassagital oblíquo (sequência CISS) da RM, ilustrando todos os quatro nervos junto à extremidade lateral (fundo) do meato.

crianças profundamente comprometidas, sem o desenvolvimento apropriado da fala e linguagem, leva a resultados variáveis, parecendo haver uma nítida relação entre os resultados obtidos e a fala e idade no momento da implantação (Figura 25.34).

Uma abordagem multidisciplinar parece ser decisiva quando se lida com perda auditiva sensório-neural pediátrica. O otorrinolaringologista deve trabalhar em conjunto com os audiologistas pediátricos, educadores, fonoaudiólogos e outras especialidades, no intuito de prestar assistência multidisciplinar adequada.

MALFORMAÇÕES LABIRÍNTICAS

Definições

Cerca de 20% das perdas auditivas sensório-neurais pediátricas são decorrentes das displasias do labirinto ósseo. O desenvolvimento normal da orelha interna pode ser atrasado em vários estágios. Sendo assim, um espectro de malformações labirínticas foi descrito. O desenvolvimento tardio do placoide ótico, por exemplo, resulta em uma deformidade de Michel, com ausência total de estruturas vestibulocleares. O retardo em estágios mais avançados do desenvolvimento pode levar a uma deformidade de cavidade comum, com neuroepitélio rudimentar ou outras anomalias císticas. Após este estágio, a cóclea ou os canais vestibulares individuais podem ser hipoplásicos, em uma condição frequentemente encontrada em envolvimentos sindrômicos. A malformação labiríntica mais comum é o alargamento do aqueduto vestibular, que consiste em uma conexão anormalmente ampla entre o utrículo e o saco endolinfático. O saco alargado pode ser observado em uma RM ponderada em T2, enquanto a TC pode demonstrar o orifício ósseo aumentado do ducto endolinfático. Esta malformação muitas vezes é acompanhada por um vestíbulo amplo e por uma cóclea incompletamente dividida. As crianças às vezes nascem com audição residual, porém tipicamente também mostram perda progressiva da função auditiva (Figura 25.35).

Ausência de canais semicirculares foi associada à deficiência do nervo coclear, e os casos sindrômicos são decorrentes, principalmente, da associação CHARGE.

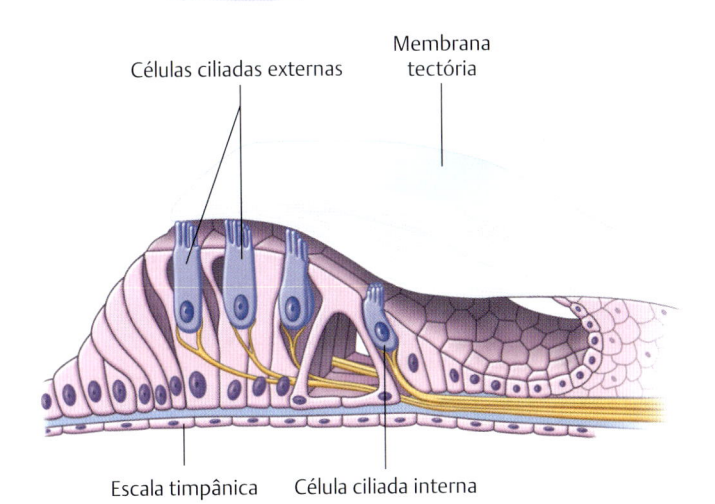

Figura 25.34 Distribuição intracoclear de conexina 26, uma proteína de *gap junction* responsável pela recirculação de potássio na estria vascular. Esta é a causa mais comum de perda auditiva sensório-neural autossômica recessiva não sindrômica (GJB2).

Diagnóstico diferencial

Deformidade de Michel, deformidade de cavidade comum, hipoplasia dos canais coclear e vestibular, aqueduto vestibular alargado e deficiência do nervo coclear. A malformação labiríntica pode ocorrer isoladamente ou como parte de uma síndrome.

Exames diagnósticos

RM e/ou TC.

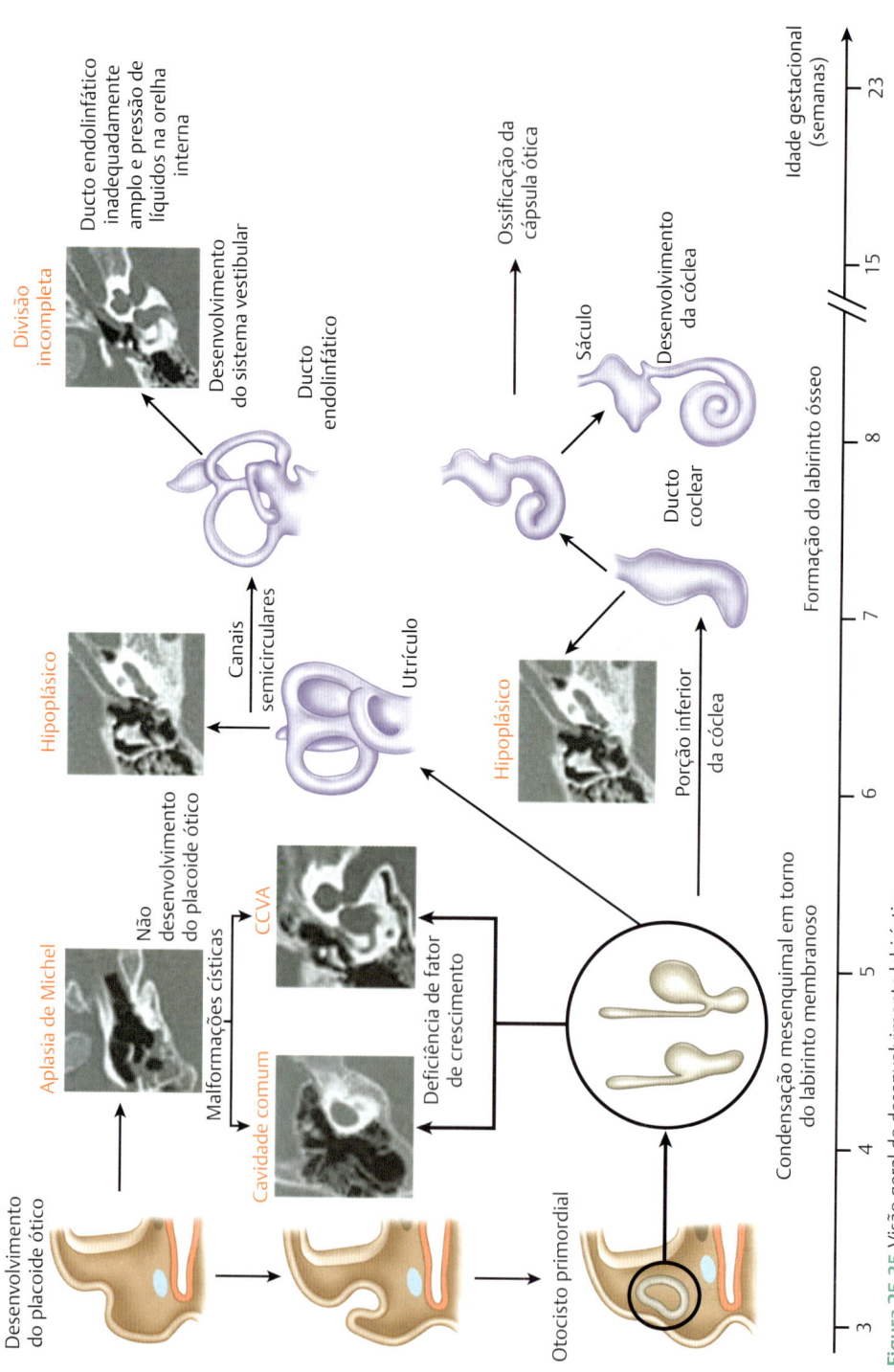

Figura 25.35 Visão geral do desenvolvimento labiríntico.

Tratamento

O implante coclear pode ser muito bem-sucedido, mesmo no contexto de malformação da orelha interna. De fato, crianças com malformações do espectro da divisão coclear incompleta costumam ser excelentes candidatos ao implante coclear. Crianças com malformações císticas tipicamente não alcançam bom desempenho com os implantes cocleares, enquanto as deformidades de Michel são consideradas contraindicações à implantação (Figuras 25.36 e 25.37).

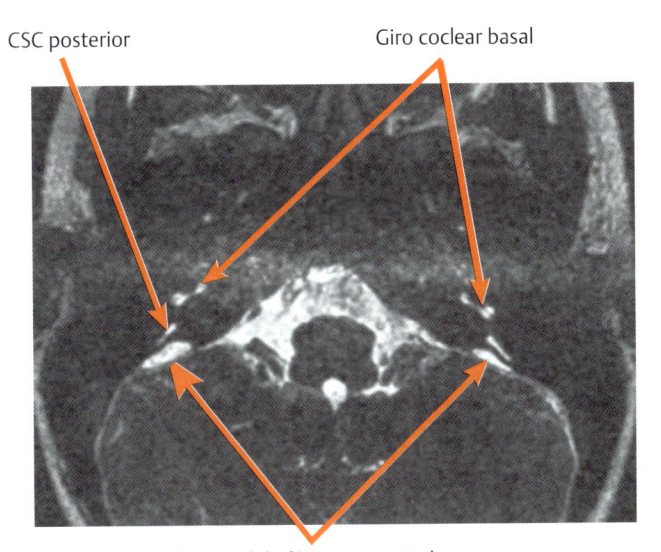

Figura 25.36 Corte axial de RM (sequência CISS), demonstrando aquedutos vestibulares bilateralmente alargados.

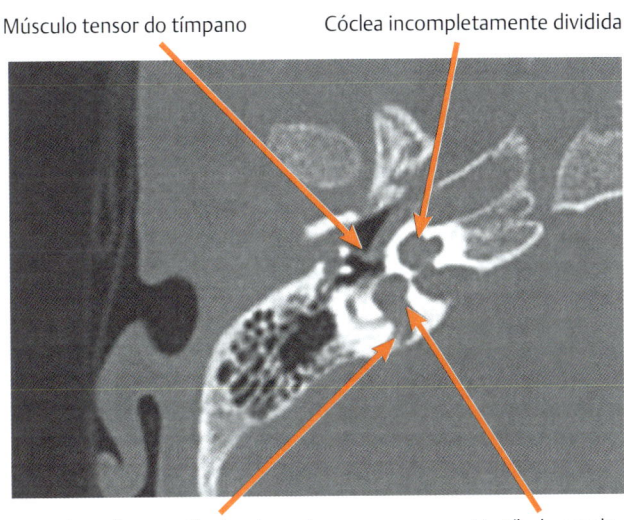

Figura 25.37 Tomografia computadorizada axial de alta resolução (HRCT), demonstrando uma malformação de Mondini (aqueduto vestibular alargado, vestíbulo amplo, divisão incompleta da cóclea).

ESPECTRO DA NEUROPATIA AUDITIVA

As doenças do ENA foram recentemente reconhecidas como causa de perda auditiva sensório-neural. De fato, estima-se que cerca de 10-15% das perdas auditivas sensório-neurais pediátricas sejam causadas por doenças do ENA. O padrão eletrofisiológico descreve uma cóclea funcional com um nervo coclear neuropático. Em alguns casos, o nervo pode estar anatomicamente ausente ou ser hipoplásico (denominado deficiência do nervo coclear). Na maioria dos casos, entretanto, o nervo está fisicamente presente, mas é incapaz de conduzir a informação elétrica até o núcleo coclear (Quadro 25.5).

Vários fatores de risco foram descritos. Prematuridade, hiperbilirrubinemia e internação prolongada em CTI neonatal foram discutidos. No entanto, os padrões eletrofisiológicos observados são bastante consistentes. De modo específico, crianças afetadas mostram ausência de ativação auditiva central (sem ondas no PEATE) com microfonismo coclear presente. Este potencial consiste em um potencial gerado pelas células ciliadas que segue a polaridade do estímulo. Desta forma, com estímulos sonoros alternando a polaridade durante o PEATE, os microfonismos cocleares de ambas as fases se cancelarão mutuamente e, assim, estarão ausentes. Portanto, um PEATE de polaridade única deverá ser realizado para concluir o diagnóstico apropriado (Figura 25.38).

As crianças afetadas apresentam limiares variáveis e distúrbios de percepção da fala que vão além do que seria esperado para o nível específico de comprometimento auditivo. Como o PEATE tipicamente não mostra ondas distais, que poderiam ser utilizadas para estimar os níveis de audição, a estimativa do limiar tem de aguardar até que as crianças consigam ser condicionadas para o teste de ARV. Isto ocorre por volta dos 7-8 meses de idade. Assim, a intervenção antecipada em termos de amplificação inicial é adiada até que estes dados sejam disponibilizados (Figuras 25.39 e 25.40).

A implantação coclear tem sido realizada com sucesso variável nestas crianças. Do mesmo modo, um subgrupo de crianças alcança bom desempenho com a amplificação convencional. No caso de deficiência de nervo coclear, especialmente com envolvimento bilateral, os implantes auditivos de tronco encefálico poderão ser, no futuro, uma opção razoável (Figuras 25.41 e 25.42).

Quadro 25.5 Características clínicas do espectro da neuropatia auditiva (ENA)

Limiar para tons puros: variável; pode estar normal

Reconhecimento da fala no silêncio: variável e tipicamente precária no ruído

Emissões otoacústicas: normais ou ausentes

Reflexos musculares na orelha média: ausentes

Microfonismo coclear (MC): presente (invertido com a reversão da polaridade do estímulo)

PEATE: MC e ausência de ondas distais

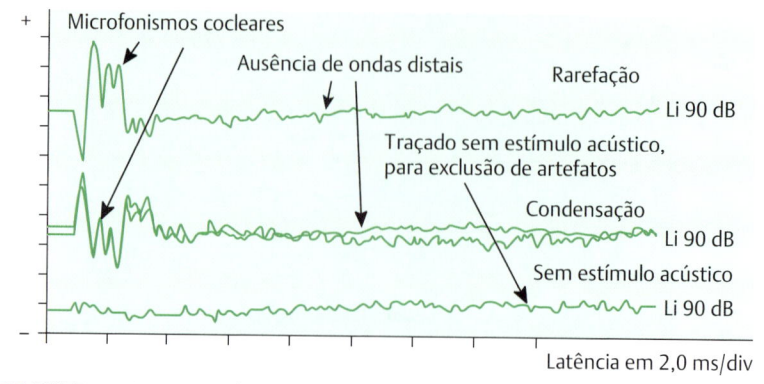

Figura 25.38 PEATE em criança com distúrbio do espectro da neuropatia auditiva (ENA).

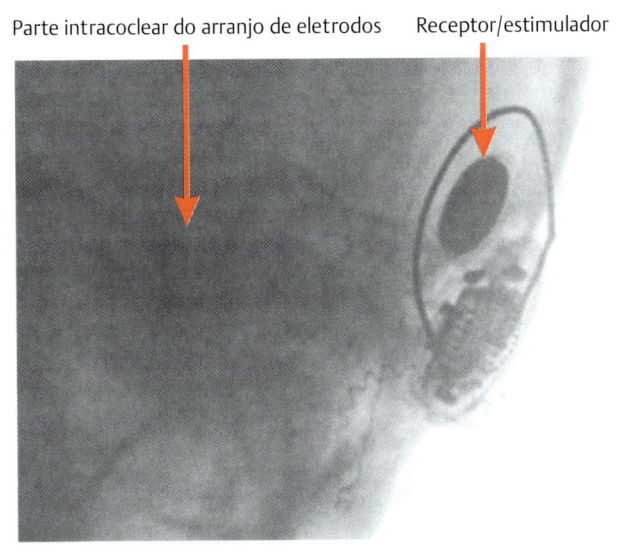

Figura 25.39 Projeção transorbitária obtida no intraoperatório, demonstrando posicionamento apropriado do implante coclear na cóclea.

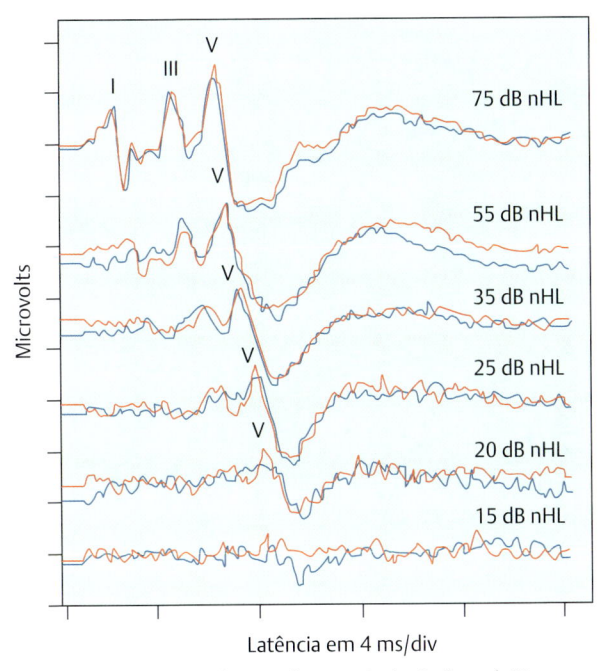

Figura 25.40 Traçado de PEATE demonstrando a mudança na latência da onda V com a redução da intensidade do estímulo.

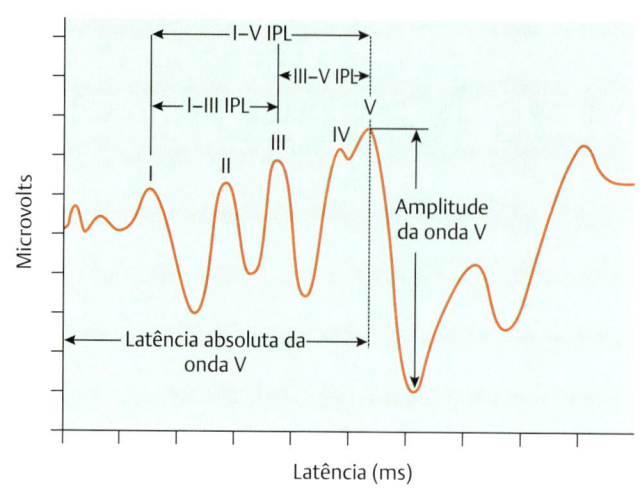

Figura 25.41 Ondas normais no PEATE.

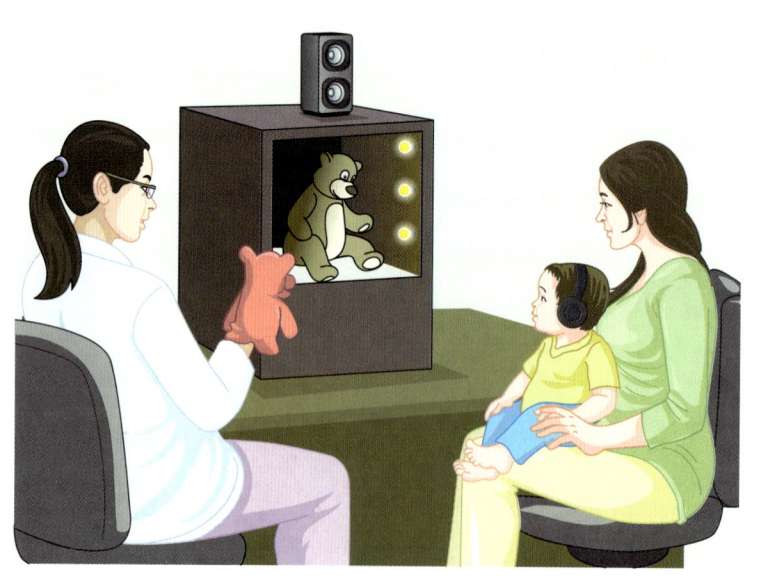

Figura 25.42 Audiometria de reforço visual (ARV).

CAPÍTULO 26

Doenças Nasossinusais

Austin S. Rose

- Via aérea pediátrica normal
- Hipertrofia das adenoides
- Arrinia
- Atresia coanal
- Cisto congênito do ducto nasolacrimal
- Fibrose cística
- Cisto dermoide nasal
- Glioma e encefalocele nasal
- Pólipo piloso nasofaríngeo
- Referências

Via aérea pediátrica normal

As crianças compartilham com os adultos muitas causas de doenças nasais, entre as quais a rinite alérgica, polipose nasal, sinusite crônica e tumores benignos ou malignos. Entretanto, este capítulo enfoca as doenças que tendem a estar presentes na infância. Muitas lesões congênitas aparecem no início da infância. O neonato é um respirador nasal obrigatório. Como tal, as lesões congênitas do nariz podem resultar na obstrução prejudicial à vida das vias aéreas e/ou na dificuldade de alimentação durante este período. Os sintomas adicionais incluem "cianose cíclica", caracterizada por períodos em estado desperto, com agitação ou choro, durante os quais o neonato pode respirar pela boca e parece estar estável, mas que são seguidos por períodos de tranquilidade ou sono, em que a respiração nasal se encontra impossibilitada e há apneia e cianose. As lesões congênitas com obstrução menos grave muitas vezes se apresentam tardiamente na infância.

Hipertrofia das adenoides

DEFINIÇÃO E CARACTERÍSTICAS CLÍNICAS
A hipertrofia das adenoides é uma das causas mais comuns de obstrução nasal em crianças. A hiperplasia linfoide apresenta a mesma fisiopatologia verificada na hipertrofia das tonsilas palatinas. O tamanho das adenoides muitas vezes regride no final da infância; entretanto, crianças pequenas comumente apresentam uma hipertrofia que pode levar à obstrução nasal. Os sintomas podem incluir roncos, respiração bucal crônica, alterações dentárias e fala hiponasal.

DIAGNÓSTICO DIFERENCIAL
Pólipo antrocoanal, hipertrofia das conchas nasais, atresia da coana, desvio de septo e corpo estranho.

EXAMES DIAGNÓSTICOS
Os exames complementares, para além da anamnese e do exame físico, possuem papel limitado nos casos de hipertrofia das adenoides em crianças, uma vez que as radiografias não tendam a ter impacto na tomada de decisão clínica. Entretanto, se houver suspeita de outras etiologias para a obstrução nasal, o diagnóstico diferencial pode justificar a realização de exames de imagem, nasofaringoscopia flexível ou ambas.

TRATAMENTO
A administração de corticoides nasais é uma opção para o tratamento de crianças com rinite alérgica. As indicações para adenoidectomia incluem hipertrofia das adenoides que resulta em obstrução nasal associada a sinusites recorrentes, otite média recorrente e respiração perturbada durante o sono. A insuficiência velofaríngea é uma potencial complicação, ocorrendo em cerca de 1 em cada 1.500 adenoidectomias (Figura 26.1).

Arrinia

DEFINIÇÃO E CARACTERÍSTICAS CLÍNICAS
A arrinia, ou ausência congênita do nariz e das vias aéreas nasais, é uma anomalia extremamente rara, com menos de 20 casos relatados na literatura. Esta condição inclui a ausência do nariz externo e das vias aéreas nasais, hipoplasia maxilar, um pequeno palato de arco alto e hipertelorismo. Na maioria dos casos, o bulbo e os nervos olfatórios estão ausentes. Adicionalmente, pode haver outras anomalias associadas, incluindo encefalocele, ausência dos seios paranasais, anomalias da região média da face, incluindo fenda palatina, implantação baixa das orelhas e várias anomalias oculares. Quaisquer anormalidades oculares associadas em geral são menores, uma vez que o olho comece a se formar em um estágio mais inicial do desenvolvimento embrionário. A ocorrência de arrinia é considerada esporádica e não há fatores de risco maternos específicos nem anormalidades cromossômicas associadas identificadas até o presente. As complicações imediatas são o comprometimento grave das vias aéreas, por causa da dependência dos neonatos de suas vias aéreas nasais e dificuldades de alimentação (Figura 26.2).

DIAGNÓSTICO DIFERENCIAL
Outras anormalidades nasais congênitas e atresia coanal.

EXAMES DIAGNÓSTICOS
Como os bebês são respiradores nasais obrigatórios, a falha em reconhecer as implicações da obstrução nasal total pode resultar em hipóxia e morte imediatamente após o nascimento. No caso dos pacientes recém-nascidos com arrinia,

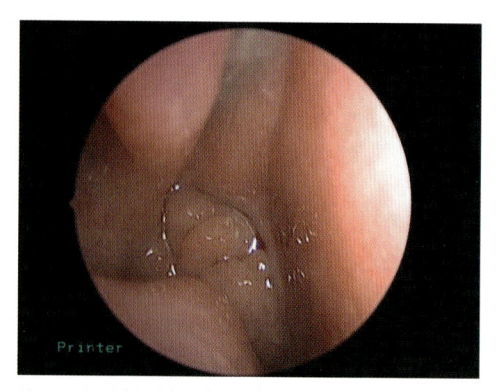

Figura 26.1 Tecido adenoideano preenchendo a via aérea nasal, observado à endoscopia nasossinusal pela fossa nasal direita.

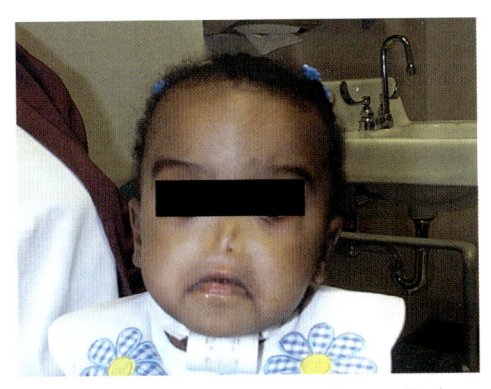

Figura 26.2 Neonato com arrinia após inserção de tubo de traqueostomia.

a prioridade, portanto, é estabelecer uma via aérea segura. Uma via aérea oral inicialmente pode ser útil, e uma sonda de McGovern pode ser utilizada para treinar o bebê a respirar pela boca e também para a alimentação. A intubação endotraqueal é necessária em alguns casos e, para os recém-nascidos em que a extubação é impossível, a traqueostomia é apropriada. Por causa das dificuldades de alimentação, muitos bebês com arrinia também necessitam de um tubo de alimentação gástrica para nutrição. Uma vez abordados os aspectos primários das vias aéreas e alimentação, a criança com arrinia deve ser cuidadosamente avaliada quanto à existência de outras anomalias congênitas. TC e RM da cabeça e da face devem ser realizadas para excluir a hipótese de anomalias associadas e planejar esforços futuros de reconstrução (Figura 26.3).

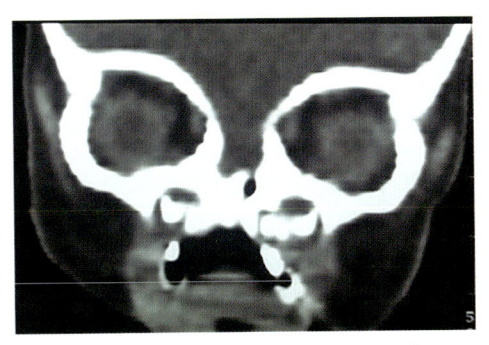

Figura 26.3 Corte coronal de TC demonstrando a ausência de passagens nasais e da placa cribriforme.

TRATAMENTO

As metas do tratamento cirúrgico de pacientes com arrinia são estabelecer vias aéreas nasais patentes e corrigir o defeito estético externo. O momento recomendado para a intervenção cirúrgica inicial varia de 4 semanas[1,2] até a idade pré-escolar, quando o desenvolvimento facial é mais completo.[3] Conforme a criança com arrinia se aproxima da idade escolar, as questões psicológicas relacionadas com sua aparência estética vão se tornando um problema mais urgente. Atualmente, não há consenso quanto à técnica ou tratamento cirúrgico. Enquanto alguns autores realizaram a reconstrução simultânea do nariz interno e do externo, outros descrevem a criação de passagens nasais internas com reconstrução externa tardia.[2] Em um relato, uma reconstrução nasal externa foi realizada sem a criação de cavidades nasais internas.[4] Em alguns casos, as crianças foram tratadas unicamente com uma prótese nasal externa.

Atresia coanal

DEFINIÇÃO E CARACTERÍSTICAS CLÍNICAS

Atresia coanal é a ausência congênita de comunicação entre a porção posterior da fossa nasal e o restante do trato aerodigestivo superior. Ocorrendo em cerca de 1 a cada 8.000 nascimentos, é observada com frequência 2 vezes maior na população feminina do que na masculina.[5] A obstrução entre a fossa nasal e a nasofaringe geralmente é decorrente do osso, embora em certos casos possa ser descrita como sendo primariamente membranosa ou mista quanto à natureza. A atresia coanal é mais comumente unilateral, enquanto sua ocorrência bilateral implica em uma emergência neonatal, que requer proteção imediata da via aérea decorrente da dependência dos bebês da respiração nasal (Figura 26.4). A doença unilateral pode ser detectada no período neonatal, pela falha na passagem de uma sonda flexível para a nasofaringe em uma triagem de rotina, ou em fases mais tardias da vida, por causa de sintomas unilaterais de obstrução nasal com drenagem de muco espesso (Figura 26.5).

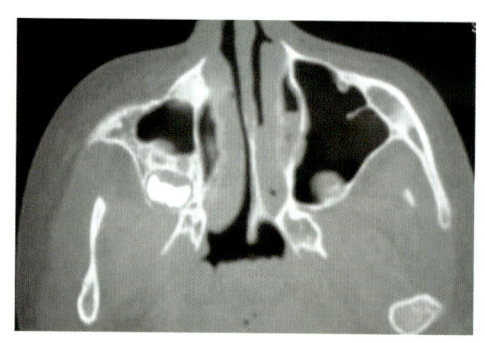

Figura 26.4 Corte axial de TC no nível da nasofaringe, demonstrando atresia coanal unilateral à esquerda.

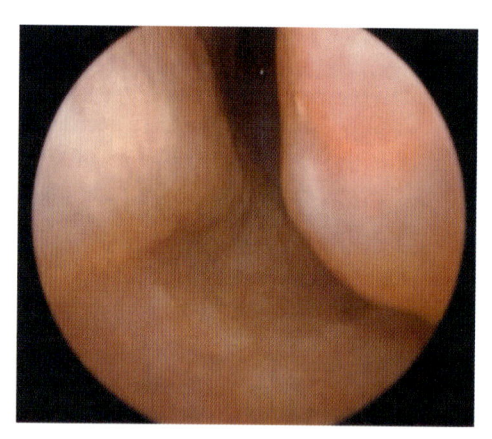

Figura 26.5 Visão endoscópica da fossa nasal posterior esquerda, demonstrando a ausência da abertura coanal para o interior da nasofaringe.

DIAGNÓSTICO DIFERENCIAL

Atresia coanal bilateral: estenose do orifício piriforme, paralisia bilateral de pregas vocais e outras obstruções de vias aéreas superiores congênitas.

Atresia coanal unilateral: corpo estranho nasal, pólipo antrocoanal, hipertrofia das adenoides e sinusite crônica (Figura 26.6).

EXAMES DIAGNÓSTICOS

A suspeita de atresia coanal muitas vezes é levantada em recém-nascidos após falha na passagem de uma pequena sonda flexível através do nariz para a orofaringe. Em um neonato com atresia coanal bilateral, as vias aéreas podem ser asseguradas, utilizando-se uma sonda aérea oral estabilizada com fita adesiva ou por meio de intubação endotraqueal. Uma vez conseguida a estabilização, uma TC com cortes de 1 mm do nariz e nasofaringe deve ser realizada para avaliar o sítio e o grau de obstrução. Uma consulta genética também deve ser considerada, para ajudar a avaliar os achados concomitantes característicos da síndrome CHARGE, incluindo coloboma, defeitos cardíacos, atresia coanal, retardo do crescimento e desenvolvimento, anomalias geniturinárias e anormalidades otológicas, incluindo perda auditiva (Figura 26.7).

TRATAMENTO

A atresia coanal bilateral geralmente é tratada com cirurgia no início do período pós-natal, com o objetivo de estabelecer a patência nasal. Para a atresia unilateral, a cirurgia pode ser adiada até o início da infância. As abordagens endoscópicas transnasais são utilizadas com mais frequência, por vezes requerendo o broqueamento e remoção do vômer posterior, dependendo da quantidade de obstrução óssea. As abordagens transpalatinas também são descritas, ainda que realizadas com menor frequência. A reestenose, geralmente em um período de 3-6 meses, é comum e pode requerer dilatação ou cirurgia adicional. Os *stents* comumente são utilizados no pós-operatório, embora alguns autores tenham relatado êxito sem a utilização destes dispositivos (Figura 26.8).[6] O uso tópico de mitomicina C, um inibidor da migração de células epiteliais, também foi descrito como útil para a redução do reestreitamento e da estenose, embora estudos recentes tenham falhado em demonstrar benefício significativo.[7] O crescimento da criança também ajudará, enfim, a manter a patência coanal.

Cisto congênito do ducto nasolacrimal

DEFINIÇÃO E CARACTERÍSTICAS CLÍNICAS

O cisto congênito do ducto nasolacrimal é uma condição muito rara, resultante da obstrução do ducto nasolacrimal no meato nasal inferior, levando à obstrução das vias aéreas nasais. As

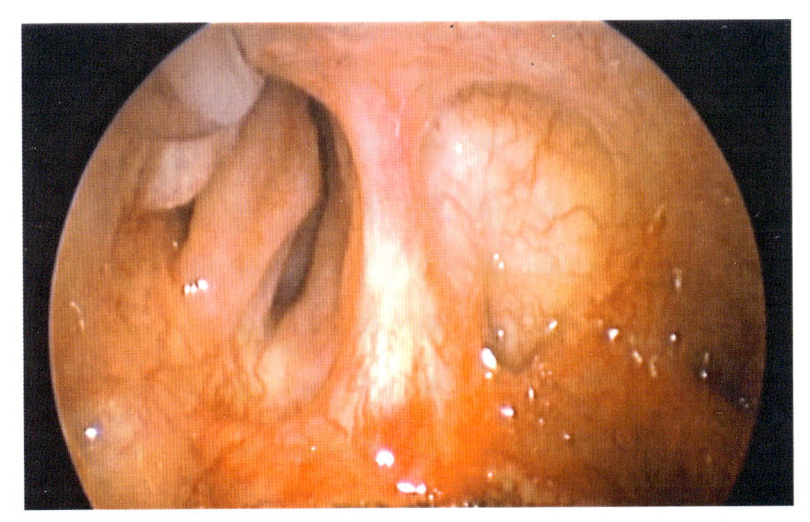

Figura 26.6 Obstrução da coana esquerda decorrente de uma placa atrésica óssea observada endoscopicamente a partir do lado nasofaríngeo.

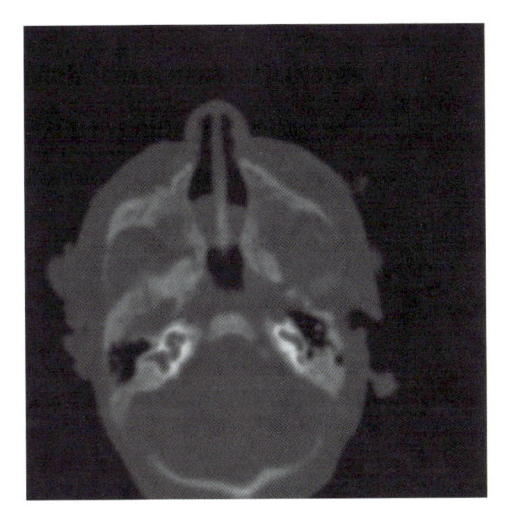

Figura 26.7 Corte axial de TC demonstrando atresia coanal membranosa, bilateralmente.

alterações das vias aéreas e distúrbios alimentares variam quanto à gravidade (Figura 26.9).

DIAGNÓSTICO DIFERENCIAL
Atresia coanal e massa nasal congênita (glioma, meningocele, meningoencefalocele, malformação vascular).

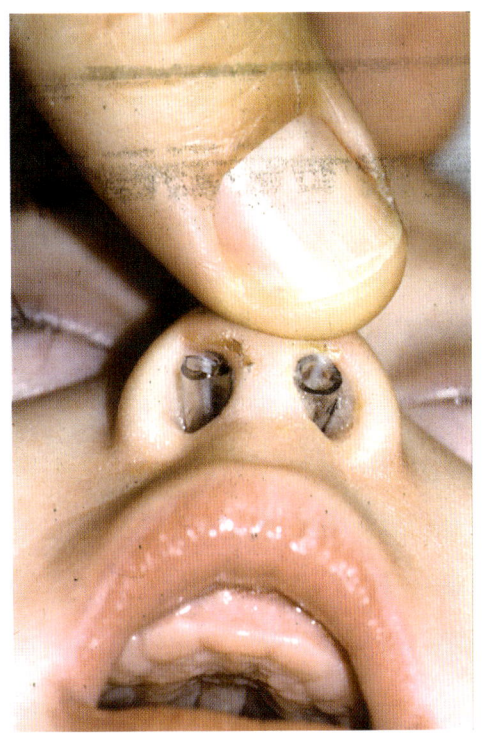

Figura 26.8 *Stents* criados a partir de tubos endotraqueais presos com pontos transeptais.

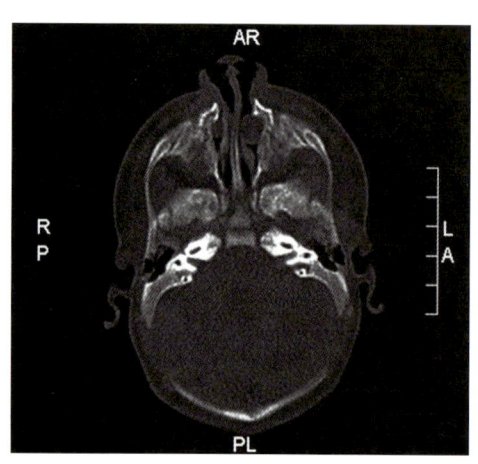

Figura 26.9 TC de cistos congênitos do ducto nasolacrimal.

EXAMES DIAGNÓSTICOS

A suspeita diagnóstica é levantada pelo exame físico. A rinoscopia anterior pode ser normal no neonato. A habilidade em se passar sondas pelo nariz pode ser dificultada, porém a endoscopia nasal revelará o problema. É recomendada uma avaliação completa das vias aéreas, seguida imediatamente pelo tratamento cirúrgico. As imagens confirmam o diagnóstico e excluem outras massas nasais congênitas, que exigem um manejo mais complexo.

TRATAMENTO

O tratamento consiste na marsupialização dos cistos. A resolução dos sintomas deve ser clinicamente confirmada, e a vigilância quanto a recorrências deve ser realizada por endoscopias nasais (Figura 26.10).

Fibrose cística

DEFINIÇÃO E CARACTERÍSTICAS CLÍNICAS

A fibrose cística (FC) é uma doença genética autossômica recessiva associada a numerosas mutações no gene do regulador de condutância transmembrana da FC, que regula o movimento dos íons sódio e cloreto ao longo das membranas epiteliais.[8] Os resultados são a desidratação e o espessamento das secreções, afetando o trato respiratório, pâncreas, fígado e intestinos. Nos seios paranasais e pulmões, as secreções reduzidas e espessadas comprometem o funcionamento normal dos cílios na depuração mucociliar, levando a ciclos recorrentes de infecção e inflamação. Os pólipos nasais e a rinossinusite crônica (RSC) são as principais características ORL da doença em crianças com FC. Além dos sintomas nasossinusais, a RSC também pode contribuir para a doença pulmonar, incluindo broncopneumonias recorrentes e bronquiectasias (Figura 26.11).

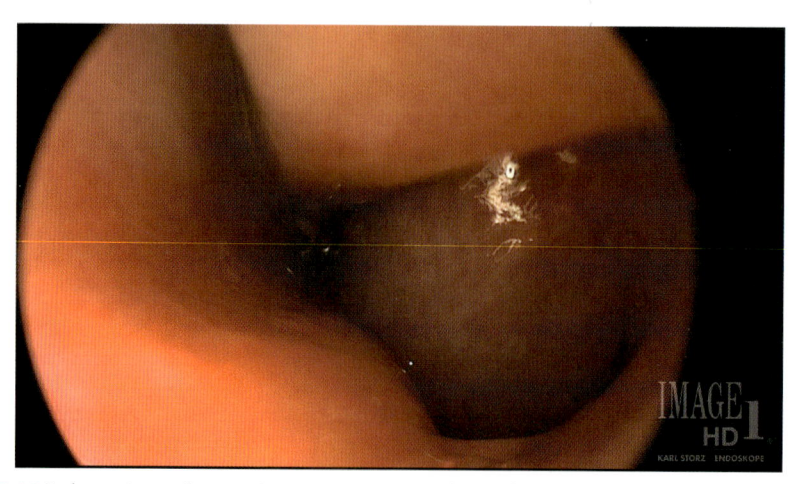

Figura 26.10 Endoscopia nasal em paciente com cistos congênitos do ducto nasolacrimal.

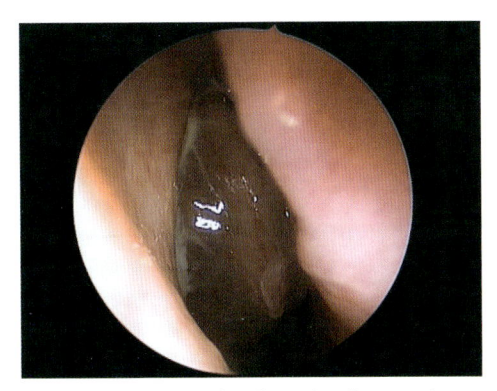

Figura 26.11 Visão endoscópica de pólipo nasal no meato médio direito de uma criança com fibrose cística.

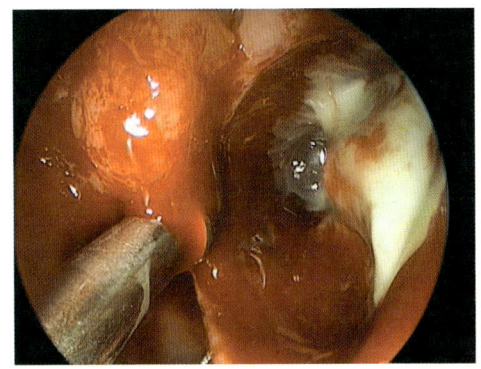

Figura 26.12 Fotografia intraoperatória de líquido purulento oriundo do seio maxilar esquerdo.

DIAGNÓSTICO DIFERENCIAL

Discinesia ciliar primária, polipose nasal e rinossinusite crônica.

EXAMES DIAGNÓSTICOS

Crianças com pólipos nasais ou RSC refratárias ao tratamento devem ser avaliadas para FC pelo teste do cloreto no suor. Também há testes genéticos para genótipos comuns disponíveis. Uma TC dos seios paranasais pode ser útil para a avaliação basal, bem como para o planejamento pré-operatório (Figura 26.12). As culturas obtidas dos seios ou do meato médio podem ser úteis no direcionamento da antibioticoterapia, quando necessário.

TRATAMENTO

A doença nasossinusal decorrente de FC é tratada de forma clínica, incluindo irrigações nasais com solução salina e *sprays* de corticoide nasal tópico. Procedimentos cirúrgicos, como a adenoidectomia ou a cirurgia sinusal endoscópica funcional (FESS), são considerados nos casos de obstrução nasal decorrente de pólipos, sintomas nasossinusais graves ou possíveis efeitos de doença sinusal sobre os pulmões, demonstrados por uma prova de função pulmonar diminuída. A necessidade de FESS revisional é comum em muitos pacientes com FC (Figura 26.13).

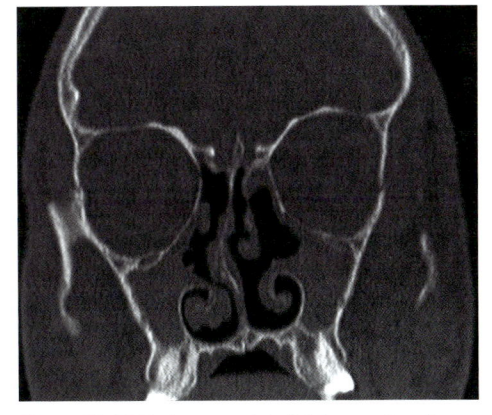

Figura 26.13 Corte coronal de TC demonstrando recorrência da doença nos seios maxilares, apesar de cirurgia sinusal endoscópica prévia, com antrostomias maxilares adequadas.

Cisto dermoide nasal

DEFINIÇÃO E CARACTERÍSTICAS CLÍNICAS

Os cistos dermoides nasais (CDN) são massas nasais congênitas resultantes da inclusão de células epiteliais ao longo das linhas de fechamento embrionário (Figura 26.14). Contendo elementos ectodérmicos e mesodérmicos, estes cistos geralmente se apresentam ao longo do dorso nasal da linha média e estão classicamen-

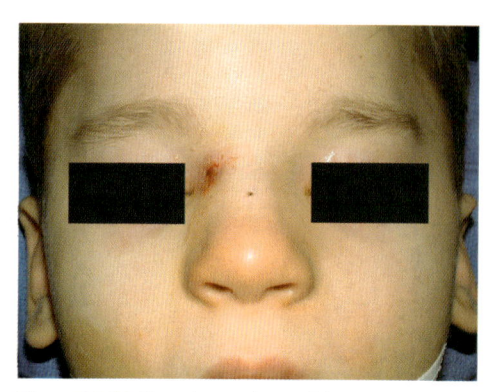

Figura 26.14 Cisto dermoide nasal (CDN) infeccionado, com ruptura da pele e presença característica de pelo e depressão nasal na linha média.

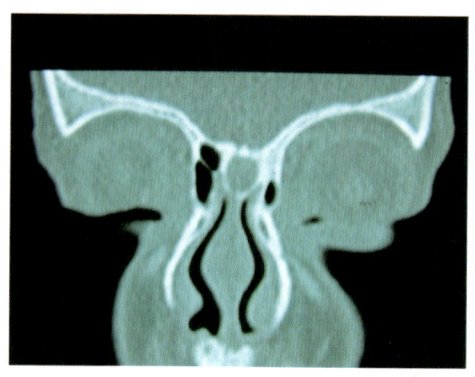

Figura 26.15 Corte coronal de TC demonstrando um cisto dermoide nasal (CDN).

te associados a uma única depressão nasal e folículo piloso. Os CDNs estão presentes ao nascimento em 40% dos casos, enquanto os restantes em geral se tornam clinicamente evidentes por volta dos 6 anos de idade.

Os cistos dermoides ocorrem em outras áreas, incluindo a sobrancelha, fronte, mento e occipício, podendo erodir o crânio.

DIAGNÓSTICO DIFERENCIAL
Teratoma congênito, hemangioma ou outras lesões vasculares.

EXAMES DIAGNÓSTICOS
Ambas, TC e RM, são úteis para a avaliação adicional dos CDNs antes da excisão. Cerca de 45% dos cistos se estendem profundamente aos ossos nasais, e até 25% estão associados a um trato com conexão com a dura-máter ou extensão intracraniana mais evidente (Figuras 26.15 e 26.16).

TRATAMENTO
Por causa do potencial de infecção, estes cistos devem ser cirurgicamente excisados em conjunto com quaisquer tratos ou componentes intracranianos associados. Para os cistos limitados aos tecidos moles do dorso nasal, a excisão local do cisto e qualquer depressão ou pelo associado em geral é suficiente. Os CDNs com extensão mais profunda podem requerer uma incisão de rinoplastia externa ou, em casos raros, uma

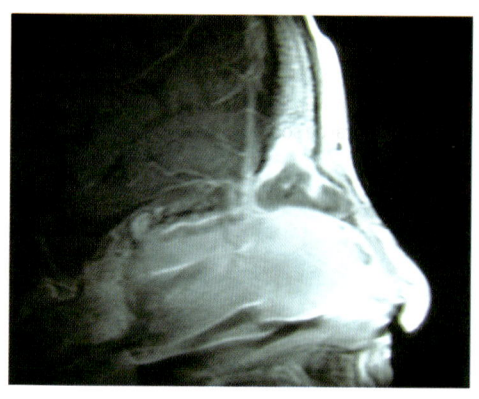

Figura 26.16 Corte sagital de RM demonstrando a estreita associação de um cisto dermoide nasal (CDN) à dura-máter e à pele do dorso nasal.

abordagem craniofacial combinada. Relatos recentes também descreveram o uso de técnicas endoscópicas, seja pelo nariz ou por uma pequena incisão no couro cabeludo, para tratamento cirúrgico dos CDNs (Figura 26.17).[9,10]

Glioma e encefalocele nasal

DEFINIÇÃO E CARACTERÍSTICAS CLÍNICAS
Os gliomas nasais, ou heterotopia glial nasal, são malformações congênitas de tecido glial normal deslocado sem conexões intracranianas residuais (Figura 26.18). Em contraste, as ence-

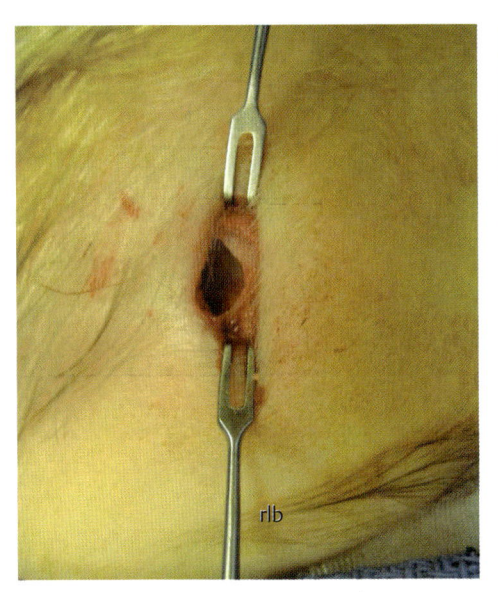

Figura 26.17 Erosão do crânio a partir de um dermoide na fronte, observado no intraoperatório, acima da lateral da sobrancelha direita (rlb).

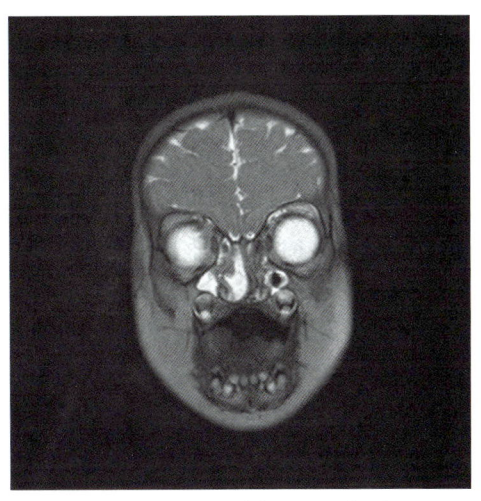

Figura 26.19 Corte coronal de RM revelando um glioma nasal com componentes intra e extranasais, porém com ausência de uma conexão intracraniana evidente.

faloceles nasais são caracterizadas pela herniação de tecido neural ou leptomeninges por um defeito na base do crânio, com uma conexão persistente com o espaço subaracnoide e o líquido cerebrospinal (LCE) circulante. As encefaloceles podem estar presentes ao nascimento, como os gliomas nasais congênitos, ou se desenvolver em fases posteriores da vida, por meio de defeitos traumáticos ou iatrogênicos, envolvendo a base do crânio. Diferentemente do CDN, os gliomas muitas vezes se apresentarão lateralmente à linha média, sendo observados mais comumente em indivíduos do sexo masculino (3:1). Os gliomas intranasais representam 30% dos casos, enquanto 60% são primariamente externos aos ossos nasais, e os 10% restantes apresentam componentes intra e extranasais (Figura 26.19). Os gliomas externos podem estar presentes em qualquer parte ao longo da glabela ou da extensão do nariz, enquanto as lesões intranasais tipicamente se apresentam com obstrução nasal unilateral e podem ser observadas à rinoscopia anterior ou endoscopia. O aumento associado ao choro ou tensão, um sinal de Furstenberg positivo, é característico das encefaloceles nasais e não é observado nos gliomas.

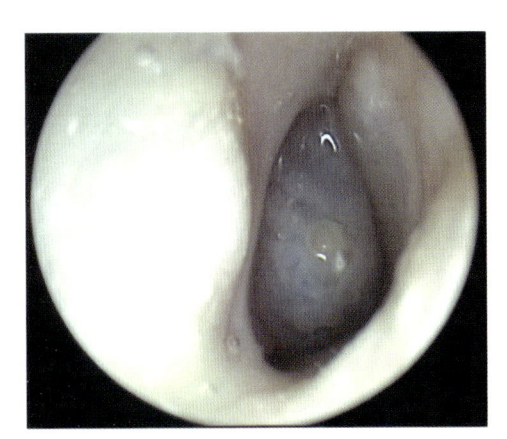

Figura 26.18 Exame nasal anterior demonstrando o componente intranasal de um amplo glioma nasal congênito.

DIAGNÓSTICO DIFERENCIAL

Cisto dermoide nasal, teratoma, pólipo antrocoanal e pólipo piloso nasofaríngeo.

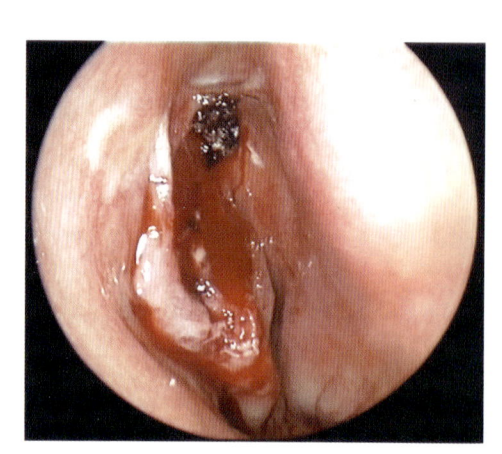

Figura 26.20 Visão intraoperatória subsequente à excisão endoscópica endonasal de um glioma nasal do lado direito.

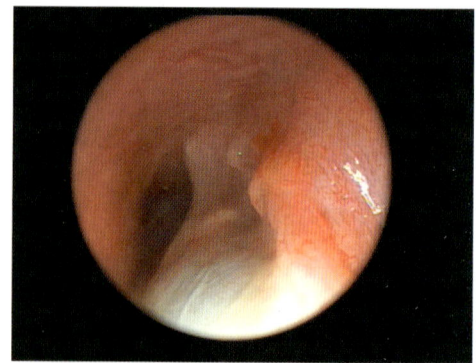

Figura 26.21 Foto endoscópica demonstrando uma encefalocele intranasal e sua conexão com o espaço subaracnoide, superiormente.

EXAMES DIAGNÓSTICOS

A TC pode ser utilizada para ajudar no diagnóstico diferencial antes da realização de qualquer biópsia ou cirurgia, além de também poder ser utilizada intraoperatoriamente, para fins de orientação. A RM é útil na demonstração da extensão da lesão e pode ajudar a diferenciar um glioma nasal de uma encefalocele (Figura 26.20). Qualquer rinorreia clara associada pode ser testada para beta-2-transferrina. Isto confirmaria uma fístula liquórica, mais comumente associada às encefaloceles.

TRATAMENTO

Ambos, gliomas e encefaloceles nasais, são tratados com excisão cirúrgica. Em geral, são utilizadas técnicas endoscópicas endonasais, embora alguns casos possam requerer incisões externas.[11] Em 15-20% dos gliomas nasais, há um trato fibroso associado que também deve ser removido para minimizar quaisquer chances de recorrência. Em seguida à excisão de uma encefalocele, o defeito subjacente na base do crânio e na dura-máter também deve ser reparado, para prevenir a herniação adicional do tecido cerebral e a de fístulas liquóricas. Pode ser realizada aplicação intraoperatória de fluoresceína, que ajuda a demonstrar a presença e localiza a fonte de qualquer rinoliquorreia (Figura 26.21).[12]

Pólipo piloso nasofaríngeo

DEFINIÇÃO E CARACTERÍSTICAS CLÍNICAS

O pólipo piloso nasofaringeo é um hamartoma benigno congênito raro, geralmente composto por pele e anexos, embora elementos das outras camadas de células germinativas ocasionalmente possam ser encontrados. Por este motivo, esta lesão, às vezes, é descrita como teratomatosa. Esta massa benigna se apresenta ao nascimento, com sintomas de distúrbios respiratórios e de alimentares intermitentes. Em alguns casos, é possível observar uma massa por trás da úvula ao exame oral, embora a endoscopia também possa ser necessária para demonstrar a lesão.

DIAGNÓSTICO DIFERENCIAL

Teratoma, anomalias vasculares, encefalocele ou glioma nasal e rabdomiossarcoma.

EXAMES DIAGNÓSTICOS

A avaliação por TC ou RM pode ser útil para o diagnóstico diferencial antes da cirurgia. Um exame atento de endoscopia com fibra óptica, demonstrando os pelos característicos na superfície da lesão, ajudará a confirmar o diagnóstico.

TRATAMENTO

Os pólipos pilosos nasofaríngeos geralmente estão presos apenas por uma pequena haste

haste fibrosa próximo ao seu ponto de fixação na nasofaringe soltará a massa completamente e é curativa. O uso endonasal ou transoral de endoscópios pode ajudar na visualização (Figuras 26.22 e 26.23).[13]

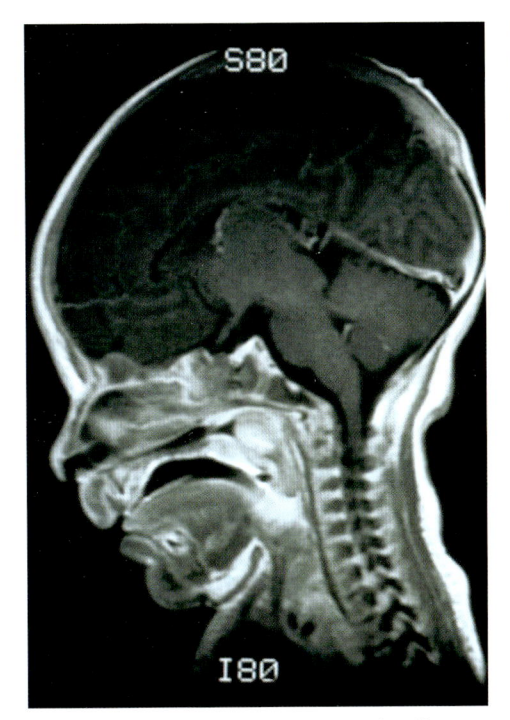

Figura 26.22 Visão transoral de um amplo pólipo piloso nasofaringeo congênito se estendendo por trás do palato mole, para a orofaringe.

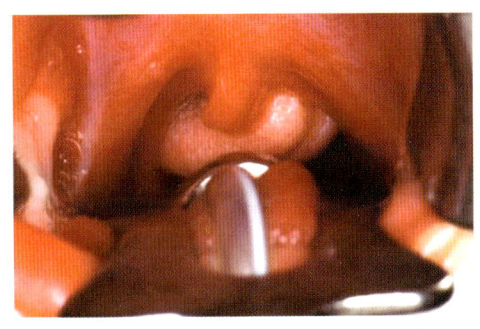

Figura 26.23 Corte sagital de RM demonstrando uma ampla massa de tecidos moles de nasofaringe.

fibrosa à nasofaringe lateral, próximo ao orifício da tuba auditiva, ou ao palato mole posterior. Uma exposição adequada é obtida com um retrator de boca Dingman, aliado a sondas de borracha vermelhas inseridas pelo nariz, para elevar o palato mole. A excisão com bipolar da

Referências

1. Muhlbauer W, Schmidt A, Fairley J. 1993. Simultaneous construction of an internal and external nose in an infant with arhinia. *Plastic and Reconstructive Surgery* 91(4):720.
2. Meyer R. 1997. Total external and internal construction in arhinia. *Plastic and Reconstructive Surgery* 99(2):534.
3. Cole RR, Meyer CM, Bratcher GO. 1989. Congenital absence of the nose: A case report. *International Journal of Pediatric Otorhinolaryngology* 17:171.
4. Palmer CR, Thomson HG. 1967. Congenital absence of the nose: A case report. *Canadian Journal of Surgery* 10:83.
5. Froehlich P and Ayari-Khalfallah S. 2007. Management of choanal atresia. In: Graham JM, Scadding GK, and Bull PD (eds) *Pediatric ENT*. Berlin, U.K.: Springer, Chapter 33, pp 291–294.
6. El-Ahl MA, El-Anwar MW. 2012. Stentless endoscopic transnasal repair of bilateral choanal atresia starting with resection of vomer. *International Journal of Pediatric Otorhinolaryngology* 76(7):1002–1006.
7. Newman JR, Harmon P, Shirley WP, Hill JS, Woolley AL, Wiatrak BJ. 2013. Operative management of choanal atresia: A 15-year experience. *JAMA Otolaryngology Head and Neck Surgery* 139(1):71–75.
8. Yankaskas JR, Marshall BC, Sufian B, Simon RH, Rodman D. 2004. Cystic fibrosis adult care consensus conference report. *Chest* 125(90010):1–39.
9. Re M, Tarchini P, Macri G, Pasquini E. 2012. Endonasal endoscopic approach for intracranial nasal dermoid sinus cyst in children. *International Journal of Pediatric Otorhinolaryngology* 76(8):1217–1222.
10. Manickavasagam J, Robin JM, Sinha S, Mirza S. 2013. Endoscopic removal of a dermoid cyst via scalp incision. *Laryngoscope* 10:1002.
11. Bonne NX, Zago S, Hosana G, Vinchon M, Van den Abbeele T, Fayoux P. 2012. Endonasal endoscopic approach for removal

of intranasal nasal glial heterotopias. *Rhinology* 50(2):211–217.

12. Jones ME, Reino T, Gnoy A, Guillory S, Wackym P, Lawson W. 2000. Identification of intranasal cerebrospinal fluid leaks by topical application with fluorescein dye. *American Journal of Rhinology* 14(2):93–96.

13. Roh JL. 2004. Transoral endoscopic resection of a nasopharyngeal hairy polyp. *International Journal of Pediatric Otorhinolaryngology* 68(8):1087–1090.

CAPÍTULO 27

Doença das Vias Respiratórias Pediátricas

Carlton Zdanski

- Obstrução congênita da via aérea supraglótica
- Obstrução congênita da via aérea glótica
- Obstrução adquirida da via aérea glótica
- Obstrução da via aérea subglótica
- Obstrução traqueal

Obstrução congênita da via aérea supraglótica

A obstrução congênita da via aérea supraglótica inclui a laringomalacia, cistos valeculares e cistos saculares. Os sintomas são estridor inspiratório, obstrução de vias aéreas e dificuldades de alimentação.

LARINGOMALACIA

Definição e características clínicas
A laringomalacia é a causa mais comum de estridor no recém-nascido. É caracterizada por um prolapso de estruturas supraglóticas (aritenoides, epiglote) para o interior da via aérea durante a inspiração. A causa exata no neonato não está claramente definida e pode ser multifatorial. A obstrução da via aérea é variável e pode levar a dificuldades de alimentação significativas, com aspiração e falha de crescimento. Também pode haver doença do refluxo gastroesofágico (DRGE).

Diagnóstico diferencial
Faringomalacia, cisto valecular, laringocele e cisto sacular.

Exames diagnósticos
O diagnóstico é clínico: estridor inspiratório no neonato. Pode ser facilmente confirmada com laringoscopia flexível realizada na clínica ou à beira do leito (Figura 27.1). É recomendada uma avaliação da alimentação.

Tratamento
O tratamento é variável, dependendo da gravidade das dificuldades respiratórias e alimentares. A terapia anti-DRGE deve ser considerada. Mais comumente, os sintomas são resolvidos com o crescimento. Entretanto, se os sintomas piorarem ou não forem resolvidos, é recomen-

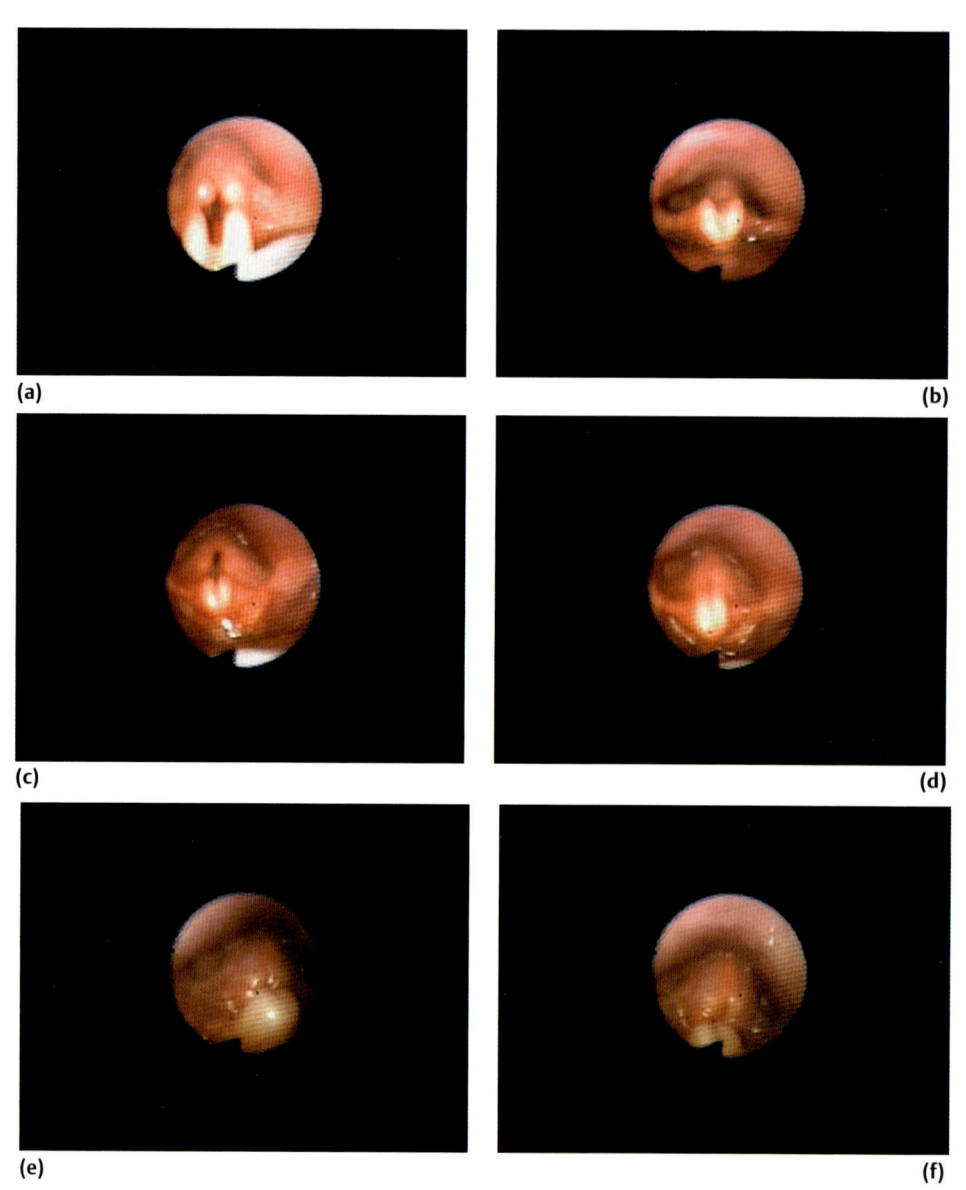

Figura 27.1 (a–f) Laringomalacia. Endoscopia flexível da laringe. (a) (mostrando as características típicas de laringomalacia, com uma epiglote arqueada ou com formato curvilíneo e pregas ariepiglóticas encurtadas) está no início da inspiração e da sequência. (a–f) Mostra o prolapso progressivo de estruturas supraglóticas para o interior da via aérea durante a inspiração.

dável realizar uma avaliação cirúrgica completa das vias aéreas, por causa da alta incidência de lesões nas vias aéreas secundárias. Retardo no desenvolvimento pode resultar de problemas alimentares e de esforço respiratório. Neste evento, ou no contexto de obstrução significativa das vias aéreas, é necessário considerar a intervenção cirúrgica (isto é, supraglotoplastia). Em raros casos, mesmo com o crescimento ou o tratamento cirúrgico, os sintomas não melhoram, e a realização de traqueostomia ou gastrostomia deve ser considerada.

CISTO VALECULAR

Definição e características clínicas

Considera-se que um cisto valecular surja a partir de uma glândula mucosa bloqueada na valécula. O cisto pode tornar-se bastante amplo, causando obstrução das vias aéreas superiores, com estridor inspiratório e dificuldades de alimentação concomitantes.

Diagnóstico diferencial

Faringomalacia, laringomalacia, cisto do ducto tireoglosso, tireoide lingual, laringocele e cisto sacular.

Exames diagnósticos

O diagnóstico pode ser estabelecido por uma radiografia cervical lateral (Figura 27.2) ou prontamente, por nasofaringoscopia flexível, seja em consultório ou à beira do leito.

Tratamento

O tratamento é a marsupialização cirúrgica do cisto (Figura 27.3). Os cistos podem recorrer, por isto é recomendado o controle por endoscopias, em consultório ou em centro cirúrgico.

CISTO SACULAR CONGÊNITO

Definição e características clínicas

Considera-se que um cisto sacular surja de uma glândula mucosa bloqueada no ventrículo laríngeo. Se uma massa que surge a partir do ventrículo for preenchida por ar, e não muco, ela é, então, chamada laringocele. Estes cistos podem-se tornar bastante amplos, causando obstrução da via respiratória acompanhada por estridor inspiratório e dificuldades alimentares concomitantes. Em alguns casos, podem-se tornar infectados, causando obstrução fulminante da via aérea, com risco de morte.

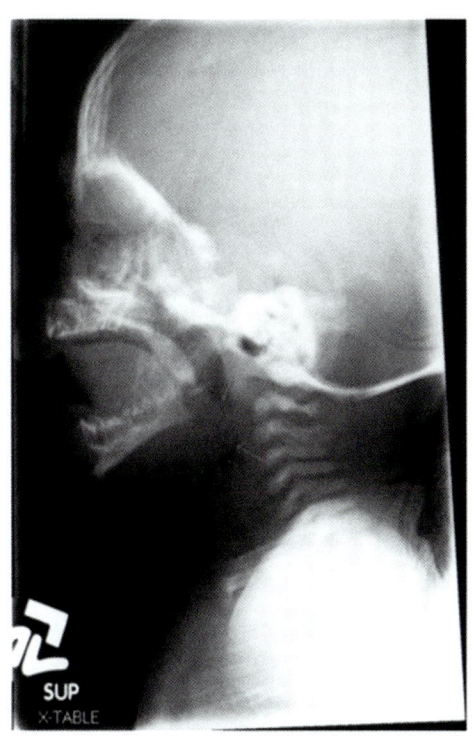

Figura 27.2 Radiografia lateral do pescoço mostrando um cisto valecular.

Diagnóstico diferencial

Faringomalacia, laringomalacia e laringocele.

Exames diagnósticos

O diagnóstico pode ser prontamente estabelecido por uma nasofaringoscopia flexível realizada em consultório ou à beira do leito. A extensão da lesão pode ser confirmada por uma TC (Figura 27.4).

Tratamento

A marsupialização do cisto possui alta taxa de recidiva, por isso a remoção completa é recomendada (Figura 27.5). Isto pode, em geral, ser realizado por via endoscópica. Em razão da possibilidade de recidiva dos cistos, recomenda-se o controle endoscópico em consultório ou centro cirúrgico.

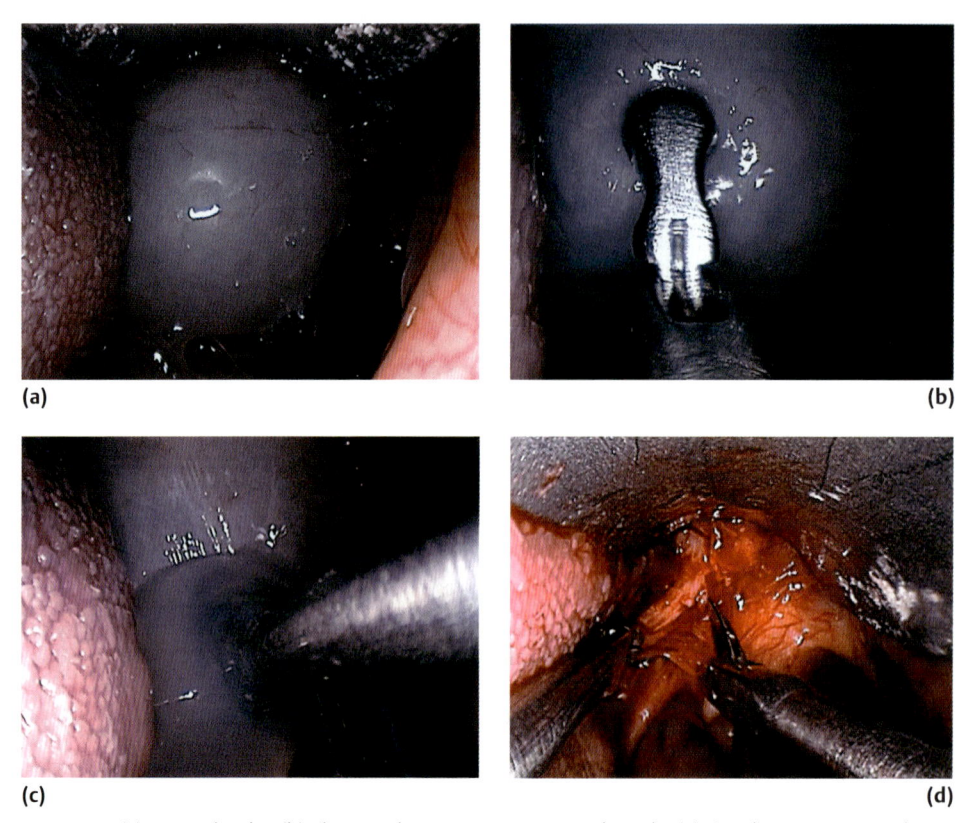

Figura 27.3 (a) Cisto valecular. (b) Abertura do cisto com pinça saca-bocado. (c) Líquido espesso aspirado a partir do cisto. (d) Marsupialização do cisto.

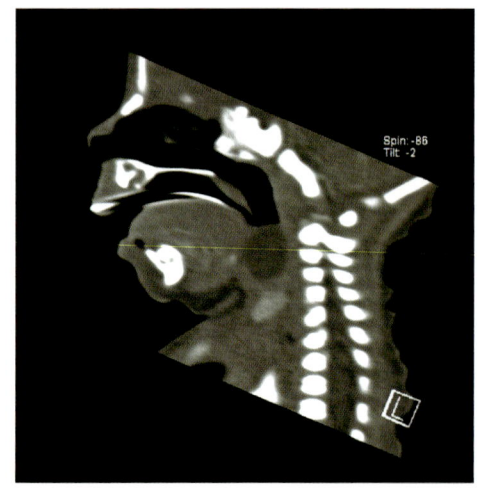

Figura 27.4 TC de cisto sacular.

Obstrução congênita da via aérea glótica

A obstrução congênita da via aérea glótica pode surgir a partir de lesões fixas (membranas) ou por comprometimento da mobilidade das pregas vocais. A obstrução da via aérea glótica resulta tipicamente em um estridor bifásico. A imobilidade de pregas vocais, em particular, pode resultar em distúrbios alimentares, notavelmente aspiração de alimentos.

MEMBRANA GLÓTICA CONGÊNITA

Definição e características clínicas

Considera-se que uma membrana glótica congênita ocorra a partir da canalização incompleta da laringe durante o desenvolvimento fetal. Se houver falha na formação da glote, a condição que se estabelece é conhecida como atresia laríngea. Os

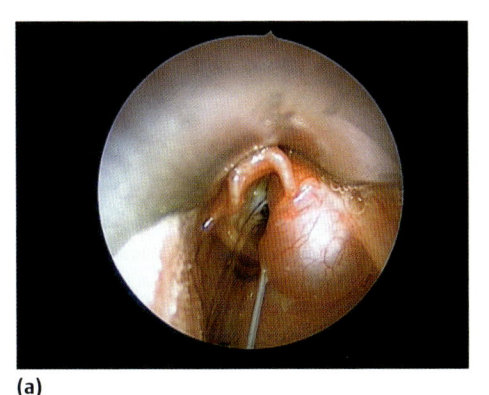

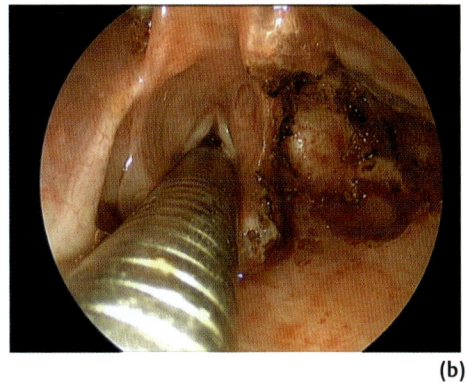

Figura 27.5 (a) Cisto sacular. (b) Cisto sacular após a ressecção.

sintomas variam dependendo da extensão da membrana, podendo ocorrer desde uma disfonia simples até a obstrução da via respiratória. Também pode haver distúrbios alimentares. A atresia laríngea completa representa uma emergência com risco de morte que, quando não diagnosticada no pré-natal, está associada a uma alta probabilidade de lesão neurológica e/ou morte. Quando diagnosticada no pré-natal, é possível, então, realizar um procedimento EXIT (*ex partum in utero*) para aumentar a probabilidade de assegurar com sucesso uma via respiratória, sem que haja lesão nem morte.

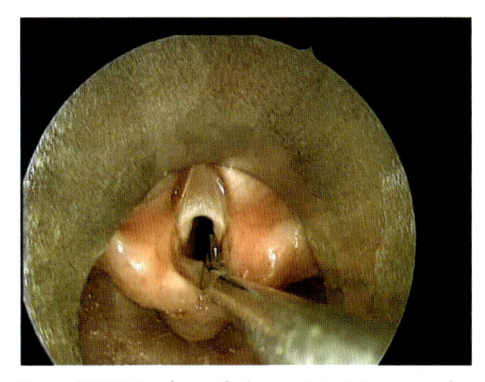

Figura 27.6 Membrana laríngea. Foto intraoperatória antes da lise.

Diagnóstico diferencial
Estenose subglótica e neoplasia glótica.

Exames diagnósticos
O diagnóstico frequentemente pode ser estabelecido por uma nasofaringoscopia flexível realizada em consultório ou à beira do leito, porém membranas menores podem facilmente não ser diagnosticadas desta maneira. Se os sintomas não forem explicados pelos achados da laringoscopia flexível, então uma laringoscopia direta e broncoscopia em centro cirúrgico devem ser realizadas (Figura 27.6). Se uma membrana for encontrada, então o ensaio FISH para a síndrome da deleção 22q11 deve ser realizado, e um geneticista deve ser consultado. No caso de atresia laríngea (Figura 27.7), uma consulta ao geneticista é recomendada dada a possibilidade de alterações adicionais concomitantes.

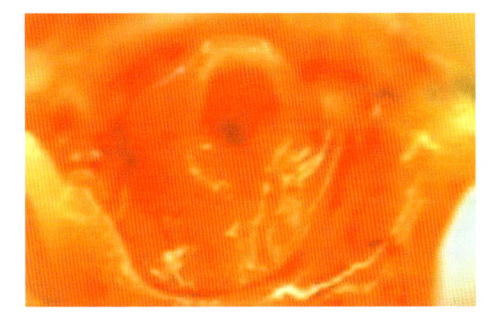

Figura 27.7 Atresia laríngea, *post-mortem*.

Tratamento
O tratamento é a lise cirúrgica da membrana. É fundamental ter em mente que um alto percentual de casos de membrana glótica congênita envolve a subglote e, portanto, a lise endoscópica simples da "membrana" não é possível e não

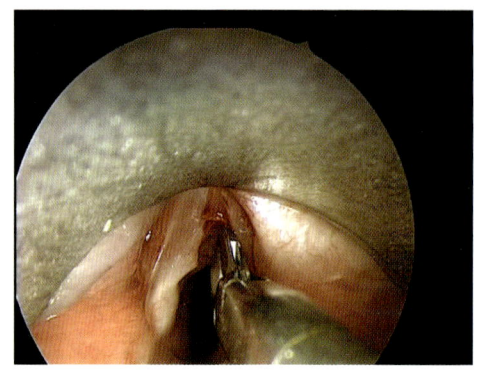

Figura 27.8 Membrana laríngea após tentativa de lise intraoperatória, demonstrando envolvimento subglótico, que é comum.

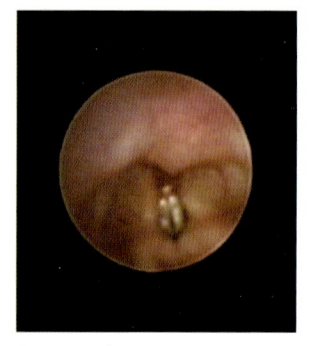

Figura 27.9 Paresia de pregas vocais, com pregas vocais na posição em linha média, resultando em obstrução de via aérea.

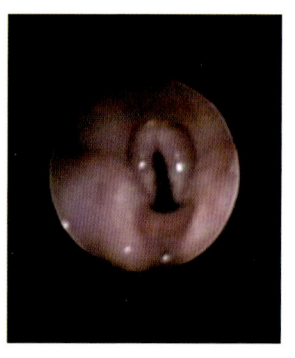

Figura 27.10 Paresia de pregas vocais, com pregas vocais na posição paramediana, resultando em disfonia e aspiração.

resultará em melhora das vias aéreas nem de outros sintomas (Figura 27.8). As membranas podem recorrer, e o controle endoscópico em consultório ou centro cirúrgico é recomendado. Para a atresia laríngea, se o neonato sobreviver, a reconstrução bem-sucedida da via aérea pode ser tentada mais tarde, durante a infância.

IMOBILIDADE DAS PREGAS VOCAIS

Definição e características clínicas

A imobilidade de pregas vocais pode ser uni ou bilateral, parcial ou completa, e pode resultar de alterações neurais ou comprometimento físico da mobilidade. Portanto, "imobilidade" é a terminologia própria, até que um diagnóstico da causa subjacente seja determinado.

Diagnóstico diferencial

Estenose subglótica e membrana/estenose glótica.

Exames diagnósticos

O diagnóstico pode ser estabelecido prontamente por uma nasofaringoscopia flexível realizada em consultório ou à beira do leito (Figuras 27.9 e 27.10). A laringe deve ser examinada por laringoscopia direta e broncoscopia em centro cirúrgico, com palpação das pregas vocais para avaliar a mobilidade passiva e excluir a fixação da articulação cricoaritenoide e bandas cicatriciais glóticas posteriores, resultando em imobilidade. No caso de imobilidade pós-operatória (p. ex., ligadura de DAP – *ductus arteriosus* patente ou cirurgia do pescoço), é necessário considerar a possibilidade de diagnóstico apenas pelo exame flexível. A anestesia pode comprometer a mobilidade da prega vocal, por isso é preciso ter cuidado para estabelecer este diagnóstico em uma criança anestesiada. Exames adicionais devem incluir RM do cérebro e do tronco encefálico, para excluir a hipótese de malformação de Chiari em neonatos com imobilidade bilateral, bem como em crianças com um novo episódio de imobilidade de prega vocal, para excluir a possibilidade de lesões no sistema nervoso central. Uma avaliação formal da deglutição é recomendada para excluir e tratar a aspiração.

Tratamento

O tratamento é voltado para os sintomas. Para a obstrução de vias aéreas com risco de morte, pode haver necessidade de traqueostomia.

Pode ser necessário modificar a dieta ou inserir um tubo de gastrostomia para tratar a aspiração. Procedimentos destrutivos ou de aumento da laringe podem ser realizados, se a função não retornar, porém o julgamento com relação ao momento e a extensão destes procedimentos na laringe em desenvolvimento se faz necessário. A utilidade da EMG laríngea para fins prognósticos é indeterminada.

Obstrução adquirida da via aérea glótica

A obstrução adquirida da via aérea glótica em crianças resulta mais comumente da manipulação da via aérea (isto é, intubação, cirurgia) ou de causas infecciosas (papilomas respiratórios recorrentes [RRPs]). Os sintomas são típicos de lesões glóticas: estridor bifásico, anormalidades vocais e possível aspiração.

MEMBRANA GLÓTICA ANTERIOR
Definição e características clínicas
As membranas glóticas anteriores adquiridas são mais comumente resultantes de cirurgia laríngea, mas podem ocorrer como lesão pós-intubação. A cirurgia que envolve ambos os lados da glote, na comissura anterior da laringe, remove a mucosa das superfícies opostas, que tendem a cicatrizar em conjunto. É caracterizada pelos sintomas descritos anteriormente, que podem ser variáveis, dependendo da extensão da membrana e da presença de outras alterações nas vias aéreas. A voz é tipicamente mais afetada do que a via aérea, por causa da localização das lesões na glote anterior ou "fonatória".

Diagnóstico diferencial
Paralisia de prega vocal, RRP, nódulos de prega vocal e granuloma de prega vocal.

Exames diagnósticos
A suspeita diagnóstica é com base nos sinais clínicos: anormalidades da voz, estridor e aspiração em um paciente pós-operatório. Isto às vezes pode ser confirmado por uma laringoscopia flexível em consultório ou à beira do leito, porém é fácil não detectar as membranas pequenas. A laringoscopia e broncoscopia em centro cirúrgico são recomendadas para pacientes com sintomas inexplicáveis (Figura 27.11). Uma avaliação da alimentação pode ser indicada em alguns pacientes.

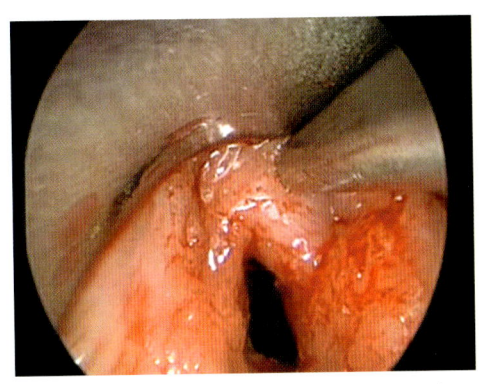

Figura 27.11 Membrana glótica anterior adquirida em criança com RRP.

Tratamento
O tratamento é cirúrgico: lise cirúrgica da membrana. Técnicas de *microflap* podem ser empregadas para reduzir o risco de recorrência. A aplicação tópica de mitomicina C para reduzir o risco de recidiva, podendo também ser considerada. O tratamento peroperatório anti-DRGE deve ser considerado.

MEMBRANA GLÓTICA POSTERIOR
Definição e características clínicas
As membranas glóticas posteriores adquiridas resultam mais comumente de cirurgia laríngea ou lesão pós-intubação. É caracterizada pelos sintomas já descritos, que podem ser variáveis, dependendo da extensão da membrana e outras alterações associadas das vias aéreas associados. Tipicamente, a via aérea é mais afetada do que a voz por causa da localização na glote posterior ou "respiratória". Pode haver envolvimento subglótico, e também pode ocorrer aspiração.

Diagnóstico diferencial
Paralisia da prega vocal, RRP, granuloma de prega vocal e estenose subglótica.

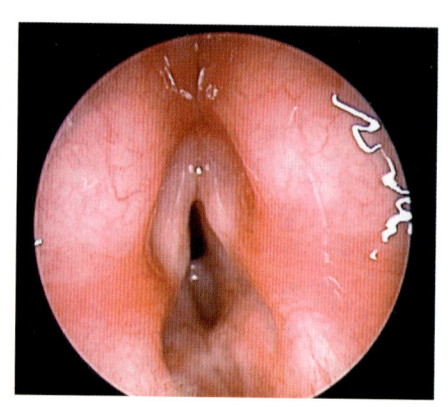

Figura 27.12 Escara glótica posterior secundária à lesão por intubação.

Exames diagnósticos
A suspeita diagnóstica é com base nos seguintes sinais clínicos: estridor, aspiração e anormalidades da voz em um paciente pós-operatório ou previamente intubado. Às vezes, a confirmação pode ser feita com laringoscopia flexível em consultório ou à beira do leito, porém membranas pequenas podem facilmente não ser detectadas. A laringoscopia direta e broncoscopia em centro cirúrgico são recomendadas para pacientes com sintomas inexplicáveis (Figura 27.12). Uma avaliação da alimentação pode ser indicada em alguns pacientes.

Tratamento
O tratamento é cirúrgico: lise operatória da membrana. Técnicas de *microflap* podem ser utilizadas para reduzir o risco de recorrência. A aplicação tópica de mitomicina C para reduzir o risco de recorrência também pode ser considerada. Um enxerto de cartilagem posterior (mais tipicamente costocondral) pode ser necessário, particularmente nos casos em que a lise endoscópica da membrana falha, podendo ser inserido endoscopicamente. Pode ser necessário realizar uma traqueotomia no intra ou no peroperatório. O tratamento anti-DRGE peroperatória deve ser considerado.

PAPILOMATOSE RESPIRATÓRIA RECORRENTE

Definições e características clínicas
As RRPs são uma infecção causada pelo papilomavírus humano. Em crianças pequenas, considera-se que a condição ocorra por transmissão materno-fetal do vírus. Em crianças maiores e adultos, a transmissão pode ocorrer pelo contato sexual. É caracterizada pelos sintomas já descritos, predominantemente alterações na voz e estridor, que podem ser variáveis, dependendo da extensão da doença e outras alterações associadas das vias aéreas. Pode ocorrer disseminação distal para a árvore traqueobrônquica e pulmões, sendo que o envolvimento pulmonar está associado a um prognóstico ruim.

Diagnóstico diferencial
Paralisia de prega vocal, nódulos na prega vocal, granuloma de prega vocal e estenose subglótica.

Exames diagnósticos
A suspeita diagnóstica é levantada pelos sinais clínicos: anormalidades vocais progressivas e estridor. A confirmação pode ser feita por laringoscopia flexível em consultório ou à beira do leito, mas em pacientes não cooperativos ou naqueles com obstrução significativa da via aérea, pode ser necessário realizar uma laringoscopia direta e broncoscopia em centro cirúrgico (Figura 27.13).

Tratamento
O tratamento é cirúrgico, porém a cirurgia não é curativa. A meta da cirurgia é manter uma via respiratória patente até a potencial regressão da doença, sem causar obstrução iatrogênica da via

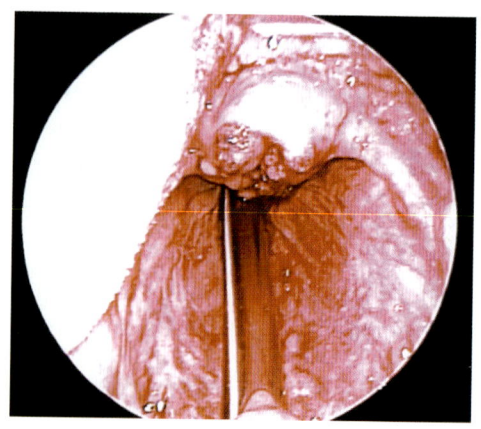

Figura 27.13 Obstrução total da via aérea secundária à RRP.

aérea secundária à intervenção, uma vez que o curso natural da doença na RRP juvenil seja a eventual regressão da doença, na maioria dos casos. Múltiplas técnicas anestésicas são utilizadas (vias aéreas natural, ventilação a jato, intubação), bem como técnicas cirúrgicas (instrumentos frios, microdesbridador, *laser*), obtendo-se resultados satisfatórios. A efetividade e utilidade de vários tratamentos clínicos (interferon, índole-3-carbinol, cidofovir, vacina contra caxumba) não estão bem estabelecidas e são algo controversas. Há casos em que há necessidade de traqueostomia, mas há quem prefira evitá-la dada a possibilidade de disseminação da doença para a árvore traqueobrônquica distal.

Obstrução da via aérea subglótica

A obstrução da via aérea subglótica pode ser congênita ou adquirida. Entre as características clínicas, estão o estridor bifásico e a obstrução de via aérea de gravidade variável, dependendo da extensão da doença. A voz e/ou o choro podem ser normais, na ausência de envolvimento da glote. Pode haver aspiração, dependendo da extensão da lesão. O tratamento varia dependendo da extensão da doença e dos fatores relacionados com o paciente que tornam as decisões clínicas e cirúrgicas complexas e individualizadas.

A obstrução congênita da via aérea subglótica inclui estenose e hemangioma subglótico.

A obstrução adquirida da via aérea glótica em crianças resulta mais comumente da manipulação da via aérea (isto é, intubação, cirurgia) ou de causas infecciosas (RRPs). Os sintomas são típicos de lesões glóticas: estridor bifásico, anormalidades de voz e possível aspiração.

ESTENOSE SUBGLÓTICA CONGÊNITA

Definição e características clínicas

A estenose subglótica congênita é causada por uma cartilagem cricoide congenitamente malformada (em forma elíptica). Os sintomas, como descrito anteriormente, podem ser evidentes pouco após o nascimento ou podem surgir somente no final da primeira infância ou infância, na forma de crupe recorrente. Não raro, a lesão não será descoberta até que a criança seja submetida a uma anestesia geral por alguma condição não relacionada e haja dificuldades de manejo das vias aéreas. Existe uma associação definida com a trissomia do 21.

Diagnóstico diferencial

Paralisia de prega vocal, hemangioma subglótico, crupe, anéis traqueais completos e obstrução traqueal distal.

Exames diagnósticos

A suspeita diagnóstica é levantada pelos sinais clínicos: estridor bifásico e crupe recorrente. A laringoscopia flexível em consultório ou à beira do leito é um exame inadequado, sendo que a laringoscopia direta e broncoscopia em centro cirúrgico são necessárias (Figura 27.14a e b). Uma radiografia torácica ou cervical da via aérea pode revelar o problema. É imperativo estar completamente preparado para manejar

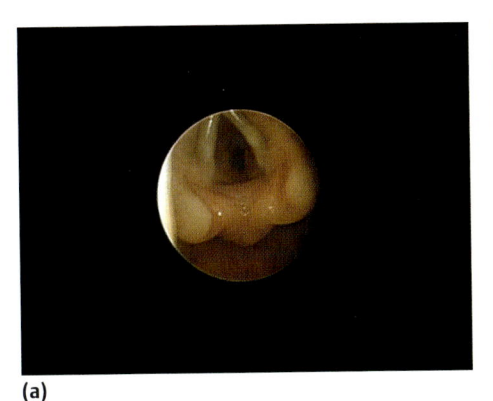

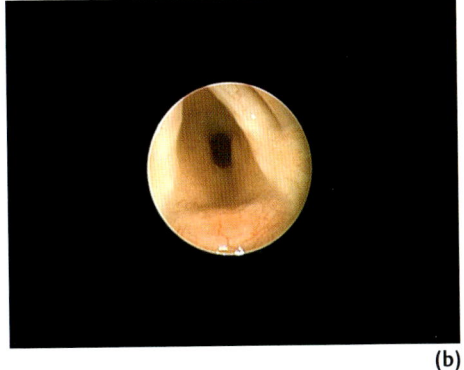

Figura 27.14 (a e b) Estenose subglótica congênita ("cricoide elíptica").

uma obstrução de via aérea fulminante, com risco de morte, no momento da avaliação diagnóstica das vias aéreas.

Tratamento

O tratamento é individualizado e pode ser bastante influenciado por comorbidades. Uma simples conduta expectante pode ser adequada até que o crescimento normal corrija a condição. O tratamento clínico com medicamentos anti-DRGE deve ser considerado, bem como a posse de esteroides pelo cuidador para administração durante os episódios agudos de "crupe". Pode haver necessidade de cirurgia, tipicamente uma laringoplastia de expansão (reconstrução laringotraqueal com enxerto de cartilagem). Os procedimentos endoscópicos para "dilatar" uma cartilagem cricoide anormal com um pequeno calibre de via aérea parecem ser pouco recomendáveis.

HEMANGIOMA SUBGLÓTICO

Definição e características clínicas

O hemangioma subglótico é causado por um hemangioma infantil congênito localizado na subglote. Como ocorre tipicamente com a história natural de hemangiomas infantis, o neonato inicialmente permanece assintomático até o início da fase proliferativa do hemangioma. Isto costuma ocorrer por volta de 6-8 semanas de vida, com sintomas como estridor e tosse tipo crupe acompanhados por obstrução progressiva das vias aéreas, causando sofrimento respiratório. Como ocorre com outras causas de obstrução insidiosa de via aérea, a criança pode apresentar uma surpreendente tolerância a uma obstrução significativa ou até quase total da via respiratória, até o momento da apresentação. A lesão pode estar associada a hemangiomas cutâneos e tem sido relatada uma associação a hemangiomas infantis com "distribuição em barba".

Diagnóstico diferencial

Paralisia de prega vocal, estenose subglótica, crupe, anéis traqueais completos e obstrução traqueal distal.

Exames diagnósticos

A suspeita diagnóstica é levantada pelos sinais clínicos: aparecimento de estridor bifásico e tosse tipo crupe em um neonato. Hemangiomas cutâneos podem estar presentes ou ausentes. A laringoscopia flexível realizada em consultório ou à beira do leito pode revelar o hemangioma subglótico, porém este é um exame inadequado, sendo necessário realizar uma laringoscopia direta e broncoscopia em centro cirúrgico para tratar os sintomas inexplicáveis (Figura 27.15). Uma radiografia de tórax ou das vias aéreas cervicais pode revelar o problema. É imperativo estar totalmente preparado para o manejo de uma obstrução de via aérea fulminante, com risco de morte, no momento da avaliação diagnóstica da via aérea. A RM pode ser útil no pós-diagnóstico, para avaliar a extensão da doença. O encaminhamento à hematologia/oncologia pode ser útil para fins de avaliação de doença disseminada, e para assistência com o tratamento clínico.

Tratamento

Inicialmente, o tratamento envolve garantir uma via aérea segura. Para hemangiomas pequenos, uma conduta expectante pode ser suficiente durante a implementação do tratamento. Para hemangiomas maiores, uma breve intubação endotraqueal pode ser necessária até a conclusão da avaliação e início do tratamento. Antigamente, a cirurgia com tratamento clínico auxiliar era a modalidade primária empregada para o tratamento. As opções incluíam *laser* endoscópico ou ressecção da massa com micro-

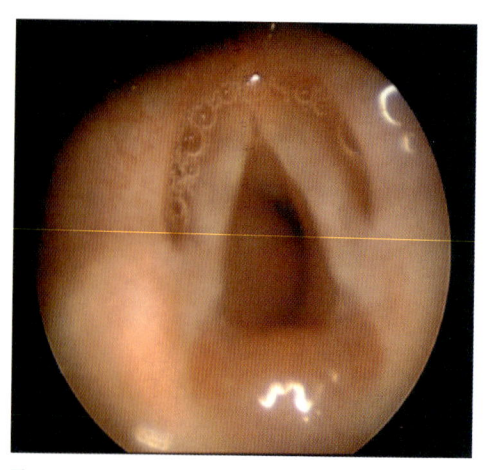

Figura 27.15 Hemangioma subglótico.

desbridador, injeção intralesional de esteroides, ressecção aberta da lesão com ou sem reconstrução laringotraqueal, e traqueostomia até a eventual involução do hemangioma. De modo geral, os procedimentos endoscópicos precisavam ser repetidos para controlar os sintomas. Os tratamentos clínicos coadjuvantes incluíam o uso de esteroides sistêmicos ou agentes quimioterápicos, como a vincristina. Recentemente, o uso sistêmico de propranolol se tornou a opção de primeira linha para o tratamento da doença com manutenção da terapia até a involução do hemangioma. O manejo clínico com medicamentos anti-DRGE deve ser considerado, bem como a posse pelo cuidador de esteroides a serem administrados durante os episódios agudos de obstrução de vias aéreas. A cirurgia pode ser necessária para lesões que não respondem ao tratamento clínico.

ESTENOSE SUBGLÓTICA ADQUIRIDA
Definição e características clínicas
A estenose subglótica adquirida é causada pela manipulação e subsequente cicatrização da via aérea. A agressão tipicamente ocorre durante o curso de uma intervenção normal e apropriada, primariamente a intubação endotraqueal. Pode ocorrer com tempos de exposição surpreendentemente curtos (isto é, minutos), porém o risco aumenta com a duração crescente do período de intubação e com números crescentes de intubações ou manipulações de vias aéreas. Uma cartilagem cricoide congenitamente malformada (estenose subglótica congênita) pode ser um elemento predisponente subjacente não suspeito, como no caso de uma lesão subglótica acidental que pode ocorrer ao se tentar inserir um tubo endotraqueal de tamanho apropriado para a idade. Os sintomas, como já descrito, podem ser evidentes pouco após a extubação ou intervenção, mas podem permanecer ausentes até o final da primeira infância ou infância, na forma de crupe recorrente ou estridor progressivo e obstrução da via aérea com sofrimento respiratório. Não raro, é possível que a lesão somente venha a ser notada quando a criança for submetida a uma anestesia geral por alguma condição não relacionada e, então, houver dificuldades no manejo da via aérea.

Diagnóstico diferencial
Paralisia de prega vocal, hemangioma subglótico, cisto subglótico, crupe, anéis traqueais completos e obstrução traqueal distal.

Exames diagnósticos
A suspeita diagnóstica é fundamentada nos sinais clínicos: estridor bifásico e crupe recorrente. Não raro, há histórico de asma tratada com broncodilatadores sem sucesso. A laringoscopia flexível realizada em consultório ou à beira do leito é um exame inadequado, sendo que uma laringoscopia direta e broncoscopia em centro cirúrgico são necessárias. Uma radiografia de tórax ou da via aérea cervical pode revelar o problema. O sistema de gradação mais comumente utilizado para caracterizar o grau de estenose subglótica é o sistema Cotton-Myer: grau I, estreitamento luminal de via aérea menor ou igual a 50%; grau II, estreitamento luminal de via aérea entre 51 e 70%; grau III, estreitamento luminal de via aérea entre 71 e 99%; e grau IV, estenose subglótica completa (Figura 27.16a-d). É imperativo estar totalmente preparado para o manejo de uma obstrução de via aérea fulminante com risco de morte no momento da avaliação diagnóstica da via aérea.

Tratamento
O tratamento é complexo, multifatorial e individualizado. Os fatores envolvidos na tomada de decisão terapêutica incluem a extensão da lesão, suas características subjacentes, seu estado de progressão, as preferências e habilidades dos médicos que administram o tratamento, os recursos disponíveis na instituição de tratamento e no sistema de assistência médica, a situação social da criança e as comorbidades da criança. A conduta expectante simples, com controle periódico, pode ser adequada até que o crescimento normal corrija a condição, no caso de lesões discretas. As lesões mais extensas podem requerer traqueotomia, temporária ou permanente. As opções cirúrgicas endoscópicas incluem cirurgia com *laser* ou instrumentos frios e dilatação, com ou sem aplicação de mitomicina C e/ou injeção de esteroides. Uma cricoidotomia posterior com inserção de enxerto também pode ser realizada por via endoscópica. As

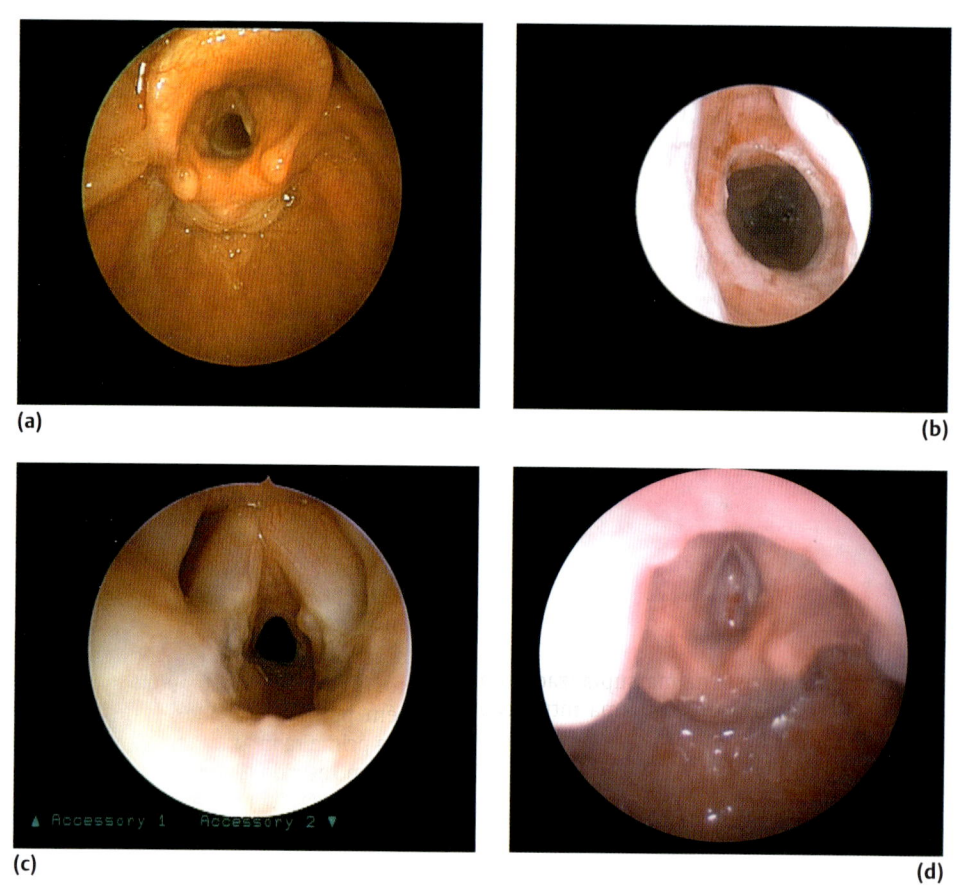

Figura 27.16 (a) Estenose subglótica de grau I. (b) Estenose subglótica de grau II. (c) Estenose subglótica de grau III. (d) Estenose subglótica de grau IV.

opções cirúrgicas abertas incluem reconstrução laringotraqueal em um ou dois estágios, com enxerto anterior, posterior ou anterior e posterior, bem como ressecção cricotraqueal. Os enxertos de cartilagem podem ser obtidos a partir do pavilhão auricular, septo, lâmina da tireoide e costela. Os procedimentos abertos em estágios podem ser necessários em casos de lesões com envolvimento de glote. Não raro, tanto procedimentos endoscópicos como abertos são requeridos para lesões mais extensas. O tratamento clínico com medicamentos anti-DRGE é imperativo e deve ser considerado, assim como o tratamento cirúrgico para a DRGE não controlada clinicamente. A hipótese de esofagite eosinofílica deve ser excluída ou tratada.

CISTO SUBGLÓTICO

Definição e características clínicas

Um cisto subglótico é causado pelo bloqueio de uma glândula produtora de muco na região subglótica. Estes cistos tipicamente estão associados à manipulação prévia da via aérea e podem ser únicos ou múltiplos. Os sintomas, como anteriormente descrito, podem ser evidentes pouco após a manipulação da via aérea ou podem permanecer ausentes até o final da primeira infância ou infância, quando então surgem como estridor progressivo ou crupe recorrente. Não raro, a estenose subglótica pode estar presente de forma concomitante ou, talvez, contribuidora.

Diagnóstico diferencial

Paralisia de prega vocal, hemangioma subglótico, estenose subglótica, crupe, anéis traqueais completos e obstrução traqueal distal.

Exames diagnósticos

Os sinais clínicos que levam à suspeita diagnóstica são: estridor bifásico e crupe recorrente. A laringoscopia flexível realizada em consultório ou à beira do leito pode revelar a doença, porém este exame é inadequado, e uma laringoscopia direta e broncoscopia em centro cirúrgico são necessárias no caso de sintomas inexplicados (Figura 27.17). Uma radiografia torácica ou da via aérea cervical pode demonstrar a doença. É imperativo estar totalmente preparado para o manejo de uma obstrução de via aérea fulminante com risco de morte no momento da avaliação diagnóstica da via aérea.

Tratamento

O tratamento consiste na marsupialização do cisto. Em crianças pequenas, uma intubação temporária pode ser necessária para controlar o edema da via aérea. Uma estenose subglótica associada pode estar presente e requerer um manejo de via aérea significativamente mais complexo. É comum haver recorrência, e o controle em centro cirúrgico deve ser fortemente considerado. O tratamento clínico com medicamentos anti-DRGE deve ser considerado.

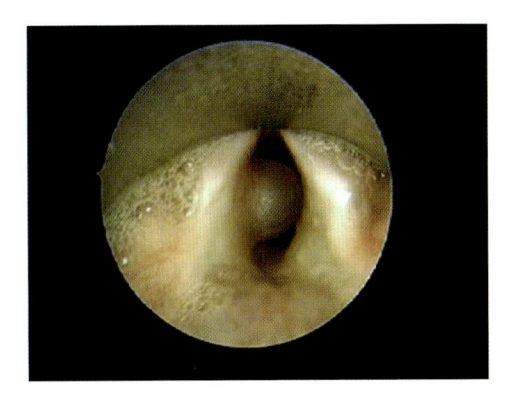

Figura 27.17 Cisto subglótico.

Obstrução traqueal

A obstrução de via aérea traqueal pode ser causada por lesões intrínsecas ou lesões compressivas externas. Os sintomas são tradicionalmente descritos como estridor expiratório, embora estridores bifásicos ou sibilância possam estar presentes, dependendo do cenário clínico.

ESTENOSE TRAQUEAL

Definição e características clínicas

A estenose traqueal geralmente é causada pela manipulação com subsequente cicatrização da via aérea. A agressão tipicamente ocorre durante o curso de uma intervenção normal e apropriada, primariamente a intubação endotraqueal. Doenças traqueais subjacentes (como traqueomalacia ou compressão externa) podem estar associadas ou contribuir para o desenvolvimento do problema. Os sintomas, como descrito, podem-se tornar evidentes momentos após a extubação ou intervenção, mas também podem permanecer ausentes até o final da primeira infância ou infância, surgindo então como estridor progressivo e obstrução de via aérea com sofrimento respiratório.

Diagnóstico diferencial

Anéis traqueais completos, traqueomalacia, tumor traqueal e aspiração de corpo estranho.

Exames diagnósticos

Os sinais clínicos que levam à suspeita diagnóstica são: estridor expiratório ou bifásico. Pode haver história de asma tratada com broncodilatadores sem sucesso. A laringoscopia flexível realizada em consultório ou à beira do leito pode revelar a doença, porém este exame é inadequado, e uma laringoscopia direta e broncoscopia em centro cirúrgico são necessárias (Figura 27.18). Uma radiografia torácica ou da via aérea cervical pode demonstrar as alterações. É imperativo estar totalmente preparado para o manejo de uma obstrução de via aérea fulminante com risco de morte no momento da avaliação diagnóstica da via aérea.

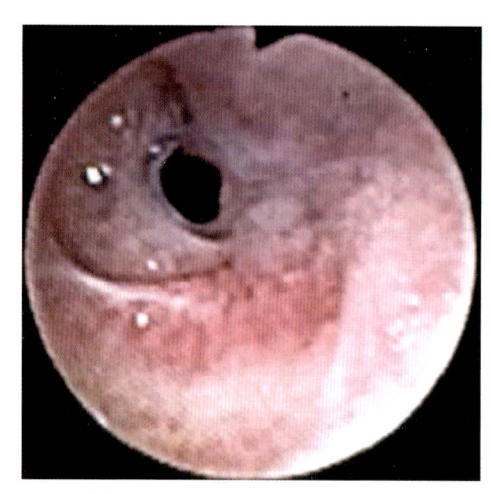

Figura 27.18 Estenose traqueal.

Tratamento

A conduta expectante simples com controle regular pode ser adequada até que o crescimento normal corrija a condição, no caso das lesões brandas. As lesões mais extensas podem exigir cirurgia endoscópica ou aberta. É importante saber que uma intubação oroendotraqueal talvez seja impossível, da mesma forma que a realização de uma traqueotomia para contornar a lesão. Entre as opções cirúrgicas endoscópicas, estão a cirurgia a *laser* ou com instrumentos frios e/ou dilatação com ou sem aplicação de mitomicina C ou injeção de esteroides. As opções de cirurgia aberta incluem ressecção traqueal ou traqueoplastia de deslizamento. Isto pode envolver toracotomia e, possivelmente, *bypass* cardiopulmonar. O tratamento clínico com medicamentos anti-DRGE é imperativo e deve ser considerado, do mesmo modo que o tratamento cirúrgico para a DRGE não controlada clinicamente.

TUMOR TRAQUEAL

Definição e características clínicas

Os tumores traqueais podem-se originar de estruturas componentes da traqueia ou invadi-la a partir de outras estruturas mediastínicas. Os sintomas, já anteriormente descritos, podem estar presentes, mas a relativa raridade do problema pode dificultar o estabelecimento do diagnóstico.

Diagnóstico diferencial

Anéis traqueais completos, traqueomalacia, estenose traqueal e aspiração de corpo estranho.

Exames diagnósticos

Os sinais clínicos que levam à suspeita diagnóstica são: estridor expiratório ou bifásico. Eventos com risco de morte evidente podem precipitar a avaliação diagnóstica. É possível que haja história de asma tratada com broncodilatadores sem sucesso. A laringoscopia direta e broncoscopia em centro cirúrgico são necessárias (Figura 27.19). Uma radiografia torácica ou da via aérea cervical pode sugerir a doença; imagens torácicas adicionais podem definir ou delinear melhor a doença. É imperativo estar totalmente preparado para o manejo de uma obstrução fulminante da via aérea com risco de morte no momento da avaliação diagnóstica da via aérea.

Tratamento

O tratamento é variado, dependendo do diagnóstico. Garantir vias aéreas seguras e obter amostras de tecido para fins diagnósticos são as metas iniciais. O tratamento definitivo depende da patologia e pode requerer cirurgia, quimio e/ou radioterapia. É importante saber que uma intubação oroendotraqueal pode ser impossí-

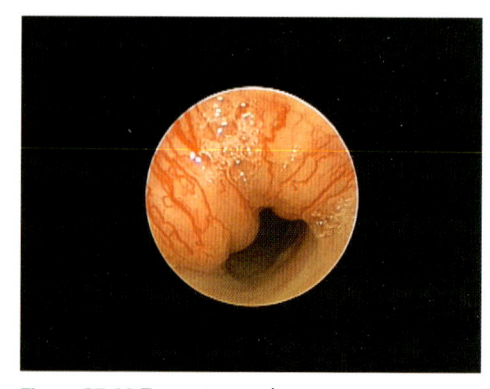

Figura 27.19 Tumor traqueal.

vel, da mesma forma que a realização de traqueotomia para contornar a lesão. O envolvimento de uma equipe de anestesia experiente e da cirurgia cardiotorácica é recomendável.

TRAQUEOMALACIA

Definição e características clínicas

A traqueomalacia resulta de um enfraquecimento ou "frouxidão" da parede traqueal levando ao colapso da traqueia com obstrução durante a expiração. Pode resultar de ou estar associada à fístula traqueoesofágica, atresia esofágica ou compressão externa a partir da artéria aortoinominada. Os sintomas, como anteriormente descrito, variam quanto à gravidade.

Diagnóstico diferencial

Anéis traqueais completos, tumor traqueal e aspiração de corpo estranho.

Exames diagnósticos

O sinal clínico que leva à suspeita diagnóstica é o estridor expiratório. Broncodilatadores podem exacerbar a condição, uma vez que levam a um relaxamento da musculatura lisa. A laringoscopia flexível realizada em consultório ou à beira do leito é um exame inadequado, e uma laringoscopia direta e broncoscopia em centro cirúrgico são necessárias (Figura 27.20).

Tratamento

A conduta expectante simples com controle regular pode ser adequada até que o crescimento normal corrija a condição, no caso das lesões brandas. As lesões mais extensas podem requerer traqueotomia e ventilação com pressão positiva. O tratamento clínico com medicamentos anti-DRGE e pulmonares deve ser considerado, bem como o tratamento cirúrgico para a DRGE não controlada clinicamente.

ANÉIS TRAQUEAIS COMPLETOS

Definição e características clínicas

Normalmente, os anéis traqueais formam cerca de 3/5 a 4/5 da circunferência traqueal. Os anéis traqueais completos ocorrem quando estes anéis cartilaginosos formam toda a circunferência da traqueia. Uma parte ou toda a traqueia pode estar envolvida, e as lesões podem-se estender para o interior dentro da árvore brônquica. Além disso, o diâmetro e o crescimento subsequente da traqueia também podem variar. Pode haver lesões cardíacas concomitantes e outras malformações congênitas. Como anteriormente descrito, os sintomas podem ser evidentes logo após o nascimento ou podem permanecer ausentes até o final da primeira infância ou infância. Não raro, as lesões somente são descobertas quando a criança é submetida a uma anestesia geral para outras condições e há dificuldade significativa no manejo das vias aéreas.

Diagnóstico diferencial

Paralisia de prega vocal, estenose subglótica, hemangioma subglótico, crupe, traqueomalacia e tumor traqueal.

Exames diagnósticos

Os sinais clínicos que levam à suspeita diagnóstica são: estridor expiratório ou bifásico, tosse tipo crupe, sofrimento respiratório e retardo no crescimento. A laringoscopia direta e broncoscopia em centro cirúrgico são necessárias para estabelecer o diagnóstico e avaliar sua gravidade e extensão (Figura 27.21). É imperativo realizar uma avaliação atraumática e estar totalmente preparado para o manejo de uma obstrução fulminante da via aérea com risco de morte no momento da avaliação diagnóstica da via

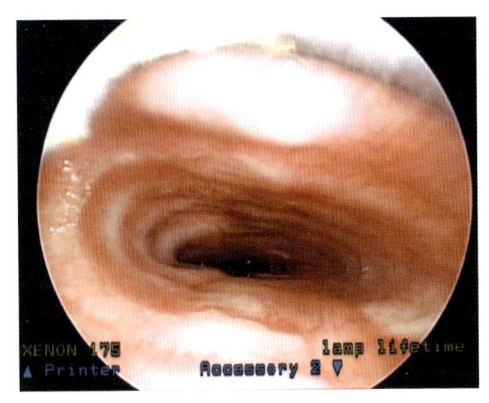

Figura 27.20 Traqueomalacia.

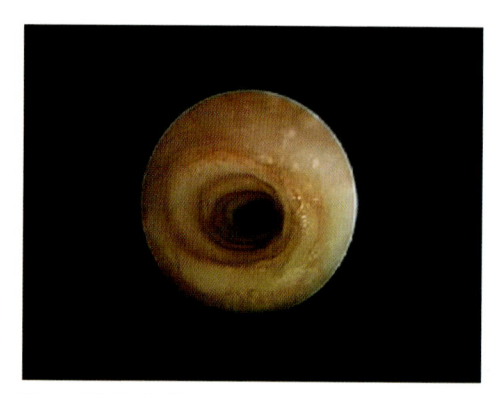

Figura 27.21 Anéis traqueais completos.

aérea, uma vez que a intubação endotraqueal e a traqueotomia para contornar a obstrução possam ser impossíveis.

Tratamento

O tratamento é individualizado e pode ser fortemente influenciado por comorbidades. A conduta expectante simples com controle regular pode ser adequada, até que o crescimento normal corrija a condição. O tratamento clínico com medicamentos anti-DRGE e medicamentos pulmonares deve ser considerado. Tratamentos cirúrgicos podem ser necessários, tipicamente uma traqueoplastia de deslizamento. Isto pode requerer *bypass* cardiopulmonar, sendo que quaisquer lesões cardíacas coexistentes requerendo cirurgia devem ser abordadas de modo concomitante. Procedimentos endoscópicos para abordagem da obstrução pós-operatória podem ser necessários para manutenção da patência da via aérea.

ASPIRAÇÃO DE CORPO ESTRANHO

Definição e características clínicas

A aspiração de corpo estranho pode causar lesão neurológica hipóxica e morte. É mais frequente em crianças e bebês em fase de engatinhar, por causa de sua inexperiência, natureza exploratória e tendência a experimentar objetos com a boca. Um evento testemunhado de aspiração enseja diagnóstico e tratamento relativamente imediatos. Sinais sutis de um evento de aspiração não testemunhado podem levar a atrasos e dificuldades no estabelecimento do diagnóstico, com possíveis complicações significativas.

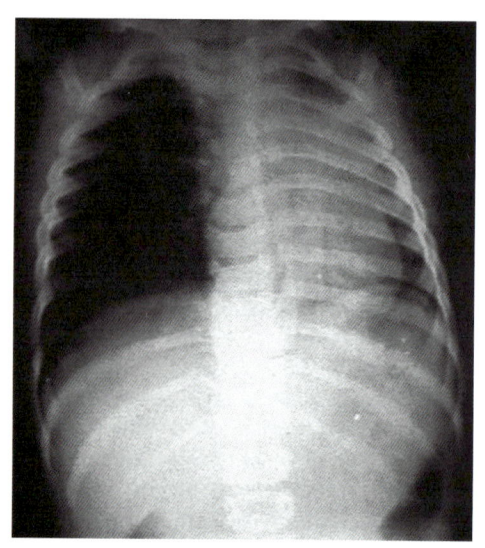

Figura 27.22 Radiografia torácica mostrando atelectasia no pulmão esquerdo causada por obstrução por corpo estranho.

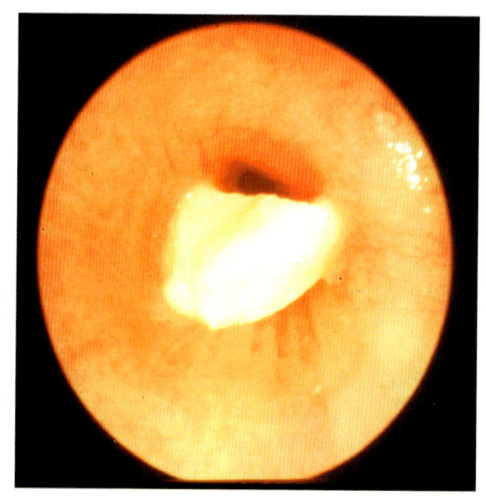

Figura 27.23 Amendoim em brônquio fonte.

Diagnóstico diferencial

Doença reativa das vias aéreas e tumor traqueal.

Exames diagnósticos

A história leva à suspeita diagnóstica. O exame físico pode revelar sibilância focal ou diminuição dos sons respiratórios. Uma radiografia torácica pode mostrar uma massa, atelectasia ou hiperinsuflação (Figura 27.22). As radiografias em decúbito podem revelar mais prontamente estes achados. Uma história de aspiração de corpo estranho deve levar à avaliação endoscópica imediata, uma vez que os achados físicos e radiográficos frequentemente sejam normais. A broncoscopia flexível pode levar ao diagnóstico, porém a laringoscopia e broncoscopia rígidas são recomendadas para a remoção do corpo estranho (Figura 27.23).

Tratamento

Laringoscopia direta e broncoscopia com remoção do corpo estranho.

CAPÍTULO 28

Doença Oral e Orofaríngea

Lorien M. Paulson

- Anquiloglossia
- Hiperplasia tonsilar
- Tonsilite/faringite supurativa aguda
- Abscesso peritonsilar
- Abscesso retrofaríngeo
- Cisto valecular/de base de língua
- Rânula
- Leitura sugerida

Anquiloglossia

DEFINIÇÃO E CARACTERÍSTICAS CLÍNICAS

A anquiloglossia, comumente referida como "língua presa", representa uma restrição do movimento da língua por causa de um frênulo lingual encurtado ou espesso. Os sintomas variam desde casos assintomáticos até casos com selamento comprometido durante a amamentação e alimentação insuficiente. Apesar de controverso, alguns autores acreditam que a anquiloglossia também pode contribuir para dificuldades na fala em fases mais tardias da vida, particularmente se a língua não conseguir tocar os incisivos superiores durante a articulação. Também existe a preocupação com a higiene oral, quando há dificuldade para passar a língua por sobre os dentes e sulcos gengivobucais. A anquiloglossia é mais frequentemente diagnosticada ao nascimento, seja no exame físico ou após a observação de dificuldades com a amamentação. Com isso, as sessões de alimentação podem ser prolongadas e ineficazes ou os mamilos da mãe podem-se tornar rachados e dolorosos. Os bebês afetados muitas vezes exibem um frênulo tenso e uma língua "em forma de coração", nas tentativas de protrusão.

DIAGNÓSTICO DIFERENCIAL

Qualquer alteração que restrinja a mobilidade da língua deve ser considerada, incluindo o enfraquecimento da língua resultante de uma variedade de distúrbios neurológicos, tumores primários da língua e lesões císticas do assoalho da boca.

EXAMES DIAGNÓSTICOS

No período neonatal, além do exame motor oral à beira do leito, realizado por uma fonoaudióloga especializada em lactação, pode ser bastante útil determinar ou confirmar as dificuldades no selamento. Em crianças maiores, a avaliação fonoaudiológica ou odontológica pode auxiliar na documentação das dificuldades existentes nestas áreas.

TRATAMENTO

Em muitos casos, há controvérsias quanto à necessidade de intervenção cirúrgica, embora isto seja comumente realizado por causa da simplicidade e do baixo risco no período neonatal. O procedimento pode ser feito em consultório ou à beira do leito, apenas com anestesia tópica. O bebê pode retomar a amamentação minutos após seu término, e a melhora da dor no mamilo costuma ser imediata nos casos adequadamente selecionados. Depois que a criança ultrapassa os 5-6 meses de idade, a frenulotomia em consultório torna-se mais difícil, em decorrência da pouca cooperação do paciente e também da ampliação/espessamento do frênulo. A excisão simples com suturas ou, em frênulos muito espessos ou tensos, uma técnica de Z-plastia simples promoverá a liberação apropriada em pacientes selecionados (Figura 28.1).

Hiperplasia tonsilar

DEFINIÇÃO E CARACTERÍSTICAS CLÍNICAS

Hiperplasia se refere ao crescimento excessivo do tecido tonsilar sendo, em geral, um termo utilizado em referência às tonsilas palatinas.

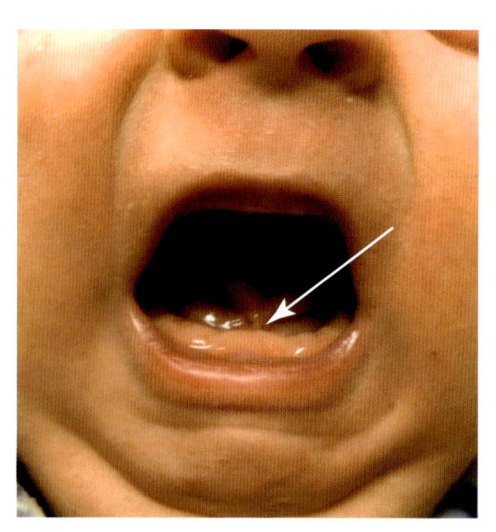

Figura 28.1 Anquiloglossia decorrente de frênulo lingual tenso.

Estas tonsilas, em conjunto com as adenoides e tonsilas linguais, formam o anel de Waldeyer, que consiste em uma organização de tecido linfoide associado à mucosa (MALT, *mucosa-associated linphoid tissue*) faríngea. O MALT é parte do sistema imune adaptativo e pode ser encontrado em várias áreas do corpo, incluindo (sem se limitar a) o trato gastrointestinal (GI), fossas nasais, glândulas salivares e conjuntiva. As tonsilas palatinas tipicamente crescem durante toda a primeira infância e diminuem de tamanho em relação ao crescimento geral craniofacial no final da infância.

A hipertrofia tonsilar em si não é considerada perigosa. Entretanto, quando as tonsilas se tornam suficientemente volumosas, podem contribuir para a obstrução faríngea e distúrbios do sono. Os sintomas obstrutivos incluem roncos de volume alto, pausas na respiração, despertares frequentes, respiração oral e escape de saliva pela boca. Ocasionalmente, tonsilas volumosas podem causar uma "disfagia obstrutiva", que pode se manifestar como náuseas ou incapacidade para deglutir os alimentos que, de forma característica, é pior para os alimentos sólidos.

A hipertrofia tonsilar unilateral está mais comumente relacionada com a pseudo-hipertrofia como resultado de limites anatômicos distintos, a saber: pilares tonsilares e a profundidade relativa das fossas tonsilares. O rápido crescimento unilateral de uma tonsila no decorrer de semanas a meses pode ser um sinal de alerta para linfomas, particularmente se acompanhado por linfadenopatia ipsolateral.

DIAGNÓSTICO DIFERENCIAL
Tonsilites recorrentes, hipertrofia tonsilar relacionada com a anemia falciforme, distúrbio linfoproliferativo pós-transplante, linfoma.

EXAMES DIAGNÓSTICOS
Uma polissonografia (exame do sono) pode ajudar no diagnóstico da apneia obstrutiva do sono, sendo que culturas faríngeas obtidas previamente são úteis. O exame da deglutição com bário modificado pode ser considerado, para avaliar a presença de disfagia obstrutiva, em casos suspeitos. A hipertrofia unilateral progressiva pode requerer exames de imagem e/ou biópsia, em particular se outros sintomas de malignidade, como um linfoma, forem preocupantes.

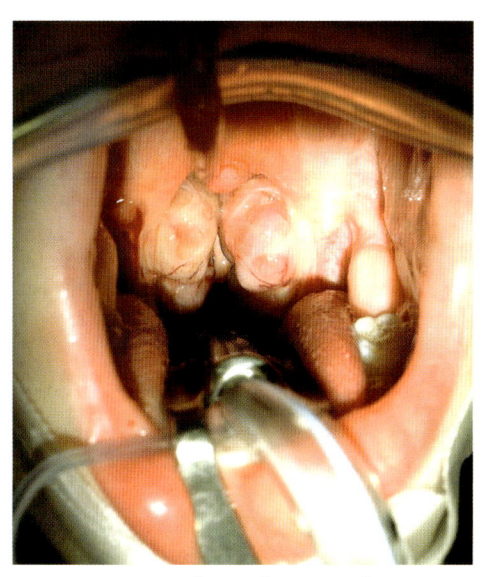

Figura 28.2 Hipertrofia tonsilar acentuada em um paciente submetido à adenotonsilectomia para apneia obstrutiva do sono.

TRATAMENTO
O tratamento cirúrgico tipicamente é reservado para casos de apneia obstrutiva do sono e tonsilites recorrentes/crônicas. Também foi demonstrado que a tonsilectomia é efetiva para a disfagia obstrutiva, quando o exame de deglutição com bário modificado revela que as tonsilas são a fonte primária de obstrução. O tratamento envolve remoção das tonsilas e/ou adenoides sob anestesia geral (Figura 28.2).

Tonsilite/faringite supurativa aguda

DEFINIÇÃO E CARACTERÍSTICAS CLÍNICAS
A faringite supurativa pode ser definida como faringite com exsudato visível, e tipicamente está associada a uma hipertrofia tonsilar reativa. A vasta maioria das faringites é causada por uma gama de entidades virais e, embora possa haver exsudatos presentes nas infecções virais, as infecções bacterianas, como aquelas causadas por estreptococos do grupo A, tendem a produzir exsudatos mais exuberantes. A faringite viral é mais propensa a apresentar sintomas sistêmicos ou respiratórios difusos ou multifocais, enquanto as infecções bacterianas isoladas tendem a apresentar sintomas mais localizados. Febre, mal-estar, odinofagia e desidratação podem ser observados em qualquer forma de faringite.

DIAGNÓSTICO DIFERENCIAL
Faringite viral, faringite estreptocócica, mononucleose, influenza, abscesso peritonsilar, tonsilite crônica.

EXAMES DIAGNÓSTICOS
Swabs da faringe, com cultura e teste rápido de estreptococos. Para culturas negativas, porém com sintomatologia prolongada, podem ser realizados testes sorológicos para EBV.

TRATAMENTO
O tratamento de suporte é essencial, incluindo hidratação adequada e antipiréticos. Nos casos com sintomas progressivos ou cultura faríngea positiva, a antibioticoterapia é recomendada. As infecções por estreptococos do grupo A podem ser tratadas com penicilina V oral ou amoxicilina, como agentes de primeira linha. Pode haver

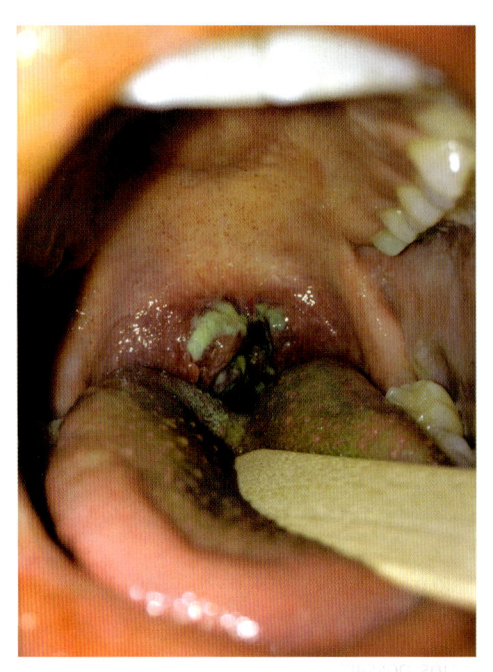

Figura 28.3 Tonsilite supurativa aguda.

necessidade de internação em casos de ingestão insuficiente por via oral, devendo ser prescritas hidratação intravenosa, antibioticoterapia intravenosa e controle apropriado da dor. Para a obstrução das vias aéreas e/ou casos graves persistentes, os corticosteroides intravenosos podem ser bastante úteis para reduzir o edema faríngeo agudo e o desconforto. A tonsilectomia raramente é feita em caráter emergencial, sendo tipicamente reservada para os casos recorrentes ou crônicos de tonsilite (Figura 28.3).

Abscesso peritonsilar

DEFINIÇÃO E CARACTERÍSTICAS CLÍNICAS
Um abscesso peritonsilar é um abscesso localizado no espaço peritonsilar. Esta condição é tipicamente precedida por uma faringite aguda e se manifesta com dor crescente, disfagia e incapacidade progressiva de ingestão de alimentos por via oral durante um período de vários dias. Os abscessos são de natureza unilateral, com o exame clínico revelando protrusão unilateral da tonsila no lado afetado, comumente em associação a abaulamento do palato mole ipsilateral e desvio da úvula. Pode haver progressão para o espaço parafaríngeo e/ou retrofaríngeo, cuja suspeita é levantada pela progressão dos sintomas, incluindo trismo.

DIAGNÓSTICO DIFERENCIAL
Tonsilite aguda, tonsilas assimétricas, mononucleose, abscesso parafaríngeo, tumores parafaríngeos ou tonsilares.

EXAMES DIAGNÓSTICOS
O exame inclui o exame habitual para faringites supurativas, bem como uma avaliação pelo ORL. Exames de imagem são desnecessários na maioria dos casos clássicos de abscessos peritonsilares pediátricos. Os casos que podem necessitar de exames de imagem incluem os abscessos suspeitos em adultos ou em qualquer paciente com história atípica, curso temporal, fatores de risco ou sintomas que possam ser sugestivos de tumores ou disseminação para além do espaço peritonsilar. Dependendo da suspeita, uma TC com ou sem contraste, ou RM podem ser mais úteis. A avaliação pelo ORL antes da realização dos exames de imagem é recomendada, para determinação dos exames de imagem ideais, se for este o caso.

TRATAMENTO
A incisão e a drenagem sob anestesia local ou geral, dependendo da tolerância do paciente, tipicamente são curativas. Os sintomas tendem a se resolver rapidamente após a drenagem. A aspiração por agulha foi realizada com sucesso em muitos estudos, como alternativa à incisão e à drenagem, embora nenhum estudo comparativo tenha sido realizado. Os abscessos peritonsilares de repetição podem ser tratados com repetidas incisões e drenagens aliadas à tonsilectomia concomitante ou tardia, para prevenir novas ocorrências (Figura 28.4).

Abscesso retrofaríngeo

DEFINIÇÃO E CARACTERÍSTICAS CLÍNICAS
Os abscessos no espaço retrofaríngeo ocorrem mais comumente em bebês em fase de engati-

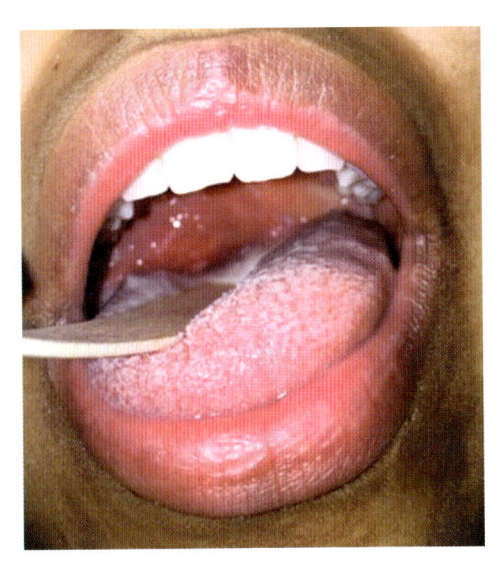

Figura 28.4 Abscesso peritonsilar direito: note o abaulamento e hiperemia do palato mole ipsolateral; a palpação revela flutuação nesta região.

gestão de corpo estranho ± traumatismo faríngeo, tumor do espaço retro ou parafaríngeo.

EXAMES DIAGNÓSTICOS

As radiografias da lateral do pescoço são rápidas e econômicas e podem revelar o espessamento do tecido retrofaríngeo. A TC com contraste é útil quando há alto grau de suspeita. Culturas da faringe e hemoculturas podem ajudar a direcionar a antibioticoterapia.

TRATAMENTO

Coleções de líquido pequenas podem ser resolvidas apenas com tratamento conservador, acompanhado por hidratação IV agressiva, antibióticos e monitoramento estreito. A imediata incisão e drenagem são indicadas para coleções de líquido maiores, obstrução iminente das vias aéreas, piora progressiva dos sintomas ou falha do tratamento conservador. A maioria dos abscessos retrofaríngeos pode ser abordada por via transoral, embora os casos extensos ou refratários possam requerer drenagem transcervical externa com inserção de dreno temporário (Figuras 28.5 e 28.6).

nhar e crianças pequenas, como resultado de supuração de um linfonodo retrofaríngeo. Em crianças maiores e adultos, os abscessos retrofaríngeos podem ser mais propensos a resultarem de disseminação direta a partir de infecções do espaço parafaríngeo. A apresentação é tipicamente caracterizada por odinofagia progressiva, disfagia e/ou aversão à comida, em conjunto com febre. Sialorreia, rigidez cervical e sintomas de obstrução de vias aéreas podem evoluir com a progressão da doença. O exame clínico revela um paciente com significativa queda do estado geral, irritável e letárgico, e que pode estar salivando. O trismo muitas vezes está presente, quando a infecção envolve o espaço parafaríngeo. O exame orofaríngeo pode ser difícil e parecer normal, contudo um exame orofaríngeo minucioso realizado com iluminação adequada por olhos treinados pode revelar a assimetria da parede faríngea posterior.

DIAGNÓSTICO DIFERENCIAL

Tonsilite aguda, abscesso parafaríngeo, abscesso do espaço mastigatório, mononucleose, in-

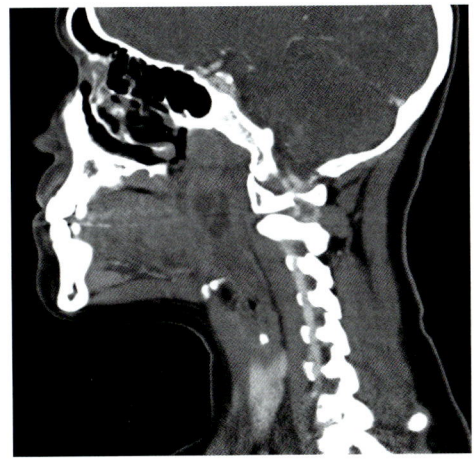

Figura 28.5 Corte sagital de TC demonstrando um acúmulo de líquido com bordas intensificadas no espaço retrofaríngeo.

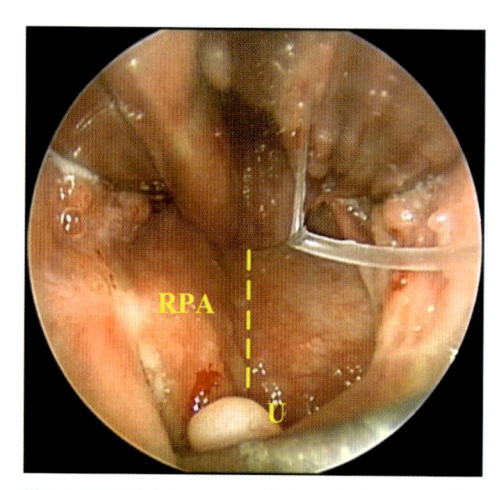

Figura 28.6 Foto intraoperatória da faringe posterior com abscesso retrofaríngeo do lado esquerdo. Linha pontilhada = linha média; RPA = abscesso retrofaríngeo; U = úvula.

gia e retardo no desenvolvimento. Os cistos podem ser simples ou complexos, e surgem mais comumente a partir do bloqueio de uma glândula salivar.

DIAGNÓSTICO DIFERENCIAL

Cisto de ducto tireoglosso, tireoide lingual, malformação linfática ou vascular, teratoma, laringocele, cisto de duplicação do intestino anterior.

EXAMES DIAGNÓSTICOS

A visualização direta em centro cirúrgico, com ou sem biópsia, é recomendada. Para os cistos da linha média, uma ultrassonografia da tireoide é útil para garantir a presença de uma glândula tireoide normal e avaliar a via do ducto tireoglosso. Para os casos incomuns, é possível escolher entre TC e RM para avaliar o envolvimento de estruturas adjacentes ou excluir a hipótese de malformação linfática.

Cisto valecular/base da língua

DEFINIÇÃO E CARACTERÍSTICAS CLÍNICAS

Um cisto valecular é uma lesão cística que surge a partir da base da língua ou valécula. Sua apresentação varia desde assintomática e detectável somente por imagens ou laringoscopia direta, até um estridor, sofrimento respiratório, disfa-

TRATAMENTO

O tratamento se faz necessário somente em casos sintomáticos. A excisão total *versus* marsupialização por abordagem transoral tipicamente são suficientes, aliadas a técnicas precisas ou com assistência do *laser* de CO_2. Por causa da localização, a assistência endoscópica com telescópios angulados pode ser útil para fins de visualização (Figura 28.7).

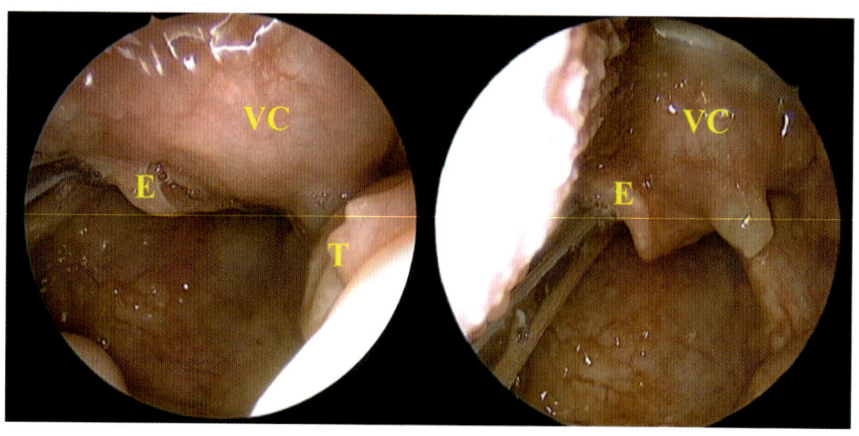

Figura 28.7 Cisto valecular, como observado à laringoscopia direta. O tubo endotraqueal é visualizado passando posteriormente à epiglote. VC, cisto; E, epiglote; T, tonsila.

Rânula

DEFINIÇÃO E CARACTERÍSTICAS CLÍNICAS

O termo rânula é utilizado para descrever um cisto de retenção mucosa no assoalho da boca. Tipicamente, considera-se que as rânulas ocorrem a partir de um pequeno traumatismo em um ducto associado às glândulas sublinguais ou, menos comumente, às glândulas salivares menores ou à glândula submandibular. As secreções mucoides aprisionadas se acumulam e formam uma massa cística que pode causar o deslocamento de estruturas do assoalho bucal e da língua. As rânulas tipicamente se apresentam como uma tumefação assintomática no assoalho da boca, lateral à linha média e flutuante, podendo adquirir uma tonalidade translúcida ou "azulada". As rânulas mais profundas podem-se expandir inferiormente, em torno do músculo mieloide e para o interior do pescoço, manifestando-se como massas cervicais. Essas são frequentemente referidas como "rânulas mergulhantes". As rânulas podem-se tornar secundariamente infeccionadas ou se romper, levando a tumefações recorrentes.

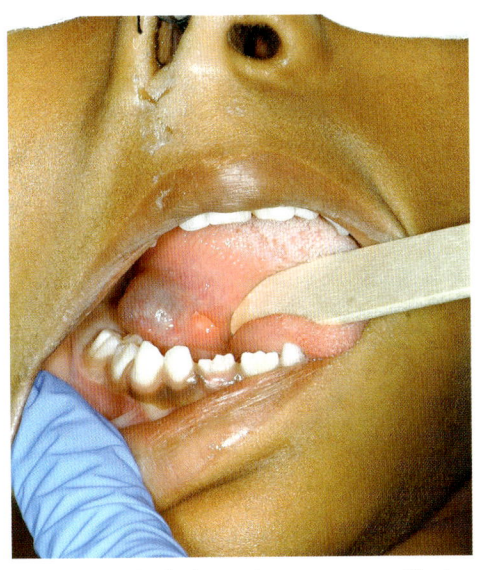

Figura 28.8 Rânula direita vista como uma saliência no lado direito do assoalho da boca.

DIAGNÓSTICO DIFERENCIAL

Malformação vascular ou linfática, cisto de inclusão epidérmica, cisto dermoide.

EXAMES DIAGNÓSTICOS

Embora o exame físico possa ser suficiente para rânulas pequenas ou superficiais, a RM é útil na definição do envolvimento de tecidos moles em rânulas maiores ou complexas. Uma biópsia pode estar indicada, se a rânula parecer estar associada a uma massa concomitante. A aspiração do líquido com agulha fina seguida por análise citopatológica pode auxiliar na diferenciação entre rânula e malformação linfática.

TRATAMENTO

O tratamento cirúrgico das rânulas é indicado para os casos sintomáticos e, tipicamente, envolve a remoção da glândula sublingual no lado afetado. Em certos casos, a marsupialização do cisto pode ser suficiente, embora a excisão completa da glândula seja o método preferido (Figura 28.8).

Leitura sugerida

Baugh RF, Archer SM, Mitchell RB et al. 2011. Clinical practice guideline: Tonsillectomy in children. *Otolaryngology—Head and Neck Surgery* 144(1 Suppl.):S1–S30.

Berkowitz RG, Mahadevan M. 1999. Unilateral tonsillar enlargement and tonsillar lymphoma in children. *Annals of Otology, Rhinology and Laryngology* 108:876–879.

Bouquot J, Brad WN, Douglas DD, Carl MA, Jerry E. 2002. *Oral & Maxillofacial Pathology*, 2nd ed. Philadelphia, PA: WB Saunders, pp. 391–392.

Clayburgh D, Milczuk H, Gorsek S, Sinden N, Bowman K, MacArthur C. 2011. Efficacy of tonsillectomy for pediatric patients with dysphagia and tonsillar hypertrophy. *Archives of Otolaryngology—Head and Neck Surgery* 137(12):1197–1202.

Clegg HW, Ryan AG, Dallas SD et al. 2006. Treatment of streptococcal pharyngitis with once-daily compared with twice-daily amoxicillin: A noninferiority trial. *Pediatric Infectious Disease Journal* 25(9):761–767.

Costales-Marcos M, López-Álvarez F, Núñez-Batalla F, Moreno-Galindo C, Alvarez Marcos C, Llorente-Pendás JL. 2012. Peritonsillar infections: Prospective study of 100 consecutive cases. *Acta Otorrinolaringologica Espanola* 63(3): 212–217.

Dollberg S, Botzer E, Grunis E, Francis BM. 2006. Immediate nipple pain relief after frenotomy in breast-fed infants with ankyloglossia: A randomized, prospective study. *Journal of Pediatric Surgery* 41:1598–1600.

Herzon FS, Harris P. 1995. Mosher Award thesis. Peritonsillar abscess: Incidence, current management practices, and a proposal for treatment guidelines. *Laryngoscope* 105(8 Pt 3 Suppl. 74):1–17.

Hsieh WS, Yang PH, Wong KS, Li HY, Wang EC, Yeh TF. 2000. Vallecular cyst: An uncommon cause of stridor in newborn infants. *European Journal of Pediatric* 159(1–2):79–81.

Lalakea ML, Messner AH. 2003. Ankyloglossia: Does it matter? *Pediatric Clinics of North America* 50:381–397.

La'Porte SJ, Juttla JK, Lingam RK. 2011. Imaging the floor of the mouth and the sublingual space. *Radiographics* 31(5):1215–1230.

Messner AH, Lalakea ML. 2002. The effect of ankyloglossia on speech in children. *Otolaryngology—Head and Neck Surgery* 127(6):539–545.

O'Callahan C, Macary S, Clemente S. 2013. The effects of office-based frenotomy for anterior and posterior ankyloglossia on breastfeeding. *International Journal of Pediatric Otorhinolaryngology* 77(5):827–832.

O'Connor R, McGurk M. 2013. The plunging ranula: Diagnostic difficulties and a less invasive approach to treatment. *International Journal of Oral and Maxillofacial Surgery* 42(11):1469–1474.

Shulman ST, Bisno AL, Clegg HW et al. 2012. Clinical practice guideline for the diagnosis and management of group A streptococcal pharyngitis: 2012 update by the Infectious Diseases Society of America. *Clinical Infectious Diseases* 55(10):1279–1282.

Tuncer U, Aydogan LB, Soylu L. 2002. Vallecular cyst: A cause of failure to thrive in an infant. *International Journal of Pediatric Otorhinolaryngology* 65(2):133–135.

CAPÍTULO 29

Doença Cervical

Lorien M. Paulson

- Cisto de fenda branquial
- Linfangioma
- Cisto do ducto tireoglosso
- Abscesso cervical/linfadenite supurativa
- Parotidite/sialadenite bacteriana aguda
- Leitura sugerida

Cisto de fenda branquial

DEFINIÇÃO E CARACTERÍSTICAS CLÍNICAS

Os seios ou cistos de fenda branquial (BCCs) representam os remanescentes das fendas ectodérmicas, que separam os arcos faríngeos durante a embriogênese. Quando há falha na obliteração total dessas estruturas, pode haver formação de um cisto ou trato com revestimento epitelial, em qualquer ponto ao longo do trato. Quando isto ocorre em continuidade com a pele, costuma ser visualizado externamente como uma depressão, sendo denominado seio ou, quando em continuidade com a faringe, fístula. Se nenhum trato externo for identificado, o cisto pode apresentar-se simplesmente como uma massa cervical. A apresentação varia e pode ocorrer na forma de depressões assintomáticas, drenagem recorrente, edema recorrente ou edema progressivo. Podem-se tornar infeccionados, e os pacientes frequentemente apresentam infecções recorrentes, que podem ser inicialmente tratadas por incisão e drenagem. Os BCCs tipicamente se manifestam a qualquer momento durante a infância, mas há ocasiões em que os cistos somente se tornam evidentes na fase adulta.

A maioria das anomalias de fenda branquial surge a partir da segunda fenda branquial (90-95%), tipicamente se apresentando como uma massa submandibular, com aberturas ou depressões externas, que podem ocorrer em qualquer lugar ao longo da borda anterior do músculo esternoclidomastóideo. Internamente, o trato pode-se abrir para dentro da fossa tonsilar. Os cistos da primeira fenda branquial (5-8%) podem-se manifestar como um abaulamento ou abscesso retroauricular ou abscesso resultante da duplicação do meato acústico externo (tipo I) ou como uma massa pré-auricular, parotídea ou submandibular (tipo II), com o trato atravessando a glândula parótida. Os cistos de terceira e quarta fendas branquiais são raros, sendo predominantemente localizados à esquerda, e sua manifestação mais comum é a presença de massas no triângulo posterior. Seus trajetos seguem posteriormente à artéria carótida comum, penetrando na faringe ao nível do seio piriforme.

DIAGNÓSTICO DIFERENCIAL

Linfadenite supurativa, cisto tímico, cisto do ducto tireoglosso (TDC), cisto dermoide, malformação vascular, laringocele, sialocele, sialadenite, metástase cística.

EXAMES DIAGNÓSTICOS

A TC é utilizada com frequência para delineamento da extensão do trato. Seios ou BCCs bilaterais podem estar associados à síndrome braquiotorrenal e, por isso, é recomendada uma avaliação otológica, incluindo audiometria, bem como uma avaliação renal, incluindo ultrassonografia, urinálise e dosagem de eletrólitos séricos.

TRATAMENTO

A excisão cirúrgica completa do trato com ligadura ao nível da faringe é curativa, e o procedimento varia com base na localização e extensão do trato. Uma laringoscopia direta deve ser realizada antes ou no momento da excisão, para confirmar ou não a existência de um trato com abertura para o interior da faringe. A canulação com sondas lacrimais ou infiltração com azul de metileno pode ajudar na identificação do trato no intraoperatório. Ocasionalmente, pode ser difícil realizar a excisão completa, por causa da localização, presença de cicatrizes, processo inflamatório ou comunicação faríngea persistente. Os tratos faríngeos observados à laringoscopia direta podem ser cauterizados circunferencialmente, para induzir cicatrização e prevenir o fluxo de saliva para o interior do trato. No caso de BCCs secundários, pode ser necessário realizar uma tonsilectomia, para acessar a abertura faríngea (Figuras 29.1 e 29.2).

Linfangioma

DEFINIÇÃO E CARACTERÍSTICAS CLÍNICAS

O linfangioma, alternativamente referido como malformação linfática ou higroma cístico, é um tipo de malformação vascular que se forma a partir de canais linfáticos ectópicos que se tornam sequestrados durante o desenvolvimento linfático, no embrião. O crescimento desordenado leva à formação de um cisto multiloculado que pode ser caracterizado como micro ou macrocístico, ou uma combinação de ambos. Sua apresentação consiste em uma massa de consistência amolecida, indolor, irregular e flutuante, mais comumente localizada nos tecidos moles do pescoço, faringe ou região inferior da face (75-80%). O diagnóstico tipicamente é estabelecido antes dos 2 anos de idade, e este é o tipo de lesão congênita mais comum no triângulo cervical posterior. Os linfangiomas em geral crescem lentamente, mas podem flutuar ou aumentar rapidamente de volume em condições de produção aumentada de linfa, como ocorre durante as doenças virais, ou no caso de hemorragia intralesional traumática ou espontânea.

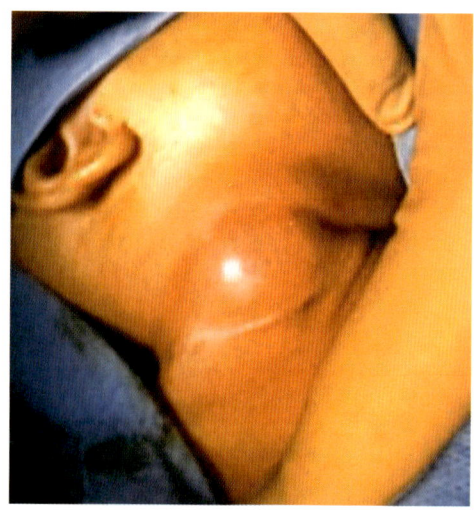

Figura 29.1 Cisto da segunda fenda branquial.

DIAGNÓSTICO DIFERENCIAL

Malformação venosa, hemangioma, malformação arteriovenosa, BCC, TDC, cisto tímico, rânula.

EXAMES DIAGNÓSTICOS

A RM com e sem contraste confirmará o diagnóstico na maioria dos casos e delineará a extensão do envolvimento. A laringoscopia direta ou indireta pode ser útil para determinar o envolvimento parafaríngeo.

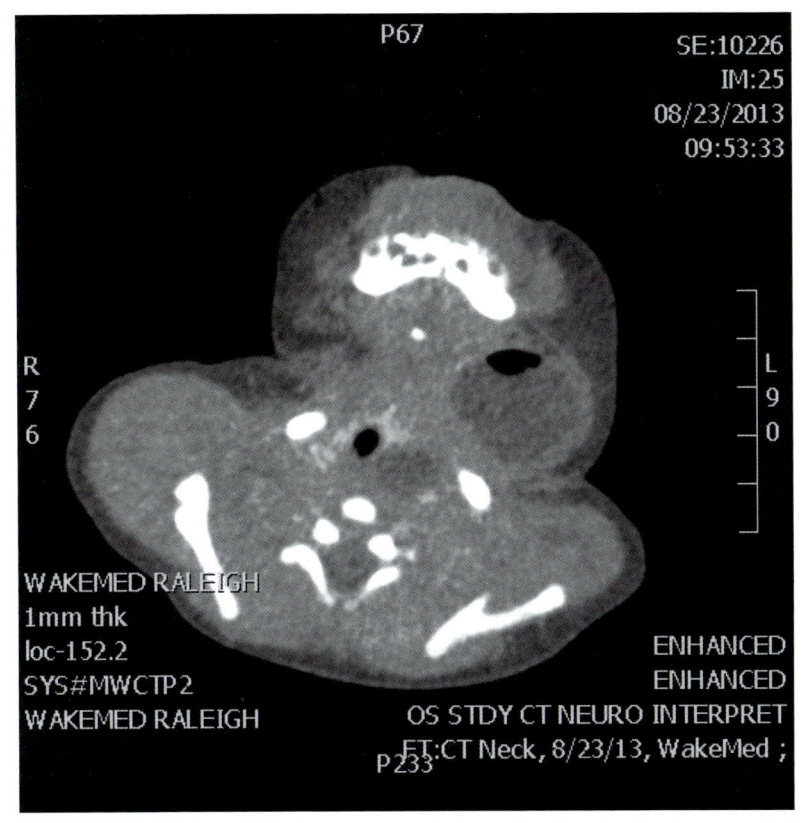

Figura 29.2 TC com contraste mostrando um cisto preenchido por líquido na localização esperada de um cisto de terceira fenda branquial. O corte axial de TC com contraste mostra duas seções de um cisto cheio de líquido, com uma porção profundamente localizada em relação ao músculo ECM, e imediatamente adjacente à via aérea, consistente com um cisto de terceira fenda branquial.

TRATAMENTO

O tratamento depende dos sintomas e da localização. Pacientes com linfangiomas amplos do pescoço ou da faringe, particularmente na região supra-hioide, podem apresentar distúrbios nas vias aéreas e podem necessitar de traqueotomia para proteção das vias respiratórias. A excisão completa pode ser curativa, embora muitas vezes seja extremamente difícil realizá-la por causa da natureza infiltrativa, bordas irregulares e ausência de planos de clivagem para os tecidos moles, somente sendo possível a excisão parcial em muitos casos. A escleroterapia guiada por ultrassonografia ou radiografia é útil para lesões macrocísticas ou porções macrocísticas de um tumor, mas, em geral, é inadequada para tumores microcísticos. Pacientes submetidos à escleroterapia tipicamente requerem múltiplos tratamentos e, embora a escleroterapia possa reduzir o tamanho do tumor, não é curativa (Figuras 29.3 e 29.4).

Cisto do ducto tireoglosso

DEFINIÇÃO E CARACTERÍSTICAS CLÍNICAS

Os TDCs ocorrem quando uma porção do ducto tireoglosso primitivo falha em involuir completamente. Apesar de estar comumente localizado na linha média anterior ou inferiormente ao osso hioide, os cistos podem ser encontrados em qualquer lugar ao longo da origem embrio-

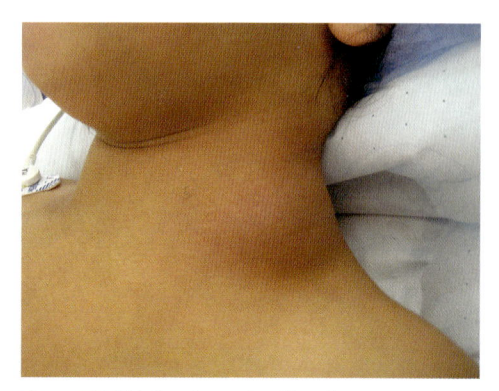

Figura 29.3 Linfangioma do triângulo posterior à esquerda.

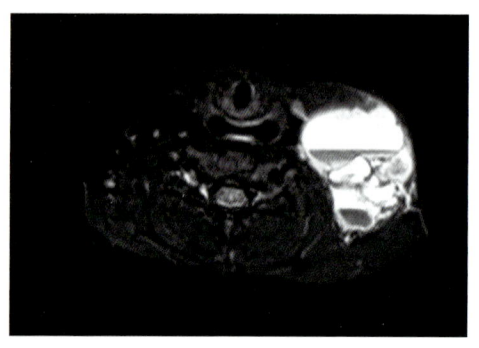

Figura 29.4 Imagem T1-ponderada de RM mostrando um cisto multiloculado no triângulo posterior esquerdo.

lógica da tireoide, desde o forame cego, na base da língua, até uma posição mais distal, no lobo piramidal da glândula tireoide. Os TDCs comumente se apresentam como massas indolores em expansão na linha média, embora sejam relatadas como paramedianas em cerca de 25% dos casos. Tipicamente se elevam com a protrusão da língua. Podem-se tornar infeccionados e aumentar de volume agudamente ou romper. Em casos raros, os TDCs estão associados a malignidades, tipicamente o carcinoma de tireoide papilar, que é encontrado em cerca de 1% das amostras cirurgicamente removidas.

DIAGNÓSTICO DIFERENCIAL

Cisto dermoide, teratoma, linfadenite supurativa, BCC, cisto tímico, cisto valecular.

EXAMES DIAGNÓSTICOS

Dosagem dos níveis séricos de TSH, bem como a ultrassonografia da tireoide e do pescoço devem ser realizados para avaliar a presença de uma glândula tireoide funcional e anatomicamente normal, e para confirmar a anatomia do cisto. Ocasionalmente, pode haver tecido tireóideo ectópico junto ao cisto, na base da língua ou ao longo do trajeto do ducto, sendo que esse tecido, às vezes, pode representar a única tireoide funcional do paciente. Se a ultrassonografia sugerir uma anatomia tireoidiana anormal, uma cintilografia da tireoide pode ser solicitada.

TRATAMENTO

Foi constatado que a excisão isolada do cisto leva a taxas inaceitavelmente altas de recorrência, que variam de 38 a 70%. É recomendada a excisão cirúrgica pelo procedimento de Sistrunk para minimizar a probabilidade de recidiva. Neste procedimento, o cisto é removido junto com a porção central do osso hioide e todo o ducto tireoglosso, que segue desde o lobo piramidal da glândula tireoide até o forame cego, na base da língua. Com a utilização desta técnica, a recorrência relatada na literatura varia de 2,6 a 5%. Além da recorrência, os riscos incluem infecção, fístula faringocutânea e lesão do nervo hipoglosso (Figuras 29.5 e 29.6).

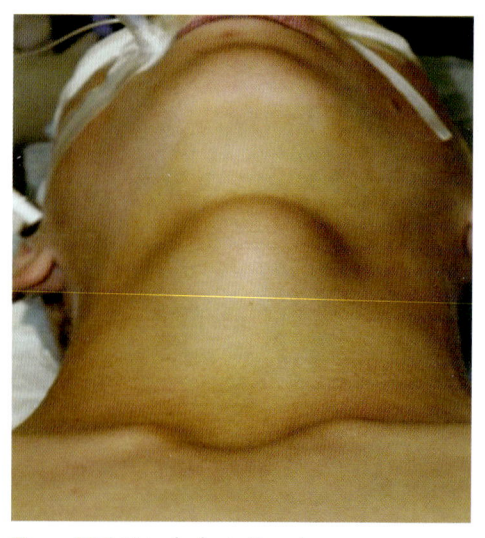

Figura 29.5 Cisto de ducto tireoglosso.

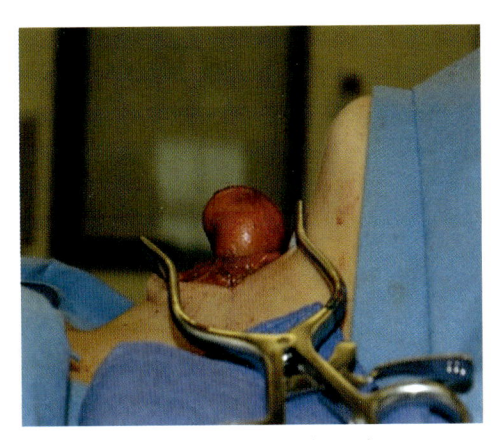

Figura 29.6 Cisto de ducto tireoglosso durante a excisão.

Abscesso cervical/linfadenite supurativa

DEFINIÇÃO E CARACTERÍSTICAS CLÍNICAS

A linfadenite supurativa é a causa mais comum de abscessos cervicais em crianças. Ela se deve à superinfecção bacteriana de um linfonodo cervical, tipicamente dias ou semanas após uma IVAS viral ou bacteriana, que resulta, subsequentemente, em necrose central e acúmulo de secreção purulenta no interior do linfonodo. A apresentação típica é um abaulamento lateral progressivo no pescoço, com vários graus de hiperemia. Flutuações podem ser observadas em abscessos superficiais ou volumosos.

DIAGNÓSTICO DIFERENCIAL

Linfadenopatia, com ou sem fleimão, BCC infectado, TDC, doença da arranhadura do gato, escrófulo (linfadenite tuberculosa), linfoma.

EXAMES DIAGNÓSTICOS

Uma linfadenite supurativa simples pode ser diagnosticada pelo exame físico, hemograma e ultrassonografia do pescoço. Abscessos mais complexos ou profundos podem necessitar de TC, com ou sem contraste, que revela uma coleção de fluido com realce nas bordas e linfadenopatia circundante. Caso seja colhida secreção purulenta, cultura e antibiograma devem ser solicitados.

TRATAMENTO

Internação hospitalar e antibioticoterapia intravenosa são necessárias. Uma vez que o patógeno implicado nos casos mais agudos seja o *Staphylococcus aureus* ou o *Streptococcus pyogenes* e que um aumento na incidência de *S. aureus* resistente à meticilina e à clindamicina tem sido relatado nesta afecção, a cobertura antibiótica deve ser ajustada de acordo com os resultados da cultura, sempre que possível. Diante da indisponibilidade de resultados de cultura, os antibiogramas locais podem ser úteis na determinação da suscetibilidade antibiótica. Abscessos de pequeno volume, inferiores a aproximadamente 2,0-2,5 cm, melhoram apenas com antibióticos IV, e muitos defendem a adoção de um tratamento clínico inicial para estas lesões. Os abscessos maiores ou aqueles que não respondem ao tratamento conservador devem ser tratados com incisão e drenagem, com inserção de um dreno temporário (Figuras 29.7 e 29.8).

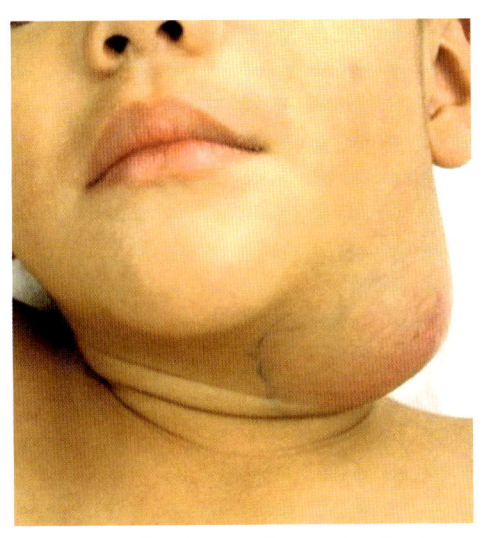

Figura 29.7 Linfonodo supurativo no triângulo anterior.

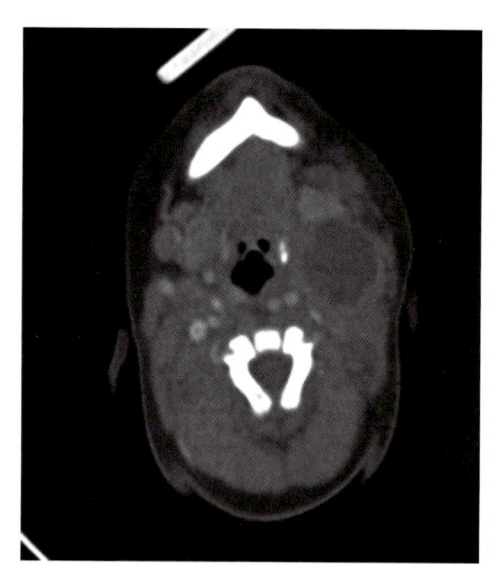

Figura 29.8 TC contrastada mostrando acúmulo de líquido com intensificação da borda e linfadenopatia.

Parotidite/sialadenite bacteriana aguda

DEFINIÇÃO E CARACTERÍSTICAS CLÍNICAS

A sialadenite bacteriana é uma infecção das glândulas salivares, observada mais comumente nas glândulas submandibular e parótida. Os pacientes tipicamente relatam vários dias de dor unilateral progressiva e edema da glândula afetada, que piora ao comer e mastigar. Febre e linfadenopatia no lado afetado são comuns. Pode haver história prévia de edema intermitente da glândula, levantando suspeitas quanto a estenoses ou cálculos no ducto salivar.

DIAGNÓSTICO DIFERENCIAL

Sialolitíase, cisto de retenção mucoso, caxumba, parotidite pelo HIV, síndrome de Sjogren, tumor salivar, linfadenite supurativa, cistos de primeira ou segunda fenda branquial.

EXAMES DIAGNÓSTICOS

Um exame completo deve incluir o exame do fluxo salivar através dos ductos de Wharton e Stenson, e palpação do trajeto do ducto, para avaliar a presença de massas ou cálculos. Radiografias planas podem demonstrar cálculos radiopacos, embora esta possibilidade não possa ser excluída com um resultado de exame negativo. TC e RM devem ser reservadas para complicações ou quando houver suspeita de abscesso ou tumor. A sialografia é uma técnica simples e pode ser considerada para avaliação do sistema ductal em casos recorrentes, ainda que possa ser pouco tolerada por crianças pequenas.

TRATAMENTO

O tratamento de primeira linha para a sialadenite simples são os antibióticos orais, compressas mornas, massagem regular da glândula e sialogogos (como balas de limão sem açúcar) para estimular a produção de saliva. O antibiótico de escolha deve incluir cobertura para S. aureus e a flora oral, inclusive os anaeróbios. Sialadenites recorrentes podem indicar obstrução do ducto salivar por cálculos, estenoses ou tecido cicatricial. Pequenos cálculos nas proximidades do orifício do ducto podem ser removidos em consultório, em pacientes complacentes, por incisão no ducto na localização do cálculo. Na obstrução proximal, pode ser realizada a dilatação ductal com ou sem sialoendoscopia. Cálculos e tampões de muco podem ser removidos com irrigação e cestos recuperadores endoscópicos, ou com pinças, via sialoendoscópio. Por fim, a excisão total da glândula afetada é curativa nos casos refratários (Figuras 29.9 e 29.10).

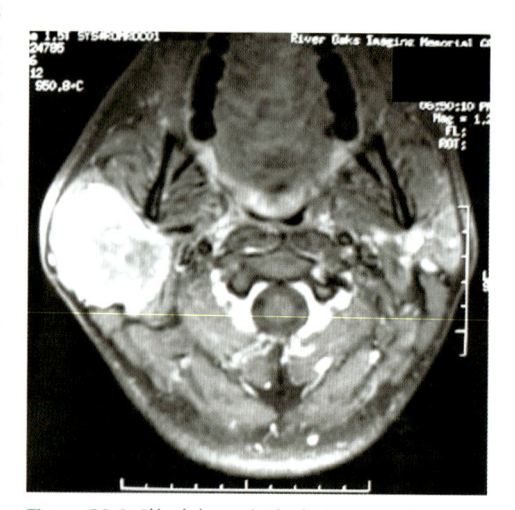

Figura 29.9 Glândula parótida direita assimétrica com intensificação pós-contraste difusa à RM, consistente com sialoadenite aguda.

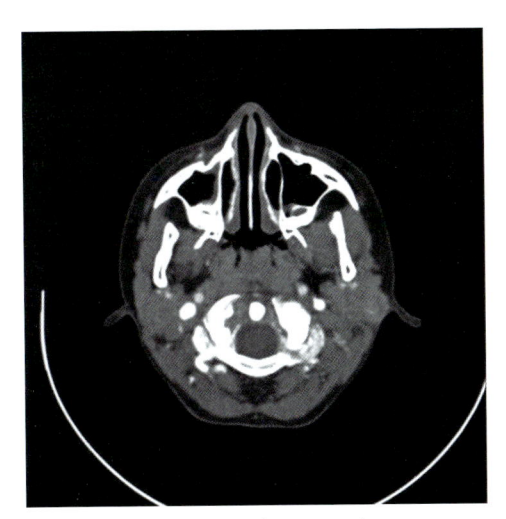

Figura 29.10 TC contrastada mostrando uma pequena massa no lobo superficial da glândula parótida esquerda.

Leitura sugerida

Acierno SP, Waldhausen JH. 2007. Congenital cervical cysts, sinuses, and fistulae. *Otolaryngology of Clinical North America* 40:161–176.

Alexander AJ, Richardson SE, Sharma A, Campisi P. 2011. The increasing prevalence of clindamycin resistance in Staphylococcus aureus isolates in children with head and neck abscesses. *Canadian Journal of Infectious Disease Medical Microbiology* 22(2):49–51.

Cheng J, Elden L. 2013. Children with deep space neck infections: Our experience with 178 children. *Otolaryngology–Head and Neck Surgery* 148(6):1037–1042.

De Serres LM, Sie KC, Richardson MA. 1995. Lymphatic malformations of the head and neck: A proposal for staging. *Archives of Otolaryngology of Head and Neck Surgery* 121(5):577–582.

Enepekides DJ. 2001. Management of congenital anomalies of the neck. *Facial Plastic Surgery of Clinical North America* 9:131–145.

Fraser IP. 2009. Suppurative lymphadenitis. *Current Infectious Disease Report* 11:383–388.

Gillespie MB, Koch M, Iro H, Zenk J. 2011. Endoscopic-assisted gland-preserving therapy for chronic sialadenitis: A German and US comparison. *Archives of Otolaryngology of Head and Neck Surgery* 137(9):903–908.

Grasso DL, Pelizzo G, Zocconi E, Schleef J. 2008. Lymphangiomas of the head and neck in children. *Acta Otorhinolaryngolica Italica* 28(1):17–20.

Hawkins D, Jacobsen B, Klatt E. 1982. Cysts of the thyroglossal duct. *Laryngoscope* 92:1254–1258.

Iro H, Zenk J, Escudier MP et al. 2009. Outcome of minimally invasive management of salivary calculi in 4,691 patients. *Laryngoscope* 119(2):263–268.

Koeller K, Alamo L, Adair C, Smirniotopoulos J. 1999. Congenital cystic masses of the neck: Radiologic-pathologic correlation. *Radiographics* 9:121–145.

Mohan PS, Chokshi RA, Moser RL et al. 2005. Thyroglossal duct cysts: A consideration in adults. *American Surgery* 71(6):508–511.

Ossowski K, Chun RH, Suskind D, Baroody FM. 2006. Increased isolation of methicillin-resistant Staphylococcus aureus in pediatric head and neck abscesses. *Archives of Otolaryngology of Head and Neck Surgery* 132:1176–1181.

Papadaki ME, McCain JP, Kim K, Katz RL, Kaban LB, Troulis MJ. 2008. Interventional sialoendoscopy: Early clinical results. *Journal of Oral and Maxillofacial Surgery* 66(5):954–962.

Sistrunk WE. 1920. The surgical treatment of cyst of the thyroglossal tract. *Annals of Surgery* 71:121–122.

Telander R, Deane S. 1977. Thyroglossal and branchial cleft cysts and sinuses. *Surgery of Clinical North America* 57:779–791.

Telander R, Filson H. 1992. Review of head and neck lesions in infancy and childhood. *Surgery of Clinical North America* 72:1429–1447.

Wong DK, Brown C, Mills N, Spielmann P, Neeff M. 2012. To drain or not to drain—Management of pediatric deep neck abscesses: A case-control study. *International Journal of Pediatric Otorhinolaryngology* 76(12):1810–1813.

CAPÍTULO 30

Distúrbios Craniofaciais

Amelia F. Drake ▪ Brent Golden

- Síndrome de Down
- Sequência de Pierre Robin
- Fenda labial
- Fenda palatina
- Sinostose craniofacial
- Disostose mandibulofacial
- Associação CHARGE
- Síndrome da deleção do cromossomo 22q
- Estenose congênita do orifício piriforme nasal
- Espectro óculo-aurículo-vertebral (microssomia craniofacial)
- Leitura sugerida

Síndrome de Down

DEFINIÇÕES E CARACTERÍSTICAS CLÍNICAS

A síndrome de Down é a condição de duplicação do 21º cromossomo ou uma translocação neste sítio, sendo também referida como trissomia do 21. A incidência desta condição é de 1/700 bebês nascidos vivos, o que se torna a condição mais comum ao nascimento nos Estados Unidos. De fato, alguns estudos mostram que uma prevalência crescente pode estar em curso neste país, especialmente entre mulheres com mais de 35 anos de idade.

Shott *et al.* descreveram os achados otorrinolaringológicos comuns em pacientes com síndrome de Down, que incluem meatos acústicos externos de pequenas dimensões, orofaringe e fossas nasais estreitas e língua aparentemente volumosa. A língua não é tão volumosa quanto parece, mas está contida em uma orofaringe e cavidade bucal pequenas, conferindo aparência de macroglossia.

DIAGNÓSTICO DIFERENCIAL

O diagnóstico definitivo da síndrome de Down é estabelecido pelo cariótipo dos cromossomos, indicando duplicação de uma parte ou de todo o cromossomo 21, ou uma translocação nesta área. Várias características, incluindo a presença das pregas epicânticas, uma língua relativamente volumosa e linhas palmares únicas, sugerem o diagnóstico.

EXAMES DIAGNÓSTICOS

Quando uma criança é diagnosticada com síndrome de Down, surgem certas preocupações, como a alta incidência de cardiopatia congênita, que pode ser avaliada por um ecocardiograma e outros exames. A perda auditiva condutiva também pode ser uma destas preocupações, relacionada com a disfunção da tuba auditiva ou com anormalidades ossiculares. A avaliação da audição é importante, com o passar do tempo. O monitoramento do crescimento e desenvolvimento deve ser feito em gráficos de crescimento específicos, próprios para crianças com trissomia do 21, uma vez que as expectativas de altura e peso sejam diferentes. Em seguida, uma polissonografia pode diagnosticar distúrbios do sono.

TRATAMENTO

O tratamento do paciente com síndrome de Down deve ser dirigido para a apresentação clínica, seja de natureza cardíaca, respiratória ou do desenvolvimento. O cuidado otorrinolaringológico inclui a avaliação da audição e abordagem dos problemas respiratórios. Os cuidados otológicos envolvem a otimização da audição, uma vez que a perda auditiva possa ser corrigida com inserção de tubos de ventilação, quando indicados, amplificação auditiva ou cirurgia. A macroglossia relativa e as pequenas dimensões da orofaringe predispõem a uma maior incidência de apneia obstrutiva do sono. Os problemas de peso, quando presentes, certamente podem exacerbar isto.

Por fim, o progresso no âmbito educacional é uma área em que as crianças com síndrome de Down podem ser beneficiadas por um "plano educacional individualizado", que aborde as áreas de interesse (Figura 30.1).

Sequência de Pierre Robin

DEFINIÇÕES E CARACTERÍSTICAS CLÍNICAS

A sequência de Robin (RS) é um fenótipo composto pela tríade de micrognatia, glossoptose e obstrução de vias aéreas (Figura 30.2). Altamente associada a esta condição, também se observa a fenda palatina caracteristicamente em forma de "U", embora não seja universalmente considerada uma característica definidora (Figuras 30.3 e 30.4). Pierre Robin, um estomatologista francês, não foi o primeiro a descrever esta associação, uma vez que St. Hilaire já havia relatado um caso há mais de 100 anos, mas a ele foram atribuídos os créditos por trazer a condição à notoriedade e demonstrar o significativo impacto negativo de suas características.

A sequência parece ser iniciada por uma hipoplasia mandibular que, então, leva à glossoptose, causando obstrução de vias aéreas e fenda palatina. A hipoplasia mandibular pode resultar de causas dermoformativas externas ou de malformação intrínseca. Infelizmente, não há nenhuma definição estabelecida para aquilo que constitui a hipoplasia mandibular patológica no bebê, e certo grau de hipoplasia mandibular relativa é considerado normal. Considerando o conjunto com a variabilidade das características utilizadas para definir a RS, não surpreende que a condição seja subsequentemente heterogênea e com muitas associações distintas. Apesar disto, de modo geral, a condição é considerada uma das anomalias presentes ao nascimento mais comuns, com uma incidência entre 1/3.000 e 1/14.000.

DIAGNÓSTICO DIFERENCIAL

A RS está altamente associada a diagnósticos ou características sindrômicas, e estes casos representam cerca de 50% do total. As síndromes identificadas com maior frequência são as colagenopatias, dentre as quais a síndrome de Stickler é a mais comum, com uma incidência de 14% em bebês com RS. Menos comumente, a síndrome da deleção 22q11.2 é concomitante. Os restantes representam RS isolada sem anomalias conhecidas associadas. A condição deve ser diferenciada de outras síndromes craniofaciais com micrognatia comprovada.

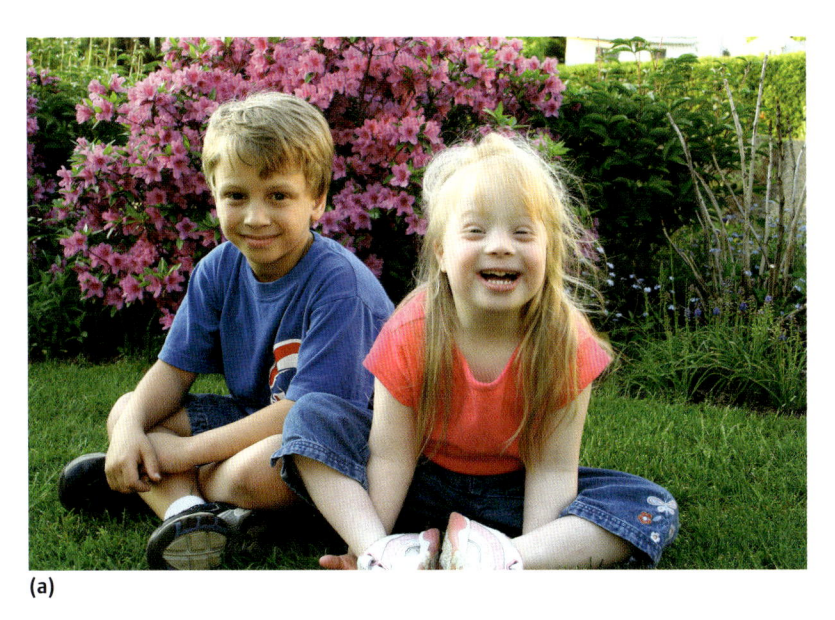

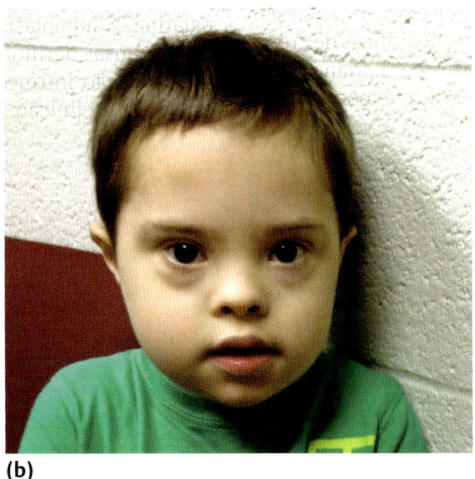

Figura 30.1 (a) Características faciais de uma menina com síndrome de Down. (b) Características faciais de um menino com síndrome de Down.

EXAMES DIAGNÓSTICOS

O exame minucioso da RS requer uma abordagem multidisciplinar, envolvendo o neonatologista, geneticista, otorrinolaringologista pediátrico, pneumologista pediátrico, cirurgião craniofacial pediátrico e fonoaudiólogo especializado em alimentação de bebês.

A preocupação inicial ao avaliar uma criança com RS é a avaliação e estabilização das vias aéreas. Oximetria de pulso, monitoramento de CO_2 e monitoramento com internação hospitalar são úteis como auxiliares para recém-nascidos. Bebês cujas vias aéreas parecem estáveis nos primeiros dias de vida podem exibir declínio do estado no decorrer das primeiras semanas. A avaliação clínica de cabeceira das vias aéreas, com ou sem laringoscopia, realizada por um neonatologista e pelo otorrinolaringologista

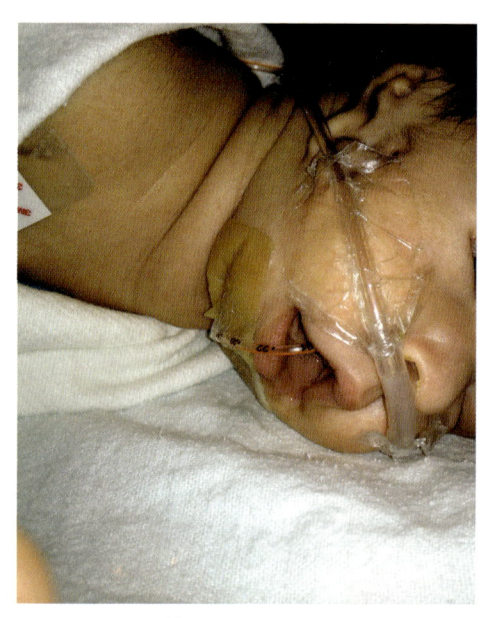

Figura 30.2 Mandíbula pequena com comprometimento de vias aéreas em um paciente com outras malformações craniofaciais.

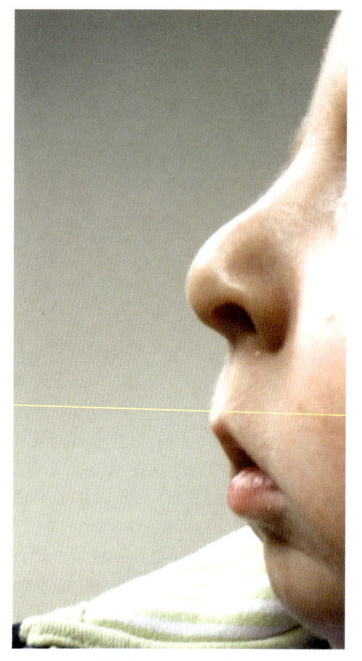

Figura 30.3 Mandíbula menos afetada em Robin.

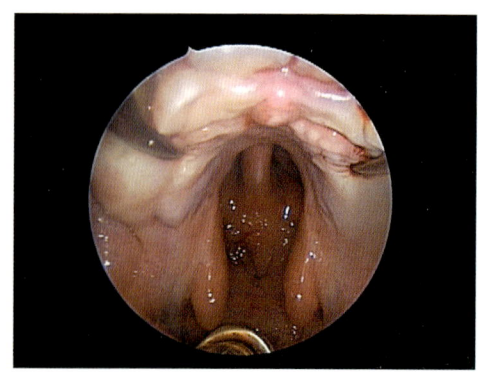

Figura 30.4 Fenda palatina em formato de U em Robin.

pediátrico, pode ser suficiente para os casos leve a moderadamente afetados no início. Os casos mais severamente afetados ou aqueles que seguem cursos complicados podem requerer intubação acompanhada por laringoscopia direta e broncoscopia para direcionar o tratamento.

De 1/3 a metade das crianças com RS exibirão problemas alimentares suficientemente significativos para necessitarem de tubo gástrico de alimentação. A avaliação e a cooperação com o fonoaudiólogo especializado em alimentação de bebês são benéficas. Aspiração ou refluxo podem exacerbar os problemas alimentares. As intervenções de estabilização das vias aéreas não se destinam primariamente a melhorar a alimentação, e alguns casos tratados com sucesso para o comprometimento das vias aéreas ainda necessitarão de suporte de gavagem. Felizmente, a necessidade de nutrição com tubo gástrico raramente persiste após o primeiro ano de vida.

TRATAMENTO

O manejo não cirúrgico das vias aéreas é bem-sucedido na grande maioria dos casos, talvez em até 70%. O posicionamento em pronação ou lateral acompanhado por monitoramento das vias aéreas pode ser suficiente, sem medidas adicionais, em metade das crianças afetadas. Naqueles em que as mudanças no posicionamento falham, predominantemente por causa da obstrução na base da língua, uma via aérea nasofaríngea (NPA) modificada pode proporci-

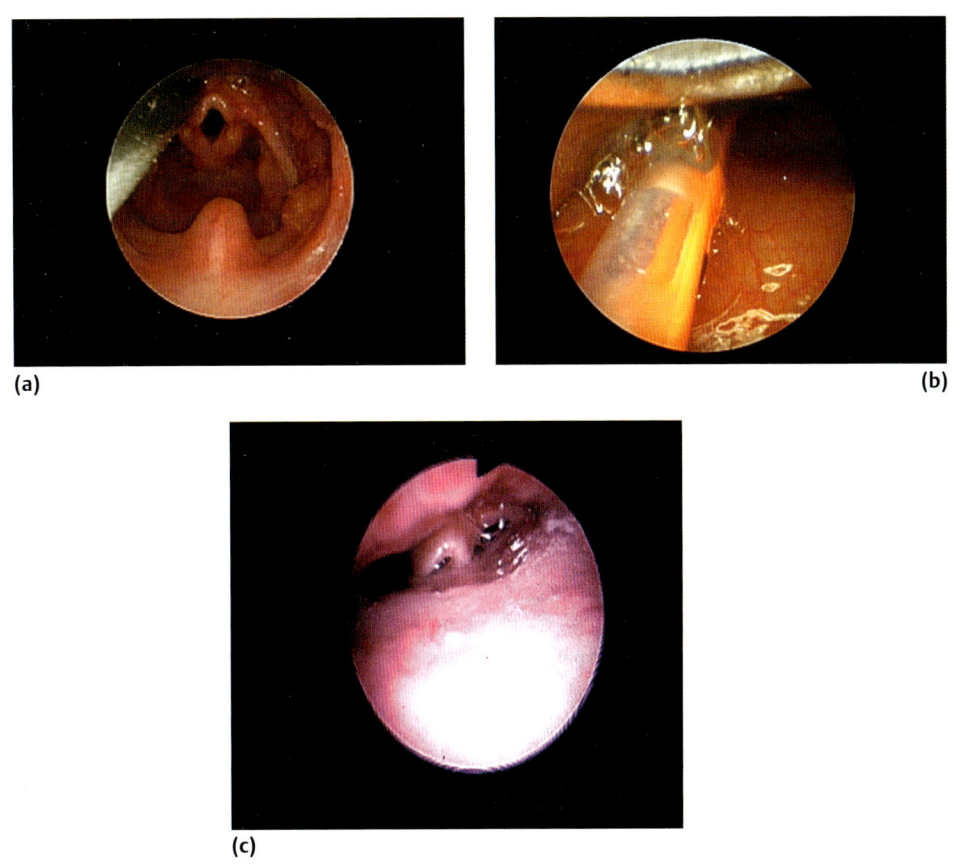

Figura 30.5 (a) Laringoscopia de grau I. (b) Laringoscopia de grau IV em neonato com PRS. (c) Endoscopia flexível em neonato com PRS e alteração de via aérea com base na língua.

onar uma patência adequada para as vias aéreas. Com educação adequada, os pais podem fornecer os cuidados necessários para manter uma NPA em casa, obtendo uma melhor qualidade de vida. A descontinuação da terapia é considerada tão logo o otorrinolaringologista pediátrico determine que houve uma melhora suficiente da via aérea.

Para bebês com RS em que nem o posicionamento nem a terapia com NAP é suficiente, ou naqueles que requerem intubação precoce, o tratamento cirúrgico pode ser a opção mais previsível. Antes do tratamento cirúrgico, uma laringoscopia e uma broncoscopia direta são necessárias para avaliar os graus de obstrução da base da língua, laringomalacia, traqueomalacia ou estenose bronquial. Os tipos de cirurgias utilizadas incluem adesão de língua-lábio, osteogênese de distração mandibular do bebê e traqueotomia (Figura 30.5).

A adesão lábio-língua destina-se a prevenir o retrodeslocamento da base da língua, ancorando a porção ventral anterior da língua à porção inferior do lábio. Sua efetividade é discutida, e a ruptura da ferida pode ser problemática. A osteogênese de distração mandibular é a forma cirúrgica de ampliar o espaço das vias aéreas posteriores, por meio do alongamento da mandíbula, permitindo, assim, o avanço da língua. No decorrer do curso de 1-3 semanas, a mandíbula pode ser incrementalmente alongada com dispositivos internos ou externos. Após uma fase de consolidação, os distratores são removidos. Dependendo da técnica, os procedi-

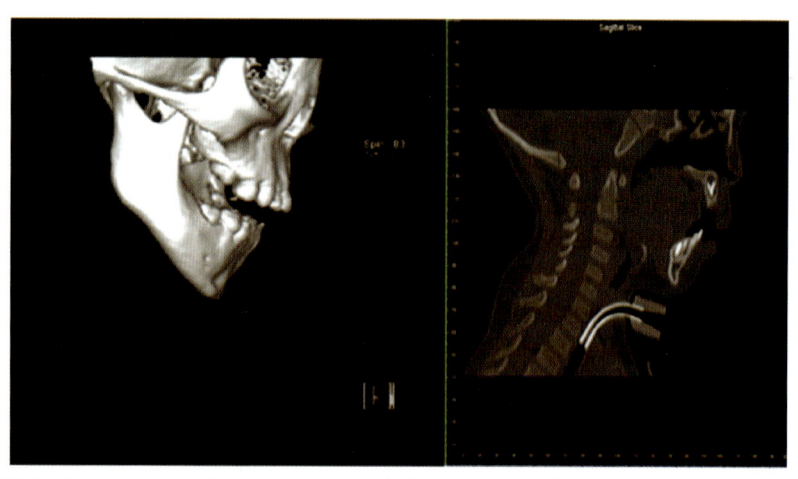

Figura 30.6 TC demonstrando micrognatia e obstrução de via aérea com base na língua; uma traqueotomia foi realizada para assegurar a via aérea.

mentos de distração podem colocar em risco o desenvolvimento dos brotos dentários, a inervação sensorial do nervo trigêmeo do lábio inferior e do mento e a inervação motora mandibular marginal para o lábio inferior. A traqueotomia continua sendo o padrão ouro para alívio completo da obstrução de via aérea, porém a morbidade e a mortalidade ainda são preocupações reais. O reparo do palato tipicamente é realizado ao mesmo tempo que o da fenda palatina isolada, entre 9 e 18 meses, com base no desenvolvimento da fala (Figura 30.6).

Fenda labial

DEFINIÇÕES E CARACTERÍSTICAS CLÍNICAS

As fendas orofaciais representam a anormalidade craniofacial congênita mais comum, ocorrendo em cerca de 1 em cada 550 bebês nascidos vivos. A incidência de uma fenda labial com ou sem fenda palatina varia consideravelmente, com base na geografia e na variabilidade racial. O defeito ocorre como resultado de uma falha do processo nasal mediano em se fundir ao processo maxilar durante a 6ª semana do desenvolvimento. As anormalidades estruturais subsequentes possuem implicações morfológicas e funcionais, que podem afetar negativamente a deglutição, respiração, fala, audição, oclusão, aparência facial e desenvolvimento psicossocial. Para abordar otimamente a complexidade dos efeitos, uma abordagem multidisciplinar, combinando tratamentos clínicos e cirúrgicos, se faz necessária. Como a intervenção cirúrgica pode ter efeitos negativos sobre o crescimento, é necessária uma abordagem cirúrgica estadiada ao longo da infância, seguindo metas de desenvolvimento específicas.

As estruturas faciais afetadas na fenda nasolabial são deslocadas e variavelmente hipoplásicas, mas estão amplamente presentes. A descontinuidade da musculatura nasolabial é marcada pela orientação e inserção anormais dos músculos transversais do nariz no lado da fenda, músculos levantadores do lábio superior e complexo do músculo orbicular do olho. Na fenda unilateral, os músculos do lado contrário à fenda possuem inserções grosseiramente normais, porém o desequilíbrio resultante se manifesta na distorção das formas maxilar e nasal, bilateralmente. O espalhamento da base alar, deslocamento inferior da margem alar, desvio da ponta nasal e irregularidade do septo nasal caudal caracterizam a típica deformidade nasal resultante. Existem inserções fibrosas anormais entre a crura lateral da cartilagem lateral inferior e a margem piriforme lateral no lado da fenda. No lábio fendido bilateral, a ponta do nariz é deprimida, e o segmento pré-maxilar pode estar variavelmente deslocado.

A mandíbula superior é deformada pela descontinuidade óssea na base nasal e alvéolo dentário, e anormalidades dentárias são comuns. A falta de um incisivo lateral é o achado mais comum, ocorrendo em cerca de 50% dos casos, enquanto a falta dos segundos dentes pré-molares no lado da fenda ocorre com incidência igualmente aumentada. Em uma ampla minoria dos casos, dentes supranumerários complicam a erupção dentária.

DIAGNÓSTICO DIFERENCIAL

Em mais de 70% dos casos, o lábio fendido, com ou sem fenda palatina, representa uma anomalia congênita isolada, não associada a nenhum diagnóstico genético específico. A etiologia da maioria das fendas labiais isoladas é considerada heterogênea e multifatorial, incluindo fatores genéticos e ambientais. O restante pode estar relacionado com uma das mais de 300 associações sindrômicas existentes. As mais observadas destas síndromes incluem as aberrações cromossômicas de trissomias, a autossômica dominante de Van der Woude com associações a fendas labiais e a displasia-fissura ectodérmica.

EXAMES DIAGNÓSTICOS

A avaliação inicial de uma criança que nasce com fenda labial, incluindo ou não o palato, deve incluir um histórico familiar completo e exame clínico. Quaisquer anomalias associadas ou histórico positivo demandarão o envolvimento de um geneticista pediátrico, para a realização de uma avaliação mais abrangente.

A avaliação do paciente com fenda é distribuída ao longo da infância e adolescência, com contribuições interdisciplinares que são aplicadas simultaneamente, porém enfatizadas de modo variável. No início da infância, predominam as avaliações da audição, desenvolvimento da fala e saúde dentária. Na fase intermediária da infância, muitas vezes é necessária uma transição para um manejo maxilofacial e ortodôntico. As avaliações psicossociais e do desenvolvimento devem ser contínuas.

TRATAMENTO

A criança com lábio fendido necessitará de cirurgia para reorientação e reconstrução de estruturas cutâneas do lábio superior e da mucosa oral, musculatura do esfíncter oral e da base nasal e estrutura cartilaginosa nasal. A técnica de rotação com avanço popularizada por Millard continua sendo a abordagem mais comum para intervenção cirúrgica primária em fendas unilaterais. Nesta abordagem, a margem medial da fenda é rotacionada inferiormente, e a incisão de reparo é pareada inferiormente com a posição esperada da coluna filtral. A fenda labial lateral é avançada para se encontrar com o lábio medial e preencher qualquer deficiência tecidual superiormente ao filtro e abaixo da columela. Um retalho em forma de C preservado pode ser utilizado para minimizar a necessidade deste avanço inferiormente à columela, ou para ampliar a reconstrução do assoalho nasal. O reparo bilateral da fenda labial requer preservação da pele e mucosa pró-labial apropriada, avanço dos elementos labiais laterais para preencher os defeitos da fenda e recriação de um arco de Cupido, via recrutamento do vermelhão e contorno dos lábios (*White roll*) a partir dos lábios laterais. A reconstrução nasal agressiva no bebê deve ser abordada com cautela. O tratamento fechado com liberação de inserções anormais das cartilagens laterais inferiores a partir do interior das incisões labiais, seguida pela ressuspensão utilizando suturas de fixação ou coxins, é, talvez, a abordagem mais previsível, tendo em mente que uma técnica aberta de rinoplastia secundária em fases mais tardias da vida é uma possibilidade (Figura 30.7).

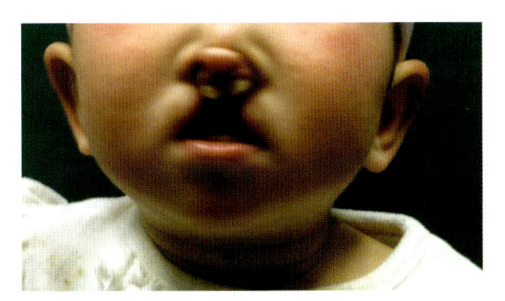

Figura 30.7 Bebê com fenda labial bilateral não reparada.

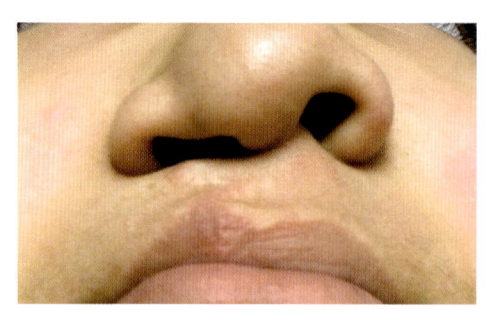

Figura 30.8 Deformidade de fenda nasal.

Quando uma fenda palatina está presente, o tratamento prossegue conforme mencionado na seção "Fenda palatina".

Como o desenvolvimento da mandíbula superior está embrionariamente relacionado com o lábio superior, espera-se que a construção por enxerto ósseo das fendas maxilar e palatina venha a ser benéfica em quase todos os pacientes com fenda labial. Em qualquer caso em que houver insuficiência de osso para sustentar os dentes em erupção, enxertos ósseos serão necessários. Os objetivos primários do enxerto ósseo são unificar a maxila, fechar qualquer fístula oronasal, fornecer osso adequado para sustentar a erupção e realizar o tratamento ortodôntico dos dentes adultos, bem como fornecer simetria e suporte de base nasal apropriados. O momento ideal para realizar o tratamento é quando os dentes permanentes em desenvolvimento adjacentes à fenda possuem raízes formadas pela metade ou em até 2/3.

Além destas reconstruções primárias, algumas crianças serão beneficiadas com intervenções secundárias. A normalização das formas labial e nasal pode requerer um procedimento nos tecidos moles das cicatrizes e proporções labiais em fases mais tardias da infância. A rinoplastia secundária no início da fase adulta é relativamente comum e esperada nas fendas bilaterais (Figura 30.8).

Fenda palatina

DEFINIÇÕES E CARACTERÍSTICAS CLÍNICAS

Uma fenda orofacial representa a anormalidade craniofacial congênita mais comum, ocorrendo em cerca de 1 a cada 550 bebês nascidos vivos. A incidência de uma fenda palatina isolada se aproxima mais de 1 em 2.000 e, de modo curioso, a ocorrência é homogênea entre as diversas populações raciais. O defeito resulta de uma falha na fusão dos processos palatinos ou na manutenção dessa fusão na linha média maxilar. As anormalidades estruturais subsequentes apresentam implicações que podem afetar negativamente a deglutição, respiração, fala, audição, oclusão, aparência facial e desenvolvimento psicossocial. Para abordar otimamente a complexidade dos efeitos, uma abordagem multidisciplinar combinando tratamentos clínicos e cirúrgicos se faz necessária. Como as intervenções cirúrgicas podem ter efeitos negativos sobre o crescimento, a abordagem cirúrgica é organizada em torno de metas de desenvolvimento específicas, de modo peculiar a aquisição da fala e da linguagem (Figura 30.9).

As estruturas orais afetadas na fenda palatina são deslocadas e variavelmente hipoplásicas, mas estão amplamente presentes. As alterações da musculatura palatina consistem principalmente em orientação e inserção anormais dos músculos levantador do véu palatino, tensor do véu palatino, palatofaríngeo e palatoglosso. Veau foi o primeiro a identificar isto em seus estudos com cadáveres, em que descreveu o "músculo fendido", sendo o conhecimento significativamente ampliado na prática clínica pela descrição da veloplastia intravelar descrita por Kriens.

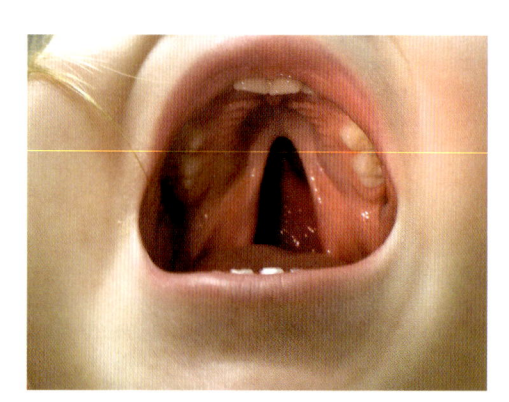

Figura 30.9 Fenda palatina não reparada.

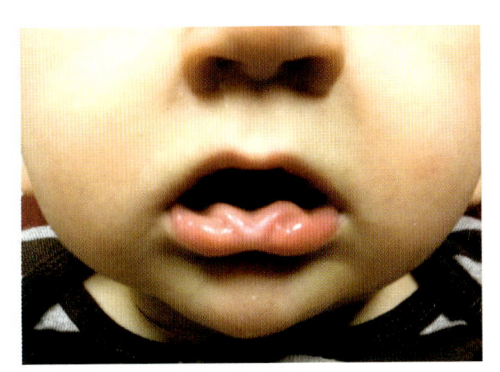

Figura 30.10 Depressões labiais associadas à fenda palatina.

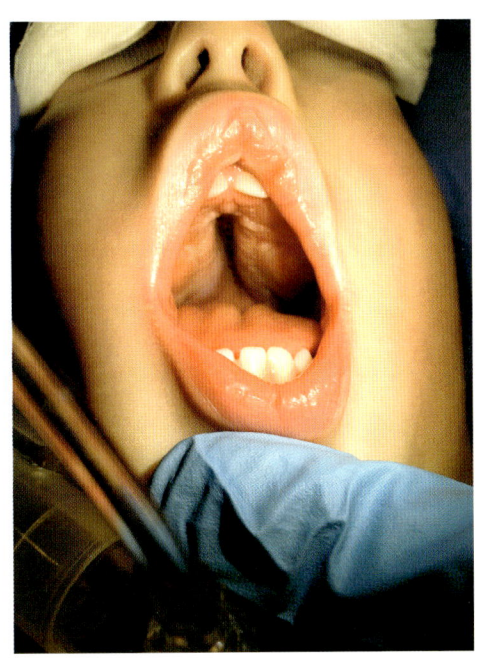

Figura 30.11 Palato arqueado alto (por vezes confundido com fenda palatina).

O palato foi classificado em duas partes, com base nos padrões de desenvolvimento embrionário. O palato primário é constituído pela maxila e estruturas dentárias anteriores ao forame incisivo, sendo formado pelos mesmos processos faciais que formam o lábio e o nariz. O palato secundário inclui os tecidos palatinos duro e mole, posteriores ao forame incisivo, sendo distinto do palato primário. Uma fenda palatina isolada é completa quando se estende até o palato duro, próximo ao forame incisivo, caso contrário, é considerada incompleta. A fusão do vômer aos processos palatinos pode estar completamente ausente, presente apenas em um lado, ou presente em ambos os lados, dependendo do grau de envolvimento (Figura 30.10).

Uma fenda palatina submucosa existe quando a tríade úvula bífida/incisura no palato duro/zona pelúcida na linha média está presente na ausência de uma fenda palatina evidente. A desorientação muscular continua definindo as alterações funcionais potencialmente resultantes, primariamente a incompetência velofaríngea e a disfunção da tuba auditiva (Figura 30.11).

DIAGNÓSTICO DIFERENCIAL

É importante lembrar a distinção entre fendas labial e palatina *versus* fenda palatina isolada. Esta última é notável por apresentar uma associação significativamente maior a síndromes, sequências ou malformações adicionais, ocorrendo em cerca de 50% dos casos. As mais notáveis pela frequência são a síndrome de Stickler, síndrome da deleção 22q11.2 e síndrome de Van der Woude. A síndrome de Stickler é notável pelos achados oculares, perda auditiva, alterações na face média e artrite. Por causa disso, é recomendável realizar um exame oftalmológico precoce em crianças com RS e fenda palatina. A síndrome da deleção 22q11.2 também pode estar comumente associada a anomalias cardíacas, fácies características, retardo no desenvolvimento e imunodeficiências.

EXAMES DIAGNÓSTICOS

A avaliação inicial de uma criança com fenda palatina deve incluir um histórico familiar completo e um exame clínico. Quaisquer anomalias associadas ou histórico positivo requerem o envolvimento de um geneticista pediátrico para realização de uma avaliação mais abrangente e de possíveis testes genéticos.

A avaliação de um paciente com fenda é distribuída ao longo da infância e na adolescência, com contribuições interdisciplinares. No início da infância, as avaliações da audição, do desenvolvimento da fala e da saúde dentária são mais essenciais. A fase intermediária da infância muitas vezes representa uma transição para os manejos maxilofacial e ortodôntico. As avaliações psicossociais e do desenvolvimento são perpétuas.

TRATAMENTO

A criança com fenda palatina evidente necessitará de cirurgia para reorientar e reconstruir a musculatura do mecanismo velofaríngeo, recobrir a fenda com mucosa sadia e eliminar distúrbios na drenagem da orelha média. As duas técnicas mais comuns para o fechamento do palato com reconstrução muscular são o fechamento em linha reta com veloplastia intravelar e a técnica de Z-plastia duplo-oposta de Furlow. No fechamento em linha reta, o palato duro pode ser fechado com um retalho do vômer, conforme defendido por Sommerlad, por meio de uma incisão de liberação lateral ao estilo de von Langenbeck, ou por meio de dois retalhos pediculados completos, com base nos vasos palatinos descendentes, conforme descrito por Bardach. O palato mole é fechado em três camadas com revestimento por mucosas oral e nasal, deslocamento posterior do músculo levantador do véu palatino e um *sling* do músculo palatofaríngeo. É essencial separar esta unidade muscular do palato duro posterior, de fixações dos tecidos moles à aponeurose do tensor e de fixações anormais da mucosa, permitindo uma adequada reconstrução do *sling* do músculo velofaríngeo. Outra forma de realizar a mesma tarefa é com retalhos de Z-plastia duplamente opostos. A descrição de Furlow consiste especificamente em manejar os músculos mantendo a sua relação com os retalhos de mucosa com pedículo posterior, permitindo, assim, o retrodeslocamento, fechamento sob tensão funcional e algum benefício extra do alongamento palatino, esfincteroplastia leve e interrupção de qualquer processo cicatricial em linha reta (Figura 30.12).

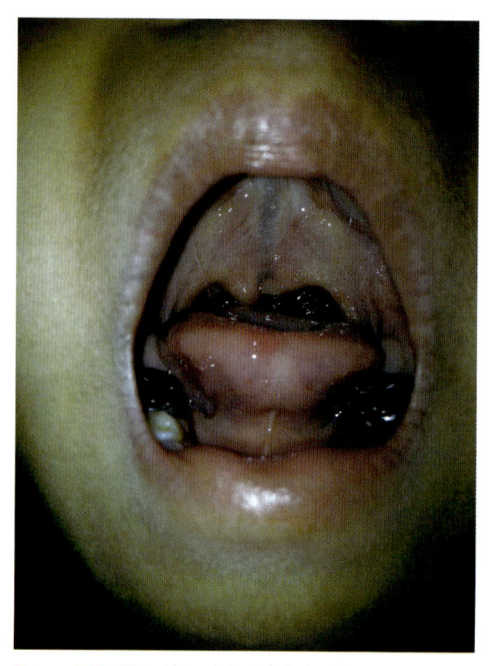

Figura 30.12 Fenda palatina submucosa.

A miringotomia com colocação de tubos é efetiva para o tratamento da disfunção da tuba auditiva, quando presente, sendo necessário realizar checagens regulares, exame otoscópico e timpanogramas para monitoramento longitudinal.

Além da reconstrução primária, todas as crianças são beneficiadas pela avaliação regular do desenvolvimento realizada por fonoaudiólogos. Muitos necessitarão de fonoterapia para maximização dos resultados da fala. Uma minoria apresentará disfunção velofaríngea persistente, requerendo uma cirurgia palatina secundária para alongamento do palato por uma Z-plastia secundária, ou recrutamento de tecido extra para a área via retalho faríngeo, faringoplastia de esfíncter ou ampliação da parede faríngea posterior.

O reparo cirúrgico da fenda palatina submucosa deve ser buscado somente quando houver indicação para disfunção da fala (Figura 30.13).

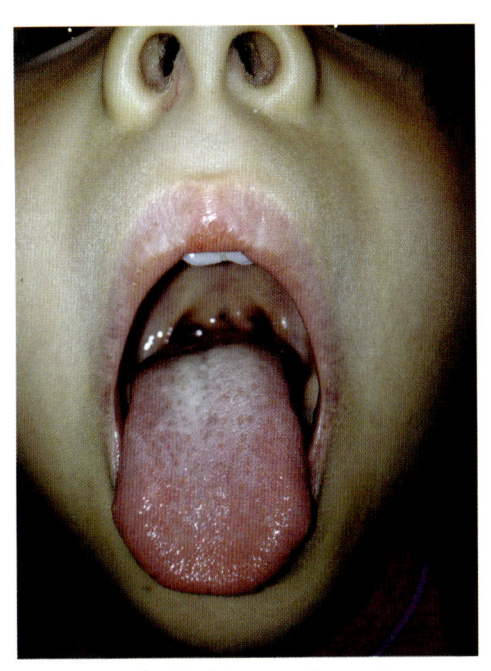

Figura 30.13 Úvula bífida associada a SMCP.

Sinostose craniofacial

DEFINIÇÃO E CARACTERÍSTICAS CLÍNICAS

As síndromes de Apert, Crouzon e, menos frequentemente, a de Pfeiffer são algumas das síndromes associadas à sinostose craniofacial, ou à fusão prematura das suturas do crânio. A síndrome de Apert foi descrita em 1906, enquanto a síndrome de Crouzon foi inicialmente descrita em 1912, em uma mãe e em seu filho, que apresentavam exoftalmia, deformidades de calvária e anomalias faciais. Os bebês que apresentam estas condições não só têm fechamento precoce das suturas em seus crânios, mais frequentemente na sutura coronal, como também apresentam fusão de suturas na base do crânio e região mesofacial, que os deixa com órbitas rasas e hipoplasia mesofacial, além da característica exoftalmia, que é um dos principais achados destas condições.

DIAGNÓSTICO DIFERENCIAL

Foi constatado que a craniossinostose sindrômica tem causa genética, com mutações afetando o FGFR2 ou FGFR3 encontradas na maioria dos pacientes com síndrome de Crouzon e de Apert. Geralmente, estas condições são herdadas segundo um padrão autossômico dominante, com penetrância variável, ou representam uma nova ocorrência. O envolvimento das mãos e dos pés, acompanhado de uma grave sindactilia simétrica, ocorre na síndrome de Apert. Pacientes com síndrome de Crouzon podem exibir uma expressão mais branda de sua condição craniofacial, e as características faciais são mais sutis.

EXAMES DIAGNÓSTICOS

Os exames de imagem, incluindo a TC, geralmente são realizados no início, para avaliar o grau de sinostose e momento da intervenção. A avaliação do neurodesenvolvimento é importante para acompanhar a cognição. O monitoramento oftalmológico de rotina permite avaliar a visão e também evidenciar a elevação da pressão intracraniana ao longo do tempo. As avaliações da audição e da fala ajudam a determinar os ganhos nestas áreas.

TRATAMENTO

Como qualquer bebê com potencial obstrução nasal, um bebê com hipoplasia mesofacial deve ser monitorado atentamente durante as primeiras semanas de vida quanto a potenciais alterações nas vias aéreas e, associados a isto, dificuldades de alimentação. Pode haver necessidade de cuidados de suporte no início da vida.

O tratamento da craniossinostose é cirúrgico, inclusive neurocirúrgico, para prevenção de complicações que possam decorrer da pressão sobre o cérebro pela limitação do crescimento do crânio. De modo ideal, pacientes com alguma condição craniofacial seriam acompanhados por uma equipe especializada na região craniofacial, incluindo neurocirurgião, psicólogo, fonoaudiólogo e otorrinolaringologista. Se houver fenda palatina, esta também deve ser abordada. Recentemente, foram destacados os parâmetros de cuidados para condições craniofaciais com craniossinostose (Figura 30.14).

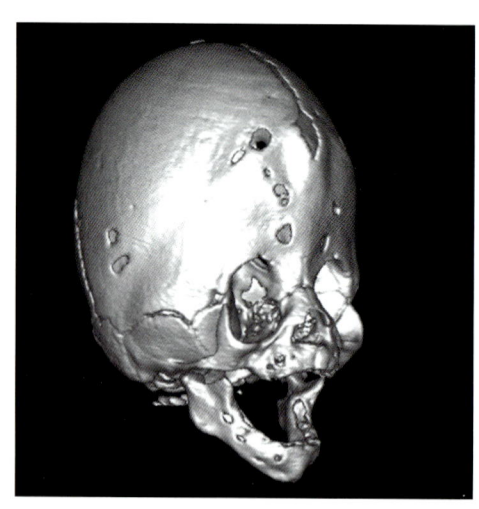

Figura 30.14 Sinostose craniofacial–reconstrução 3D em TC.

Disostose mandibulofacial

DEFINIÇÕES E CARACTERÍSTICAS CLÍNICAS

Um paciente com disostose mandibulofacial foi descrito pela primeira vez, em 1889, por Berry, um cirurgião oftalmologista que se concentrava em colobomas da pálpebra inferior. Treacher Collins, outro oftalmologista, apresentou dois casos com achados similares, em 1900. O termo "disostose mandibulofacial" surgiu em 1949, quando Franceschetti e Klein começaram a descrever mais completamente a condição e suas características faciais.

Poucos compreenderam ou caracterizaram a deformidade mais completamente do que Tessier. Nesta revisão de mais de 60 casos, Tessier descreve a forma completa, que inclui os seguintes achados típicos: inclinação das fissuras palpebrais, coloboma das pálpebras inferiores lateralmente, ausência de cílios medialmente ao coloboma, distopia cantal lateral com encurtamento da fissura palpebral, hipoplasia ou ausência de osso malar, ausência do arco zigomático e numerosas deformidades auriculares. Uma incisura antegonial extrema do corpo mandibular também é característica. A forma incompleta da condição, exprimida pela presença de incisura palpebral inferior ou coloboma, combinada à hipoplasia malar, ainda é considerada representativa para o diagnóstico. A forma de Nager da disostose mandibulofacial (disostose acrofacial pré-axial) é caracterizada por uma grave hipoplasia palatina e por anormalidades radiais dos membros, além das já mencionadas.

O tipo Treacher Collins de disostose mandibulofacial foi caracterizado como aquele que mais comumente surge de uma mutação no gene *TCOF1*, mapeado no cromossomo 5. A ocorrência aparentemente se situa entre 1 em 25.000 e 1 em 50.000 bebês nascidos vivos. A condição é transmitida de modo autossômico dominante. Mais da metade dos casos resultam de uma mutação *de novo*. A inteligência muitas vezes é mediana ou acima da média.

DIAGNÓSTICO DIFERENCIAL

A disostose mandibulofacial deve ser diferenciada de outras condições com hipoplasia facial inferior, como RS e os transtornos do espectro óculo-aurículo-vertebral. Pode ser particularmente difícil diferenciar a forma bilateral dos transtornos do espectro óculo-aurículo-vertebral, que podem ter em comum a hipoplasia mandibular, as malformações auriculares e a macrostomia.

EXAMES DIAGNÓSTICOS

O exame minucioso de um paciente com disostose mandibulofacial requer uma abordagem multidisciplinar envolvendo neonatologista, geneticista, otorrinolaringologista pediátrico, neuroftalmologista pediátrico, cirurgião craniofacial pediátrico e fonoaudiólogo ou terapeuta ocupacional especializado em alimentação de bebês.

A preocupação inicial na avaliação de uma criança com disostose mandibulofacial é a avaliação e estabilização das vias aéreas. O comprometimento das vias aéreas pode surgir em múltiplos níveis, incluindo a obstrução na base da língua por causa da deficiência mandibular, e a resistência nasal aumentada por causa de uma atresia coanal. A oximetria de pulso e o monitoramento com internação hospitalar são úteis para o tratamento do recém-nascido. A avaliação clínica de cabeceira das vias aéreas, com ou sem laringoscopia, realizada pelo neonatologista e pelo otorrinolaringologista pediátrico, pode ser suficiente. Os casos mais gravemente afetados ou aqueles com evolução complicada podem necessitar de intubação acompanhada por laringoscopia direta e broncoscopia para direcionamento do tratamento. A osteogênese de distração mandibular é utilizada em casos selecionados, para prevenir a necessidade de uma traqueotomia ou acelerar a decanulização. A traqueotomia continua sendo o modo definitivo de proteção das vias aéreas.

Testes audiológicos devem ser realizados nos primeiros dias de vida. Próteses auditivas devem ser ajustadas ainda no início da vida da criança. Uma TC, para caracterização do esqueleto craniofacial e, especificamente, da anatomia das orelhas média e interna, deve ser realizada antes de uma abordagem cirúrgica da perda condutiva.

A avaliação por um neuroftalmologista pediátrico é benéfica para a avaliação ocular abrangente e para proteger a visão contra uma exposição corneal não detectada.

Uma avaliação formal por um geneticista pediátrico é obrigatória, dada a natureza hereditária da condição.

TRATAMENTO

A reconstrução craniofacial tipicamente requer uma abordagem estadiada com base no progresso do desenvolvimento do esqueleto facial. Quando necessário, o reparo da fenda palatina é realizado por volta do primeiro ano de vida, com base no desenvolvimento da fala. Específica para a síndrome da disostose mandibulofacial, a descrição de Posnick de cirurgia interativa é mais abrangente. A reconstrução orbitomalar é otimamente realizada a partir dos 5-7 anos de idade, coincidindo com a maturação das órbitas no tamanho aproximado ao do adulto. Isto é tipicamente realizado utilizando enxertos frescos, autógenos e não vascularizados para reconstrução da órbita lateral e do assoalho, enquanto os enxertos ósseos *onlay* da maxila e da região malar ampliam as áreas subcontornadas. A relação maxilomandibular é mais previsivelmente abordada por cirurgias ortognática e ortodôntica durante a adolescência, depois de a mandíbula ter completado em grande parte seu potencial de crescimento. Rinoplastia, reconstrução dos tecidos moles das pálpebras e a otoplastia são

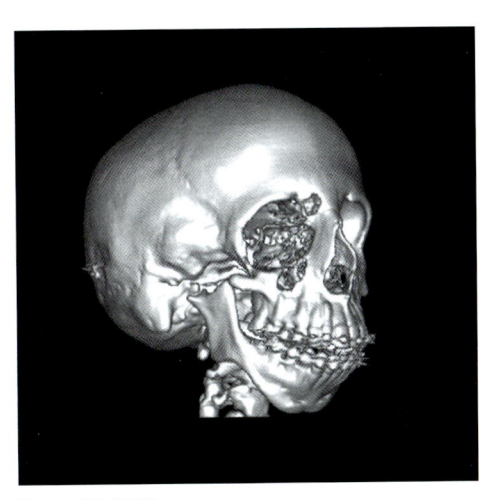

Figura 30.15 Disostose mandibulofacial—reconstrução 3D em TC.

opções reconstrutivas. O tratamento da perda auditiva condutiva, quando presente, deve ser instituído antecipadamente, por amplificação ou cirurgia (Figura 30.15).

Associação CHARGE

DEFINIÇÕES E CARACTERÍSTICAS CLÍNICAS

CHARGE é um acrônimo cujas letras significam uma constelação de achados, incluindo: **c**oloboma, defeito cardíaco (**h**eart defect), **a**tresia da coana (também chamada atresia coanal), **r**etardo do crescimento e do desenvolvimento, **g**enitais anormais e anomalia auricular (**e**ar abnormality). O grau e o envolvimento das malformações podem variar entre as pessoas afetadas pelo distúrbio. O diagnóstico da síndrome CHARGE é fundamentado em uma combinação de características majoritárias e minoritárias. As características minoritárias incluem defeitos cardíacos, crescimento lento, retardo do desenvolvimento e lábio fendido, com ou sem fenda palatina. A condição é conhecida como "associação" de achados clínicos e, portanto, pode ser variável quanto à apresentação.

DIAGNÓSTICO DIFERENCIAL

Como uma associação de características clínicas, a CHARGE se manifesta com vários graus de intensidade. Bebês podem exibir manifestação

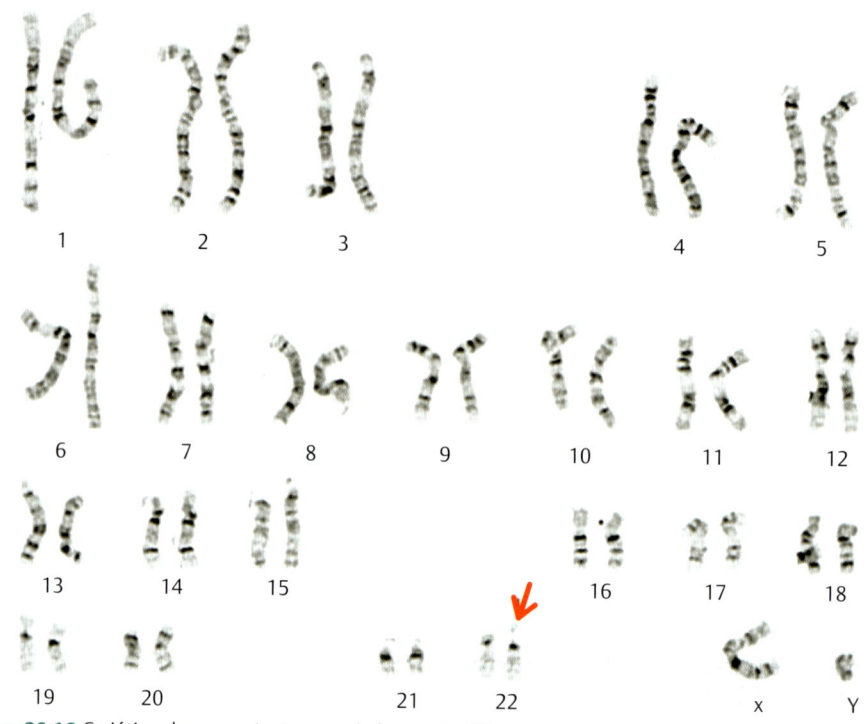

Figura 30.16 Cariótipo de um paciente com síndrome de DiGeorge.

emergencial se houver atresia coanal bilateral, por serem respiradores nasais obrigatórios.

EXAMES DIAGNÓSTICOS
A maioria dos pacientes apresenta uma deleção ou mutação no gene *CHD4*, embora outras anormalidades possam ocorrer. Havendo suspeita de CHARGE, é importante atentar para o coração, audição e desenvolvimentos renal e geral.

TRATAMENTO
O primeiro procedimento necessário para os pacientes pode ser o reparo cirúrgico da atresia coanal, quando isto se manifesta precocemente. Como em qualquer condição, a saúde geral do bebê deve ser avaliada, com atenção à alimentação e ao crescimento. As necessidades auditivas podem ser abordadas pela inserção de tubos ou de amplificação, quando apropriado. Tratamentos mais definitivos podem abordar as anormalidades específicas presentes (Figura 30.16).

Síndrome da deleção do cromossomo 22q

DEFINIÇÕES E CARACTERÍSTICAS CLÍNICAS
A síndrome da deleção do cromossomo 22q, também conhecida como síndrome de DiGeorge, síndrome velocardiofacial, ou síndrome de Shprintzen, é reconhecida como um espectro de doenças cujos nomes iniciais eram utilizados para designar as diversas apresentações clínicas que podem estar presentes. Hoje, os grupos de suporte ressaltam a necessidade de conhecer melhor o espectro, para assim coordenar pesquisas e apoios financeiros. Para esta microdeleção, os potenciais achados são diversos e incluem achados psicológicos; imunológicos, especialmente a supressão de células T; cardíacos e anormalidades da fala, especificamente hipernasalidade e presença de membranas laríngeas (Figura 30.17).

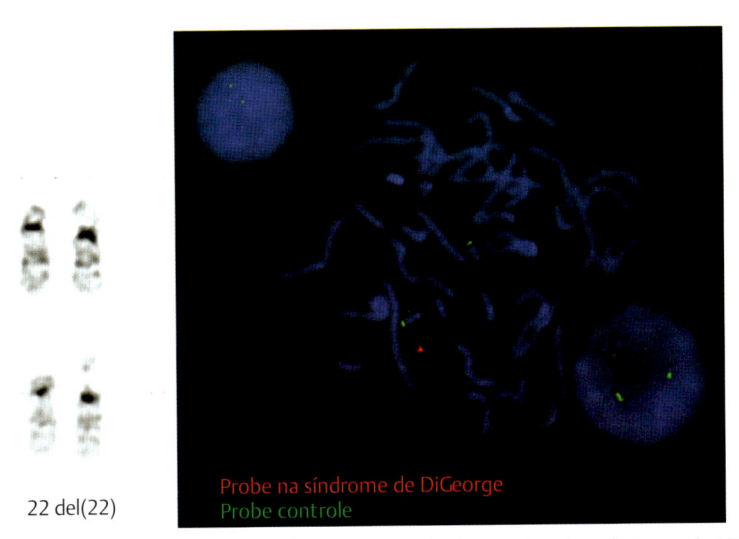

Figura 30.17 Cromossomo 22 e hibridização fluorescente *in situ* demonstrando a síndrome de DiGeorge da deleção del (22)(q11.21q11.21).

DIAGNÓSTICO DIFERENCIAL

A condição deve ser considerada quando uma insuficiência velofaríngea ocorrer sem que uma fenda palatina seja necessariamente apreciada. A função anormal do palato pode ser mais prontamente observada por uma endoscopia nasal; contudo, muitos pacientes apresentam a condição após fonoterapia extensa ou adenoidectomia.

EXAMES DIAGNÓSTICOS

O achado genético de uma deleção na porção do cromossomo 22q pode ser encontrado por hibridização *in situ* fluorescente, realizada com o cariótipo. Em casos raros, pode haver duplicação.

Como a deleção ocorre na região do cromossomo associada à disfunção tímica, os pacientes afetados podem apresentar função imunológica anormal. Os aspectos "faciais" da síndrome velocardiofacial são descritos de maneira variada e incluem um nariz largo e posicionamento dos olhos em proximidade.

TRATAMENTO

O tratamento de pacientes com síndrome da deleção 22q é dirigido para a área de expressão da condição. Havendo cardiopatia, esta em geral é diagnosticada e abordada no início da infância. A disfunção velofaríngea se torna evidente conforme a criança aprende a conversar, podendo estar associada a uma fenda palatina, fenda palatina submucosa ou disfunção do mecanismo velofaríngeo sem formação de fenda visível.

Estenose congênita do orifício piriforme nasal

DEFINIÇÕES E CARACTERÍSTICAS CLÍNICAS

Descrita pela primeira vez com sua atual denominação em 1989, a condição de estenose congênita do orifício piriforme nasal representa o estreitamento nasal anterior relacionado com sua manifestação dentária, o incisivo maxilar central isolado (Figura 30.18). Em geral, o bebê com obstrução nasal bilateral apresenta uma dificuldade precoce e drástica de respirar quando a boca está fechada. Conforme a condição foi-se tornando mais bem conhecida, alguns autores sugeriram um envolvimento maior de um defeito de desenvolvimento da linha média, adicionalmente à obstrução nasal, com outros órgãos possivelmente afetados, incluindo a hipófise.

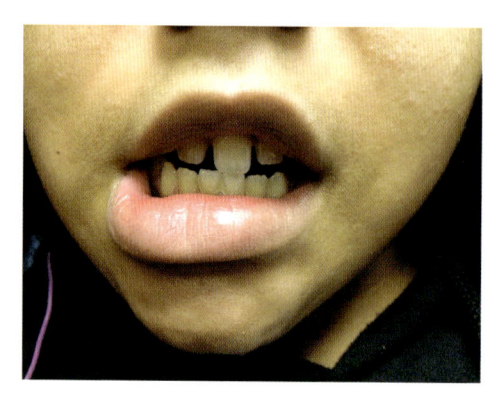

Figura 30.18 Incisivo maxilar isolado.

DIAGNÓSTICO DIFERENCIAL

Outras causas congênitas de obstrução nasal a serem consideradas incluem a atresia coanal, cistos congênitos no canal nasolacrimal e massas nasais congênitas (glioma, meningocele, meningoencefalocele, malformações vasculares).

EXAMES DIAGNÓSTICOS

O diagnóstico pode ser estabelecido clinicamente, dada a dificuldade de visualização do interior do nariz ou de introdução de um tubo endotraqueal ou de uma sonda nasofaríngea através de aberturas nasais em forma de fendas. O diagnóstico também é evidente em exames de imagem, uma vez que o dente maxilar isolado associado é visualizado até mesmo quando não erupcionado, e sua importância para esta condição é conhecida. Os orifícios piriformes nasais estão medialmente localizados e são estreitos, levando a uma obstrução nasal clinicamente evidente (Figura 30.19). Diversos autores determinaram as dimensões nasais precisas de bebês, para ajudar no diagnóstico desta condição. De modo geral, a tomografia computadorizada revelará um orifício piriforme estreito, e o diagnóstico é confirmado pela presença de medidas inferiores a 3 mm por orifício piriforme ou inferiores a 8 mm nos agregados. Como a estenose do orifício piriforme nasal pode ser acompanhada por disfunção hipofisária, é importante ter certeza de que o paciente não apresenta perturbações da glândula suprarrenal, da produção de hormônio do crescimento e supressão da tireoide. É importante monitorar o crescimento e o desenvolvimento nesta condição, assim como o tratamento de quaisquer áreas de deficiência. É recomendável a avaliação de um geneticista e endocrinologista e a realização de uma RM cerebral (Figura 30.20).

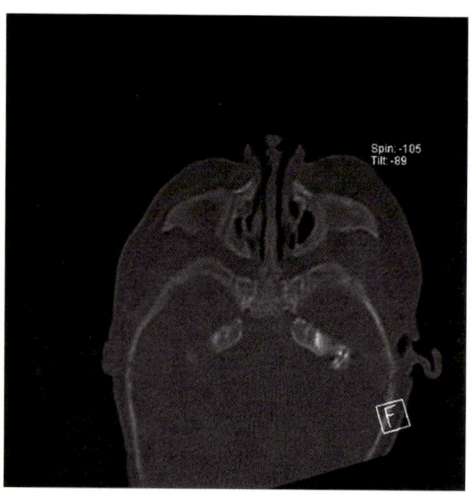

Figura 30.19 TC de um orifício piriforme normal.

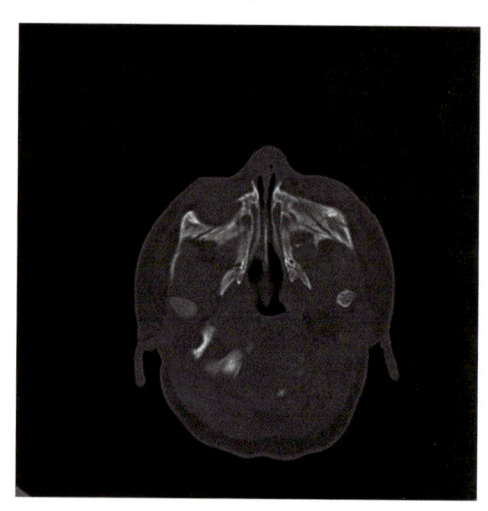

Figura 30.20 TC de estenose de orifício piriforme.

TRATAMENTO

O tratamento para desobstruir o nariz pode incluir o uso de descongestionantes nasais, tentativas de dilatação, ou inserção de um tubo de traqueostomia para contornar o problema. Os esforços iniciais para abrir cirurgicamente as vias aéreas nasais foram relatados na literatura de cirurgia plástica. Mais recentemente, o reparo sublabial da estenose do orifício nasal passou a ser considerado a abordagem padrão para os casos com obstrução nasal sintomática. De fato, as opções tratamento mais modernas empregam os avanços alcançados com as técnicas de perfuração, bem como a visualização aprimorada presente nas fontes de luz e endoscópios.

Espectro óculo-aurículo-vertebral (microssomia craniofacial)

DEFINIÇÕES E CARACTERÍSTICAS CLÍNICAS

Em 1963, Gorlin se referiu à displasia óculo-aurículo-vertebral (OAV) como um termo utilizado para caracterizar pacientes com macrostomia, microtia e hipoplasia do ramo mandibular. Desde então, outros termos foram utilizados para descrever indivíduos com fenótipos semelhantes, e o espectro clínico foi expandido para incluir os dermoides epibulbares e as paralisias de nervo facial entre outras. Outros termos utilizados para esta condição são microssomia hemifacial ou craniofacial (CFM), síndrome de Goldenhar, síndrome dos 1º e 2º arcos branquiais e displasia mandibulofacial unilateral entre outras.

A CFM é uma condição fenotípica com amplo espectro de hipoplasia de tecidos mole e duros, afetando estes dois componentes derivados do primeiro e segundo arcos cranianos. Mais da metade dos indivíduos afetados apresenta achados associados fora da região craniofacial, mais frequentemente achados cardíacos, vertebrais ou em um membro. Apesar de não haver critérios diagnósticos mínimos universalmente aceitos, a condição parece ser uma das anomalias craniofaciais congênitas mais comuns, ocorrendo em 1:3.000-5.000 bebês nascidos vivos (Figura 30.21).

Os achados craniofaciais característicos são anormalidades da orelha (incluindo microtia, brincos cutâneos pré-auriculares ou faciais, atresia aural e perda auditiva), hipoplasia mandibular causando assimetria facial e má oclusão, hipoplasias zigomática e malar, anomalias oculares e orbitárias, paresia do nervo facial, função palatina assimétrica e

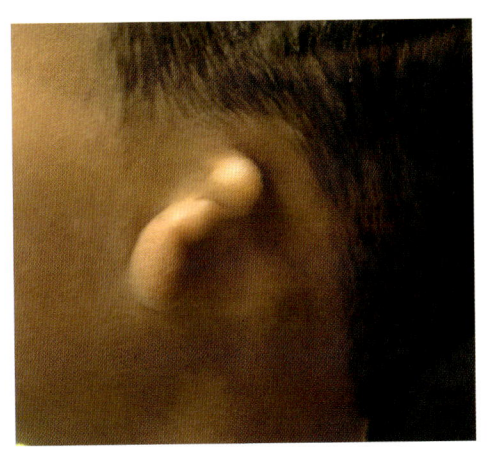

Figura 30.21 Microtia com atresia do meato acústico externo.

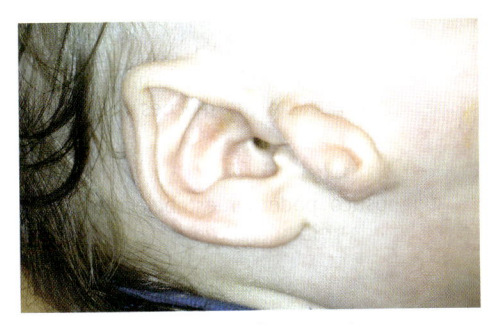

Figura 30.22 Microtia com brinco cutâneo (apêndice) pré-auricular.

macrostomia/fendas faciais laterais. É possível observar outras malformações craniofaciais, incluindo fenda labial e/ou palatina. O envolvimento facial é mais frequentemente unilateral, porém o envolvimento bilateral não é raro. Mesmo quando bilateral, a assimetria é comum (Figura 30.22).

DIAGNÓSTICO DIFERENCIAL

Entre as condições que comumente podem mimetizar a CFM estão as síndromes de disostose mandibulofacial (síndrome de Treacher Collins/síndrome de Nager), síndrome de Townes-Brocks, síndrome CHARGE e síndrome brânquio-otorrenal. Em razão do grau de sobreposição, algumas destas podem representar um espectro de perturbação do desenvolvimento. A lesão condilar traumática pós-natal pode mimetizar as formas esqueléticas da face inferior da CFM mas com expressão mais branda.

EXAMES DIAGNÓSTICOS

No neonato com características de CFM, a preocupação primaria é a estabilidade das vias aéreas. Para crianças com quaisquer sinais de obstrução de vias aéreas, recomenda-se um ambiente altamente monitorado, como a unidade de terapia intensiva neonatal, e o envolvimento inicial de otorrinolaringologistas pediátricos. A avaliação formal das vias aéreas, bem como os estudos não invasivos do sono, pode ser útil. É recomendável o envolvimento de um geneticista pediátrico. Uma ultrassonografia renal deve ser rotineiramente realizada, se houver suspeita de CFM, e deve haver um limiar baixo para a realização de um ecocardiograma diante de quaisquer achados clínicos preocupantes.

É ideal realizar uma triagem auditiva em recém-nascidos, sendo que a audição deverá ser monitorada de perto. Para crianças com perda auditiva significativa ou atresia aural, a amplificação é possível. Com o tempo, uma avaliação por TC de cortes finos dos ossos temporais é útil para considerar o planejamento cirúrgico. Do mesmo modo, é prudente que o oftalmologista pediátrico realize uma avaliação basal, dada a alta associação dos achados oculares na condição.

A alimentação e a nutrição podem ser significativamente afetadas por uma via aérea comprometida, fendas faciais ou hipoplasia mandibular. O ganho de peso deve ser acompanhado atentamente. Dada a associação comprovada com as anormalidades espinais cervicais, exames de imagem devem ser realizados entre os 2 e 3 anos de idade.

A caracterização da deformidade temporozigomática e mandibular pode ser feita por radiografias planas (isto é, radiografias panorâmicas) e totalmente elucidada por TC. A análise detalhada é conduzida com base na indicação para tratamento e não em uma idade padrão. A existência de uma indicação cirúrgica para construção do ramo torna necessária uma avaliação mais precoce do que no caso de uma criança com unidade condilar funcional, requerendo apenas cirurgia corretiva da mandíbula.

TRATAMENTO

Crianças com espectro OAV podem ser beneficiadas pelos cuidados longitudinais de uma equipe interdisciplinar para abordagem da audição, comunicação e das potenciais barreiras para o desenvolvimento que elas possam ter. Existem numerosas opções de tratamento. A reconstrução craniofacial tipicamente requer uma abordagem estadiada com base no progresso do desenvolvimento do esqueleto facial e da função cognitiva. A intervenção mais inicial que pode ser necessária é a proteção das vias aéreas, e uma traqueotomia às vezes se faz necessária. A cirurgia mandibular por osteogênese de distração em bebês demonstrou valor limitado em longo prazo no paciente com CFM. Quando necessário, a remoção cirúrgica de brincos cutâneos faciais e o reparo de qualquer fenda facial lateral podem ser concluídos durante os primeiros 18 meses de vida. A cirurgia para fendas palatinas tipicamente é realizada ainda no primeiro ano de vida, embora possa ser deferida para crianças com comprometimento respiratório (Figura 30.23).

As intervenções destinadas a avaliar, proteger e maximizar a audição têm importância

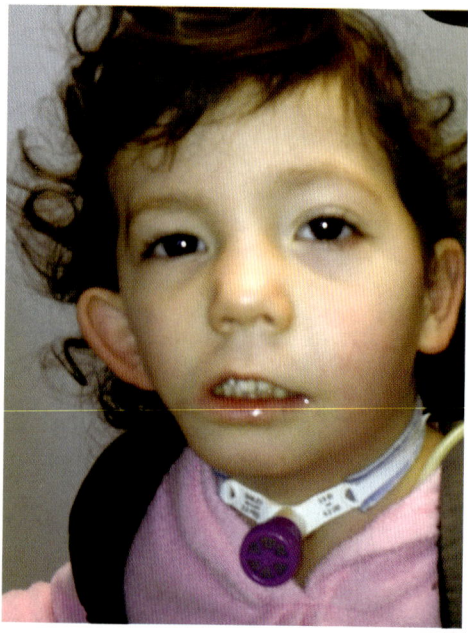

Figura 30.23 Paciente OAV com comprometimento de via aérea.

decisiva na criança com CFM. Com o envolvimento unilateral, a orelha não envolvida é essencial para o desenvolvimento da fala e da audição. Se uma das orelhas for funcionalmente normal, a amplificação da orelha afetada é, em geral, desnecessária. Quando há perda auditiva condutiva bilateral, a amplificação por condução óssea é instituída precocemente. Ao longo da infância e da adolescência, especialistas em desenvolvimento devem monitorar estritamente as crianças com CFM, enfocando particularmente o desenvolvimento da fala e da linguagem, bem como quaisquer necessidades especializadas relacionadas com o comprometimento da audição. Um cirurgião oculoplástico pode ser necessário para excisar dermoides epibulbares amplos ou que interfiram na visão (Figura 30.24).

A deformidade mandibular existe em um espectro que vai desde uma hipoplasia leve até uma atresia completa da articulação temporomandibular e do ramo ascendente. De importância particular é a função da articulação temporomandibular afetada e a patência da via aérea em relação à base de apoio da língua. O espectro do envolvimento mandibular inferior foi caracterizado por Pruzansky e modificado por Kaban. Para crianças com articulação funcional da mandíbula até a base do crânio, ainda que hipoplásica, a reconstrução pode prosseguir com osteotomias convencionais ou osteogênese de distração, para o melhor posicionamento do segmento que sustenta os dentes e para melhorar a assimetria e a projeção. Isto é mais previsivelmente realizado próximo à conclusão do crescimento, durante a adolescência. Se as preocupações com as vias aéreas forem significativas, é possível realizar uma intervenção mais antecipada, tendo-se em mente que provavelmente será necessário realizar uma revisão por volta do meio ao final da adolescência. Para crianças sem articulação funcional, a construção de um côndilo/ramo e de uma plataforma para a base do crânio se faz necessária. Resultados mais previsíveis são esperados com um enxerto autógeno costocondral em conjunto com terapia ortodôntica guiada por imobilizador. Os enxertos de costela geram muitos desafios, incluindo reabsorção, infecção, super ou subcrescimento e ancilose. Permitir a erupção dos primeiros molares e dos incisivos permanentes confere utilidade significativa à assistência ortodôntica na proteção do enxerto. A cirurgia realizada antes de 6 ou 7 anos continua sendo bastante imprevisível.

A otoplastia e a reconstrução da orelha se tornaram um componente relativamente comum do tratamento no paciente com CFM. Mesmo assim, há opções que variam desde ausência de tratamento até uma complexa reconstrução cirúrgica estadiada, empregando cartilagem costocondral autógena. Camuflar a área com o cabelo é adequado para alguns pacientes. Existem próteses implantáveis. A reconstrução cirúrgica proporciona uma orelha aproveitável em muitos casos, podendo ser considerada já aos 6 anos, quando o desenvolvimento auricular se aproxima do tamanho e posição da orelha adulta. Mesmo assim, é preciso lembrar que o ônus dos cuidados com a reconstrução auricular é alto para as crianças que já têm que se submeter a muitos tipos de intervenção.

A cirurgia corretiva mandibular realizada no meio até o final da adolescência é benéfica para a maioria dos pacientes. A cirurgia maxilar geralmente é realizada por uma osteotomia de Lefort I convencional, enquanto o tratamento mandibular é paciente-específico, mas frequentemente pode ser realizado por osteotomias de ramo convencionais. A hipoplasia dos tecidos moles pode ser camuflada com enxertos de tecido adiposo autógeno, por injeção, conforme descrito por Coleman, o que possui

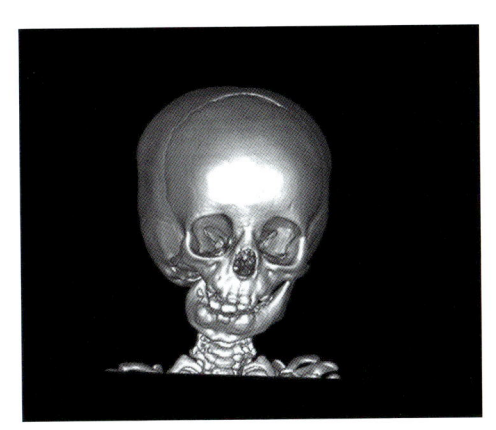

Figura 30.24 Espectro OAV—reconstrução 3D em TC frontal.

resultados mais previsíveis quando realizado subsequentemente à correção esquelética.

Leitura sugerida

Apert M. 1906. De l'acrocephalosyndactylie. *Bulletins et mémoires de la Société Médicale des Hôpitaux de Paris.* 23:1310–1313.

Arlis H, Ward RF. 1992. Congenital nasal pyriform aperture stenosis: Isolated abnormality vs developmental field defect. *Archives of Otolaryngology Head and Neck Surgery* 118:989–991.

Bardach J, Morris HL, Olin WH. 1984. Late results of primary veloplasty: The Marburg Project. *Plastic Reconstructive Surgery* 73(2):207–218.

Berry GA. 1889. Note on a congenital defect (coloboma) of the lower lid. *The Royal London Ophthalmology Hospital Report* 12:255.

Besser L, Shin M, Kucik J, Correa A. 2007. Prevalence of Down syndrome among children and adolescents in metropolitan Atlanta. *Birth Defects Research Part A* 79:765–774.

Birgfeld CB, Heike C. 2012. Craniofacial microsomia. *Seminars in Plastic Surgery* 26:91–104.

Birgfeld CB, Luquetti DV, Gougoutas AJ, Bartlett SP, Low DW, Sie KC, Evans KN, Heike CL. 2011. A phenotypic assessment tool for craniofacial microsomia. *Plastic Reconstructive Surgery* 127:313–320.

Brown OE, Myer CM, Manning SC. 1989. Congenital nasal pyriform aperture stenosis. *Laryngoscope* 99:86–91.

Calnan J. 1954. Submucous cleft palate. *British Journal Plastic Surgery* 6:264–282.

Caouette-Laberge L, Bayet B, Larocque Y. 1994. The Pierre Robin sequence: Review of 125 cases and evolution of treatment modalities. *Plastic Reconstructive Surgery* 93(5):934–942.

Chen H (ed). 2012. Crouzon syndrome. In: *Atlas of Genetic Diagnosis and Counseling*, Vol. 1. New York, Dordrecht, Heidelberg, London: Springer, pp. 529–535.

Cohen MM, Jr., Rollnick BR, Kaye CI. 1989. Oculoauriculovertebral spectrum: An updated critique. *Cleft Palate Journal* 26:276–286.

Coleman SR. 1997. Facial recontouring with lipostructure. *Clinical Plastic Surgery* 24:347–367.

Contencin P, Gumpert L, Sleiman J, Possel L, De Gaudemar I, Adamsbaum C. 1999. Nasal fossae dimensions in the neonate and young infant. *Archives of Otolaryngology Head and Neck Surgery* 125:777–781.

Costello BJ, Ruiz RL. 2004. Cleft lip and palate: Comprehensive treatment planning and primary repair. In: Miloro, M. (ed.), *Petersons Principles of Oral and Maxillofacial Surgery.* Toronto, Ontario, Canada: BC Decker Inc., pp. 839–858.

Devambez M, Alexis D, Pierre F. 2009. Congenital nasal pyriform aperture stenosis: Diagnosis and management. *The Cleft Palate- Craniofacial Journal* 46.3:262–267.

Douglas B. 1952. The relief of vestibular nasal obstruction by partial resection of the nasal process of the superior maxilla. *Plastic and Reconstructive Surgery* 9:42–51.

Esterberg ML, Ousley OY, Cubells JF, Walker EF. 2012. Prodromal and autistic symptoms in schizotypal personality disorder and 22q11.2 deletion syndrome. *Journal Abnormal Psychology* 122(1):238–249.

Evans KN, Sie KC, Hopper RA, Glass RP, Hing AV, Cunningham ML. 2011. Robin sequence: From diagnosis to development of an effective management plan. *Journal of Pediatrics* 127:936–948.

Franscechetti A, Klein D. 1949. The mandibulofacial dysostosis: A new hereditary syndrome. *Acta Ophthalmology* 27(2):143–224.

Friedman MA, Miletta N, Roe C, Wang D, Morrow BE, Kates WR, Higgins AM, Shprintzen RJ. 2011. Cleft Palate, retrognathia and congenital heart disease in velo-cardiofacial syndrome: A phenotype correlation study. *International Journal Pediatric Otorhinolaryngology* 75(9):1167–1172.

Furlow LT. 1986. Cleft palate repair by double opposing Z-plasty. *Plastic Reconstructive Surgery* 78:724–738.

Gennery AR. 2012. Immunological aspects of 22q11.2 deletion syndrome. *Cell Molecular Life Science* 69(1):17–27.

Gorlin RJ, Cohen MM, Jr., Hennekam RCM. 2001. *Syndromes of the Head and Neck*. Oxford, U.K.: Oxford University Press, 1344pp.

Grabb WC. 1965. The first and second branchial arch syndrome. *Plastic Reconstructive Surgery* 36(5):485–508.

Gray TL, Casey T, Selva D, Anderson PJ, David DJ. 2005. Ophthalmic sequelae of Crouzon syndrome. *Ophthalmology* 112(6):1129–1134.

Guimaraes CV, Donnelly LF, Shott SR, Amin RS, Kalra M. 2008. Relative rather than absolute macroglossia in patients with Down syndrome: Implications for treatment of obstructive sleep apnea. *Pediatric Radiology* 38(10):1062–1067.

Gundlach KK, Maus C. 2006. Epidemiological studies on the frequency of clefts in Europe and world-wide. *Journal Craniomaxillofacial Surgery* 34(Suppl. 2): 1–2.

Heike CL, Hing AV. 2009. Craniofacial microsomia overview. In: Pagon, RA, Adam, MP, Bird, TD et al. (eds.), *GeneReviews™ [Internet]*. Seattle, WA: University of Washington, Seattle, 1993–2013.

Horgan JE, Padwa BL, LaBrie RA, Mulliken JB. 1995. OMENS-Plus: Analysis of craniofacial and extracraniofacial anomalies in hemifacial microsomia. *Cleft Palate Craniofacial Journal* 32(5):405–412.

Izumi K, Konczal LL, Mitchell AL, Jones MC. 2012. Underlying genetic diagnosis of Pierre Robin sequence: Retrospective chart review at two children's hospitals and a systematic literature review. *Journal of Pediatrics* 160:645–650.

Kaban LB, Padwa BL, Mulliken JB. 1998. Surgical correction of mandibular hypoplasia in hemifacial microsomia: The case for treatment in early childhood. *Journal Oral Maxillofacial Surgery* 56(5):628–638.

Katsanis SH, Jabs EW. 2004. Treacher Collins Syndrome. In: Pagon, RA, Adam, MP, Bird, TD, Dolan, CR, Fong, CT, and Stephens, K. (eds.), *GeneReviews™ [Internet]*. Seattle, WA: University of Washington, Seattle, 1993–2013.

Khong JJ, Anderson P, Gray TL, Hammerton M, Selva D, David D. 2006. Ophthalmic findings in apert syndrome prior to craniofacial surgery. *American Journal Ophthalmology* 142(2):328–330.

Khong JJ, Anderson PJ, Hammerton M, Roscioli T, Selva D, David DJ. 2007. Differential effects of FGFR2 mutation in ophthalmic findings in Apert syndrome. *Journal Craniofacial Surgery* 18(1):39–42.

Kriens O. 1970. Fundamental anatomic findings for an intravelar veloplasty. *Cleft Palate Journal* 7:27–36.

Leopold C, De Barros A, Cellier C, Drouin-Garraud V, Dehesdin D, Marie JP. 2011. Laryngeal abnormalities are frequent in the 22q11 deletion syndrome. *International Journal Pediatric Otorhinolaryngology* 76(1):36–40.

Markus AF, Delaire J, Smith WP. 1992. Facial balance in cleft lip and palate. I. Normal development and cleft palate. *British Journal Oral Maxillofacial Surgery* 30(5):287–295.

McCarthy JG, Warren SM, Bernstein J et al. 2011. Parameters of care for craniosynostosis. *Cleft Palate Craniofacial Journal* 49(Suppl):1S–24S.

Meazzini MC, Mazzoleni F, Gabriele C, Bozzetti A. 2005. Mandibular distraction osteogenesis in hemifacial microsomia: Long-term follow-up. *Journal of Craniomaxillofacial Surgery* 33(6):370–376.

Meyer AC, Lidsky ME, Sampson DE, Lander TA, Liu M, Sidman JD. 2008. Airway interventions in children with Pierre Robin sequence. *Otolaryngology Head Neck Surgery* 138(6):782–787.

Molina, F. 2009. Mandibular distraction osteogenesis: A clinical experience of the last 17 years. *Journal of Craniofacial Surgery* 20(Suppl. 2):1794–1800.

Parker SE, Mai CT, Canfield MA et al. 2010. Updated National Birth Prevalence Estimates for Selected Birth Defects in the United States, 2004–2006. *Birth Defects Research Part A* 88:1008–1016.

Posnick JC. 2000. *Hemifacial Microsomia: Evaluation and Treatment. Craniofacial and Maxillofacial Surgery in Children and Young Adults*. Philadelphia, PA: WB Saunders.

Posnick JC, Ruiz RL. 2000. Treacher collins syndrome: Current evaluation, treatment, and future directions. *The Cleft Palate-Craniofacial Journal* 37(5):434-434.

Randall P, Krogman WM, Jahina S. 1965. Pierre Robin and the syndrome that bears his name. *Cleft Palate Journal* 36:237-246.

Raulo Y, Tessier P. 1981. Mandibulo-facial dysostosis: Analysis; principles of surgery. *Scandinavian Journal of Plastic Reconstructive Surgery* 15:251-256.

Robin P. 1923. A drop of the base of the tongue considered as a new cause of nasopharyngeal respiratory impairment. *Academy National Medicine Paris* 89:37-41.

Robin P. 1994. A fall of the base of the tongue considered as a new cause of nasopharyngeal respiratory impairment: Pierre Robin sequence, a translation, 1923. *Plastic Reconstructive Surgery* 93(6):1301-1303.

Rollnick BR, Kaye CI. 1983. Hemifacial microsomia and variants: Pedigree data. *American Journal of Medical Genetics* 15(2):233-253.

Saal HM. 2002. Classification and description of nonsyndromic clefts. In: Wyszynski, DF (ed.), *Cleft Lip and Palate: From Origin to Treatment*, New York: Oxford University Press, pp. 47-52.

Sanlaville D, Verloes A. 2007. CHARGE syndrome: An update. *European Journal of Human Genetics* 15(4):389-399.

Shott SR. 2006. Down syndrome: Common otolaryngologic manifestations. *American Journal of Medical Genetics Part C* 142C(3):131-140.

Sommerlad BC. 2003. A technique for cleft palate repair. *Plastic Reconstructive Surgery* 112(6):1542-1548.

Spritz RA. 2001. The genetics and epigenetics of orofacial clefts. *Current Opinion in Pediatrics* 13:556-560.

Tolarova MM, Cervenka J. 1998. Classification and birth prevalence of orofacial clefts. *American Journal of Medical Genetics* 75:126-137.

Tortora C, Meazzini MC, Garattini G, Brusati R. 2008. Prevalence of abnormalities in dental structure, position, and eruption pattern in a population of unilateral and bilateral cleft lip and palate patients. *The Cleft Palate-Craniofacial Journal* 45(2):154-162.

Treacher-Collins E. 1900. Case with symmetrical congenital notches in the outer part of each lower lid and defective development of the malar bone. *Transactions of the Ophthalmology Surgery* (20):190.

Turvey TA, Ruiz RL, Tiwana PS. 2008. Bone graft construction of the cleft maxilla and palate. In: Losee, JE (ed.), *Comprehensive Cleft Care*, McGraw-Hill, pp. 837-865.

van den Elzen AP, Semmekrot BA, Bongers EM, Huygen PL, Marres HA. 2001. Diagnosis and treatment of the Pierre Robin sequence: Results of a retrospective clinical study and review of the literature. *European Journal of Pediatrics* 160(1):47-53.

Veau V, Borel S. 1937. *Division palatine: Anatomie—Chirurgie phonétique. By Victor Veau, Chirurgien de l'Hôpital des Enfants assistés*. Paris, France: Masson et Cie.

Verloes A. 2005. Updated diagnostic criteria for CHARGE syndrome: A proposal. *American Journal Medical Genetics Part A* 133A(3):306-308.

Vissers LE, van Ravenswaaij CM, Admiraal R et al. 2004. Mutations in a new member of the chromodomain gene family cause CHARGE syndrome. *National Genetics* 36(9):955-957.

Von Langenbeck B. 1861. Operation der angeborenen totalen spaltung des harten gaumens nach einer neuen methode. *Dtsch Klin* 8:231.

Zentner GE, Layman WS, Martin DM, Scacheri PC. 2010. Molecular and phenotypic aspects of CHD7 mutation in CHARGE syndrome. *American Journal Medical Genetics Part A* 152A(3):674-686.

Índice Remissivo

A

Abordagem pela fossa craniana média, 228, 231
Abordagem retrolabiríntica, 228
Abordagem retrolabiríntica/suboccipital, 228
ABR, ver Resposta do tronco cerebral auditivo
Abscesso cervical/linfadenite supurativa
  características clínicas, 431
  definição, 431
  diagnóstico diferencial, 431
  exames diagnósticos, 431
  tratamento, 431-432
Abscesso de Bezold / subperiosteal, 375
Abscesso peritonsilar
  características clínicas, 422
  definição, 422
  diagnóstico diferencial, 422
  exames diagnósticos, 422
  tratamento, 422-423
Abscesso retrofaríngeo
  características clínicas, 423
  definição, 422-423
  diagnóstico diferencial, 423
  exames diagnósticos, 423
  tratamento, 423-424
Abscesso subperióstseo orbitário, 67-68
Abscesso subperiósteo
  características clínicas, 67
  definição, 67
  diagnóstico diferencial, 67
  exames diagnósticos, 67-68
  tratamento, 68
Abscessos cervicais profundos
  características clínicas, 22
  definição, 22
  diagnóstico diferencial, 23
  exames diagnósticos, 23
  tratamento, 23

ACC, ver Carcinoma adenoide cístico
ACC cribriforme,, 97
ACC sólido, 97
ACC tubular, 97
Ácido hialurônico (HA), 284
Ácido poli-L-láctico (PLLA), 286
ACP, ver Pólipo antrocoanal
Adenocarcinoma (AC)
  características clínicas, 100-101
  definições, 100
  diagnóstico diferencial, 101
  exames diagnósticos, 101
  tratamento, 101-102
Adenocarcinoma do tipo intestinal (ITAC), 100-101
Adenocarcinoma não intestinal (não ITAC), 100-101
Adenoma da paratireoide
  características clínicas, 38
  definição, 37-38
  diagnóstico diferencial, 38
  exames diagnósticos, 38-39
  tratamento, 39
Adenomas hipofisários
  características clínicas, 87-88
  definição, 87
  diagnóstico diferencial, 88
  exames diagnósticos, 88-89
  tratamento, 89-91
Adesão de língua-lábio, 439
AFRS, ver Rinossinusite fúngica alérgica.
Alopecia androgênica (AGA), 328
Alopecia areata, 328
Alopecia
  anatomia pertinente, 328-331
  complicações, 332
  definições e características clínicas
    achados clínicos e patológicos, 327
    AGA, 328

alopecia areata, 328
alopecias permanentes vs. temporárias, 327-328
diagnóstico diferencial, 328
exames clínicos diagnósticos, 328, 330
tratamento
  terapia cirúrgica, 331-332
  terapia médica, 331
Ameloblastoma
  características clínicas, 4-5
  definições, 4
  diagnóstico diferencial, 4
  exames diagnósticos, 5
  tratamento, 5
Análise facial
  fotografias
    cabelo, 246
    marcos anatômicos faciais, 245 a 246
    pele, 246
    projeções, 245
  fronte e sobrancelha
    feminina, 247
    masculina, 247
  região perioral e queixo
    lábios, 249
    orelhas, 249
    pescoço, 249
    pregas subnasais e nasolabiais, 249
    rítides perioriais, 249
  região periorbital
    bochecha, 247-248
    globo, 247
    nariz, 248 a 249
    pálpebras superiores e inferiores, 247
    pés de galinha, 247
    segmentos do canto medial e lateral, 247
  unidades estéticas faciais, 246-247

Índice Remissivo

Anatomia nasal
  cavidade nasal, 49
  conchas nasais, 49–51
  seio esfenoidal, 50
  seios etmoidais, 50
  seios frontais, 50
  seios maxilares, 50
  seios paranasais, 49-50
  septo, 49–51
Anéis traqueais completos
  características clínicas, 415
  definição, 415
  diagnóstico diferencial, 415
  exames diagnósticos, 415–416
  tratamento, 416
Anel de Waldeyer, 420
Angioedema adquirido, 3
Angioedema hereditário, 3-4
Angioedema
  características clínicas, 3-4
  definições, 3
  diagnóstico diferencial, 4
  exames diagnósticos, 4
  tratamento, 4
Angiofibroma nasal juvenil (JNA)
  características clínicas, 72–73
  definições, 72
  diagnóstico diferencial, 73
  exames diagnósticos, 73–74 K
  tratamento, 73-75
Anquiloglossia
  características clínicas, 419–420
  definição, 419
  diagnóstico diferencial, 420
  exames diagnósticos, 420
  tratamento, 420
ANSDs, ver Transtorno do espectro da neuropatia auditiva
Anti-histamínicos de segunda geração, 53
Antileucotrienos, 64
AOM, ver Otite média aguda
Aparelho auditivo de ancoragem óssea (BAHA), 206
Apoplexia hipofisária, 87
Área de Little / Kesselbach, 58
Arqueamento das pregas vocais
  aspectos clínicos, 192-194
  definição, 192
  exames diagnósticos, 193
  tratamento, 193-195
Arrinia
  características clínicas, 390–391
  definição, 390
  diagnóstico diferencial, 390
  exames diagnósticos, 390–391
  tratamento, 391

ARS, ver Rinossinusite aguda
ARS bacteriano, 61-63
ARS viral, 61–62
Aspiração com agulha fina (PAAF)
  massas parotídeas benignas, 15
  tumor maligno na parótida, 17
Aspiração de corpo estranho
  características clínicas, 416
  definição, 416
  diagnóstico diferencial, 416
  exames diagnósticos, 416–417
  tratamento, 417
Associação CHARGE
  definições e características clínicas, 447
  diagnóstico diferencial, 447-448
  exames diagnósticos, 448
  tratamento, 448
Atresia
  características clínicas, 364–366
  definição, 364
  exames diagnósticos, 364
  graus EAC, 364, 366
  sistema de classificação Jahrsdoerfer, 364, 366-367
  tratamento, 364, 368-369
Atresia coanal
  características clínicas, 391–392
  definição, 391
  diagnóstico diferencial, 392–393
  exames diagnósticos, 392–393
  tratamento, 392-393
Atresia coanal bilateral, 392
Atresia coanal unilateral, 392
Atresia laríngea, 404-405
Audiometria de reforço visual (ARV), 386, 388
Aurícula, 204

B

Blefarocalase, 295
Blefaroplastia, 294-297
  abordagem subciliar, 297
  abordagem transconjuntival, 297
  anatomia pertinente, 294–295
  avaliação pré-operatória, 295–296
  complicações, 297
  definições e características clínicas, 294
  enchimentos, 284–288
  indicações, 295
  neuromoduladores (toxina botulínica), 281-284
  pálpebra inferior, 297
  pálpebra superior, 296–297
  processo de envelhecimento, 294
  ptose da sobrancelha e *lifting* da sobrancelha, 298–300
  rejuvenescimento facial e ritidoplastia, 288–294
  terminologia, 295
Bócio multinodular
  características clínicas, 35
  definição, 35
  diagnóstico diferencial, 35
  exames diagnósticos, 35–36
  tratamento, 36
Bordetella pertussis, 165
Bossa, 253
BPPV, ver Vertigem posicional paroxística benigna
Brincos/apêndices pré-auriculares
  características clínicas, 360
  definição, 360
  diagnóstico diferencial, 361
  exames diagnósticos, 360–361
  tratamento, 361

C

CA, ver Adenocarcinoma
Cabeça e pescoço
  abscessos do espaço profundo do pescoço, 22-23
  fascite necrosante, 25-26
  glomus vagal, 23–24
  linfangioma, 24-25
  retalho anterolateral da coxa, 41-43
  retalho do músculo grande dorsal, 43-45
  retalho livre fibular, 42-44
  retalho livre radial do antebraço, 45–46
  schwannoma, 26-27
  tumor do corpo carotídeo, 21-23
Calvície de padrão masculino, ver Alopecia androgênica
Câncer da parótida
  características clínicas, 16
  definição, 16
  diagnóstico diferencial, 16
  exames diagnósticos, 16–17
  tratamento, 17
Câncer das glândulas salivares menores
  características clínicas, 18-19
  definição, 18
  diagnóstico diferencial, 19

exames diagnósticos, 19
tratamento, 19-20
Câncer de faringe e laringe
  câncer hipofaríngeo, 29-30
  câncer laríngeo, 30-32
  câncer nasofaríngeo, 32-33
  câncer orofaríngeo, 33-34
Câncer de pele e cirurgia micrográfica de Mohs
  características clínicas, 320-321
  definições, 320
  diagnóstico diferencial, 321
  exames diagnósticos, 321
  tratamento, 321-322
Câncer de pele não melanoma, 269
Câncer hipofaríngeo
  características clínicas, 29
  definição, 29
  diagnóstico diferencial, 30
  exames diagnósticos, 30
  tratamento, 30
Câncer labial
  características clínicas, 6-7
  definições, 6
  diagnóstico diferencial, 7
  exames diagnósticos, 7
  tratamento, 7-8
Câncer laríngeo
  características clínicas, 30-31
  definição, 30
  diagnóstico diferencial, 31
  exames diagnósticos, 31
  tratamento, 31-32
Câncer nasofaríngeo (NPC)
  características clínicas, 32-33
  definição, 32
  diagnóstico diferencial, 33
  exames diagnósticos, 33
  tratamento, 33
Câncer oral
  características clínicas, 9-10
  definições, 9
  diagnóstico diferencial, 10
  exames diagnósticos, 10-11
  tratamento, 10-11
Câncer orofaríngeo, 10
  características clínicas, 33-34
  definição, 33
  diagnóstico diferencial, 34
  exames diagnósticos, 34
  tratamento, 34
Câncer submandibular
  características clínicas, 17
  definição, 17
  diagnóstico diferencial, 17
  exames diagnósticos, 18
  tratamento, 18

Carcinoma adenoide cístico (ACC)
  características clínicas, 97-99
  definições, 97
  diagnóstico diferencial, 98
  exames diagnósticos, 99
  tratamento, 99-100
Carcinoma basocelular, 269, 320
Carcinoma de células escamosas (SCC), 320
  câncer hipofaríngeo, 29
  câncer laríngeo, 30
  defeitos de Mohs e reconstrução do pavilhão auricular, 269
  malignidades sinonasais
    características clínicas, 96-97
    definições, 96
    diagnóstico diferencial, 97
    exames diagnósticos, 97-98
    tratamento, 97-99
  NPC, 32
  orofaringe, 33-34
  papiloma escamoso, 144
  pregas vocais verdadeiras
    aspectos clínicos, 160-165
    definição, 160
    diagnóstico diferencial, 161
    exames diagnósticos, 161, 164
    tratamento, 161-165
Carcinoma mucoepidermoide, 16
Carcinoma nasofaríngeo (NPC)
  características clínicas, 109-110
  definições, 108-109
  diagnóstico diferencial, 110
  exames diagnósticos, 110-111
  tratamento, 110-111
Carcinoma nasossinusal não diferenciado
  características clínicas, 106
  definições, 106
  diagnóstico diferencial, 106
  exames diagnósticos, 106-107
  tratamento, 107-108
Carcinoma papilar da tireoide (PTC)
  características clínicas, 37
  definição, 37
  diagnóstico diferencial, 37
  exames diagnósticos, 37
  tratamento, 37-38
Carcinoma verrucoso, 160, 165
CBCs, ver cistos de fenda branquial
CDN, ver Cisto dermoide nasal
Células epiteliais colunares pseudoestratificadas, 70
Ceratocisto odontogênico, 6
CF, ver Fibrose cística
CFM, ver Microssomia craniofacial
Cianose cíclica, 389

Cisto cheio de muco, 127
Cisto de pregas vocais
  aspectos clínicos, 127-130
  definição, 127
  diagnóstico diferencial, 129
  tratamento, 129-133
Cisto dermoide nasal (CDN)
  características clínicas, 395-396
  definição, 395
  diagnóstico diferencial, 396
  exames diagnósticos, 396
  tratamento, 396-397
Cisto do ducto nasolacrimal congênito
  características clínicas, 393-394
  definição, 392
  diagnóstico diferencial, 393
  exames diagnósticos, 394
  tratamento, 394
Cisto do ducto tireoglosso (TDCs)
  características clínicas, 429-430
  definição, 429
  diagnóstico diferencial, 430
  exames diagnósticos, 430
  tratamento, 430-431
Cisto sacular congênito
  características clínicas, 403
  diagnóstico diferencial, 403
  exames diagnósticos, 403-404
  tratamento, 403, 405
Cisto sacular, ver Laringocele
Cisto subglótico
  características clínicas, 412-413
  definição, 412
  diagnóstico diferencial, 413
  exames diagnósticos, 413
  tratamento, 413
Cisto valecular, 424
  características clínicas, 403
  definição, 403
  diagnóstico diferencial, 403
  exames diagnósticos, 403
  tratamento, 403-404
Cisto/seio pré-auricular
  características clínicas, 359-360
  definição, 359
  diagnóstico diferencial, 359
  exames diagnósticos, 359
  tratamento, 359-360
Cistos de fenda branquial (CBCs)
  características clínicas, 427-428
  definição, 427
  diagnóstico diferencial, 428
  exames diagnósticos, 428
  tratamento, 428-429
Cistos rompidos, 127
Classe Chandler III, 67

Colágeno bovino, 284
Colágeno humano, 284
Colágeno suíno, 284
Colapso da válvula nasal
  características clínicas, 256
  definições, 255-256
  diagnóstico diferencial, 256
  exames diagnósticos, 256-257
  tratamento, 257
Colesteatoma
  características clínicas, 220
  definição, 219-220
  diagnóstico diferencial, 220
  exames diagnósticos, 220
  tratamento, 220-221
Colesteatoma congênito
  características clínicas, 366, 370
  definição, 366
  diagnóstico diferencial, 366
  exames diagnósticos, 367
  tratamento, 367-368
COM, ver otite média crônica
Condrossarcomas
  características clínicas, 108
  definições, 108
  diagnóstico diferencial, 108
  exames diagnósticos, 108-109
  tratamento, 108-109
Cordite polipoide
  aspectos clínicos, 146
  definição, 145-147
  diagnóstico diferencial, 146
  exames diagnósticos, 146
  tratamento, 146-149
Cordomas
  características clínicas, 111-113
  definições, 111
  diagnóstico diferencial, 113
  exames diagnósticos, 113
  tratamento, 113
Cordomas condroides, 111
Corticosteroides, 64
Corynebacterium diphtheriae, 165
Critérios de Bent-Kuhn, 65

D

Defeitos de Mohs e reconstrução do pavilhão auricular
  área retroauricular, 275
  câncer de pele
    não melanoma, 269
  carcinoma de células basais, 269
  carcinoma de células escamosas, 269
  hélice e borda da hélice, 271-274
  hélice, anti-hélice e superfícies posteriores, 269
  lóbulo, 273
  melanoma maligno, 269
  natureza poupadora de tecidos, 269
  opções de reconstrução, 270
  sulco pré-auricular, 275
  superfície lateral, 270-271
Defeitos nasais e reconstrução pela técnica de Mohs
  anatomia pertinente, 260
  características clínicas, 259
  definições, 259
  diagnóstico diferencial, 259
  exames diagnósticos, 259-260
  tratamento
    reconstrução da pele nasal externa, 260-262
    reconstrução de revestimento nasal, 262-263
    reconstrução nasal estrutural, 262
    terapia não cirúrgica, 260
Deformidade da ponta nasal
  características clínicas, 253
  definições, 253
  diagnóstico diferencial, 253
  exames diagnósticos, 253
  tratamento, 253-254
Deformidade do osso nasal
  características clínicas, 251-252
  definições, 251
  diagnóstico diferencial, 251-252
  exames diagnósticos, 252
  tratamento, 252-253
Deformidade em V invertido
  características clínicas, 254-255
  definição, 254
  diagnóstico diferencial, 254
  exames diagnósticos, 254-255
  tratamento, 255
Degeneração polipoide, ver Cordite polipoide
Deiscência do canal semicircular superior
  características clínicas, 238
  definição, 238
  diagnóstico diferencial, 238
  exames diagnósticos, 238, 240-241
  tratamento, 238
Dermatocalasia, 295, 298
Dermoabrasão, 304, 315
Desvio de septo
  características clínicas, 54-55
  definições, 54
  diagnóstico diferencial, 55
  exames diagnósticos, 55
  tratamento, 55-56
Diplopia, 340
Disfonia da prega ventricular, 191
Disfonia espasmódica abdutora, 190
Disfonia por tensão muscular (MTD)
  aspectos clínicos, 189-193
  definição, 189
  diagnóstico diferencial, 190
  exames diagnósticos, 190-193
  tratamento, 192
Disfunção da prega vocal, 197
Disostose mandibulofacial
  definições e características clínicas, 446
  diagnóstico diferencial, 446
  exames diagnósticos, 446-447
  tratamento, 447
Displasia fibrosa
  definição e características clínicas, 91-92
  exames diagnósticos, 93
  tratamento, 94
Distúrbio do espectro neuropático auditivo (DENA)
  ABR, 386-388
  características clínicas, 386
  implante coclear, 386-388
  padrões eletrofisiológicos, 386
  Teste VRA, 386, 388
Distúrbios craniofaciais
  associação CHARGE, 447-448
  disostose mandibulofacial, 446-447
  espectro óculo-aurículo-vertebral (microssomia craniofacial), 451-453
  estenose da abertura piriforme nasal congênita, 449-451
  fenda labial, 440-442
  fenda palatina, 442-445
  sequência de Pierre Robin, 436-440
  síndrome de deleção do cromossomo 22q, 448-449
  síndrome de down, 435-437
  sinostose craniofacial, 445-446
Doença cervical
  abscesso cervical / linfadenite supurativa, 431-432
  cisto de fenda branquial, 427-429
  cisto do ducto tireoglosso, 429-431
  linfangioma, 428-430

Índice Remissivo

parotidite/sialadenite bacteriana aguda, 432–433
Doença das vias respiratórias pediátricas
  obstrução adquirida da via aérea glótica
    membrana glótica anterior, 407
    membrana glótica posterior, 407-408
    papilomatose respiratória recorrente, 408–409
  obstrução congênita da via aérea glótica
    imobilidade das pregas vocais, 406–407
    membrana glótica congênita, 404–406
  obstrução congênita da via aérea supraglótica
    cisto sacular congênito, 403-405
    cisto valecular, 403-404
    laringomalacia, 401-403
  obstrução da via aérea subglótica
    cisto subglótico, 412–413
    estenose subglótica adquirida, 411–412
    estenose subglótica congênita, 409–410
    hemangioma subglótico, 410–411
  obstrução de via aérea traqueal
    anéis traqueais completos, 415–416
    aspiração de corpo estranho, 416–417
    estenose traqueal, 413–414
    traqueomalacia, 415
    tumor traqueal, 414–415
Doença de Mèniére
  características clínicas, 234
  definição, 234
  diagnóstico diferencial, 234
  exames diagnósticos, 234–235
  tratamento, 234–236
Doença do refluxo faringolaríngeo (RFL)
  aspectos clínicos, 150–153
  definição, 149
  diagnóstico diferencial e exames diagnósticos, 151–152
  tratamento, 152–153
Doença nasossinusal
  arrinia, 390–391
  atresia coanal, 391–393

cisto congênito do ducto nasolacrimal, 392–394
cisto dermoide nasal, 395–397
fibrose cística, 394-395
glioma e encefalocele nasal, 396–398
hipertrofia das adenoides, 390
pólipo piloso nasofaríngeo, 398–399
via aérea pediátrica normal, 389
Doença oral e orofaríngea
  abscesso peritonsilar, 422-423
  abscesso retrofaríngeo, 422–424
  anquiloglossia, 419-420
  cisto valecular/base da língua, 424
  hiperplasia tonsilar, 420-421
  rânula, 425
  tonsilite/faringite supurativa aguda, 421–422
Doença RFL, ver Doença do refluxo faringolaríngeo
Doenças da cavidade oral
  angioedema, 3–4
  ameloblastoma, 4-5
  tumor odontogênico ceratocístico, 5-6
  câncer oral, 6–11
    melanoma mucoso, 8–9
  rânula, 11–12
Doenças da tireoide e da paratireoide
  adenoma da paratireoide, 37–39
  bócio multinodular, 35–36
  carcinoma papilar da tiroide, 37–38
Ducto de saída do seio frontal (DSSF), 346–348

E

Ectasias vasculares
  aspectos clínicos, 167, 174
  definição, 167
  exames diagnósticos, 168, 174
  tratamento, 169, 173–176
Edema de Reinke, ver Cordite polipoide
Eletromiografia laríngea (LEMG), 157
Emissões otoacústicas (EOAs), 378
ENB, ver Estesioneuroblastoma
Enoftalmia, 340
Enxerto de cartilagem autógena, 272
Enzima conversora da angiotensina (ECA), 76

Epistaxe, 344
  características clínicas, 58
  definições, 58
Escala House-Brackmann, 351
Esfoliação mecânica, ver Dermoabrasão
Espectro óculo-aurículo-vertebral (OAV)
  definições e características clínicas, 451
  diagnóstico diferencial, 451–452
  exames diagnósticos, 452
  tratamento, 452–453
Estadiamento de Kadish, 104
Estenose da abertura piriforme nasal congênita
  características clínicas, 449-450
  definições, 449
  diagnóstico diferencial, 450
  exames diagnósticos, 450
  tratamento, 450-451
Estenose da laringe
  aspectos clínicos
    estenose glótica anterior, 177
    estenose glótica posterior, 177–178
    estenose subglótica, 178–179
    estenose supraglótica, 178
  definição
    estenose glótica anterior, 177–180
    estenose glótica posterior, 177, 180-181
    estenose subglótica, 177, 181-183
    estenose supraglótica, 177, 181
  diagnóstico diferencial
    estenose glótica anterior, 180
    estenose glótica posterior, 180
    estenose subglótica, 180
    estenose supraglótica, 180
  tratamento
    estenose glótica anterior, 178–179, 183
    estenose glótica posterior, 180, 183
    estenose subglótica, 182-184
    estenose supraglótica, 184
Estenose da traqueia
  características clínicas, 179, 413
  definição, 177, 183, 413
  diagnóstico diferencial, 180, 413
  exames diagnósticos, 413–414
  tratamento, 183–185, 414
Estenose subglótica adquirida
  características clínicas, 411

definição, 411
diagnóstico diferencial, 411
exames diagnósticos, 411-412
tratamento, 411-412
Estenose subglótica congênita
definição, 409
diagnóstico diferencial, 409
exames diagnósticos, 409-410
tratamento, 410
Esteroides tópicos, 305-306
Estesioneuroblastoma (ENB)
características clínicas, 104
definições, 104
diagnóstico diferencial, 104
exames diagnósticos, 104-105
tratamento, 105-106
Exame da laringe
anatomia, 122-123
comissura verdadeira, 123
endoscopia flexível, 124
epiglote, 122
hemorragia submucosa, 124
laringe posterior, 123
laringoscopia indireta, 122
laringoscópios flexíveis de fibra óptica, 122
onda mucosa, 123
paralisia de prega vocal, 124
porção musculomembranosa, 122
prega ariepiglótica, 122
pregas vocais verdadeiras, 122-123
videoestroboscopia e videografia de alta velocidade, 123
Exame da orelha normal, 204
exames diagnósticos, 181, 183-185
Exostose
características clínicas, 211
definição, 211
diagnóstico diferencial, 211
exames diagnósticos, 211-212

F

Faringite/amigdalite supurativa aguda
características clínicas, 421
definição, 421
diagnóstico diferencial, 421
exames diagnósticos, 421
tratamento, 421-422
Faringite viral, 421
Fascite necrosante
características clínicas, 25

definição, 25
diagnóstico diferencial, 25
exames diagnósticos, 26
tratamento, 26
Fechamento de linha interrompida geométrico (GBLC), 324
Fenda labial
características clínicas, 440-441
definições, 440
diagnóstico diferencial, 441
exames diagnósticos, 441
tratamento, 441-442
Fenda palatina
definições e características clínicas, 442-443
diagnóstico diferencial, 443
exames diagnósticos, 443-444
tratamento, 444-445
Fenômeno de Tullio, 238
FFF, ver Retalho livre da fíbula
Fibroma ossificante
definição e características clínicas, 91
exames diagnósticos, 93
tratamento, 94
Fibrose cística (FC)
características clínicas, 394-395
definição, 394
diagnóstico diferencial, 395
exames diagnósticos, 395
tratamento, 395
Fluconazol, 165-166, 168, 171-172
Fratura tríode zigomaticomaxilar, 336
Fraturas alveolares, 338
Fraturas de Le Fort
diagnóstico diferencial, 336-337
exame físico, 336, 338
imagem, 338
tratamento, 338-339
Fraturas do assoalho orbitário
características clínicas, 339
definições, 339
diagnóstico diferencial, 339
exames diagnósticos, 339-340
tratamento, 340
Fraturas do complexo zigomaticomaxilar (ZMC), 341-343
Fraturas do osso temporal, orelha interna
características clínicas, 237
definição, 237
diagnóstico diferencial, 238
exames diagnósticos, 238
tratamento, 238-240

Fraturas do ZMC, ver Fraturas do complexo zigomaticomaxilar
Fraturas mandibulares
características clínicas, 333-334
complicações, 336
definição, 333
exame físico, 334
imagem, 334
manejo de dentes, 335
tratamento, 335
Fraturas naso-orbitárias-etmoidais, 336
Fraturas zigomaticomaxilar, 336
características clínicas, 341
complicações, 343
definições, 341
diagnóstico diferencial, 341
exames diagnósticos, 341-342
tratamento, 342-343

G

Glândulas salivares
câncer da parótida, 16-17
câncer das glândulas salivares menores, 18-20
câncer submandibular, 17-18
massas parotídeas benignas, 14-16
sialolitíase e sialoadenite, 13-14
Glioma e encefalocele nasal
características clínicas, 397
definição, 396-397
diagnóstico diferencial, 397
exames diagnósticos, 398
tratamento, 398
Glomus vagal
características clínicas, 24
definição, 23
diagnóstico diferencial, 24
exames diagnósticos, 24
tratamento, 24
Gordura autóloga, 284
Granuloma de Teflon, 138, 140
Granuloma do colesterol
características clínicas, 223
definição, 223
diagnóstico diferencial, 223
exames diagnósticos, 223-224
tratamento, 223-225
Granuloma, pregas vocais
aspectos clínicos, 134-135, 138-139
definição, 134
diagnóstico diferencial, 135, 138-140
exames diagnósticos, 138

tratamento, 138, 140–141
Granulomas de intubação
    bilateral, 134, 139
Granulomatose de Wegener (WG)
    características clínicas, 76–79
    definições, 76
    diagnóstico diferencial, 78
    exames diagnósticos, 78
    tratamento, 78

H

Haemophilus influenzae tipo B, 165
Helicis nodularis crônica, 209
Hemangioma subglótico
    características clínicas, 410
    definição, 410
    diagnóstico diferencial, 410
    exames diagnósticos, 410
    tratamento, 410–411
Hemangioma, 15, 81
Hemangiomas cutâneos, 410
Hemangiopericitoma, 113-114
Hematoma auricular
    características clínicas, 206, 208
    complicações, 278
    definição, 206
    diagnóstico diferencial, 208
    exames diagnósticos, 208
    gestão, 276
    tratamento, 208
Hemorragia, pregas vocais
    aspectos clínicos, 167, 173–175
    definição, 167
    diagnóstico diferencial, 167
    exames diagnósticos, 167–168
    tratamento, 171, 173–176
Herpes-zóster ótico, ver a
    Síndrome de Ramsay Hunt
Hidropsia endolinfática, ver a
    Doença de Mènière
Hidroquinona, 305-306
Hidroxiapatita de cálcio (CaHA), 286
Higroma cístico, ver Linfangioma
Hipercalcemia, 76
Hipercalciúria, 76
Hiperparatireoidismo, 38
Hiperplasia da paratireoide, 38
Hiperplasia linfoide, 390
Hiperplasia tonsilar
    características clínicas, 420-421
    definição, 420
    diagnóstico diferencial, 421
    exames diagnósticos, 421
    tratamento, 421
Hipertrofia, 53–54

Hipertrofia das conchas nasais
    características clínicas, 53
    definições, 53
    diagnóstico diferencial, 53
    exames diagnósticos, 54
    tratamento, 54
Hipertrofia de adenoide, 390
Hipertrofia mucosa, 53–54
Hipertrofia óssea, 53–54
Hipoplasia mandibular, 436

I

Imobilidade das pregas vocais
    características clínicas, 406
    definição, 406
    diagnóstico diferencial, 406
    exames diagnósticos, 406
    tratamento, 406-407
Imunoterapia específica para
    alérgenos, 53
Infecção pelo papilomavírus
    humano (HPV), 10
IP, ver Papiloma invertido

L

Laceração mucosa, 344–345
Lagoftalmo, 351
Laringite aguda, 165-166
Laringite infecciosa
    aspectos clínicos, 165, 170-172
    definição, 165
    diagnóstico diferencial, 165, 172
    exames diagnósticos, 166
    tratamento, 166, 172
Laringite por *Candida*, 165-166
Laringocele
    aspectos clínicos, 153–156
    definição, 153
    diagnóstico diferencial, 154
    exames diagnósticos, 154–155
    tratamento, 154, 156
Laringomalacia
    características clínicas, 401
    definição, 401
    diagnóstico diferencial, 401
    exames diagnósticos, 401-402
    tratamento, 401, 403
Lasers ablativos, 308-310
Lasers não ablativos, 308-310
Lesões fibro-ósseas benignas
    definição e características
        clínicas
        displasia fibrosa, 91–92
        fibroma ossificante, 92
        osteomas, 92-93
    diagnóstico diferencial, 93

exames diagnósticos
    achados de osteoma, 93-94
    displasia fibrosa, 93
    fibroma ossificante, 93
    tratamento, 94
Lesões pré-cancerosas, 160
Leucoplasia
    aspectos clínicos, 161–162,
        166–169
    definição, 161
    diagnóstico diferencial, 162
    exames diagnósticos, 162
    tratamento, 162, 165–167,
        169-170
Linfangioma
    características clínicas, 25, 428
    definição, 24–25, 428
    diagnóstico diferencial, 25, 428
    exames diagnósticos, 25, 428
    tratamento, 25, 429-430
Língua presa, ver Anquiloglossia
Linhas de batom, ver Rítides
    labiais periorais
Linhas de fumante, ver Rítides
    labiais periorais

M

Macrotia
    características clínicas, 363–364
    definição, 363
    diagnóstico diferencial, 363
    exames diagnósticos, 363
    tratamento, 363
MAE, ver Meato acústico externo
Malformação linfática, ver
    Linfangioma
Malformações labirínticas
    definições, 382, 384
    diagnóstico diferencial, 383
    exames diagnósticos, 383
    tratamento, 385
Malignidades nasossinusais
    adenocarcinoma, 100–102
    carcinoma cístico
        adenoide, 97-100
    carcinoma de células
        escamosas, 96-99
    carcinoma
        nasofaríngeo, 108–111
    carcinoma nasossinusal não
        diferenciado, 106–108
    condrossarcoma, 108–109
    cordoma, 111–113
    estesioneuroblastoma, 104-106
    hemangiopericitoma, 113-114
    melanoma mucoso, 102–104

osteossarcoma, 114
Manobra de Dix-Hallpike, 232
Massas parotideas benignas
  características clínicas, 15
  definição, 14–15
  diagnóstico diferencial, 15
  exames diagnósticos, 15
  tratamento, 16
Massas sinonasais benignas
  angiofibroma nasal juvenil, 72-75
  granulomatose de
    Wegener, 76-79
  hemangioma, 81
  meningocele e
    meningoencefalocele, 81-82
  mucocele, 69–71
  papiloma invertido, 79-81
  pólipo antrocoanal, 71-72
  sarcoidose, 75–76
Mastoidite
  abscesso retroauricular
    (subperiósteo), 374-375
  características clínicas, 217
  categorias, 373–374
  complicações cranianas /
    intratemporais, 374-375
  complicações intracranianas /
    extratemporais, 375
  definição, 217, 373
  diagnóstico diferencial, 217
  exames diagnósticos, 217–218,
    375–376
  tratamento, 218, 375-377
Meato acústico externo (MAE),
  204
  exostose, 211
  osteoma, 210-211
  otite externa
    necrosante, 212–213
  otite externa, 209–210
  poço pré-auricular / cisto, 359
Melanoma maligno, 269
Melanoma mucoso (MM)
  cavidade oral
    definições e características
      clínicas, 8
    diagnóstico diferencial, 8
    exames diagnósticos, 8–9
    tratamento, 9
  região nasossinusal
    características clínicas, 102
    definições, 102
    diagnóstico diferencial, 102
    exames diagnósticos, 102–103
    tratamento, 103–104
Melanoma, 320-321
Membrana glótica anterior, 407

Membrana glótica congênita
  características clínicas, 404-405
  definição, 404
  diagnóstico diferencial, 405
  exames diagnósticos, 405
  tratamento, 405–406
Membrana glótica posterior
  características clínicas, 407
  definição, 407
  diagnóstico diferencial, 407
  exames diagnósticos, 408
  tratamento, 408
Membrana timpânica
  atresia, 364
  camada epitelial lateral de
    células escamosas, 204
  camada fibrosa, 204
  camada mucosa medial, 204
  perfuração
    características
      clínicas, 215–216
    definição, 215
    diagnóstico diferencial, 215
    exames diagnósticos, 215
    tratamento, 216
Meningioma
  características clínicas, 228
  definição, 228
  diagnóstico diferencial, 230
  exames diagnósticos, 230, 232
  tratamento, 230–231, 233
Meningocele e
  meningoencefalocele
  características clínicas, 81
  definições, 81
  diagnóstico diferencial, 82
  tratamento, 82
  exames diagnósticos, 82
Microssomia craniofacial
  (CFM), 451-453
Microtia
  definição e características
    clínicas, 361–363
  diagnóstico diferencial, 362
  exames diagnósticos, 362–363
  tratamento, 363
MM, ver melanoma mucoso
Modificadores de leucotrieno, 53
Movimento paradoxal das pregas
  vocais (PVFM)
  aspectos clínicos, 194-195
  definição, 194-196
  diagnóstico diferencial, 195
  exames diagnósticos, 195-197
  tratamento, 197
MTD, ver Disfonia por tensão
  muscular

Mucocele
  características clínicas, 69–70
  definições, 69
  diagnóstico diferencial, 70
  exames diagnósticos, 70
  tratamento, 70–71
Mucoceles do etmoide posterior, 70
Mucoceles do seio maxilar, 70
Músculo masseter, 355
Músculo temporal, 354

N

Nariz, 248-249
  colapso da válvula nasal,
    255–257
  defeitos nasais e reconstrução
    pela técnica de Mohs, 259–263
  rinofima, 258-259
  rinoplastia
    deformidade
      da ponta nasal, 253–254
    deformidade
      do osso nasal, 251–253
    deformidade em V invertido
      e nariz em formato de
      pollybeak, 253–256
Nariz de coelho, 283
Nariz em formato *pollybeak*
  características clínicas, 253, 256
  definição, 253
  diagnóstico diferencial, 254
  exames diagnósticos, 254-255
  tratamento, 255
Nariz torto, veja Deformidade do
  osso nasal
Neoplasia endócrina múltipla
  (MEN) de tipos 1 e 2a, 38
Neoplasias malignas, 96
Neurinoma, 26–27
Neuroblastoma olfatório, ver
  Estesioneuroblastoma
Neuromoduladores, ver Toxina
  botulínica
Nódulo reativo, 125, 129, 131
Nódulos, pregas vocais
  aspectos clínicos, 124–125
  definição, 124
  diagnóstico diferencial, 125–127
  tratamento, 126–128
Nódulos
  de broto de bambu, 125, 127
Nódulos fibróticos
  maduros, 125–126
Nódulos lupoides/reumáticos, 125
NPC, ver Câncer nasofaríngeo;
  Carcinoma nasofaríngeo

O

OnabotulinumtoxinA, 282
Opções de aparelho
  auditivo, 206-207
Orelha
  colesteatoma
    congênito, 366-368, 370
    macrotia, 363-364
    mastoidite, 373-377
    microtia, 361-363
    orelha caída, 361
    perda auditiva condutiva
      congênita, 375-378
    sinotia, 364
  defeitos de Mohs e reconstrução
    da aurícula, 269-275
  malformações auriculares
    atresia, 364-369
    otite média aguda
      e crônica, 368, 370-374
  orelha externa
    brincos/apêndices cutâneos
      pré-auriculares, 360-361
    cisto/seio
      pré-auricular, 359-360
  orelha interna
    ENA, 386-388
    malformações
      labirínticas, 382-385
    perda auditiva
      neurossensorial
      pediátrica, 378-383
Orelha caída, 361
Orelha de surfista, 211
Orelha externa, 204
  brincos/apêndices cutâneos
    pré-auriculares, 360-361
  cisto/seio auricular, 359-360
Orelha interna
  ENA, 386-388
  avaliação do
    otorrinolaringologista, 206
  cóclea, 204-205
  distúrbios
    deiscência do canal
      semicircular superior, 238,
      240-241
    doença de Mèniére, 234-236
    fraturas
      do osso temporal, 237-240
    meningioma, 228, 230-233
    paralisia de Bell, 235-237
    schwannoma, 227-231
    síndrome
      de Ramsay Hunt, 236-238

vertigem posicional
  paroxística
  benigna, 231-232, 234
labirinto, 204
malformações
  labirínticas, 382-385
nervo facial, 205
nervos vestibulares superior e
  inferior, 205
perda auditiva sensório-neural
  pediátrica, 378-383
tontura, 205
vertigem, 205
Orelha média
  anatomia, 204
  transtornos
    colesteatoma, 219-221
    granuloma
      de colesterol, 223-225
    mastoidite, 217-218
    otite média, 216-217
    otosclerose, 221-223
    paraganglioma, 218-219
    perfuração da membrana
      timpânica, 215-216
Otoplastia, 265-269
  características clínicas, 276
  definições, 275-276
  diagnóstico diferencial, 276
  exames diagnósticos, 276
  manejo do hematoma
    auricular, 276
  reparação
    de laceração, 276, 278
  tratamento, 276-277
Orofaringe (OF), 33-34
Osteogênese de distração
  mandibular, 439
Osteoma nasossinusal, 93
Osteomalacia osteogênica, 114
Osteomas
  características clínicas, 91-93,
    210-211
  definição, 91, 210
  diagnóstico diferencial, 211
  exames diagnósticos, 93-94, 211
  tratamento, 94, 211
Osteossarcoma, 114
Osteossarcomas craniofaciais, 114
Otalgia, 29
Otite externa
  características clínicas, 209-210
  definição, 209
  diagnóstico diferencial, 210
  exames diagnósticos, 210
  tratamento, 210

Otite externa maligna, ver Otite
  externa necrosante
Otite externa necrosante
  aspectos clínicos, 212
  definição, 212
  diagnóstico diferencial, 212
  exames diagnósticos, 212-213
  tratamento, 213
Otite média
  características clínicas, 216-217
  definição, 216
  diagnóstico diferencial, 217
  exames diagnósticos, 217
  tratamento, 217
Otite média aguda (OMA)
  complicações
    abscesso pós-auricular
      (subperiosteal), 374-375
    categorias, 373-374
    complicações cranianas /
      intratemporais, 374-375
    complicações intracranianas /
      extratemporais, 374
    exames diagnósticos, 375-376
    tratamento, 375-377
  definição, 368
  exames diagnósticos, 370
  membrana timpânica
    protuberante, 370, 372
  patógenos, 368, 371
  sinotia, 364
  tratamento, tubos de
    timpanostomia, 371, 373
  tuba auditiva adulta e
    pediátrica, 368, 370
  via fisiopatológica, 368, 371
Otite média crônica (COM)
  caminho fisiopatológico, 370, 372
  definição, 368
  exames diagnósticos, 370
  membrana timpânica, 370, 372
  patógenos, 368, 371
  tratamento, tubos de
    timpanostomia, 371, 373
Otoplastia
  anatomia
    da orelha externa, 265-266
  avaliação pré-operatória,
    265-268
  complicações, 269
  contraindicações, 269
  correção da anti-hélice, 268-269
  correção da protuberância da
    concha, 267-268
  introdução, 265
  irregularidades do lóbulo, 268

técnica com poupança de cartilagem, 266-267
técnica com secção de cartilagem, 266
tratamento não cirúrgico, 266
Otosclerose
 características clínicas, 221
 definição, 221
 diagnóstico diferencial, 221
 exames diagnósticos, 221-223
 tratamento, 221

P
PAAF, ver Aspiração com agulha fina
Papiloma de Schneider, ver Papiloma invertido
Papiloma invertido (IP)
 características clínicas, 79
 definições, 79
 diagnóstico diferencial, 79
 exames diagnósticos, 79-80
 tratamento, 80-81
Papilomas, 143; ver também Papiloma respiratório recorrente
Papilomatose respiratória recorrente (RRPs)
 características clínicas, 143-145, 408
 definição, 143, 408
 diagnóstico diferencial, 144, 408
 exames diagnósticos, 145, 408
 tratamento, 145, 408-409
Paraganglioma
 características clínicas, 218-219
 definição, 218
 diagnóstico diferencial, 219
 exames diagnósticos, 219
 tratamento, 219
Paralisia de Bell
 características clínicas, 235
 definição, 235
 diagnóstico diferencial, 235
 exames diagnósticos, 235-236
 tratamento, 236-237
Paralisia de pregas vocais
 aspectos clínicos, 156-158
 definição, 156
 diagnóstico diferencial, 157
 exames diagnósticos, 157, 159
 tratamento, 157-160
Paratormônio (PTH), 37-39
Parotidectomia
 sialolitíase / sialoadenite, 14
 tumor maligno na parótida, 17

Peelings químicos, *resurfacing* cutâneo
 complicações, 307-308
 cuidados pós-operatórios, 306-307
 exames diagnósticos, 304-305
 peeling químico clássico à base de fenol Baker-Gordon, 304
 rotina pré-operatória, 305-306
 tratamento, 306
 vantagens, 304
Pele
 câncer de pele e cirurgia micrográfica de Mohs, 320-322
 resurfacing cutâneo a *laser*, 308-310
 resurfacing cutâneo com *peelings* químicos, 304-308
 retalhos de avanço, 311-314
 retalhos de transposição, 314-316
 retalhos interpolados, 317-320
 retalhos rotacionais, 316-317
 revisão de cicatriz, 322-324
Penfigoide cicatricial
 aspectos clínicos, 187-188
 definição, 187
 diagnóstico diferencial, 187
 exames diagnósticos, 187
 tratamento, 187-188
Perda auditiva condutiva congênita
 características clínicas, 375-376
 definição, 375
 diagnóstico diferencial, 377
 exames diagnósticos, 377
 tratamento, 377-378
Perda auditiva sensório-neural pediátrica
 características clínicas, 378
 causas genéticas, 378-379
 definição, 378
 diagnóstico diferencial, 378, 380
 exames diagnósticos
  algoritmos automatizados do PEATE, 378, 380
  audiometria de reforço visual, 380
  distribuição intracoclear de conexina 26, 382-383
  emissões otoacústicas, 378
  etiologias, 378, 381
  implante coclear, 381
  programas de triagem auditiva, 378, 380
  sequência CISS na RM, 380-382
  testes genéticos, 380

Perda auditiva, 206
Perda de cabelo, ver Alopecia
Perfuração de septo
 características clínicas, 55-57
 definições, 55
 diagnóstico diferencial, 57
 exames diagnósticos, 57
 tratamento, 57-58
Petrosite, 375
Pólipo, pregas vocais
 aspectos clínicos, 132-136
 definição, 132
 diagnóstico diferencial, 133, 137
 tratamento, 133-134, 138
Pólipo antrocoanal (ACP)
 características clínicas, 71
 definições, 71
 diagnóstico diferencial, 71
 exames diagnósticos, 71-72
 tratamento, 72
Pólipo multilobado, 133, 136
Pólipo piloso nasofaríngeo
 características clínicas, 398
 definição, 398
 diagnóstico diferencial, 398
 exames diagnósticos, 398
 tratamento, 398-399
Pólipo vascular, 133, 135
Pólipos bilaterais, 133-134
Pólipos nasais, 394-395
Polipose nasal
 características clínicas, 64-65
 definição, 64
 diagnóstico diferencial, 64
 exames diagnósticos, 64-65
 tratamento, 65
Preenchedores
 CaHA, 286
 colágeno, 284
 gordura autóloga, 284
 PLLA, 286
 preenchedores semipermeáveis, 284-285
 sítios de aplicação, 286-287
 tipos, 284
 tratamento
  preparação, 287
  profundidade da injeção, 287
  técnicas de injeção, 287-288
Pregas vocais verdadeiras
 carcinoma de células escamosas, 160-165
 cisto, 127-133
 cordite polipoide, 145-149
 doença do refluxo faringolaríngeo, 149-153

Índice Remissivo 467

ectasias vasculares, 167, 169, 173–176
glote, 123
granuloma, 134–135, 138–141
hemorragia, 167, 171, 173–176
laringite infecciosa, 165-166, 170-172
laringocele, 153-156
leucoplasia, 161-162, 165-170
nódulos, 124–128
onda mucosa, 123
papiloma respiratório recorrente, 143–145
paralisa, 156-160
pólipos, 132–138
prega ariepiglótica, 122
subglote, 123
sulco vocal, 147–151
tecido de granulação, 141–143
Pré-nódulos, 125 a 126
Procedimento Caldwell-Luc, 72
Próteses auditivas SoundBite, 206
Pseudocistos, 11, 124–125, 128, 209
Pseudossulco, 148, 150-151
PTC, ver Carcinoma papilar da tiroide
PTH, ver Paratormônio
Ptose da sobrancelha e *lifting* da sobrancela
  características clínicas, 298
  complicações, 300
  considerações pré-operatórias, 298-299
  definições, 298
  diagnóstico diferencial, 298
  tratamento, 300
PVFM, ver Movimento paradoxal das pregas vocais

Q

Queiloplastia, 352
Querubismo, 92
Quimioesfoliação, ver *Peelings* químicos, *resurfacing* cutâneo

R

Rabdomioma
  em prega vocal, 133, 137
Rânula
  características clínicas, 11, 425
  definições, 11, 425
  diagnóstico diferencial, 11, 425
  exames diagnósticos, 12, 425
  tratamento, 12, 425
Rânula simples, 11-12
Rânulas dissecantes, 11-12, 425

Reanimação facial
  características clínicas, 349–350
  definições, 349
  diagnóstico diferencial, 349
  exames diagnósticos, 349–351
  procedimentos cirúrgicos dinâmicos
    neurorrafia primária, 352-353
    transferência de tecidos livre, 355
    transposição de músculo, 354-355
    transposição do nervo, 353–354
  procedimentos cirúrgicos estáticos
    face inferior, 352 a 353
    face média, 352
    face superior, 351–352
  tratamento clínico, 351
Reconstrução da pele nasal externa
  enxerto, 260-261
  fechamento primário, 260
  retalhos de pedículo, 261
  retalhos locais, 261
Recursos auditivos Sophono, 206
Reflexo oculocardíaco, 340
Região perioral e queixo
  dobras subnasal e nasolabial, 249
  lábios, 249
  orelhas, 259
  pescoço, 249
  rítides periorais, 249
Região periorbital
  bochecha, 247-248
  globo, 247
  nariz, 248-249
  pálpebras superiores e inferiores, 247
  pés de galinha, 247
  regiões dos cantos medial e lateral, 247
Rejuvenescimento facial e ritidoplastia
  anatomia pertinente, 288–290
  complicações, 293–294
  definições e características clínicas, 288
  exames diagnósticos, 288–290
  tratamento cirúrgico
    peelings químicos, 291
    tecnologia de radiofrequência, 291
    terapia ablativa a *laser*, 290
  tratamento cirúrgico, 291–293
Reparo de laceração, 276, 278

Resposta auditiva do tronco encefálico (ABR)
  ANSD, 386-388
  microtia, 363
  perda auditiva neurossensorial pediátrica, 378, 380
Resurfacing a *laser*, cutâneo
  complicações, 310
  cromóforo, 308
  detalhes técnicos, 310
  indicações, 309
  lasers ablativos e não ablativos, 308-309
Retalho anterolateral da coxa (ALT), 41–43
Retalho de fáscia temporoparietal (TPFF), 273
Retalho do músculo grande dorsal (LDF), 43–45
Retalho livre da fíbula (FFF), 42–44
Retalho livre radial do antebraço (RFFF), 45–46
Retalhos bilobulados, 261, 314-315
Retalhos das conchas nasais inferiores, 262
Retalhos de avanço
  características clínicas, 311
  complicações, 313–314
  definições, 311
  exames diagnósticos, 311
  execução, 311-313
  utilidade, 311–312
Retalhos de transposição
  características clínicas, 314
  complicações, 316
  definições, 314
  exames diagnósticos, 314
  execução, 314-316
  utilidade, 314
Retalhos glabelares, 261
Retalhos interpolados
  complicações, 320
  definições e características clínicas, 317-318
  exames diagnósticos, 318
  execução, 318–320
  utilidade, 318
Retalhos mielolabiais, 261 a 262
Retalhos mucopericondrais septais, 262
Retalhos nasofaciais, 261
Retalhos pediculados, 261–262
Retalhos romboides, 314
Retalhos rotacionais
  características clínicas, 316
  complicações, 317

definições, 316
exames diagnósticos, 316-317
execução, 317
utilidade, 316
Revisão de cicatriz
  características clínicas, 322
  contraindicações, 324
  definições, 322
  diagnóstico diferencial, 322
  exames diagnósticos, 322-323
  GBLC, 324
  tratamento, 323
  tratamento cirúrgico, 323
  tratamento clínico, 323
  W-plastia, 324
  Z-plastia, 323-324
Rinite alérgica
  características clínicas, 51-52
  definições, 51
  diagnóstico diferencial, 52
  exames diagnósticos, 52
  tratamento, 52-53
Rinofima
  características clínicas, 258-259
  definições, 258
  diagnóstico diferencial, 259
  exames diagnósticos, 259
  tratamento, 259
Rinologia
  anatomia nasal normal
    cavidade nasal, 49
    conchas nasais, 49-51
    seios esfenoides, 50
    seios etmoidais, 50
    seios frontais, 50
    seios maxilares, 50
    seios paranasais, 49-50
    septo, 49-51
  desvio de septo, 54-56
  epistaxe, 58-59
  hipertrofia
    das conchas nasais, 53-54
  perfuração de septo, 55-58
  rinite alérgica, 51-53
Rinoplastia
  deformidade
    da ponta nasal, 253-254
  deformidade
    do osso nasal, 251-253
  deformidade em V invertido e
    pollybeak, 253-256
Rinossinusite aguda (ARS)
  características clínicas, 61-62
  definição, 61
  diagnóstico diferencial, 62
  exames diagnósticos, 62
  tratamento, 62-63

Rinossinusite crônica
  (RSC), 394-395
  características clínicas, 63
  definição, 63
  diagnóstico diferencial, 63
  exames diagnósticos, 63-64
  tratamento, 63-64
Rinossinusite crônica com
  polipose nasal (RSCcPN) 63
Rinossinusite crônica sem
  polipose nasal (RSCsPN), 63
Rinossinusite fúngica
  alérgica (AFRS)
  características clínicas, 65-66
  definição, 65
  diagnóstico diferencial, 66
  exames diagnósticos, 66
  tratamento, 66-67
Rítides glabelares, 283
Rítides labiais perioriais, 283-284
Rítides laterais
  no canto do olho, 283
Rítides transversais frontais, 283
Rosto envelhecido
RRPs, ver Papilomatose
  respiratória recorrente
RSC, ver Rinossinusite crônica

S

Sarcoidose
  características
    clínicas, 75, 185-187
  definição, 185
  definições, 75
  diagnóstico diferencial, 75, 185
  exames diagnósticos, 75-76, 186
  tratamento, 76, 186-187
SCC, ver Carcinoma de células
  escamosas (espinocelular)
Schwannoma
  características clínicas, 26, 227
  definição, 26, 227
  diagnóstico diferencial, 27, 227
  exames diagnósticos, 27, 227-229
  tratamento, 27, 228, 230-231
Septo nasal, 344
Sequência de Pierre Robin
  características clínicas, 436, 438
  definições, 436, 438
  diagnóstico diferencial, 436-437
  exames diagnósticos, 437-438
  tratamento, 438-440
Sequência de Robin (RS), ver
  Sequência de Pierre Robin

Sialadenite bacteriana aguda /
  parotidite
  características clínicas, 432
  definição, 432
  diagnóstico diferencial, 432
  exames diagnósticos, 432
  tratamento, 432-433
Sialadenite bacteriana, ver
  Sialadenite bacteriana aguda /
  parotidite
Sialolitíase e sialoadenite
  características clínicas, 13-14
  definição, 13
  diagnóstico diferencial, 13
  exames diagnósticos, 13-14
  tratamento, 14
Sialolitíase parotídea, 14
Sinal de Hennebert, 238
Síndrome de deleção do
  cromossomo 22q
  características clínicas, 448-449
  definições, 448
  diagnóstico diferencial, 449
  exames diagnósticos, 449
  tratamento, 449
Síndrome de DiGeorge, ver
  Síndrome de deleção do
  cromossomo 22q
Síndrome de Down
  características clínicas, 435-436
  definições, 435
  diagnóstico diferencial, 436
  exames diagnósticos, 436
  tratamento, 436-437
Síndrome de Ehlers-Danlos, 261
Síndrome de Gorlin, 6
Síndrome de Gradenigo, ver
  Petrosite
Síndrome de Mazabraud, 92
Síndrome de McCune-Albright, 92
Síndrome de Munchhausen, 197
Síndrome de Plummer-Vinson, 29
Síndrome de Ramsay Hunt
  características clínicas, 236
  definição, 236
  diagnóstico diferencial, 237
  exames diagnósticos, 237
  tratamento, 237-238
Síndrome de Towns-Brocks, 361
Síndrome velocardiofacial, 449
Sinostose craniofacial
  características clínicas, 445
  definição, 445
  diagnóstico diferencial, 445
  exames diagnósticos, 445
  tratamento, 445-446
Sinotia, 364

Índice Remissivo

Sinusite
  abscesso subperiósteo, 67-68
  polipose nasal, 64-65
  rinossinusite aguda, 61-63
  rinossinusite crônica, 63-64
  sinusite fúngica alérgica, 65-67
Sistema Cotton-Myer, 411
Sistema de classificação Zingg, 341
Sistema músculo-aponeurótico
  superficial (SMAS), 288-289
Staphylococcus aureus, 165
Sulco vocal
  aspectos clínicos, 148, 150–151
  definição, 147–150
  diagnóstico diferencial, 148
  tratamento, 148

T

TDCs, veja Cisto do ducto
  tireoglosso
Tecido de granulação
  aspectos clínicos, 141–143
  definição, 141
  diagnóstico diferencial, 142–143
  tratamento, 143
Tecido linfoide associado à mucosa
  (MALT), 420
Técnicas de radioterapia
  modulada por intensidade
  (IMRT), 110–111
Teste do reflexo auditivo do tronco
  cerebral (ABR), 227
Tipos cutâneos de Fitzpatrick, 305
Toxina botulínica
  Clostridium botulinum, 281
  contraindicações, 282
  dicas de tratamento, 282
  efeitos colaterais, 282–283
  formulações e eficácia, 281–282
  franzido na boca, 283–284
  mecanismo, 281
  preparação, 282
  rítides e técnicas, 284
Transblefaroplastia, 300
Transferência ortodrômica do
  tendão temporal, 354
Traqueomalacia, 415
Trauma interno iatrogênico, 197

Traumatismo laríngeo
  aspectos clínicos, 197-198
  definição, 197
  diagnóstico diferencial, 198
  exames diagnósticos, 198-199
  tratamento, 199-200
Traumatismo nasal
  anatomia nasal, 344
  antecedentes, 343-344
  complicações, 345
  diagnóstico, 344
  imagem, 344-345
  princípios da avaliação, 344
  princípios de tratamento, 345
Traumatismo sinusal frontal (SF)
  antecedentes, 346
  classificação de fratura, 346-347
  complicações, 348
  diagnóstico, 347
  epidemiologia, 347
  fratura isolada não
    desarticulada, 346
  fraturas craniofaciais, 347
  lesão cerebral, 347
  lesões oftálmicas, 347
  opções de tratamento, 348
  princípios de gestão, 348
Tretinoína (Retin-A), 305
Tubos de timpanostomia, 371, 373
Tumor de células
  de Schwann, 26-27
Tumor de células granulares, 135,
  139–140
Tumor do corpo carotídeo
  características clínicas, 21
  definição, 21
  diagnóstico diferencial, 21
  exames diagnósticos, 21–22
  tratamento, 22–23
Tumor neuroendócrino, 21
Tumor odontogênico ceratocístico
  (KCOT)
  características clínicas, 5
  definições, 5
  diagnóstico diferencial, 6
  exames diagnósticos, 6
  tratamento, 6
Tumor traqueal
  características clínicas, 414

  definição, 414
  diagnóstico diferencial, 414
  exames diagnósticos, 414
  tratamento, 414–415
Tumores benignos da base do
  crânio
  adenomas hipofisários, 87-91
  lesões fibro-ósseas
    benignas, 91–94
Tumores de Warthin, 15
Tumores do *glomus* timpânico, 218
Tumores funcionais não secretores
  de PRL, 89
Tumores malignos da base do
  crânio, ver Neoplasias
  nasossinusais
Tumores não funcionais, 87
Tumores nasossinusais, 18-19
Tumores secretores de
  adrenocorticotropina
  (ACTH), 87, 89
Tumores secretores de hormônio
  do crescimento (GH), 87
Tumores secretores de hormônio
  tireoestimulante (TSH), 87
Tumores secretores de prolactina
  (PRL), 87, 89

U

Úlcera de contato, ver Granuloma
Úlcera de prega vocal, 134, 139
Unidades estéticas faciais, 246–247

V

Variz, 167-169, 173-176
Vazamento do líquido
  cefalorraquidiano (LCR), 336,
  347-348
Vertigem posicional paroxística
  benigna (VPPB)
  características clínicas, 231
  definição, 231
  diagnóstico diferencial, 232
  exames diagnósticos, 232
  tratamento, 232, 234
Vírus do herpes simples, 165

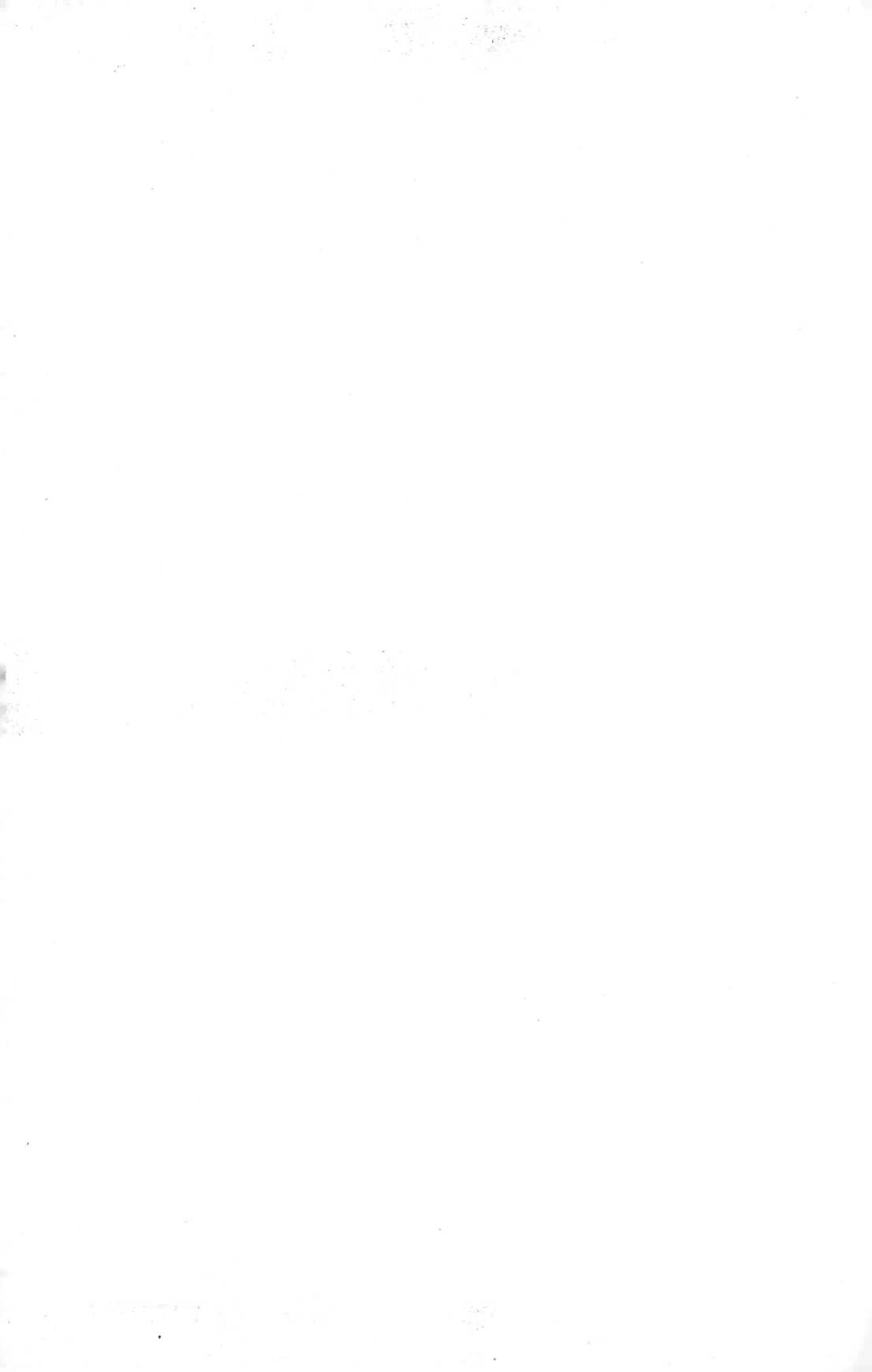